Tratado de Fissuras Labiopalatinas

Avanços no Diagnóstico e Tratamento Interdisciplinar

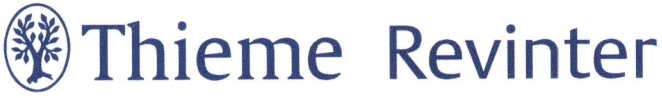

Tratado de Fissuras Labiopalatinas

Avanços no Diagnóstico e Tratamento Interdisciplinar

Inge Elly Kiemle Trindade
Proposição do Tema e Revisão Geral

Ivy Kiemle Trindade-Suedam
Organização e Revisão Científica

Sergio Henrique Kiemle Trindade
Revisão Clínica

Ana Claudia Martins Sampaio-Teixeira
Revisão Técnica

Thieme
Rio de Janeiro • Stuttgart • New York • Delhi

Dados Internacionais de Catalogação na Publicação (CIP)
(eDOC BRASIL, Belo Horizonte/MG)

T776
    Tratado de fissuras labiopalatinas: avanços no diagnóstico e tratamento interdisciplinar/Inge Elly Kiemle Trindade... [et al.]. – Rio de Janeiro, RJ: Thieme Revinter, 2025.

    21 x 28 cm
    Inclui bibliografia.
    ISBN   978-65-5572-291-8
    eISBN 978-65-5572-292-5

    1. Otorrinolaringologia. 2. Fonoaudiologia. I. Trindade, Inge Elly Kiemle. II. Trindade-Suedam, Ivy Kiemle. III. Trindade, Sergio Henrique Kiemle. IV. Sampaio-Teixeira, Ana Claudia Martins.

CDD: 617.522

Elaborado por Maurício Amormino Júnior – CRB6/2422

Nota: O conhecimento médico está em constante evolução. À medida que a pesquisa e a experiência clínica ampliam o nosso saber, pode ser necessário alterar os métodos de tratamento e medicação. Os autores e editores deste material consultaram fontes tidas como confiáveis, a fim de fornecer informações completas e de acordo com os padrões aceitos no momento da publicação. No entanto, em vista da possibilidade de erro humano por parte dos autores, dos editores ou da casa editorial que traz à luz este trabalho, ou ainda de alterações no conhecimento médico, nem os autores, nem os editores, nem a casa editorial, nem qualquer outra parte que se tenha envolvido na elaboração deste material garantem que as informações aqui contidas sejam totalmente precisas ou completas; tampouco se responsabilizam por quaisquer erros ou omissões ou pelos resultados obtidos em consequência do uso de tais informações. É aconselhável que os leitores confirmem em outras fontes as informações aqui contidas. Sugere-se, por exemplo, que verifiquem a bula de cada medicamento que pretendam administrar, a fim de certificar-se de que as informações contidas nesta publicação são precisas e de que não houve mudanças na dose recomendada ou nas contraindicações. Esta recomendação é especialmente importante no caso de medicamentos novos ou pouco utilizados. Alguns dos nomes de produtos, patentes e design a que nos referimos neste livro são, na verdade, marcas registradas ou nomes protegidos pela legislação referente à propriedade intelectual, ainda que nem sempre o texto faça menção específica a esse fato. Portanto, a ocorrência de um nome sem a designação de sua propriedade não deve ser interpretada como uma indicação, por parte da editora, de que ele se encontra em domínio público.

Contato com o autor:
Ivy Kiemle Trindade-Suedam
ivytrin@usp.br

© 2025 Thieme. All rights reserved.

Thieme Revinter Publicações Ltda.
Rua do Matoso, 170
Rio de Janeiro, RJ
CEP 20270-135, Brasil
http://www.ThiemeRevinter.com.br

Thieme USA
http://www.thieme.com

Design de Capa: © Thieme

Impresso no Brasil por Forma Certa Gráfica Digital Ltda.
5 4 3 2 1
ISBN 978-65-5572-291-8

Também disponível como eBook:
eISBN 978-65-5572-292-5

Todos os direitos reservados. Nenhuma parte desta publicação poderá ser reproduzida ou transmitida por nenhum meio, impresso, eletrônico ou mecânico, incluindo fotocópia, gravação ou qualquer outro tipo de sistema de armazenamento e transmissão de informação, sem prévia autorização por escrito.

*Meninos que cresceram nos corredores do Centrinho
sabem perfeitamente qual é o caminho
pra seguir a vida com afeto, certos de qual é sua missão.
São felizes, de um jeito alegre e divertido.
São essas criancinhas de lábios partidos
que carregam um enorme coração.*

Gabriela Maria Bráz

Texto cedido pela Dra. Márcia Cristina Almendros Fernandes Moraes e equipe de terapeutas ocupacionais do HRAC-USP

AGRADECIMENTOS

Ao Professor José Alberto de Souza Freitas
Professor Titular Aposentado da Faculdade de Odontologia de Bauru, responsável maior pela criação do **"Centrinho"** e o idealizador do tratamento clínico integrado para indivíduos com fissura labiopalatina descrito nesta obra.

Pessoa de extrema generosidade, o Prof. Dr. José Alberto de Souza Freitas, nos anos 1960, deu início, em uma pequena sala na Faculdade de Odontologia de Bauru, ao seu sonho de montar, no *Campus*, uma instituição voltada ao tratamento multidisciplinar de crianças e adultos portadores de anomalias craniofaciais.

Seu sonho atingiu patamares inimagináveis... além de montar, ao longo do tempo, uma área física própria e contratar um grupo significativo de jovens profissionais, ofereceu esperança de nova vida a pessoas com alterações na face, sujeitas a olhares de curiosidade e repulsa, e, portanto, com dolorosas marcas em seus corações, muitas delas de regiões distantes de Bauru. Destes pacientes tão especiais, recebeu o nome de **Tio Gastão**.

O conjunto de sua obra, tanto no aspecto assistencial como em ensino e pesquisa, tornou o Hospital de Pesquisa e Reabilitação de Anomalias Cranifaciais (HRAC) da Universidade de São Paulo (USP), uma referência mundial.

Ainda nos primórdios da instituição, ao se dar conta das dificuldades dos pacientes para transporte, acomodação e alimentação, e, mais, da necessidade de acolhimento e carinho, montou uma instituição ímpar, caracterizada, acima de tudo, pelo respeito à dignidade humana, sem contar a importância que deu ao tratamento oferecido. Ensinou o valor de uma vida a cada profissional que entrava em sua equipe, sabendo que sua atitude, se não adotada por todos, de nada valeria, e fez de tudo para que todos os servidores sentissem o prazer de "fazer algo de bom para alguém". Ensinou, ainda, que "de nada serve ser luz, se não for para iluminar o caminho dos outros".

Além disso, soube atrair profissionais experientes e jovens profissionais para sua causa, e soube, como ninguém, valorizá-los. A todos deu oportunidades de crescimento pessoal e de conhecimento na área. Foi um pescador de pessoas competentes para formar uma equipe do bem. Entre tantas manifestações de apreço chamava os pacientes de "filhos". Sorria e abraçava aqueles que, na maioria das vezes, apenas haviam recebido segregação e indiferença.

Os resultados do HRAC-USP sempre impressionaram não apenas pelos números e pela qualidade dos serviços, mas pela fidelidade e gratidão daqueles que deles necessitaram. Isso contribuiu muito para o crescimento e a credibilidade da instituição, tão difícil de conquistar e tão fácil de perder.

Em honraria recebida da Organização Mundial da Saúde (OMS), o Prof. Dr. José Alberto de Souza Freitas foi designado como o "Homem que enxerga longe". "Tio Gastão" soube, de fato, enxergar a beleza do tratamento que mudava vidas e nos ensinou que, em todo ser humano, há sempre algo de belo, por vezes escondido atrás de uma falha na face ou por de trás de uma "explícita" cicatriz. Ensinou que para trabalhar em um hospital é necessário gostar de gente! Gente doente, gente com dor, gente com problemas e dificuldades... O sempre professor dizia a todos da equipe: "a vida só faz sentido quando estamos cuidando de alguém". Este foi seu trabalho, seu prazer, sua diversão... cuidar de gente!

Tio Gastão! Um homem que nos faz sorrir, que enxerga com a alma e o coração, o sonhador de um lugar mágico chamado **Centrinho**, local que transborda ciência e sabedoria, e, mais do que tudo, transforma vidas.

A você, Tio Gastão, nosso reconhecimento e nossa profunda gratidão.

Prof. Dr. João Henrique Nogueira Pinto
Profa. Dra. Inge Elly Kiemle Trindade
em nome de toda a equipe de profissionais e
funcionários do CENTRINHO

Aos Professores

Omar Gabriel da Silva Filho
Ortodontista do HRAC-USP
Professor dos Cursos de Especialização em Ortodontia do HRAC-USP

Inge Elly Kiemle Trindade
Professora Titular da Faculdade de Odontologia de Bauru,
Fundadora do Programa de Pós-Graduação em Ciências da Reabilitação do HRAC-USP

Em homenagem ao Prof. Dr. Omar Gabriel da Silva Filho, que sempre possuiu a capacidade de deixar marcas indeléveis em tantas vidas, queremos expressar nossa profunda gratidão por sua dedicação excepcional e impacto duradouro. Este mestre exemplar não apenas compartilhou conhecimento, mas também cultivou um ambiente onde cada aluno se sentia apoiado e inspirado. Seu compromisso com a formação e a reabilitação, associados a uma postura impecável e ética inquestionável, são exemplos de profissionalismo, guiando-nos pelos caminhos desafiadores da prática clínica. Sempre disposto a compartilhar sabedoria e experiência, ele transformou desafios em oportunidades de aprendizado. Seu legado não é apenas o conhecimento técnico, mas também a importância de ser compassivo, empático e verdadeiramente dedicado ao bem-estar dos outros. Ao atravessar as fronteiras entre professor e amigo, ele continua a construir uma comunidade onde a empatia floresce, e os laços entre colegas se fortalecem. Seu impacto se estende além das paredes da instituição, alcançando cada paciente que recebeu seus cuidados e cada colega que teve a honra de colaborar ao seu lado. Sua presença física continua presente e sua mente continua a habitar os lugares que moldou e as pessoas que influenciou. Neste momento de homenagem, celebramos não apenas um professor, mas um mentor, um guia e, acima de tudo, um amigo querido.

Por sua vez, à Profa. Dra. Inge Elly Kiemle Trindade, que visionariamente idealizou e fundou nosso programa de pós-graduação e participou desde os primórdios da consolidação do HRAC como centro de pesquisa e reabilitação das anomalias craniofaciais, queremos expressar profunda gratidão por sua contribuição singular para a formação de incontáveis alunos. Seu papel como mentora transcendeu salas de aula, transformando-se na força motriz por trás de um legado imensurável. Direta e indiretamente, guiou as trajetórias acadêmicas de seus alunos, que agora espalham conhecimento não apenas Brasil afora, mas também pelo mundo. Esses alunos são verdadeiros filhos e netos científicos, continuando e expandindo o impacto que ela iniciou com sua visão e dedicação junto ao ensino e à pesquisa no HRAC-USP e na FOB-USP. Este legado pode ser estimado pela influência duradoura que esses indivíduos exercem em diversas áreas. Cada conquista, pesquisa e avanço é um reflexo do seu investimento, pessoal e profissional, incansável e inspirador. Enquanto cientista, reconheceu, desde sempre, a necessidade da elaboração de um livro que abordasse os protocolos da reabilitação das fissuras labiopalatinas com base em evidências científicas, produzidas em nossa instituição, por nossos profissionais e pesquisadores. Sem dúvida, a presente obra por ela idealizada, constitui uma grande herança, de todo um grupo, a todos os profissionais da área.

O primeiro livro "Fissuras Labiopalatinas – Uma Abordagem Interdisciplinar", alargou nossas fronteiras e atingiu lugares e pessoas que já não podemos mais mensurar. Nesta nova obra intitulada **"Tratado de Fissuras Labiopalatinas: Avanços no Diagnóstico e Tratamento Interdisciplinar"**, trazemos novas abordagens, novas parcerias, novos e antigos protocolos, enfim, o que há de mais moderno e sólido na reabilitação clínica e cirúrgica das fissuras. Na verdade, é fruto de um extenso trabalho de dezenas de autores que se debruçaram em sua experiência clínica, de docência e de pesquisa. Profissionais absolutamente apaixonados por aquilo que fazem no seu dia a dia: Reabilitar! Valerá a leitura!

Ivy Kiemle Trindade-Suedam

AGRADECIMENTOS

À equipe do HRAC-USP

Gostaríamos de expressar nossa sincera gratidão à equipe do Hospital de Reabilitação de Anomalias Craniofaciais – Universidade de São Paulo, que participou direta ou indiretamente na redação do livro "Tratado de Fissuras Labiopalatinas: Avanços no Diagnóstico e Tratamento Interdisciplinar".

Esta obra coletiva retrata a rica experiência de uma equipe que compõe o corpo clínico interdisciplinar do HRAC-USP. Além de sua dedicação à rotina clínica, essa equipe desempenha um papel fundamental no desenvolvimento de pesquisas inovadoras e no ensino de centenas de alunos que passam por nossos laboratórios, clínicas, salas cirúrgicas e ambulatórios. Sua contribuição é essencial para o avanço do conhecimento, para a formação de profissionais altamente capacitados e para reabilitação dos indivíduos com anomalias craniofaciais. A todos os envolvidos, nossos mais sinceros agradecimentos.

Ivy Kiemle Trindade-Suedam

A Model For Interprofessional Education, Research and Practice : USP-Bauru
Ronald P. Strauss, DMD, PhD
University of North Carolina at Chapel Hill, NC, USA

Universities in many nations have begun to reorganize health professional education around na interprofessional model which accentuates team-care and places the patient and the family as the central focus of health care. USP-Bauru has the remarkable opportunity to advance interprofessional education because of its long tradition of patient and family care that was developed over decades and which serves as a global model. The CentrinHo and the HRAC-USP Postgraduate Program in the Sciences of Rehabilitation stand already as recognized leaders in integrative care that manages the complexities of oral-facial cleft and related anomalies treatment using a collaborative team model.

Having that foundation provides a truly unique opportunity to USP-Bauru to do something remarkable at its Bauru campus. The initiation of a new course of Medical Studies (MD) within the established Dental (DDS) School, and the addition of a 9 floor General Hospital adjacent to the Centrinho on a small geographical footprint provides a chance for USP to demonstrate the value of team-based interprofessional care and research.

Historically, Medical, Dental and related health professions have utilized a model of siloed and single discipline work in which clinical care, education and research was advanced with fairly isolated disciplines. This fragmented and specialty based model characterized professional education in the 1900's and successfully advanced a medical model. However, its limitations have become apparent and many academic health centers and professions are reforming their focus to a 21 st century model of integrative, collaborative, inter-professional health care, delivery, education and research.

The new interprofessional model has proven so powerful that many research funders have largely abandoned the funding of grants that rely upon the dated and non-integrative model of research utilized in the Twentieth Century. Institutions like the NSF and NIH have moved to only fund interdisciplinary research teams and the accrediting bodies of health professions in the USA are demanding future education use a hub and spoke model in which the family and patient are at the hub and an array of team professionals are surrounding them with collaborative care. In fields such as Cancer care, End-of-Life treatment, Craniofacial care, Psychiatric care, Chronic cardiac care, and many other areas, you will note the emergence of the interprofessional model.

The success of the new interprofessional model has been undeniable and there are many publications that are calling for health professions education to formally move to prepare learners to work in that manner in the future. The Interprofessional Education Collaborative. (2016) released Core competencies for interprofessional collaborative practice (2016 update. Washington, DC). These may easily be found at: https://aamc-meded.global.ssl.fastly.net/production/media/filer_public/70/9f/709fedd7-3c53-492c-b9f0-b13715d11cb6/core_competencies_for_collaborative_practice.pdf

In their document, it will be apparent that many health professions have moved to reorganize care and education to reflect this emerging model. So why grow USP - Bauru as an exemplar of interprofessional education and practice? The environment is favorable to partnership and the old-fashioned siloes have never been built there. With a new Medical Studies program and a recently enhanced General Hospital associated with a recognized and adjoining Cleft/Craniofacial Center, USP-Bauru offers Brazil an opportunity for international leadership. A Health Professions campus built around Interprofessional practice will be rapidly understood as an opportunity to demonstrate the power of this new model to the world!

SINOPSE

Trata-se de obra coletiva que aborda, de forma interdisciplinar, os diversos aspectos relacionados à reabilitação de indivíduos com fissuras labiopalatinas. Para fins de contextualização, a fissura labiopalatina é a malformação craniofacial de maior prevalência na espécie humana e acomete 1 a cada 650 indivíduos. No Brasil, dezenas de hospitais e profissionais são credenciados no SUS para reabilitação das anomalias craniofaciais, incluindo o Hospital de Reabilitação de Anomalias Craniofaciais (HRAC) da USP, sede institucional dos autores da presente obra.

Destaca-se que o HRAC foi considerado centro de referência internacional pela Organização Mundial da Saúde para reabilitação das malformações da face humana e centro de referência nacional em reabilitação e ensino, pelo Ministério da Saúde e pelo Ministério da Educação, respectivamente. Atualmente, aproximadamente 130.000 pacientes estão matriculados no HRAC. No aspecto educacional, o HRAC oferece cursos de Pós-graduação *lato sensu* (residência médica, residência multiprofissional, aperfeiçoamento e especialização) e *stricto sensu* (Mestre e Doutorado), além dos programas de pré-iniciação científica, iniciação científica e pós-doutoramento. No ano de 2021, mais de 420 alunos estavam regularmente matriculados no HRAC e mais de 150 fizeram estágios ou disciplinas como futuros candidatos aos cursos de pós-graduação, população esta que se debruça sobre livros da área, geralmente internacionais.

Médicos, dentistas, fonoaudiólogos, biólogos, biomédicos, enfermeiros, fisioterapeutas, psicólogos, terapeutas ocupacionais, nutricionistas e assistentes sociais compõem o grupo de especialistas autores do livro. A obra é composta por 22 capítulos, divididos em 5 grandes tópicos, quais sejam, I) "Introdução", no qual o leitor terá uma visão globalizada sobre a reabilitação das fissuras, escrita por Ronald Strauss, docente da Universidade da Carolina do Norte e pesquisador de renome internacional na área; II) Aspectos Morfológicos", onde se abordam as questões relacionadas com as origens embriológicas e etiologia das fissuras labiopalatinas no ser humano, bem como o crescimento craniofacial desta população. III) Aspectos pediátricos: onde se terá ampla visão sobre o manejo clínico e pediátrico das crianças com fissuras e outras malformações; IV) "Cirurgias primárias e secundárias", grupo de capítulos muito esperado, pois descreve, em detalhes, os protocolos cirúrgicos do HRAC, que são referência para os centros ao redor do mundo, e as técnicas cirúrgicas aqui empregadas; V) "Diagnóstico e Intervenções Clínicas Multi- e Interdisciplinares", no qual se abordam, igualmente, os protocolos clínicos multidisciplinares, com suas inovações e suas particularidades, descritas em pormenores, e, finalmente, VI) "Funcionalidade e Participação", onde os aspectos da família, do ser humano e de sua atuação na sociedade são ricamente abordados.

Destacamos que o livro traz conceitos e protocolos atualizados e está amplamente ilustrado com casos clínicos atuais. Livro prévio foi publicado pela equipe, em 2007, com edição já extinta, sem exemplares disponíveis para compra no mercado há anos, apesar da grande procura. Trata-se de uma obra única em seu conteúdo, bastante procurado por estudantes de graduação e pós-graduação, candidatos a processos seletivos e por especialistas na área, que desejam se aprofundar no assunto. Nossa proposta é de um novo livro, com novos capítulos, autores já considerados clássicos e novos, novo título e conteúdo superatualizado.

Ivy Kiemle Trindade-Suedam

COORDENADORES

ANA CLAUDIA MARTINS SAMPAIO-TEIXEIRA
Assistente de Pesquisas Nacionais e Internacionais do Laboratório de Fisiologia do HRAC-USP FUSP/NIH/TOPS
Graduação em Ciências com Habilitação em Biologia pela Universidade Estadual Paulista (Unesp)
Mestre em Fisiologia e Biofísica do Sistema Estomatognático pela Universidade Estadual de Campinas (Unicamp)
Doutora em Distúrbios da Comunicação Humana pelo Hospital de Reabilitação de Anomalias Craniofaciais da Universidade de São Paulo (HRAC-USP)
Pós-Doutora pelo HRAC-USP

INGE ELLY KIEMLE TRINDADE
Professora Titular do Departamento de Ciências Biológicas da Disciplina de Fisiologia da Faculdade de Odontologia de Bauru da Universidade de São Paulo (FOB-USP)
Pesquisadora do Laboratório de Fisiologia do Hospital de Reabilitação de Anomalias Craniofaciais (HRAC) da USP
Ex-Chefe do Departamento de Ciências Biológicas da FOB-USP
Responsável pela Implantação da Pós-Graduação em Ciências da Reabilitação do HRAC-USP
Ex-Coordenadora do Programa da Pós-Graduação em Ciências da Reabilitação do HRAC-USP
Docente e Orientadora de Mestrado e Doutorado do Programa de Pós-Graduação do HRAC-USP
Ex-Presidente da Comissão de Pós-Graduação do HRAC-USP
Graduação em Ciências Biomédicas pela Faculdade de Medicina de Ribeirão Preto da USP (FMRP-USP)
Mestre em Fisiologia pela FMRP-USP
Doutora em Fisiologia pela FMRP-USP
Livre-Docência pela FOB-USP

IVY KIEMLE TRINDADE-SUEDAM
Professora Associada do Departamento de Ciências Biológicas da Disciplina de Fisiologia da Faculdade de Odontologia de Bauru da Universidade de São Paulo (FOB-USP)
Pesquisadora do Laboratório de Fisiologia do Hospital de Reabilitação de Anomalias Craniofaciais da Universidade de São Paulo (HRAC-USP)
Docente e Orientadora de Mestrado e Doutorado do Programa de Pós-Graduação do HRAC-USP
Presidente da Comissão de Pós-Graduação do HRAC-USP
Coordenadora do Programa de Pós-Graduação em Ciências da Reabilitação do HRAC-USP
Membro da Câmara de Avaliação do Conselho de Pós-Graduação da USP
Graduação em Odontologia pela FOB-USP
Aperfeiçoamento em Cirurgia Bucomaxilofacial pelo HRAC-USP
Mestre em Cirurgia Bucomaxilofacial pela FOB-USP
Doutora em Periodontia pela Faculdade de Odontologia de Araraquara da Universidade Estadual Paulista (FOAR-Unesp)
Pós-Doutora em Fisiologia pelo HRAC-USP
Livre-Docência pela FOB-USP

SERGIO HENRIQUE KIEMLE TRINDADE
Professor Associado do Departamento de Odontopediatria, Ortodontia e Saúde Coletiva da Faculdade de Odontologia de Bauru da Universidade de São Paulo (FOB-USP)
Médico Otorrinolaringologista do Hospital de Reabilitação de Anomalias Craniofaciais da Universidade de São Paulo (HRAC-USP)
Docente e Orientador de Mestrado e Doutorado do Programa de Pós-Graduação do HRAC-USP
Graduação em Medicina pela Pontifícia Universidade Católica de Campinas (PUC-Campinas)
Residência Médica em Otorrinolaringologia pela Faculdade de Medicina de Botucatu
Médico do Sono
Doutora em Otorrinolaringologia pela Faculdade de Medicina da Universidade de São Paulo (FMUSP)
Livre-Docência pela FOB-USP

COLABORADORES

ADRIANA GUERTA DE SOUZA
Fonoaudióloga do Hospital de Reabilitação de Anomalias Craniofaciais da Universidade de São Paulo (HRAC-USP)
Graduação em Fonoaudiologia pela Faculdade de Odontologia de Bauru da Universidade de São Paulo (FOB-USP)
Especialização em Audiologia Clínica pelo Instituto de Comunicação e Audição
Mestre em Ciências da Reabilitação pelo HRAC-USP

ANA LÚCIA POMPÉIA FRAGA DE ALMEIDA
Professora Titular do Departamento de Prótese e Periodontia da Faculdade de Odontologia de Bauru da Universidade de São Paulo (FOB-USP)
Docente e Orientadora de Mestrado e Doutorado do Programa de Pós-Graduação do Hospital de Reabilitação de Anomalias Craniofaciais da Universidade de São Paulo (HRAC-USP) e da FOB-USP
Graduação em Odontologia pela FOB-USP
Mestre em Odontologia/Periodontia pela FOB-USP
Doutora em Odontologia, Área de Reabilitação Oral pela FOB-USP
Docente dos Cursos de Especialização do HRAC-USP

ANA PAULA FUKUSHIRO
Professora Doutora do Departamento de Fonoaudiologia da Faculdade de Odontologia de Bauru da Universidade de São Paulo (FOB-USP)
Docente e Orientadora do Programa de Pós-Graduação do Hospital de Reabilitação de Anomalias Craniofaciais da Universidade de São Paulo (HRAC-USP)
Pesquisadora do Laboratório de Fisiologia do HRAC-USP
Ex-Presidente da Comissão de Pós-Graduação do HRAC-USP
Ex-Coordenadora do Programa de Pós-Graduação em Ciências da Reabilitação do HRAC-USP
Vice-Presidente da Comissão de Cultura e Extensão Universitária do HRAC-USP
Vice-Coordenadora do Programa de Residência Multiprofissional em Síndromes e Anomalias Craniofaciais do HRAC-USP
Graduação em Fonoaudiologia pela FOB-USP
Mestre em Ciências pelo HRAC-USP
Doutora em Ciências da Reabilitação pelo HRAC-USP
Chefe de Seção Técnica do Laboratório de Fisiologia do HRAC-USP

ARACI MALAGODI DE ALMEIDA
Cirurgiã-Dentista do Hospital de Reabilitação de Anomalias Craniofaciais da Universidade de São Paulo (HRAC-USP)
Graduação em Odontologia pela Faculdade de Odontologia de Bauru da Universidade de São Paulo (FOB-USP)
Mestre em Ciências da Reabilitação pelo HRAC-USP
Doutora em Ciências da Reabilitação pelo HRAC-USP

ARMANDO DOS SANTOS TRETTENE
Enfermeiro do Hospital de Reabilitação de Anomalias Craniofaciais da Universidade de São Paulo (HRAC-USP)
Orientador do Programa de Pós-Graduação em Ciências da Reabilitação do HRAC-USP
Graduação em Enfermagem pela Universidade de Marília
Especialização em Enfermagem em Unidade de Terapia Intensiva pela Faculdade de Medicina de São José do Rio Preto (FAMERP)
Mestre em Ciências pelo HRAC-USP
Doutora em Ciências da Reabilitação pelo HRAC-USP
Pós-Doutora em Enfermagem pela Universidade Estadual Paulista (Unesp)

BEATRIZ COSTA
Cirurgiã-Dentista do Hospital de Reabilitação de Anomalias Craniofaciais da Universidade de São Paulo (HRAC-USP)
Graduação em Odontologia pela Faculdade de Odontologia de Bauru da Universidade de São Paulo (FOB-USP)
Mestre em Odontologia (Odontopediatria) pela FOB-USP
Doutora em Odontologia (Odontopediatria) pela FOB-USP

CARLOS EDUARDO BERTIER
Cirurgião Plástico do Hospital de Reabilitação de Anomalias Craniofaciais da Universidade de São Paulo (HRAC-USP)
Graduação em Medicina pela Faculdade de Medicina de Vassouras
Especialização em Cirurgia Plástica pela Sociedade Brasileira de Cirurgia Plástica (SBCP) e Associação Médica Brasileira (AMB)
Mestre em Cirurgia pela Universidade Estadual Paulista (Unesp)
Doutor em Ciências da Reabilitação pelo HRAC-USP
Pós-Doutor pelo HRAC-USP

CARLOS FERREIRA DOS SANTOS
Professor Titular do Departamento de Ciências Biológicas da Disciplina de Farmacologia da Faculdade de Odontologia de Bauru da Universidade de São Paulo (FOB-USP)
Ex-Chefe do Departamento de Ciências Biológicas da FOB-USP
Ex-Diretor da FOB-USP
Superintendente Atual do Hospital de Reabilitação de Anomalias Craniofaciais da Universidade de São Paulo (HRAC-USP)
Vice-Diretor da FOB-USP
Docente e Orientador de Mestrado e Doutorado do Programa de Pós-Graduação do HRAC-USP e da FOB-USP
Graduação em Odontologia pela FOB-USP
Mestre em Ciências (Farmacologia) pela Faculdade de Medicina de Ribeirão Preto da Universidade de São Paulo (FMRP-USP)
Doutor em Ciências (Farmacologia) pela FMRP-USP
Livre-Docência pela FOB-USP

COLABORADORES

CLEIDE FELÍCIO DE CARVALHO CARRARA
Superintendente Substituta do Hospital de Reabilitação de Anomalias Craniofaciais da Universidade de São Paulo (HRAC-USP)
Assistente Técnica de Direção da Superintendência do HRAC-USP
Graduação em Odontologia pela Faculdade de Odontologia de Bauru da Universidade de São Paulo (FOB-USP)
Mestre em Odontologia (Odontopediatria) pela FOB-USP
Doutora em Ciências da Reabilitação pelo HRAC-USP

CRISTINA GUEDES DE AZEVEDO BENTO GONÇALVES
Fonoaudióloga do Hospital de Reabilitação de Anomalias Craniofaciais da Universidade de São Paulo (HRAC-USP)
Graduação em Fonoaudiologia pela Universidade do Sagrado Coração – Bauru
Aperfeiçoamento em Distúrbios da Comunicação nas Malformações Craniofaciais pelo Centro Craniofacial da Universidade da Flórida, EUA
Especialização em Motricidade Oral pelo Conselho Federal de Fonoaudiologia (CFFa)
Mestre em Ciências, Área de Distúrbios da Comunicação Humana pelo HRAC-USP
Doutora em Ciências da Reabilitação, Área de Fissuras Orofaciais e Anomalias Relacionadas pelo HRAC-USP

DANIELA GAMBA GARIB CARREIRA
Professora Titular do Departamento de Ortodontia da Faculdade de Odontologia de Bauru da Universidade de São Paulo (FOB-USP) com Atuação no Hospital de Reabilitação de Anomalias Craniofaciais da Universidade de São Paulo (HRAC-USP)
Docente e Orientadora do Mestrado e Doutorado do Programa de Pós-Graduação do HRAC-USP e da FOB-USP
Ex-Presidente da Comissão de Pós-Graduação do HRAC-USP
Presidente da Comissão de Pesquisa do HRAC-USP
Ex-Coordenadora do Programa de Pós-Graduação em Ciências da Reabilitação
Ex-Coordenadora da Câmara de Avaliação do Conselho de Pós-Graduação da USP
Graduação em Odontologia pela FOB-USP
Mestre em Ortodontia e Ortopedia Facial pela FOB-USP
Doutora em Ortodontia e Ortopedia Facial pela FOB-USP
Pós-Doutora pela Harvard School of Dental Medicine – Boston, EUA
Livre-Docência pela FOB-USP

DOROTHEA MARIA BECKERS MARQUES DE ALMEIDA
Enfermeira do Hospital de Reabilitação de Anomalias Craniofaciais da Universidade de São Paulo (USP)
Graduação em Enfermagem e Obstetrícia pela Universidade do Sagrado Coração
Mestre em Ciências da Reabilitação pelo Hospital de Reabilitação de Anomalias Craniofaciais da USP (HRAC-USP)

FLAVIO MONTEIRO AMADO
Cirurgião-Dentista do Hospital de Reabilitação de Anomalias Craniofaciais da Universidade de São Paulo (HRAC-USP)
Graduação em Odontologia pela Faculdade de Odontologia de Bauru da Universidade de São Paulo (FOB-USP)
Especialização em Implantodontia pela FOB-USP
Mestre em Estomatologia pela FOB-USP
Doutor em Estomatologia pela FOB-USP

GABRIEL RAMALHO FERREIRA
Cirurgião Bucomaxilofacial do Hospital de Reabilitação de Anomalias Craniofaciais da Universidade de São Paulo (HRAC-USP)
Graduação em Odontologia pela Faculdade de Odontologia de Bauru da Universidade de São Paulo (FOB-USP)
Aperfeiçoamento em Cirurgia e Traumatologia Bucomaxilofacial pela USP e pela Irmandade da Santa Casa de Misericórdia de São Paulo
Especialização em Cirurgia e Traumatologia Bucomaxilofacial pelo Colégio Brasileiro de Cirurgia e Traumatologia Bucomaxilofacial
Residência em Cirurgia e Traumatologia Bucomaxilofacial pela Associação Hospitalar de Bauru, Hospital de Base, 7ª Regional
Mestre pela Faculdade de Odontologia de Araçatuba da Universidade Estadual Paulista (FOA-Unesp)
Doutor pela FOA-Unesp

GISELE DA SILVA DALBEN
Cirurgiã-Dentista do Hospital de Reabilitação de Anomalias Craniofaciais da Universidade de São Paulo (HRAC-USP) na Especialidade de Odontopediatria
Chefe da Seção de Odontopediatria e Saúde Coletiva do HRAC-USP
Ex-Orientadora do Programa de Pós-Graduação em Ciências da Reabilitação do HRAC-USP
Graduação em Odontologia pela Faculdade de Odontologia de Bauru da Universidade de São Paulo (FOB-USP)
Especialização em Odontopediatria pelo HRAC-USP
Especialização em Patologia Bucal com Habilitação em Laserterapia, Odontologia Hospitalar e Analgesia Relativa ou Sedação Consciente
Mestre em Ciências da Reabilitação, Área: Fissuras Orofaciais pelo HRAC-USP
Doutora em Patologia Bucal pela FOB-USP

HALINE CORACINE MIGUEL
Fonoaudióloga do Hospital de Reabilitação de Anomalias Craniofaciais da Universidade de São Paulo (HRAC-USP) na Especialidade de Odontopediatria
Graduação em Fonoaudiologia pela Faculdade de Odontologia de Bauru da Universidade de São Paulo (FOB-USP)
Mestre em Distúrbios da Comunicação Humana pelo HRAC-USP
Doutora em Fissuras Orofaciais e Anomalias Relacionadas pelo HRAC-USP

HOMERO CARNEIRO AFERRI
Cirurgião-Dentista do Hospital de Reabilitação de Anomalias Craniofaciais da Universidade de São Paulo (HRAC-USP)
Graduação em Odontologia pela Universidade de Marília
Mestre em Fonoaudiologia pela Faculdade de Odontologia de Bauru da Universidade de São Paulo (FOB-USP)
Doutorando do HRAC-USP

ILZA LAZARINI MARQUES
Médica Pediatra do Hospital de Reabilitação de Anomalias Craniofaciais da Universidade de São Paulo (HRAC-USP)
Ex-Orientadora do Programa de Pós-Graduação em Ciências da Reabilitação no HRAC-USP
Graduação em Medicina pela Faculdade de Medicina de Ribeirão Preto da Universidade de São Paulo (FMRP-USP)
Mestre em Pediatria pela FMRP-USP
Doutora em Pediatria pela FMRP-USP

INEIDA MARIA BACHEGA LOPES
Fisioterapeuta do Hospital de Reabilitação de Anomalias Craniofaciais da Universidade de São Paulo (HRAC-USP)
Graduação em Fisioterapia pela Associação Prudentina de Educação e Cultura (APEC)
Graduação em Licenciatura em Educação Física pela Universidade Estadual Paulista (Unesp)
Especialização em Administração dos Serviços de Saúde pela Universidade de Ribeirão Preto (Unaerp)
Especialização em Psicologia da Saúde pela Unesp
Especialização em Fisioterapia Cardiorrespiratória: Adulto, Infantil e UTI pela CEPAF-Marília, SP

ISABEL CRISTINA DRAGO MARQUEZINI SALMEN
Professora Doutora do Curso de Medicina da Faculdade de Odontologia de Bauru da Universidade de São Paulo (FOB-USP)
Médica Intensivista Pediátrica
Chefe Técnica dos Serviços Médicos do Hospital de Reabilitação de Anomalias Craniofaciais da Universidade de São Paulo (HRAC-USP)
Graduação em Medicina pela Faculdade de Ciências Médicas da Universidade Estadual de Campinas (Unicamp)
Residência Médica em Pediatria e Terapia Intensiva Pediátrica pelo Hospital das Clínicas da Faculdade de Ciências Médicas da Unicamp
Especialização em Pediatria, em Neonatologia e em Terapia Intensiva Pediátrica pela Associação Médica Brasileira (AMB) e Sociedade Brasileira de Pediatria (SBP)
Mestre em Ciências da Reabilitação pelo Programa de Ciências da Reabilitação do HRAC-USP
Doutora em Ciências da Reabilitação pelo Programa em Ciências da Reabilitação do HRAC-USP

IZABELA LEME BUENO TRINDADE
Técnica de Apoio Eduacacional – Serviço de Educação e Terapia Ocupacional
Graduação em Serviço Social pela Instituição Toledo de Ensino

JENIFFER DE CÁSSIA RILLO DUTKA
Professora Associada do Departamento de Fonoaudiologia da Faculdade de Odontologia de Bauru da Universidade de São Paulo (FOB-USP)
Docente e Orientadora do Mestrado e Doutorado do Programa de Pós-Graduação do Hospital de Reabilitação de Anomalias Craniofaciais da Universidade de São Paulo (HRAC-USP)
Vice-Coordenadora do Programa de Pós-Graduação em Ciências da Reabilitação do HRAC-USP
Graduação em Fonoaudiologia pela Pontifícia Universidade Católica do Paraná (PUCPR)
Mestre em Communication Processes and Disorders, University of Florida
Doutora em Communication Sciences and Disorders, University of Florida

JOÃO HENRIQUE NOGUEIRA PINTO
Ex-Superintendente do Hospital de Reabilitação de Anomalias Craniofaciais da Universidade de São Paulo (HRAC-USP)
Cirurgião-Dentista do HRAC-USP
Graduação em Odontologia pela Faculdade de Odontologia de Bauru da Universidade de São Paulo (FOB-USP)
Residência Odontológica em Prótese Dentária pelo HRAC-USP
Aperfeiçoamento em Prótese de Palato e Desordens da Comunicação Humana pelo Centro Craniofacial da Universidade da Flórida (University of Florida, USA)
Especialização em Prótese Dentária pela FOB-USP
Mestre em Odontologia (Reabilitação Oral) pela FOB-USP
Doutor em Odontologia (Reabilitação Oral) pela FOB-USP
Professor Adjunto do Centro Universitário Sagrado Coração (Unisagrado)

JOSÉ FERNANDO SCARELLI LOPES
Cirurgião-Dentista do Hospital de Reabilitação de Anomalias Craniofaciais da Universidade de São Paulo (HRAC-USP)
Graduação em Odontologia pela Universidade de Marília
Residência em Periodontia pelo HRAC-USP
Especialização em Prótese Dentária pelo Conselho Federal de Odontologia (CFO)
Mestre em Reabilitação Oral pela Faculdade de Odontologia de Araraquara (FOAR-Unesp)
Doutor em Fissuras Orofaciais e Anomalias Relacionadas pelo HRAC-USP

JULIANA SPECIAN ZABOTINI DA SILVEIRA
Fisioterapeuta do Hospital de Reabilitação de Anomalias Craniofaciais da Universidade de São Paulo (HRAC-USP)
Graduação em Fisioterapia pela Universidade do Sagrado Coração
Especialização em Fisioterapia Cardiorrespiratória e UTI: Adulto e Infantil pela Universidade de Marília
Especialização em Fisioterapia Ortopédica e Traumatológica pela Universidade do Sagrado Coração
Especialização em Reeducação Postural Global pelo Instituto Philippe Souchard
Mestre em Ciências da Reabilitação, Área de Concentração: Fissuras Orofaciais e Anomalias Relacionadas pelo HRAC-USP

KARINE APARECIDA ARRUDA
Fisioterapeuta do Hospital de Reabilitação de Anomalias Craniofaciais da Universidade de São Paulo (HRAC-USP)
Graduação em Fisioterapia pela Universidade Estadual Paulista (Unesp)
Especialização em Fisioterapia em "Cardiologia: da UTI à reabilitação" pela Universidade Federal Paulista (Unifesp)
Especialização Profissional em Fisioterapia: Terapia Intensiva em Neonatologia e Pediatria pela Associação Brasileira de Fisioterapia Cardiorrespiratória em Terapia Intensiva (ASSOBRAFIR)
Mestre em Bases Gerais da Cirurgia pela Unesp
Doutora em Bases Gerais da Cirurgia pela Unesp

LUCIANA PAULA MAXIMINO
Professora Associada do Departamento de Fonoaudiologia da Faculdade de Odontologia de Bauru da Universidade de São Paulo (FOB-USP)
Vice-Coordenadora e Docente Permanente do Programa de Pós-Graduação em Fonoaudiologia da FOB-USP
Docente e Orientadora do Mestrado e Doutorado do Programa de Pós-Graduação do Hospital de Reabilitação de Anomalias Craniofaciais da Universidade de São Paulo (HRAC-USP) e da FOB-USP
Pesquisadora Associada do Setor de Genética Clínica do HRAC-USP
Graduação em Fonoaudiologia pela FOB-USP
Mestre em Educação: Distúrbios da Comunicação pela Pontifícia Universidade Católica de São Paulo (PUC-SP)
Doutora em Ciências Biológicas, Área de Genética Humana e Médica, pelo Instituto de Biociências da Unesp-Botucatu
Livre-Docência pela FOB-USP

LUCIMARA TEIXEIRA DAS NEVES
Professora Associada do Departamento de Ciências Biológicas da Disciplina de Genética da Faculdade de Odontologia de Bauru da Universidade de São Paulo (FOB-USP)
Cirurgiã-Dentista no Setor de Odontopediatria do Hospital de Reabilitação de Anomalias Craniofaciais da Universidade de São Paulo (HRAC-USP)
Membro da Comissão de Pesquisa e do Comitê de Ética em Pesquisa do HRAC (CEP-HRAC)
Coordenadora da Equipe de Pesquisa em Genética e Biologia Molecular da FOB-USP, na Linha de Pesquisa das Fissuras Labiopalatinas
Docente e Orientadora de Mestrado e Doutorado do Programa de Pós-Graduação do HRAC-USP
Graduação em Odontologia pela FOB-USP
Residência em Odontopediatria pelo HRAC-USP
Mestre em Odontopediatria pela FOB-USP
Doutora em Estomatologia e Biologia Oral, Área de Biologia Oral, pela FOB-USP

LUIS AUGUSTO ESPER
Cirurgião-Dentista do Hospital de Reabilitação de Anomalias Craniofaciais da Universidade de São Paulo (HRAC-USP)
Graduação em Odontologia pela Faculdade de Odontologia de Araçatuba da Universidade Estadual Paulista (Unesp)
Especialização em Periodontia pelo HRAC-USP
Mestre em Periodontia pela Unesp (Bolsista de Mestre da FAPESP)
Doutor em Reabilitação Oral pela FOB-USP

LUIZ FERNANDO MANZONI LOURENÇONE
Professor Associado do Departamento de Odontopediatria, Ortodontia e Saúde Coletiva da Faculdade de Odontologia de Bauru da Universidade de São Paulo (FOB-USP), Curso de Medicina
Otorrinolaringologista do Hospital de Reabilitação de Anomalias Craniofaciais da Universidade de São Paulo (HRAC-USP)
Docente e Orientador de Mestrado e Doutorado do Programa de Pós-Graduação do HRAC-USP
Graduação em Medicina pela Universidade Estadual de Maringá (UEM)
Residência Médica pelo HRAC-USP
Especialização em Otorrinolaringologia pela Associação Brasileira de Otorrinolaringologia
Doutor pelo Programa de Otorrinolaringologia da Faculdade de Medicina da USP (FMUSP)
Livre-Docência pela FOB-USP
Prática Profissionalizante em Cirurgia Otológica em Próteses Implantáveis e Semi-Implantáveis pelo HRAC-USP
MBA de Gestão em Saúde pela UNESP/Botucatu

MÁRCIA CRISTINA ALMENDROS FERNANDES MORAES
Psicopedagoga e Terapeuta Ocupacional do Hospital de Reabilitação de Anomalias Craniofaciais da Universidade de São Paulo (HRAC-USP)
Graduação em História-Licenciatura Plena pela Universidade do Sagrado Coração (USC)
Especialização em Psicopedagogia pela USC
Graduação em Terapia Ocupacional pela USC
Mestre em Ciências da Reabilitação, Área de Concentração: Distúrbios da Comunicação Humana pelo HRAC-USP
Doutora em Ciências da Reabilitação, Área de Concentração: Fissuras Orofaciais e Anomalias Relacionadas pelo HRAC-USP

MARIA APARECIDA DE ANDRADE MOREIRA MACHADO
Professora Titular da Disciplina de Odontopediatria da Faculdade de Odontologia de Bauru da Universidade de São Paulo (FOB-USP)
Cirurgiã-Dentista no Setor de Odontopediatra do Hospital de Reabilitação de Anomalias Craniofaciais da Universidade de São Paulo (HRAC-USP)
Ex-Diretora da FOB-USP
Ex-Superintendente do HRAC-USP
Ex-Pró-Reitora de Cultura e Extensão da USP
Orientadora de Mestrado e Doutorado do Programa de Pós-Graduação do HRAC-USP e da FOB-USP
Graduação em Odontologia pela FOB-USP
Residência em Odontopediatria pelo HRAC-USP
Mestre em Odontopediatria pela FOB-USP
Doutora em Odontopediatria pela FOB-USP
Livre-Docência pela FOB-USP

MARIA DANIELA BORRO PINTO
Fonoaudióloga do Hospital de Reabilitação de Anomalias Craniofaciais da Universidade de São Paulo (HRAC-USP)
Docente do Curso de Fonoaudiologia da Faculdade de Odontologia de Bauru da Universidade de São Paulo (FOB-USP)
Graduação em Fonoaudióloga pela Universidade Estadual Paulista (Unesp)
Mestre em Distúrbios da Comunicação pela Pontifícia Universidade Católica de São Paulo (PUC-SP)
Doutora em Ciências da Reabilitação pelo HRAC-USP

MARIA DE LOURDES MERIGHI TABAQUIM
Psicóloga do Hospital de Reabilitação de Anomalias Craniofaciais da Universidade de São Paulo (HRAC-USP)
Docente Aposentada do Curso de Fonoaudiologia da Faculdade de Odontologia de Bauru da Universidade de São Paulo (FOB-USP)
Docente e Ex-Orientadora do Mestrado e Doutorado do Programa de Pós-Graduação do HRAC-USP
Graduação em Psicologia pela Faculdade de Filosofia, Ciências e Letras do Sagrado Coração de Jesus
Mestre em Educação Especial pela Universidade Federal de São Carlos (UFSCar)
Doutora em Ciências Médicas pela Universidade Estadual de Campinas (Unicamp)
Pós-Doutora em Ciências Médicas pela Unicamp

MARIA INÊS GÂNDARA GRACIANO
Assistente Social do Hospital de Reabilitação de Anomalias Craniofaciais da Universidade de São Paulo (HRAC-USP)
Graduação em Serviço Social
Especialização em Supervisão de Estágio pela Instituição Toledo de Ensino de Bauru, SP
Especialização em Administração Hospitalar pelo Centro São Camilo de Desenvolvimento de São Paulo, SP
Mestre em Serviço Social pela Pontifícia Universidade Católica de São Paulo (PUC-SP)
Doutora em Serviço Social pela PUC-SP
Pós-Doutora em Serviço Social pela PUC-SP

MARIA INÊS PEGORARO-KROOK
Professora Titular do Departamento de Fonoaudiologia da Faculdade de Odontologia de Bauru da Universidade de São Paulo (FOB-USP)
Docente e Orientadora de Mestrado e Doutorado do Programa de Pós-Graduação do Hospital de Reabilitação de Anomalias Craniofaciais da Universidade de São Paulo (HRAC-USP) e da FOB-USP
Graduação em Fonoaudiologia pela Pontifícia Universidade Católica de Campinas (PUC-Campinas)
Especialização em Fonética Experimental Acústica e no Método de Acentuação para Tratamento das Alterações Vocais pela Universidade de Copenhague, Dinamarca
Especialização em Voz e em Motricidade Oral pelo Conselho Federal de Fonoaudiologia
Mestre em Distúrbios da Comunicação Humana pela Universidade Federal de São Paulo (Unifesp)
Doutorado em Distúrbios da Comunicação Humana pela Unifesp

MARIA IRENE BACHEGA
Enfermeira e Ouvidora do Hospital de Reabilitação de Anomalias Craniofaciais da Universidade de São Paulo (HRAC-USP)
Graduação em Enfermagem pela Pontifícia Universidade Católica de Campinas (PUC-Campinas)
Mestre em Enfermagem Pediátrica pela Escola Paulista de Medicina (EPM)
Doutora em Pediatria pela Universidade Federal de São Paulo (Unifesp)

MARIA JÚLIA COSTA DE SOUZA VILLELA
Médica Pediatra do Hospital de Reabilitação de Anomalias Craniofaciais da Universidade de São Paulo (HRAC-USP)
Graduação em Medicina pela Universidade de Ribeirão Preto (Unaerp)
Especialização em Alergia e Imunologia Pediátrica pela Faculdade de Medicina de Ribeirão Preto da Universidade de São Paulo (FMRP-USP)
Especialização em Pediatria pela Faculdade de Medicina da Botucatu da Universidade Estadual Paulista (FMB-Unesp)
Mestre em Ciências da Reabilitação, Área de Concentração: Fissuras Orofaciais e Anomalias Relacionadas pelo HRAC-USP

MELINA EVANGELISTA WHITAKER
Fonoaudióloga do Serviço de Prótese de Palato do Hospital de Reabilitação de Anomalias Craniofaciais da Universidade de São Paulo (HRAC-USP)
Graduação em Fonoaudiologia pela Faculdade de Odontologia de Bauru da Universidade de São Paulo (FOB-USP)
Mestre em Ciências da Reabilitação pelo HRAC-USP
Doutora em Ciências da Reabilitação pelo HRAC-USP

MELISSA ZATTONI ANTONELI
Fonoaudióloga do Hospital de Reabilitação de Anomalias Craniofaciais da Universidade de São Paulo (HRAC-USP)
Graduação em Fonoaudiologia pela Faculdade de Odontologia de Bauru da Universidade de São Paulo (FOB-USP)
Mestre em Ciências da Reabilitação pelo HRAC-USP
Doutorado em Ciências da Reabilitação pelo HRAC-USP

MONICA MORAES WALDEMARIN LOPES
Cirurgiã-Dentista do Setor de Prótese e do Serviço de Prótese de Palato do Hospital de Reabilitação de Anomalias Craniofaciais da Universidade de São Paulo (HRAC-USP)
Graduação em Odontologia pela Universidade Metodista de Piracicaba
Especializada em Prótese Dentária pelo HRAC-USP
Mestre em Ciências da Reabilitação pelo HRAC-USP
Doutora em Ciências da Reabilitação pelo HRAC-USP

OMAR GABRIEL DA SILVA FILHO
Ortodontista do Hospital de Reabilitação de Anomalias Craniofaciais da Universidade de São Paulo (HRAC-USP)
Graduação em Odontologia pela Faculdade de Odontologia de Bauru da Universidade de São Paulo (FOB-USP)
Especialização em Ortodontia pela FOB-USP
Mestre em Odontologia (Ortodontia) pela Unesp-Araçatuba

PAULO ALCEU KIEMLE TRINDADE
Cirurgião Bucomaxilofacial do Setor de Cirurgia Ortognática do Hospital de Reabilitação de Anomalias Craniofaciais da Universidade de São Paulo (HRAC-USP)
Preceptor da Residência Multiprofissional em Saúde e do Programa de Prática Profissionalizante do HRAC-USP
Graduação em Odontologia pela Faculdade de Odontologia de Bauru da Universidade de São Paulo (FOB-USP)
Estágio na University of Michigan, Ann Arbor, EUA e no Craniofacial Center da University of North Carolina, Chapel Hill, USA
Aperfeiçoamento em Cirurgia e Traumatologia Bucomaxilofacial, Departamento de Diagnóstico e Cirurgia, Faculdade de Odontologia de Araraquara (FOAr-Unesp)
Aperfeiçoamento em Prótese sobre Implante na Clínica Via Oral, SP
Residência em Cirurgia e Traumatologia Bucomaxilofacial na FORP-USP
Mestre em Cirurgia e Medicina Translacional pela Faculdade de Medicina de Botucatu (FMB-Unesp)
Doutor em Cirurgia e Medicina Translacional pela FMB-Unesp

RAFAEL D'AQUINO TAVANO
Cirurgião-Dentista do Setor de Prótese e Implante do Hospital de Reabilitação de Anomalias Craniofaciais da Universidade de São Paulo (HRAC-USP)
Graduação em Odontologia pela Universidade Paulista – Bauru, SP
Residência em Prótese Dentária pelo HRAC-USP
Mestre em Ciências da Reabilitação pelo HRAC-USP
Doutor em Ciências da Reabilitação pelo HRAC-USP

REGINA MAGRINI GUEDES DE AZEVEDO
Cirurgiã-Dentista do Setor de Reabilitação Clínica Integrada-Prótese Dentária do Hospital de Reabilitação de Anomalias Craniofaciais da Universidade de São Paulo (HRAC-USP), com atuação SUS
Preceptora no Programa de Residência Multiprofissional em Saúde: Síndromes e Anomalias Craniofaciais do HRAC-USP
Graduação em Odontologia pela Universidade Estadual de Ponta Grossa
Especialização em Prótese Dentária (FOB/USP-Profis) e em Odontogeriatria (CFO)
Residência Odontológica na Área de Prótese Dentária no HRAC-USP
Mestre em Implantologia pela USC
Doutora na Área de Biologia Oral pela Universidade Sagrado Coração

RENATA PACIELLO YAMASHITA
Fonoaudióloga do Laboratório de Fisiologia do Hospital de Reabilitação de Anomalias Craniofaciais da Universidade de São Paulo (HRAC-USP)
Pesquisadora do Laboratório de Fisiologia do HRAC-USP
Orientadora de Mestrado e Doutorado do Programa de Pós-Graduação do HRAC-USP
Coordenadora do Comitê de Ética em Pesquisas em Seres Humanos do HRAC-USP
Presidente da Comissão de Relações Internacionais do HRAC-USP
Graduação em Fonoaudiologia pela Faculdade do Sagrado Coração, SP
Mestre em Distúrbios da Comunicação pela Pontifícia Universidade de São Paulo (PUC-SP)
Doutorado em Ciências, Área de Concentração: Distúrbios da Comunicação Humana pelo HRAC-USP

RENATA SATHLER ZANDA
Ortodontista do Hospital de Reabilitação de Anomalias Craniofaciais da Universidade de São Paulo (HRAC-USP)
Ex-Orientadora do Programa de Pós-Graduação em Ciências da Reabilitação do HRAC-USP
Graduação em Odontologia pela Universidade Vale do Rio Doce
Mestre em Odontologia (Ortodontia) pela USP
Doutorado em Odontologia (Ortodontia) pela USP

RENATO ANDRÉ DE SOUZA FACO
Cirurgião-Dentista do Setor de Cirurgia Ortognática do Hospital de Reabilitação de Anomalias Craniofaciais da Universidade de São Paulo (HRAC-USP)
Graduação em Odontologia pela Universidade Metodista de Piracicaba
Especialização em Cirurgia Bucomaxilofacial pela USC-Bauru
Mestre em Ciências da Reabilitação pelo HRAC-USP-Bauru
Doutorado em Ciências da Reabilitação pelo HRAC-USP

RITA DE CÁSSIA MOURA CARVALHO LAURIS
Ortodontista do Hospital de Reabilitação de Anomalias Craniofaciais da Universidade de São Paulo (HRAC-USP)
Ex-Chefe da Divisão de Odontologia do HRAC-USP
Graduação em Odontologia pelas Faculdades Integradas de Uberaba (FIUBE-UNIUBE)
Especialização em Ortodontia pela Sociedade de Promoção Social do Fissurado Lábio-Palatal (PROFIS)
Mestre em Ciências da Reabilitação pelo HRAC-USP
Doutorado em Ciências da Reabilitação, Área de Concentração: Fissuras Orofaciais e Anomalias Relacionadas pelo HRAC-USP

ROBERTA MARTINELLI CARVALHO
Cirurgiã-Dentista do Setor de Cirurgia Ortognática do Hospital de Reabilitação de Anomalias Craniofaciais da Universidade de São Paulo (HRAC-USP)
Graduação em Odontologia pela Faculdade de Odontologia de Bauru da Universidade de São Paulo (FOB-USP)
Mestre em Cirurgia e Traumatologia Bucomaxilofacial, Faculdade de Odontologia de Araçatuba da Universidade Estadual Paulista (Unesp)
Doutorado em Ciências, Área de Concentração: Fissuras Orofaciais e Anomalias Relacionadas pelo HRAC-USP

ROGÉRIO ALMEIDA PENHAVEL
Cirurgião-Dentista do Setor de Ortodontia do Hospital de Reabilitação de Anomalias Craniofaciais da Universidade de São Paulo (HRAC-USP)
Graduação em Odontologia pela Faculdade de Odontologia de Bauru da Universidade de São Paulo (FOB-USP)
Aperfeiçoamento em Ortodontia Preventiva e Interceptiva
Especialização em Ortodontia e Ortopedia Facial
Mestre em Ciências da Reabilitação

RONALD P. STRAUSS
Executive Vice Provost Adams Distinguished Professor of Dentistry, and Professor of Social Medicine
The University of North Carolina at Chapel Hill UNC Adams School of Dentistry, UNC School of Medicine, and The UNC Craniofacial Center

SHEILA DO NASCIMENTO GARCIA
Funcionária do Serviço de Educação e Terapia Ocupacional do Hospital de Reabilitação de Anomalias Craniofaciais da Universidade de São Paulo (HRAC-USP)
Graduação em História pela Universidade Estadual Paulista Júlio de Mesquita Filho
Mestre em História pela Universidade Estadual Paulista Júlio de Mesquita Filho
Professora de História Geral e do Brasil – Faculdades Integradas de Bauru

SILVIA HELENA ALVAREZ PIAZENTIN PENNA
Fonoaudióloga do Hospital de Reabilitação de Anomalias Craniofaciais da Universidade de São Paulo (HRAC-USP)
Graduação em Fonoaudiologia pela Universidade do Sagrado Coração (USC)-Bauru
Especialização em Audiologia pelo Conselho Regional de Fonoaudiologia
Mestre em Distúrbio da Comunicação pela Pontifícia Universidade Católica de São Paulo (PUC-SP)
Doutorado em Ciências, Área de Concentração: Distúrbios da Comunicação Humana pelo HRAC-USP

SILVIA MARIA GRAZIADEI
Ortodontista do Hospital de Reabilitação de Anomalias Craniofaciais da Universidade de São Paulo (HRAC-USP)
Graduação em Odontologia pela Faculdade de Odontologia de Bauru da Universidade de São Paulo (FOB-USP)
Especialização em Ortodontia pelo Conselho Federal de Odontologia
Residência Odontológica em Ortodontia pela Sociedade de Promoção Social do Fissurado Lábio-Palatal, Bauru

SIMONE SOARES
Professora Associada do Departamento de Prótese e Periodontia da Faculdade de Odontologia de Bauru da Universidade de São Paulo (FOB-USP)
Coordenadora da Residência Multiprofissional em Saúde: Síndromes e Anomalias Craniofaciais do Hospital de Reabilitação de Anomalias Craniofaciais da Universidade de São Paulo (HRAC-USP)
Docente e Orientadora de Mestrado e Doutorado do Programa de Pós-Graduação do HRAC-USP e da FOB-USP
Graduação em Odontologia pela FOB-USP
Especialização em Prótese Dentária e Disfunção Temporomandibular e Dor Orofacial
Mestre em Reabilitação Oral pela FOB-USP
Doutorado em Prótese Dentária pela Faculdade de Odontologia da USP

SUELY PRIETO DE BARROS ALMEIDA PERES
Nutricionista do Hospital de Reabilitação de Anomalias Craniofaciais da Universidade de São Paulo (HRAC-USP)
Diretora Técnica do Serviço de Nutrição do HRAC-USP
Graduação em Nutrição pela USC-Bauru
Especialização em Saúde Pública, Administração Hospitalar e Administração de Serviços de Alimentação
Mestre em Ciência dos Alimentos pela Faculdade de Ciências Farmacêuticas da USP
Doutora em Pediatria pela Universidade Estadual Paulista (Unesp)
Professora Convidada do Curso de Especialização em Nutrição Clínica da UNIRP-São José do Rio Preto
Membro do Departamento de Suporte Nutricional da Sociedade de Pediatria de São Paulo
Nutritional Adviser SmileTrain - Brasil (smiletrainbrasil.com)

TAKEMI FUGIWARA
Funcionária Técnica de Apoio Educativo e Não Educacional do Hospital de Reabilitação de Anomalias Craniofaciais da Universidade de São Paulo (HRAC-USP)

TALITA FERNANDA STABILE FERNANDES
Assistente Social do Hospital de Reabilitação de Anomalias
Craniofaciais da Universidade de São Paulo (HRAC-USP)
Graduação em Serviço Social pela Instituição Toledo de
Ensino (ITE), Bauru
Especialização em Antropologia pela USC-Bauru
Especialização em Gestão Social: Políticas Públicas, Redes e
Defesa de Direitos pela Faculdade de Tecnologia Ciências e
Educação, ATECE-Pirassununga
Especialização em Serviço Social na área da Saúde e
Reabilitação pelo HRAC-USP
Mestre em Ciências da Reabilitação pelo HRAC-USP
Doutora em Ciências pela Faculdade de Odontologia de Bauru da
Universidade de São Paulo (FOB-USP)

TALITA GOMES TORRES DE CONTI
Fisioterapeuta do Hospital de Reabilitação de Anomalias
Craniofaciais da Universidade de São Paulo (HRAC-USP)
Graduação em Fisioterapia, Faculdades Integradas de Bauru (FIB)
Especialização em Fisioterapia em Pediatria pela Universidade
Estadual de Campinas (Unicamp)

TELMA VIDOTTO DE SOUSA BROSCO
Cirurgiã Plástica do Hospital de Reabilitação de Anomalias
Craniofaciais da Universidade de São Paulo (HRAC-USP)
Graduação em Medicina pela Universidade Estadual Paulista (Unesp)
Doutora em Ciências da Reabilitação pelo HRAC-USP

TERUMI OKADA OZAWA
Ortodontista do Hospital de Reabilitação de Anomalias
Craniofaciais da Universidade de São Paulo (HRAC-USP)
Ex-Diretora de Divisão de Odontologia do HRAC-USP
Orientadora de Mestrado e Doutorado do Programa de
Pós-Graduação do HRAC-USP
Graduação em Odontologia pela Universidade Estadual
Paulista (Unesp)
Mestre em Odontologia pela Faculty of Dentistry-Tokyo Medical
and Dental University
Doutora em Odontologia (Ortodontia) pela Unesp
Orientadora do Programa de Pós-Graduação em Ciências da
Reabilitação do HRAC-USP

THAIS MARCHINI DE OLIVEIRA
Professora Titular da Disciplina de Odontopediatria da
Faculdade de Odontologia de Bauru da Universidade de
São Paulo (FOB-USP)
Docente e Orientadora de Mestrado e Doutorado do Programa de
Pós-Graduação do Hospital de Reabilitação de Anomalias
Craniofaciais da Universidade de São Paulo (HRAC-USP) e da FOB-USP
Ex-Vice-Prefeita do *Campus* USP-Bauru
Graduação em Odontologia pela UNESP-Araraquara
Especialização em Odontopediatria pela FOB-USP
Especialização em Endodontia pelo HRAC-USP
Mestre e Doutora em Odontopediatria pela FOB-USP
Pós-Doutorado em Farmacologia na FOB-USP

TIAGO TURRI DE CASTRO RIBEIRO
Ortodontista do Hospital de Reabilitação de Anomalias
Craniofaciais da Universidade de São Paulo (HRAC-USP)
Professor do Curso de Especialização em Ortodontia do HRAC-USP
Mestre em Ortodontia pela Faculdade de Odontologia de
Araraquara – Unesp

TYUANA SANDIM DA SILVEIRA SASSI
Fonoaudióloga do Hospital de Reabilitação de Anomalias
Craniofaciais da Universidade de São Paulo (HRAC-USP)
Graduação em Fonoaudiologia pela Faculdade de Odontologia de
Bauru da Universidade de São Paulo (FOB-USP)
Mestre em Neurociências e Comportamento pela USP
Chefe Técnica da Divisão de Saúde Auditiva do HRAC-USP
Preceptora da Residência Multiprofissional em Saúde Auditiva do
HRAC-USP

VANESSA LANGELLI ANTUNES
Fisioterapeuta do Hospital de Reabilitação de Anomalias
Craniofaciais da Universidade de São Paulo (HRAC-USP)
Aprimoramento em Fisioterapia Intensiva na Faculdade de
Medicina de Botucatu (Unesp)
Especialista em Fisioterapia Hospitalar pelo Centro Universitário de
Araraquara

SUMÁRIO

PARTE I
INTRODUÇÃO

1 CLEFT LIP AND PALATE – A GLOBALIZED VISION 3
   Ronald P. Strauss

PARTE II
ASPECTOS MORFOLÓGICOS

2 EMBRIOLOGIA CRANIOFACIAL E MORFOLOGIA DAS
   FISSURAS OROFACIAIS 13
   Lucimara Teixeira das Neves ■ Gisele da Silva Dalben
   Omar Gabriel da Silva Filho

3 CRESCIMENTO CRANIOFACIAL 39
   Daniela Gamba Garib Carreira ■ Terumi Okada Ozawa
   Omar Gabriel da Silva Filho ■ Araci Malagodi de Almeida
   Renata Sathler Zanda

PARTE III
ASPECTOS PEDIÁTRICOS

4 ASPECTOS CLÍNICOS E MANEJO DAS CRIANÇAS COM
   FISSURA LABIOPALATINA 109
   Ilza Lazarini Marques ■ Isabel Cristina Drago Marquezini Salmen
   Suely Prieto de Barros Almeida Peres ■ Maria Júlia Costa de Souza Villela
   Dorothea Maria Beckers Marques de Almeida
   Armando dos Santos Trettene

5 ASPECTOS CLÍNICOS DAS PRINCIPAIS
   SÍNDROMES E ANOMALIAS RELACIONADAS À
   FISSURA LABIOPALATINA 127
   Isabel Cristina Drago Marquezini Salmen ■ Ilza Lazarini Marques
   Carlos Ferreira dos Santos

6 PROTOCOLOS ODONTOPEDIÁTRICOS 145
   Cleide Felício de Carvalho Carrara ■ Gisele da Silva Dalben
   Beatriz Costa ■ Thais Marchini de Oliveira
   Maria Aparecida de Andrade Moreira Machado

PARTE IV
CIRURGIAS PRIMÁRIAS E SECUNDÁRIAS

7 QUEILOPLASTIA E PALATOPLASTIA 173
   Carlos Eduardo Bertier ■ Telma Vidotto de Sousa Brosco
   Omar Gabriel da Silva Filho ■ Ana Claudia Martins Sampaio-Teixeira
   Inge Elly Kiemle Trindade

8 FARINGOPLASTIA E VELOPLASTIA 193
   Telma Vidotto de Sousa Brosco ■ Carlos Eduardo Bertier
   Ana Claudia Martins Sampaio-Teixeira ■ Inge Elly Kiemle Trindade

9 ASPECTOS RINOLÓGICOS DOS INDIVÍDUOS COM
   FISSURA LABIOPALATINA 223
   Carlos Eduardo Bertier ■ Sergio Henrique Kiemle Trindade
   Ivy Kiemle Trindade-Suedam ■ Inge Elly Kiemle Trindade

10 ENXERTO ÓSSEO ALVEOLAR 243
   Omar Gabriel da Silva Filho ■ Terumi Okada Ozawa
   Renato André de Souza Faco ■ Paulo Alceu Kiemle Trindade
   Roberta Martinelli Carvalho

11 CIRURGIA ORTOGNÁTICA... 259
   Paulo Alceu Kiemle Trindade ■ Gabriel Ramalho Ferreira
   Rogério Almeida Penhavel ■ Tiago Turri de Castro Ribeiro

PARTE V
DIAGNÓSTICO E INTERVENÇÕES CLÍNICAS MULTI E INTERDISCIPLINARES

12 DESORDENS OCLUSAIS E ESQUELÉTICAS –
   INTERVENÇÕES ORTODÔNTICAS 301
   Daniela Gamba Garib Carreira ■ Omar Gabriel da Silva Filho
   Tiago Turri de Castro Ribeiro ■ Rita de Cássia Moura Carvalho Lauris
   Silvia Maria Graziadei ■ Terumi Okada Ozawa

13 IMPLANTES OSSEOINTEGRADOS E
   FISSURA LABIOPALATINA 331
   Ana Lúcia Pompéia Fraga de Almeida ■ Flavio Monteiro Amado
   Luis Augusto Esper

14 REABILITAÇÃO ORAL – PROTOCOLOS TERAPÊUTICOS....349
João Henrique Nogueira Pinto ■ José Fernando Scarelli Lopes
Rafael D'Aquino Tavano ■ Regina Magrini Guedes de Azevedo
Simone Soares

15 DIAGNÓSTICO PERCEPTIVO-AUDITIVO E INSTRUMENTAL DA DISFUNÇÃO VELOFARÍNGEA..........367
Renata Paciello Yamashita ■ Ana Paula Fukushiro
Cristina Guedes de Azevedo Bento Gonçalves
Inge Elly Kiemle Trindade

16 DISTÚRBIOS DA FALA – INTERVENÇÃO FONOAUDIOLÓGICA.............................395
Ana Paula Fukushiro ■ Renata Paciello Yamashita
Cristina Guedes de Azevedo Bento Gonçalves
Haline Coracine Miguel
Jeniffer de Cássia Rillo Dutka

17 DISFUNÇÃO VELOFARÍNGEA – TRATAMENTO PROTÉTICO 413
Maria Inês Pegoraro-Krook ■ Homero Carneiro Aferri
Maria Daniela Borro Pinto ■ Melina Evangelista Whitaker
Monica Moraes Waldemarin Lopes

18 DISTÚRBIOS DA AUDIÇÃO: DIAGNÓSTICO E MANEJO...423
Luiz Fernando Manzoni Lourençone
Tyuana Sandim da Silveira Sassi
Silvia Helena Alvarez Piazentin Penna
Adriana Guerta de Souza ■ Melissa Zattoni Antoneli

19 DESORDENS RESPIRATÓRIAS DO SONO: DIAGNÓSTICO E TRATAMENTO 433
Ivy Kiemle Trindade-Suedam ■ Sergio Henrique Kiemle Trindade
Paulo Alceu Kiemle Trindade

20 INTERVENÇÃO FISIOTERAPÊUTICA...............................461
Karine Aparecida Arruda ■ Vanessa Langelli Antunes
Juliana Specian Zabotini da Silveira ■ Talita Gomes Torres De Conti
Ineida Maria Bachega Lopes

21 ASPECTOS COGNITIVOS E PSICOSSOCIAIS DA REABILITAÇÃO 473
Maria de Lourdes Merighi Tabaquim ■ Maria Inês Gândara Graciano
Maria Irene Bachega ■ Talita Fernanda Stabile Fernandes
Armando dos Santos Trettene

PARTE VI
FUNCIONALIDADE E PARTICIPAÇÃO

22 FUNCIONALIDADE E PARTICIPAÇÃO – UMA ABORDAGEM DA REABILITAÇÃO CENTRADA NA FAMÍLIA NA PERSPECTIVA DO TERAPEUTA OCUPACIONAL 493
Márcia Cristina Almendros Fernandes Moraes
Sheila do Nascimento Garcia ■ Izabela Leme Bueno Trindade
Takemi Fugiwara ■ Luciana Paula Maximino

ÍNDICE REMISSIVO...509

Tratado de Fissuras Labiopalatinas

Avanços no Diagnóstico e Tratamento Interdisciplinar

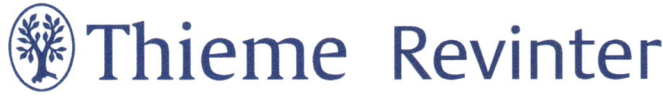

PARTE I INTRODUÇÃO

CLEFT LIP AND PALATE – A GLOBALIZED VISION

Ronald P. Strauss

Capítulo introdutório redigido pelo Prof. Dr. Ronald Strauss do Centro Craniofacial da Universidade da Carolina do Norte, EUA, a convite dos autores principais, em sua versão original.

INTRODUCTION

Cleft Lip and palate is one of a number of orofacial congenital conditions which affects the craniofacial health of children, and impacts their families and communities all over the world. Effective care has required collaborative teams which at a minimum include surgical, medical, dental and psychosocial professional expertise.

Approximately one in 500-700 newborns has a cleft lip or palate. For example, every day in the U.S., 14 babies are born with cleft lip and 7 babies are born with cleft palate. Issues faced by such children and their families may include feeding difficulties, speech and articulation problems, dental development, ear infections and hearing concerns, teasing and stigmatization, multiple surgical treatments, and sometimes learning problems. Treatment results when delivered in a multi-professional clinical team are generally excellent and most children born with cleft lip and palate grow up to be well-adjusted and successful adults.

In resource limited locales, the components of a cleft-craniofacial team may not always be present. Sometimes the various health professionals exist in the community, but they are not organized into a formal working team. The model of interdisciplinary team-based cleft lip and palate care is well established across nations, but far too many children are unable to access the full range of needed services.

Sometimes, specialized cleft or craniofacial centers or teams may occur on a regional basis and meet the needs of a geographic area or a state. Such centers demonstrate that how care is organized matters a great deal and have shown that careful attention to patient access and coordinated care, results in improved outcomes.

Notably, at the University of Sao Paulo – Bauru and its Hospital for the Rehabilitation of Craniofacial Anomalies there is a well-developed and multi-professional regional approach which serves as a well-respected global model for cleft and craniofacial care and research. In other nations, states have likewise sought to create regional centers of excellence which are funded to deliver top-tier care (highest level care) on a referral basis within a specific geographic region.

In the United Kingdom there was a serious effort to move from many small and not well-networked clinics into a limited number of regional sites that are linked in a national system of care. This regionalization assured that the sites have a standard protocol of care with a designated professional roster or makeup to comprise a treatment unit. The limited number of such treatment units inevitably means that families may have to travel to geographically distant sites for team care, as opposed to receiving such care in proximate local venues.

In other nations, such as the U.S., national professional organizations have led in establishing Standards for Cleft and Craniofacial Care.[1] There the national association (American Cleft Palate – Craniofacial Association), organized to provide a credential for teams which meet established standards and other formal criteria. While the number of U.S. teams has not markedly dropped like occurred in the UK, these credential-based guidelines helped to improve the quality of care and the availability of comprehensive services.

In resource limited nations or regions, cleft and craniofacial humanitarian clinical efforts sometimes labelled as "mission programs" have commonly occurred. These programs entail local – global partnerships that bring in international experts on a volunteer basis to provide education and clinical service delivery. The best of such programs seek to build the local professional capacity so that continuity of cleft-craniofacial care can occur. The least effective of such programs provide merely surgical care on an episodic basis and do not promote the capacity of local clinical providers. When effective, global volunteer-based efforts may help to equip, supply, educate and support local professionals so that they can offer continuity of multidisciplinary care and follow-up in a world-class manner.

In a world where war, poverty and systemic racism exists, populations of refugees are often found moving between regions or nations. When families cannot access cleft-craniofacial care for their children, they may leave their homes to seek services in more resourced settings. Such displacement and migration add to the global challenges of providing cleft-craniofacial care.

All over the world, the birth of a child with a cleft or a craniofacial condition is a momentous moment in the life of a family, a community and a society. How the community or the society meets the needs of the child and family varies widely, however the presence of high quality and accessible care is a measure of the level of organization and financing for the national or regional health system.

Some assert that access to team-based cleft-craniofacial care is a right and that all children deserve comprehensive treatment which is well-organized and affordable. Unfortunately, this is not the reality in many parts of the world. A globalized vision of cleft-craniofacial care will include accessible, personalized, and well-organized multi-professional treatment delivered in an affordable and inclusive team manner.

EPIDEMIOLOGY

According to the World Health Organization:[2] "Craniofacial anomalies (CFA) are a highly diverse group of complex congenital anomalies. The mix of cleft types "varies considerably across geographic areas or ethnic groupings." "It is estimated that 80% of such clefts are nonsyndromic and are of multifactorial origin, both genetic and environmental, the latter being especially important in prevention."

Many research and clinical studies separate uncomplicated cleft lip and cleft palate from syndromic conditions which involve an orofacial cleft. In the United States about 1 in every 1,600 babies is born with cleft lip with cleft palate. About 1 in every 2,800 babies is born with cleft lip without cleft palate, and about 1 in every 1,700 babies is born with cleft palate alone in the United States.[3,4]

According to the U.S. Centers for Disease Control and Prevention (CDC) there are some well-described factors that increase the chance of having a baby with a cleft. Women who smoke during pregnancy are more likely to have an affected baby than are women who do not smoke.[5,6] Women with diabetes diagnosed before pregnancy have an increased risk of having a child with a cleft lip with or without cleft palate, compared to women who did not have diabetes.[7] Women who used certain medicines to treat epilepsy, such as topiramate or valproic acid, during the first trimester of pregnancy have an increased risk of having a baby with cleft lip with or without cleft palate, compared to women who did not take these medicines.[8,9] In some research, folic acid deficiency, advanced maternal age and familial genetic predisposition were noted as risk factors for having a child with a cleft.

In a 2014 review article,[10] careful consideration was given to the etiology and genetics of clefting. It was noted that a combination of genetic and environmental factors may contribute to the occurrence of such clefts. While some clefts appear as part of a syndrome, other cases seem to be isolated and non-syndromic. The incidence and accuracy of reporting of clefts varies a great deal across the globe, often relating to the limitations of surveillance systems.

The prevalence of cleft lip and palate is highest in Native American/American Indian populations, followed by White/Caucasian, Latinx/Hispanic, Asian, and then persons of Black/African ancestry.[11,12] Persons of Native American/American Indian ancestry had the highest rate of orofacial clefting,[13] and Black/African-Americans had the lowest rate of orofacial clefting.[14] Brazil has documented incidence rates of orofacial clefts among live births.[15]

The International Perinatal Database of Typical Oral Clefts revealed that 30.2% of the cleft lip and palate group had bilateral cleft lip and 69.8% had unilateral cleft lip. Unilateral cleft lip occurs more often on the left side.[16] Cleft lip is seen more often in males than females and cleft palate is seen more often in females than males.[17] Gender differences are shown in cleft lip with cleft palate, where boys are affected more often and have more severe such clefts than girls;[18,19] girls are affected more often with isolated cleft palate than boys.

Though the distribution of orofacial clefts and related craniofacial conditions varies considerably across population groups, these conditions occur in all societies and communities globally. This reality translates into a need for all nations to develop the capacity to respond to the care of affected persons.

GLOBAL CLEFT-CRANIOFACIAL CARE

Cleft related health care decisions have historically been made between a family or patient interacting with an individual physician or clinician; however, for complex health problems, this relationship has increasingly shifted towards that of a family or patient interacting with a team of health care professionals. In the care of persons with cleft lip, cleft palate, or other craniofacial conditions, the array of needs demands evaluation from a variety of healthcare disciplines and professions.[20] Interdisciplinary and multidisciplinary cleft palate and craniofacial teams have become a standard in assessment and treatment of children with cleft lip and/or palate.[21]

The cleft palate-craniofacial team has been seen as a multi-specialty vehicle to maximize efficiency and assure continuity, ethics, and a continuum of care.[22-24] As noted earlier in this chapter, efforts to standardize team-based cleft care in the U.S. have produced self-assessment methodologies as well as formal parameters of care. A national self-assessment survey of cleft palate and craniofacial teams was undertaken by the American Cleft Palate-Craniofacial Association (ACPA)[25] and it demonstrates the variety of teams that have focused on this patient population. To provide guidelines for team care, the ACPA published several Parameters of Care documents based on a consensus conference model.[1,26,27]

In the U.S., a Task Force[28] proposed an approval process to ascertain the quality of care provided by teams. Their process provided standards built around essential characteristics of quality for team functioning to support the improvement of clinical care. Their process offered verified information to patients and families about services provided by teams that meet specific standards.

Six components were identified as essential to the quality of care provided by treatment teams:

1. Team Composition
2. Team Management and Responsibilities
3. Patient and Family/Caregiver Communication
4. Cultural Competence
5. Psychological and Social Services
6. Outcomes Assessment.

The Commission on Approval of Teams was established in November 2008 in order to:

- Maintain standards for the approval of teams providing interdisciplinary care to individuals and families affected by cleft lip, cleft palate and other craniofacial anomalies;
- Evaluate teams that voluntarily apply for approval;
- Recognize teams that meet the standards for approval;
- Maintain a listing of approved teams; and
- Furnish lists of approved teams to appropriate persons and agencies.

According to their Manual:[28] "ACPA Approved Teams are comprised of experienced and qualified professionals from medical, surgical, dental and allied health disciplines working in an interdisciplinary and coordinated system. The purpose and goal of team approval is to confirm that the team has the commitment and capacity to provide care in a coordinated and consistent manner with the proper sequencing of evaluations and treatments with the framework of the patient's overall developmental, medical and psychological needs.

All teams that do choose to undergo an external evaluation and demonstrate compliance with the standards for team care will be listed as ACPA Approved Teams. After reviewing and discussing each application, the Commission votes on whether to award approval for five years."

In Europe, the Eurocleft project[29] an inter-center comparison study, revealed dramatic differences in clinical outcomes between various cleft treatment centers. This provided a rationale for the improvement in the services of the various participating teams. This study pioneered a methodology to compare clinical practices. It also promoted European collaborations that resulted in clinical trials and comparisons between centers.

The results of the 1996-2000 Eurocleft project include:

- A register of services in Europe, with details of professionals and teams involved in cleft care,
- Clinical protocols and policy statements regarding optimal clinical practices for European cleft teams,
- Practice Guidelines were formulated and provided minimum recommendations for care that all European children with clefts should be entitled to, and
- Recommended minimum records that cleft teams should maintain.

The leadership concluded[29] that: "Cleft services, treatment and research have undoubtedly suffered from haphazard development across Europe. Attainment of even minimum standards of care remains a major challenge in some communities and both the will to reform and a basic strategy to follow are overdue."

In the United Kingdom (U.K.), the National Health Service's (NHS) Cleft Lip and Palate Service provides specialist support and clinical care to people with cleft lip and/or palate and their families into adulthood. They provide care for adults who may wish to return for treatment later in life. The range of services is quite broad and include psychological support and genetic counselling.

The National Health Service (NHS) has defined a cleft team as including:

- Cleft surgeon
- Pediatric anesthetist
- Pediatric dentist
- Orthodontist
- Speech and language therapist
- Pediatrician
- ENT and/or Audiologist
- Nurse
- Psychologist
- Restorative dentist

The UK provides a unique case study of how centralization of services across a health system may affect the quality and distribution of cleft care. NHS cleft services were centralized following a report commissioned by the Clinical Standards Advisory Group (CSAG) in 1998 and specialist orofacial cleft care is now provided across a small number of centers of excellence. These specialist cleft teams are each responsible for providing treatment across a wide geographical area. As well as engaging with the specialist cleft teams, patients see local, non-cleft specialist health professionals. Since the publication of the recommendations to centralize cleft services in 1998, the number of NHS hospitals involved in providing primary cleft surgery in England has dropped from more than 40 units to less than 20 units. As a result, annual individual hospital volumes have increased considerably with specialist cleft units treating more than 40 new non-syndromic patients each year. The number of surgeons responsible for primary cleft repairs in the U.K. dropped from more than 100 to 26 surgeons, with most surgeons treating more than 20 new non-syndromic patients per year.

Other national systems provide centralized birth registries. Medical birth registries operate in all Scandinavian countries and several other countries. For example, since its establishment in 1967, all births in Norway have been listed with the Medical Birth Registry of Norway (MBRN). Birth defects detected during the first 7 days of life are recorded. Many of these types of registries collaborate in international scientific networks that are useful in population studies and genetic epidemiological research. Some registries have been recently enriched with gene sequencing studies.

To achieve high-quality team-based orofacial cleft care, criteria for the quality and for the organization of care are essential. Additionally, accurate registry data on incidence and prevalence will help assess the need regionally and

HOW DO CLEFT-CRANIOFACIAL CENTERS RESPOND TO BARRIERS TO CARE?

Cleft-craniofacial centers share a dedication to serving children with orofacial clefts and craniofacial conditions. When nations experience rising migration, immigration or increased economic stress, cleft-craniofacial centers become a crucial way to overcome the barriers to care. Indeed, the decline in legal or affordable pathways to cleft-craniofacial care may leave families with limited access to care. In most nations, the provision of timely and coordinated cleft-craniofacial care is considered as medically and ethically necessary.

While national health systems are quite different, access challenges are quite similar. The limited ability to locate and afford costly surgical, dental, and related services occurs in most societies, even in fairly affluent nations. Increasingly, there is a commitment to deliver quality cleft-craniofacial care to children and families who have experienced poverty, isolation, displacement and suffering and who often bear the imprint of fear, uncertainty, persecution and deprivation. Data points out that developing nations host most of the world's refugees. If that is the case, the health systems in those nations are further stressed by the increasing treatment need among refugees, which has often not been planned for.

However, the strains of integrating poor, isolated or migrant populations into care have been evident in even the most affluent nations. To a variable degree, nations have sought to accommodate to the needs of the less able, refugees and immigrants. The people in destination nations sometimes recognize the moral and social crisis that large scale dislocation entails, but much variation exists in how welcoming and accommodating countries and health systems have been. Some display hostility or fear of new populations and some routinely deny entry to poor, disabled or undocumented children. Challenges may derive from language and cultural differences, lack of funds and health insurance, and the lack of ability to mobilize specialized health care outside of customary primary care venues.

In a 2016 study of Barriers to Cleft Lip and Palate Repair around the World,[30] data collected by the Smile Train organization concluded that the most commonly reported barriers in low and middle income countries were related to:

- Lack of funds to cover travel costs
- Lack of patient awareness
- Lack of financial support
- Poor patient health
- Lack of equipment
- Lack of available staff, and
- Lack of training.

There was sizeable variation by world region and no specific estimate was made of refugee or immigrant needs.

The following barriers have been identified as hindering health care access for refugees with negative effects on health status (31):[31,32]

- Legal issues
- Language and the provision of interpreting services
- Cultural understanding
- Lack of knowledge of the health system
- The connection between health and immigration policy and practice
- Financial limitations
- Bureaucracy
- Confusion about entitlement
- Recentness of arrival

The ability of a health system to make health care available to low income families or refugees include:

- The size of the in-need population in a local area
- The number of affected children
- The proximity to a frontier that people wish to cross
- The development of health infrastructure, and
- The state capacity to fund health care for the general population.

Even with a healthcare system that has the capacity to provide universal health care, an individual's legal entitlement to care and access is often not guaranteed. Some cleft-craniofacial centers perceive health care as a right and they mandate care for all who present themselves. In order to do so, they must get proficient in funding, organizing and delivering needed care. Additionally, treating families and patients with dignity and respect is crucial. This means dealing with language and cultural differences and organizing to meet emergent as well as chronic needs. The best tier of cleft-craniofacial centers focuses on patient recall and they convey the assurance to families that care over the lifespan is available. While episodic care may meet a specific health care need, life-span continuity care provides a family with a cleft-craniofacial home. When a center is organized to provide continuity care, families feel part of the team and are encouraged to ask questions and participate as equals in the consideration, planning and delivery of care.

SOCIAL AND PSYCHOLOGICAL ISSUES IN CLEFT AND CRANIOFACIAL CARE

Cleft-craniofacial conditions affect both childhood and adult life experiences.[33] Such impacts can affect the child's family environment and may subsequently influence the parents, and later, the child's own behaviors in adulthood. Persons who have altered oral or craniofacial function or appearance also may have altered social experiences.[34] The bodily signs of being or looking different, known as stigma, have been associated with negative moral evaluations by others.

Goffman (1963)[35] has provided a theory of stigmatization useful in understanding the social responses to human difference and health conditions.[36] Persons seen as deviant when judged by cosmetic norms or communicative standards, experience social devaluation related to social prejudices about the cause and impacts of congenital and acquired deformities.[37] Changes in oral and facial status or appearance of the face and oral area are often immediately observable and central. The face is the initial focus of the gaze and is the principal target of attention in interpersonal interaction. There is much research to indicate that facial attractiveness has an important effect on psychological development and social relationships.[38,39]

Research has examined how being attractive or unattractive influences social life and has explored the personal adaptations that people make to being disfigured. Alley (1988)[40] and Bull and Rumsey (1988)[41] have reviewed the social psychology of facial appearance, and first person narratives[42] present direct experiences with facial disfigurement, impairments and the coping process.

Early studies in social psychology examined the role that oral or facial attractiveness plays on social expectations[43] by testing how school teachers evaluated educational potential when given school records and facial photographs. Attractive students were judged to have higher educational potential and social ability than unattractive students. This finding has been replicated in various school settings and grade levels. There is strong support for the concept that teachers of attractive children expect them to perform better[44] and possibly offer them greater opportunity to excel.[45] Research on children with cleft lip and palate[46] has suggested that negative reactions to appearance may be a source of psychological distress for the affected child.[47,48]

Expectations about oral and facial attractiveness and appearance affect both the person who is viewed, as well as the viewer.[49] The positive impact of attractive appearance has been demonstrated in dating and forming a spousal partnership, with one study that documented how physical appearance increased in importance as dating partners became further acquainted.[50]

The process of attributing positive characteristics to physically attractive persons, is called the "beauty is good hypothesis." Bennett and Stanton (1993)[51] in reviewing this hypothesis note that appearance may have little effect on perceptions of personal attributes such as intelligence or honesty, and there is evidence that beauty may be a detriment in some situations.[52] Pertschuk and Whitaker (1987)[53] suggest that researchers differentiate between research on persons who are "unattractive" and persons who have deformities such as those associated with craniofacial conditions.

Facial appearance has been demonstrated to influence a wide range of social activities from legal proceedings[54] to psychotherapeutic prognosis.[55] This body of research suggests that oral and facial appearance and appearance judgment generally affect social expectations in educational, vocational, marital, legal and health care endeavors. Discrimination and stigmatization have historically characterized social responses to oral and facial deformities.

The rise of modern medicine and surgery raised the possibility that deformed persons might be offered treatment to improve their situations. The desire to provide treatment and remediation, also known as medical activism, is characteristic of how society responds to children with facial deformities. Humanists have sometimes criticized society's high value on attractiveness and the degree to which appearance influences opportunity. Advocates of active approaches to remediation of oral and facial appearance argue that social values are difficult to change and that each person must adapt to his/her cultural context and stereotypes. Health educational interventions in school settings alter attitudes about appearance on a short-term basis, but pervasive advertising and mass media images reinforce the desirability of physical attractiveness.

The oral or plastic surgical change of craniofacial appearance has been shown to alter social perceptions.[56] However, it is important to realize that when a facial difference is surgically altered, persons still manifest their original identity. For many persons with a less attractive feature, the feature is repaired, but the scar remains as a "mark" which is always there as a reminder of the original condition. The quest for aesthetic change is based in the hope that appearance change may, in part, create opportunities for individual social changes in realms such as dating, employment, and social acceptance.[57]

Surgical improvement of facial appearance has been shown to alter social perceptions.[58] Post-operative maxillofacial and plastic surgery photographs were seen as belonging to people who were kinder, more sexually appealing and better marriage partners than were the pre-operative views. Individuals with scars, disabilities or deformities that cannot be effectively repaired may be aware of the social lack of acceptability of being different. They may focus on the uncertainty with which others perceive them. They may have concerns about whether others will honestly reveal their reactions to them. Polite avoidance of interaction with physically or otherwise different persons serves to isolate them. When people with deviant characteristics realize that others do not fully accept them; they may respond with anger, denial, shame or manifest positive personal growth. Activists in the movements that call for "disabled" or "differently abled" persons' rights present a social critique based on their different viewpoint and experience and may have realizations and insights not available to others.[59]

The birth and diagnosis experience of parents of children with facial deformities and craniofacial conditions have been explored in several studies. It is striking that in all studies shock, depression, guilt and anxiety have been reported by new parents. Research reviews[60] have examined how health professionals communicate to parents about a variety of congenital conditions, while others[61-64] examine parental responses to the informing process. Strauss et al. (1995)[65] studied how parents recall being told of their child's diagnosis of cleft lip and palate. They examined parental preferences for how this communication might best be managed and compared those to parent reports of their actual experiences, concluding that it is possible for professionals to effectively deliver "bad news", such as the diagnosis of a birth defect, to parents. Many families who can access pre-natal diagnosis by ultrasound, deal with the knowledge of having a child with a cleft-craniofacial condition even before the birth of the child.

Persons with cleft lip and palate have a diverse set of appearance and speech related manifestations that may affect their social and psychological status. The magnitude of the psychological impact of a condition may not be related to its level of biological impact. Studies of self-concept,[66,67] psycho-educational development,[68,69] social perception by peers,[70,71] parents and teachers[72,73] and the public[74] highlight the psychosocial risks for school-age children with cleft lip and palate.[75] Studies of adolescents with cleft lip and palate indicate that appearance and speech may remain problematic[76] even in the case where adolescent patients have had comprehensive team-based care.[77]

Studies show that there is an association between cleft lip and palate and the increased reporting of conduct problems at home[46] and behavioral and learning problems at school.[78] However, children with cleft lip and palate have not been shown to suffer from low self-concept or psychological disorders, while they do demonstrate some patterns, especially as relate to increased social inhibition and self-consciousness about appearance.[68]

Overall, adolescents with cleft lip and palate have positive self-concepts,[79,80] however girls have been found to manifest higher rates of social adjustment problems than boys,[81] particularly related to appearance. Using projection methods, one study[82] concluded that children with facial deformities may have inhibited personality styles and reduced expectations for success in social interactions. Kapp-Simon (1986)[66] found that social relationships negatively influenced overall self-esteem and that adjustment of adolescents is associated with the degree of inhibition.[83] Adults with cleft-craniofacial conditions often continue to have concerns.[33]

In summary, children with facial deformities or cleft lip and palate have generally been noted to have normal self-concept, but they often experience problems in adjustment. Studies that focus on adjustment have been productive in yielding useful information that allows for the identification of children at psychological risk. The occurrence of adjustment problems in this patient population supports the presence of clinical interventions.

THE GLOBALIZED VISION

Why think globally about cleft-craniofacial care? In this moment of understanding that borders do not limit or separate us from our neighbors and do not protect us from the emergence and spread of disease, we can be clear that we must live with a globalized vision.

We must understand the differences and communalities that exist between nations and peoples. Within our nations, we must consider the impact of privilege, culture and race that preserve unacceptable health and social inequities. Looking across nations, we can appreciate that aspirations for the health of children and families are more alike than different. Yet, the resources and organization around the delivery of health services are very disparate across nations.

As we consider cleft and craniofacial care delivery, we can share a goal to educate our professionals and aspire to world-class quality standards. To do so, we must establish expectations that our health systems will meet cleft-craniofacial needs with a view towards quality and equity. The delivery of cleft-craniofacial care requires highly trained teams that promote family centric care in which the professionals integrate community, patient, and family voices, needs and inputs. Every family requires clear communication about the child's care plan and deserves to be heard by the treatment team. Poverty, discrimination and stigmatization should not guide our treatment and health policy choices. With a globalized view, we will hypothetically see ourselves as though we were born in any nation, in any family and with any level of education and income… and then ask ourselves what is right? Does each child deserve health, opportunity, and education? Should all nations seek to assure the health of the public? Does anyone believe that less than full care is sufficient for the youngest and most vulnerable amongst us, the child with a birth difference? We must adopt a globalized vision and dedicate ourselves to meeting the needs of the public.

In this volume that grows out of the fine work of the USP Hospital for Rehabilitation of Craniofacial Anomalies in Bauru, Sao Paulo, Brazil, we can see the value of all the players on a cleft-craniofacial team. We can appreciate that it takes communication, respect, and integrity plus a high degree of discipline and devotion, to achieve a global standard of care. With a globalized vision, we can meet the needs of all children, adults and families who aspire to maximize their potential.

REFERENCES

1. ACPA - American Cleft Palate-Craniofacial Association. Parameters for Evaluation and Treatment of Patients with Cleft Lip/Palate or Other Craniofacial Anomalies. Pittsburgh: American Cleft Palate-Craniofacial Association; 2007.
2. World Health Organization. Website on Congenital Disorders. Disponível em: https://www.who.int/health-topics/congenital-anomalies#tab=tab_1
3. US Centers for Disease Control and Prevention. Facts about Cleft Lip and Cleft Palate. Disponível em: https://www.cdc.gov/ncbddd/birthdefects/cleftlip.html Acesso em: 2/1/2021
4. Mai CT, Isenburg JL, Canfield MA, Meyer RE, Correa A, Alverson CJ et al. National population-based estimates for major birth defects, 2010-2014. Birth Defects Res. 2019;111:1420-1435.
5. Little J, Cardy A, Munger RG. Tobacco smoking and oral clefts: a meta-analysis. Bull World Health Organ. 2004;82:213-218.
6. Honein MA, Rasmussen SA, Reefhuis J, Romitti P, Lammer EJ, Sun L et al. Maternal smoking, environmental tobacco smoke, and the risk of oral clefts. Epidemiology. 2007;18:226-233.
7. Correa A, Gilboa SM, Besser LM, Botto LD, Moore CA, Hobbs CA et al. Diabetes mellitus and birth defects. Am J Obstet Gynecol. 2008;199:237.e1-9.
8. Margulis AV, Mitchell AA, Gilboa SM, Werler MM, Glynn RJ, Hernandez-Diaz S et al. Use of topiramate in pregnancy and risk of oral clefts. Am J Obstet Gynecol. 2012;207:405.e1-e7.
9. Werler MM, Ahrens KA, Bosco JL, Michell AA, Anderka MT, Gilboa SM et al. Use of antiepileptic medications in pregnancy in relation to risks of birth defects. Ann Epidemiol. 2011;21:842-850.
10. Allam E, Windsor LJ, Stone C. Cleft Lip and Palate: Etiology, Epidemiology, Preventive and Intervention Strategies. Anat Physiol. 2014;4:1000150.
11. IPDTOC Working Group. Prevalence at birth of cleft lip with or without cleft palate: data from the International Perinatal Database of Typical Oral Clefts (IPDTOC). Cleft Palate Craniofac J. 2011;48:66-81.
12. Loane M, Dolk H, Kelly A, Teljeur C, Greenlees R, Densem J. EUROCAT Working Group. Paper 4: EUROCAT statistical monitoring: identification and investigation of ten year trends of congenital anomalies in Europe. Birth Defects Res A Clin Mol Teratol. 2011;91 Suppl 1:S31-43.
13. Ross RB, Johnston MC. Cleft lip and palate. Huntington, New York: Robet E Kriger Publishing Co; 1978.
14. Vanderas AP. Incidence of cleft lip, cleft palate, and cleft lip and palate among races: a review. Cleft Palate J. 1987;24:216-225.
15. Martelli-Junior H, Porto LV, Martelli DR, Bonan PR, Freitas AB, Della Coletta R. Prevalence of nonsyndromic oral clefts in a reference hospital in the state of Minas Gerais, Brazil, between 2000-2005. Braz Oral Res. 2007;21:314-317.
16. Jensen BL, Kreiborg S, Dahl E, Fogh-Andersen P. Cleft lip and palate in Denmark, 1976-1981: epidemiology, variability, and early somatic development. Cleft Palate J. 1988;25:258-269.
17. Derijcke A, Eerens A, Carels C. The incidence of oral clefts: a review. Br J Oral Maxillofac Surg. 1996;34:488-494.
18. Garcia-Godoy F. Cleft lip and palate in Santo Domingo. Community Dent Oral Epidemiol. 1980;8:89-91.
19. Shapira Y, Blum I, Haklai Z, Shpack N, Amitai Y. Nonsyndromic orofacial clefts among Jews and non-Jews born in 13 hospitals in Israel during 1993-2005. Community Dent Oral Epidemiol. 2018;46:586-591.
20. Robin NH, Baty H, Franklin J, Guyton FC, Mann J, Woolley AL et al. The multidisciplinary evaluation and management of cleft lip and palate. South Med J. 2006;99:1111-1120.
21. Shah CP, Wong D. Management of children with cleft lip and palate. Can Med Assoc J. 1980;122:19-24.
22. Sharp HM. Ethical Decision-Making in Interdisciplinary Team Care. Cleft Palate Craniofac J. 1995;32:495-499.
23. Canady JW, Means ME, Wayne I, Thompson SA, Richman LC. Continuity of Care: University of Iowa Cleft Lip/Palate Interdisciplinary Team. Cleft Palate Craniofac J. 1997;34:443-446.
24. Stal S, Chebret L, McElroy C. The team approach in the management of congenital and acquired deformities. Clin Plast Surg. 1998;25:485-491.
25. Strauss RP. The American Cleft Palate-Craniofacial Association (ACPA) Team Standards Committee. Cleft Palate and Craniofacial Teams in the United States and Canada: A National Survey of Team Organization and Standards of Care. Cleft Palate Craniofac J. 1998;35:473-480.
26. ACPA - American Cleft Palate-Craniofacial Association. Parameters for Evaluation and Treatment of Patients with

Cleft Lip/Palate or Other Craniofacial Anomalies. Pittsburgh: American Cleft Palate-Craniofacial Association; 1993.
27. ACPA - American Cleft Palate-Craniofacial Association. Parameters for Evaluation and Treatment of Patients with Cleft Lip/Palate or Other Craniofacial Anomalies. Pittsburgh: American Cleft Palate-Craniofacial Association; 2000.
28. ACPA - American Cleft Palate Craniofacial Association. Standards of Approval for Team Care. Disponível em: https://acpacares.org/standards-of-approval-for-team-care/
29. Shaw WC, Semb G, Nelson P, Brattstrom V, Molsted K, Prahl-Anderson B et al. The Eurocleft project 1996-2000: overview. J Craniomaxillofac Surg. 2001;29:131-140.
30. Massenburg BB, Jenny HE, Saluja S, Meara JG, Shrime MG, Alonso N. Barriers to Cleft Lip and Palate Repair Around the World. J Craniofac Surg. 2016;27:1741-1745.
31. UN High Commissioner for Refugees (UNHCR). 2007 Global Trends: Refugees, Asylum-seekers, Returnees, Internally Displaced and Stateless Persons. Jun/2008 Disponível em: https://www.unhcr.org/media/2007-global-trends-refugees-asylum-seekers-returnees-internally-displaced-and-stateless)
32. UN High Commissioner for Refugees (UNHCR). UNHCR Global Trends 2010. Disponível em: https://www.unhcr.org/media/unhcr-global-trends-2010
33. Stock NM, Feragen KB, Rumsey N. "It doesn't all just stop at 18": psychological adjustment and support needs of adults born with cleft lip and/or palate. Cleft Palate Craniofac J. 2015;52:543-554.
34. de Queiroz Herkrath APC, Herkrath FJ, Rebelo MA, Vettore MV. Measurement of health-related and oral health-related quality of life among individuals with nonsyndromic orofacial clefts: a systematic review and meta-analysis. Cleft Palate Craniofac J. 2015;52:157-172.
35. Goffman E. Stigma-Notes on the Management of Spoiled Identity. Englewood Cliffs, NJ: Prentice-Hall, 1963, 2-3.
36. Ablon J. Stigmatized health conditions. Soc Sci Med. 1981;15B:5-9.
37. Macgregor FC. Transformation and Identity-The Face and Plastic Surgery. New York: Quadrangle/New York Times, 1974, p. 119.
38. Bersheid E. Overview of the Psychological Effects of Physical Attractiveness. In: Lucker GW, Ribbens KA, McNamara JA (Eds.). Psychological Aspects of Facial Form. Ann Arbor: Center for Human Growth and Development Craniofacial Growth Series Monograph No 11, 1980,1-23.
39. Stock NM, Feragen KB, Rumsey N. Adults' narratives of growing up with a cleft lip and/or palate: factors associated with psychological adjustment. Cleft Palate Craniofac J. 2016;53:222-239.
40. Alley T R, ed. Social and Applied Aspects of Perceiving Faces. Hillsdale, NJ: Erlbaum, 1988.
41. Bull R, Rumsey N. The Social Psychology of Facial Appearance. New York: Springer-Verlag, 1988.
42. Partridge J. Arranging Faces - The Challenge of Facial Disfigurements. London: Penguin, 1990.
43. Clifford M, Walster E. The effect of physical attractiveness on teacher expectations. Soc Educ. 1973;46:248-258.
44. Adams GR, Crane P. An assessment of parents' and teachers' expectations of preschool children's social preference for attractive or unattractive children and adults. Child Dev. 1980;5:224-231.
45. Adams GR, LaVoie JC. Teacher expectations: A review of the student characteristics used in expectancy formation. J Instruct Psych Mono.1977;4:1-28.
46. Tobiasen JM, Hiebert JM. Parents' tolerance for the conduct problems of the child with cleft lip and palate. Cleft Palate J. 1984;21:82-85.
47. Stock NM, Ridley M. Young person and parent perspectives on the impact of cleft lip and/or palate within an educational setting. Cleft Palate Craniofac J. 2018;55:607-614.
48. Stock NM, Ridley M, Guest E. Teachers' perspectives on the impact of cleft lip and/or palate during the school years. Cleft Palate Craniofac J. 2019;56:204-209.
49. Snyder M, Tanke ED, Berscheid E. Social perception and interpersonal behavior: On the self-fulfilling nature of social stereotypes. J Person Soc Psych. 1977;35:656-666.
50. Mathes EW. The effects of physical attractiveness and anxiety on heterosexual attraction over a series of five encounters. J Marriage Fam. 1975;37:769-773.
51. Bennett ME, Stanton M. Psychotherapy for persons with craniofacial deformities: Can we treat without theory? Cleft Palate J. 1993;30:406-410.
52. Cash TF, Janda LH. The eye of the beholder. Psych Today. 1984:46-52.
53. Pertschuk MJ, Whitaker LA. Psychosocial considerations in craniofacial deformity. Clin Plast Surg. 1987;14:163-168.
54. Sigall H, Ostrove N. Beautiful but dangerous: Effects of offender attractiveness and nature of the crime in juridic judgement. J Person Soc Psych. 1975;31:410-414.
55. Barocas R, Black HK. Referral rate and physical attractiveness in third-grade children. Percept Motor Skills. 1974;39:731-734.
56. Macgregor FC. Social and cultural components in the motivations of persons seeking plastic surgery of the nose. J Health Soc Behav. 1967;8:125-135.
57. Stock NM, Rumsey N. Starting a family: the experience of parents with cleft lip and/or palate. Cleft Palate Craniofac J. 2015;52:425-436.
58. Bersheid E, Gangestad S. The social psychological implications of facial physical attractiveness. Clin Plast Surg. 1982;9:189-296.
59. Zola OK. Ordinary Lives - Voices of Disability and Disease. Cambridge, Mass.: Applewood Books, 1982,12-13.
60. Krahn GL, Hallum A, Kime C. Are there good ways to give 'bad news'? Pediatr. 1993;91:578-582.
61. Olson J, Edwards M, Hunter JA. The physician's role in delivering sensitive information to families with handicapped infants. Clin Pediatr. 1987;26:231-234.
62. Quine L, Pahl J. First diagnosis of severe handicap: a study of paternal reactions. Dev Med Child Neurol. 1987;29:232-242.
63. Lynch EC, Staloch NH. Parental perception of physicians' communication in the informing process. Ment Retard. 1988;26:77-81.
64. Sharp MC, Strauss RP, Lorch SC. Communicating medical bad news: Parents' experiences and preferences. J. Pediatr. 1992;121:539-546.
65. Strauss RP, Sharp MC, Lorch SC. Physicians and communication of "bad news": parent experiences of being informed of their child's cleft lip and/or palate. Pediatrics. 1995;96:82-89.
66. Kapp-Simon KA. Self-concept of primary-school age children with cleft lip, cleft palate, or both. Cleft Palate J. 1986;23:24-27.
67. Broder HL, Strauss RP. Self-concept of early primary school age children with visible and invisible defects. Cleft Palate J. 1989;26:114-117.
68. Richman LC, Eliason MJ. Psychological characteristics of children with cleft lip and palate: intellectual, achievement, behavioral and personality variables. Cleft Palate J. 1982;19:249-257.
69. Richman LC, Eliason MJ, Lindgren SD. Reading disability in children with clefts. Cleft Palate J. 1988;25:21-25.
70. Schneiderman CR, Harding JB. Social ratings of children with cleft lip by school peers. Cleft Palate J. 1984l;21:219-223.
71. Tobiasen JM. Social judgements of facial deformity. Cleft Palate J. 1987;24:323-327.

72. Schneiderman CR, Auer KE. The behavior of the child with cleft lip and palate as perceived by parents and teachers. Cleft Palate J. 1984;21:224-228.
73. Mitchell CK, Lott R, Pannbacker M. Perceptions about cleft palate held by school personnel: suggestions for in-service training development. Cleft Palate J. 1984;21:308-312.
74. Middleton GF, Lass NJ, Starr P, Pannbacker M. Survey of public awareness and knowledge of cleft palate. Cleft Palate J. 1986;23:58-62.
75. Broder HL, Richman LC. An examination of mental health services offered by cleft craniofacial teams. Cleft Palate J. 1987;24:158-162.
76. Richman LC, Holmes CS, Eliason MJ. Adolescents with cleft lip and palate: self-perceptions of appearance and behavior related to personality adjustment. Cleft Palate J. 1985;22:93-96.
77. Strauss RP, Broder H, Helms RW. Perceptions of appearance and speech in adolescent patients with cleft lip and palate and by their parents. Cleft Palate J. 1988;25:335-342.
78. Tobiasen JM, Levy J, Carpenter MA, Hiebert JM. Type of facial cleft, associated congenital malformations, and parents' ratings of school and conduct problems. Cleft Palate J. 1987;24:209-215.
79. Kapp K. Self-concept of the cleft lip and/or palate child. Cleft Palate J. 1979;16:171-176.
80. Richman LC. Self-reported social, speech, and facial concerns and personality adjustment of adolescents with cleft lip and palate. Cleft Palate J. 1983;20:108-112.
81. Leonard BJ, Brust JD, Abrahams G, Sielaff B. Self-concept of children and adolescents with cleft lip and/or palate. Cleft Palate Craniofac J. 1991;28:347-353.
82. Pillemer FG, Cook KV. The psychosocial adjustment of pediatric craniofacial patients after surgery. Cleft Palate J. 1989;26:201-207.
83. Kapp-Simon KA, Simon DJ, Kristovich S. Self-perception, social skills, adjustment, and inhibition in young adolescents with craniofacial anomalies. Cleft Palate Craniofac J. 1992;29:352-356.

PARTE II ASPECTOS MORFOLÓGICOS

EMBRIOLOGIA CRANIOFACIAL E MORFOLOGIA DAS FISSURAS OROFACIAIS

CAPÍTULO 2

Lucimara Teixeira das Neves ▪ Gisele da Silva Dalben ▪ Omar Gabriel da Silva Filho

EMBRIOLOGIA CRANIOFACIAL E AS FISSURAS OROFACIAIS

O desenvolvimento embrionário craniofacial é um processo complexo, dinâmico e controlado geneticamente.[1-3] Esse processo se inicia precocemente durante o período gestacional, sendo controlado por indução recíproca entre os tecidos embrionários que circundam a região do tubo neural recém-formado. Essa complexa cascata de sinalização molecular é determinada por induções dinâmicas, dependentes de um padrão de expressão têmporo-espacial específico de inúmeros genes diferentes, especialmente envolvendo um conjunto de células, as células da crista neural, que, em princípio, caracterizam-se como células ectomesenquimais, ou seja, células originárias do ectoderma embrionário e do mesênquima, derivado da região da crista neural.[2,3] Cronologicamente, o conjunto de eventos para a formação facial inicia-se precocemente. Embriologicamente, após o fechamento do tubo neural, ocorre proliferação e migração das células da lâmina mesodérmica lateral, ao redor dos rombômeros recém-formados, reforçada pela migração das células ectomesenquimais (células da crista neural) que se destacam da crista neural da região do mesencéfalo. Essas células migram no sentido látero-anterior, com intensa interação celular e tecidual para formar o primeiro arco faríngeo (também chamado de arco branquial por alguns autores), o qual dará origem às principais estruturas do terço médio da face (Fig. 2-1a).[3-5] Toda essa movimentação celular é determinada por mecanismos de interação envolvendo vários genes, com especial destaque para aqueles da família Homeobox.[3,4,6-10]

A hipótese clássica de formação das estruturas anatômicas da face propriamente dita define que essa formação ocorre a partir da mesodermização de cinco processos faciais: o processo frontonasal (estrutura única), derivado do prosencéfalo; os processos maxilares (que são duas estruturas que se formam bilateralmente e são denominadas por alguns autores como proeminências maxilares) e os processos mandibulares (também são duas estruturas que se formam bilateralmente e são chamadas por alguns autores de proeminências mandibulares). Ambos os processos, maxilares e mandibulares, são derivados do primeiro arco faríngeo (Fig. 2-1b).[3,4,11-13]

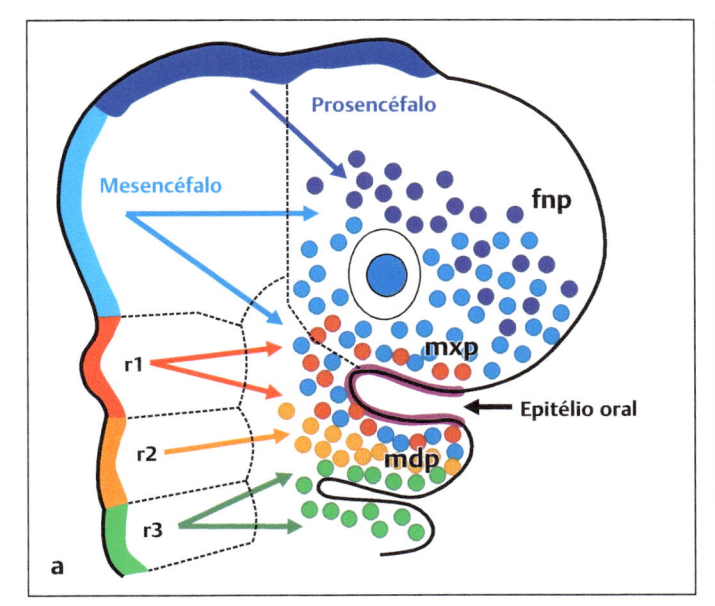

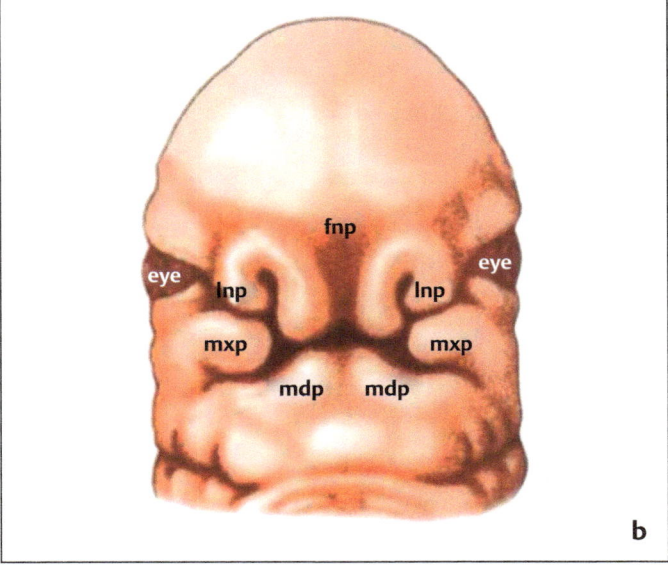

Fig. 2-1. (**a**) Visão lateral: orientação de migração de células da crista neural. (**b**) Visão frontal: formação dos processos faciais. (**a**) *r1, r2, r3,* rombômeros; *fnp-frontonasal prominence,* processo frontonasal; *mxp-maxillary prominence,* proeminência do processo maxilar; *mdp-mandibular prominence,* processo mandibular; (**b**) *fnp-frontonasal prominence,* processo frontonasal; *lnp-lateral nasal prominence,* processo nasal lateral; *mxp-maxillary prominence,* processo maxilar; *mdp-mandibular prominence,* processo mandibular; *eye,* olho. (Fonte: Kouskoura *et al.*, 2011.)[4]

Os primeiros processos a se alinharem e se unirem na região mediana da face são os processos mandibulares, originando a mandíbula e suas estruturas. Concomitantemente, na região superior ao estomodeu (também chamado de boca primitiva), no interior do processo frontonasal, inicialmente se distinguem duas proeminências em forma de ferradura chamadas de placódios olfatórios (ou *pits* nasais). Em torno de toda a extensão da camada subjacente ao redor desses placódios continua a ocorrer a proliferação mesenquimal dando origem a duas outras estruturas embrionárias: os processos nasais mediais, que estão localizados centralmente, e os processos nasais laterais, posicionados lateralmente aos placódios (Fig. 2-2). Em uma fase subsequente do desenvolvimento, na região mediana, ocorre a junção dos processos nasais mediais, constituindo o segmento intermaxilar, que posteriormente dará origem à porção medial do nariz, columela nasal e filtro nasolabial. Lateralmente, esse segmento intermaxilar une-se com os processos maxilares bilateralmente determinando a formação completa do lábio superior (Fig. 2-2a-c). Posteriormente, esse mesmo segmento intermaxilar estende-se para o interior da cavidade bucal originando o palato primário, recebendo nesta fase a denominação de pré-maxila, uma vez que está posicionado na região anterior da maxila, na qual se desenvolverão os germes dos dentes anteriores (incisivos centrais e laterais), decíduos e permanentes.[3,6,7,9,13-15]

Nessa fase do desenvolvimento, no interior da boca primitiva, formam-se, a partir das laterais internas do processo maxilar, duas proeminências, chamadas de processos palatinos (denominados por alguns autores de lâminas ou prateleiras palatinas). Proliferação e migração celular, controlada por intensa interação recíproca epitélio-mesenquimal no interior desses processos, darão origem ao palato secundário. Do ponto de vista cronológico, o desenvolvimento do palato secundário acompanha o desenvolvimento da língua, sendo que inicialmente os processos palatinos em desenvolvimento estão posicionados lateralmente à língua que, nesta fase do desenvolvimento craniofacial, já se encontra totalmente formada e ocupa todo o espaço interno da boca primitiva. Com o desenrolar do crescimento e do desenvolvimento ocorrem mudanças na posição do embrião no sentido de flexão da cabeça para posterior, o que possibilita movimentação intrabucal de acomodação da língua no soalho bucal, gerando um espaço interno na cavidade bucal, permitindo, dessa forma, a continuidade do processo de palatogênese. Esse espaço interno na cavidade bucal possibilita a elevação e, em seguida, a horizontalização dos processos palatinos bilateralmente. Nesta etapa, estes se reposicionam acima do dorso da língua desenvolvendo-se agora em direção à linha média para a fusão final dos processos palatinos, formando o palato secundário.[3,14-20] Esse processo de formação do palato secundário

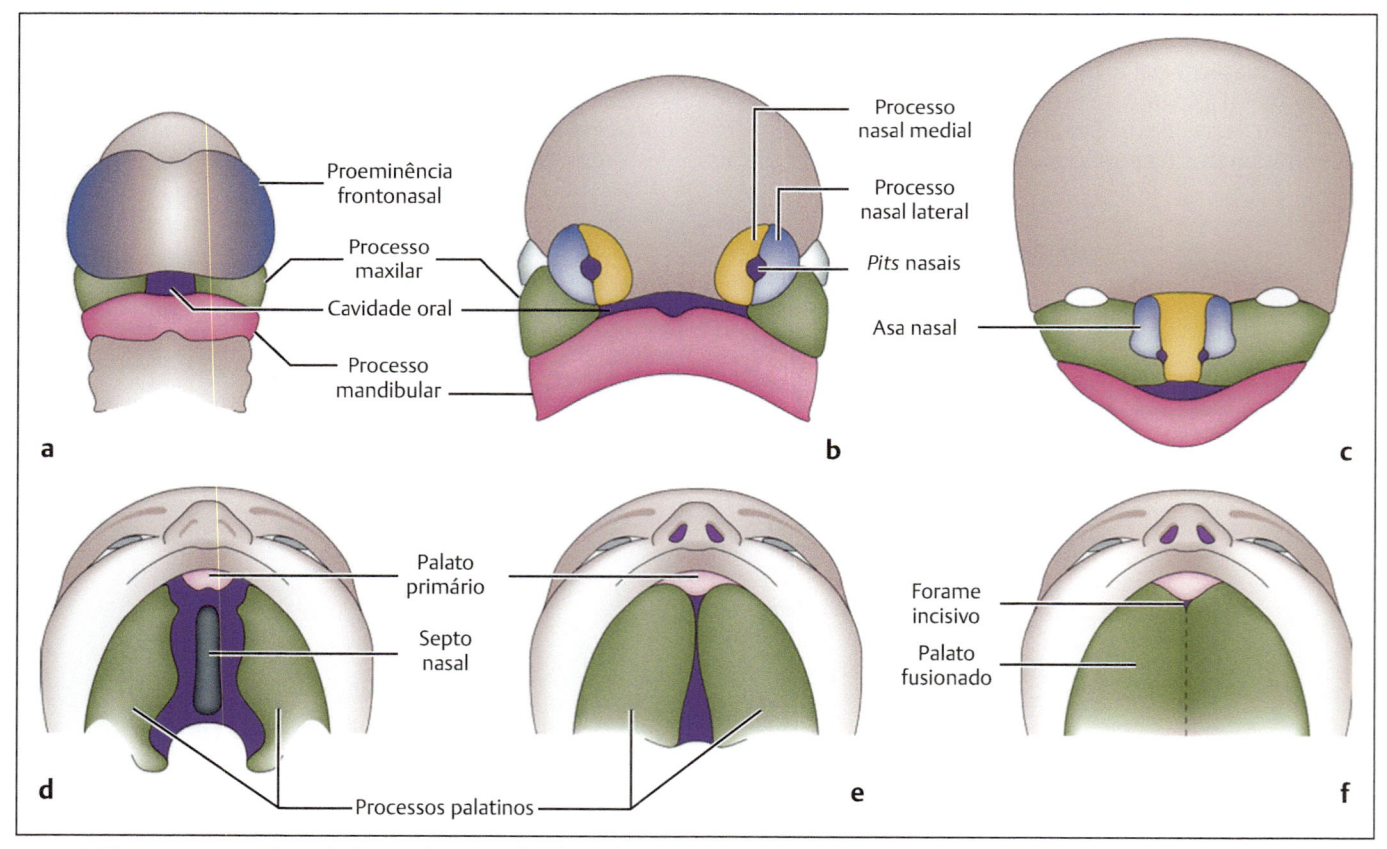

Fig. 2-2. Diagrama esquemático do desenvolvimento do lábio e do palato em humanos. (**a**) Desenvolvimento do processo frontonasal, processos maxilares e mandibulares. (**b**) Formação dos processos nasal medial e lateral. (**c**) Nivelamento dos processos formando o terço médio da face. (**d**) Processos palatinos se desenvolvem a partir do processo maxilar. (**e**) Após a elevação, os processos palatinos se desenvolvem no sentido da linha média do palato para se fusionarem. (**f**) Fusão completa dos processos palatinos entre si e anteriormente com o palato primário formando o palato, que separa a cavidade nasal da bucal. (Fonte: Adaptado para o português de Dixon *et al.*, 2011.)[43]

ocorre bidirecionalmente em sentido anteroposterior, a partir da região mediana do palato, fusionando-se na região anterior com o palato primário, dorsalmente, com o septo nasal e na região posterior, formando o palato mole e a úvula (Fig. 2-2d-f).[3,7,9,20] Estudos sugerem que a palatogênese nos seres humanos se inicia por volta da sexta/sétima semana de vida intrauterina, sendo que a fusão do palato estará concluída por volta da 12ª semana.[15,17,20]

Do ponto de vista biológico, todo esse desenvolvimento do terço médio da face requer sincronismo de uma série de movimentos celulares e moleculares, que incluem proliferação, migração e diferenciação celular, intercalados por ciclos de apoptose.[2,3,12,21,22] As fissuras orofaciais podem ocorrer quando existe qualquer deficiência ou falha ou, até mesmo, uma paralisação da velocidade migratória das células, por interrupção da regulação molecular, em alguma etapa deste longo processo biológico e molecular associado à mesodermização e fusão dos processos faciais.[1,2,15,17,21-24]

Com relação à definição do fenótipo principal, as fissuras orofaciais são categorizadas no grupo das *desordens heterogêneas*,[14] pois podem afetar diferentes estruturas da face e da cavidade bucal, dependendo do momento da interrupção ou falha no processo de desenvolvimento craniofacial e dos processos faciais envolvidos, como detalhado acima.

CARACTERIZAÇÃO MORFOLÓGICA E CLASSIFICAÇÃO DAS FISSURAS OROFACIAIS

Considerando que as fissuras labiopalatinas ocorrem em uma fase precoce da gestação, em alguns casos, é possível diagnosticar essa alteração por meio de exames de ultrassonografia durante o acompanhamento pré-natal, o que permite à família se preparar para receber a criança com fissura, já procurando centros especializados de reabilitação e informações sobre os cuidados necessários logo após o nascimento. Entretanto, a taxa de diagnóstico pré-natal varia de 25,5% a 88% entre diferentes países e este diagnóstico está mais sujeito a erros no que se refere à caracterização morfológica da fissura.[25] Assim, é necessário um exame mais detalhado após o nascimento, usualmente já no centro de reabilitação.

Embriologicamente, considera-se que na ausência de união entre o segmento intermaxilar e os processos maxilares, uni ou bilateralmente, ocorre a fissura de lábio uni ou bilateral, completa ou incompleta. Nos casos em que, além da ausência de união entre o segmento intermaxilar e os processos maxilares (uni ou bilateralmente) suceder, concomitantemente, falha de fusão entre os processos palatinos, ocorre a fissura de lábio e palato (uni ou bilateral). Por fim, nos casos em que houver somente a deficiência de fusão entre os processos palatinos ocorre a fissura de palato, que pode ser completa ou incompleta.[8,15]

Assim, na definição dos tipos morfológicos das fissuras mais comuns (também chamadas de fissuras típicas), especialmente considerando a fundamentação embriológica de acordo com as estruturas acometidas, as fissuras labiopalatinas podem ser agrupadas em três grandes grupos de fenótipos – fissura de lábio, fissura de lábio e palato ou labiopalatina, e fissura de palato (Figs. 2-3 e 2-4). Além destas categorias, há, ainda, as fissuras raras da face (também chamadas de fissuras atípicas), que acometem outras regiões e estruturas e foram descritas em detalhe por Tessier (1976).[26]

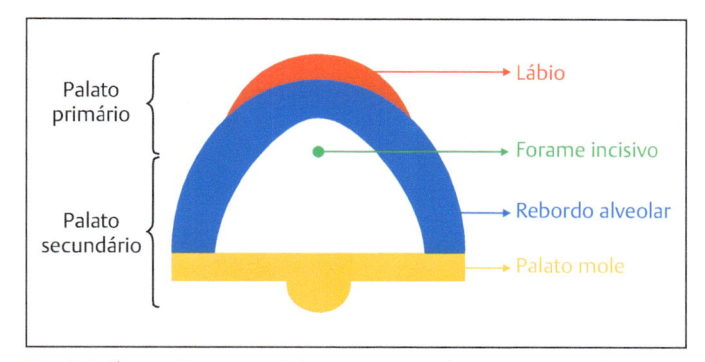

Fig. 2-3. Ilustração esquemática representando as estruturas da maxila e o forame incisivo, para compreensão dos tipos de fissuras labiopalatinas apresentados na Figura 2-4.

O tipo de fissura deve ser diagnosticado por uma equipe especializada após exame detalhado das estruturas envolvidas, o que permite nortear a melhor conduta terapêutica para cada caso, sendo função da equipe informar à família sobre as etapas seguintes do processo de reabilitação. A utilização de um sistema de classificação facilita a comunicação científica e, principalmente, a comunicação entre os diferentes especialistas envolvidos no tratamento reabilitador. Por isto, diversas propostas de classificação têm sido apresentadas na literatura ao longo do tempo, com base em diferentes premissas.

O primeiro relato sobre fissuras de que se tem registro foi publicado pelo cirurgião francês Pierre Franco, no século XVI, que utilizou os termos "lábio fendido", "lábio leporino" e "dentes leporinos" devido à semelhança, considerada na época, com a boca de uma lebre.[27] Apesar de inúmeros relatos na literatura sugerindo outras nomenclaturas mais adequadas, o termo "lábio leporino" permaneceu em uso na literatura especializada até a segunda metade do século XX.

A substituição do termo "lábio leporino" por "fissura congênita do lábio" foi sugerida por Davis e Ritchie (1922).[28] Estes autores propuseram um sistema de classificação baseado em características anatômicas e morfológicas, tendo como ponto de referência o rebordo alveolar; agruparam as fissuras em pré-alveolares, pós-alveolares e alveolares. Em 1921 e 1923, Brophy publicou um sistema de classificação bastante abrangente que, entretanto, foi considerado pelos cirurgiões da época como demasiado complexo e pouco viável.[29,30] Ainda considerando as características anatômicas, em 1931, Veau sugeriu um sistema de classificação das fissuras de palato isoladas,[31] posteriormente publicando sugestão de classificação da fissura de lábio.[32] Na época, o sistema minimalista proposto por Veau foi bem aceito pelos cirurgiões.

Com o passar do tempo, no entanto, estas classificações receberam críticas por se basearem em pontos de referência considerados arbitrários. Assim, em 1971, Fogh-Andersen sugeriu um sistema de classificação também considerando fissuras de lábio, de palato e de lábio e palato;[33] entretanto, passou a considerar as fissuras labiais como as fissuras anteriores ao forame incisivo, ao invés do rebordo alveolar, considerado na classificação de Davis e Ritchie (1922).[28] Fogh-Andersen incluiu, ainda, um quarto grupo representado pelas fissuras faciais atípicas.

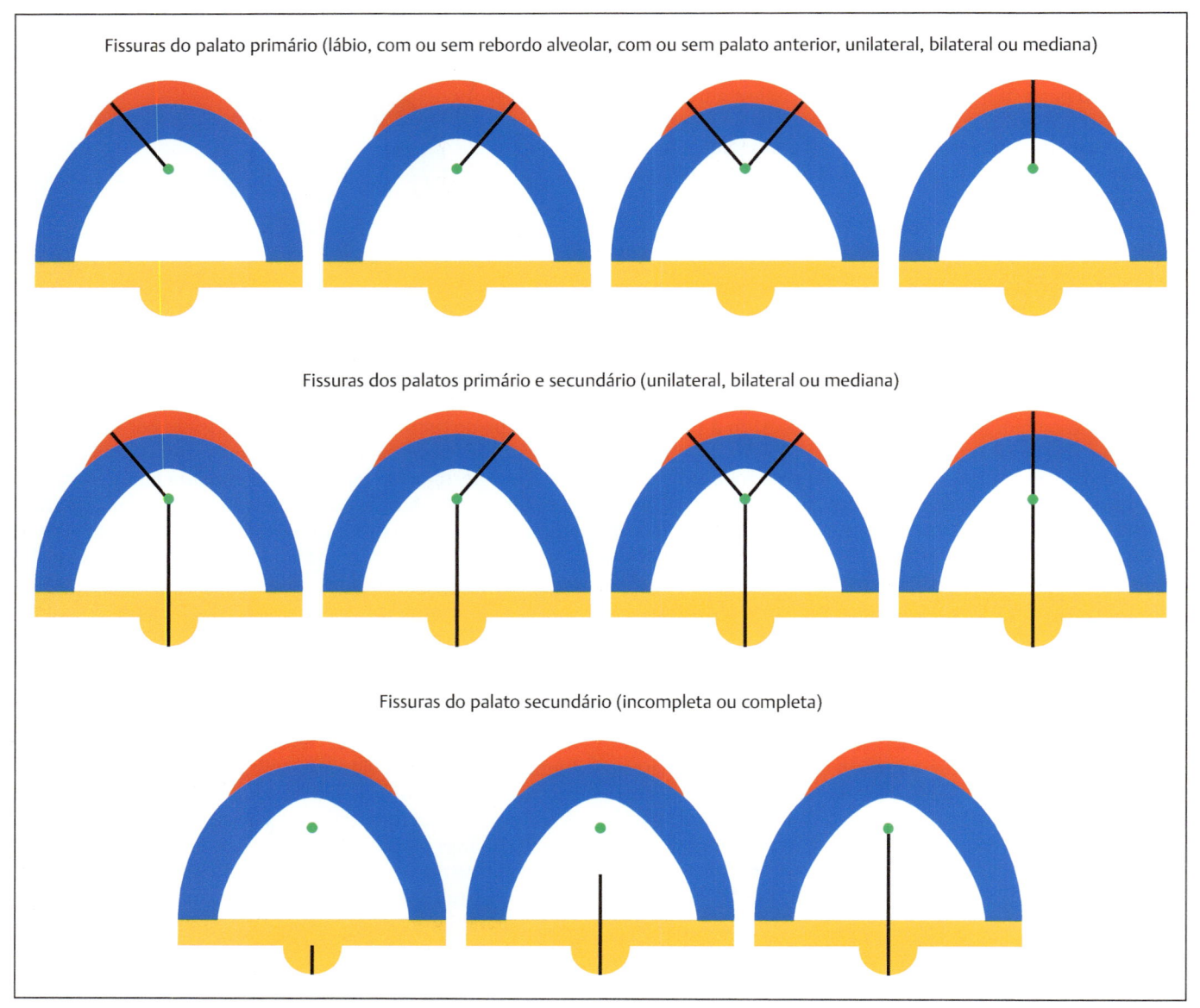

Fig. 2-4. Esquema gráfico das fissuras que acometem o lábio superior e o palato, sendo que, dentro de cada grupo, há inúmeras variações quanto às estruturas afetadas e à amplitude da fissura, descritas em maiores detalhes, com exemplos clínicos no presente capítulo.

Ainda considerando o desenvolvimento embriológico, Kernahan e Stark, em 1958,[34] defenderam a utilização do forame incisivo como ponto de referência, à luz do conhecimento da época sobre embriogênese da face, e apresentaram um sistema de classificação semelhante ao proposto por Fogh-Andersen.

Mais recentemente, diversas classificações foram propostas com maior detalhamento das estruturas envolvidas. Em 1969, Broadbent *et al.* publicaram uma proposta de classificação elaborada por um comitê internacional, denominando-a "Classificação Internacional".[35] Este sistema agrupava as fissuras em (1) fissuras do palato anterior (primário), (2) fissuras dos palatos anterior e posterior (primário e secundário), e (3) fissuras do palato posterior (secundário), além de dividir as fissuras raras da face em grupos A, B, C e D, de acordo com sua localização.

Em 1972, o cirurgião brasileiro Victor Spina sugeriu uma revisão à "Classificação Internacional" para torná-la mais precisa e detalhada. A nova classificação de Spina *et al.* (1972)[36] foi amplamente adotada no Brasil, mas posteriormente modificada por Silva Filho *et al.* (1992)[37], para a inclusão das fissuras medianas. Esta classificação também considera o forame incisivo como ponto anatômico de referência, por ser este ponto uma estrutura embrionária significativa na embriogênese da face, indicando a divisão entre o palato primário e o palato secundário, conforme descrito em detalhe anteriormente. De acordo com esta classificação, as fissuras são divididas conforme apresentado no Quadro 2-1.

Entretanto, segundo Allori *et al.* (2017),[27] o uso de sistemas de classificação imprecisos e inconsistentes continua sendo um problema e esforços futuros devem ser empreendidos na busca de um sistema universal. Na ausência de

Quadro 2-1. Classificação das Fissuras Labiopalatinas de acordo com as Estruturas Acometidas, conforme Classificação Proposta por Spina et al. (1972)[36] e modificada por Silva Filho et al. (1992)[37]

Fissuras de lábio (palato primário) *Grupo I – pré-forame incisivo	Unilateral	Direita	Completa
			Incompleta
		Esquerda	Completa
			Incompleta
	Bilateral		Completa
			Incompleta
	Mediana		Completa
			Incompleta
Fissuras de lábio e palato (palatos primário e secundário) *Grupo II – transforame incisivo	Unilateral	Direita	
		Esquerda	
	Bilateral		
	Mediana		
Fissuras de palato (palato secundário) *Grupo III – pós-forame incisivo			
Fissuras raras da face *Grupo IV			

Quadro 2-2. Abreviaturas Utilizadas para Determinação dos Tipos de Fissura de acordo com o *Cleft Palate-Craniofacial Journal*

Abbreviation used to describe a subject group that includes:	
CL	cleft lip (excludes (1) cleft lip and alveolus, (2) cleft lip and palate, and (3) cleft palate)
CP	cleft palate only (excludes (1) cleft lip and (2) cleft lip and palate)
CLP	cleft lip and palate (excludes (1) cleft lip and (2) cleft palate)
CL ± P	cleft lip with or without cleft palate = cleft lip + cleft lip and palate (excludes cleft palate)
CP ± L	cleft palate with or without cleft lip = cleft lip and palate + cleft palate (excludes cleft lip)
CL/P	cleft lip and/or cleft palate = cleft lip + cleft lip and palate + cleft palate (no exclusions)
CL ± A	cleft lip with or without cleft alveolus = cleft lip + cleft lip and alveolus (excludes (1) cleft lip, (2) cleft lip and palate, and (3) cleft palate)
Terms that may be added to the abbreviations above (if appropriate):	
i	isolated
I	incomplete
U	unilateral
B	bilateral
SM	submucous

Fonte: Cleft Palate-Craniofacial Journal. Disponível em: https://journals.sagepub.com/author-instructions/cpc[38]

um consenso internacional sobre os diferentes sistemas de classificação, o *Cleft Palate-Craniofacial Journal*, o mais importante periódico científico na área de fissuras orofaciais, publicado desde 1964, sugere, em suas "instruções para os autores", um grupo de abreviaturas a serem utilizadas nas submissões, baseado nestes três grandes grupos e suas variações (Quadro 2-2).[38]

A seguir, são detalhados os tipos de fissuras labiopalatinas, agrupados pelos grandes fenótipos descritos acima, relatando as estruturas acometidas, apresentando exemplos clínicos e citando os tratamentos propostos para a reabilitação.

Fissuras de Lábio

As fissuras de lábio afetam estruturas derivadas do palato primário, podendo acometer não só o lábio, mas também o rebordo alveolar e o palato anteriormente ao forame incisivo. São causadas por falha de nivelamento entre o segmento intermaxilar (lembrando que essa estrutura é resultante da união dos processos nasais mediais) e o processo maxilar, do lado direito ou esquerdo (unilaterais), ou, ainda, de ambos os lados (bilaterais). As fissuras de lábio também podem ocorrer por falha de nivelamento entre os processos nasais mediais, na região da linha média, dando origem às fissuras de lábio medianas, descritas mais adiante neste capítulo. No geral, as fissuras de lábio, independentes de serem unilaterais ou bilaterais, acometem mais o gênero masculino, ocorrendo em aproximadamente 28,4% dos pacientes.[39]

Além de unilaterais ou bilaterais, as fissuras de lábio podem ser completas ou incompletas, de acordo com as estruturas acometidas, determinando um espectro fenotípico de possibilidades, iniciando-se a partir do lábio em direção posterior, com ampla variação em sua extensão, podendo afetar o lábio sem envolver o rebordo alveolar e o palato anterior, mas não o contrário. A forma mais branda é denominada fissura cicatricial ou cicatriz de Keith (Fig. 2-5a).

Fissuras de Lábio Unilaterais

A fissura de lábio unilateral é causada pela ruptura do lábio exatamente na linha de nivelamento entre o segmento intermaxilar e o processo maxilar de um único lado. Nesse tipo de fissura, o filtro labial é preservado.

As manifestações mais superficiais das fissuras de lábio unilaterais (Fig. 2-5a-d) não acometem o rebordo alveolar; assim, muito provavelmente não haverá interferência sobre a odontogênese. Estas manifestações mais brandas são reabilitadas por meio da cirurgia denominada de queiloplastia, descrita no Capítulo 7.

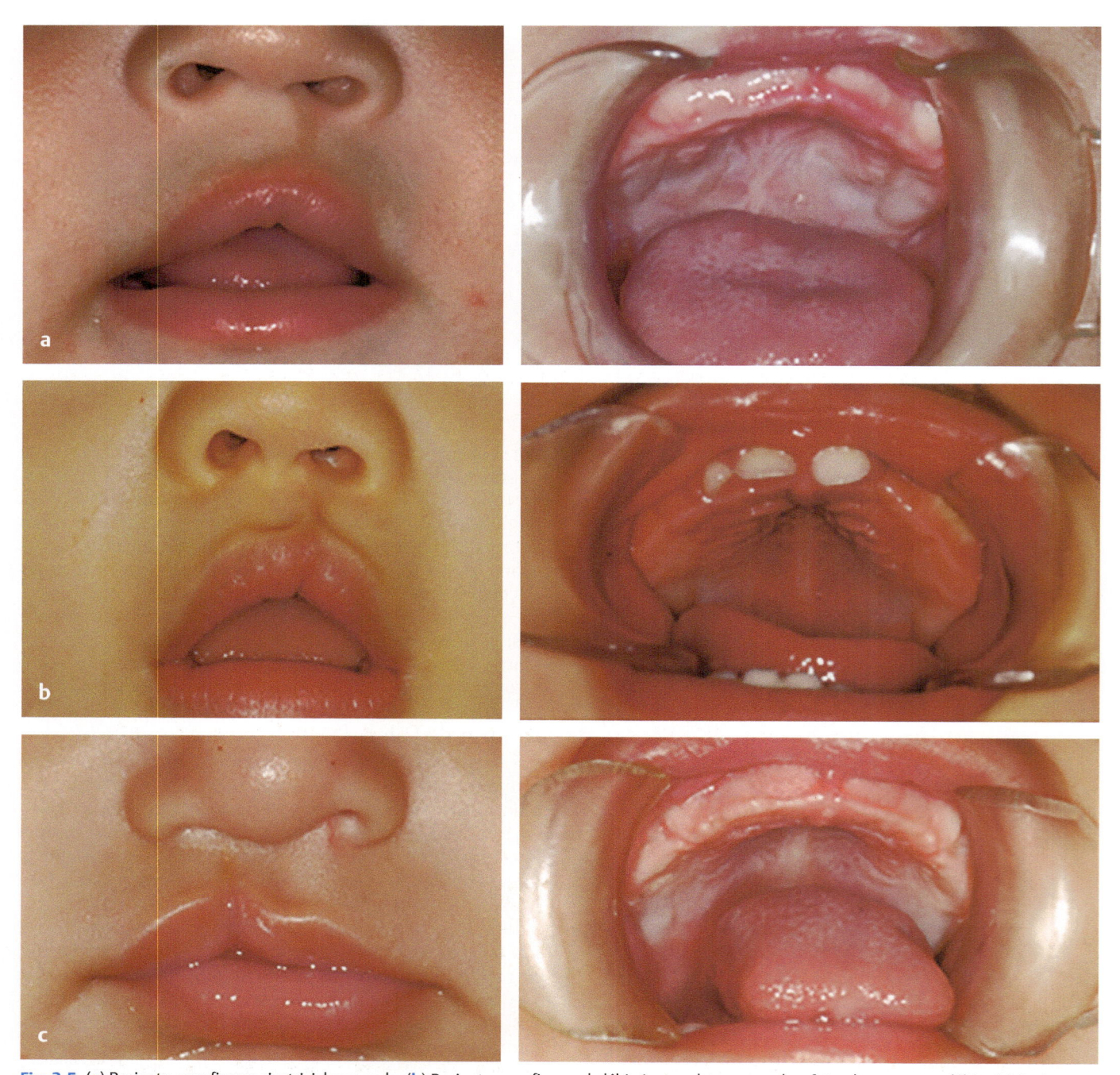

Fig. 2-5. (**a**) Paciente com fissura cicatricial esquerda. (**b**) Paciente com fissura de lábio incompleta esquerda, afetando somente o lábio. (**c**) Paciente com fissura de lábio incompleta direita, afetando somente o lábio, porém de forma mais extensa que em (**b**). *(Continua)*

Conforme a fissura acomete mais estruturas anatômicas, o tratamento reabilitador se torna proporcionalmente mais complexo. Quando a fissura afeta o rebordo alveolar (Fig. 2-5e-h), envolvendo ou não o palato anterior, são esperadas interferências sobre a odontogênese, com possibilidade de alterações dentárias de número, forma e posição, descritas no Capítulo 6. Fissuras menos extensas estão mais relacionadas com a presença de dentes supranumerários, enquanto fissuras mais graves estão mais relacionadas com agenesias dentárias, especialmente na região da fissura.

Além disto, especialmente quando o rebordo alveolar é afetado, pode haver alterações oclusais, exigindo tratamento ortodôntico específico, e o paciente necessitará de enxerto ósseo alveolar para reabilitação do rebordo alveolar dividido pela fissura, conforme descrito nos Capítulos 12 e 10, respectivamente.

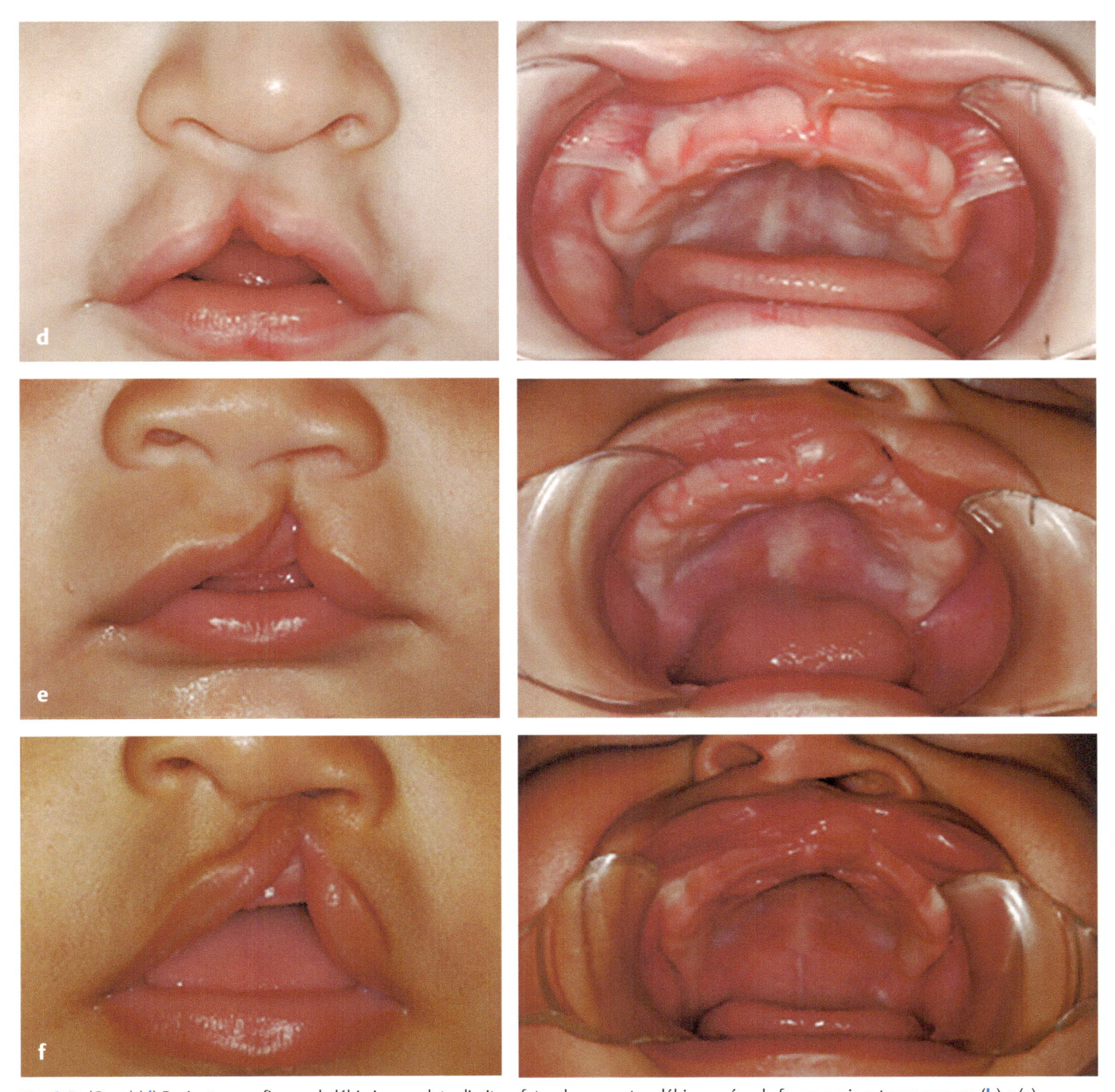

Fig. 2-5. *(Cont.)* (**d**) Paciente com fissura de lábio incompleta direita, afetando somente o lábio, porém de forma mais extensa que em (**b**) e (**c**). (**e**) Paciente com fissura de lábio incompleta esquerda, afetando lábio e rebordo alveolar. (**f**) Paciente com fissura de lábio incompleta esquerda, afetando lábio e rebordo alveolar, com maior extensão da fissura de lábio do que em (**e**), atingindo a base da narina. *(Continua)*

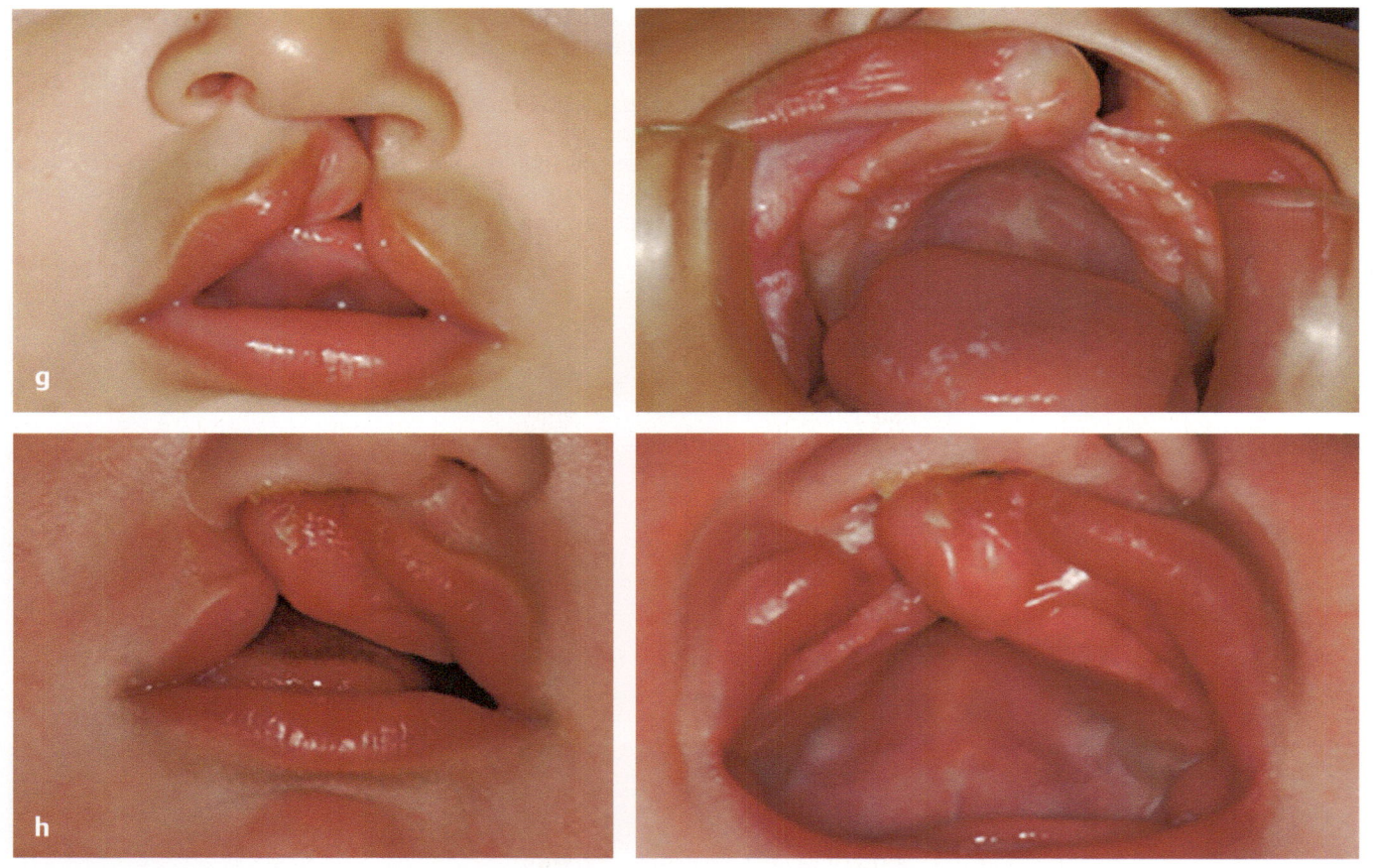

Fig. 2-5. *(Cont.)* (**g**) Paciente com fissura de lábio completa esquerda, afetando lábio, rebordo alveolar e palato anterior. (**h**) Paciente com fissura de lábio completa direita, afetando lábio, rebordo alveolar e palato anterior, com maior amplitude do que em **g**.

Fissuras de Lábio Bilaterais

Nas fissuras bilaterais, ambos os lados do lábio estão afetados, em extensões variáveis e não necessariamente simétricas. Na sua forma completa, a pré-maxila, originada do segmento intermaxilar e apresentando tamanho variável, encontra-se unida à extremidade anterior do septo nasal e separada dos processos maxilares e palato posterior. À frente da pré-maxila, observa-se a porção anterior do lábio, denominada pró-lábio, também derivada do segmento intermaxilar (Fig. 2-6). As fissuras de lábio bilaterais são menos comuns do que as fissuras de lábio unilaterais.[39]

Quando a fissura afeta o rebordo alveolar (Fig. 2-6) é comum observar alterações na odontogênese, com possibilidade de alterações dentárias de número, forma e posição, descritas no Capítulo 12. À semelhança do que ocorre nas fissuras de lábio unilaterais, em fissuras menos extensas observam-se, com mais frequência, dentes supranumerários, enquanto em fissuras mais graves há maior prevalência de agenesias dentárias na região da fissura.

Assim como as fissuras de lábio unilaterais, o tratamento reabilitador dependerá das estruturas afetadas pela fissura, podendo ser necessária somente a queiloplastia (quando apenas o lábio está afetado), ou exigir tratamento odontológico e ortodôntico mais complexo, com realização de enxerto ósseo alveolar, em pacientes com comprometimento do rebordo alveolar.

Fissuras de Lábio e Palato

A mais extensa entre as fissuras labiopalatinas, a fissura de lábio e palato acomete estruturas tanto anteriores quanto posteriores ao forame incisivo, estendendo-se do lábio até a úvula, podendo ser unilateral ou bilateral. Afeta mais indivíduos do gênero masculino e constitui aproximadamente 37,1% dos casos de pacientes com fissura.[39]

As fissuras de lábio e palato são causadas por falha de nivelamento entre o segmento intermaxilar e os processos maxilares e, concomitantemente, por falha na fusão entre os processos palatinos (originados dos processos maxilares), na linha média. Assim, estas fissuras envolvem estruturas tanto do palato primário quanto do secundário.

As fissuras de lábio e palato também podem ocorrer por falha de nivelamento entre os processos nasais mediais (na linha média da face) e, concomitantemente, entre os processos palatinos, dando origem às fissuras de lábio e palato medianas, descritas mais adiante neste capítulo.

Este tipo de fissura causa comunicação entre as cavidades bucal e nasal, podendo acarretar alterações de fala e otológicas,

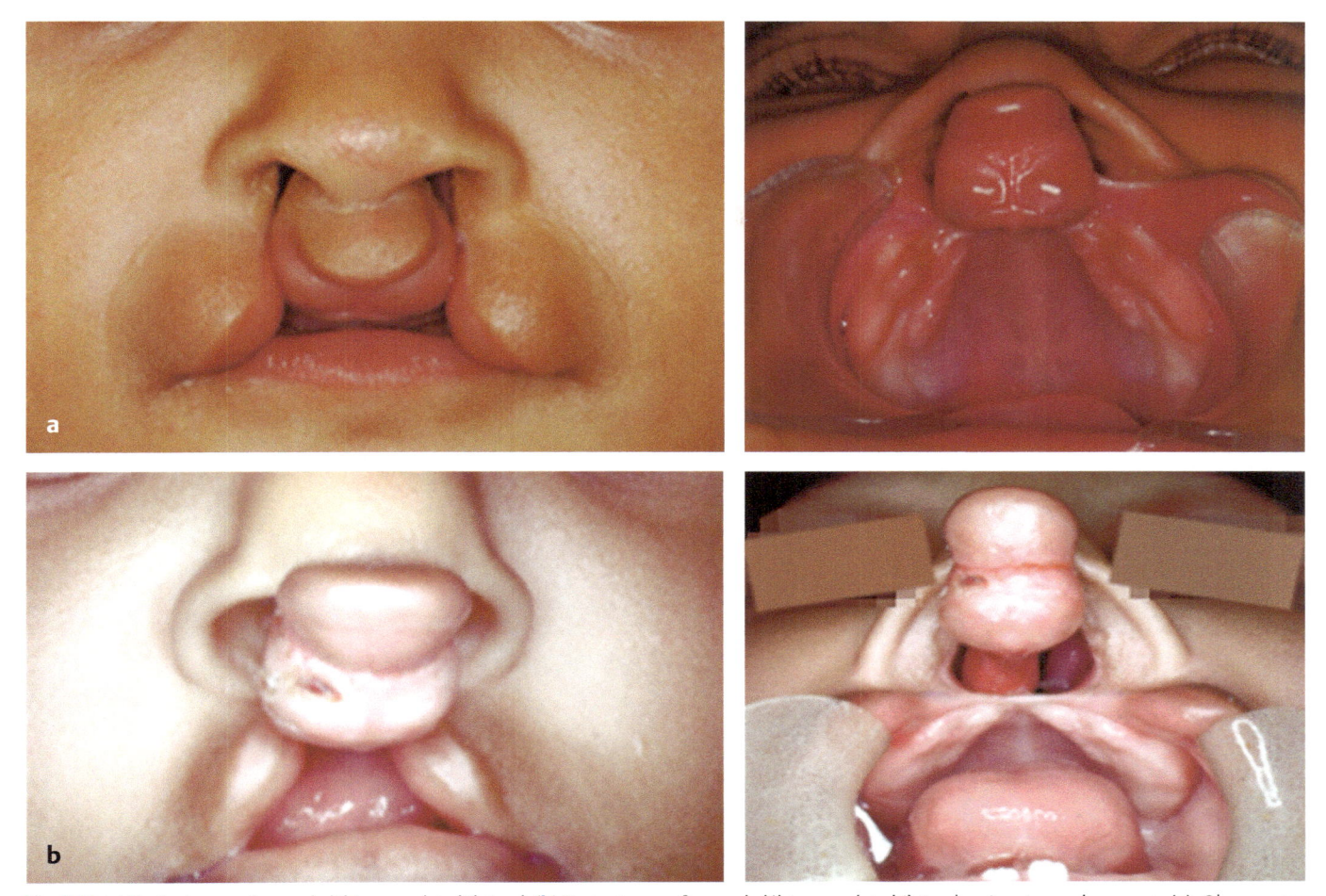

Fig. 2-6. (a) Paciente com fissura de lábio completa bilateral. (b) Paciente com fissura de lábio completa bilateral mais extensa do que em (a). Observa-se, em ambos os casos, a pré-maxila separada do palato posterior e unida à extremidade anterior do septo nasal, além do pró-lábio unido à pré-maxila.

devido à proximidade com o conduto auditivo. Estas alterações são abordadas nos Capítulos 15, 16, 17 e 18.

Fissuras de Lábio e Palato Unilaterais

As fissuras de lábio e palato unilaterais são causadas por falha no nivelamento entre o segmento intermaxilar e o processo maxilar unilateralmente, bem como por falha na fusão entre os processos palatinos. Divide a maxila em dois segmentos, sendo um segmento maior – denominado "não fissurado" – e um segmento menor – denominado "fissurado". Apesar de sempre afetar as mesmas estruturas, este tipo de fissura pode apresentar variabilidade quanto à sua amplitude (Fig. 2-7). Usualmente, fissuras mais amplas estão relacionadas com correções cirúrgicas mais complexas e resultados menos favoráveis na reabilitação. Pacientes com este tipo de fissura necessitam de diversos procedimentos cirúrgicos para sua reabilitação, iniciando pela queiloplastia e necessitando também da palatoplastia, descritas no Capítulo 7. Além disso, nesses casos, o nariz apresenta-se assimétrico, requerendo correções cirúrgicas funcionais e estéticas em um momento posterior, descritas no Capítulo 9.

Uma vez que este tipo de fissura divide completamente a maxila e o rebordo alveolar, são esperadas alterações no desenvolvimento dentário e na oclusão, representadas principalmente por agenesia dentária na região da fissura e mordidas cruzadas posteriores e/ou anteriores. Nesses casos, é também necessário o enxerto ósseo para reabilitação do rebordo alveolar. Estes detalhes estão descritos nos Capítulos 10, 11 e 12.

Fissuras de Lábio e Palato Bilaterais

As fissuras de lábio e palato bilaterais representam a manifestação mais completa e grave das fissuras labiopalatinas e ocorrem por falha no nivelamento entre o segmento intermaxilar e os processos maxilares, bilateralmente, concomitante à falha na fusão entre os processos palatinos. São menos comuns do que as fissuras de lábio e palato unilaterais.[39]

Este tipo de fissura divide a maxila em três segmentos distintos. Anteriormente, observa-se a pré-maxila, oriunda do segmento intermaxilar e apresentando tamanho e morfologia variável, podendo apresentar desvio e mobilidade em alguns casos (Fig. 2-8). Além da pré-maxila, observam-se dois segmentos posteriores. Conectado à pré-maxila observa-se o pró-lábio, à semelhança da fissura de lábio bilateral. A pré-maxila, nestes casos, pode apresentar-se bastante protruída, aumentando a convexidade facial. A pré-maxila está unida, anatomicamente, à extremidade anterior do septo nasal. Este tipo de fissura também pode apresentar variabilidade quanto à amplitude (Fig. 2-8). Pacientes com este tipo de fissura necessitam de diversos procedimentos cirúrgicos para sua reabilitação, iniciando pela queiloplastia e necessitando, também, da palatoplastia, descritas no Capítulo 7.

Como no caso da fissura de lábio e palato unilateral, a fissura bilateral também divide completamente a maxila, afetando, de forma completa, o rebordo alveolar. São, portanto, também esperadas alterações no desenvolvimento dentário

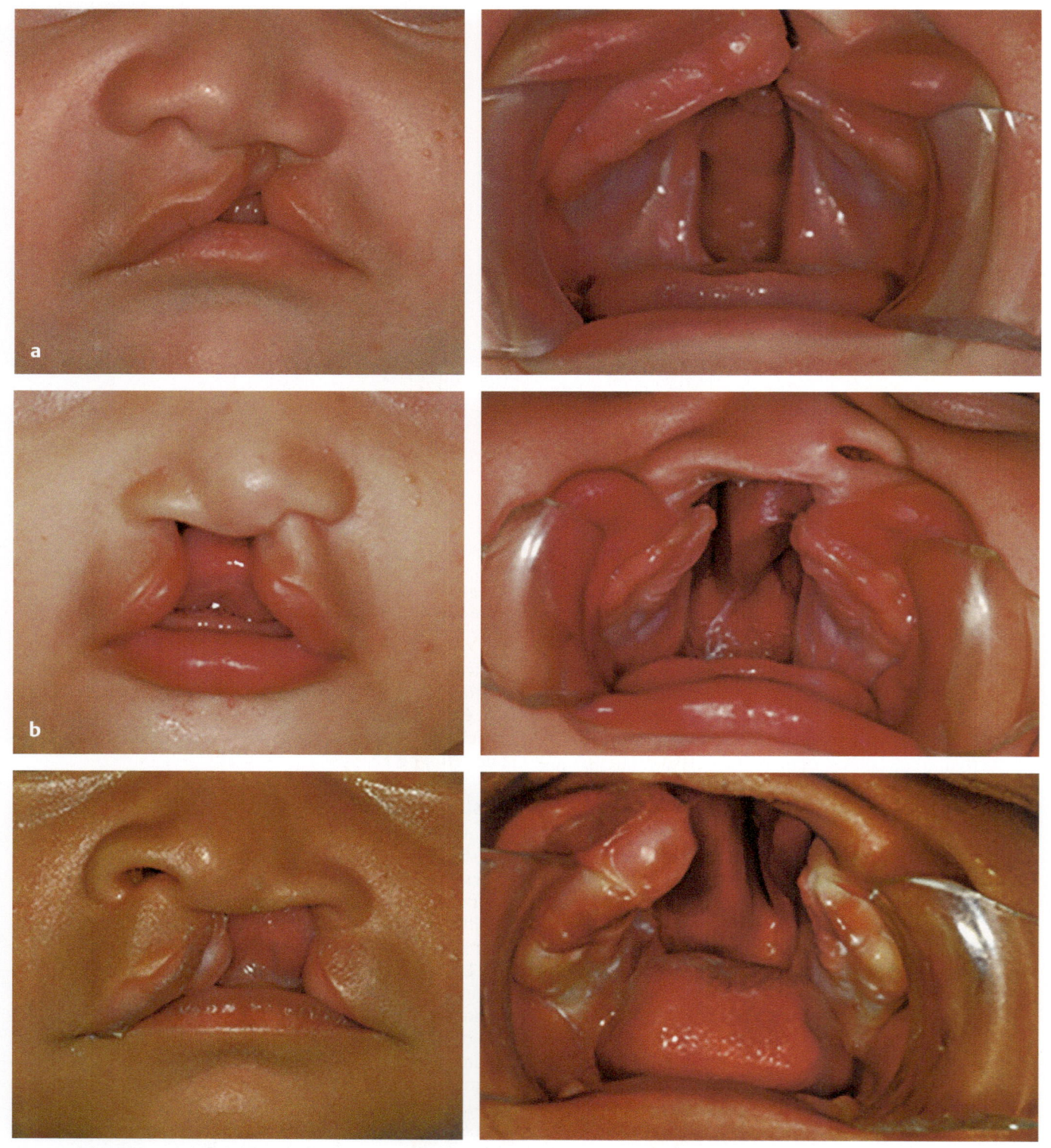

Fig. 2-7. (a) Fissura completa de lábio e palato esquerda. **(b)** Fissura completa de lábio e palato direita mais ampla que em **(a)**. **(c)** Fissura completa de lábio e palato esquerda mais ampla que em **(a)** e **(b)**.

e na oclusão, em especial, agenesia dentária na região da fissura e alterações oclusais posteriores e/ou anteriores. Esses casos necessitam, ainda, de enxerto ósseo para reabilitação do rebordo alveolar. Estes detalhes estão descritos nos Capítulos 10, 11 e 12.

Nos casos de fissura de lábio e palato bilateral, o nariz é, normalmente, caracterizado por abaixamento do ápice nasal com encurtamento da columela, necessitando de correções cirúrgicas para a reabilitação funcional e estética em momentos oportunos, descritos no Capítulo 9.

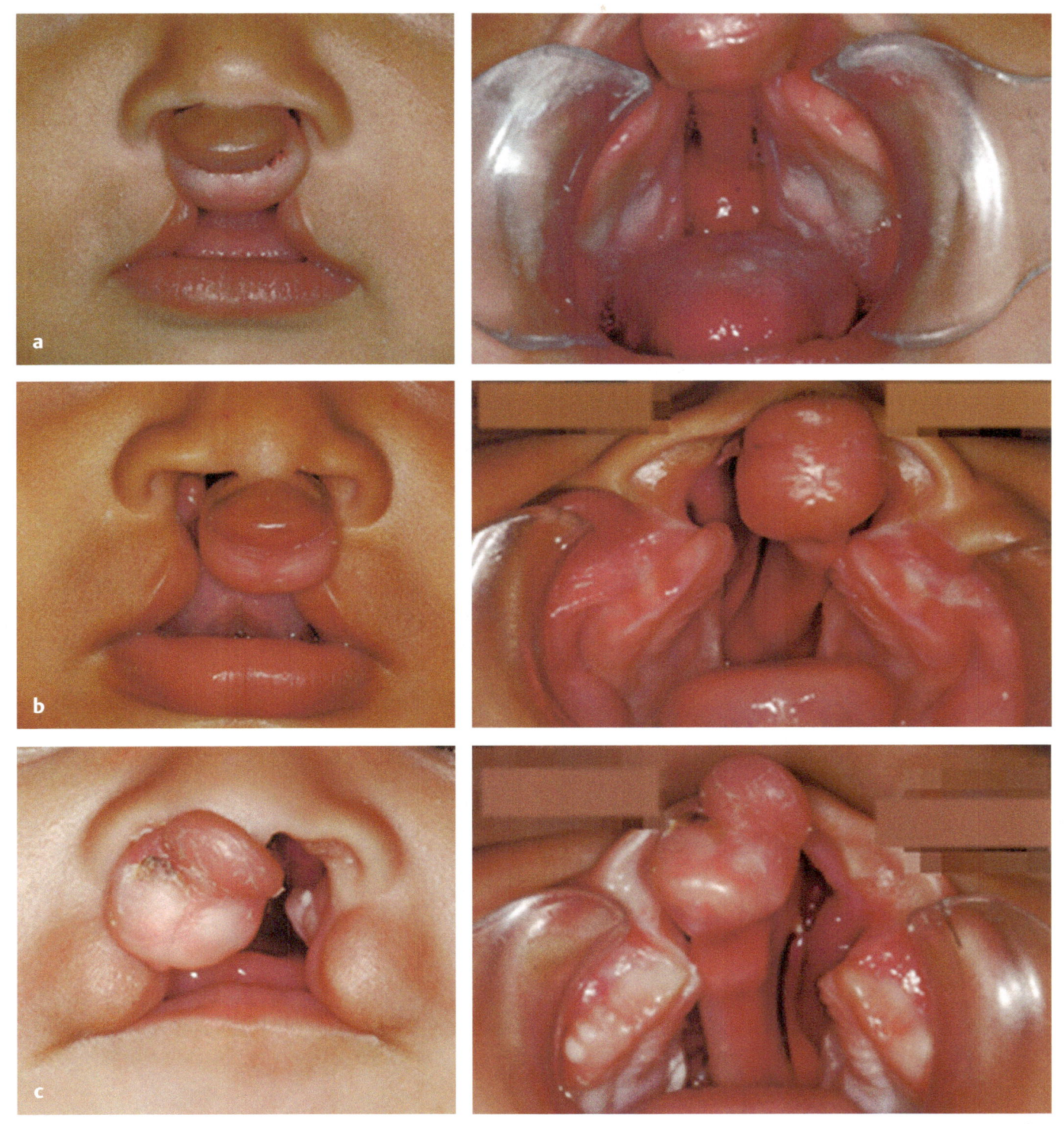

Fig. 2-8. (**a**) Fissura completa de lábio e palato bilateral. (**b**) Fissura completa de lábio e palato bilateral mais ampla que em (**a**). (**c**) Fissura completa de lábio e palato bilateral mais ampla que em (**a**) e (**b**) com desvio da pré-maxila para o lado direito. Em todos os casos, é possível observar: o pró-lábio unido à pré-maxila; a separação da pré-maxila dos segmentos posteriores e a pré-maxila unida à extremidade anterior do septo nasal.

Fissuras de Palato

As fissuras de palato são causadas por falha na fusão dos processos palatinos. Na forma completa, afetam o palato desde o forame incisivo até a úvula (Fig. 2-9k-l). Na forma incompleta podem afetar a úvula e o palato mole sem envolver o palato duro, mas não o contrário (Fig. 2-9a-h). Diferente das fissuras de lábio e de lábio e palato, as fissuras isoladas de palato afetam mais o gênero feminino. Representam aproximadamente 31,7% das fissuras.[39]

Como essas fissuras não afetam o lábio e o rebordo alveolar, não determinam alterações estéticas, dentárias ou oclusais relacionadas com a fissura. Por outro lado, por causarem comunicação entre as cavidades bucal e nasal, pacientes com este tipo de fissura podem ter alterações de fala e, também, otológicas, devido à proximidade do conduto auditivo. Tais alterações e seu tratamento são discutidos nos Capítulos 15, 16 e 18.

Fissura Submucosa

Entre os diversos tipos de fissura de palato incompleta, deve-se destacar a possibilidade de ocorrência de uma forma subclínica denominada fissura submucosa (Fig. 2-9a-d), que pode ser sintomática ou assintomática. Este tipo de fissura envolve alterações na musculatura do palato mole, podendo ou não haver comprometimento do tecido ósseo do palato duro recoberto por tecido mucoso. Devido à integridade da mucosa, o diagnóstico é frequentemente complexo ou mesmo tardio e, por este motivo, sua prevalência na população não é completamente conhecida.

O diagnóstico clínico envolve a análise de uma tríade de sinais que caracterizam a fissura submucosa, incluindo (1) úvula bífida ou sulcada; (2) diástase muscular na linha média do palato mole, que pode ser observada, a olho nu, como uma área de transluscência na rafe palatina (Fig. 2-9a-d); e, (3) entalhe na borda posterior do palato duro na linha média, identificada por meio de exame de palpação.

Quando sintomática, a fissura submucosa pode requerer tratamento cirúrgico, fonoaudiológico ou com prótese de palato, dependendo das alterações funcionais presentes, conforme discutido nos Capítulos 8, 15, 16 e 17.

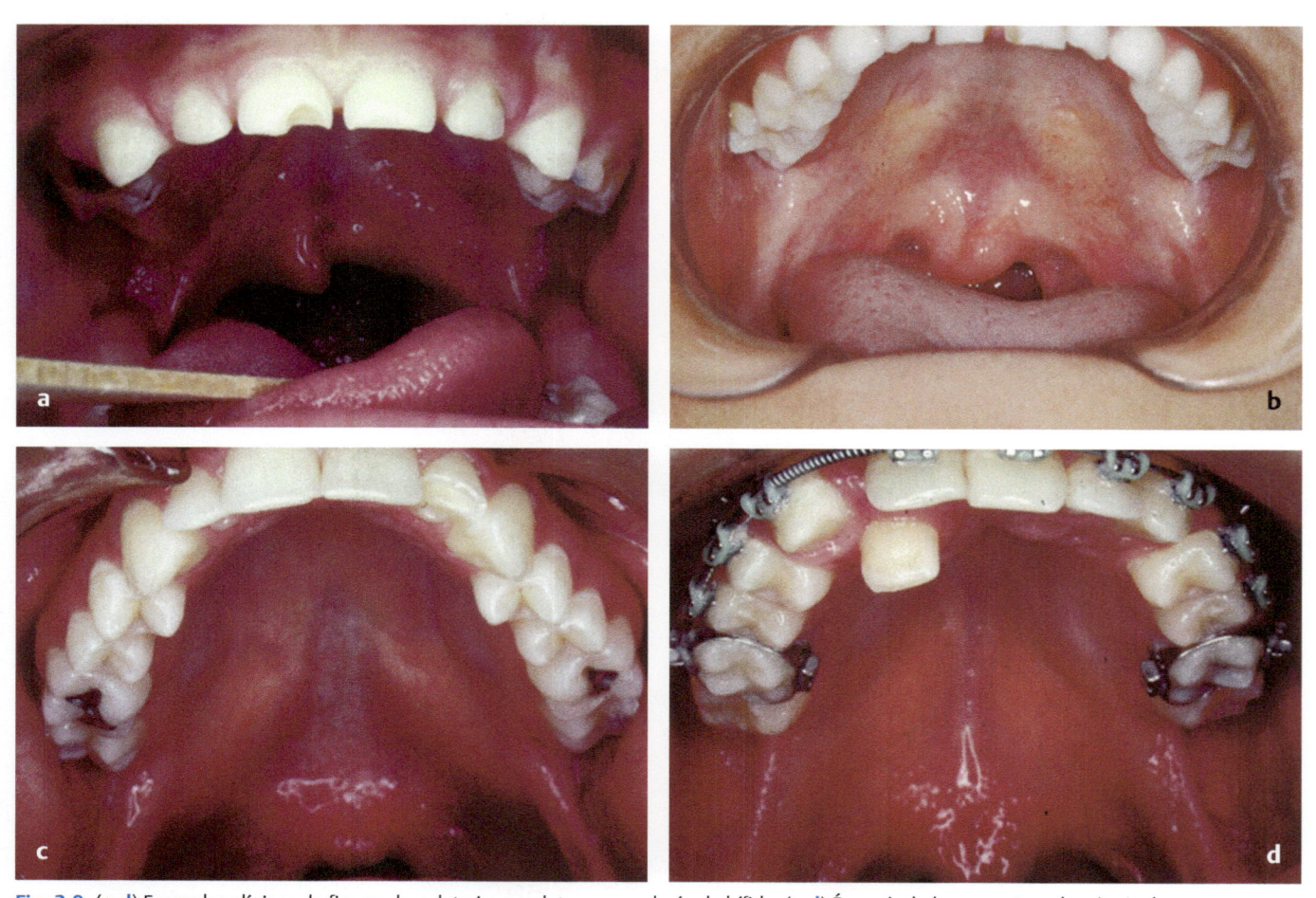

Fig. 2-9. (a-d) Exemplos clínicos de fissura de palato incompleta, causando úvula bífida. **(c-d)** É possível observar a transluscência da mucosa causada pela diástase muscular da fissura submucosa. *(Continua)*

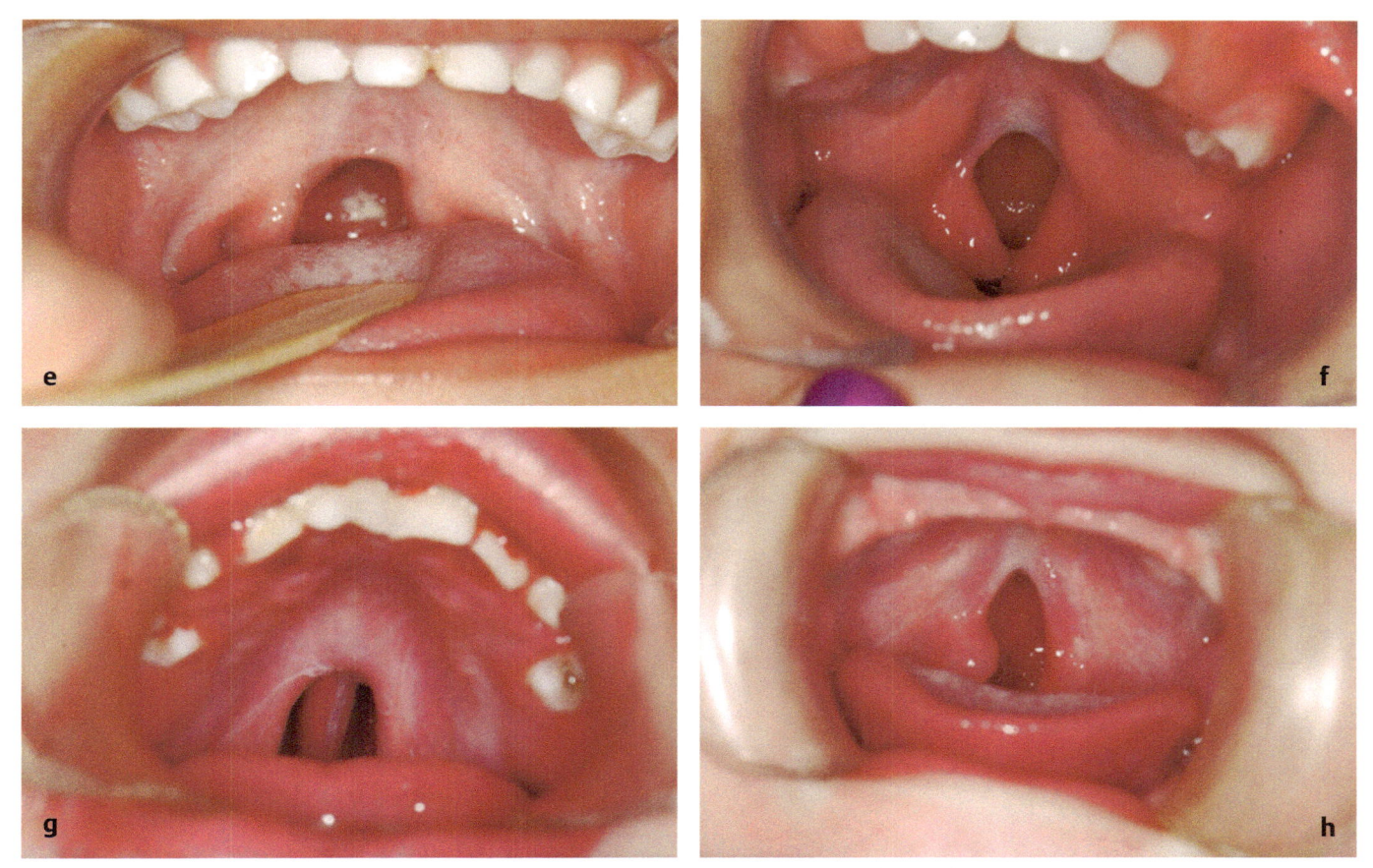

Fig. 2-9. *(Cont.)* (**e-h**) Exemplos clínicos de fissura de palato incompleta afetando somente o palato mole. *(Continua)*

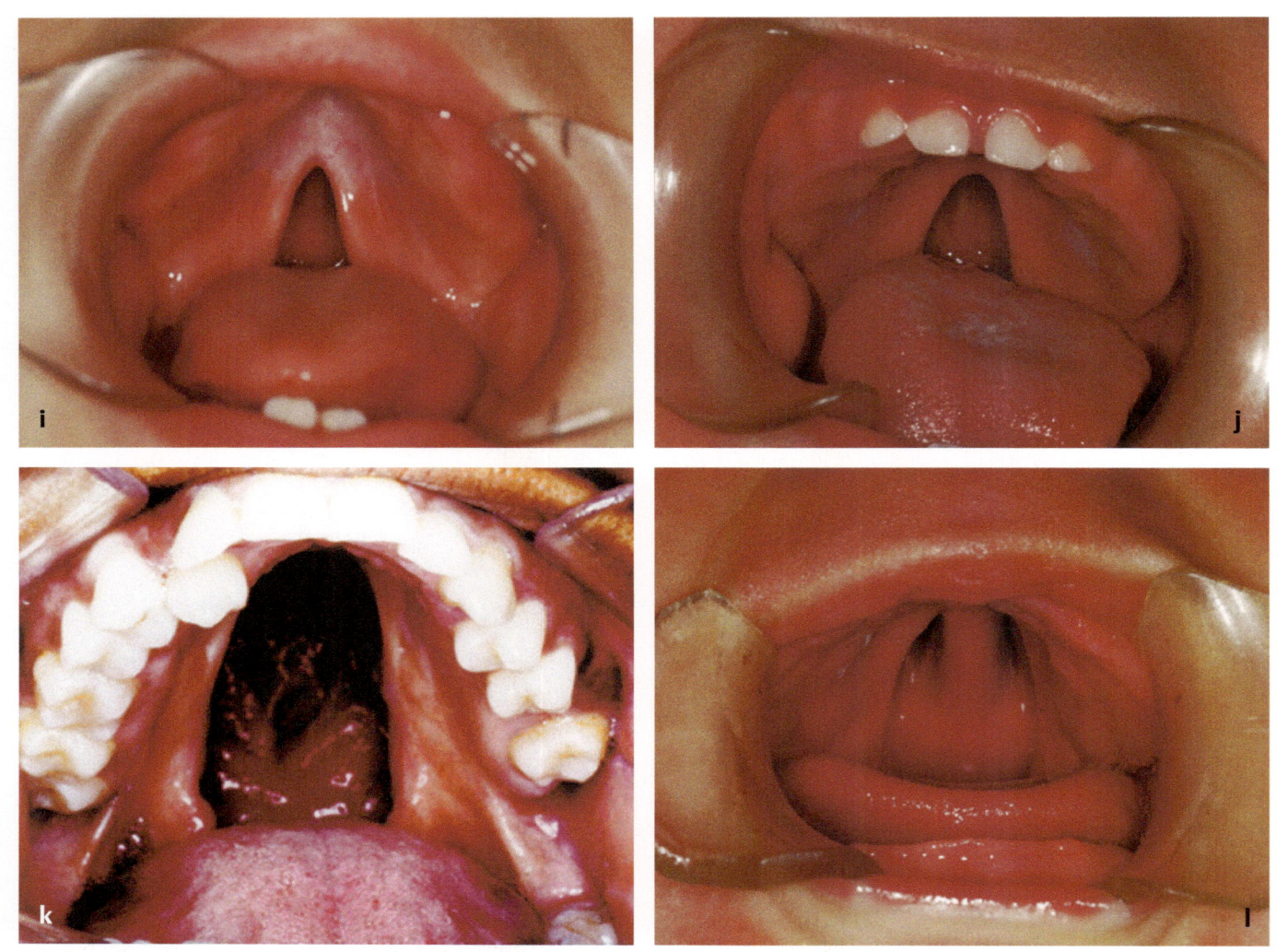

Fig. 2-9. *(Cont.)* (**i-l**) Exemplos clínicos de fissura de palato incompleta afetando o palato duro (**i, j**) e, exemplos de fissura de palato completas (**k, l**).

Fissuras Medianas de Lábio ou Lábio e Palato

As fissuras medianas foram incluídas na classificação de Spina *et al.* (1972)[36] por Silva Filho *et al.* (1992).[37] São mais raras do que os demais tipos de fissura, porque sua ocorrência está relacionada com a falta de nivelamento entre os processos nasais mediais na linha média, que ocorre em estágio mais precoce do desenvolvimento embrionário. É observada, com maior frequência, em combinação com outras anomalias ou síndromes. Pode acometer somente o palato anterior (fissura mediana de lábio) (Fig. 2-10a-d) ou o palato anterior mais o posterior (fissura mediana de lábio e palato) (Fig. 2-10e). Entre outros quadros sindrômicos que podem envolver fissuras medianas, destaca-se a holoprosencefalia, causada por inúmeras alterações no desenvolvimento do prosencéfalo e do terço médio da face, tendo sido essa condição relacionada com variantes genéticas. Em sua forma mais grave, causa agenesia completa da pré-maxila (Fig. 2-10e).

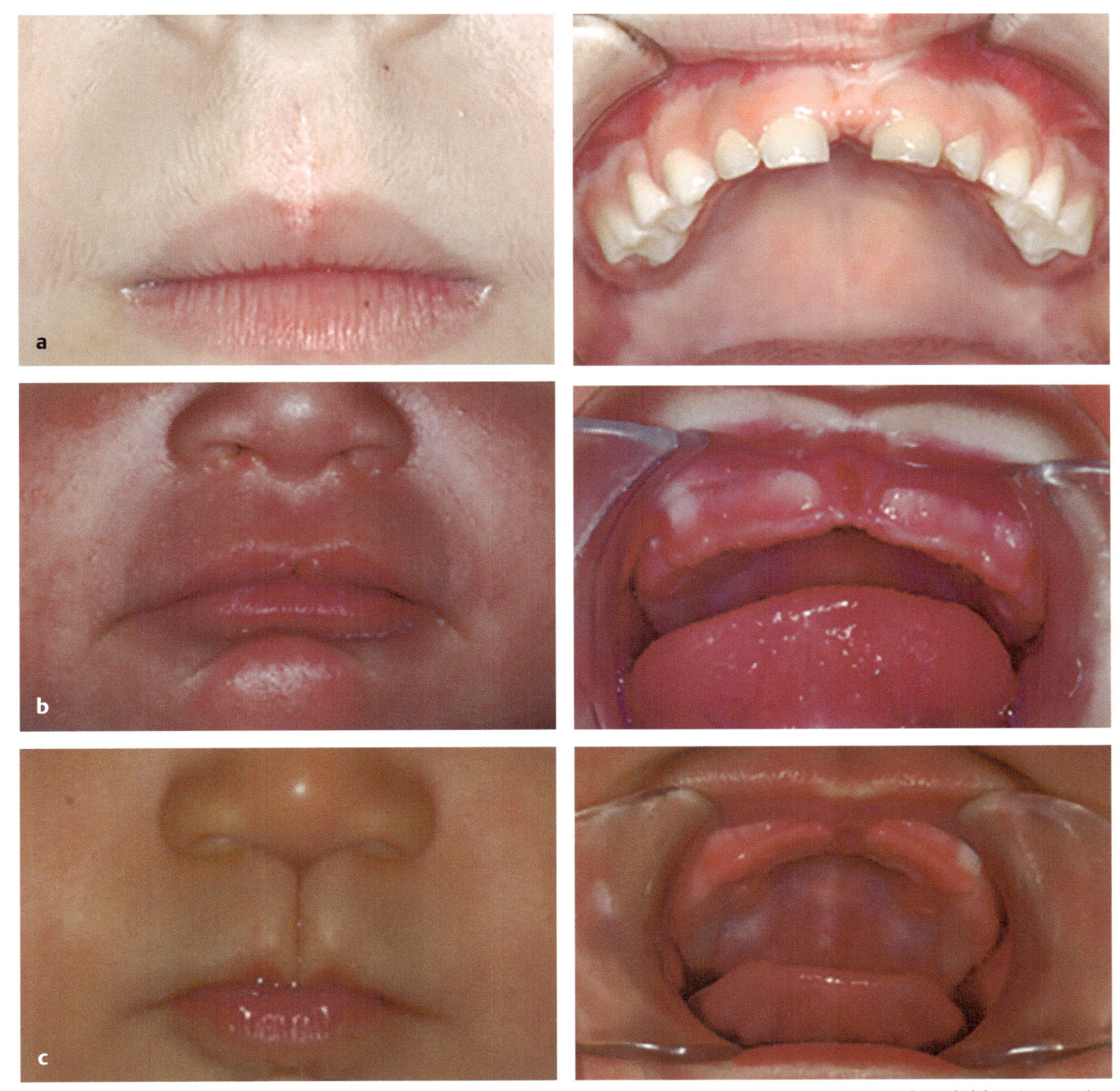

Fig. 2-10. (**a**) Fissura mediana cicatricial. (**b**) Fissura mediana de lábio causando duplicação do freio labial. (**c**) Fissura mediana de lábio. *(Continua)*

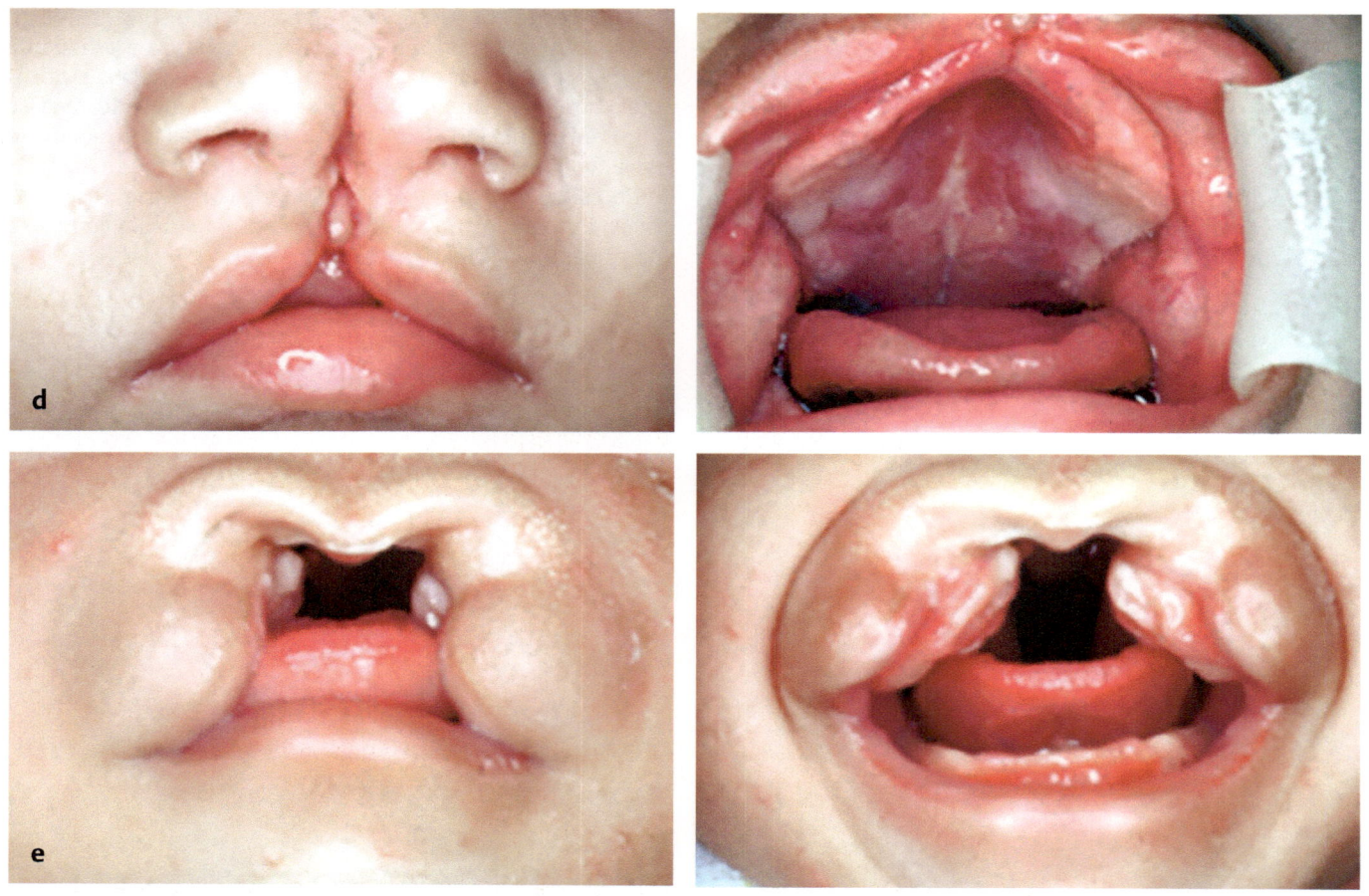

Fig. 2-10. *(Cont.)* (**d**) Fissura mediana de lábio estendendo-se até o nariz. (**e**) Fissura mediana de lábio e palato com ausência total da pré-maxila.

Associações de Tipos de Fissuras

Eventualmente, durante o desenvolvimento embrionário, algumas estruturas dos palatos primário e secundário podem ser afetadas e outras não, levando à ocorrência de associações de tipos de fissuras diferentes. Estas combinações podem envolver fissuras de lábio bilaterais com extensões diferentes, fissura de lábio e palato unilateral com fissura de lábio incompleta do outro lado, fissura de lábio incompleta com fissura de palato incompleta, fissura de lábio completa com fissura de palato incompleta, ou fissura de lábio incompleta com fissura de palato completa, todas elas em diferentes extensões. O tratamento, nestes casos, depende das estruturas afetadas. Alguns exemplos clínicos de combinações de tipos de fissuras são apresentados na Figura 2-11.

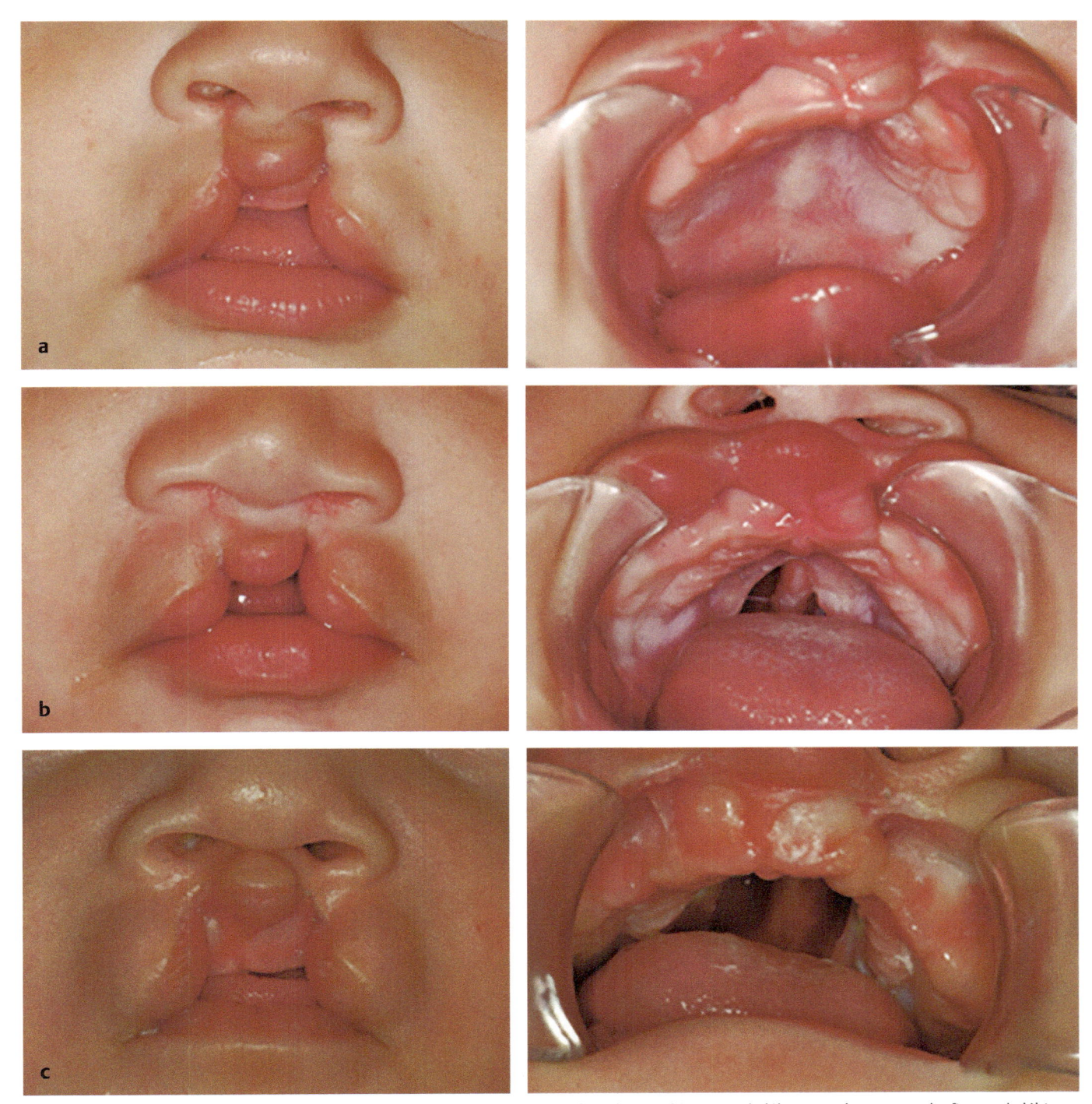

Fig. 2-11. (**a**) Fissura de lábio completa esquerda com fissura de lábio incompleta direita. (**b**) Fissura de lábio completa esquerda, fissura de lábio incompleta direita e fissura de palato incompleta. (**c**) Fissura de lábio e palato esquerda com fissura de lábio incompleta direita.

Bandeleta de Simonart

As manifestações completas das fissuras de lábio ou das fissuras de lábio e palato estendem-se até a base da narina, rompendo o soalho nasal. Entretanto, esta ruptura completa do rebordo alveolar pode ser mascarada pela presença de uma banda de tecido mole, de extensão variável, composta de tecido mucoso e/ou cutâneo, denominada bandeleta de Simonart (Fig. 2-12). Estas bandeletas são observadas em aproximadamente 30% dos pacientes, sendo mais frequentes em pacientes com fissura de lábio unilateral (64,8%), seguidos por fissura de lábio bilateral (45,5%), fissura de lábio e palato bilateral (28%) e fissura de lábio e palato unilateral (20,3%).[40]

O significado clínico da bandeleta de Simonart é questionável. As evidências disponíveis sugerem que a bandeleta não interfere na disposição dos feixes musculares do músculo orbicular do lábio e tem pouca interferência (porém positiva) sobre o crescimento da face.[41]

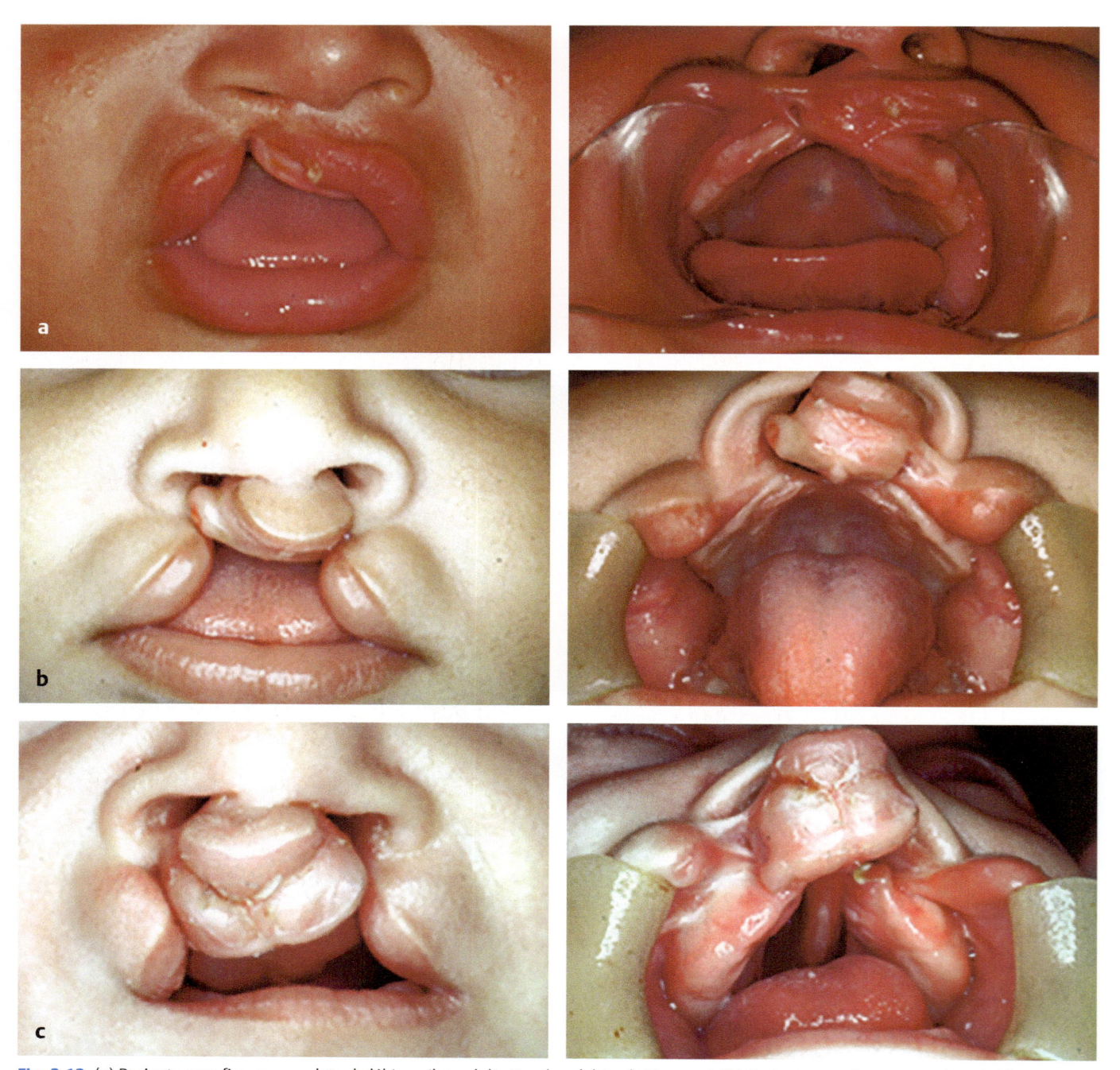

Fig. 2-12. (**a**) Paciente com fissura completa de lábio unilateral direita e bandeleta de Simonart. (**b**) Paciente com fissura completa de lábio bilateral, com bandeleta de Simonart somente do lado esquerdo. (**c**) Paciente com fissura completa de lábio e palato bilateral, com bandeleta de Simonart discreta somente do lado direito. *(Continua)*

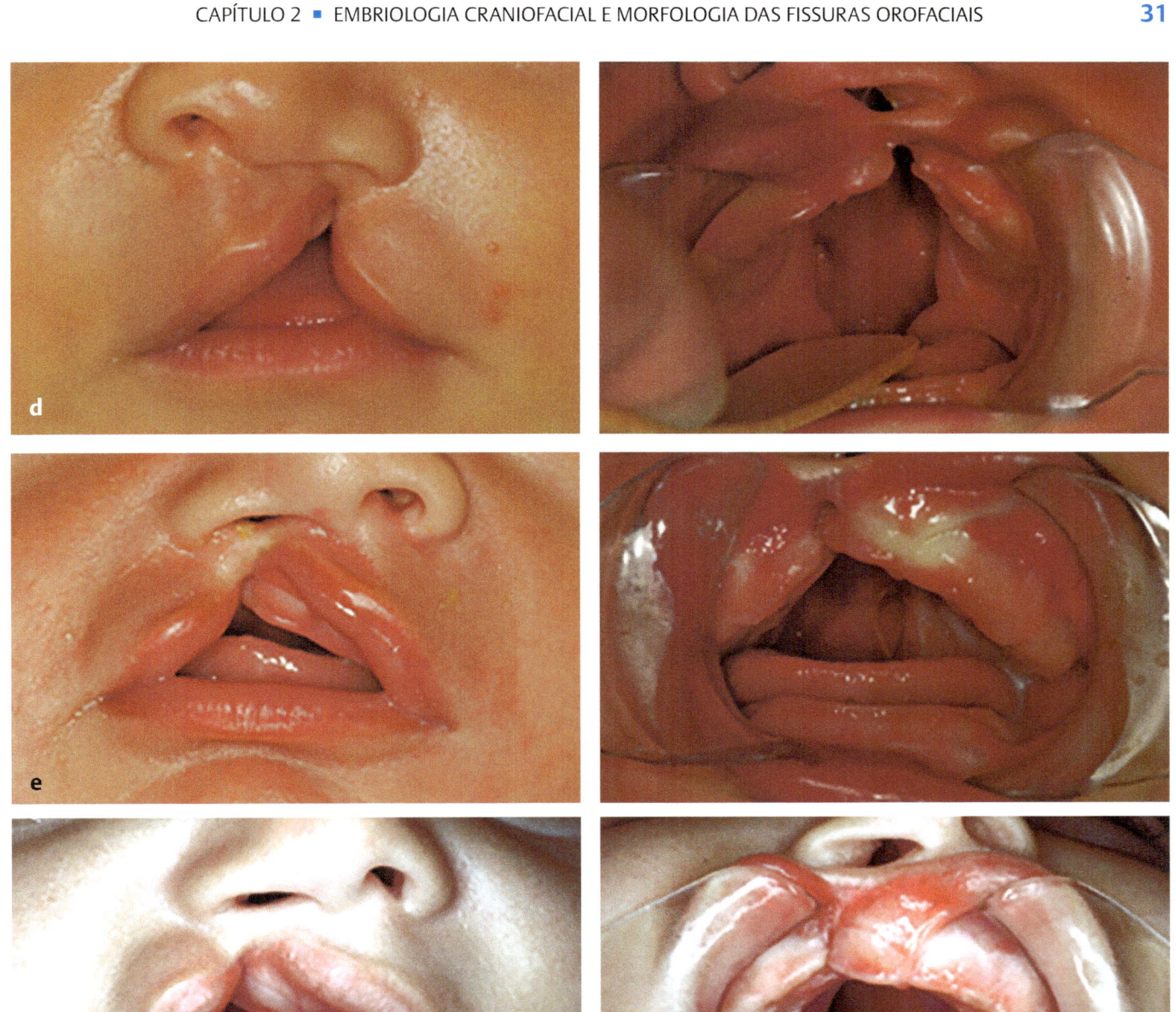

Fig. 2-12. *(Cont.)* (**d**) Paciente com fissura completa de lábio e palato esquerda com bandeleta de Simonart pequena. (**e**) Paciente com fissura completa de lábio e palato direita com bandeleta de Simonart média. (**f**) Paciente com fissura completa de lábio e palato direita com bandeleta de Simonart grande.

Fissuras Raras da Face

Como o próprio nome define, as chamadas fissuras raras da face apresentam baixa prevalência. O sistema de classificação mais conhecido e utilizado foi proposto por Tessier (1976)[26] que utiliza um sistema de numeração de 0 a 14, tomando como ponto de referência as pálpebras e órbitas (Fig. 2-13).

Os fenótipos de pacientes com estes tipos de fissura são extremamente variados (Fig. 2-14) e dependem das estruturas envolvidas, necessitando da participação de uma equipe multidisciplinar para a sua reabilitação.

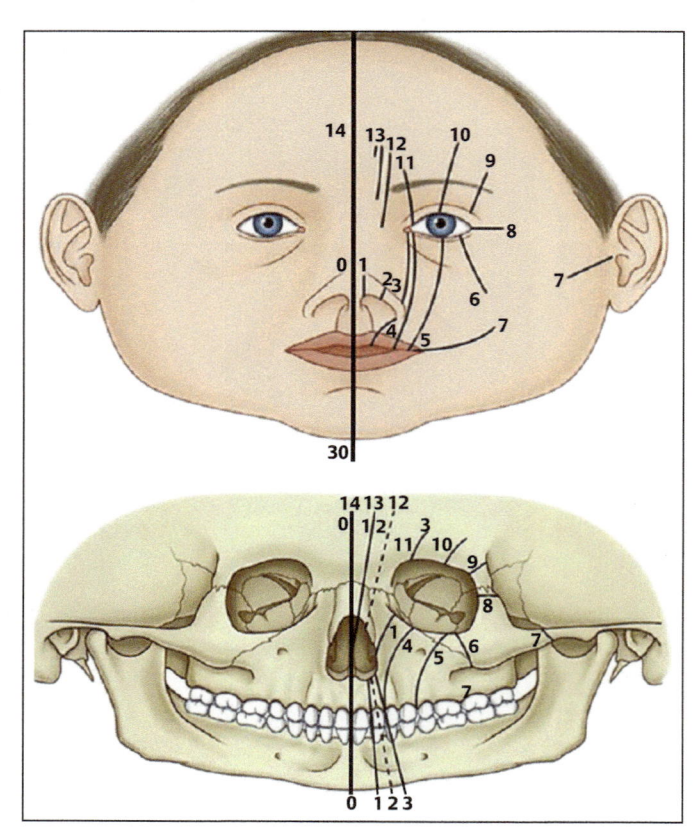

Fig. 2-13. Sistema de classificação das fissuras raras da face proposto por Tessier (1976).[26]

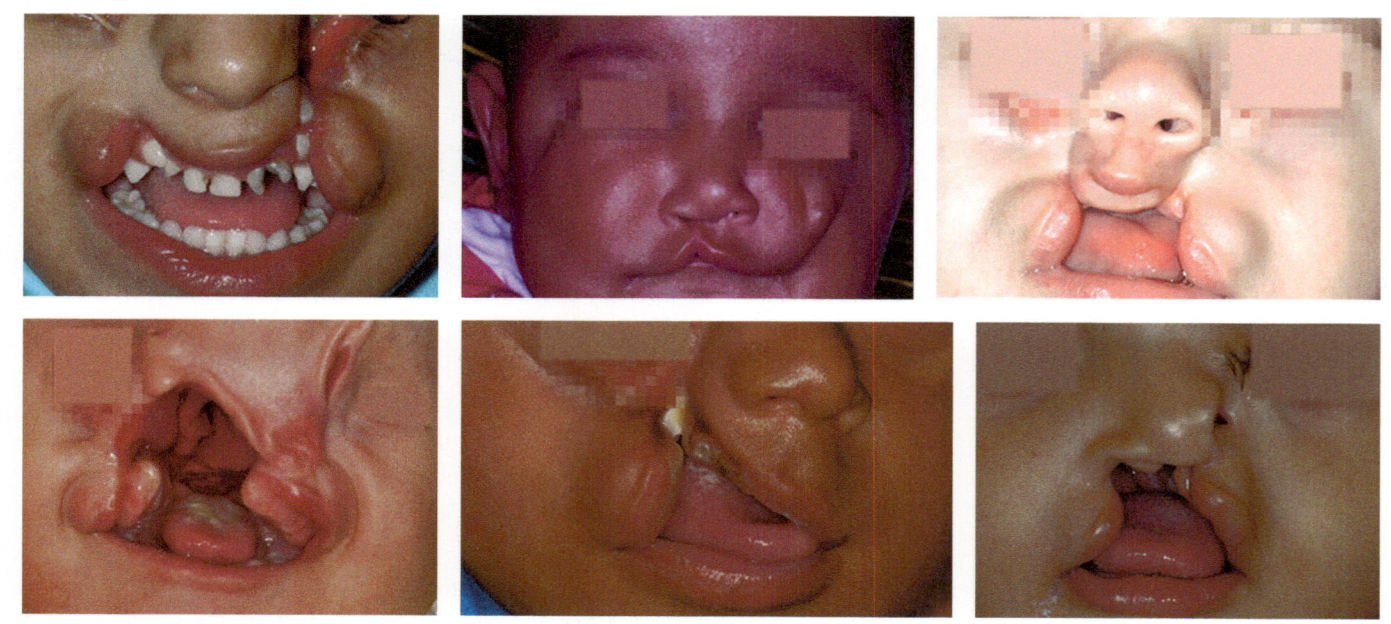

Fig. 2-14. Exemplos clínicos de fissuras raras da face.

EPIDEMIOLOGIA E ETIOLOGIA DAS FISSURAS OROFACIAIS

As fissuras labiopalatinas são as alterações mais comuns dentre as malformações craniofaciais e estão entre os defeitos congênitos mais prevalentes, com ocorrência de aproximadamente 1 para cada 700 nascidos vivos, embora haja variação desses dados relacionada com etnia, localização geográfica e condição socioeconômica.[8,14,22,42-45]

Do ponto de vista epidemiológico, quanto à predileção por gênero, as fissuras que acometem o lábio com ou sem envolvimento do palato ocorrem mais no gênero masculino, já as fissuras de palato isoladas acometem mais o sexo feminino. Em relação ao tipo de fissura, a fissura completa de lábio e palato unilateral é a mais comum, com maior percentual do lado esquerdo.[11,14,24,45-48]

Neste ponto da descrição dos aspectos epidemiológicos e etiológicos relacionados com as fissuras labiopalatinas, independente da característica morfológica ou anatômica, é importante ressaltar que elas podem ocorrer ou mesmo ser classificadas de duas formas: 1) como parte de um quadro mais amplo, sendo um fenótipo associado a outras anomalias, constituindo assim as chamadas *fissuras sindrômicas*, ou 2) na forma de um fenótipo isolado, as chamadas *fissuras não sindrômicas*.[8,11,12,15,17,24,49-51]

Nos casos de fissura de lábio, com ou sem envolvimento do palato, aproximadamente em 30% a 40% deles a fissura está no contexto de alguma síndrome, sendo, portanto, classificadas como fissura sindrômica, enquanto os demais 60% a 70% dos casos com fissura não associada a qualquer síndrome são classificados como não sindrômicos, ou seja, a fissura apresenta-se como fenótipo isolado.[11,17,45,52,53] Contudo, os dados epidemiológicos diferem em se tratando das fissuras de palato isoladas; estudos mostram que 50% dos casos são classificados como fissuras não sindrômicas e os outros 50% ocorrem associados a outros fenótipos, constituindo a síndrome.[11,12,45,53,54]

A definição das fissuras sindrômicas está relacionada com a ocorrência de outras anormalidades físicas e/ou cognitivas, geralmente bastante exploradas e bem definidas, que caracterizem uma síndrome. Já foram descritas, ao menos, 275 síndromes nas quais as fissuras representam uma das características primárias para o diagnóstico,[11,12,15] sendo que em mais de 500 síndromes as fissuras de lábio e/ou palato fazem parte do quadro de fenótipos.[24,53] A forma mais comum de fissura sindrômica, que ocorre em aproximadamente 2% dos casos, é a síndrome de van der Woude, que, em sua maioria, apresentam padrão autossômico-dominante com alta penetrância e expressividade variável, e condição monogênica, geralmente causada por variante genética no gene *IRF6*. A característica clínica clássica dessa síndrome são as fístulas congênitas no lábio inferior e a fissura labiopalatina, e em um percentual de casos também são constatadas agenesias dentárias.[11,24,53,55,56] Outras síndromes, também comumente relacionadas com a presença do fenótipo fissuras de lábio e/ou palato, são a síndrome EEC, síndrome velocardiofacial, síndrome de Stickler e síndrome de Charge, entre inúmeras outras.[11,24,53] Das síndromes que envolvem a fissura como parte do quadro clínico, uma parcela apresenta etiologia já conhecida. Algumas foram associadas a variantes genéticas em genes específicos, com padrão de herança mendeliano definido no contexto de condição monogênica, outras foram relacionadas com anormalidades cromossômicas, e outras, ainda, apresentam como fator etiológico agentes teratogênicos determinados e conhecidos.[11,12,50]

Por outro lado, a fissura labiopalatina não sindrômica apresenta, etiologicamente, um outro padrão, definido como padrão de herança multifatorial, que geralmente cerca as doenças ou condições complexas, no qual ocorre interação de fatores genéticos e ambientais, interferindo na sinalização e na expressão molecular, e determinando a ocorrência dessa condição.[10,11,14,15,17,22,24,42,51,57-60] Atualmente, a definição de etiologia multifatorial para os defeitos ao nascimento, como é o caso das fissuras, tem sido ampliada, envolvendo, além dos fatores genéticos e ambientais, também os fatores epigenéticos.[23,45]

FATORES AMBIENTAIS E GENÉTICOS NA ETIOLOGIA DAS FISSURAS NÃO SINDRÔMICAS

Uma melhor definição a respeito da etiologia das fissuras labiopalatinas não sindrômicas representa um dos grandes desafios para os que trabalham com essa malformação. Avaliando fatores ambientais e fatores relacionados com o estilo de vida já estudados, observa-se que, dentre os vários fatores descritos, os mais frequentemente apontados pela literatura são: exposição ao tabaco, exposição ao álcool, exposição a outros agentes químicos como agrotóxicos, aspectos nutricionais e o uso de medicamentos durante a gestação.[11,15,51,60-62]

Um dos fatores mais discutidos é a exposição ao tabaco, com muitos estudos confirmando associação positiva entre este fator e a ocorrência das fissuras. Apesar das controvérsias sobre o tema e a dificuldade de mensuração objetiva e específica para a exposição ao tabaco, estudos apontam que o aumento no risco parece estar presente também nos casos de exposição passiva ao fumo.[62,63] Alguns pesquisadores apontam ainda que a exposição ao tabaco pode ter um potencial real de aumentar significativamente os riscos para a fissura, caso esteja associado a um genótipo predisponente; dessa forma, em um efeito combinado, predisposição genética e o fator ambiental, apresentariam maior significância de risco real.[63,64] Nessa linha, um dos estudos apontou que diferentes genótipos no gene *TGFA* poderiam apresentar possíveis interações com exposições maternas ao tabaco e ao álcool, potencializando o risco para a ocorrência do fenótipo de fissura em humanos.[65] O mesmo tipo de associação foi relatado para determinado genótipo no gene *MSX1* combinado ao tabagismo materno, levando ao aumento do risco para fissura.[66] Esses estudos reforçam a hipótese da interação gene-ambiente na predisposição às fissuras não sindrômicas.

Em relação aos fatores genéticos, a literatura também apresenta inúmeros trabalhos com humanos e com modelos animais demonstrando evidências do componente genético na etiologia das fissuras labiopalatinas não sindrômicas.[23,67-69] Esta afirmação é confirmada pela elevada concordância para a fissura entre gêmeos monozigóticos (por volta de 50%) em relação aos gêmeos dizigóticos (10%).[11,24,45,70,71] Um dado importante que reforça o componente genético na etiologia é a constatação de recorrência das fissuras não sindrômicas nas famílias de pacientes de diversas etnias, inclusive na população brasileira. Isso ressalta a importância de levantar o histórico familiar dos casos, investigando, além da recorrência, a presença de outras malformações nos familiares.[24,45,46,63,72,73]

Do ponto de vista etiológico, o tipo de fissura também tem

certa influência quanto aos aspectos etiológicos, pois as fissuras de palato e as fissuras de lábio acompanhadas ou não da fissura de palato são consideradas malformações distintas, visto que existem diferenças quanto aos genes envolvidos, ao tipo de herança e à interrelação com os fatores ambientais.[74] Essa associação de fatores dificulta a identificação de genes específicos determinantes da anomalia, e, nessa linha, existem hoje inúmeros genes candidatos sendo investigados.

Nesse contexto genético, a descoberta de genes responsáveis por síndromes, cujo quadro clínico inclui as fissuras labiopalatinas, tem, de fato, colaborado na elucidação da etiologia de sua forma mais comum, a não sindrômica.[75,76] Vários genes têm sido relacionados com a etiologia das fissuras sindrômicas, como os genes *TBX22, PVRL1 e IRF6* considerados, respectivamente, o fator etiológico para a fissura de palato isolada ligada ao cromossomo X (*TBX22*), a síndrome da fissura de lábio/palato-displasia ectodérmica (*PVRL1*) e a síndrome de van der Woude (*IRF6*).[77] Esses mesmos genes também têm sido pesquisados nos casos de fissuras não sindrômicas e têm sido associados à sua etiologia.[78-82]

Uma outra forma de seleção de genes candidatos à fissura não sindrômica seria a investigação daqueles genes com significante expressão durante a formação craniofacial. Um método frequentemente utilizado na eleição desses genes são os estudos com modelos animais, nos quais são realizados ensaios de modificação gênica e, posteriormente, são avaliados os fenótipos decorrentes.[4,23] Nessa linha, alguns trabalhos vêm sendo publicados, reforçando o envolvimento de determinadas famílias de genes na ocorrência das fissuras. Muitas dessas famílias de genes envolvem fatores de transcrição e fatores de crescimento, entre elas, as famílias TGF, FGF, PAX, MSX e WNT que se expressam durante fases precoces da embriologia craniofacial.[4,83] Contudo, o processo de formação craniofacial é muito abrangente e envolve centenas de outros genes, por isso um número deles, ainda considerado pequeno, foi estudado dentro do contexto das malformações craniofaciais, especialmente das fissuras.[84]

Por outro lado, muitos estudos analisaram os aspectos moleculares das fissuras labiopalatinas em humanos, porém apresentaram resultados muitas vezes conflitantes entre as diversas populações estudadas, visto que existem diferenças étnicas em relação à prevalência dessa malformação. Apesar disso, muitos estudos têm confirmado a associação da fissura a um grande número de *loci* e genes candidatos, pelo fato dos resultados demonstrarem frequências aumentadas de variantes genéticas nesses genes candidatos em indivíduos com fissura, indicando um risco relativo de ocorrência dessas malformações associado aos fatores genéticos.[12,22,23,69,79,85,86]

Estudos de ligação e de associação têm indicado inúmeros genes candidatos a essa condição, dentre os quais podem-se destacar: *IRF6,TGFA, TGFB2, TGFB3, FGF, MSX1, AXIN2, RUNX2, PAX7, PAX9, NOG, VAX1, LAT1, BMP4, MTHFR e PAH*.[15,22,87-105] Contudo, trabalhos realizados com grandes populações estimam que, separadamente, cada um dos genes possa contribuir de forma modesta para o risco individual da ocorrência de fissuras orofaciais.[23,58,83,85,101,106] Dessa forma, estudos ampliados que analisaram o fator genético indicam uma menor influência de alguns genes candidatos, comparativamente a outros, e esses resultados levaram os autores a sugerir a possibilidade de efeito poligênico, ou seja, interação gene-gene na predisposição à ocorrência das fissuras.[22,85,107]

ASPECTOS GERAIS DA REABILITAÇÃO

As diferenças morfológicas entre os diferentes tipos de fissura determinam alterações distintas, decorrentes das estruturas anatômicas acometidas. Nesse sentido, quanto maior for a extensão da fissura, potencialmente maiores serão as consequências associadas a ela e maior será o impacto no prognóstico.[47,108-111]

Apesar da importância da definição do fenótipo principal da fissura com a determinação das estruturas atingidas para um adequado planejamento e acompanhamento do processo reabilitador, é importante alertar que esses indivíduos podem ser acometidos, com certa frequência, por uma série de outros fenótipos associados à presença da fissura. Essas características associadas podem estar presentes em diversos órgãos e sistemas afastados da malformação principal, que é a fissura, sendo considerados, nesses casos, quaisquer outros tipos de anomalias, em campos de desenvolvimento distintos, sejam elas sistêmicas, em órgãos distantes do defeito primário, ou presentes na cavidade bucal, órgão diretamente acometido pelo defeito primário.

A investigação desses fenótipos associados tem o objetivo principal de buscar expandir a caracterização fenotípica das fissuras não sindrômicas, de modo a definir, com maior precisão, os fenótipos mais frequentemente encontrados, e, assim, aprimorar o diagnóstico inicial e, consequentemente, estabelecer um adequado planejamento reabilitador.[112]

A ocorrência da fissura orofacial, mesmo como um fenótipo isolado, pode levar a dificuldades de alimentação na primeira infância, e a significativas alterações estéticas, funcionais e psicossociais.[8,23,113] Dessa forma, o tratamento deve ser iniciado precocemente, envolvendo intervenções cirúrgicas e outras, multidisciplinares, com vistas à reabilitação integral do paciente.

REFERÊNCIAS BIBLIOGRÁFICAS

1. Wilderman A, VanOudenhove J, Kron J, Noonan JP, Cotney J. High-resolution epigenomic atlas of human embryonic craniofacial development. Cell Rep. 2018;23:1581-1597.
2. Kindberg AA, Bush JO. Cellular organization and boundary formation in craniofacial development. Genesis. 2019;57:e23271.
3. Ibarra BA, Atit R. What do animal models teach us about congenital craniofacial defects? Adv Exp Med Biol. 2020;1236:137-155.
4. Kouskoura T, Fragou N, Alexiou M, John N, Sommer L, Graf D et al. The genetic basis of craniofacial and dental abnormalities. Schweiz Monatsschr Zahnmed. 2011;121:636-646.
5. Graf D, Malik Z, Hayano S, Mishina Y. Common mechanisms in development and disease: BMP signaling in craniofacial development. Cytokine Growth Factor Rev. 2016;27:129-139.
6. Abramyan J, Richman JM. Craniofacial development: discoveries made in the chicken embryo. Int J Dev Biol. 2018;62:97-107.
7. Moore KL, Persaud TVN, Torchia MG. Embriologia clínica. 10a Edição. Rio de Janeiro: Elservier; 2016.
8. Freitas JAS, Neves LT, Almeida ALPF, Garib DG, Trindade-Suedam IK, Yaedú RYF et al. Rehabilitative treatment of cleft lip and palate: experience of the Hospital for Rehabilitation of Craniofacial Anomalies/USP (HRAC/USP) - Part 1: overall aspects. J Appl Oral Sci 2012;20:9-15.
9. Ten Cate AR. Histologia Bucal: Desenvolvimento, Estrutura e Função. 5a Edição. Rio de Janeiro: Guanabara-Koogan; 2001.

10. Murray JC. Face Facts: Genes, Environment and Clefts. Am J Hum Genet. 1995;57:227-232.
11. Vyas T, Gupta P, Kumar S, Gupta R, Gupta T, Singh HP. Cleft of lip and palate: A review. J Family Med Prim Care. 2020;9:2621-2625.
12. Leslie EJ, Marazita ML. Genetics of cleft lip and cleft palate. Am J Med Genet C Semin Med Genet. 2013;163C:246-258.
13. Sadler TW. Langman, Embriologia Médica. 13. ed. Rio de Janeiro: Guanabara-Koogan, 2016.
14. Lee SK, Sears MJ, Zhang Z, Li H, Salhab I, Krebs P et al. Cleft lip and cleft palate in Esrp1 knockout mice is associated with alterations in epithelial-mesenchymal crosstalk. Development. 2020;147:dev187369.
15. Tarr JT, Lambi AG, Bradley JP, Barbe MF, Popoff SN. Development of normal and cleft palate: a central role for connective tissue growth factor (CTGF)/CCN2. J Dev Biol. 2018;6:18.
16. Lan Y, Qin C, Jiang R. Requirement of hyaluronan synthase-2 in craniofacial and palate development. J Dent Res. 2019;98:1367-1375.
17. Schoen C, Aschrafi A, Thonissen M, Poelmans G, Von den Hoff JW, Carels CEL. MicroRNAs in palatogenesis and cleft palate. Front Physiol. 2017;8:1-10.
18. Lan Y, Xu J, Jiang R. Cellular and molecular mechanisms of palatogenesis. Curr Top Dev Biol. 2015;115:59-84.
19. Ito Y, Yeo JY, Chytil A, Han J, Bringas P Jr, Nakajima A et al. Conditional inactivation of Tgfbr2 in cranial neural crest causes cleft palate and calvaria defects. Development. 2003;130:5269-5280.
20. Bush JO, Jiang R. Palatogenesis: morphogenetic and molecular mechanisms of secondary palate development. Development. 2012;139:231-243.
21. Zhang W, Shen Z, Xing Y, Zhao H, Liang Y, Chen J et al. MiR-106a-5p modulates apoptosis and metabonomics changes by TGF-beta/Smad signaling pathway in cleft palate. Exp Cell Res. 2020;386:111734.
22. Maili L, Letra A, Silva R, Buchanan EP, Mulliken JB, Greives MR et al. PBX-WNT-P63-IRF6 pathway in nonsyndromic cleft lip and palate. Birth Defects Res. 2020;112:234-244.
23. Webber DM, MacLeod SL, Bamshad MJ, Shaw GM, Finnell RH, Shete SS et al. Developments in our understanding of the genetic basis of birth defects. Birth Defects Res A Clin Mol Teratol. 2015;103:680-691.
24. Oboli GO, Chukwuma DI, Fagbule OF, Abe EO, Adisa AO. Molecular genetics of cleft lip and palate: a review. Ann Ib Postgrad Med. 2020;18:S16-S21.
25. Baba K, Pinto R, Dalben GS. Imaging prenatal diagnosis of cleft lip and palate in Brazil: frequency and familial impact. IJSRDMS. 2019;1:31-35.
26. Tessier P. Anatomical classification facial, cranio-facial and latero-facial clefts. J Maxillofac Surg. 1976;4:69-92.
27. Allori AC, Mulliken JB, Meara JG, Shusterman S, Marcus JR. Classification of cleft lip/palate: then and now. Cleft Palate-Craniofac J. 2017;54:175-188.
28. Davis JS, Ritchie HP. Classification of congenital clefts of the lip and palate with a suggestion for recording these cases. JAMA. 1922;79:1323-1327.
29. Brophy TW. Cleft palate and harelip procedures. Int J Orthod Oral Surg. 1921;7:319-330.
30. Brophy TW. Cleft lip and palate. Philadelphia: P. Blakiston Son and Company; 1923.
31. Veau V. Division palatine: anatomie, chirurgie, phonétique. Paris: Masson; 1931.
32. Veau V, Récamier J. Bec-de-Lièvre: formes cliniques, chirurgie. Paris: Masson; 1938.
33. Fogh-Andersen P. Epidemiology and etiology of clefts. Birth Defects Orig Artic Ser. 1971;7:50-53.
34. Kernahan DA, Stark RB. A new classification for cleft lip and cleft palate. Plast Reconstr Surg. 1958;22:435-441.
35. Broadbent TR, Fogh-Andersen P, Berlin AJ, Karfik V, Matthews DN, Pfeifer G. Report of the subcommittee on nomenclature and classification of clefts of lip, alveolus and palate and proposals for further activities. Newsletter of the International Confederation for Plastic and Reconstructive Surgery (Monografia). Amsterdam: Excerpta Medica Foundation; 1969.
36. Spina V, Psillakis JM, Lapa FS, Ferreira MC. Classificação das fissuras lábio-palatinas: sugestão de modificação. Rev Hosp Clin Fac Med São Paulo. 1972;27:5-6.
37. Silva Filho OG, Ferrari Jr FM, Rocha DL, Freitas JAS. Classificação das fissuras labiopalatinas: breve histórico, considerações clínicas e sugestão de modificação. Rev Bras Cir. 1992;82:59-65.
38. Cleft Palate-Craniofacial Journal. Author instructions. Disponivel em: https://journals.sagepub.com/author-instructions/CPC.
39. Freitas JAS, Dalben GS, Santamaria Jr M, Freitas PZ. Current data on the characterization of oral clefts in Brazil. Braz Oral Res. 2004;18:128-133.
40. Silva Filho OG, Santamaria Jr. M, Dalben GS, Semb G. Prevalence of a Simonart's band in patients with complete cleft lip and alveolus and complete cleft lip and palate. Cleft Palate-Craniofac J. 2006;43:442-445.
41. Semb G, Shaw WC. Simonart's band and facial growth in unilateral clefts of the lip and palate. Cleft Palate-Craniofac J. 1991;28:40-46.
42. Jia Z, Yang L, Li L, Wu J, Zhu L, Yang C et al. Association among IRF6 polymorphism, environmental, factors, and nonsyndromic orofacial clefts in Western China. DNA and Cell biology. 2009;28:249-257.
43. Dixon MJ, Marazita ML, Beaty TH, Murray JC. Cleft lip and palate: understanding genetic and environmental influences. Nat Rev Genet. 2011;12:167-178.
44. Rahimov F, Jugessur A, Murray JC. Genetics of nonsyndromic orofacial clefts. Cleft Palate Craniofac J. 2012;49:73-91.
45. Sandy J, Davies A, Humphries K, Ireland T, Wren Y. Cleft lip and palate: Care configuration, national registration, and research strategies. J World Fed Orthod. 2020;9:S40-S44.
46. González BS, López ML, Rico MA, Garduño F. Oral clefts: a retrospective study of prevalence and predisposal factors in the State of Mexico. J Oral Sci. 2008;50:123-129.
47. Beriaghi S, Myers SL, Jensen SA, Kaimal S, Chan CM, Schaefer GB. Cleft lip and palate: association with other congenital malformations. J Clin Pediatr Dent. 2009;33:207-210.
48. Martelli DR, Machado RA, Swerts MS, Rodrigues LA, Aquino SN, Martelli Júnior H. Non syndromic cleft lip and palate: relationship between sex and clinical extension. Braz J Otorhinolaryngol. 2012;78:116-120.
49. Wantia N, Rettinger G. The current understanding of cleft lip malformations. Facial Plast Surg. 2002;18:147-153.
50. Stuppia L, Capogreco M, Marzo G, La Rovere D, Antonucci I, Gatta V et al. Genetics of syndromic and nonsyndromic cleft lip and palate. J Craniofac Surg. 2011;22:1722-1726.
51. Eshete M, Butali A, Abate F, Hailu T, Hailu A, Degu S et al. The role of environmental factors in the etiology of nonsyndromic orofacial Clefts. J Craniofac Surg. 2020;31:113-116.
52. Schutte BC, Murray JC. The many faces and factors of orofacial clefts. Hum Mol Genet. 1999;8:1853-1859.
53. Drew SJ. Clefting syndromes. Atlas Oral Maxillofac Surg Clin North Am. 2014;22:175-181.
54. Marazita ML. The evolution of human genetic studies of cleft lip and cleft palate. Annu Rev Genomics Hum Genet. 2012;13:263-283.

55. Deshmukh PK, Deshmukh K, Mangalgi A, Patil S, Hugar D, Kodangal SF. Van der Woude syndrome with short review of the literature. Case Rep Dent. 2014;1-6.
56. Kaul B, Mahajan N, Gupta R, Kotwal B. The syndrome of pit of the lower lip and its association with cleft palate. Contemp Clin Dent. 2014;5:383-385.
57. Slayton RL, Williams L, Murray JC, Wheeler JJ, Lidral AC, Nishimura CJ. Genetic association studies of cleft lip and /or palate with hypodontia outside the cleft region. Cleft Palate Craniofac J. 2003;40:274-279.
58. Riley BM, Mansilla MA, Ma J, Daack-Hirsch S, Maher BS, Raffensperger LM et al. Impaired FGF signaling contributes to cleft lip and palate. Proc Natl Acad Sci USA. 2007;104:4512-4517.
59. Tang W, Du X, Feng F, Long J, Lin Y, Li P et al. Association analysis between the IRF6 G820A polymorphism and nonsyndromic cleft lip and/or palate in Chinese population. Cleft Palate Craniofac J. 2009;46:89-92.
60. Hong Y, Xu X, Lian F, Chen R. Environmental risk factors for nonsyndromic cleft lip and/or cleft palate in Xinjiang Province, China: a multiethnic study. Cleft Palate Craniofac J. 2021;58:489-496.
61. Murray JC. Gene/environment causes of cleft lip and/or palate. Clin Genet. 2002;61:248-256.
62. Sabbagh HJ, Hassan MHA, Innes NPT, Elkodary HM, Little J, Mossey PA. Passive smoking in the etiology of non-syndromic orofacial clefts: a systematic review and meta-analysis. PLoS One. 2015;10:e0116963.
63. Leite IC, Koifman S. Oral clefts, consanguinity, parental tobacco and alcohol use: a case-control study in Rio de Janeiro, Brazil. Braz Oral Res. 2009;23:31-37.
64. Sull JW, Liang KY, Hetmanski JB, Fallin MD, Ingersoll RG, Park J et al. Maternal transmission effects of the PAX genes among cleft case-parent trios from four populations. Eur J Hum Genet. 2009;17:831-839.
65. Sull JW, Liang KY, Hetmanski JB, Wu T, Fallin MD, Ingersoll RG et al. Evidence that TGFA influences risk to cleft lip with/without cleft palate through unconventional genetic mechanisms. Hum Genet. 2009;126:385-394.
66. Beaty TH, Hetmanski JB, Fallin MD, Park JW, Sull JW, McIntosh I et al. Analysis of candidate genes on chromosome 2 in oral cleft case-parent trios from three populations. Hum Genet. 2006;120:501-518.
67. Letra A, Bjork B, Cooper ME, Szabo-Rogers H, Deleyiannis FWB, Field LL et al. Association of AXIN2 with non-syndromic oral clefts in multiple populations. J Dent Res. 2012;91:473-478.
68. Letra A, Fakhouri W, Fonseca RF, Menezes R, Kempa I, Prasad JL et al. Interaction between IRF6 and TGFA genes contribute to the risk of nonsyndromic cleft lip/palate. PLoS One. 2012;7:e45441.
69. Vieira AR. Genetic and environmental factors in human cleft lip and palate. Front Oral Biol. 2012;16:19-31.
70. Grosen D, Bille C, Petersen I, Skytthe A, Hjelmborg JVB, Pedersen JK et al. Risk of oral clefts in twins. Epidemiology. 2011;22:313-319.
71. Ooki S. Concordance rates of birth defects after assisted reproductive technology among 17 258 Japanese twin pregnancies: a nationwide survey, 2004-2009. J Epidemiol. 2013;23:63-69.
72. Martelli DR, Bonan PRF, Soares MC, Paranaíba LR, Martelli-Jr H. Analysis of familial incidence of non-syndromic cleft lip and palate in a Brazilian population. Med Oral Patol Oral Cir Bucal. 2010;15:898-901.
73. Brito LA, Cruz LA, Rocha KM, Barbara LK, Silva CBF, Bueno DF et al. Genetic contribution for non-syndromic cleft lip with or without cleft palate (NS CL/P) in different regions of Brazil and implications for association studies. Am J Med Genet Part A. 2011;155:1581-1587.
74. Gorlin RJ, Cohen Jr MM, Hennekam RCM. Orofacial clefting syndromes: general aspects. In: Syndromes of the Head and Neck, 4th ed. New York: Oxford University Press; 2011:850-876.
75. Kondo S, Schutte BC, Richardson RJ, Bjork BC, Knight AS, Watanabe Y et al. Mutations in IRF6 cause Van der Woude and popliteal pterygium syndromes. (Letter) Nat Genet. 2002;32:285-289.
76. Vieira AR, Cooper ME, Marazita ML, Orioli IM, Castilla EE. Interferon regulatory factor 6 (IRF6) is associated with oral-facial cleft in individuals that originate in South America. Am J Med Genet Part A. 2007;143A: 2075-2078.
77. Kohli SS, Kohli VS. A comprehensive review of genetic basis of cleft lip and palate. J Oral Maxillofac Pathol. 2012;16:64-72.
78. Scapoli L, Palmieri A, Martinelli M, Pezzetti F, Carinci P, Tognon M et al. Strong evidence of linkage disequilibrium between polymorphisms at the IRF6 locus and nonsyndromic cleft lip with or without cleft palate, in an Italian population. Am J Hum Genet. 2005;76:180-183.
79. Wang M, Pan Y, Zhang Z, Wang L. Three polymorphisms in IRF6 and 8q24 are associated with nonsyndromic cleft lip with or without cleft palate: evidence from 20 studies. Am J Med Genet Part A. 2012;158A:3080-3086.
80. Pegelow M, Koillinen H, Magnusson M, Fransson I, Unneberg P, Kere J et al. Association and mutation analyses of the irf6 gene in families with nonsyndromic and syndromic cleft lip and/or cleft palate. Cleft Palate Craniofac J. 2014;51:49-55.
81. Fu X, Cheng Y, Yuan J, Huang C, Cheng H, Zhou R. Loss-of-function mutation in the X-linked TBX22 promoter disrupts an ETS-1 binding site and leads to cleft palate. Hum Genet. 2015;134:147-158.
82. Kerameddin S, Namipashaki A, Ebrahimi S, Ansari-Pour N. IRF6 Is a Marker of severity in nonsyndromic cleft lip/palate. J Dent Res. 2015;94(9 Suppl):226S-232S.
83. Dai J, Yu H, Si J, Fang B, Shen SG. Irf6-related gene regulatory network involved in palate and lip development. J Craniofac Surg. 2015;26:1600-1605.
84. Twigg SRF, Wilkie AOM. New insights into craniofacial malformations. Hum Mol Genet. 2015;24:R50-R59.
85. Vieira AR. Unraveling human cleft lip and palate research. J Dent Res. 2008;87:119-125.
86. Hobbs CA, Chowdhury S, Cleves MA, Erickson S, MacLeod SL, Shaw GM et al. Genetic epidemiology and nonsyndromic structural birth defects: from candidate genes to epigenetics. JAMA Pediatr. 2014;168:371-377.
87. Machado RA, Silva CO, Martelli-Junior H, Neves LT, Coletta RD. Machine learning in prediction of genetic risk of nonsyndromic oral clefts in the Brazilian population. Clin Oral Investig. 2021;25:1273-1280.
88. Neves LT, Dionísio TJ, Garbieri TF, Parisi VA, Oliveira FV, Oliveira TN et al. Novel rare variations in IRF6 in subjects with non-syndromic cleft lip and palate and dental agenesis. Oral Dis. 2019;25:223-233.
89. Blanton SH, Cortez A, Stal S, Mulliken JB, Finnell RH, Hecht JT. Variation in IRF6 contributes to nonsyndromic cleft lip and palate. Am J Med Genet. 2005;137A:259-262.
90. Ichikawa E, Watanabe A, Nakano Y, Akita S, Hirano A, Kinoshita A et al. PAX9 and TGFB3 are linked to susceptibility to nonsyndromic cleft lip with or without cleft palate in the Japanese: population-based and family-based candidate gene analyses. J Hum Genet. 2006;51:38-46.
91. Rafighdoost H, Hashemi M, Narouei A, Eskanadri-Nasab E, Dashti-Khadivaki G, Taheri M. Association Between CDH1 and MSX1 gene polymorphisms and the risk of nonsyndromic cleft lip and/or cleft palate in a southeast Iranian population. Cleft Palate Craniofac J. 2013;50:e98-e104.

92. Lee JK, Park JW, Kim YH, Baek SH. Association between PAX9 single-nucleotide polymorphisms and nonsyndromic cleft lip with or without cleft palate. J Craniofac Surg. 2012;23:1262-1266.
93. Mostowska A, Hozyasz KK, Wójcicki P, Lasota A, Dunin-Wilczyńska I, Jagodziński PP. Association of DVL2 and AXIN2 gene polymorphisms with cleft lip with or without cleft palate in a Polish population. Birth Defects Res A Clin Mol Teratol. 2012;94:943-950.
94. Antunes LS, Küchler EC, Tannure PN, Costa MC, Gouvêa CVD, Olej B et al. BMP4 Polymorphism is associated with nonsyndromic oral cleft in a Brazilian population. Cleft Palate Craniofac J. 2013;50:633-638.
95. Kim NY, Kim YH, Park JW, Baek SH. Association between MSX1 SNPs and nonsyndromic cleft lip with or without cleft palate in the Korean population. J Korean Med Sci. 2013;28:522-526.
96. Beaty TH, Ruczinski I, Murray JC, Marazita ML, Munger RG, Hetmanski JB et al. Evidence for gene-environment interaction in a genome wide study of nonsyndromic cleft palate. Genet Epidemiol. 2011;35:469-478.
97. Paranaíba LMR, Aquino SN, Bufalino A, Martelli-Jr H, Graner E, Brito LA et al. Contribution of polymorphisms in genes associated with craniofacial development to the risk of nonsyndromic cleft lip and/or palate in the Brazilian population. Med Oral Patol Oral Cir Bucal. 2013;18:e414-e420.
98. Cardoso ML, Bezerra JF, Oliveira GHM, Soares CD, Oliveira SR, Souza KSC et al. MSX1 gene polymorphisms in non-syndromic cleft lip and/or palate. Oral Dis. 2013;19:507-512.
99. Böhmer AC, Mangold E, Tessmann P, Mossey PA, Steegers-Theunissen RP, Lindemans J et al. Analysis of susceptibility loci for nonsyndromic orofacial clefting in a European trio sample. Am J Med Genet Part A. 2013;161A:2545-2549.
100. Butali A, Suzuki S, Cooper ME, Mansilla AM, Cuenco K, Leslie EJ et al. Replication of genome wide association identified candidate genes confirm the role of common and rare variants in PAX7 and VAX1 in the etiology of nonsyndromic CL(P). Am J Med Genet A. 2013;161A:965-972.
101. Song T, Wu D, Wang Y, Li H, Yin N, Zhao Z. SNPs and interaction analyses of IRF6, MSX1 and PAX9 genes in patients with non-syndromic cleft lip with or without palate. Mol Med Rep. 2013;8:1228-1234.
102. Jung SH, Lee AY, Park JW, Baek SH, Kim YH. investigation of parental transmission of runx2 single nucleotide polymorphism and its association with nonsyndromic cleft lip with or without palate. Cleft Palate Craniofac J. 2014;51:234-239.
103. Zawiślak A, Woźniak K, Jakubowska A, Lubiński J, Kawala B, Znamirowska-Bajowska A. Polymorphic variants in VAX1 gene (rs7078160) and BMP4 gene (rs762642) and the risk of non-syndromic orofacial clefts in the Polish population. Dev Period Med. 2014;18:16-22.
104. Butali A, Mossey P, Adeyemo W, Eshete M, Gaines L, Braimah R et al. Rare functional variants in genome-wide association identified candidate genes for nonsyndromic clefts in the African population. Am J Med Genet A. 2014;164A:2567-2571.
105. Mi N, Hao Y, Jiao X, Zheng X, Song T, Shi J et al. Association study of single nucleotide polymorphisms of MAFB with non-syndromic cleft lip with or without cleft palate in a population in Heilongjiang Province, northern China. Br J Oral Maxillofac Surg. 2014;52:746-750.
106. Zucchero TM, Cooper ME, Maher BS, Daack-Hirsch S, Nepomuceno B, Ribeiro L et al. Interferon regulatory factor 6 (IRF6) gene variants and the risk of isolated cleft lip or palate. New Eng J Med. 2004;351:769-780.
107. Vieira AR, Avila JR, Daack-Hirsch S, Dragan E, Félix TM, Rahimov F et al. Medical sequencing of candidate genes for nonsyndromic cleft lip and palate. PLoS Genet. 2005;1:651-659.
108. Altunhan H, Annagür A, Konak M, Ertuğrul S, Ors R, Koç H. The incidence of congenital anomalies associated with cleft palate/cleft lip and palate in neonates in the Konya region, Turkey. Br J Oral Maxillofac Surg. 2012;50:541-544.
109. Sun T, Tian H, Wang C, Yin P, Zhu Y, Chen X et al. A survey of congenital heart disease and other organic malformations associated with different types of orofacial clefts in Eastern China. PLoS One. 2013;8:e54726.
110. Monlleó IL, Fontes MIB, Ribeiro EM, Souza J, Leal GF, Félix TM et al. Implementing the brazilian database on orofacial clefts. Plast Surg Int. 2013;2013:1-10.
111. Khan M, Ullah H, Naz S, Iqbal T, Ullah T, Tahir M et al. A revised classification of the cleft lip and palate. Can J Plast Surg. 2013;21:48-50.
112. Weinberg SM, Neiswanger K, Martin RA, Mooney MP, Kane AA, Wenger SL et al. The Pittsburgh Oral-Facial Cleft study: expanding the cleft phenotype. Background and justification. Cleft Palate Craniofac J. 2006;43:7-20.
113. Jugessur A, Shi M, Gjessing HK, Lie RT, Wilcox AJ, Weinberg CR et al. Genetic determinants of facial clefting: analysis of 357 candidate genes using two national cleft studies from Scandinavia. PLoS One. 2009;4:e5385.

CRESCIMENTO CRANIOFACIAL

Daniela Gamba Garib Carreira ▪ Terumi Okada Ozawa ▪ Omar Gabriel da Silva Filho
Araci Malagodi de Almeida ▪ Renata Sathler Zanda

O DETERMINISMO GENÉTICO NA CONFIGURAÇÃO FACIAL

Desde o início de sua formação, até atingir sua dimensão definitiva e maturidade esquelética, a face emerge da base do crânio impulsionada nos três sentidos do espaço. A morfologia facial, a direção de rotação mandibular, bem como a época em que os incrementos se manifestam, são determinadas em grande parte pelo genoma, porém, modificadas ao longo do tempo pelos fatores extragenéticos, os chamados fatores ambientais. Nos indivíduos sem malformações congênitas da face, os fatores ambientais têm participação ínfima na morfologia facial final, de modo que, a genética, nestes indivíduos, é soberana na preservação do padrão facial durante o crescimento.

De certa forma, o ganho incremental da face está vinculado ao crescimento corporal. O que se sabe é que o crescimento somático geral do indivíduo, em especial o crescimento estatural na vida pós-natal, não se dá numa velocidade constante. Ele tende a manifestar-se em surtos.[1,2] A velocidade de crescimento é grande e decrescente na infância, até alcançar um ritmo uniforme e reduzido na pré-adolescência, para ganhar velocidade na adolescência, quando se atinge a maturidade esquelética. A partir desse ponto, não há mais crescimento significativo até o final da vida. Há uma proximidade entre o crescimento estatural e o craniofacial, em especial na adolescência.[1,3-5] Alguns estudos sugerem que o pico de velocidade de crescimento facial e o estatural ocorrem simultaneamente durante a puberdade,[3,6,7] enquanto outros alegam que o crescimento facial ocorre mais tardiamente.[5,8] O fato importante é que a face cresce orientada predominantemente pela genética e acompanhando de perto os surtos de crescimento do corpo.

(Texto adaptado de Silva Filho, 2007)[9]

QUANDO OS FATORES AMBIENTAIS AMEAÇAM A CODIFICAÇÃO GENÉTICA

Os fatores extragenéticos ganham mais importância quando se trata das malformações congênitas que mutilam a anatomia, tais como as fissuras de lábio e/ou palato, seja por meio das compensações funcionais do sistema estomatognático à presença do defeito, ou pelo processo terapêutico instaurado ao longo da vida, principalmente na infância. O fato concreto é que os fatores ambientais assinalam marcas indeléveis e típicas no semblante facial, diferentemente do que ocorre na face "normal" (Fig. 3-1).

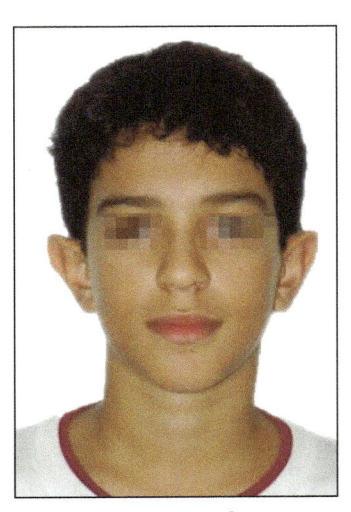

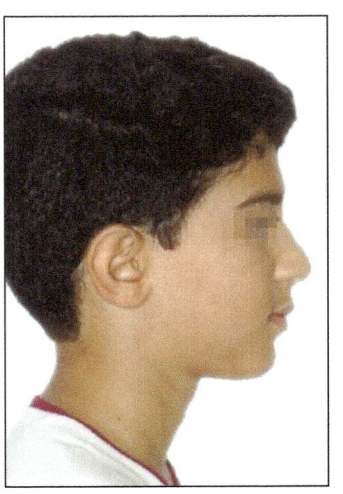

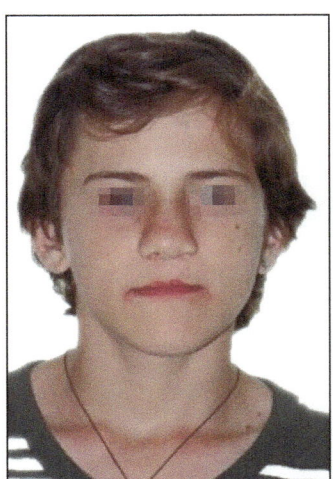

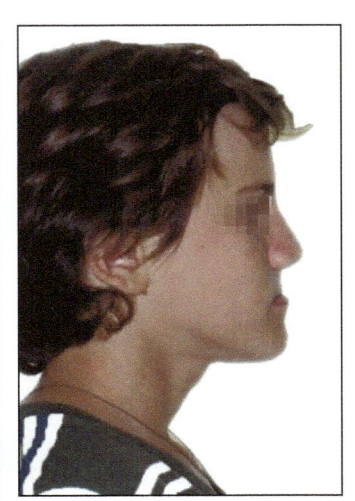

Fig. 3-1. Paciente sem fissura e paciente com fissura transforame unilateral esquerda.

Na face com fissura, o crescimento segue seu itinerário ontogenético, o de crescer até a maturidade esquelética. Os ossos faciais recebem a informação para aumentarem de tamanho, respeitando todos os estágios do desenvolvimento da face: infância, adolescência e maturidade esquelética. Há potencialidade genética para o ganho incremental, sem dúvida. No entanto, a configuração inicial da face, em especial da maxila, é alterada pela fissura (Fig. 3-2).

Entretanto, a morfologia maxilar congênita, alterada pela fissura, passa a ser dominada pelo processo terapêutico, não raro à revelia do terapeuta. A fissura transforame incisivo unilateral, por exemplo, requer protocolo de tratamento extenso, que comumente a reabilitação exige: cirurgias plásticas primárias e secundárias, enxerto ósseo secundário, procedimentos ortodônticos pré e pós-enxerto ósseo e, finalmente, quando necessária, cirurgia ortognática. É importante saber que nem todos os indivíduos com fissura evoluem para a cirurgia ortognática, porque o potencial iatrogênico do processo reabilitador não é o mesmo nos diferentes tipos de fissura.

(Texto adaptado de Silva Filho, 2007)[9]

O LEGADO PARADOXAL DAS CIRURGIAS PLÁSTICAS PRIMÁRIAS NA MORFOLOGIA FACIAL

Iniciando a sequência terapêutica, sobressaem as cirurgias plásticas reparadoras do defeito anatômico, as designadas cirurgias plásticas primárias, indicadas nos primeiros meses de vida. De fato, dois fatores interferem decisivamente na configuração dentofacial final do paciente com fissura de lábio e/ou palato, a saber: a presença da fissura em si e a interferência terapêutica representada principalmente pelas cirurgias plásticas primárias. A morfologia facial final do paciente com fissura é fortemente influenciada pelos fatores ambientais associados aos procedimentos cirúrgicos.

As cirurgias plásticas somadas, queiloplastia e palatoplastia, cumprem efeito restritivo sobre o crescimento da maxila. Entre elas, a queiloplastia parece ser mais agressiva ao desempenho do crescimento.[10-12] A cinta muscular reconstruída, pressionando fisicamente os segmentos maxilares, responde por graus imprevisíveis, mas sempre significativos, de deficiência nasomaxilar. De forma desconcertante, o ambiente expõe a fragilidade da maxila dilacerada. A mandíbula, por outro lado, mantém-se inerte à influência das cirurgias plásticas primárias.

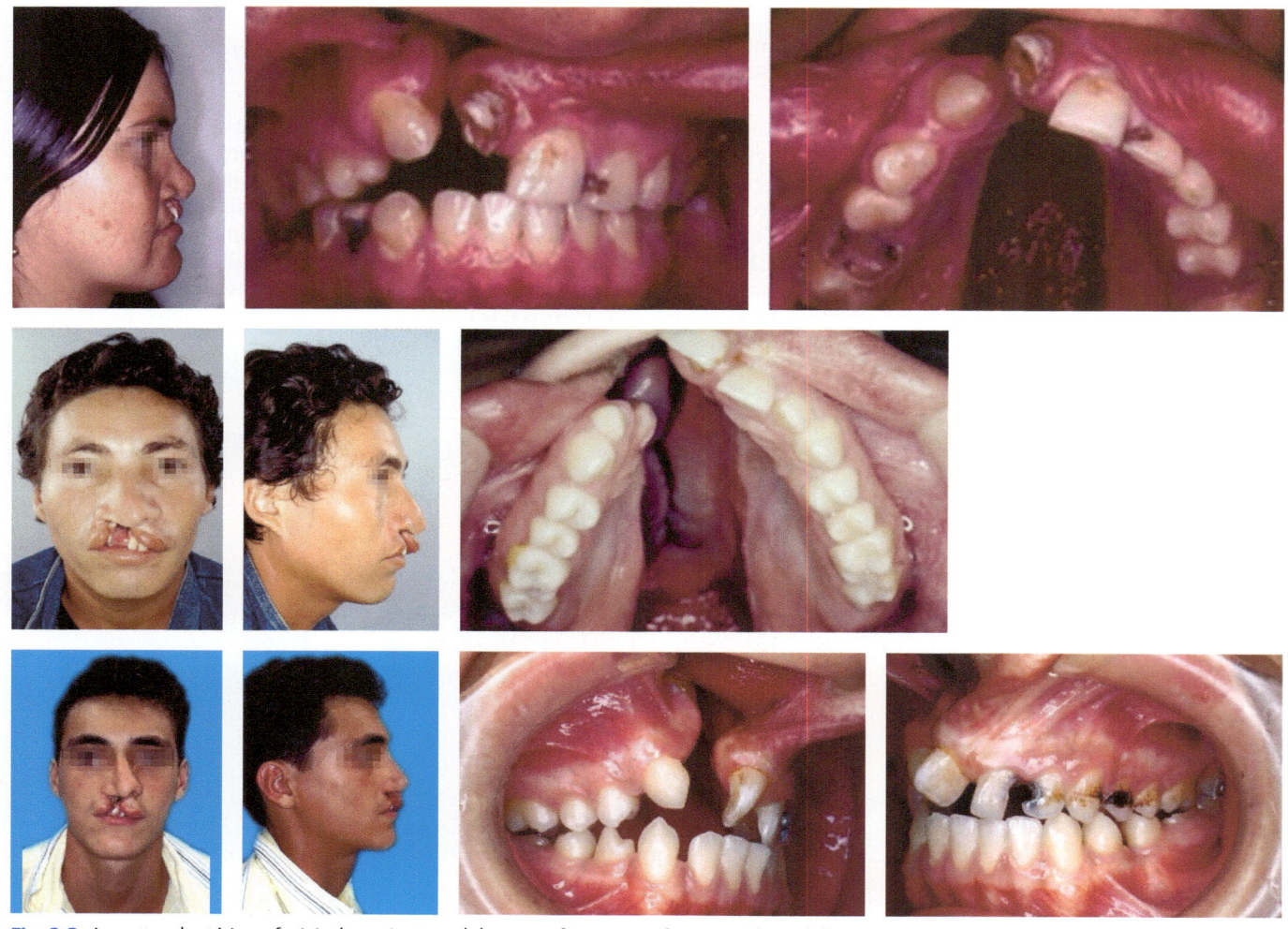

Fig. 3-2. Aspectos dentários e faciais de pacientes adultos com fissura transforame unilateral direita sem tratamento cirúrgico prévio, apresentando relativa normalidade nas relações sagital e transversal.

Nas *fissuras pré-forame incisivo*, as alterações morfológicas pós-queiloplastia primária, em geral, favorecem o desenvolvimento normal da maxila e da arcada dentária superior. Nas *fissuras de palato isoladas*, a palatoplastia realizada na infância, parece não interferir significativamente na maxila. Já nas fissuras totais de lábio e palato, as *fissuras transforame incisivo*, as alterações induzidas a longo prazo restringem, em grau variado, o crescimento da face média. Tanto a queiloplastia, com sua influência sobre a região anterior do arco, quanto a palatoplastia e sua atuação sobre o desenvolvimento transversal da maxila, atuam consideravelmente sobre esse tipo de fissura.[13]

Interessante notar que, quando comparados com pacientes sem fissura, os pacientes com fissura apresentam mandíbula com ramo e comprimento de corpo menores, independentemente do tipo de fissura avaliada, seja pré, pós ou transforame. Considerando a posição mandibular em relação à base do crânio, as fissuras pós-forame apresentam-se com a mandíbula girada no sentido horário, associada a um ângulo goníaco mais obtuso do que as fissuras pré, transforame e no grupo sem fissura. Isso demonstra que, a fissura em si, tem reflexos não somente na maxila, onde está localizada, mas também na mandíbula.[14]

Considerando-se as variáveis supracitadas, bem como tipo e amplitude da fissura, o "crescimento facial" deixa de ser um tema simples. Mas, para o reabilitador, o importante é deter conhecimento detalhado do padrão morfológico característico de cada tipo de fissura e a cota real de influência que as cirurgias plásticas primárias exercem sobre o crescimento do complexo craniofacial o que, teoricamente, determina o prognóstico de tratamento a longo prazo. Com a pretensão de conceber um capítulo didático, a discussão acadêmica a seguir reúne o assunto em tópicos, obedecendo o tipo de fissura[15] na seguinte ordem: fissuras pré-forame incisivo; fissuras pós-forame incisivo; fissuras transforame incisivo unilateral e fissuras transforame incisivo bilateral.

(Texto adaptado de Silva Filho, 2007)[9]

CRESCIMENTO FACIAL NAS FISSURAS PRÉ-FORAME INCISIVO

A menor ênfase que a literatura dispensa às fissuras pré-forame incisivo, em relação às fissuras transforame e pós-forame, amparase no menor comprometimento anatômico que essa fissura acarreta na maxila, no máximo, restrito ao alvéolo. Além disso, não há implicações funcionais, fatores esses que determinam protocolos de tratamento menos extensos e resultados de tratamento mais previsíveis.

A fissura préforame incisivo, que pode ser uni ou bilateral, quando completa, envolve todo o lábio e o processo alveolar, alcançando o assoalho nasal e terminando no forame incisivo. A fissura préforame incisivo, quando incompleta apresenta uma diversidade clínica muito grande envolvendo lábio e rebordo alveolar, sem romper o assoalho nasal. As implicações da fissura restringem-se ao esboço externo da face, ou seja, nariz, lábio superior e rebordo alveolar superior. Nesse tipo de fissura, completa ou incompleta, a maxila como osso basal não está segmentada, o que constitui atenuante por torná-la menos vulnerável às cirurgias plásticas primárias.

Quando sem tratamento, a morfologia dentofacial, diagnosticada no neonato, mantém-se inalterada no adulto. O diagrama representativo da morfologia da arcada dentária superior em pacientes adultos com fissura pré-forame incisivo unilateral completa demonstra que o segmento alveolar em indivíduos com fissura flexiona-se para vestibular, devido à falta de contenção labial, aumentando o trespasse horizontal e conferindo uma forma triangular ao segmento anterior do rebordo alveolar. O alvéolo do lado da fissura apresenta tendência suave a girar para medial, mantendo os caninos numa relação de topo a topo e, algumas vezes, em mordida cruzada (Fig. 3-3). O nariz também se encontra bastante comprometido. Um achatamento da cartilagem alar, acompanhado quase sempre de um desvio de septo nasal, é responsável pelo aspecto final da face.

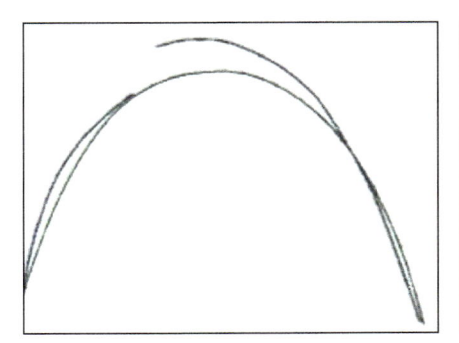

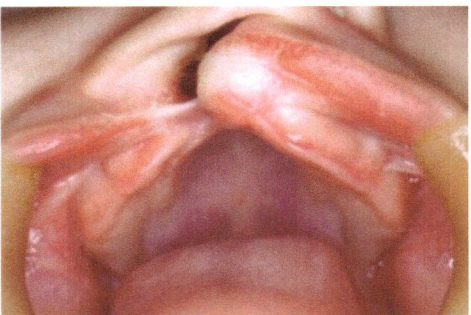

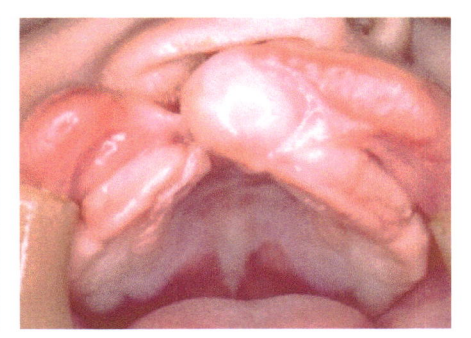

Fig. 3-3. Esquema do contorno do arco dentário superior. Linha contínua, paciente sem fissura; linha segmentada, paciente com fissura. Aspecto clínico dos segmentos maxilares, previamente às cirurgias primárias. Não há deficiência do terço médio da face, característico dos pacientes operados com FTIU completa.

Os estudos cefalométricos reiteram que a fissura pré-forame incisivo unilateral completa faz parte de um conjunto de alterações craniofaciais menores, envolvendo a base do crânio e a face sem, contudo, causar impacto profundo na morfologia facial. Mais especificamente, a influência da fissura restringe-se à porção anterior da maxila. Considerando-se que, nas fissuras pré-forame incisivo, a penetrância da fissura nos tecidos agrava o problema, quanto mais incompleta for a fissura, menor a possibilidade de alteração esquelética e mais promissor o prognóstico de tratamento.

Quando a maxila cresce sob a influência da presença da fissura pré-forame completa não tratada, o limite anterior da maxila, representado pela espinha nasal anterior e a concavidade anterior da maxila, encontra-se protruído em relação à base do crânio. Isso é facilmente compreendido se nos lembrarmos de que a fissura rompe o lábio e quebra a continuidade do arco alveolar, permitindo a projeção do segmento maior para anterior.

A morfologia da arcada dentária superior no paciente adulto com fissura pré-forame incisivo unilateral não operado confirma a interpretação facial e cefalométrica já mencionadas. A diferença notória entre a arcada dentária com fissura normal restringe-se à região anterior. A rotação para vestibular, característica da extremidade anterior do segmento maior, faz-se acompanhar por tendência de colapso do segmento menor, mais evidente na região do canino. É importante ressaltar que essa alteração morfológica na conformação anatômica da arcada dentária superior manifesta-se desde o nascimento e não muda durante o crescimento facial e o desenvolvimento da oclusão, se o paciente não for submetido à queiloplastia na infância.

Além disso, é importante comentar que, no contexto cefalométrico, a mandíbula encontra-se bem posicionada no sentido anteroposterior, corroborando o seu diagnóstico clínico mediante análise facial. Entretanto, a mandíbula possui uma conformação anatômica distinta da norma, traduzida por maior abertura do ângulo goníaco e encurtamento no comprimento do corpo (Go-Gn). Essa alteração morfológica não traz repercussão na relação entre as bases apicais (ângulo ANB) em função da igual redução no comprimento da base do crânio (S-N) e no comprimento maxilar (ENA-ENP).

Quanto à embriologia dos dentes adjacentes à fissura, atualmente sabemos que a fissura orofacial não causa a segmentação do botão embrionário do incisivo lateral. Na verdade, estudos recentes mostram que o incisivo lateral superior possui dupla origem embrionária, sendo parcialmente formado pelo processo nasal medial e pelo processo maxilar. Ou seja, a metade mesial do incisivo lateral provém do processo nasal medial, enquanto a metade distal do incisivo lateral se origina do processo maxilar. No paciente com fissura, não há fusão desses processos, o que provoca os diferentes padrões numéricos e posicionais do incisivo lateral em relação à fissura, que observamos clinicamente.[16]

O impacto fundamentalmente cosmético das fissuras pré-forame incisivo é resolvido com a reconstrução do defeito, que se inicia meses depois do nascimento com a queiloplastia primária (Fig. 3-4). Nestes casos, o efeito da queiloplastia a longo prazo devolve a aparente normalidade dentoalveolar.

CAPÍTULO 3 ■ CRESCIMENTO CRANIOFACIAL 43

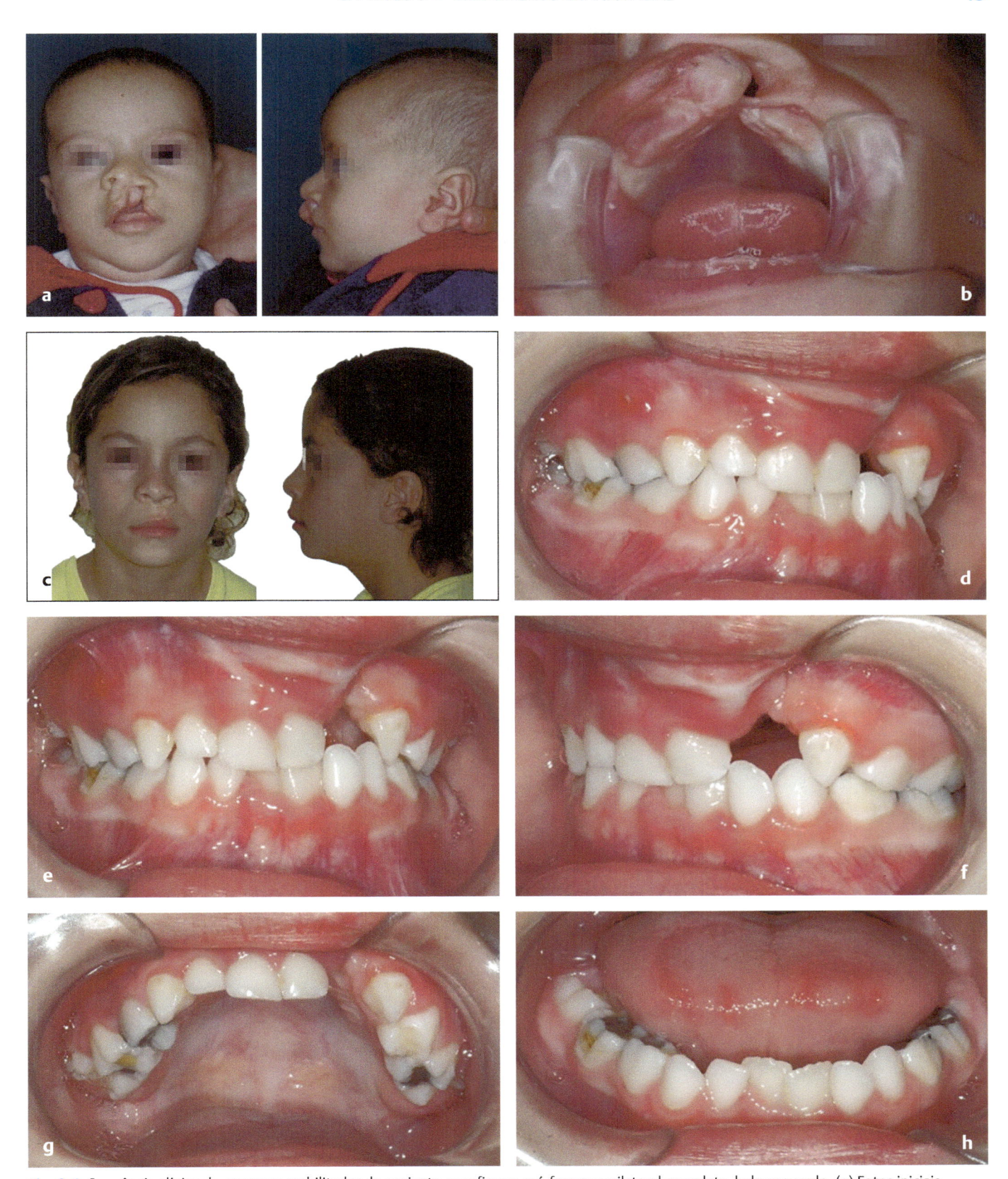

Fig. 3-4. Sequência clínica do processo reabilitador de paciente com fissura pré-forame unilateral completa, lado esquerdo. (a) Fotos iniciais. (b) Pré-cirúrgico. (c-h) Dentadura mista. *(Continua)*

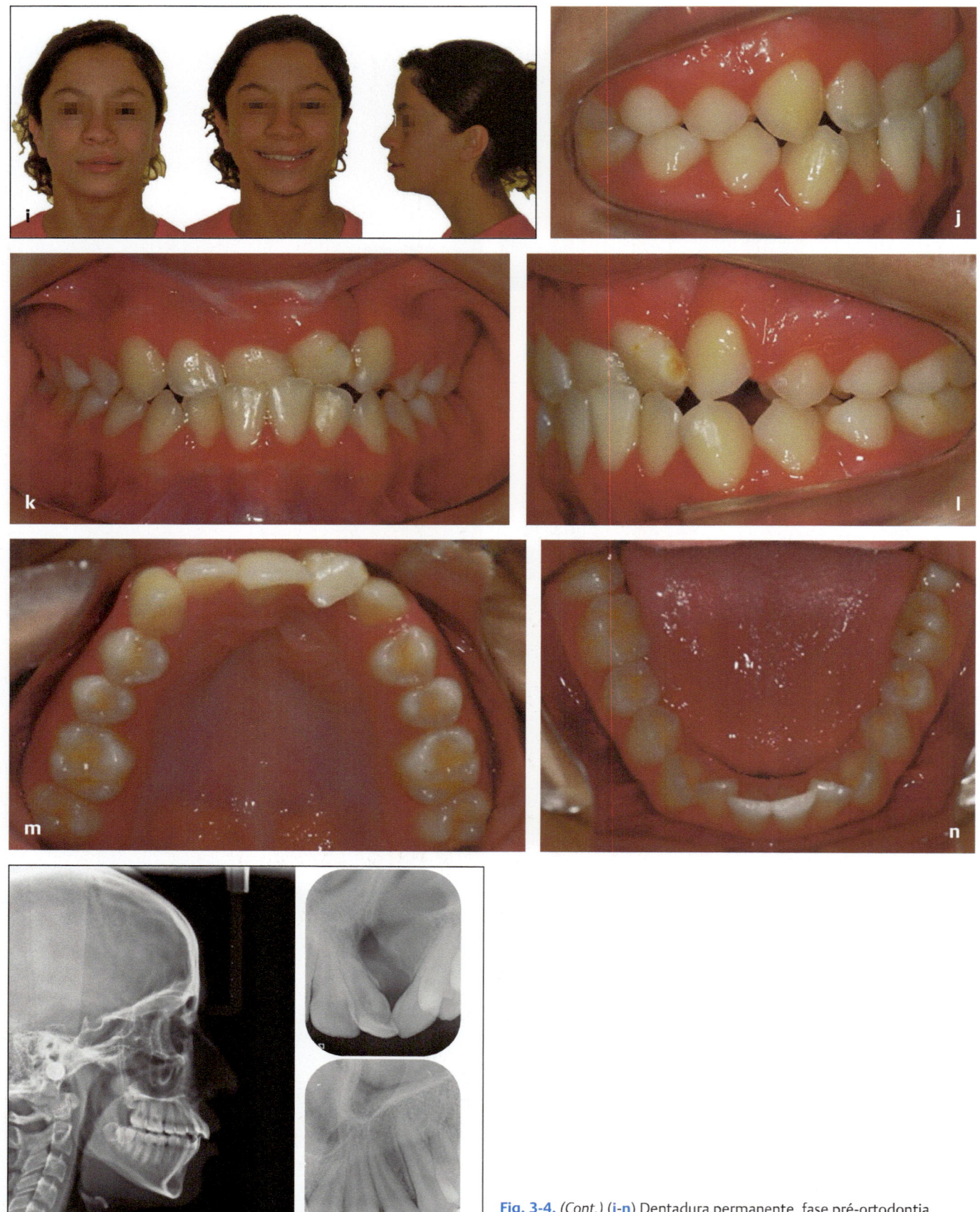

Fig. 3-4. *(Cont.)* (**i-n**) Dentadura permanente, fase pré-ortodontia. (**o**) Telerradiografia mostrando bom crescimento craniofacial e periapicais pré e pós-enxerto. *(Continua)*

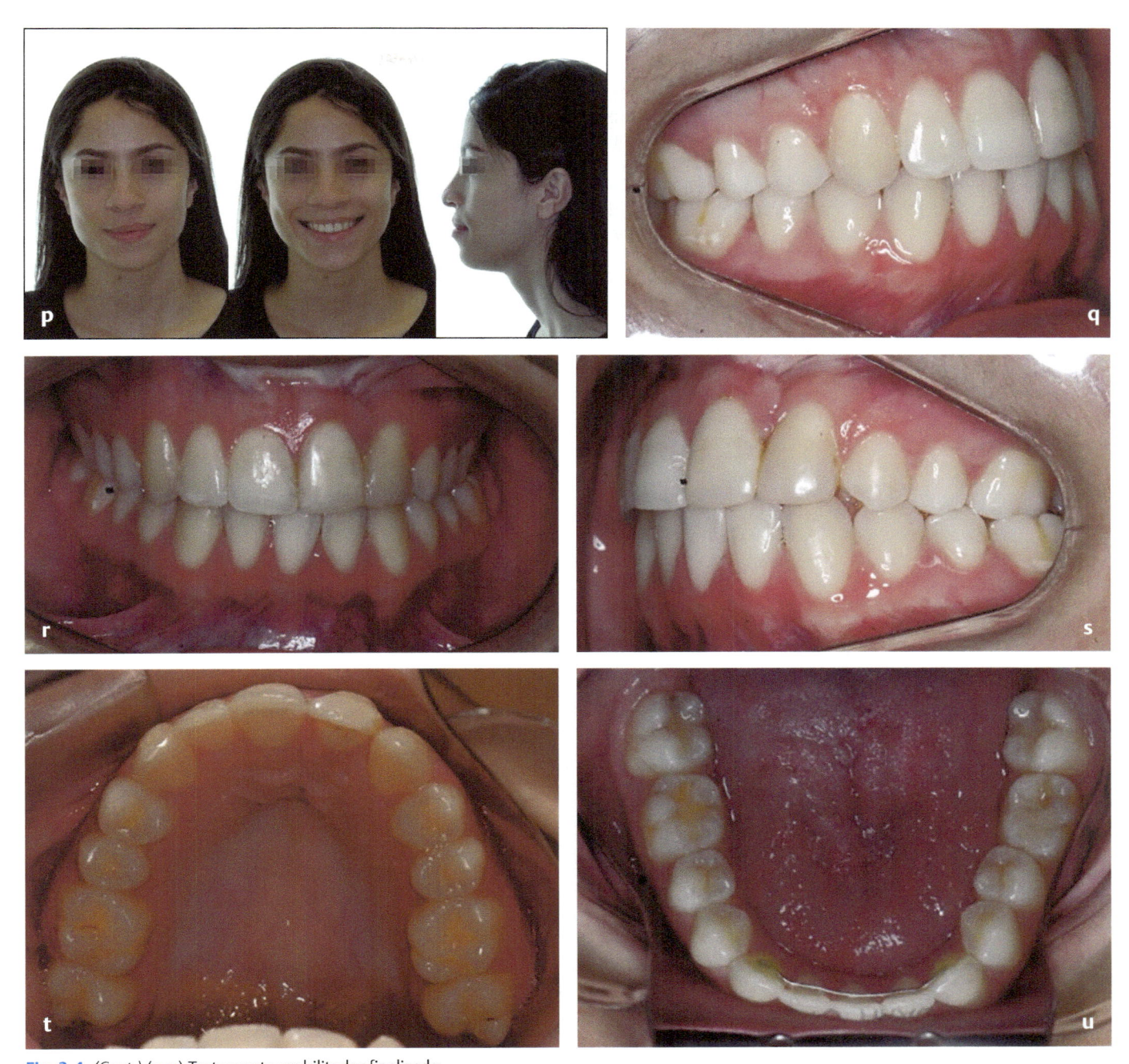

Fig. 3-4. *(Cont.)* (p-u) Tratamento reabilitador finalizado.

Admite-se que, assim como a presença da fissura pré--forame incisivo acarreta alterações menores no arcabouço esquelético da face, a queiloplastia nesse tipo de fissura também tem influência limitada na face e sempre positiva quando realizada na infância, não sendo considerada inibidora do crescimento facial. Da cinta muscular pós-cirúrgica emana uma pressão labial constante, antes inexistente. É essa pressão que remodela o processo alveolar, fazendo com que o extremo anterior do segmento maior se flexione medialmente, em direção ao segmento menor, devolvendo ao arco alveolar sua conformação adequada. Essa pressão labial é aumentada? maior nas primeiras semanas que se sucedem à cirurgia, baixando lentamente com o passar do tempo.

Quanto às estruturas esqueléticas, as alterações levam a maxila em direção à posição normativa, reduzindo a protrusão dentoalveolar. Quanto ao tecido mole, as alterações induzidas pela queiloplastia em idade convencional estão ligadas à redução da espessura assimétrica do lábio superior não operado. Resumindo, a cirurgia plástica primária influencia favoravelmente no reposicionamento da extremidade flexionada do segmento maior e devolve simetria à face.

(Texto adaptado de Silva Filho, 2007)[9]

CRESCIMENTO FACIAL NAS FISSURAS PÓS-FORAME INCISIVO

A fissura de palato isolada distingue-se clinicamente daquelas que abrangem o palato primário pelo não envolvimento do rebordo alveolar e da musculatura peribucal. Isso impossibilita o diagnóstico da fissura pela análise facial, uma vez que ela se esconde no palato, não ocasionando impacto facial. As sequelas são funcionais e referem-se ao regurgitamento de líquidos pela cavidade nasal, à qualidade nasal da voz e à deficiência auditiva.

Independentemente da extensão anatômica, a reabilitação interdisciplinar envolve a reparação cirúrgica e a assistência fonoaudiológica para a recuperação anatômica e a subsequente adequação funcional. O grande desafio da palatoplastia é um ótimo resultado em fala, sem comprometer o crescimento maxilomandibular. Entretanto, deve-se ter em mente que esta cirurgia pode permitir a produção da fala, mas não garante o adequado desenvolvimento da mesma.[17] Parece, portanto, axiomático recompor a morfologia para, então, buscar uma adequação das funções desenvolvidas pelo sistema nasofaríngeo.

A continuidade do rebordo alveolar nas fissuras pós-forame incisivo estabelece a integridade da arcada dentária superior e elimina a influência inevitável que as fissuras de rebordo alveolar exercem na odontogênese do incisivo lateral adjacente ao defeito. Por conseguinte, as fissuras pós-forame incisivo remetem a uma mecanoterapia ortodôntica menos específica ou, em outras palavras, próxima da ortodontia em pacientes sem fissura (Fig. 3-5).

O padrão cefalométrico médio do paciente adulto com fissura de palato isolada, não operado, exibe uma diferença em relação ao padrão cefalométrico normativo. No indivíduo com essa fissura, os comprimentos da base do crânio (S-N), da maxila (ENA-ENP) e da mandíbula (Go-Gn) mostram-se proporcionalmente menores, com diferença estatisticamente significante, criando uma relação anteroposterior entre a maxila e a mandíbula dentro de limites aceitáveis.[18-20] Essa relação sagital satisfatória é acompanhada por um crescimento com predomínio do vetor vertical.

Quando o padrão cefalométrico de pacientes operados e não operados é confrontado, verifica-se a ausência de diferenças significantes em todas as grandezas cefalométricas, com proximidade entre os seus valores.[18,19,21,22] Essa semelhança evidencia que, tanto os pacientes com fissura operados como os não operados, apresentam uma morfologia facial semelhante entre si e diferente do padrão normativo, isentando as consequências cirúrgicas tardias de qualquer participação na configuração facial final, independentemente da técnica cirúrgica empregada.[23] Isso significa dizer que a palatoplastia realizada durante a infância contribui positivamente para as funções oronasais e auditivas, sem prejudicar o crescimento da face, que é determinado geneticamente.

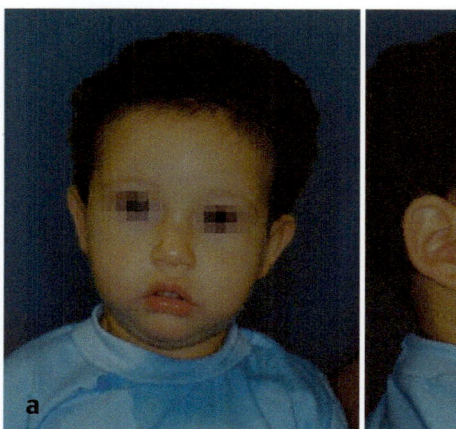

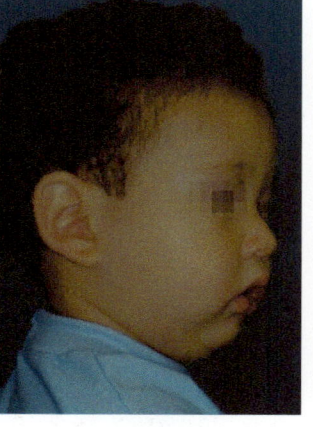

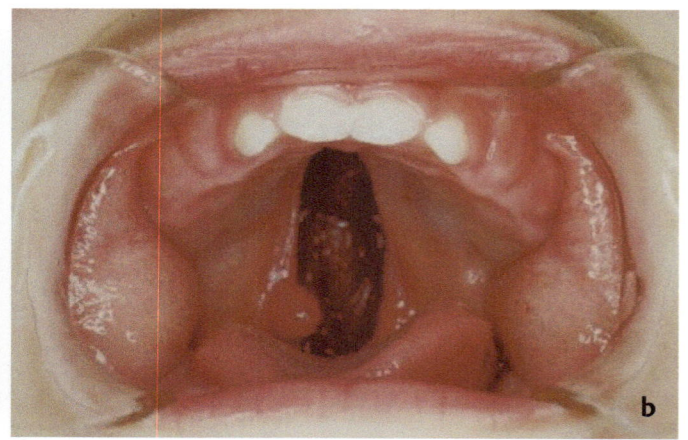

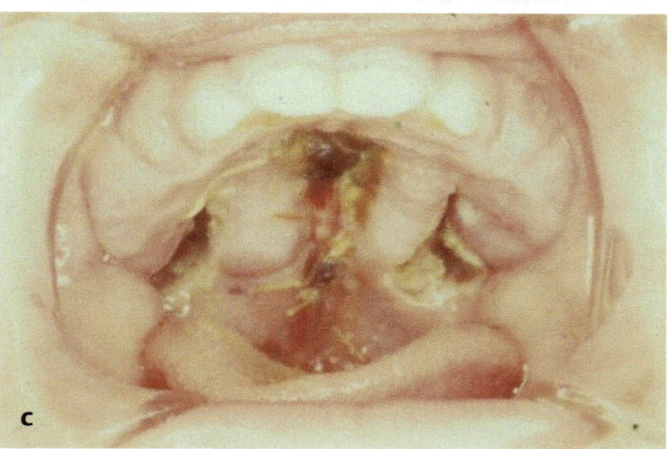

Fig. 3-5. Sequência clínica do processo reabilitador de paciente com fissura pós-forame completa. (**a**) Fotos iniciais. (**b**) Pré-palatoplastia. (**c**) Pós-palatoplastia. *(Continua)*

CAPÍTULO 3 ■ CRESCIMENTO CRANIOFACIAL

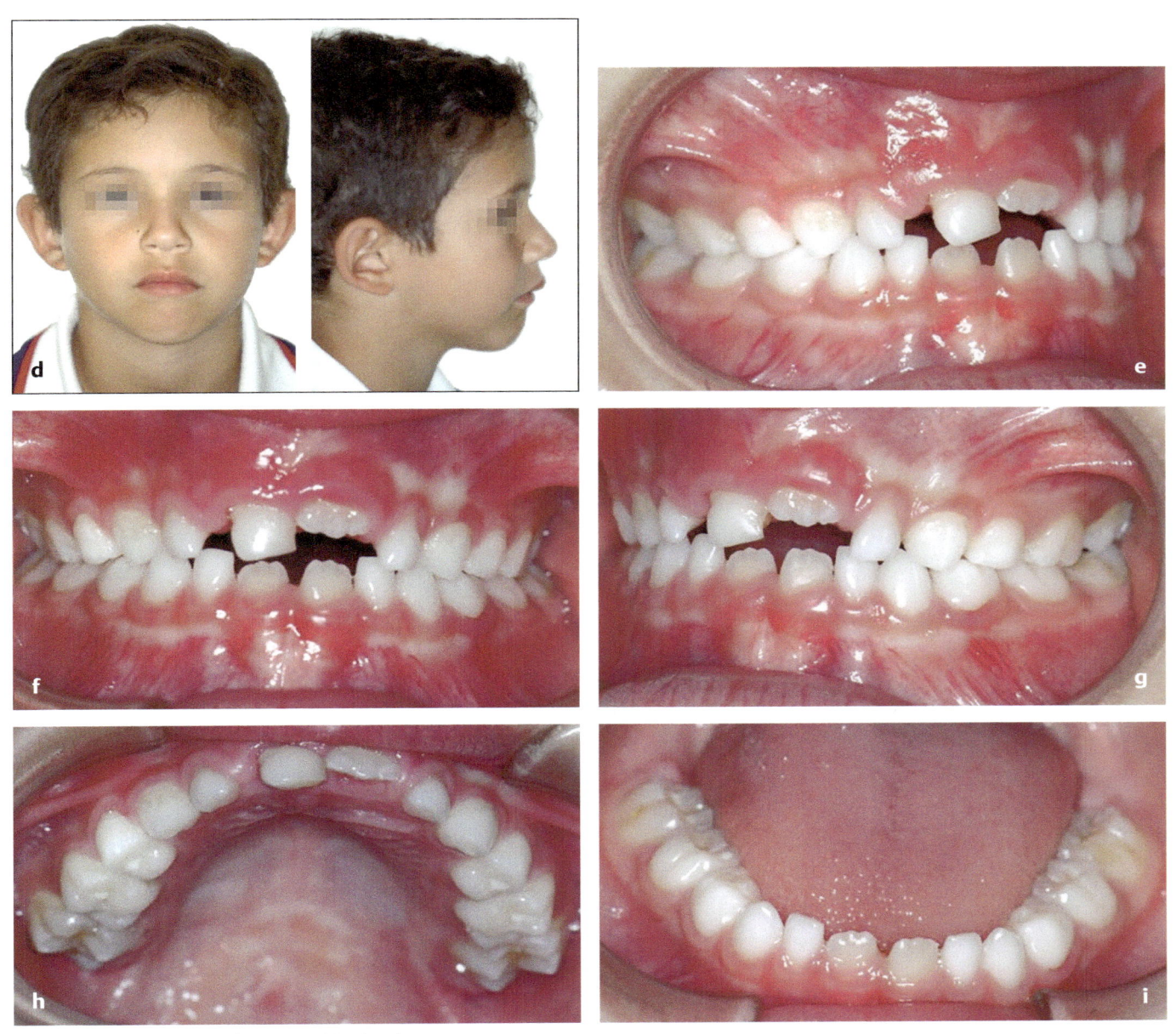

Fig. 3-5. *(Cont.)* (**d-i**) Dentadura mista. *(Continua)*

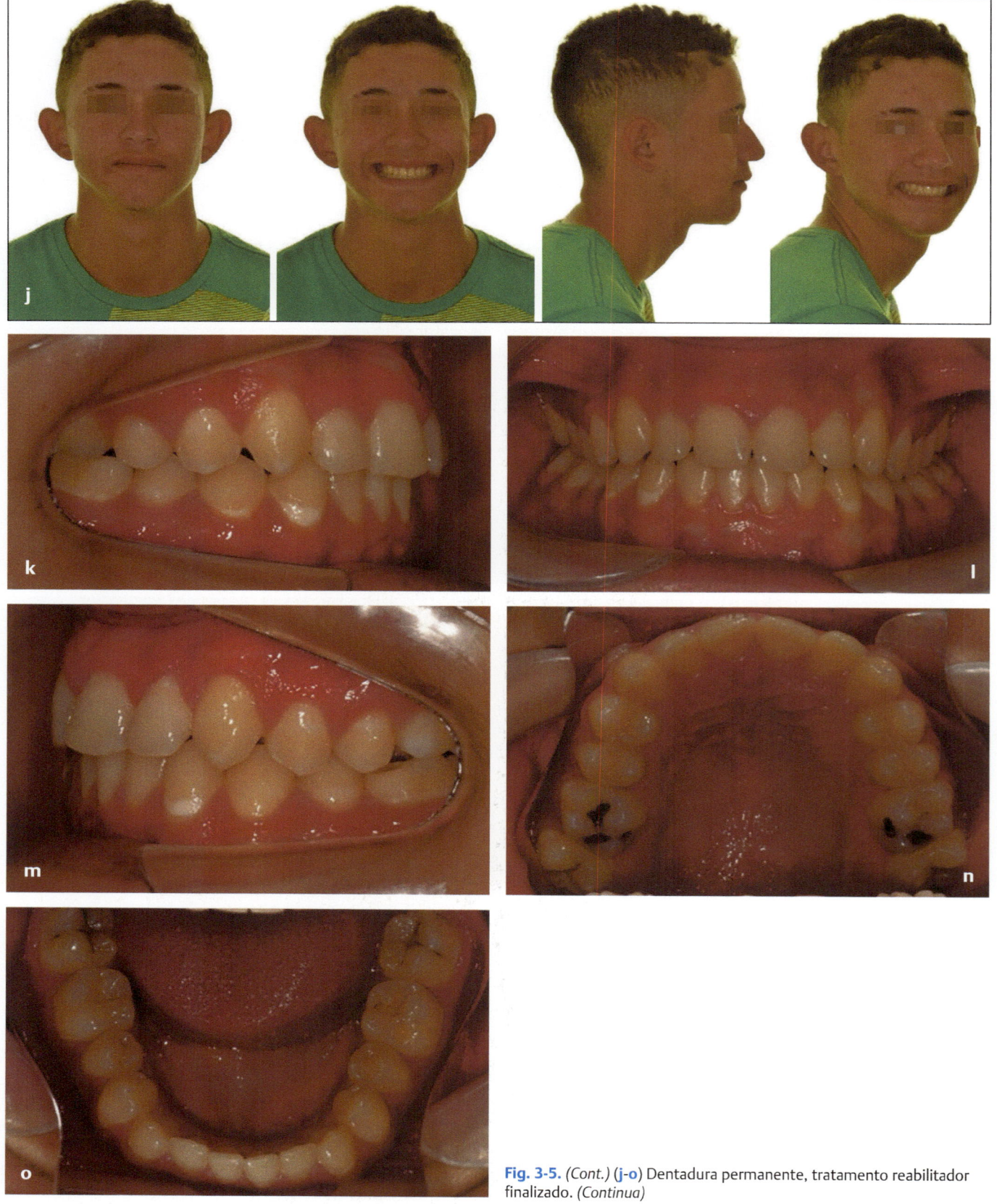

Fig. 3-5. *(Cont.)* **(j-o)** Dentadura permanente, tratamento reabilitador finalizado. *(Continua)*

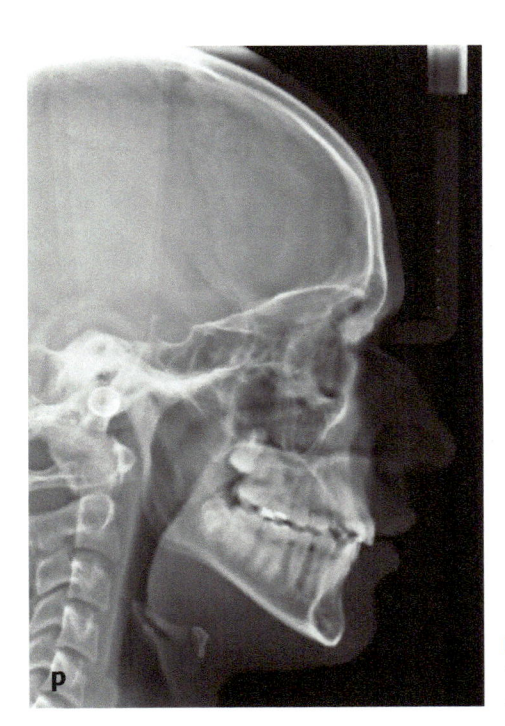

Fig. 3-5. *(Cont.)* (**p**) Telerradiografia mostrando bom crescimento craniofacial. *(Continua)*

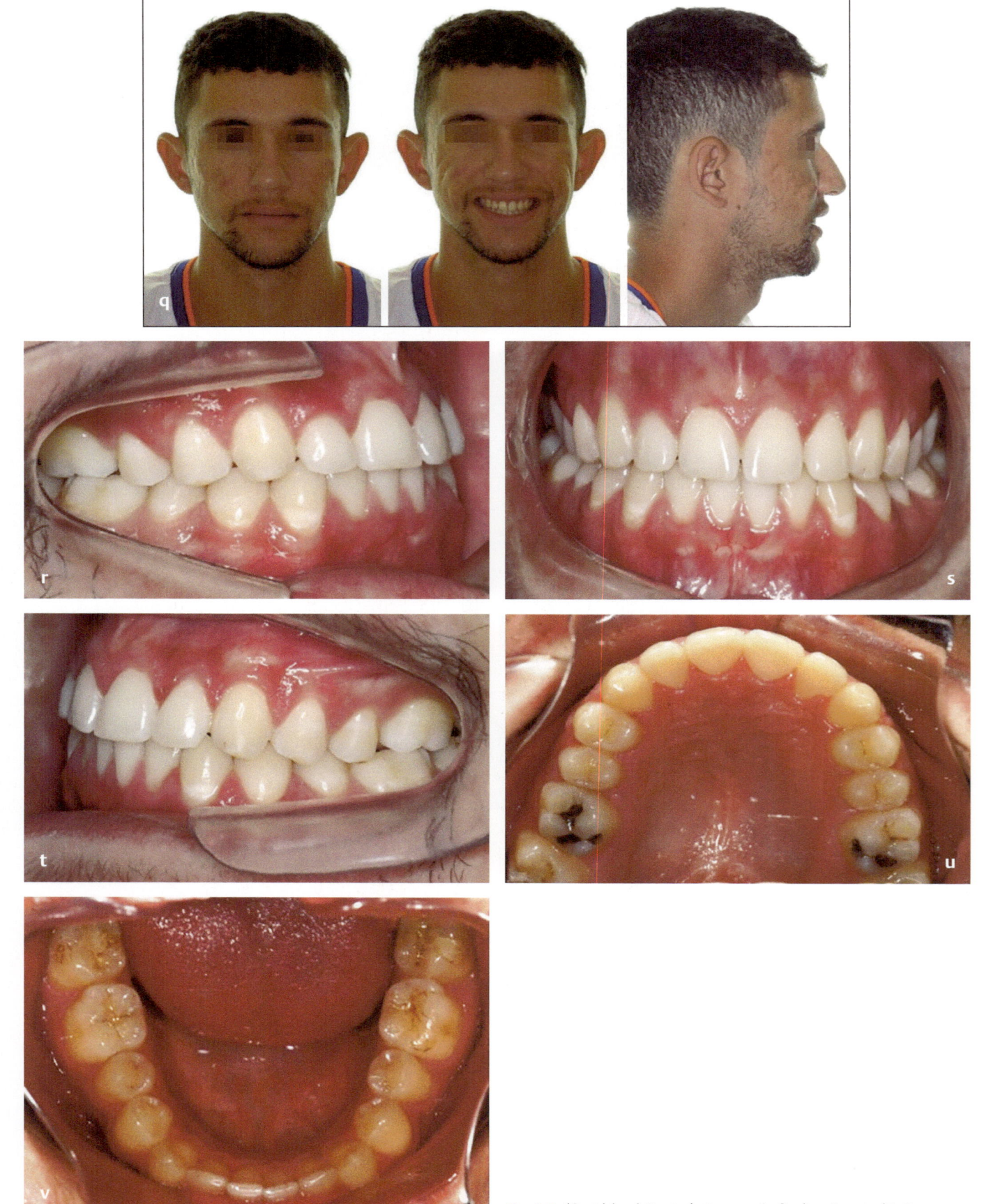

Fig. 3-5. *(Cont.)* (**q-v**) Controle 2 anos pós-finalização ortodôntica.

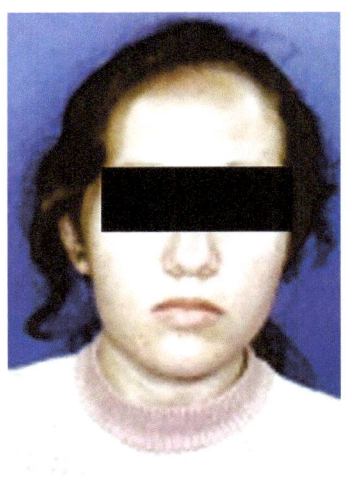

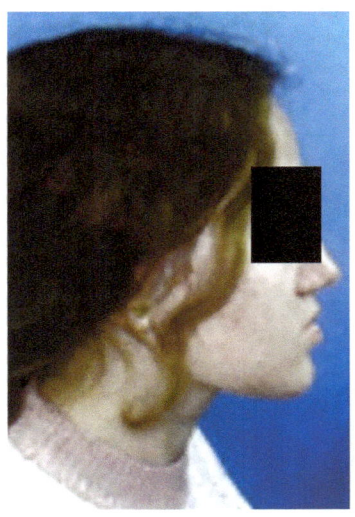

Fig. 3-6. Paciente adulta com fissura pós-forame incompleta não operada.

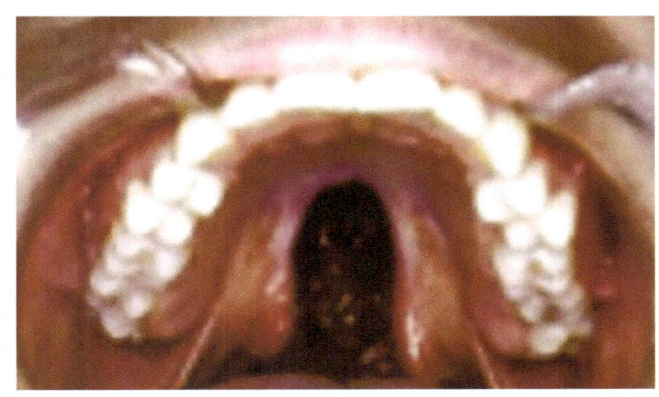

A Figura 3-6 mostra as características oclusais e faciais de uma paciente adulta com fissura de palato isolada sem tratamento prévio. A avaliação da face e da oclusão não permite deduzir que a paciente tem fissura de palato e, tampouco, que ela não foi submetida à palatoplastia. A morfologia dentofacial, definida pela cefalometria no paciente com fissura de palato isolada, é inerente à fissura em si e não sofre influência da palatoplastia. A imutabilidade da maxila mantém-se mesmo quando da realização da faringoplastia, por volta dos 6 anos de idade.[24]

A literatura, em geral, corrobora o conceito que as alterações cefalométricas flagrantes na morfologia craniofacial que caracterizam o grupo com fissura de palato se fazem presentes, tanto em pacientes operados quanto naqueles não-operados.

(Texto adaptado de Silva Filho, 2007)[9]

CRESCIMENTO FACIAL NA FISSURA TRANSFORAME INCISIVO UNILATERAL (FTIU)

É na fissura transforame incisivo que as transformações na face média, esculpidas a longo prazo pela influência das cirurgias primárias, em especial a queiloplastia, agridem com mais intensidade a estética facial e comprometem mais as condições oclusais, levando o paciente à cirurgia ortognática com mais frequência que nos demais tipos de fissura.

Esse comportamento condiciona o planejamento ortodôntico desde o final da dentição decídua ou início da dentadura mista, quando as abordagens ortopédicas, transversal e sagital, tentam atenuar as consequências morfológicas pós-cirúrgicas. A estratégia terapêutica cirúrgica imposta no protocolo de tratamento da FTIU consiste em restaurar a anatomia com as cirurgias plásticas primárias a partir dos 3 meses (queiloplastia primária) e dos 12 meses de idade (palatoplastia primária); cirurgias plásticas secundárias de lábio (queiloplastia secundária) a partir da idade escolar e ortodontia pré e pós-enxerto ósseo secundário ao final da dentadura mista, entre 9 e 12 anos de idade.

Destaca-se aqui o instrumento de diagnóstico das condições oclusais, nomeado índice Goslon (*Great Ormond Street, London e Oslo*), rotineiramente aplicado pelos ortodontistas para o planejamento ortodôntico e a definição do prognóstico de tratamento a longo prazo, a partir do final da dentição decídua e início da dentadura mista.[25]

O índice Goslon, quando aplicado na dentadura mista, mostrou ser um indicativo robusto e reprodutível para a avaliação precoce das relações das arcadas dentárias em pacientes com FTIU[26,27] considerando os aspectos anteroposterior, transversal e vertical. Posteriormente, Atack e Chawla desenvolveram o índice dos 5 anos (*Five Year Old Index*),[28,29] preservando os cinco critérios estabelecidos no índice Goslon, porém com a vantagem de poder ser aplicado mais precocemente, nas fases da dentadura decídua e mista precoce, permitindo uma avaliação dos resultados das técnicas e ou do fator cirurgião sobre o crescimento craniofacial antes das intervenções ortodônticas, capazes de camuflar eventuais problemas esqueléticos.

O índice Goslon e o índice dos 5 anos consistem de uma escala numérica de 1 a 5 (excelente, bom, regular, pobre e muito pobre) representativa da gravidade da má-oclusão e da complexidade do tratamento a ser executado, oferecendo, ainda, subsídios para o prognóstico a longo prazo (Fig. 3-7). Via de regra, os grupos 1 e 2 representam oclusões que não necessitam de tratamento ortodôntico complexo. O grupo 3, por sua vez, requer da equipe reabilitadora uma abordagem ortodôntica/ortopédica mais complexa, porém, a depender do padrão de crescimento presente e da mecânica utilizada, um prognóstico favorável ainda pode ser esperado. Os incisivos podem-se apresentar de topo ou cruzados devido à inclinação palatina e pode ocorrer mordida cruzada posterior unilateral ou bilateral. Uma característica importante do índice 3 é o pareamento anteroposterior das bases ósseas maxilar e mandibular observado nas superfícies vestibulares dos rebordos alveolares dos incisivos superiores e inferiores. Pode ocorrer mordida aberta na região da fissura devido à deficiência vertical do segmento menor. Os grupos 4 e 5 apresentam crescimento craniofacial desfavorável e diferenciam-se entre si somente pela dimensão do erro esquelético, necessitando de cirurgia ortognática para correção da discrepância maxilomandibular. A relação anteroposterior é o aspecto mais importante a ser avaliado para a classificação dos modelos de estudo e, embora o trespasse horizontal entre os incisivos seja uma medida preditiva significativa,[30] ele não representa a arcada dentária como um todo e, por isso, a análise da relação das bases ósseas maxilar e mandibular é fundamental para o diagnóstico diferencial dos casos limítrofes (Figs. 3-8 a 3-13).

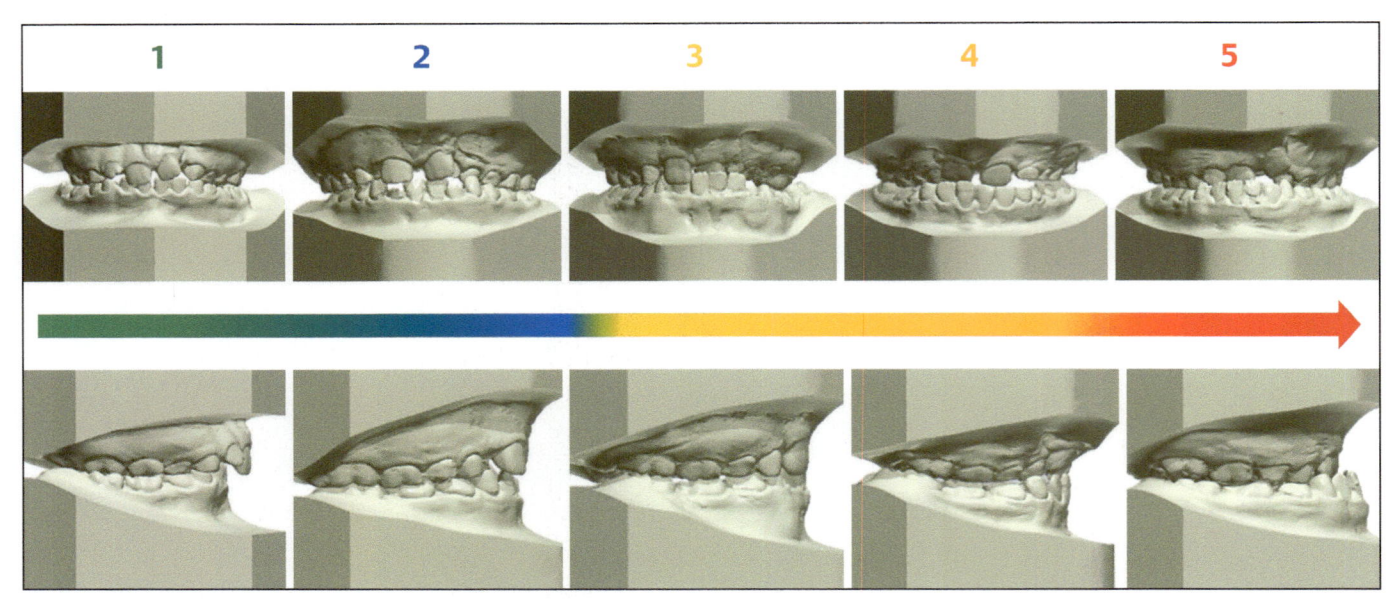

Fig. 3-7. Modelos representativos do índice Goslon, mostrando que do índice 1 ao 5 há o aumento da gravidade da má-oclusão e da discrepância das bases apicais.

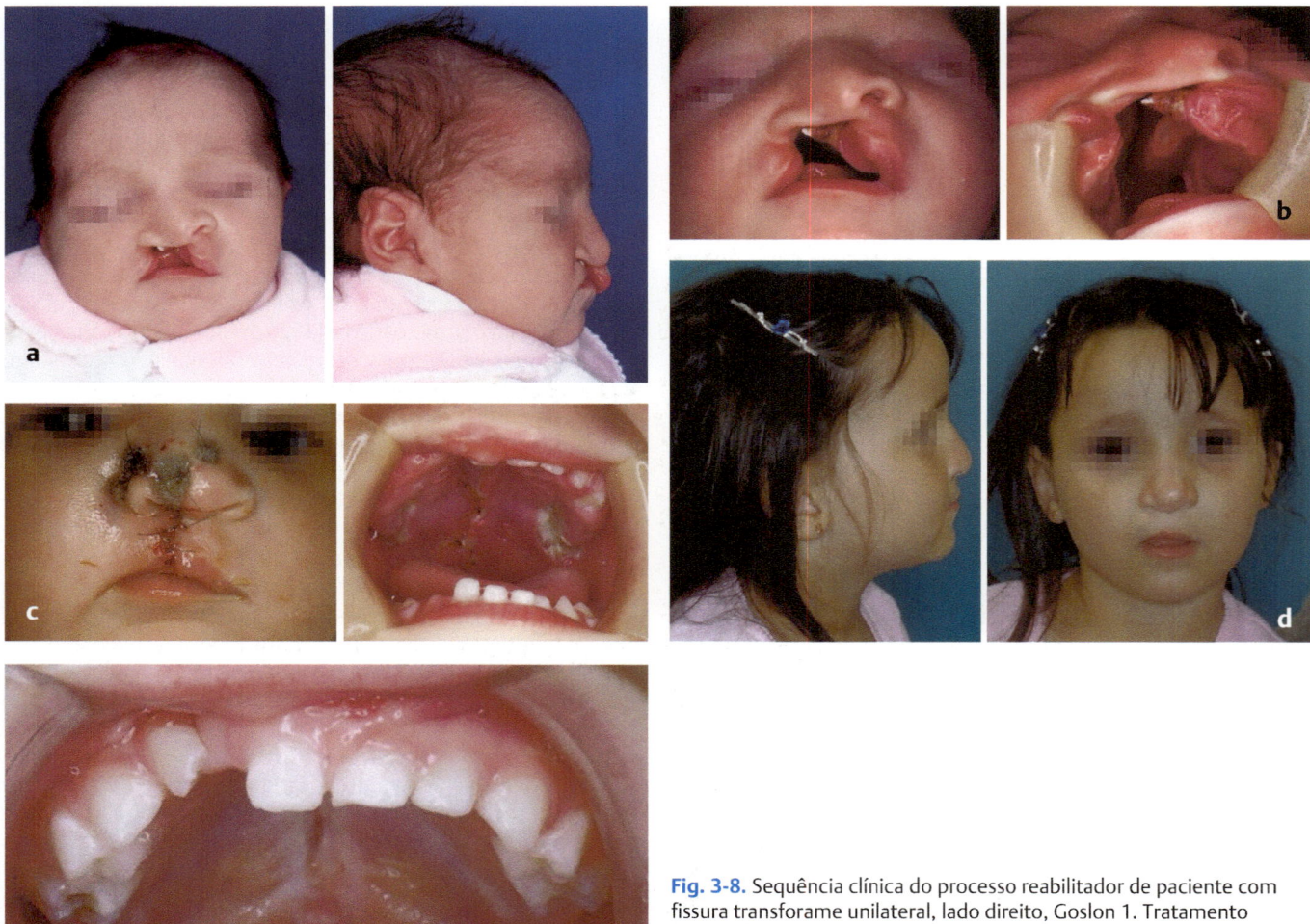

Fig. 3-8. Sequência clínica do processo reabilitador de paciente com fissura transforame unilateral, lado direito, Goslon 1. Tratamento compensatório, sem necessidade de cirurgia ortognática. (**a**) Fotos iniciais. (**b**) Pré-cirúrgico. (**c,d**) Pós-cirúrgico primário de queiloplastia e palatoplastia. (**d,e**) Dentadura decídua. *(Continua)*

CAPÍTULO 3 ■ CRESCIMENTO CRANIOFACIAL

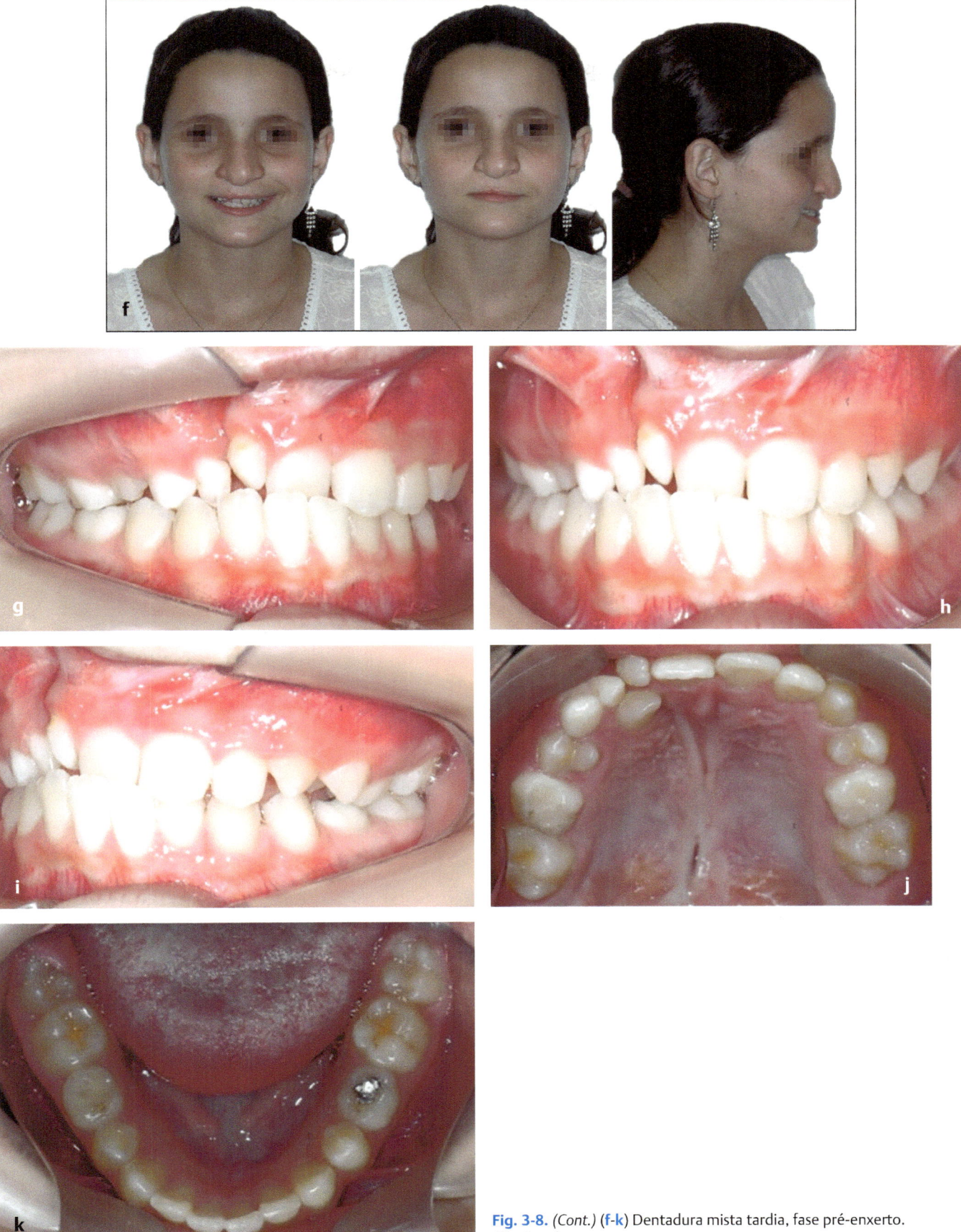

Fig. 3-8. *(Cont.)* **(f-k)** Dentadura mista tardia, fase pré-enxerto. *(Continua)*

54   PARTE II ▪ ASPECTOS MORFOLÓGICOS

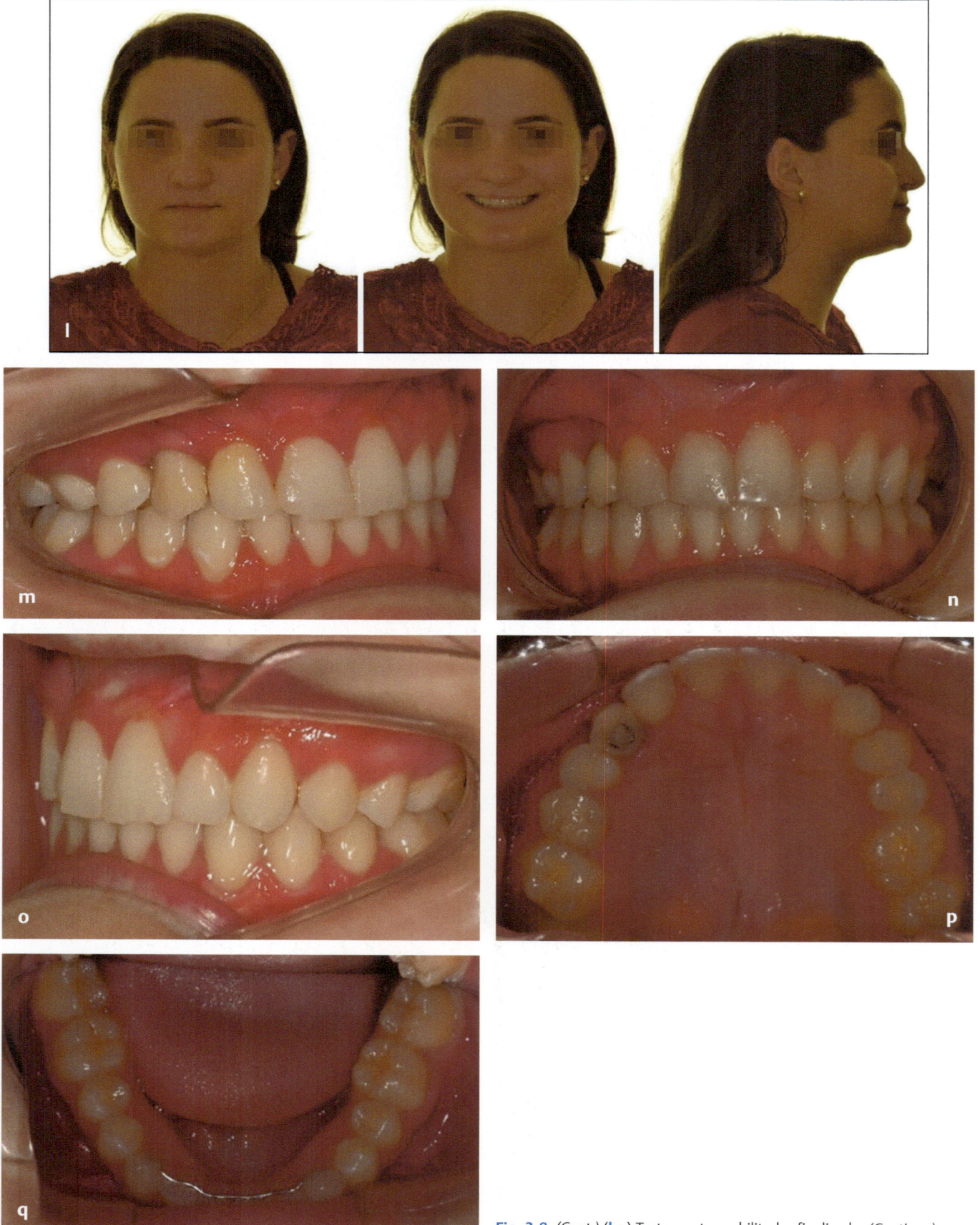

Fig. 3-8. *(Cont.)* **(l-q)** Tratamento reabilitador finalizado. *(Continua)*

CAPÍTULO 3 ▪ CRESCIMENTO CRANIOFACIAL 55

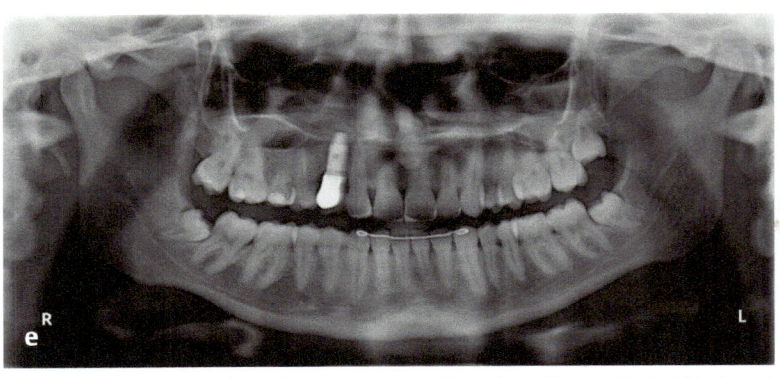

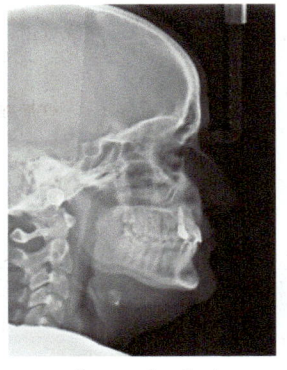

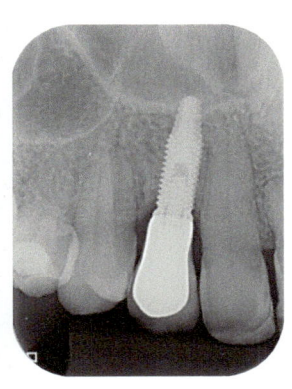

Fig. 3-8. *(Cont.)* (**r-t**) Radiografia panorâmica, telerradiografia e periapical finais após enxerto ósseo e implante.

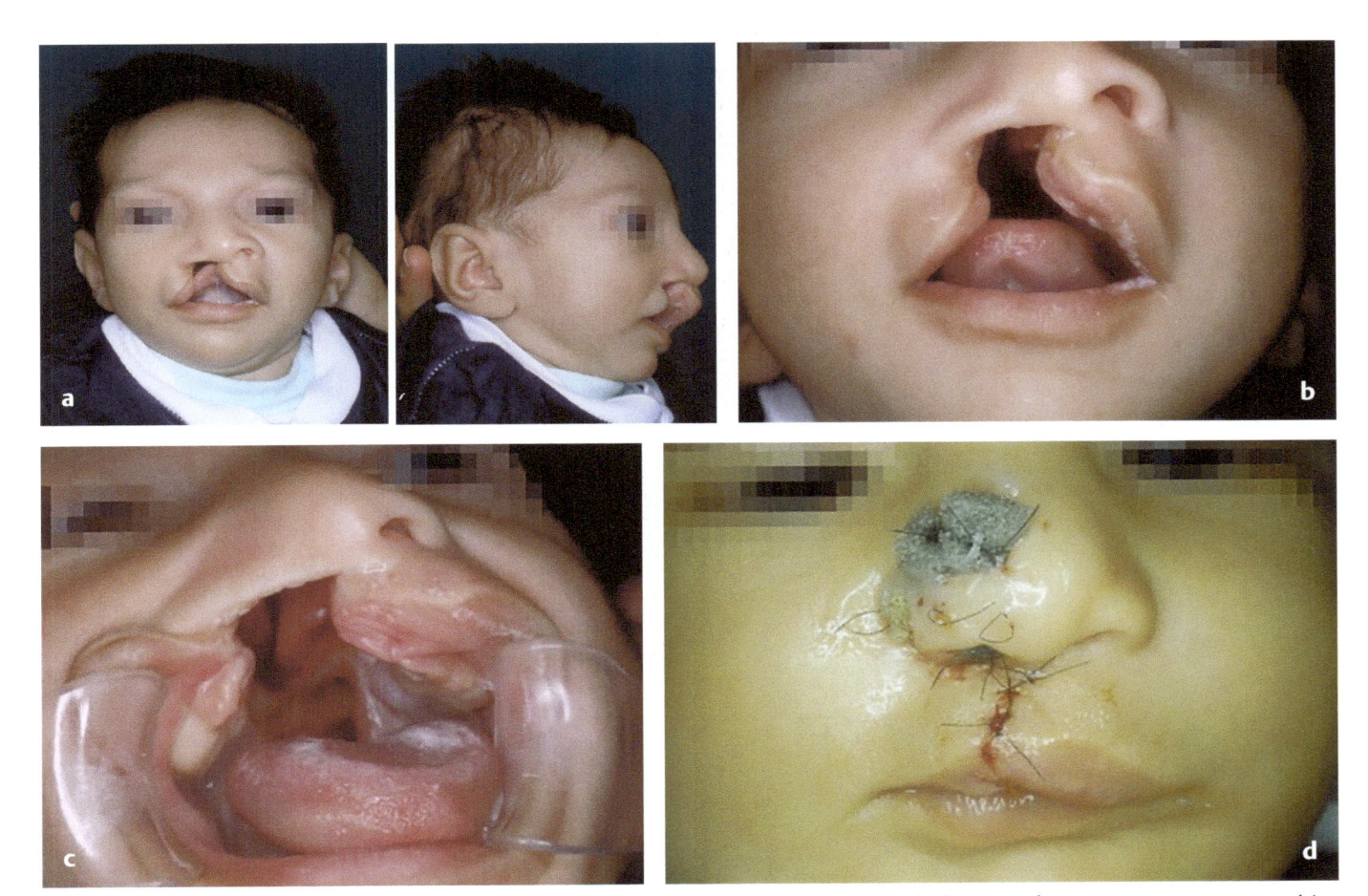

Fig. 3-9. Sequência clínica do processo reabilitador de paciente com fissura transforame unilateral, lado direito, Goslon 2. Tratamento compensatório, sem necessidade de cirurgia ortognática. (**a**) Fotos iniciais. (**b,c**) Pré-cirúrgico. (**d**) Pós-cirúrgico de queiloplastia primária. *(Continua)*

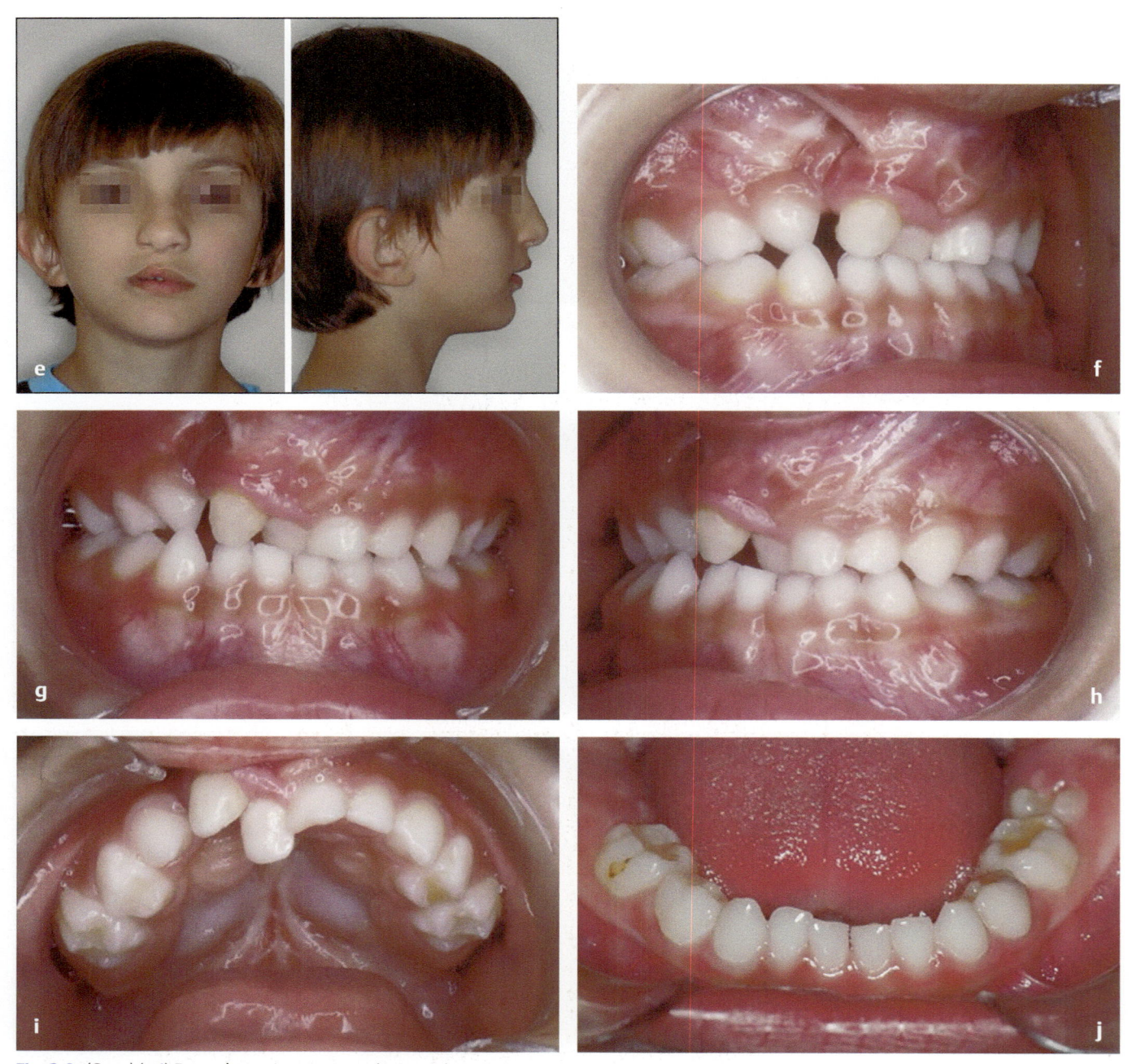

Fig. 3-9. *(Cont.)* (**e-j**) Dentadura mista precoce. *(Continua)*

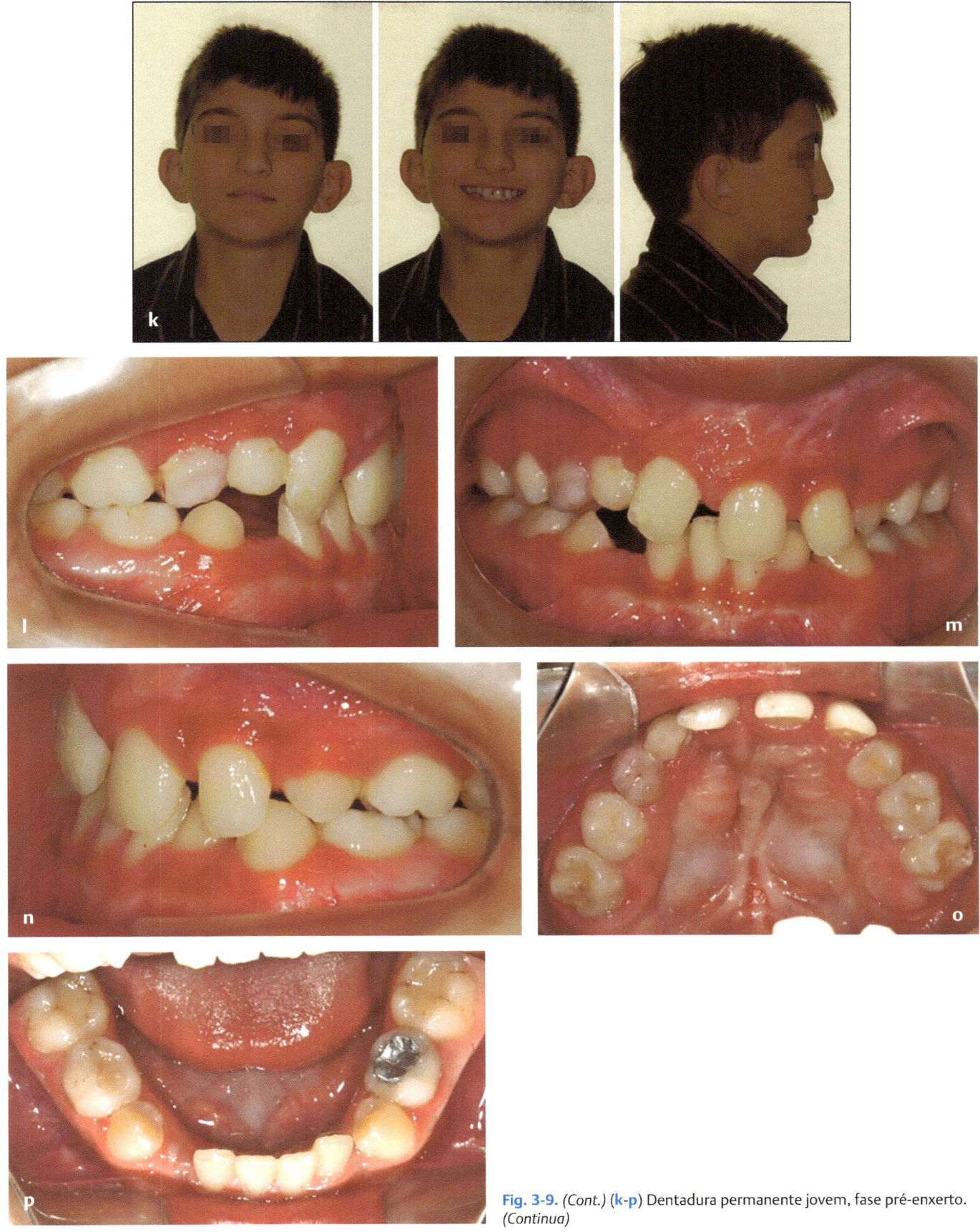

Fig. 3-9. *(Cont.)* (**k-p**) Dentadura permanente jovem, fase pré-enxerto. *(Continua)*

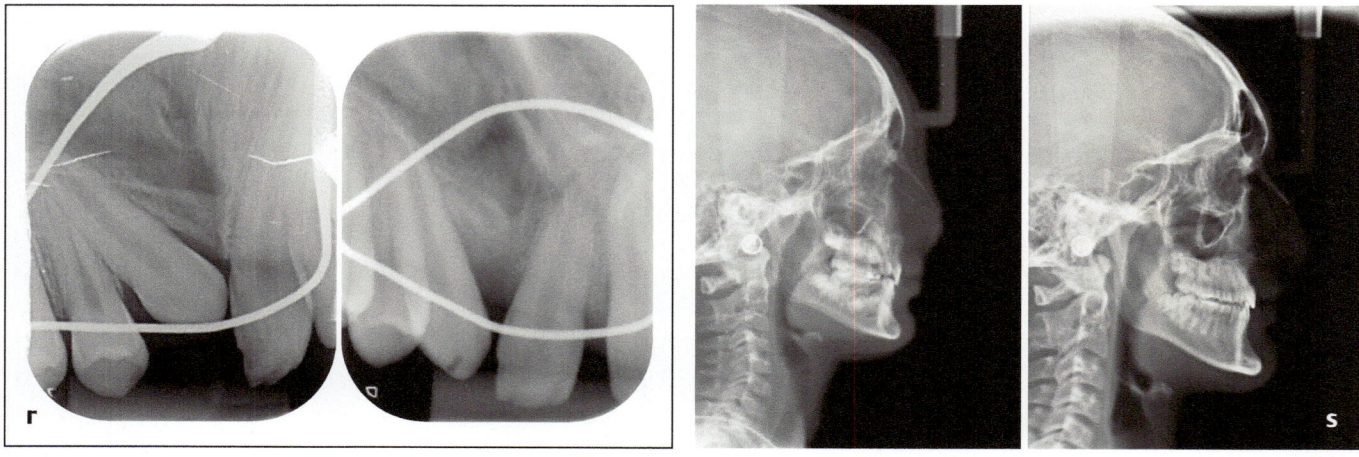

Fig. 3-9. *(Cont.)* **(q)** Radiografias periapicais pré e pós-enxerto. **(r)** Telerradiografias antes e após a finalização do tratamento ortodôntico. *(Continua)*

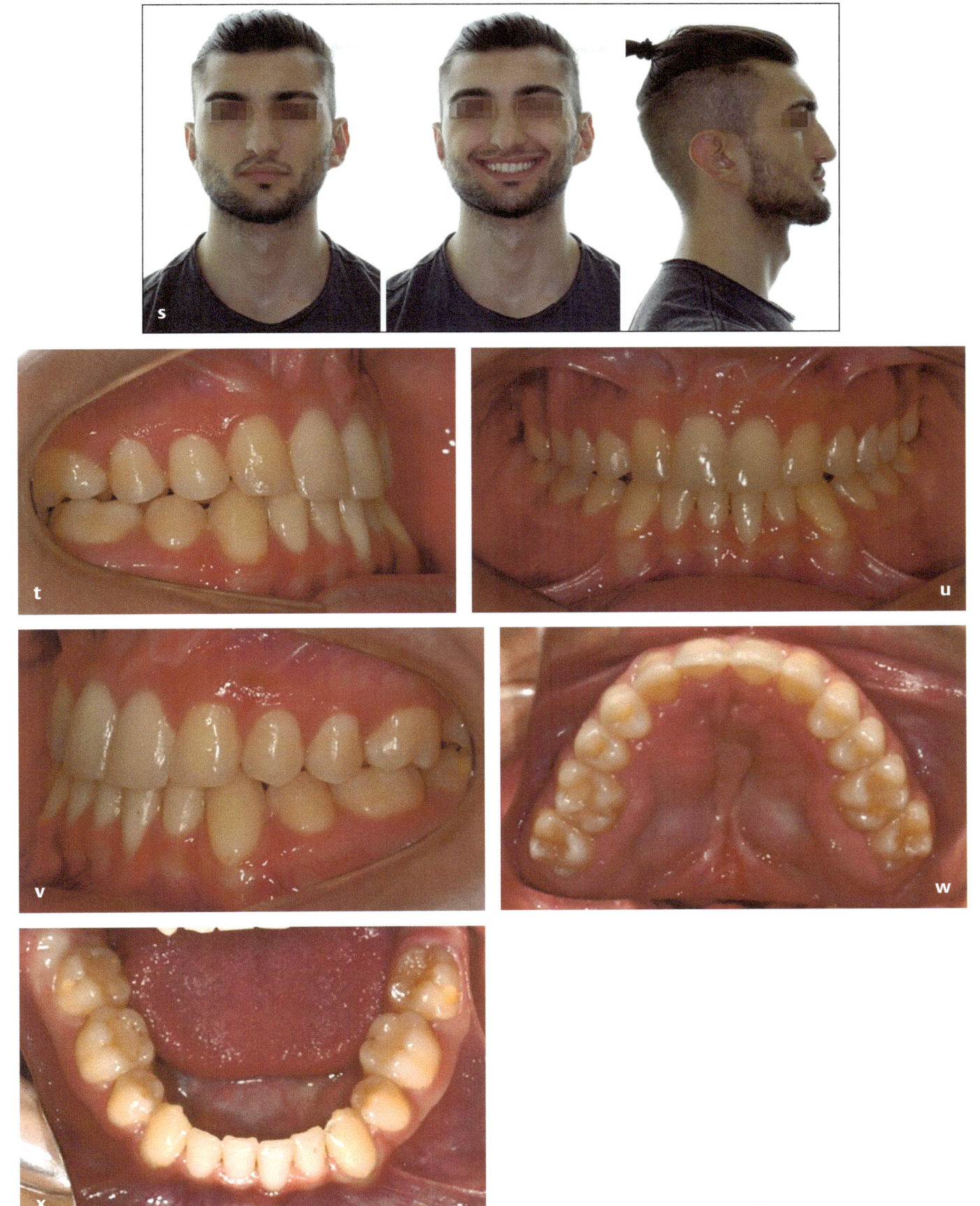

Fig. 3-9. *(Cont.)* (**s-x**) Tratamento ortodôntico finalizado.

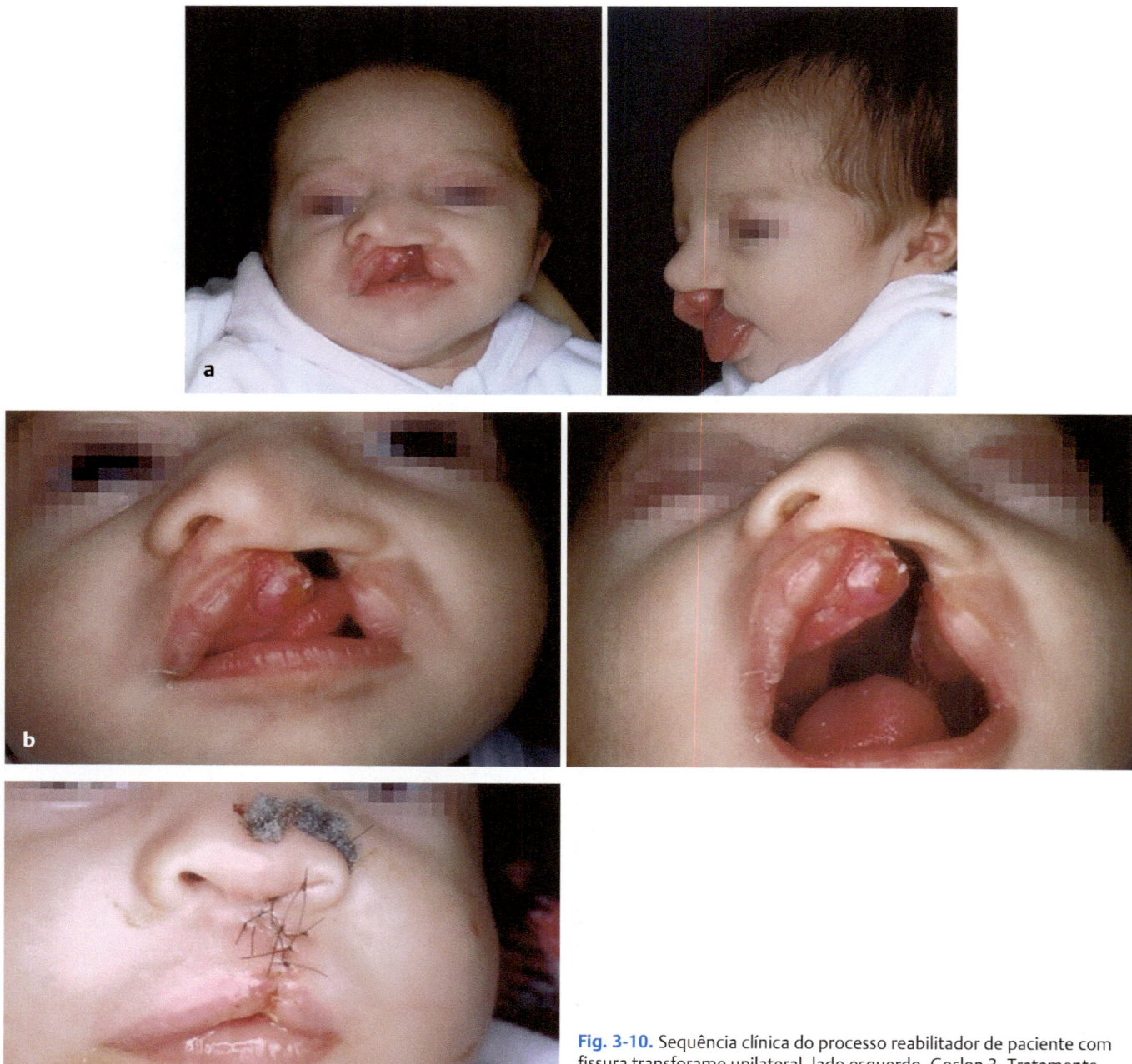

Fig. 3-10. Sequência clínica do processo reabilitador de paciente com fissura transforame unilateral, lado esquerdo, Goslon 3. Tratamento compensatório, sem necessidade de cirurgia ortognática. (**a**) Fotos iniciais. (**b**) Pré-cirúrgico. (**c**) Pós-cirúrgico de queiloplastia primária. *(Continua)*

CAPÍTULO 3 ■ CRESCIMENTO CRANIOFACIAL

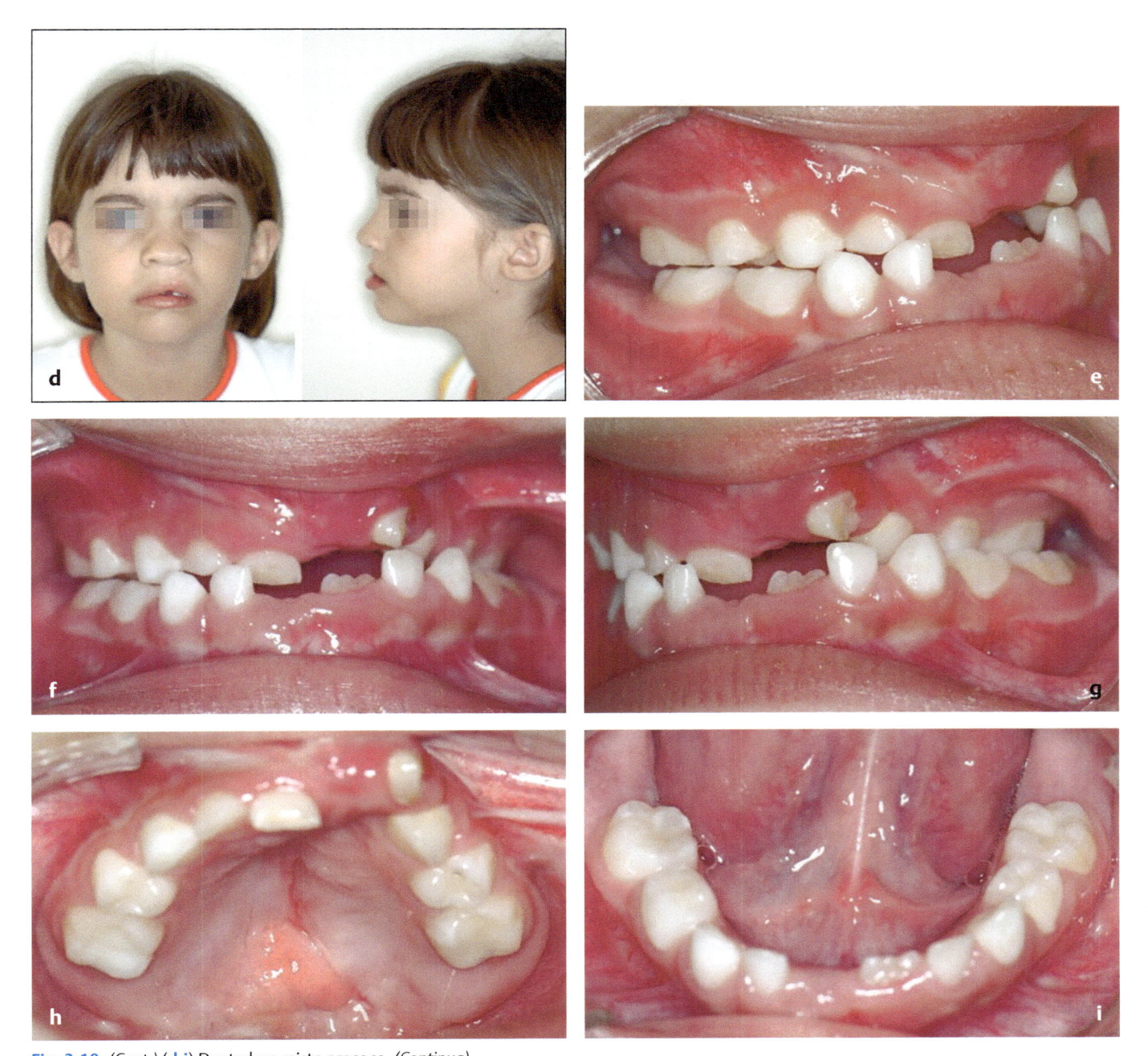

Fig. 3-10. *(Cont.)* (**d-i**) Dentadura mista precoce. *(Continua)*

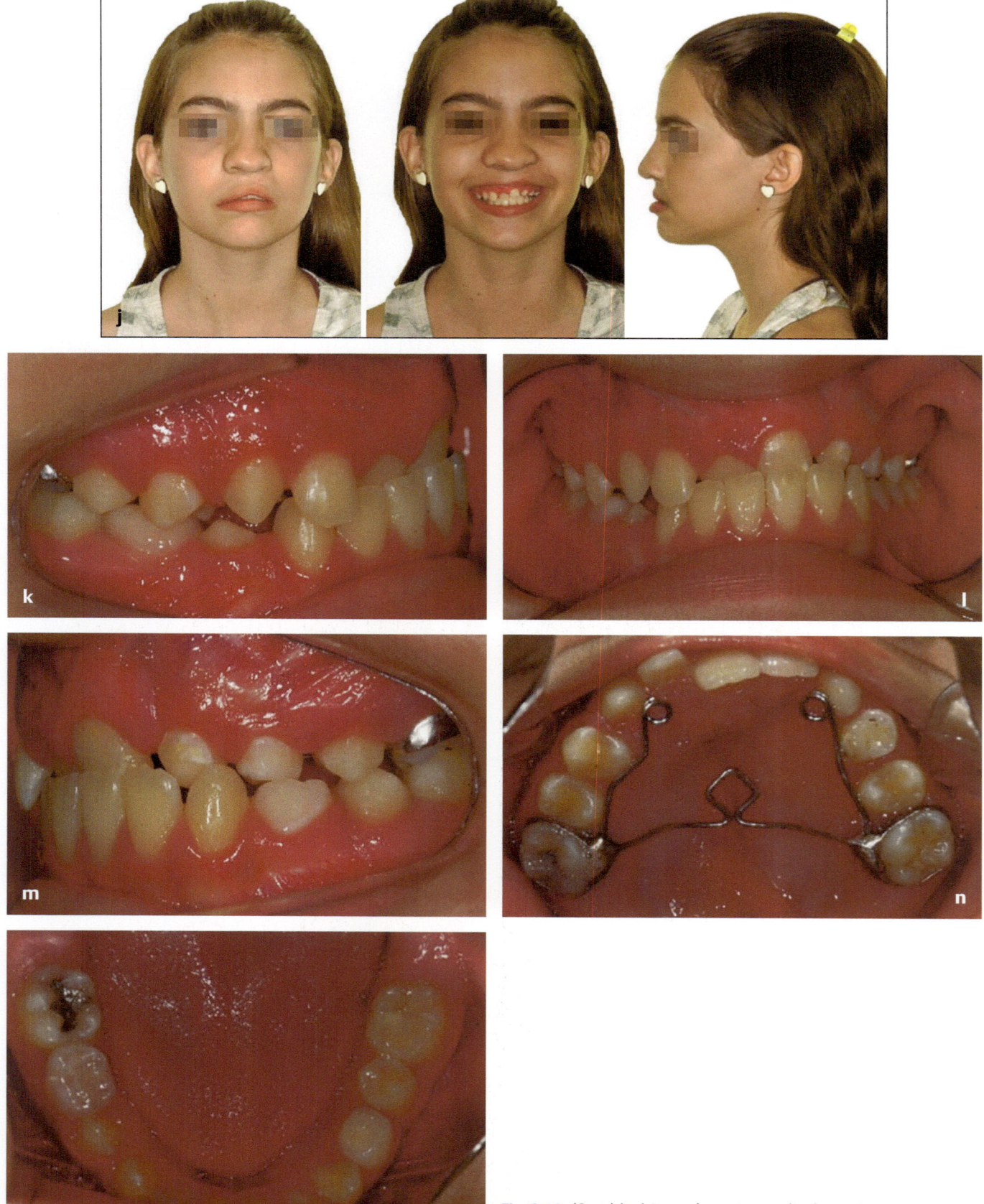

Fig. 3-10. *(Cont.)* **(j-o)** Dentadura mista tardia, fase pré-enxerto. **(o)** Radiografias periapicais pré e pós-enxerto. *(Continua)*

CAPÍTULO 3 ▪ CRESCIMENTO CRANIOFACIAL 63

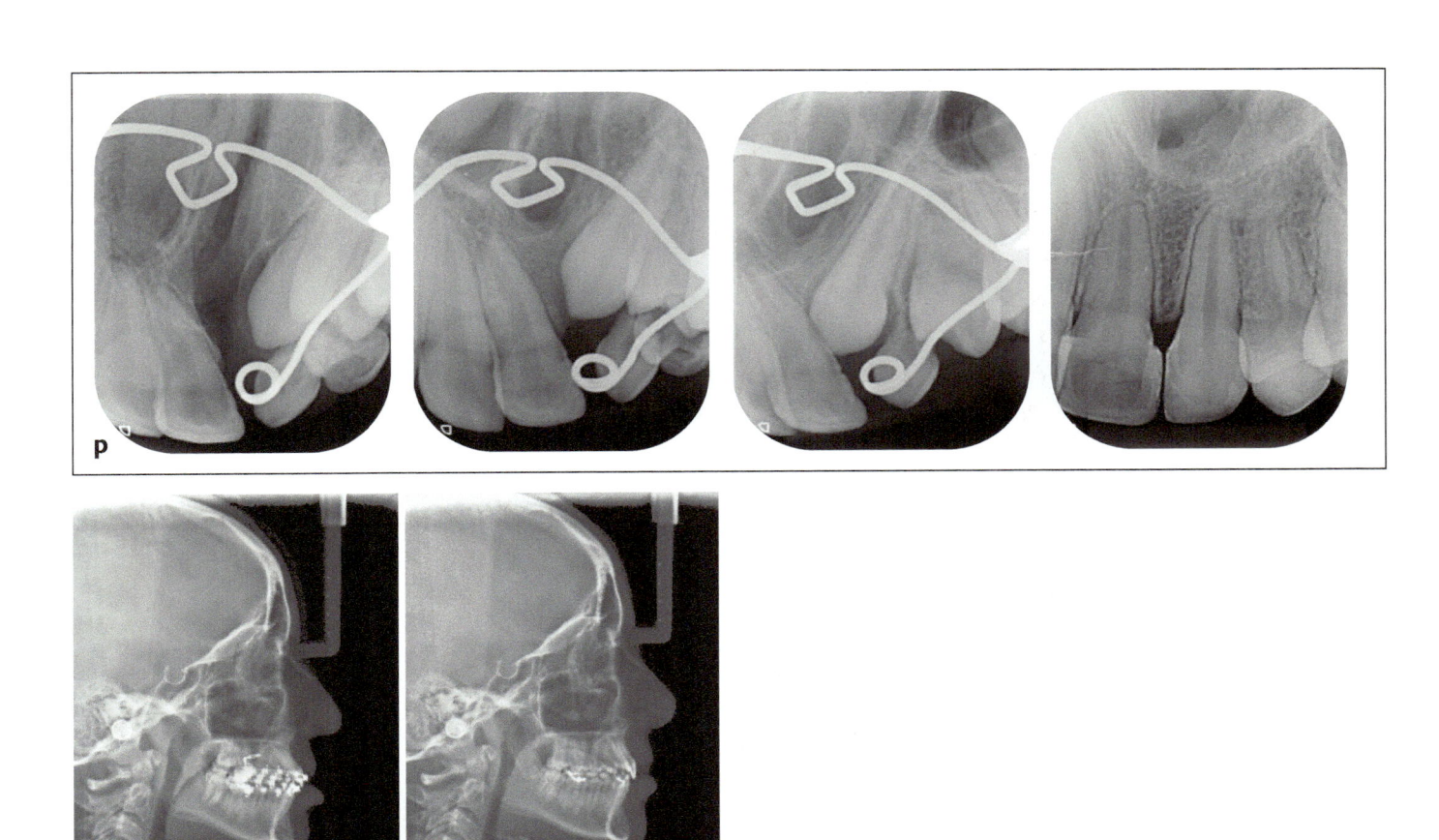

Fig. 3-10. *(Cont.)* **(p,q)** Telerradiografias durante e após a finalização do tratamento ortodôntico. *(Continua)*

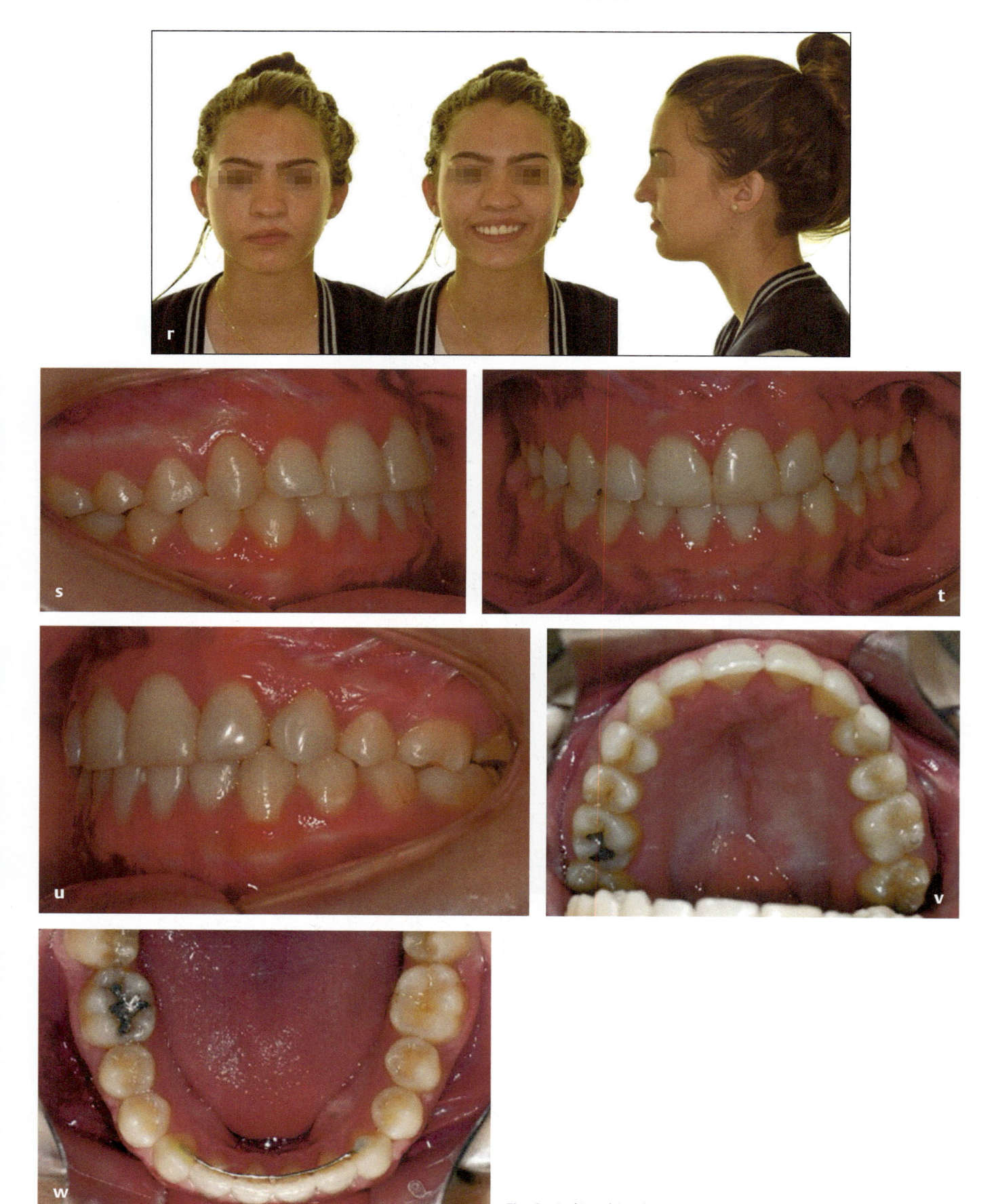

Fig. 3-10. *(Cont.)* (**r-w**) Tratamento reabilitador finalizado.

CAPÍTULO 3 ▪ CRESCIMENTO CRANIOFACIAL 65

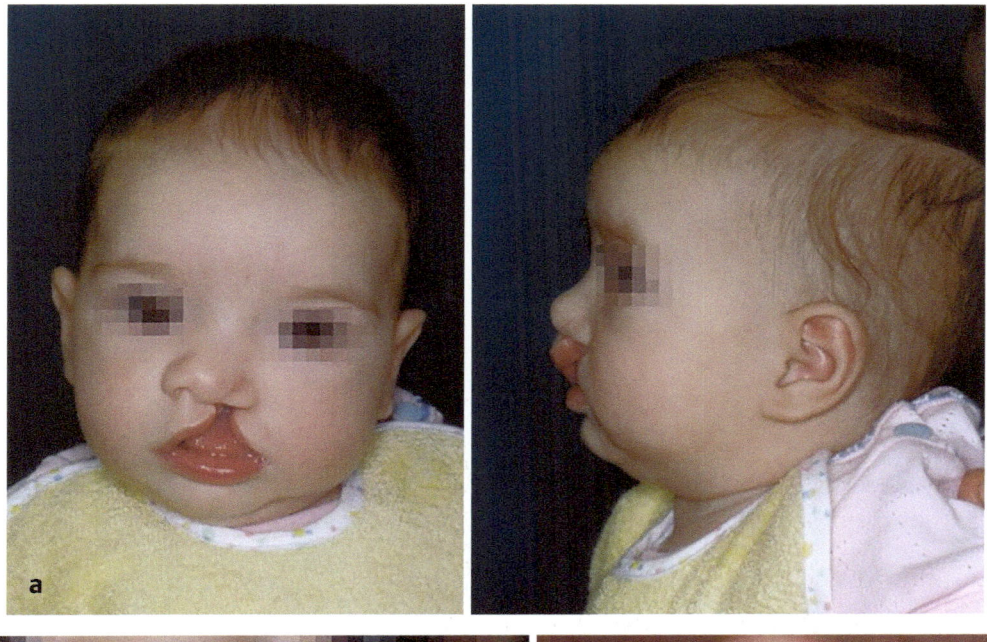

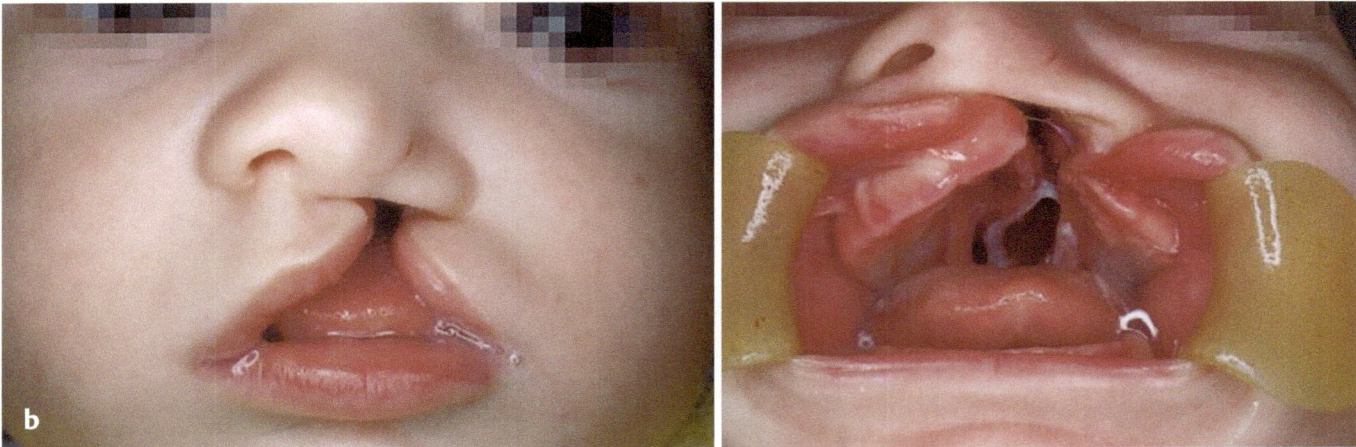

Fig. 3-11. Sequência clínica do processo reabilitador de paciente com fissura transforame unilateral, lado esquerdo, Goslon 3. Tratamento ortodôntico-cirúrgico. (**a**) Fotos iniciais. (**b**) Pré-cirúrgico de quiloplastia primária. *(Continua)*

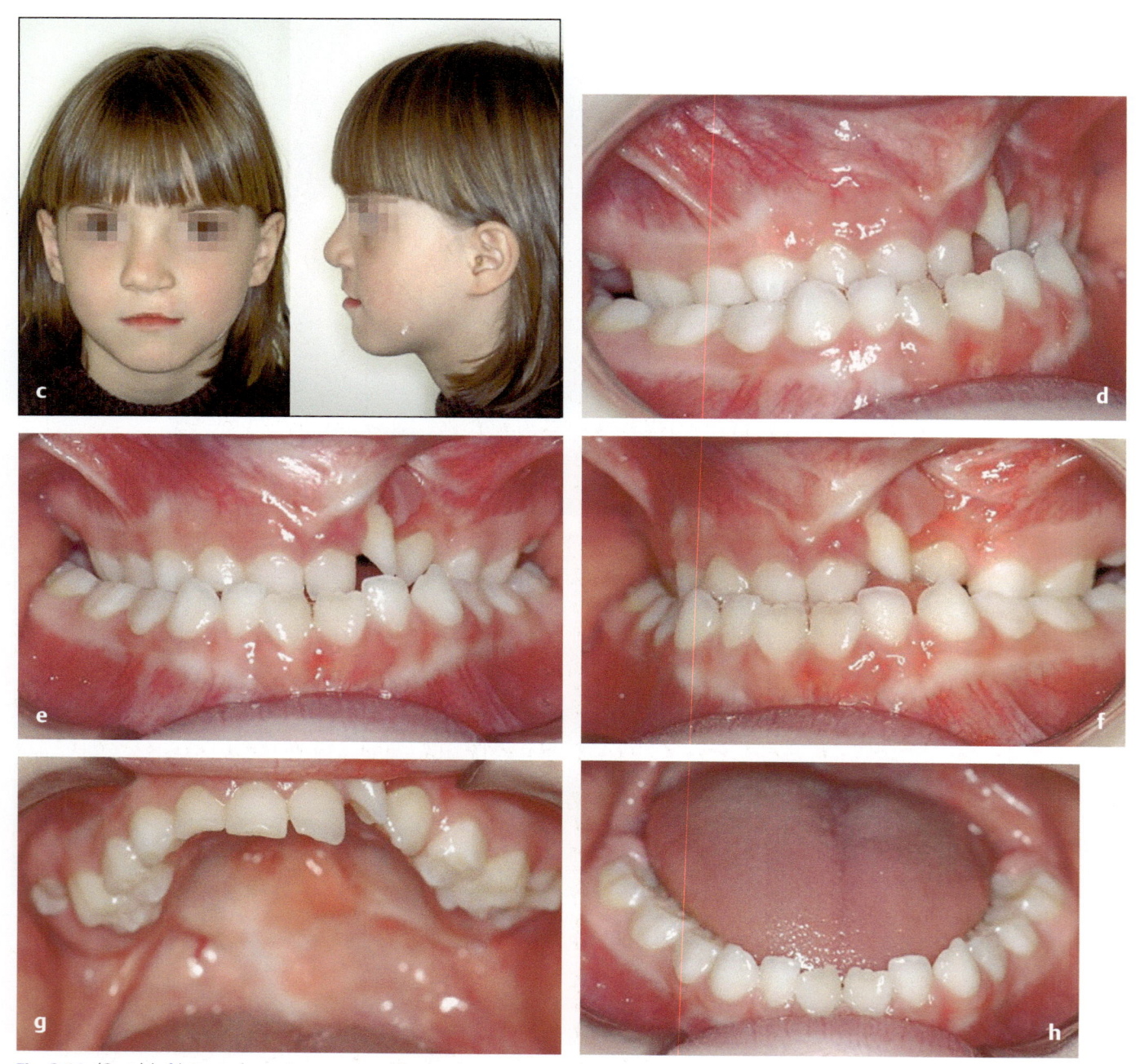

Fig. 3-11. *(Cont.)* (**c-h**) Dentadura mista precoce. *(Continua)*

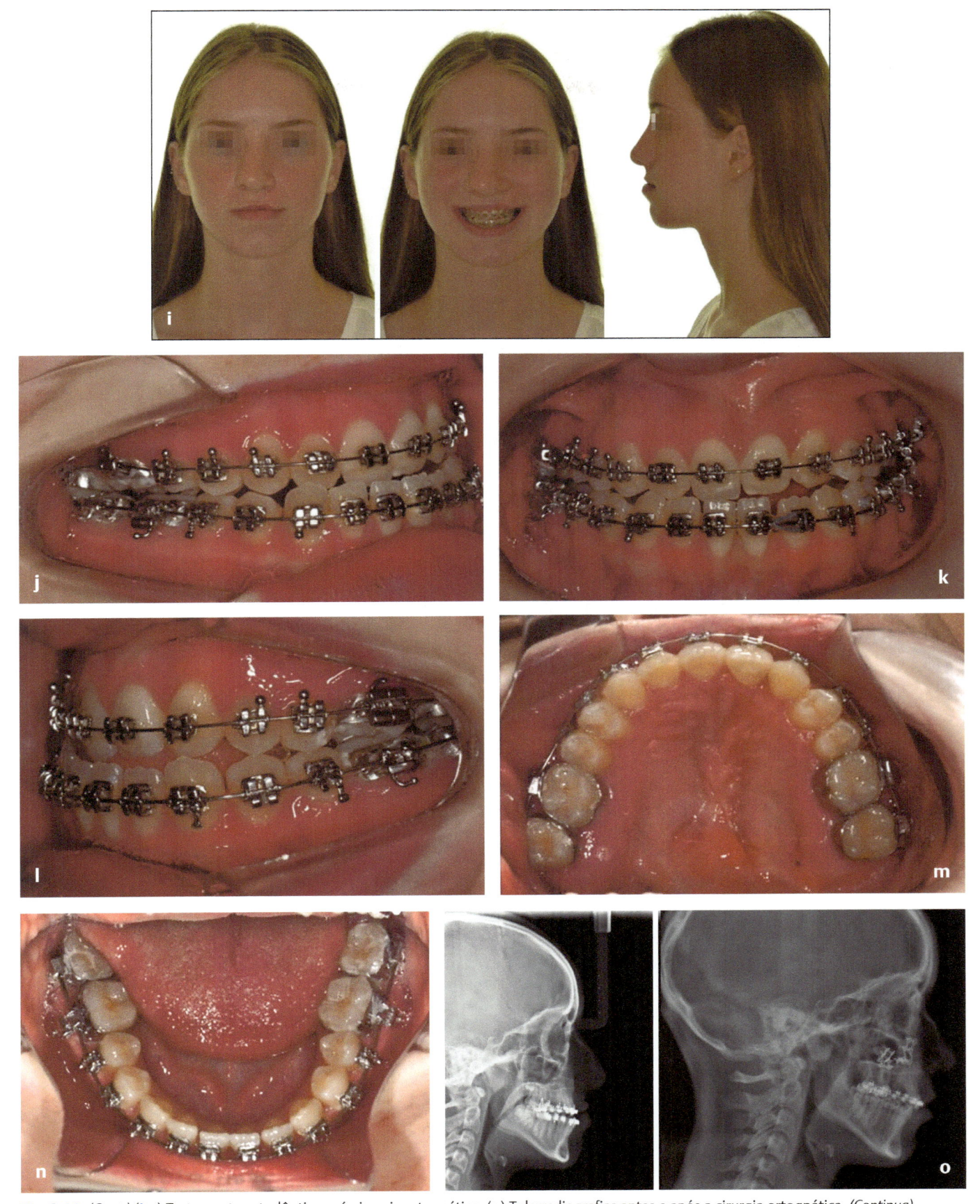

Fig. 3-11. *(Cont.)* (**i-n**) Tratamento ortodôntico pré-cirurgia ortognática. (**o**) Telerradiografias antes e após a cirurgia ortognática. *(Continua)*

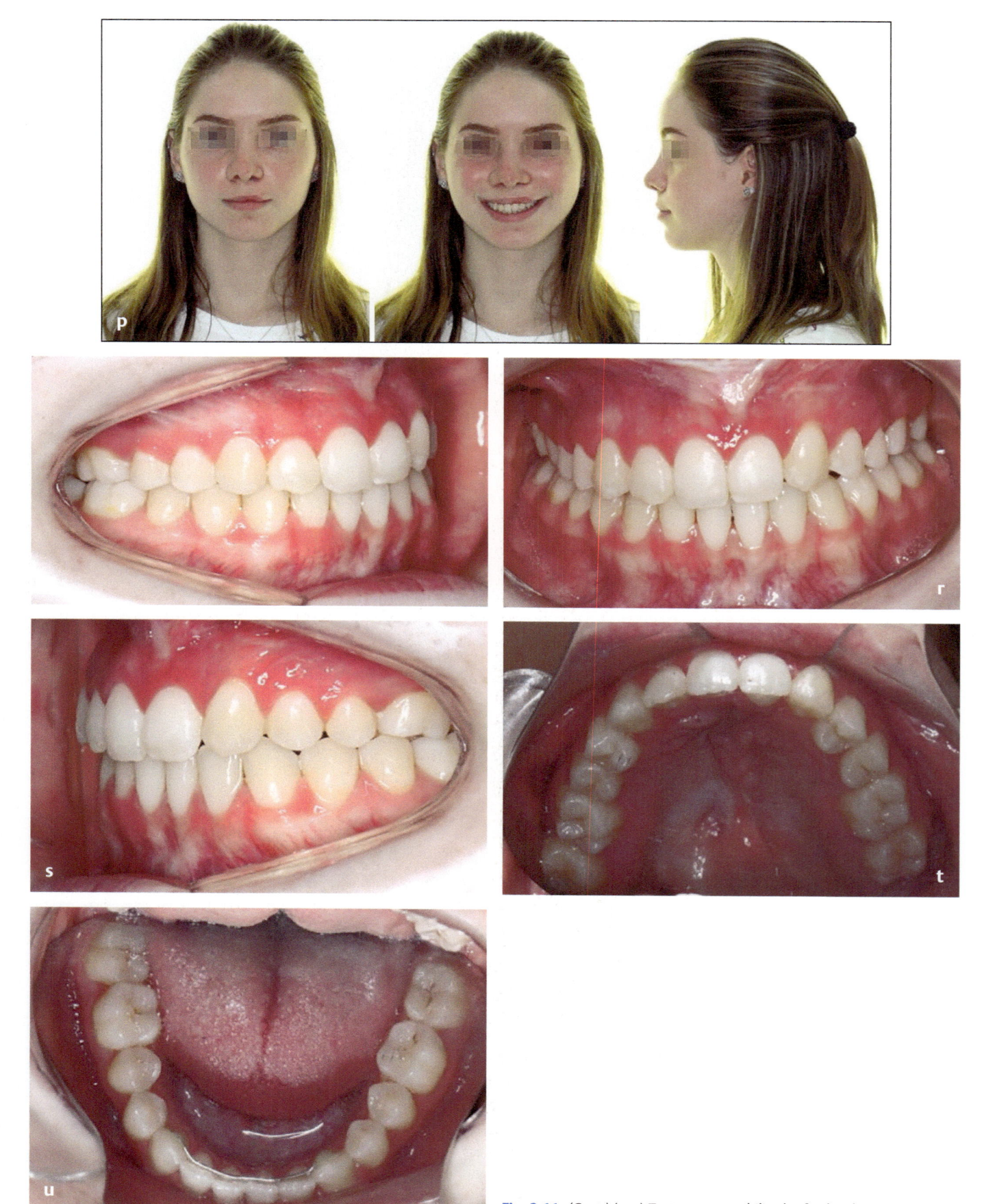

Fig. 3-11. *(Cont.)* **(p-u)** Tratamento reabilitador finalizado.

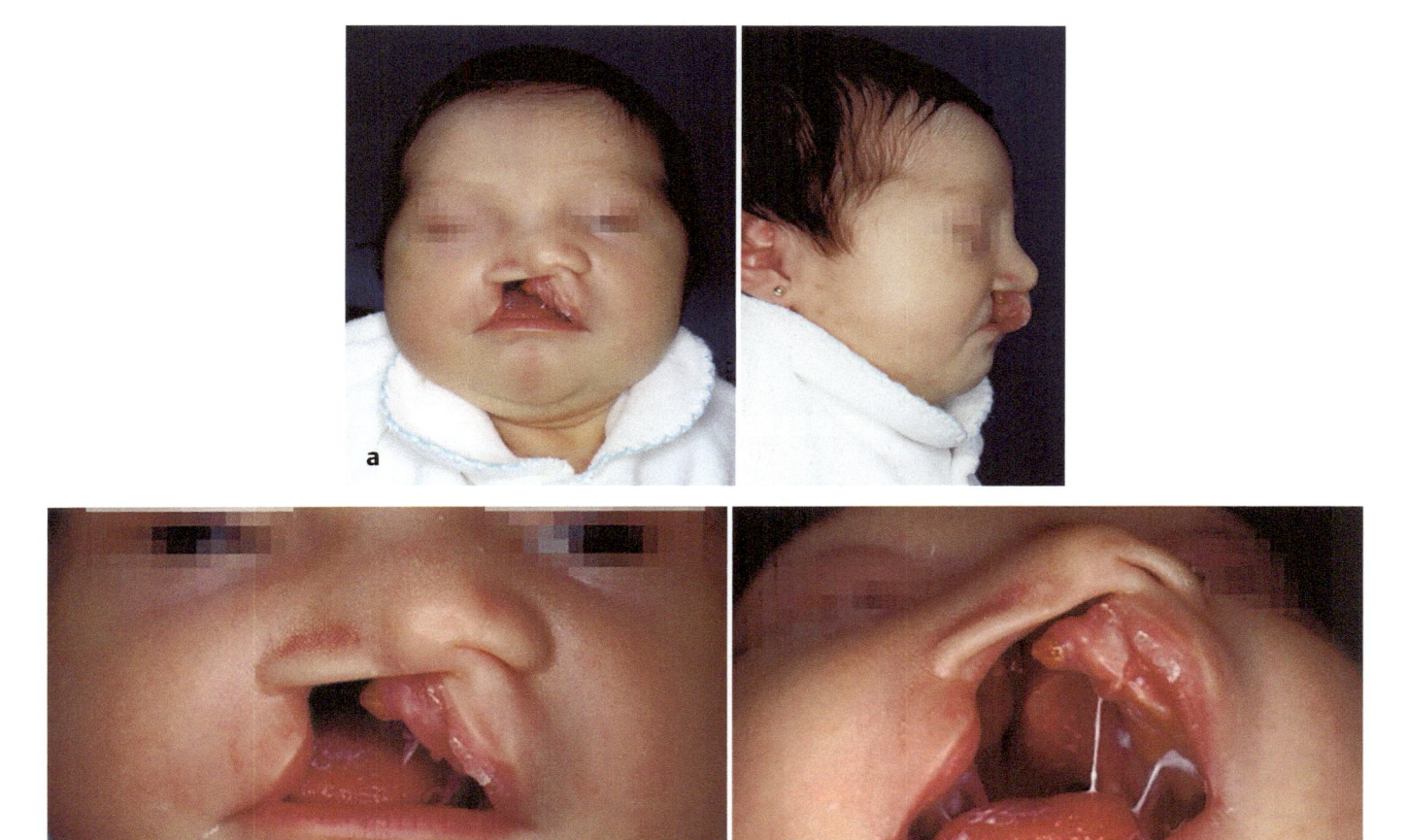

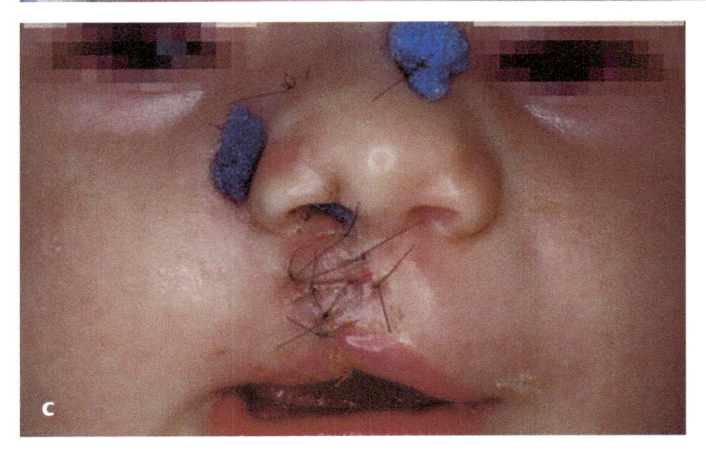

Fig. 3-12. Sequência clínica do processo reabilitador de paciente com fissura transforame unilateral, lado direito, Goslon 4. Tratamento ortodôntico-cirúrgico. (**a**) Fotos iniciais. (**b**) Pré-cirúrgico. (**c**) Pós-cirúrgico de queiloplastia primária. *(Continua)*

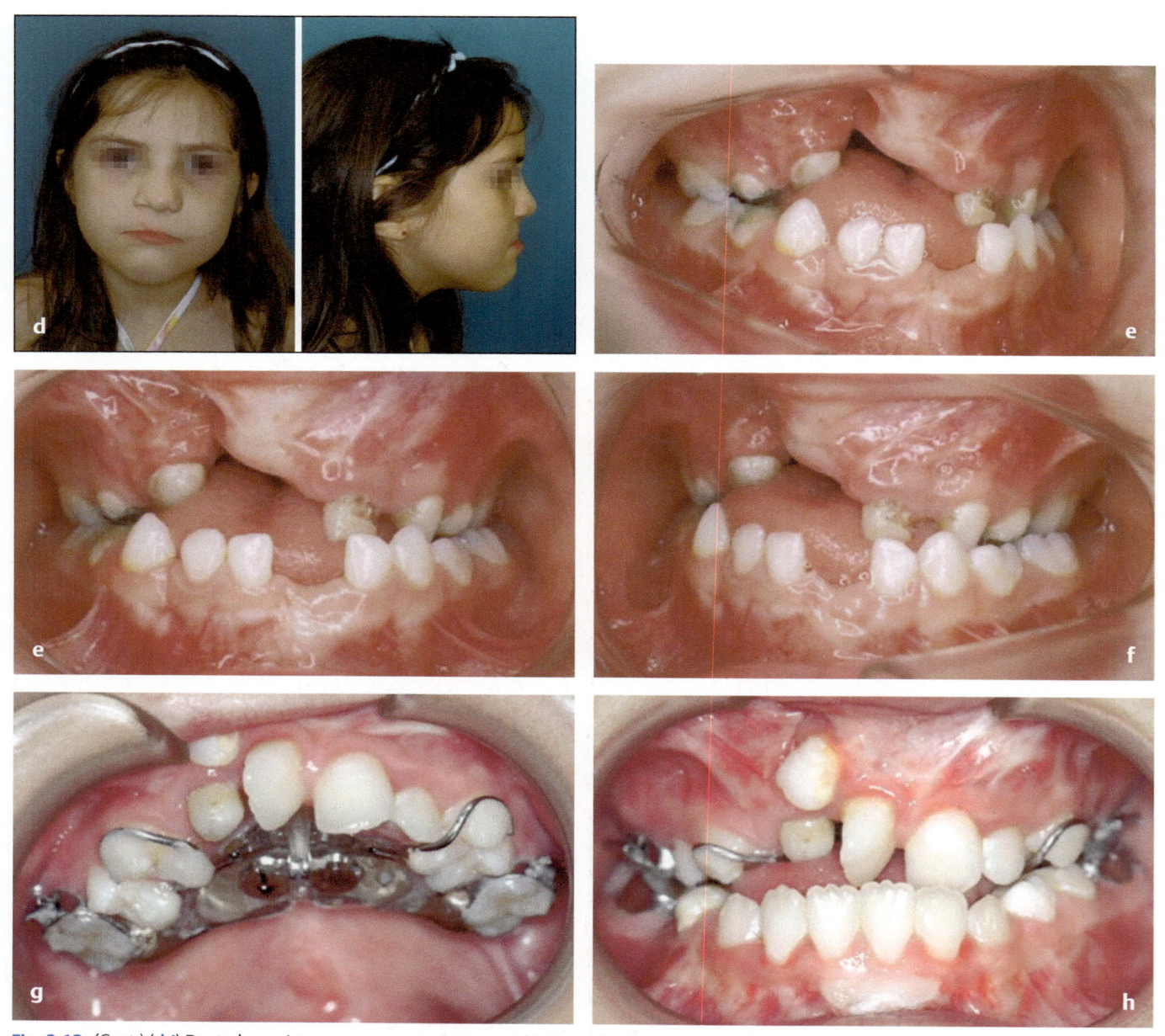

Fig. 3-12. *(Cont.)* (**d-i**) Dentadura mista precoce e tratamento ortodôntico pré-enxerto na dentadura permanente jovem. *(Continua)*

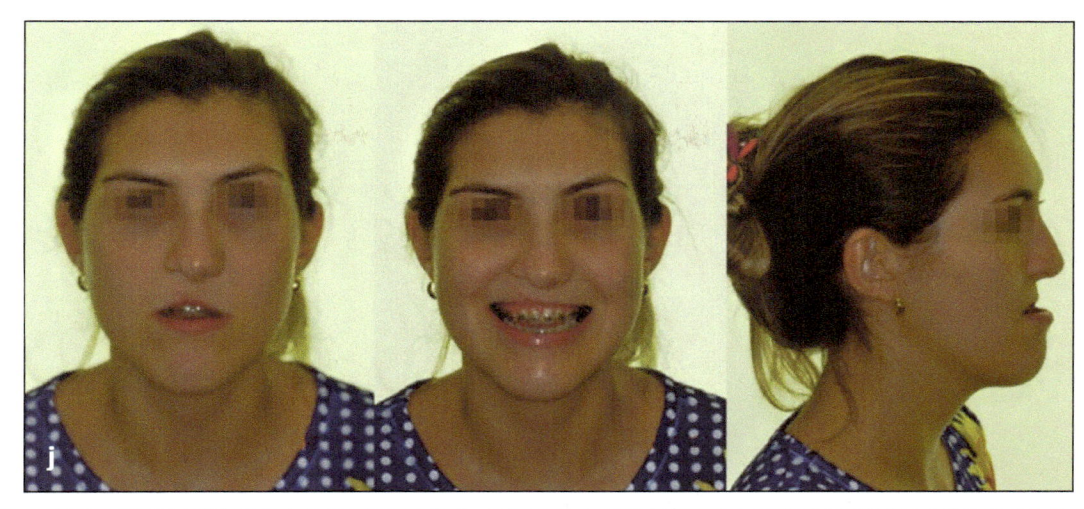

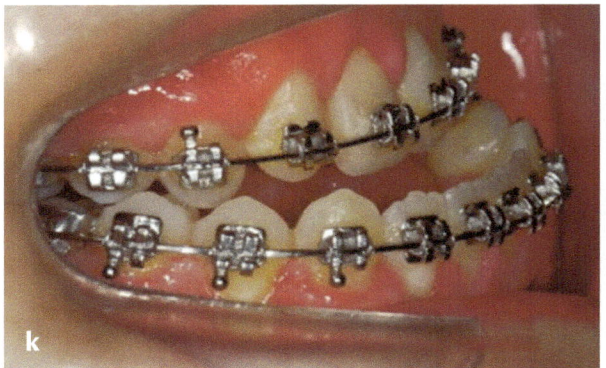

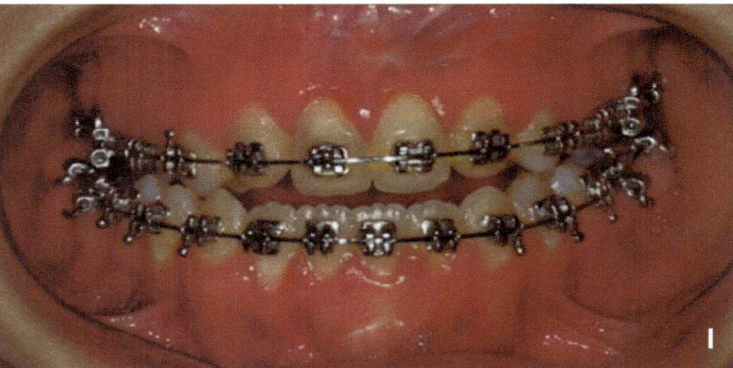

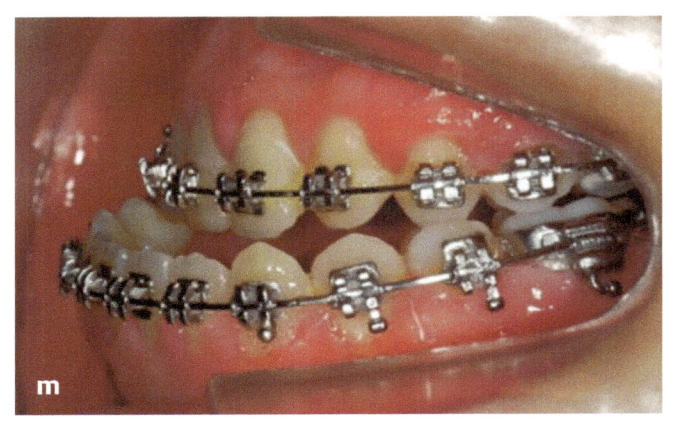

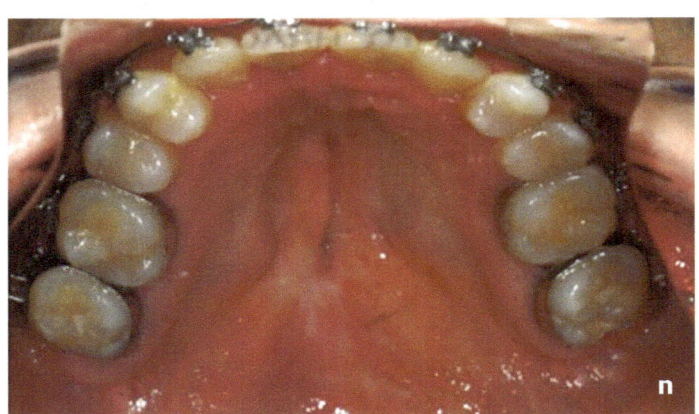

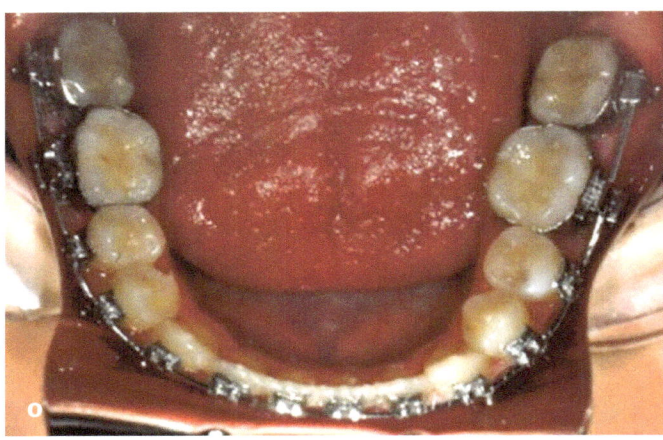

Fig. 3-12. *(Cont.)* **(j-o)** Tratamento ortodôntico pré-cirurgia ortognática. *(Continua)*

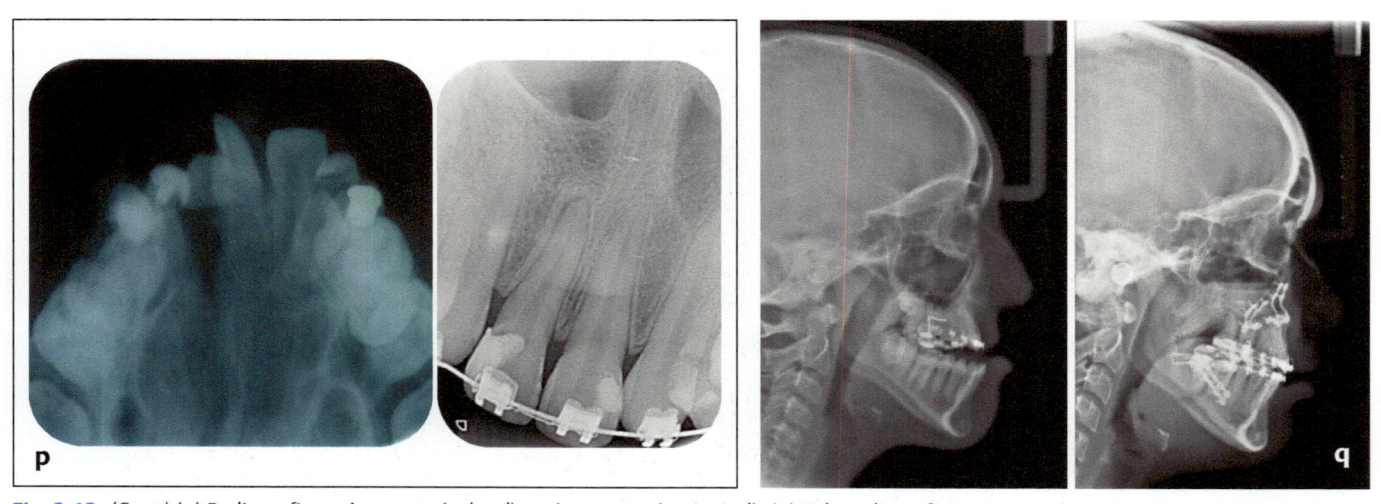

Fig. 3-12. *(Cont.)* (**p**) Radiografias pré-enxerto (oclusal) e pós-enxerto (periapical). (**q**) Telerradiografias antes e após a cirurgia ortognática. *(Continua)*

CAPÍTULO 3 ▪ CRESCIMENTO CRANIOFACIAL

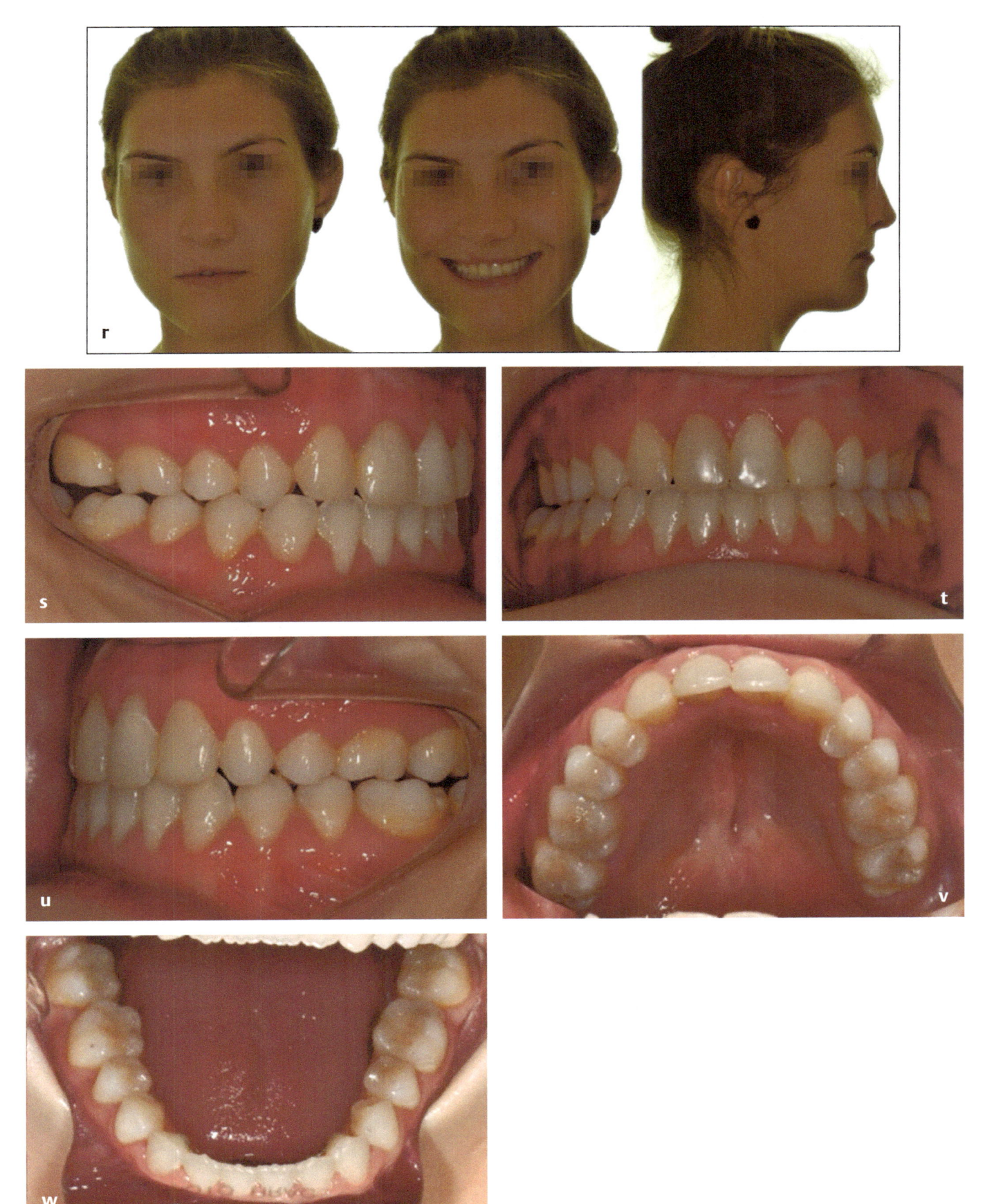

Fig. 3-12. *(Cont.)* **(r-w)** Tratamento reabilitador finalizado.

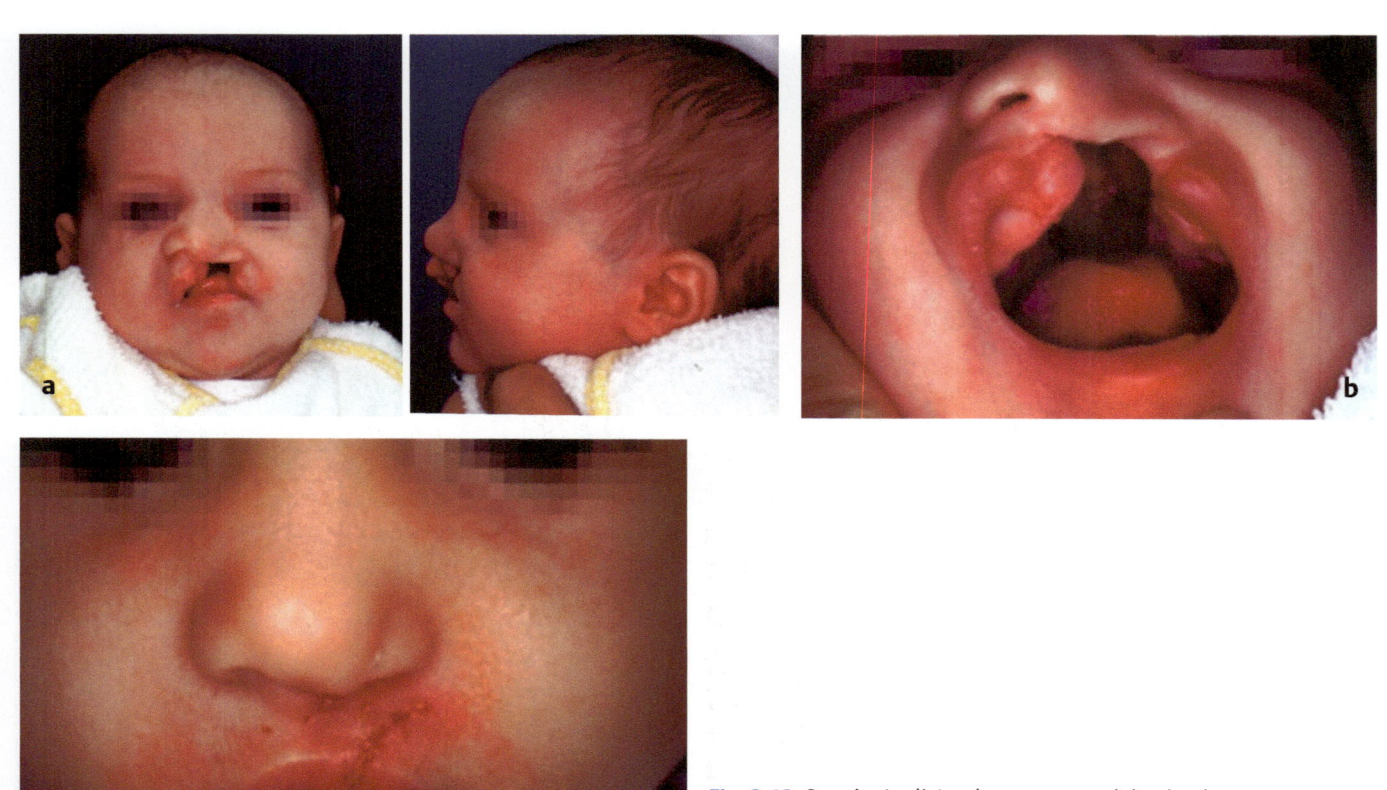

Fig. 3-13. Sequência clínica do processo reabilitador de paciente com fissura transforame unilateral, lado esquerdo, Goslon 5. Tratamento ortodôntico-cirúrgico. (**a**) Fotos iniciais. (**b**) Pré-cirúrgico. (**c**) Pós-queiloplastia primária. *(Continua)*

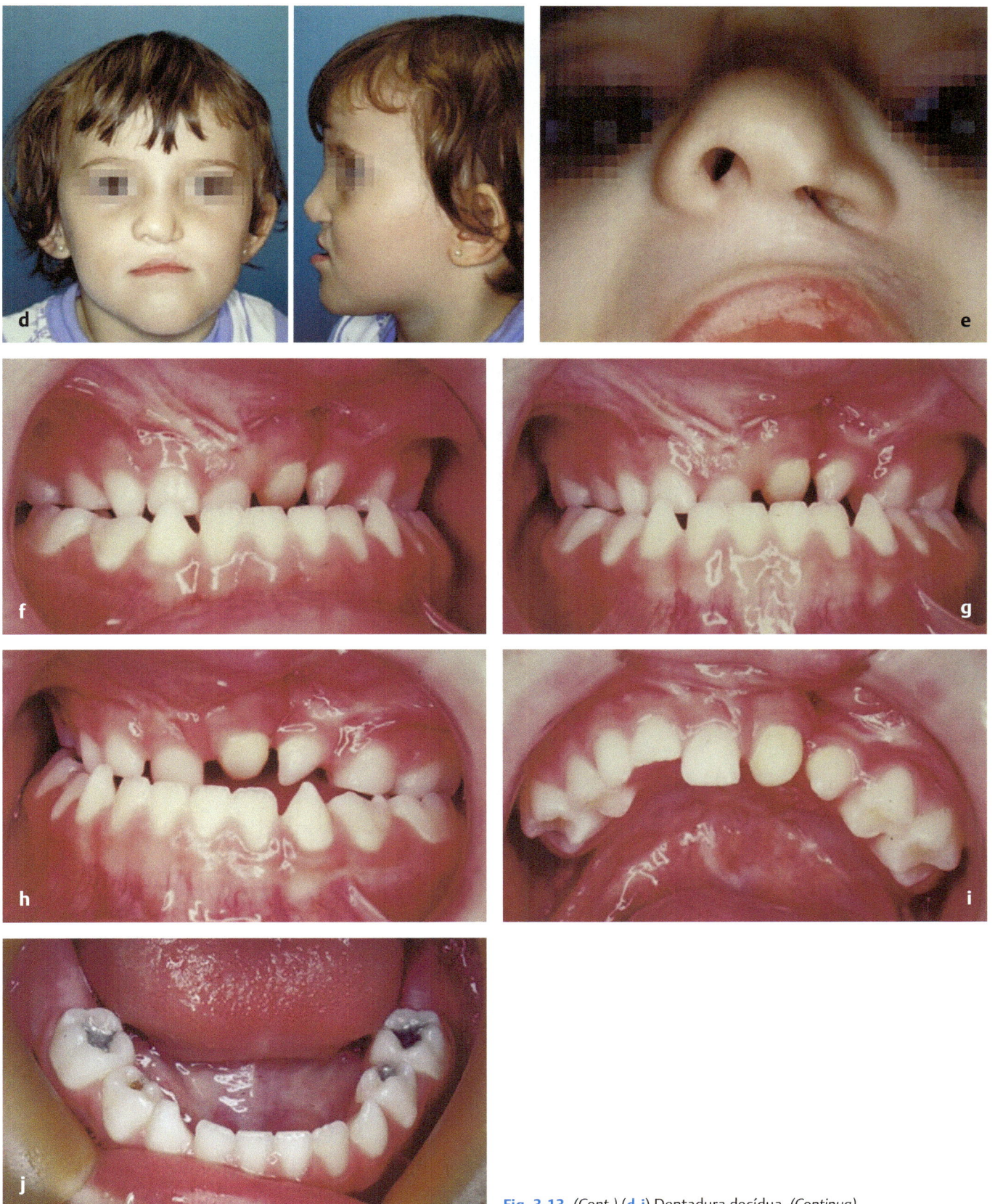

Fig. 3-13. *(Cont.)* (d-j) Dentadura decídua. *(Continua)*

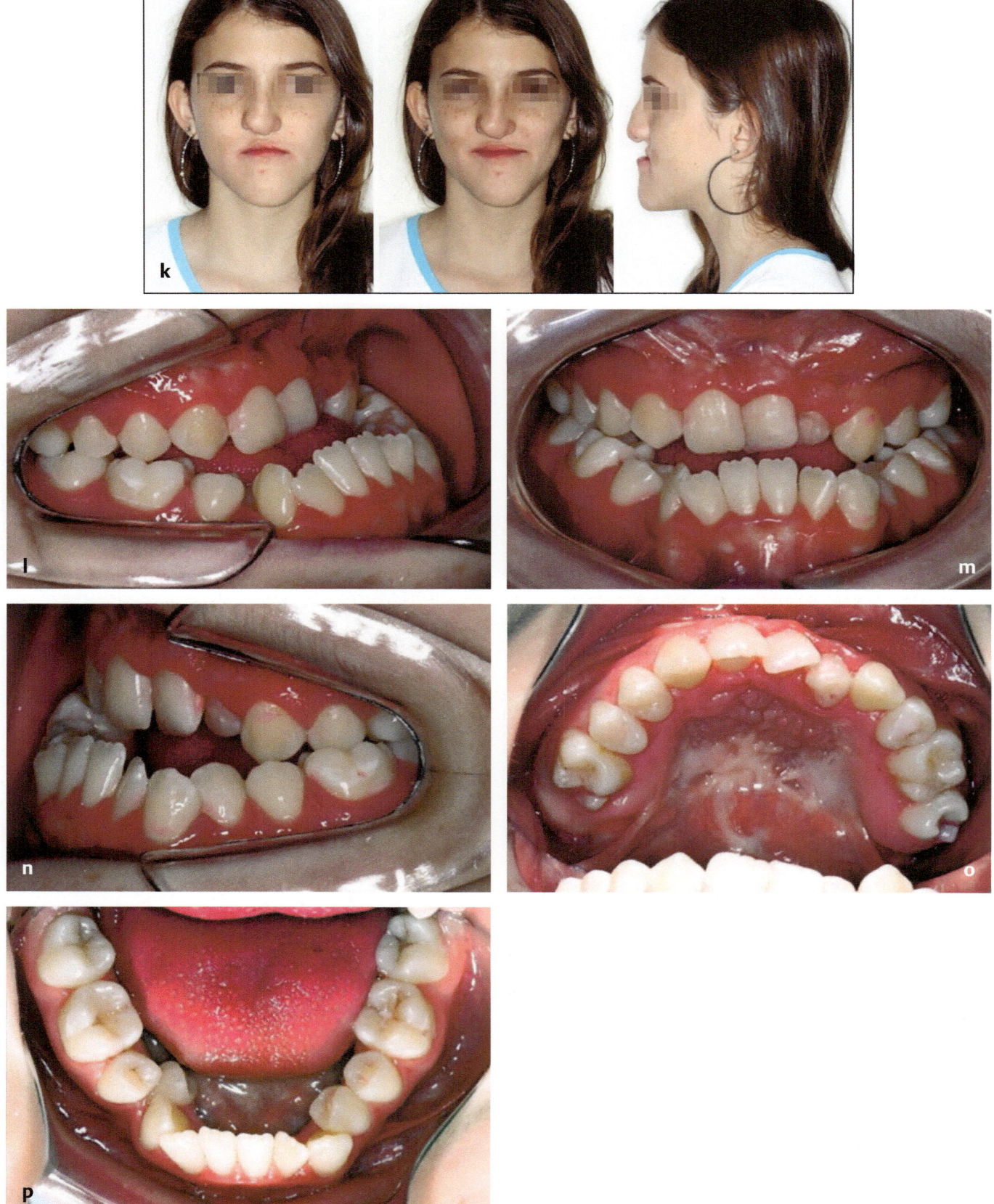

Fig. 3-13. *(Cont.)* (**k-p**) Dentadura permanente. *(Continua)*

CAPÍTULO 3 ▪ CRESCIMENTO CRANIOFACIAL

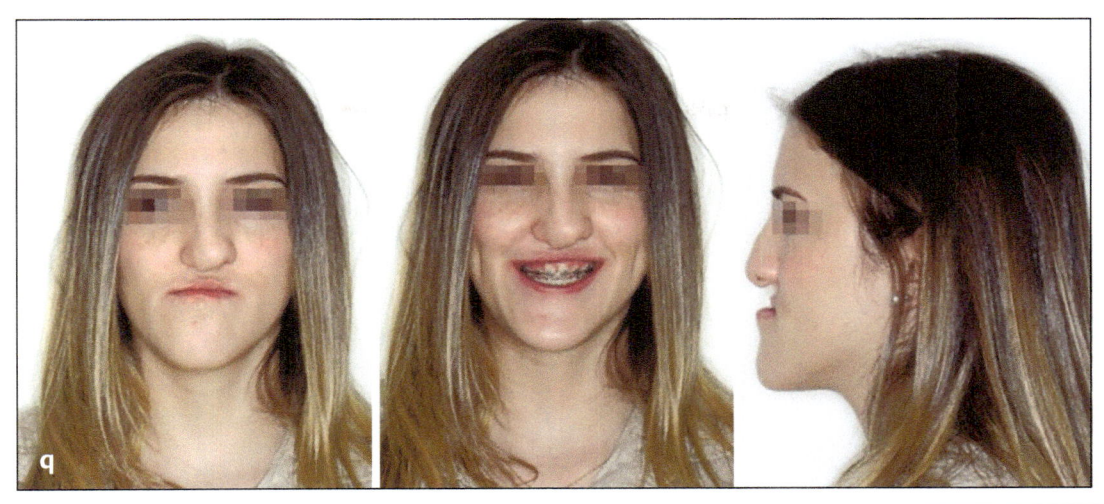

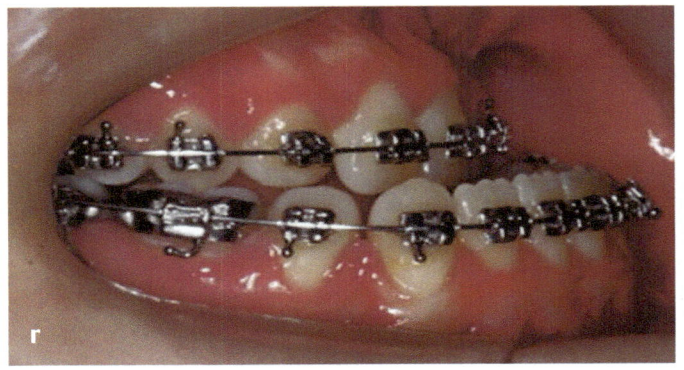

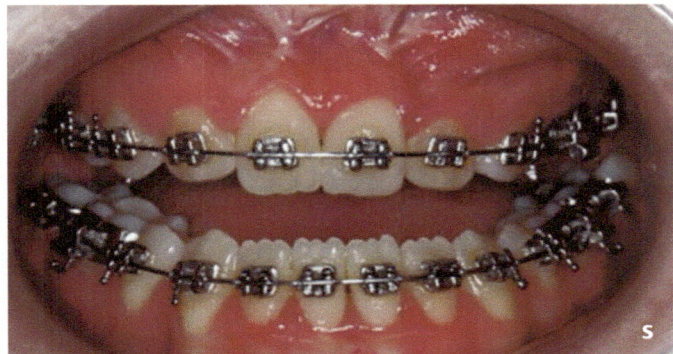

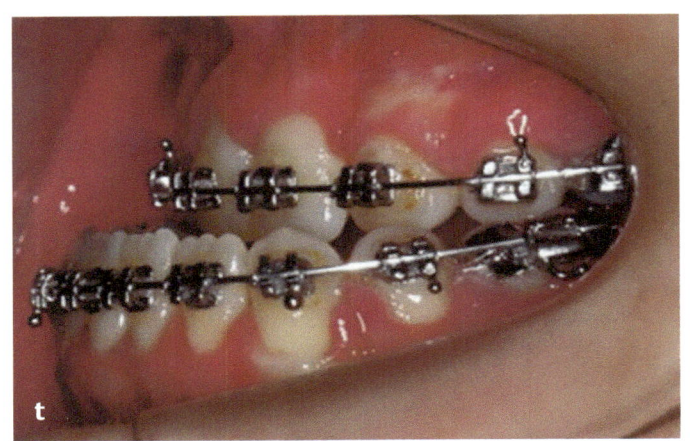

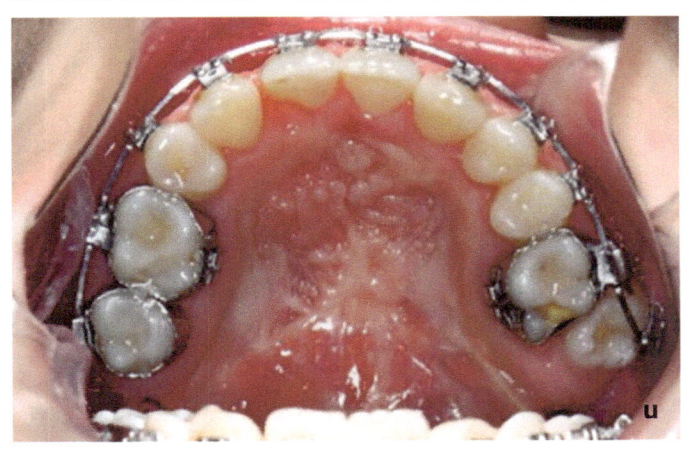

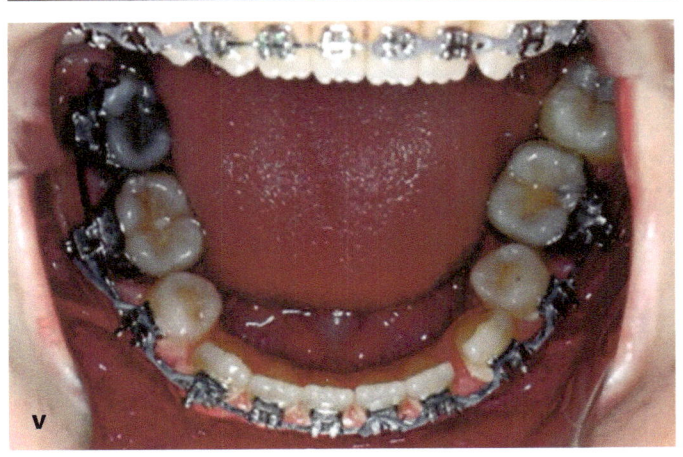

Fig. 3-13. *(Cont.)* **(q-v)** Tratamento ortodôntico pré-cirurgia ortognática. *(Continua)*

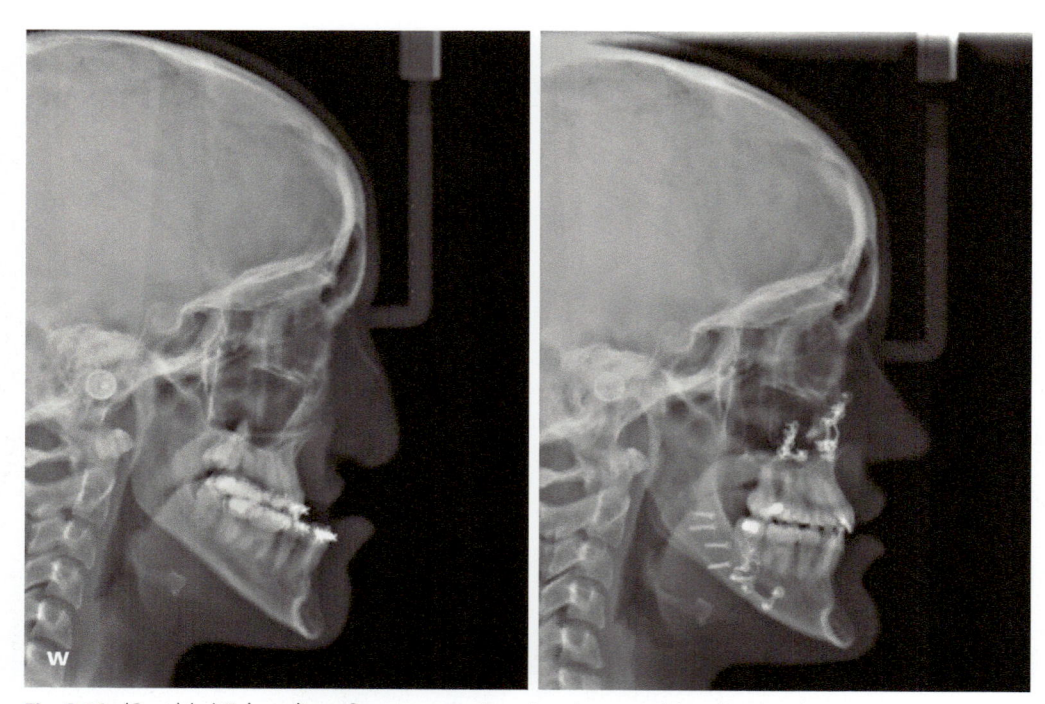

Fig. 3-13. *(Cont.)* (w) Telerradiografias antes e após a cirurgia ortognática. *(Continua)*

CAPÍTULO 3 ▪ CRESCIMENTO CRANIOFACIAL

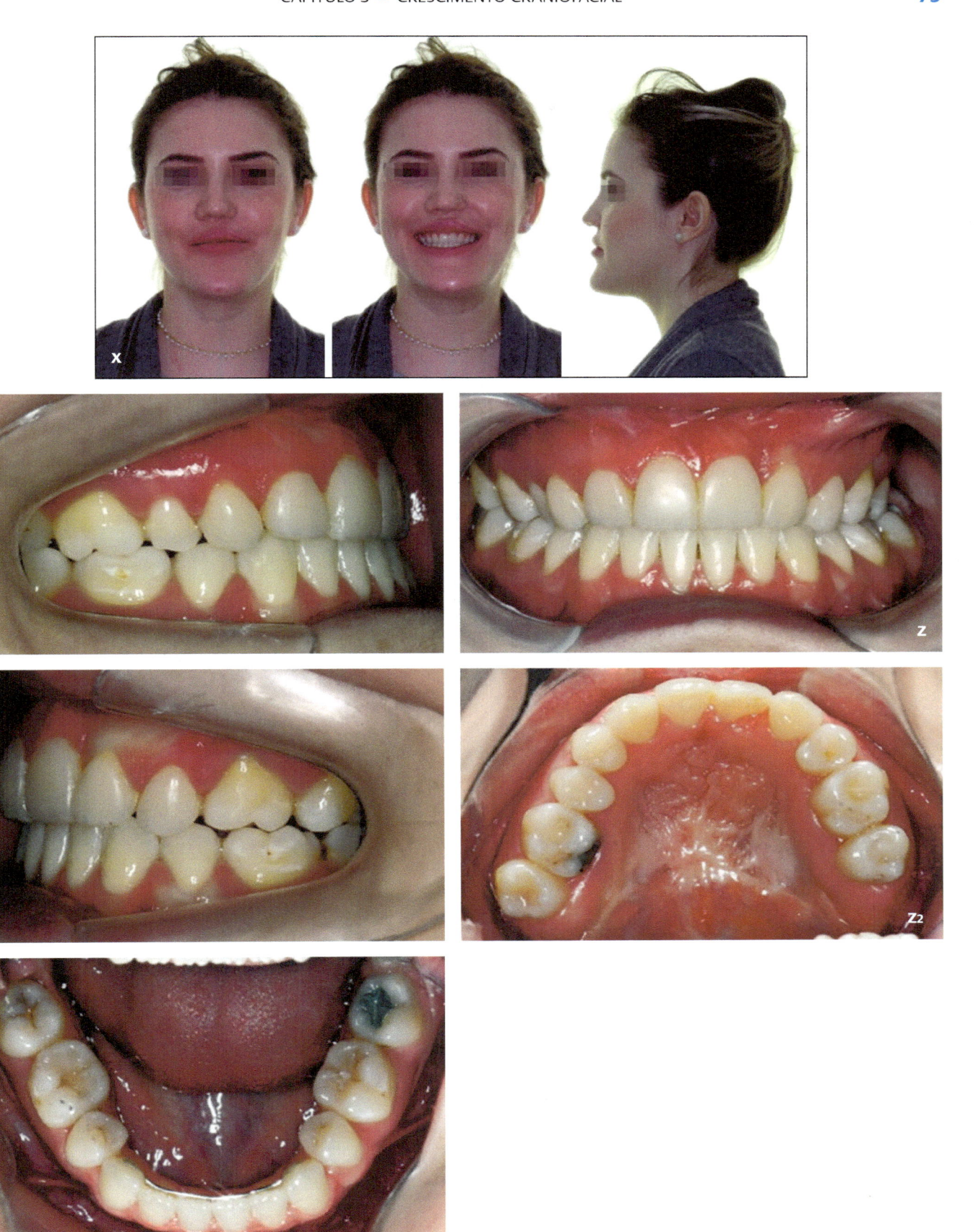

Fig. 3-13. *(Cont.)* **(x-z3)** Tratamento reabilitador finalizado.

De modo semelhante à fissura pré-forame completa, o arco maxilar segmentado na fissura transforame pode apresentar-se alinhado, desalinhado ou colapsado no sentido sagital previamente às cirurgias primárias (Fig. 3-14). Interessante notar que as fissuras alveolares com segmentos maxilares alinhados previamente às cirurgias plásticas primárias apresentam índice oclusal pior, na dentadura mista, que os casos com segmentos desalinhados, provavelmente devido a um fator protetivo desse desalinhamento para o desenvolvimento sagital. Com relação à amplitude da fissura, quanto maior essa medida, pior o índice oclusal, indicando crescimento maxilar mais pobre.[31]

A fissura em si não impede o crescimento da face, muito embora, altere sua forma e a da maxila.[32] O trespasse horizontal aumentado e a condição de classe II diagnosticados no exame da oclusão demonstram o potencial genético de crescimento da maxila e da face na presença da fissura. Entretanto, com o tratamento, a face passa a crescer sob influência marcante das cirurgias plásticas realizadas durante a infância. A partir das cirurgias, o fenótipo da face e da oclusão se transforma. O trespasse horizontal aumentado dá lugar ao trespasse horizontal negativo, com variados graus de mordida cruzada posterior e mordida aberta anterior. A mutação da morfologia dentofacial durante o crescimento é de interesse imediato da equipe de reabilitação e a literatura tem mostrado à exaustão o comportamento da face nas FTIU mediante a cefalometria, com a intenção de elucidar os efeitos reais da presença da fissura e das cirurgias plásticas.[33-45]

Com o crescimento, a maxila sofrerá o impacto maior das cirurgias. Ela tenderá a apresentar deficiência nos três sentidos, com maior magnitude no sentido sagital. A maioria dos estudos encontrou uma maxila menor que a normal e retroposta em relação à base do crânio. Há também alguma deficiência vertical, que é progressiva, aumentando no sentido molares-canino. Esse mau posicionamento, quase ausente ou suave na dentição decídua, tende a aparecer ou se agravar com o avanço da idade, atingindo seu pico depois da dentição permanente completa. A porção anterior da maxila é sempre a mais atingida, embora a região posterior também apresente deficiência. A retroposição da maxila é acompanhada pela margem orbital inferior e pelo processo zigomático, concorrendo para o agravamento na desarmonia facial.

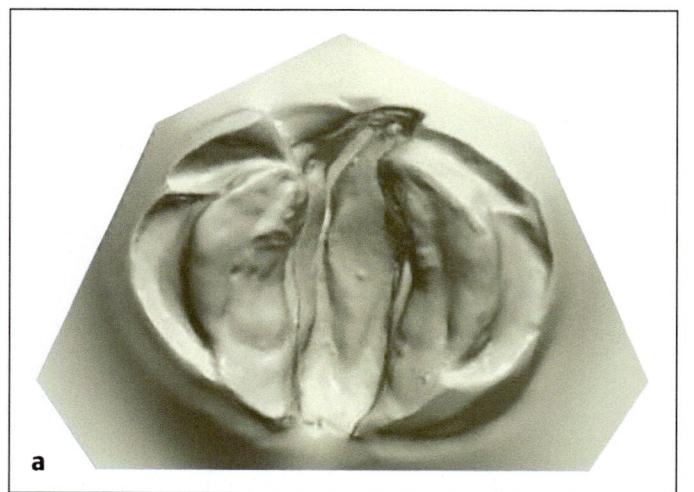

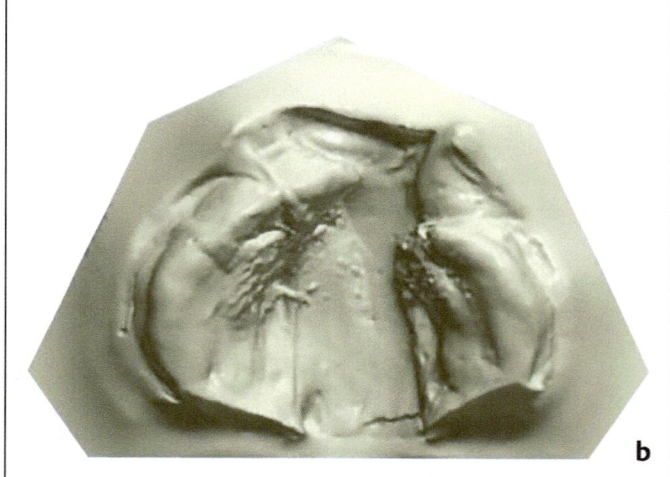

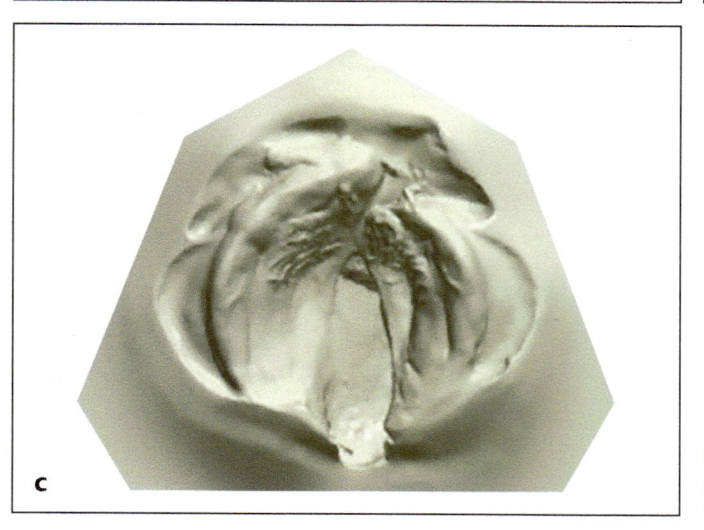

Fig. 3-14. Arcos maxilares aos primeiros meses de vida: (**a**) segmentos maxilares alinhados; (**b**) segmentos desalinhados e (**c**) segmentos colapsados.

As agenesias dentárias, por sua vez, afetam a protrusão maxilar e o relacionamento dos arcos dentários em crianças com FTIU e podem estabelecer uma correlação com a indicação de cirurgia ortognática e o perfil facial. Um dado importante para a realização do plano de tratamento ortodôntico foi levantado por pesquisadores do Projeto *Scandcleft*, em 2021.[46] Por meio do índice Goslon e de medidas cefalométricas do perfil facial, foi avaliado o impacto das agenesias dentárias de dois ou mais elementos sobre o crescimento craniofacial, assim como o relacionamento do arco dentário de indivíduos com FTIU, relacionando-os à necessidade de cirurgia ortognática. A inclinação maxilar em relação à base anterior do crânio foi menor, embora sem significância estatística e os índices Goslon 4 e 5 foram 47,2% maiores no grupo com duas ou mais agenesias quando comparados com os indivíduos sem agenesias. Portanto, especial atenção deve ser dada àqueles casos onde dois ou mais dentes estiverem ausentes, pois, as agenesias no arco maxilar têm impacto sobre o crescimento craniofacial, o perfil facial, bem como sobre o relacionamento dos arcos dentários.

Comparados com indivíduos sem fissura, observa-se que as medidas transversais lineares de canino a canino e de pré-molar a pré-molar são significantemente menores nos pacientes com fissura. O mesmo acontece com o comprimento de arco, que também se apresenta menor.[47] Analisando o reflexo na face, as crianças com fissura operadas de lábio e palato apresentam diferenças significativas na região de nariz e lábio já por volta dos 7 anos de idade, mas estas diferenças ficam ainda mais aparentes a partir dos 11 anos. São notórios o retrognatismo bimaxilar, o retrognatismo progressivo da maxila e o aumento na altura facial anteroinferior, com rotação horária da mandíbula. Além dessas alterações, os lábios superiores apresentam-se mais retruídos e os inferiores mais protruídos; a columela e a ponta nasal usualmente estão giradas para baixo.[48]

Diferentemente da maxila, a mandíbula guarda uma morfologia mais estável, sendo pouco ou nada influenciada pelos procedimentos cirúrgicos. As características cefalométricas da mandíbula são inerentes à fissura em si e fortemente determinadas pela genética. O ângulo formado pelo plano mandibular com a base do crânio tende a ser mais aberto e a altura vertical do terço inferior da face, maior. Esse aumento é grande o suficiente para tornar a altura total da face dos indivíduos com fissura maior que o normal. A altura posterior da face é menor para os indivíduos com fissuras, e isso provavelmente está relacionado com o aumento do ângulo goníaco. Apesar dessa retroposição da mandíbula melhorar a relação com a maxila, um exame do perfil facial revela uma marcada e desagradável retrusão nos terços médio e inferior com relação à base do crânio, principalmente em pacientes em fase final de crescimento ou adultos.

A cefalometria denuncia que a relação entre a maxila e a mandíbula frequentemente não é boa, mas esse diagnóstico também pode ser feito por meio da análise facial, e até pelo leigo. Embora ambas as bases estejam retruídas, como já comentamos, essa retrusão é bem maior na maxila, o que ocasiona desarmonia, problema que se agrava com o crescimento.

Em função desse comportamento das bases apicais, o ângulo facial, já menos convexo nos indivíduos com fissuras de tenra idade, tende, com o crescimento, a tornar-se reto ou côncavo. Entretanto, esses pacientes podem exibir uma significativa melhora após o tratamento ortodôntico devido ao posicionamento mais anterior da maxila e à rotação horária da mandíbula.[48]

O tecido mole nos indivíduos com fissura, basicamente, acompanha o arcabouço ósseo, e o nariz talvez seja uma das estruturas mais afetadas, mesmo após finda a reabilitação,[49-51] com assimetrias associadas à cartilagem alar muito frequentes e menor projeção do ápice nasal. O lábio operado é mais fino que o normal e, quase sempre, deficiente no vermelhão agravando a retrusão maxilar, quando presente. Quanto ao lábio inferior e ao mento, embora alguns autores considerem que, devido a uma hiperatividade, eles possam ser espessos, nem sempre isso é observado.

Desde a década de 1990, com a visita dos renomados pesquisadores, Gunvor Semb, da Escandinávia, e William Shaw, do Reino Unido, o Hospital de Reabilitação de Anomalias Craniofaciais (HRAC-USP) despertou para a necessidade de conhecer os resultados a longo prazo advindos dos diversos protocolos cirúrgicos utilizados. Os resultados permitiram observar que quanto mais diversos os protocolos cirúrgicos, piores os resultados oclusais a longo prazo.[52] Apesar disso, não foi encontrada diferença significativa para os índices oclusais entre os diferentes protocolos cirúrgicos utilizados até então no HRAC-USP. Entretanto, o fator cirurgião apresentou-se como fator de significativa influência na avaliação desses índices.[53] Com relação à palatoplastia, foi demonstrado que os resultados de crescimento foram melhores em protocolos de palatoplastia realizados em dois estágios quando comparados com os operados dos palatos mole e duro em um único estágio.[54]

Como já mencionado, muito embora as cirurgias primárias primem pela melhora da estética e da função em tenra idade nos pacientes com fissura labiopalatina e constituam procedimentos essenciais no protocolo de reabilitação, a literatura tem mostrado à exaustão efeitos deletérios sobre o crescimento craniofacial, em especial na relação sagital maxilar.[14,53,55,56]

Para a avaliação da qualidade da estética facial, recursos como fotografias de perfil, além da avaliação do índice oclusal, são comumente utilizados. Esses parâmetros, quando bem compreendidos, oferecem subsídios para o controle do crescimento craniofacial e o manejo ortodôntico do paciente com fissura labiopalatina, bem como para mudanças de protocolos cirúrgicos, se necessário.

As fotografias do perfil facial fornecem informações sobre o crescimento sagital e a convexidade da face média, por meio da avaliação da posição do nariz e do mento. Assim como em outros centros de reabilitação de fissura,[57-59] o HRAC-USP tem utilizado as fotografias de perfil para avaliações da convexidade facial e sua correlação com o padrão facial, conforme mostram a Figura 3-15 e a Quadro 3-1.[60,61]

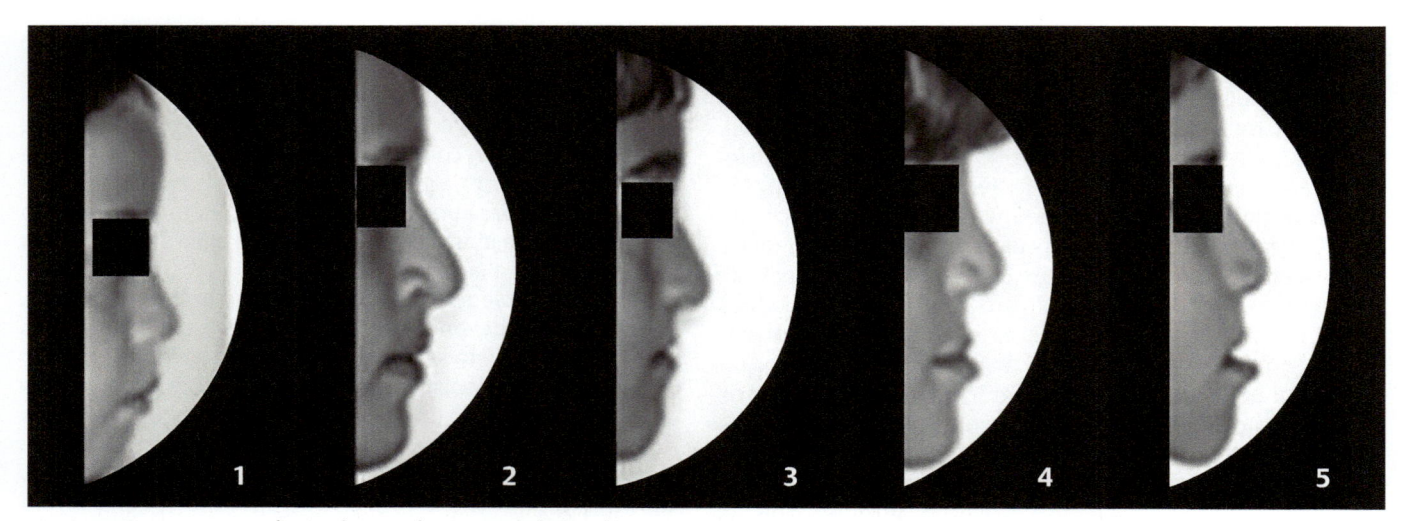

Fig. 3-15. Escores para avaliação do grau de convexidade facial: *1.* muito convexo; *2.* convexo; *3.* reto; *4.* côncavo e *5.* muito côncavo.

Quadro 3-1. Caracterização dos Escores segundo o Padrão Facial na Dentadura Permanente, de Acordo com Ozawa *et al.*[61]

Índice de convexidade	Características do perfil facial na dentadura permanente	Padrão facial adulto
1	Muito convexo	Padrão facial II
2	Convexo: perfil bom	Padrão facial II suave ou padrão facial I
3	Reto: perfil aceitável no adulto	Padrão facial III, face reta
4	Côncavo: perfil pobre	Padrão facial III suave concavidade
5	Muito côncavo: perfil pobre	Padrão facial III acentuado

Fonte: Adaptado para o português de Ozawa et al., 2018.[61]

Capelozza Filho (2012)[62] definiu cinco diferentes padrões faciais de acordo com as características horizontais e verticais encontradas na face humana: *Padrão Facial I*, equilíbrio facial com boa relação entre maxila e mandíbula; *Padrão Facial II*, maxila à frente da mandíbula com comprometimento maxilar ou mandibular ou ambos; *Padrão Facial III*, mandíbula à frente da maxila com comprometimento maxilar ou mandibular ou ambos; *Padrão Face Curta*, dimensões faciais verticais diminuídas e *Padrão Face Longa*, dimensões faciais verticais aumentadas.

Um recente levantamento realizado com amostra de 415 pacientes com FTIU operados de lábio e palato na infância no HRAC-USP, revelou que 31% dos pacientes apresentou índice de convexidade facial 3, com perfil facial reto, considerado um padrão facial aceitável no adulto, como observado na Quadro 3-2.[60]

Embora não haja muitas evidências na literatura que suportem a correlação entre o índice oclusal e o perfil facial subjetivo dos indivíduos com fissuras labiopalatinas, grande parte dos estudos que monitoram o crescimento craniofacial, a longo prazo, o fazem por meio da avaliação dos índices dos 5 anos,[28] Goslon[25] ou índice Bauru.[63] Esses parâmetros destinam-se à avaliação do crescimento craniofacial e, consequentemente, são de fundamental importância para o planejamento do tratamento ortodôntico/ortopédico/cirúrgico futuro, que, inevitavelmente, trará grande impacto sobre a estética facial.

Quadro 3-2. Distribuição da Amostra de Pacientes (n = 415) e Correlação com os Perfis e Padrões Faciais

Índice de convexidade	N total (%)	Perfil facial/padrão facial na fase adulta
1	18 (4)	Perfil muito convexo/padrão II ou vertical/perfil pobre
2	92 (22)	Perfil convexo/padrão I ou II suave/perfil bom
3	127 (31)	Perfil reto/padrão I/perfil aceitável no adulto, face reta
4	106 (26)	Perfil côncavo/padrão III/perfil pobre
5	72 (17)	Perfil muito côncavo/padrão III/perfil muito pobre

Outro importante parâmetro associado à avaliação da estética facial é a indicação da cirurgia ortognática para correção da relação sagital. Supostamente, indivíduos que necessitam de correção cirúrgica não apresentam uma boa estética facial. Em estudo publicado em 2018[64] foi avaliada a capacidade do índice Goslon, pontuado aos 9 anos de idade, prever a necessidade de cirurgia ortognática em pacientes com FTIU. Os resultados mostraram que 100% dos pacientes que apresentaram índice Goslon 5 aos 9 anos de idade realizaram cirurgia ortognática. Para os pacientes que apresentaram Goslon 4, esse índice foi 79%; para o Goslon 3, foi 25%; para o Goslon 2, foi 15%. Nenhum paciente com Goslon 1 aos 9 anos de idade teve indicação para a cirurgia ortognática. O índice Goslon aferido aos 9 anos de idade foi considerado um bom prenúncio da necessidade de cirurgia ortognática ao final do crescimento.

(Texto adaptado de Silva Filho, 2007)[9]

CRESCIMENTO FACIAL NA FISSURA TRANSFORAME INCISIVO BILATERAL

A fissura transforame incisivo bilateral (FTIB) desafia o sempre longo processo reabilitador. A projeção da pré-maxila, expressão embrionária do isolamento do palato primário em relação aos processos maxilares, desperta apreensão justificada, não só dos familiares, como também de profissionais iniciantes. Contudo, é conveniente tecer algumas considerações sobre o comportamento da maxila, salientando a submissão da face média às forças oriundas das cirurgias plásticas primárias, sobretudo da queiloplastia. Devido à gravidade do problema inicial, o tratamento da FTIB é cercado por abordagens polêmicas e atitudes terapêuticas, muitas vezes não comprovadas cientificamente, como a ortopedia extrabucal precoce pré-cirúrgica, com o objetivo de deslocar a pré-maxila em direção aos segmentos palatinos e a remoção ou reposição cirúrgica precoce da pré-maxila. No HRAC-USP, essas atitudes cederam lugar a um tratamento consensual mais previsível a longo prazo, mais conservador para o paciente e menos extenso para os familiares. A estratégia terapêutica cirúrgica adotada no protocolo de tratamento da FTIB consiste em restaurar a anatomia com as cirurgias plásticas primárias a partir dos 3 meses e dos 12 meses de idade; cirurgias plásticas secundárias de lábio e columela a partir da idade escolar e ortodontia pré e pós-enxerto ósseo secundário ao final da dentadura mista, entre 9 e 12 anos de idade.

As Figuras 3-16 e 3-17 demonstram a flexibilidade da pré-maxila em tenra idade ao assumir paulatinamente uma posição mais para posterior na face, levada pelas cirurgias plásticas primárias. Na realidade, existem mais indícios que comprovam essa vulnerabilidade da pré-maxila solitária às forças oriundas das cirurgias, quando avaliamos pacientes adultos que passaram pelo protocolo convencional praticado no HRAC-USP. A interpretação da face média sugere que a pré-maxila encontra seu lugar definitivo na face guiada pelas forças musculares do lábio reconstruído. É a jornada da pré-maxila em direção aos segmentos maxilares, depois das cirurgias plásticas primárias. As Figuras 3-16 e 3-17 afugentam qualquer intenção de reposicionamento ortopédico precoce da pré-maxila projetada.

Parece claro que a ruptura completa da maxila em três segmentos influencia o padrão facial, bem como o contorno e as dimensões da arcada dentária superior. Além da principal característica – a projeção anterossuperior e lateralizada da pré-maxila –, a fissura bilateral é responsável pela aproximação e a rotação dos segmentos palatinos para medial, distanciados entre si ao nascimento.

O que se constata ao longo do processo terapêutico é que as cirurgias plásticas primárias, sobretudo a queiloplastia,[65] aproximam os três segmentos ósseos, antes separados pela fissura. Seu efeito predominante de retroposicionamento da pré-maxila, com importante redução no comprimento da arcada dentária superior, faz-se acompanhar por agravamento da aproximação dos processos palatinos, os quais giram para medial em torno de um centro de rotação distal à região da tuberosidade da maxila. Em síntese, nos pacientes operados, as dimensões transversais e sagital da arcada dentária superior encontram-se reduzidas em relação ao padrão normativo, o que justifica o alto índice de mordidas cruzadas posteriores e anteriores.

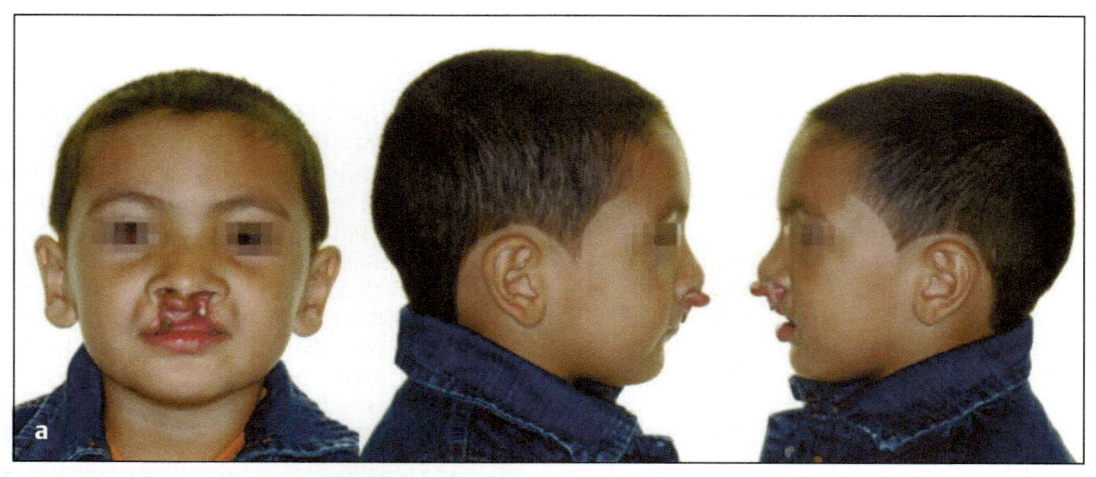

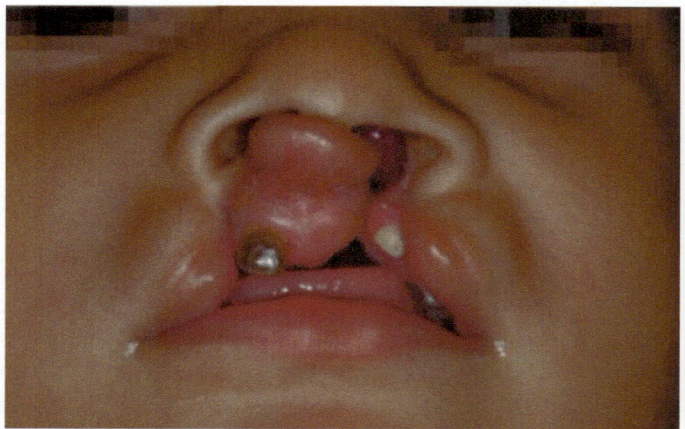

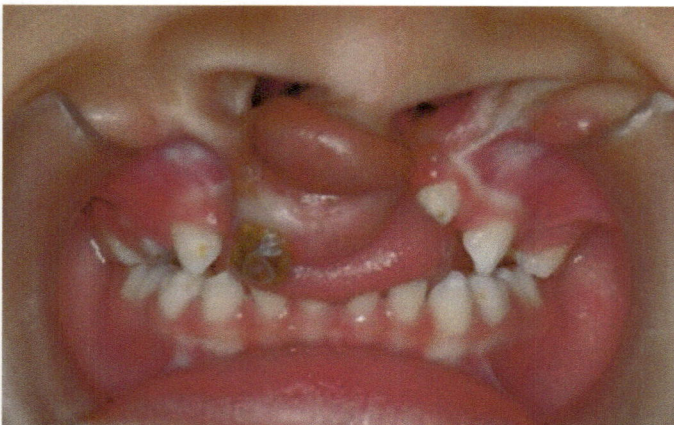

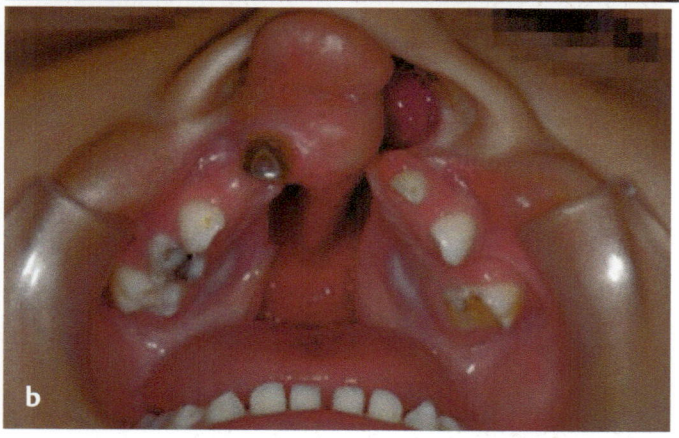

Fig. 3-16. Sequência clínica do processo reabilitador de paciente com fissura transforame bilateral. Tratamento compensatório, sem necessidade de cirurgia ortognática. (**a**) Fotos iniciais. (**b**) Pré-queiloplastia primária bilateral. *(Continua)*

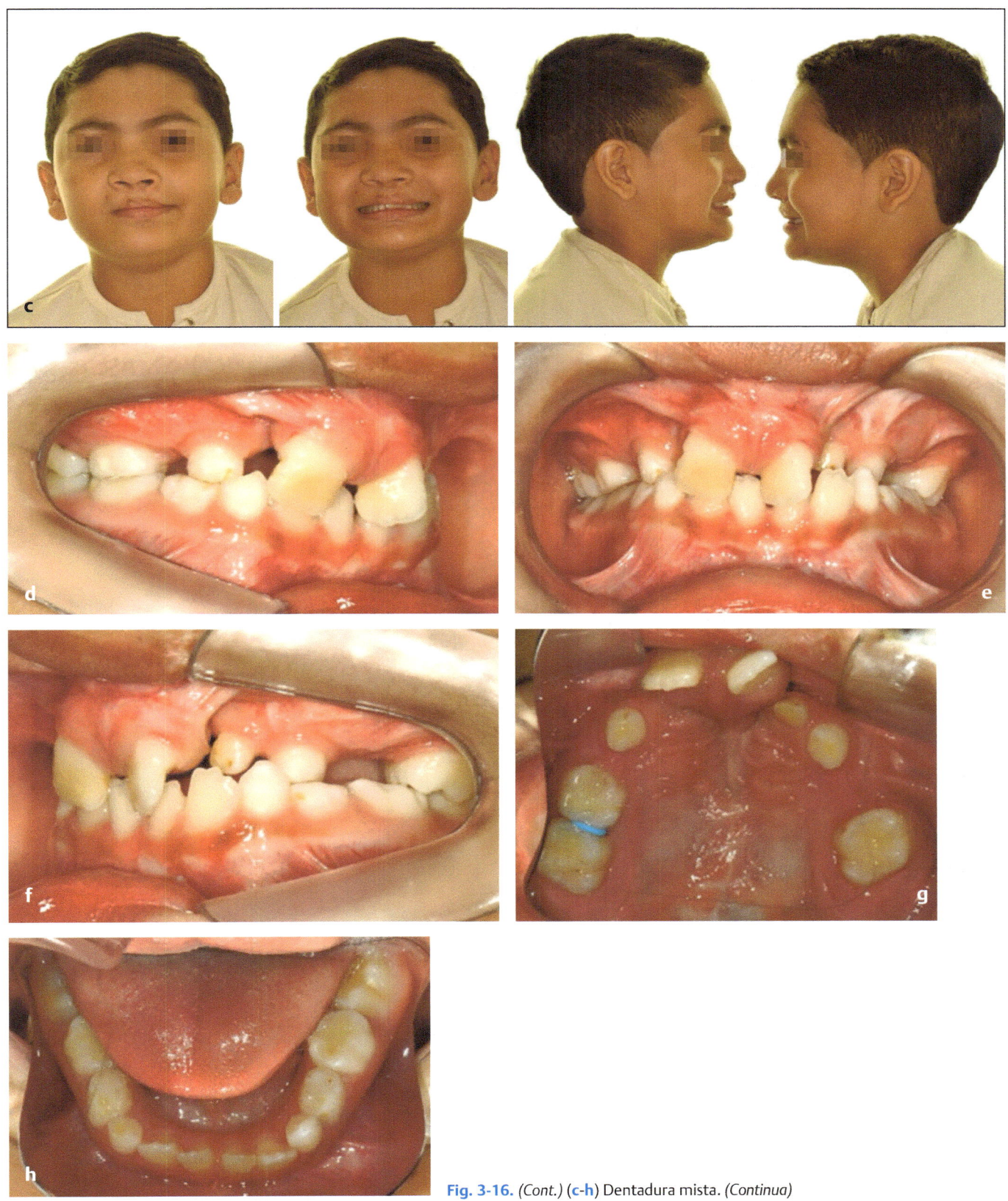

Fig. 3-16. *(Cont.)* (**c-h**) Dentadura mista. *(Continua)*

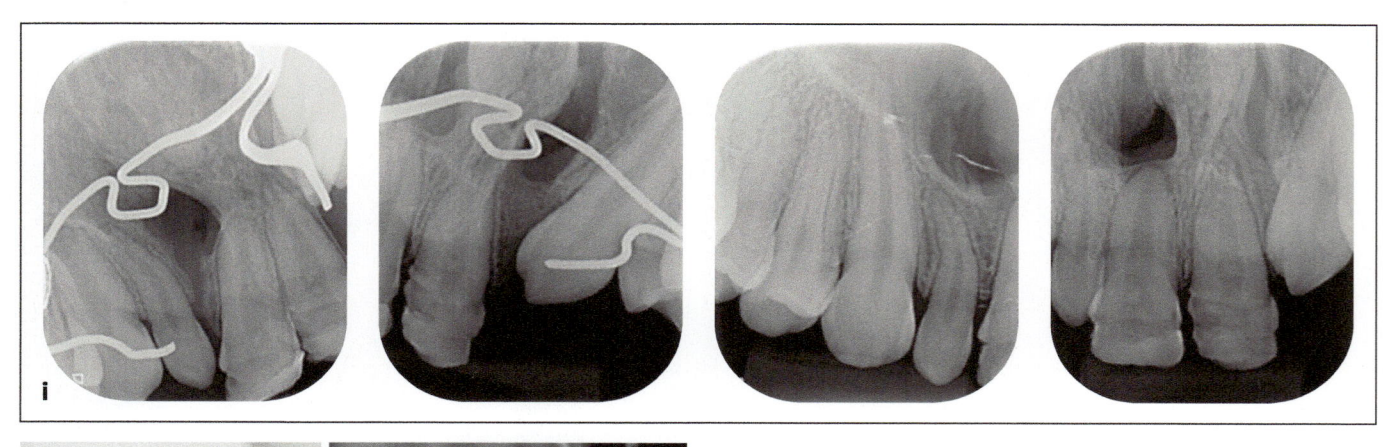

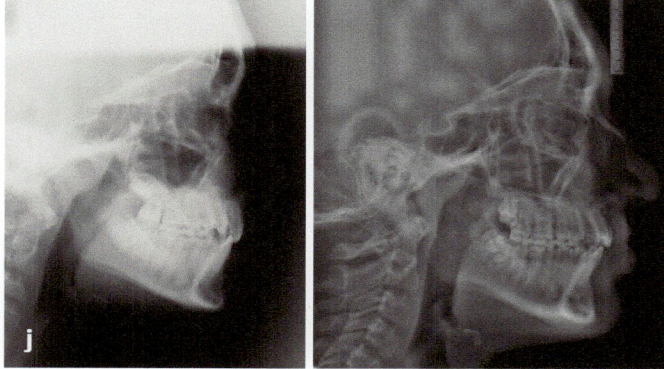

Fig. 3-16. *(Cont.)* **(i)** Radiografias periapicais pré e pós-enxerto. **(j)** Telerradiografias antes e após a finalização do tratamento ortodôntico. *(Continua)*

CAPÍTULO 3 ■ CRESCIMENTO CRANIOFACIAL

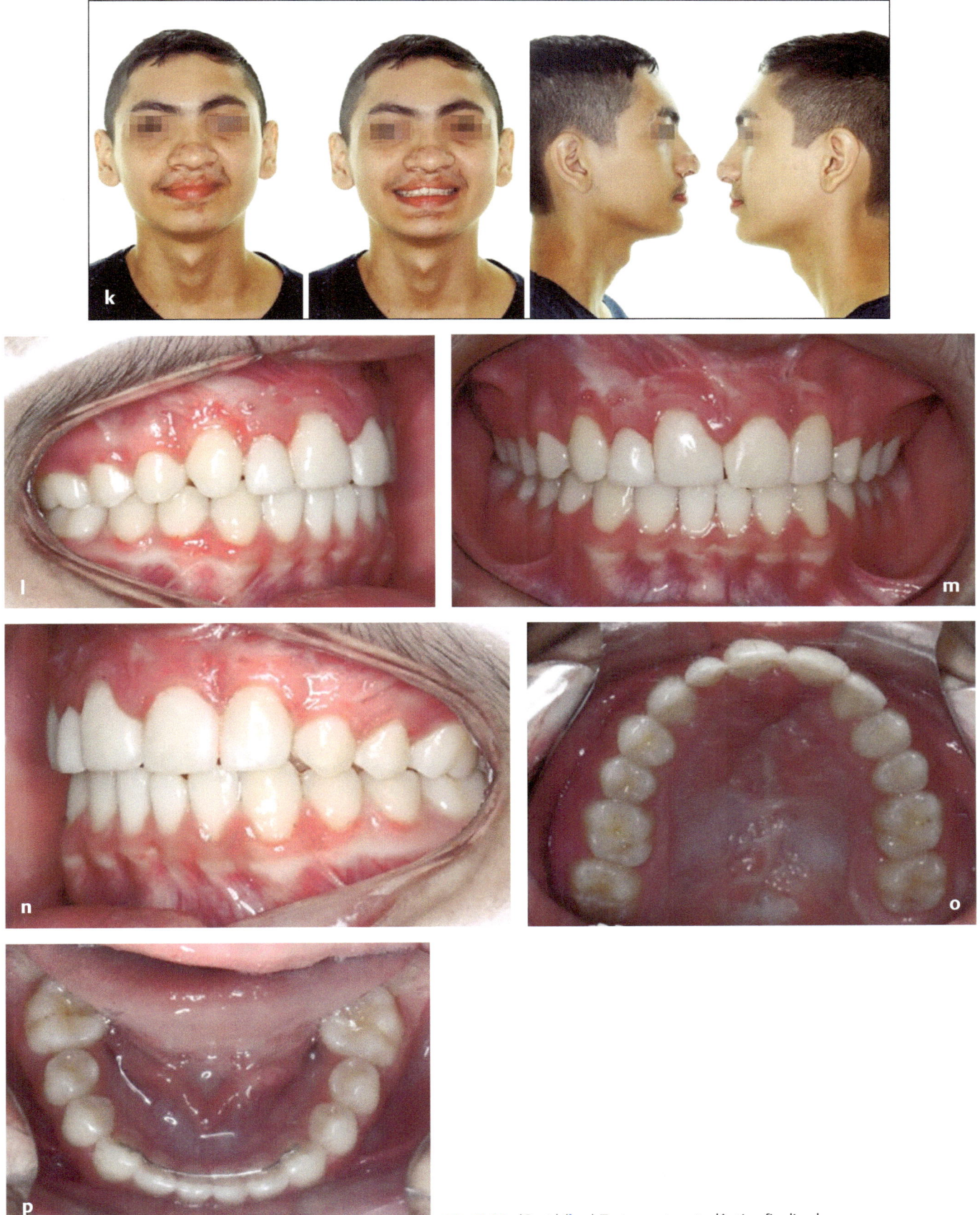

Fig. 3-16. *(Cont.)* (**k-p**) Tratamento ortodôntico finalizado.

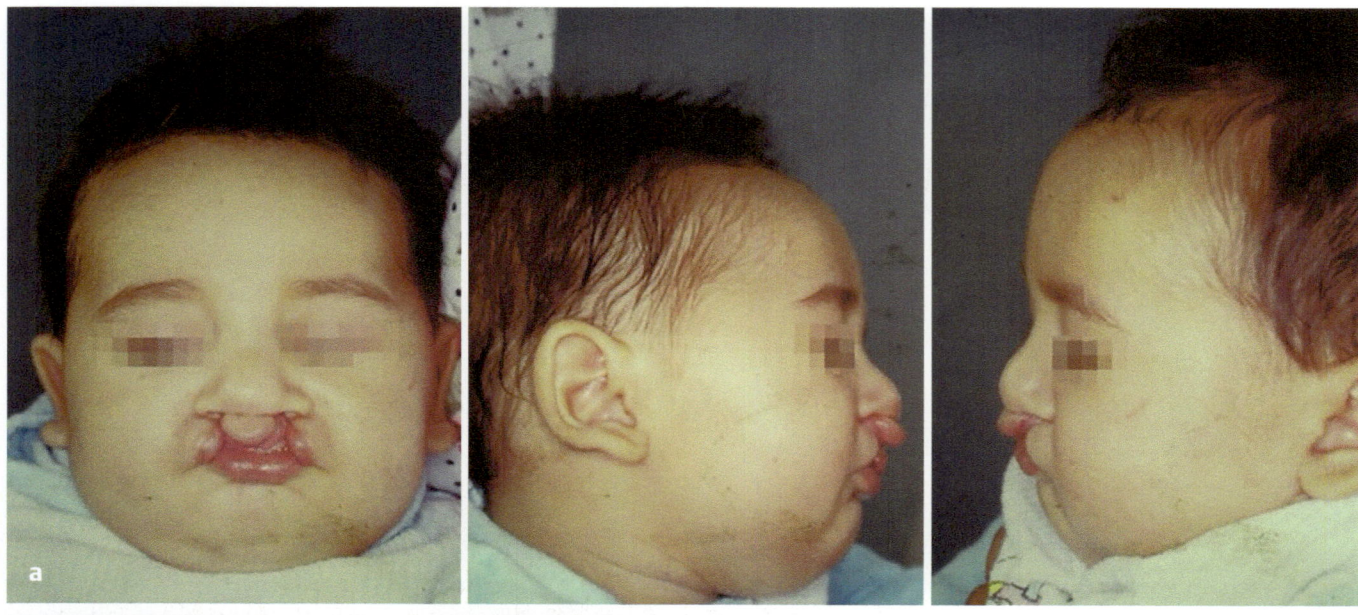

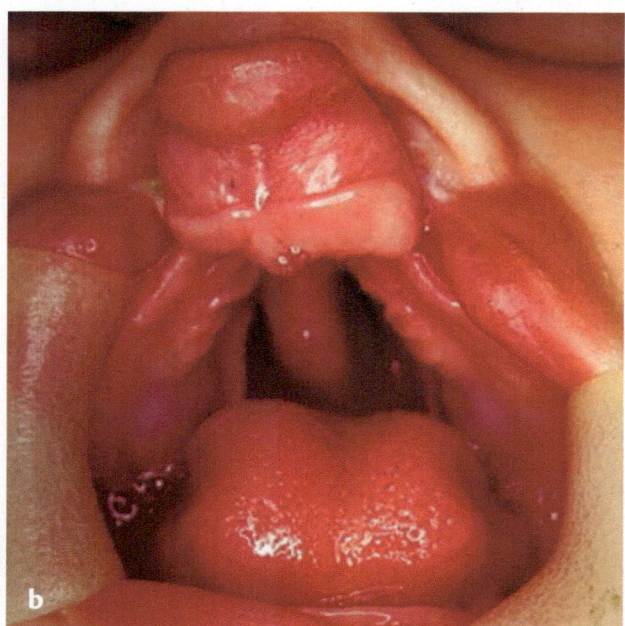

Fig. 3-17. Sequência clínica do processo reabilitador de paciente com fissura transforame bilateral. Tratamento ortodôntico-cirúrgico. (**a**) Fotos iniciais. (**b**) Pré-queiloplastia primária. *(Continua)*

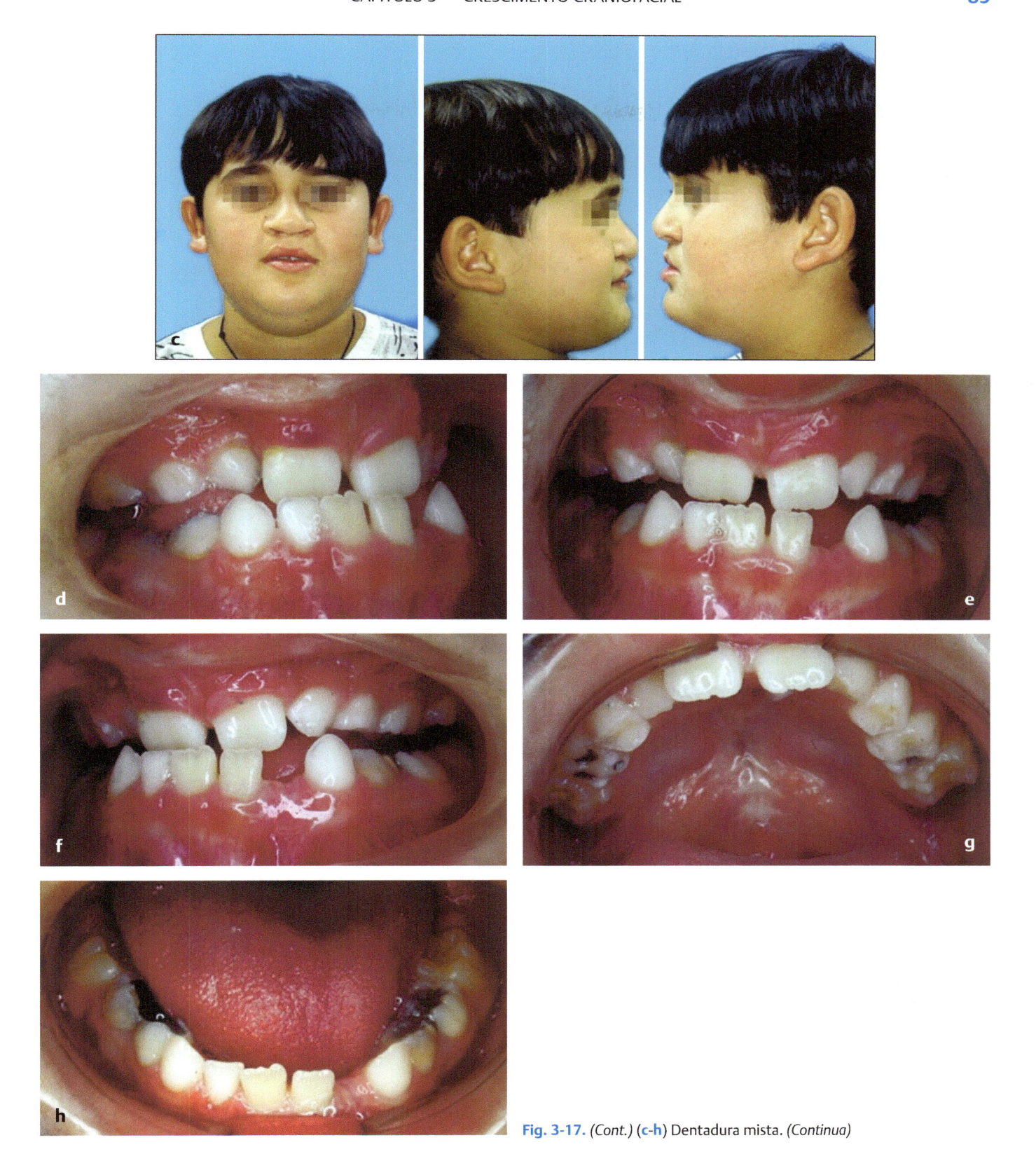

Fig. 3-17. *(Cont.)* (**c-h**) Dentadura mista. *(Continua)*

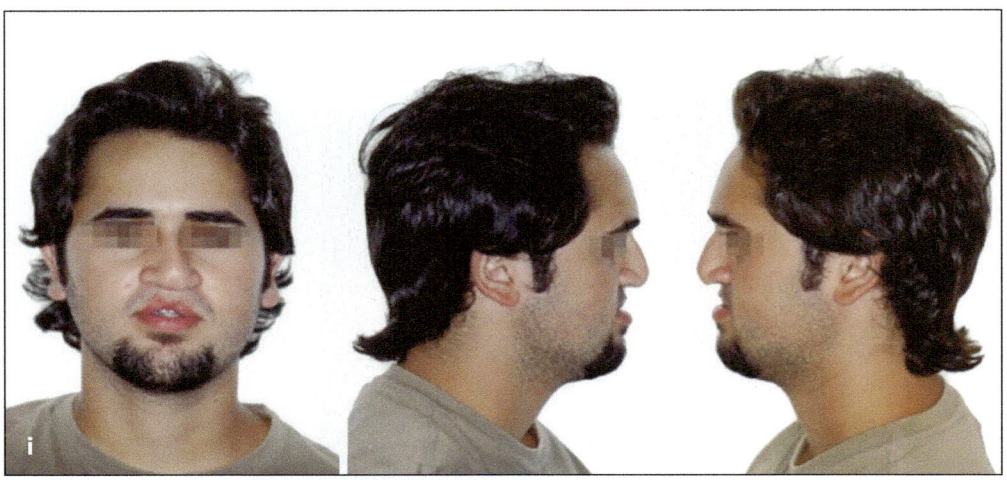

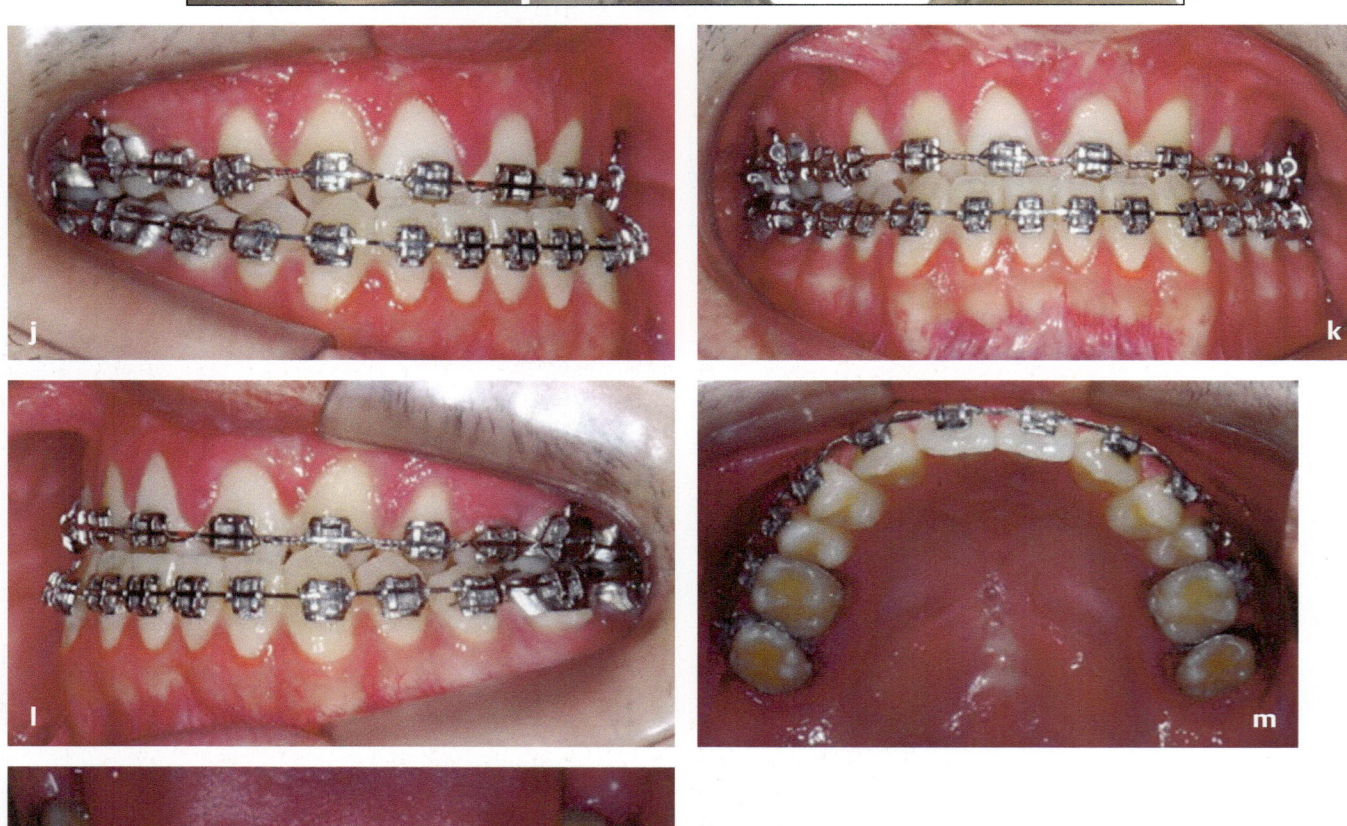

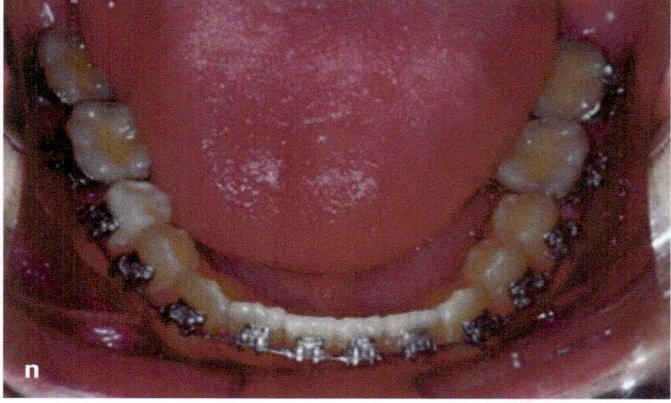

Fig. 3-17. *(Cont.)* (**i-n**) Tratamento ortodôntico pré-cirurgia ortognática. *(Continua)*

CAPÍTULO 3 ▪ CRESCIMENTO CRANIOFACIAL

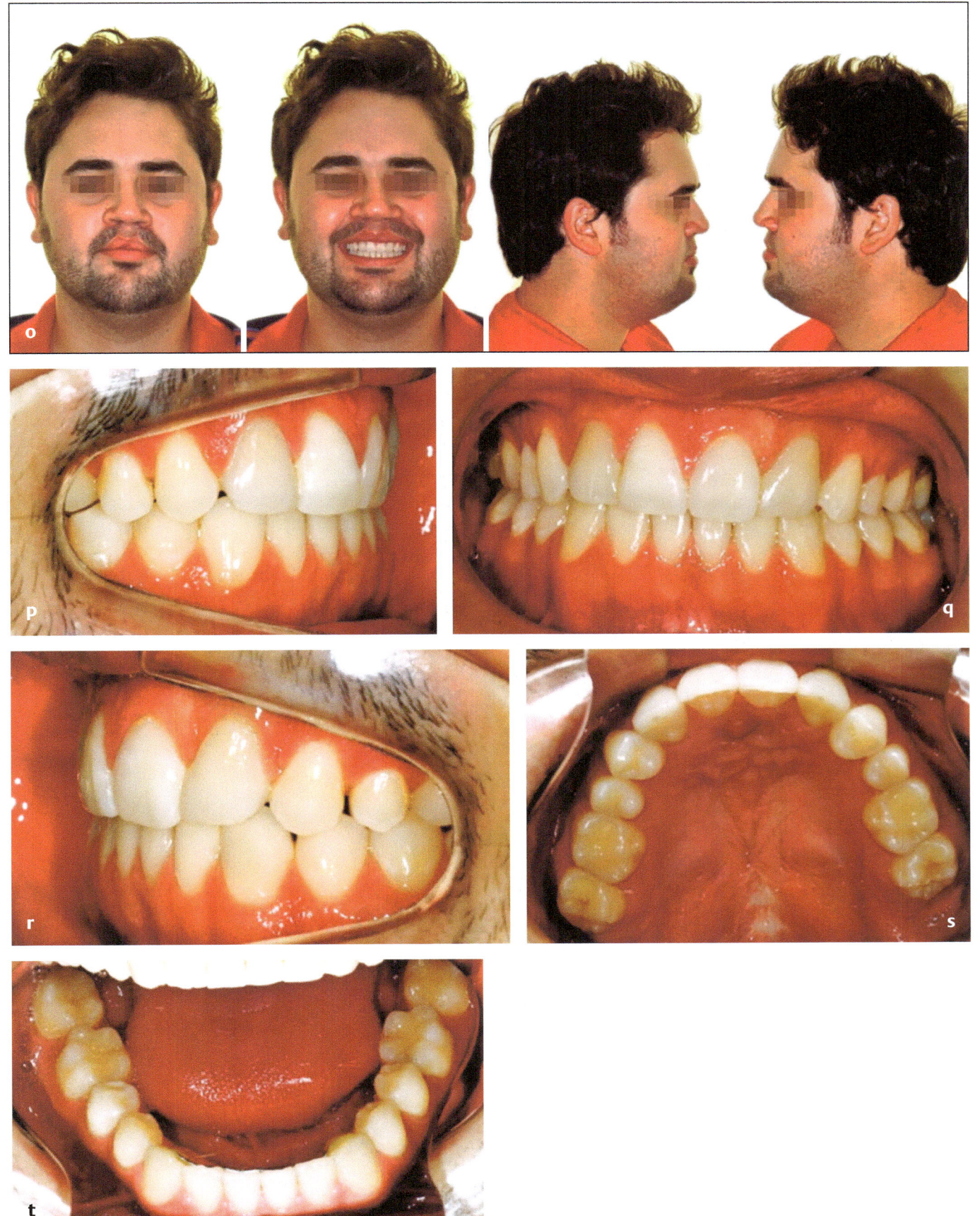

Fig. 3-17. *(Cont.)* (o-t) Tratamento reabilitador finalizado.

Associada a essa redução no trespasse horizontal, a constante pressão ortopédica exercida pela cicatriz cirúrgica gera também, em longo prazo, um aumento do trespasse vertical. Contudo, com o crescimento, este apresenta uma melhora espontânea, o que não se observa no aspecto horizontal, como se mostra na Figura 3-18. Por isso, a correção da pré-maxila deve ser realizada precocemente, antes do enxerto ósseo alveolar secundário, para que esses erros de posição não se perpetuem (Fig. 3-19).

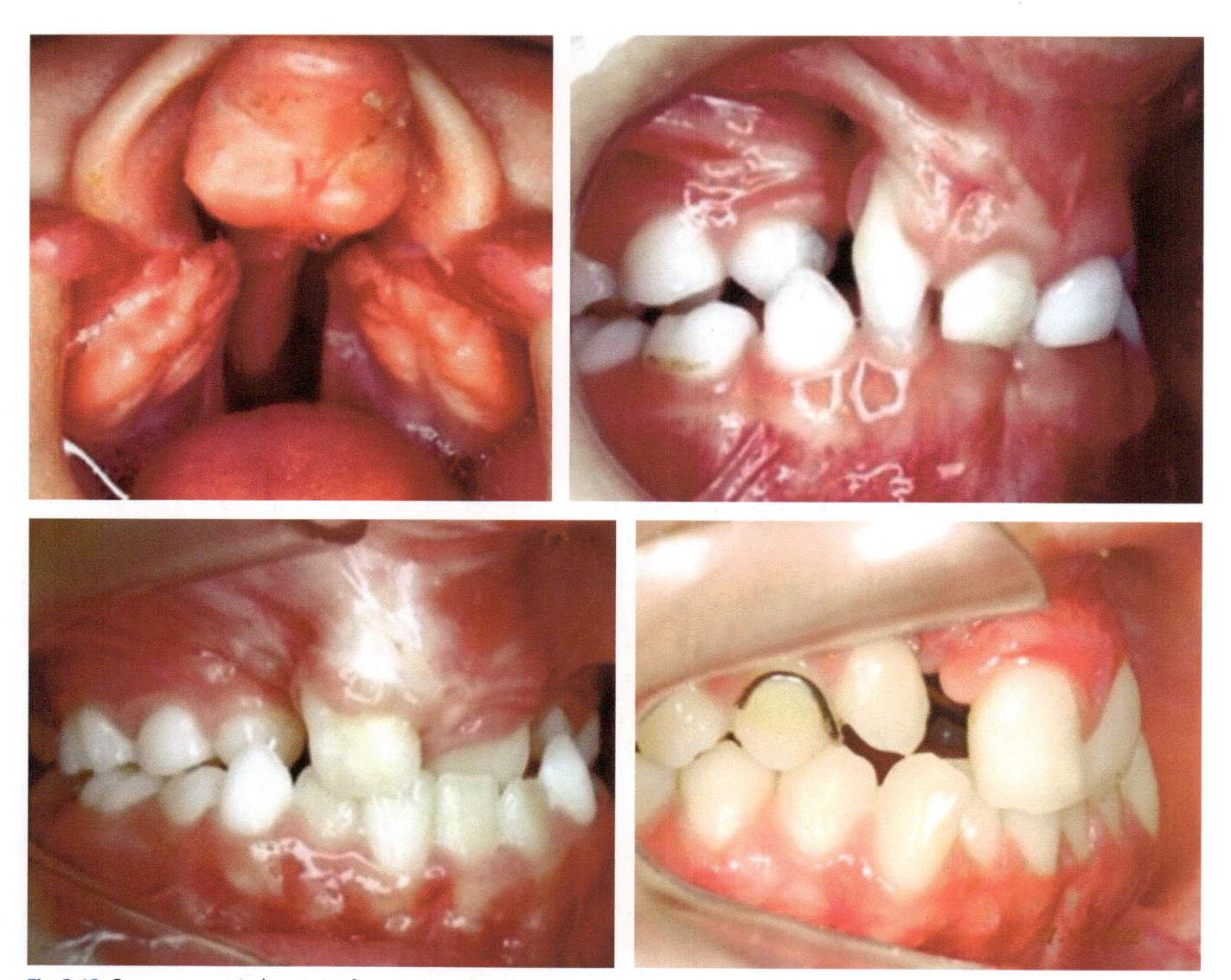

Fig. 3-18. O trespasse vertical excessivo frequente nas FTIB, em consequência da retroposição gradual da pré-maxila, tende a apresentar uma correção espontânea desde a fase da dentadura decídua até a permanente. Isso é devido ao crescimento e desenvolvimento, à irrupção dentária, ao aumento da dimensão vertical e, subsequente, às mecânicas ortodônticas expansionistas pré-enxerto ósseo alveolar. Em algumas situações extremas, há a necessidade de reposicionamento cirúrgico de pré-maxila associada ao enxerto ósseo alveolar (EOA).

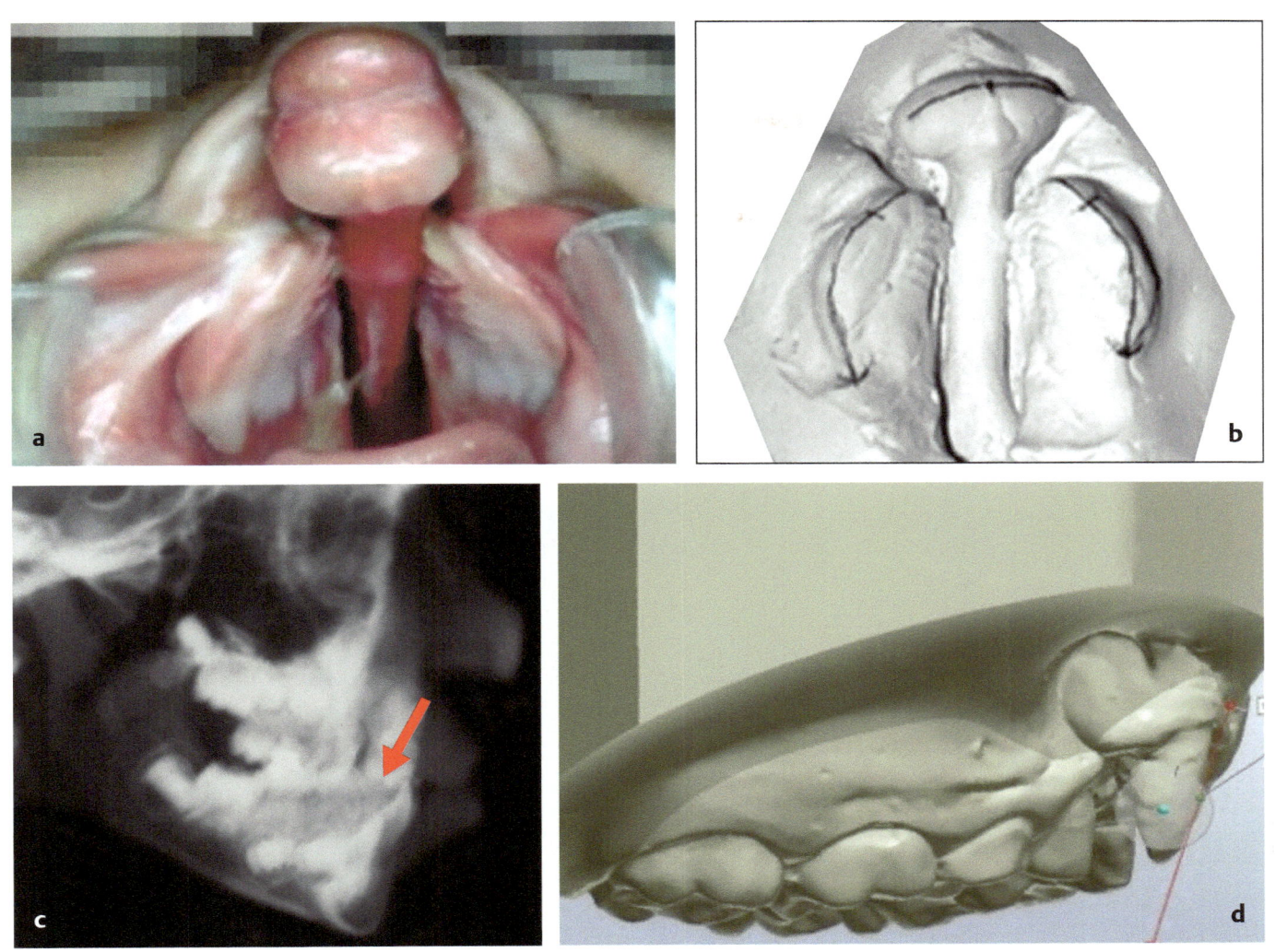

Fig. 3-19. A correção da excessiva retroinclinação da pré-maxila na FTIB deve, sempre que possível, acontecer antes do EOA secundário, afim de não perpetuar o erro da posição óssea. Entretanto, é importante avaliar cuidadosamente a condição periodontal dos dentes e ossos nesta região nos casos que a correção sagital e transversal seja realizada antes do EOA. Em casos de discrepância sagital negativa excessiva, com necessidade de tratamento ortocirúrgico, o objetivo não é corrigir o trespasse horizontal, mas posicionar adequadamente a pré-maxila em relação à base. (a,b) Excessiva protrusão da pré-maxila ao nascimento. (c,d) Correção espontânea do aspecto vertical da pré-maxila. *(Continua)*

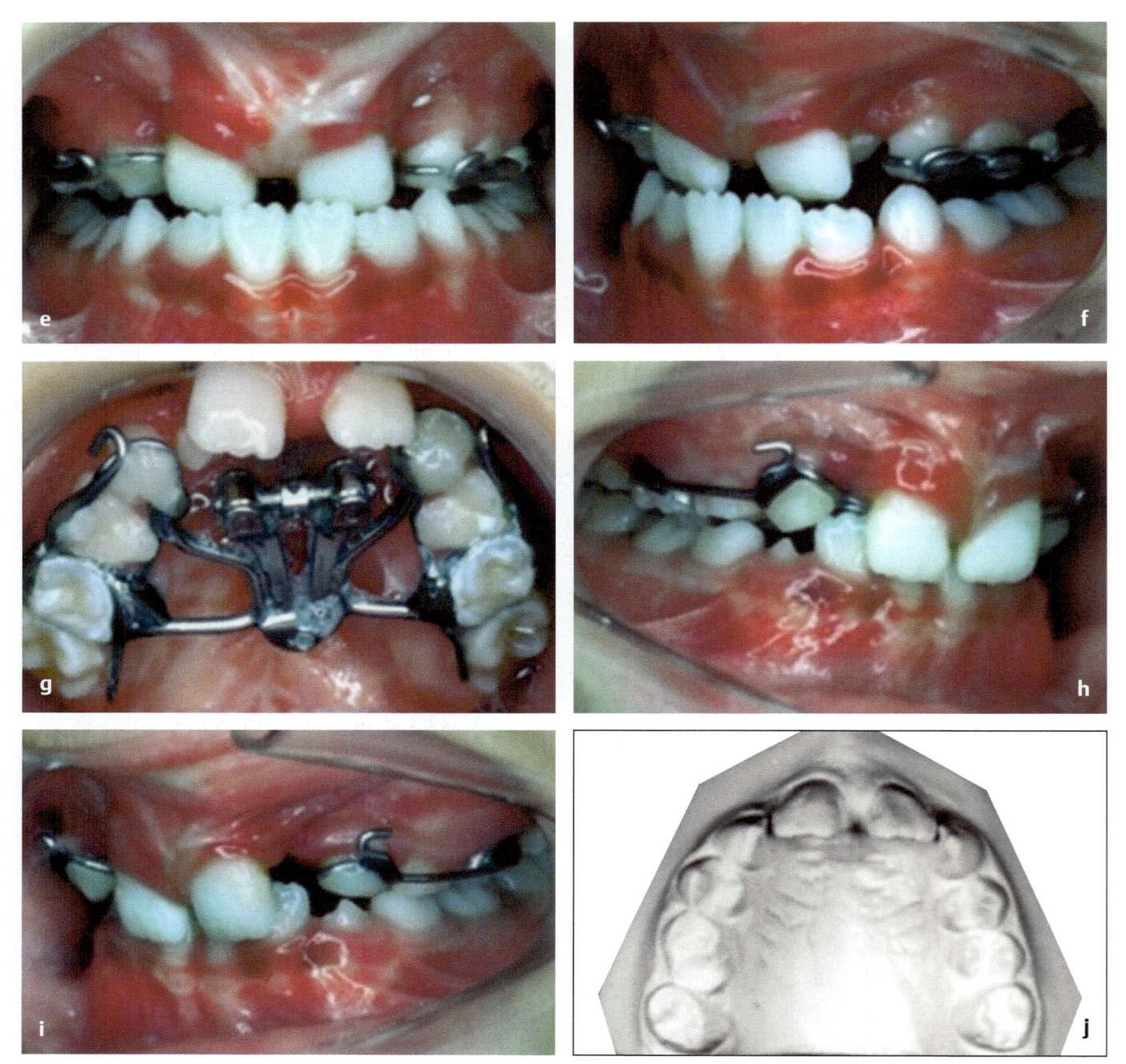

Fig. 3-19. *(Cont.)* **(e-j)** Momento ideal da correção da pré-maxila, antes do EOA.

Com o propósito de sistematizar e categorizar as alterações oclusais em pacientes com FTIB e de avaliar a longo prazo os efeitos da queiloplastia e da palatoplastia sobre o complexo maxilar, introduziu-se o índice bilateral de Bauru baseado nos índices dos 5 anos de Goslon (Fig. 3-20). Semelhantemente, as características oclusais das relações interarcos de modelos de estudo foram avaliadas predominantemente no sentido anteroposterior e classificados em índices de 1 a 5 em ordem crescente de severidade. Em 2011, esse índice foi refinado, dando origem ao índice oclusal bilateral (BILATERAL YARDSTICK)[63] e mostrou-se aplicável nas diferentes fases do desenvolvimento oclusal, a saber, na dentadura decídua, dentadura mista precoce e dentadura permanente jovem, tanto em modelos de gesso[66] como em modelos virtuais.[67]

Um estudo multicêntrico longitudinal envolvendo três centros reabilitadores, Gothenburg na Suécia, Niejmegen na Holanda e Oslo na Noruega, com diferentes protocolos de tratamento foi realizado com o objetivo de avaliar longitudinalmente a relação dos arcos dentários na FTIB. Apesar dos diferentes protocolos, os índices oclusais finais foram similares nos três centros. A palatoplastia tardia associada à ortopedia pré-cirúrgica não foi vantajosa a longo prazo. A osteotomia da pré-maxila, realizada em um dos centros, parece estar associada ao desenvolvimento menos favorável dos arcos dentários.[68]

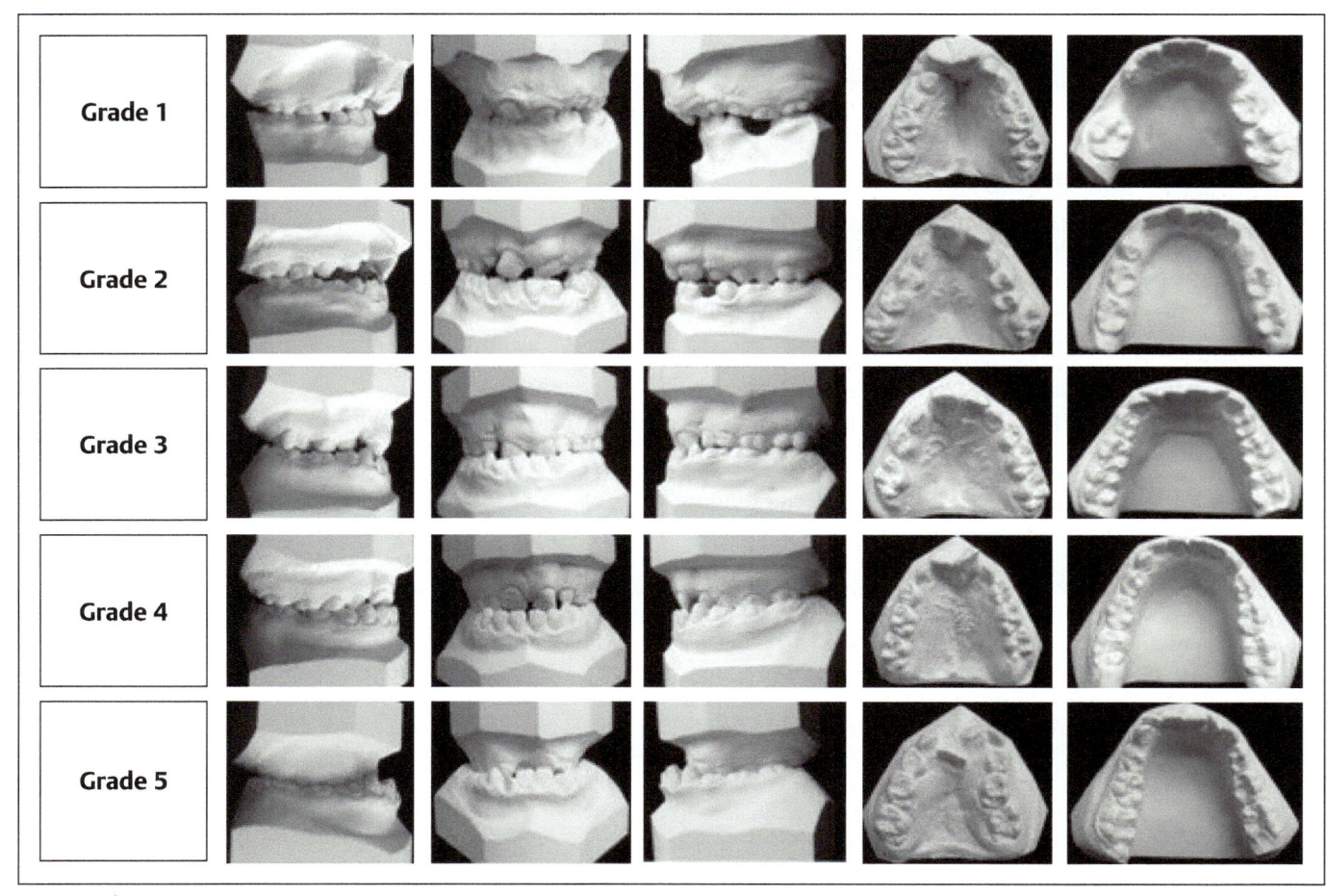

Fig. 3-20. Índice bilateral – 9 anos de idade.[63,67]

Ao comparar dois protocolos de cirurgias primárias para FTIB do HRAC-USP, o de fechamento do lábio em um estágio *versus* o fechamento em dois estágios, associado à palatoplastia em um único estágio sem ortopedia pré-cirúrgica, os resultados, analisados por meio do índice bilateral na dentadura mista precoce, mostraram não haver diferença estatisticamente significante entre os protocolos.[9] Ambos proporcionaram, na fase da dentadura mista, um crescimento maxilar satisfatório com índices 1 e 2 acima de 57%, indicando, também, que a taxa de mordida cruzada anterior nas FTIB apresentava-se bem mais reduzida do que nas FTIU. O percentual de índices 4 e 5 foram abaixo de 10,5%.

Uma amostra mais recente do HRAC-USP, composta por 112 pacientes com FTIB entre 6 a 12 anos de idade, com queiloplastia em um ou dois estágios, a partir dos 3 meses, e, palatoplastia em um único estágio, a partir dos 12 meses, foi avaliada por meio de análise digital do índice bilateral. Os resultados mostraram um crescimento sagital favorável em 53% dos pacientes com índices 1 e 2, em 17% com índice 3, em 18,7% com índice 4 e em 10,7% com índice 5, corroborando que o grau de deficiência maxilar tende a aumentar da dentadura mista precoce à dentadura permanente[67] (Fig. 3-21).

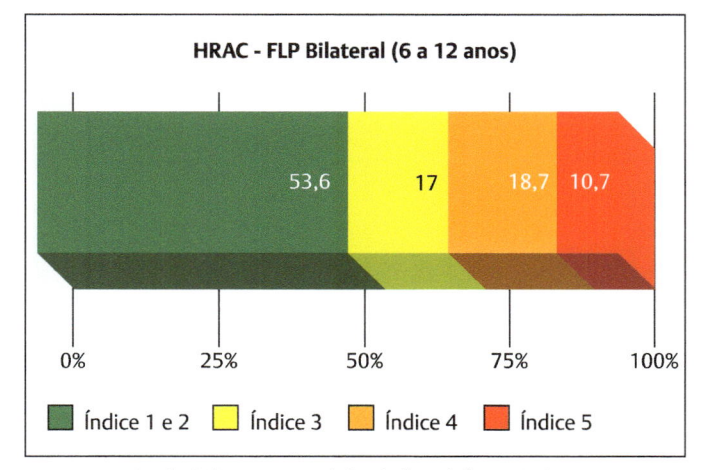

Fig. 3-21. Distribuição percentual dos índices bilaterais da amostra de FTIB do HRAC-USP avaliadas após as cirurgias primárias, antes do tratamento ortodôntico, mostrando um percentual de relação maxilomandibular satisfatório na fase da dentadura mista.[67]

Do ponto de vista cefalométrico, o paciente adulto com FTIB não operado, apresenta uma projeção anterossuperior da pré-maxila e do pró-lábio, que leva a trespasse horizontal aumentado, de 10 a 16 mm; perfil ósseo excessivamente convexo; mandíbula menor e inclinada em relação à base do crânio e consequente discrepância sagital de classe II entre as bases apicais. Após as cirurgias primárias, a projeção da pré-maxila, grande ao nascimento, reduz gradativamente, percorrendo um caminho em direção palatina.

Essa retroposição paulatina da pré-maxila pode ser observada, também, em pacientes operados somente de lábio durante a infância, o que denota participação importante da queiloplastia na configuração sagital da maxila nas fissuras bilaterais. O perfil facial mantém-se convexo na infância e aproxima-se dos valores normais nos indivíduos com fissura, na adolescência, frequentemente se tornando menor que o normal na idade adulta. Desta forma, a característica facial do adulto é o retrognatismo maxilar, rotação da mandíbula no sentido horário, com ângulo goníaco aumentado e altura facial anterior inferior aumentada. Portanto, na óptica cefalométrica, a diferença entre pacientes adultos operados e não operados centra-se predominantemente no comportamento sagital da maxila, que está representado dos 6 aos 18 anos de idade, na Figura 3-22, extraída do artigo de Semb (1991).[69]

Apesar da variabilidade individual no posicionamento anteroposterior da maxila, há uma tendência notória de redução do prognatismo pré-maxilar, com reflexo na redução do trespasse horizontal, que pode chegar à surpreendente e incômoda situação de mordida cruzada anterior (Fig. 3-19). Essas figuras são esclarecedoras do predomínio da ação extragenética sobre a morfogenética, pelo menos no que tange ao comportamento sagital da maxila. Além disso, pacientes com FTIB não tratados ortodonticamente apresentam os incisivos centrais superiores e a pré-maxila com acentuadas inclinações para lingual. Com o tratamento ortodôntico, os incisivos adquirem uma inclinação mais próxima do normal; porém, a pré-maxila não acompanha esse movimento, sua inclinação continua sendo menor que a de indivíduos sem fissura.[70]

O ângulo nasolabial reflete, em parte, o comportamento da pré-maxila. No grupo de indivíduos com fissura, esse ângulo mostrou-se mais aberto, exceto para o sexo feminino, no qual o ângulo não alcançou diferença significante. Esse comportamento pode ser explicado, em parte, pela rotação da pré-maxila. Outro fator que pode explicar o aumento do ângulo nasolabial é o comportamento do tecido mole propriamente dito, resultante das cirurgias plásticas secundárias: queiloplastia secundária e alongamento de columela.

Com base no exposto, pode-se argumentar que, nas fissuras bilaterais, onde a pré-maxila projeta-se inicialmente em direção anterior, a queiloplastia primária, em um ou dois tempos cirúrgicos, associada à palatoplastia e às cirurgias plásticas secundárias, desempenham mais que a função de reconstruir o defeito. Sua função, a longo prazo, destina-se a reposicionar a pré-maxila, aproximando-a e centralizando-a entre os segmentos palatinos (Fig. 3-23).

Nas avaliações cefalométricas do perfil facial observa-se um aumento da convexidade facial no grupo dos indivíduos com fissura, no estágio de dentadura mista e isso deve ser atribuído à rotação da mandíbula no sentido horário. Esse comportamento mostra-se compatível com a literatura, que cita aumento desses ângulos antes da adolescência e redução progressiva com o avanço da idade.

Tendo em mente que é pela face que o indivíduo se reconhece e se coloca perante à sociedade[49,50] avaliaram e classificaram, por meio de fotografias, os perfis faciais de pacientes adultos com FTIU e FTIB, reabilitados no HRAC-USP. Com base na metodologia de Reis et al. (2006),[71] os pacientes foram classificados em três categorias de acordo com o perfil facial, sendo elas, "esteticamente agradável", "esteticamente aceitável" e "esteticamente desagradável". Os resultados mostraram que os perfis faciais, após finalizada a reabilitação, em sua maioria, foram classificados como "esteticamente aceitáveis", padrão considerado normal para o indivíduo com fissura labiopalatina na idade adulta.

Seguindo essa mesma linha de pesquisa, Lauris et al. (2017)[72] e Zopone (2005)[73] avaliaram os perfis faciais de crianças com FTIU e FTIB em fase de crescimento, operadas de lábio e palato na infância. Os resultados foram, em parte, semelhantes aos estudos com adultos previamente relatados.[49,50] A maior parte da amostra teve seu perfil considerado esteticamente aceitável ou agradável, lembrando que, no estudo com crianças, o pico de crescimento craniofacial ainda não havia sido atingido e que a piora no perfil facial é esperada a partir da adolescência.

Um dado interessante, comum a estudos realizados no HRAC-USP envolvendo a análise facial subjetiva do perfil de indivíduos com fissura por leigos e profissionais sem experiência no tratamento envolvendo fissuras labiopalatinas mostraram que ambos os grupos, leigos e profissionais, elegeram as amostras de pacientes com fissura como tendo resultados menos favoráveis do que profissionais que têm em sua rotina a reabilitação do indivíduo com fissura, talvez por não conhecerem as dificuldades e as limitações que o tratamento reabilitador impõe. As estruturas anatômicas associadas à classificação "esteticamente desagradável", foram, em linhas gerais, o nariz, a face média e o lábio superior.

A delicada jornada do processo de crescimento facial enfrenta desafios pontuais impostos pela reabilitação, cujo

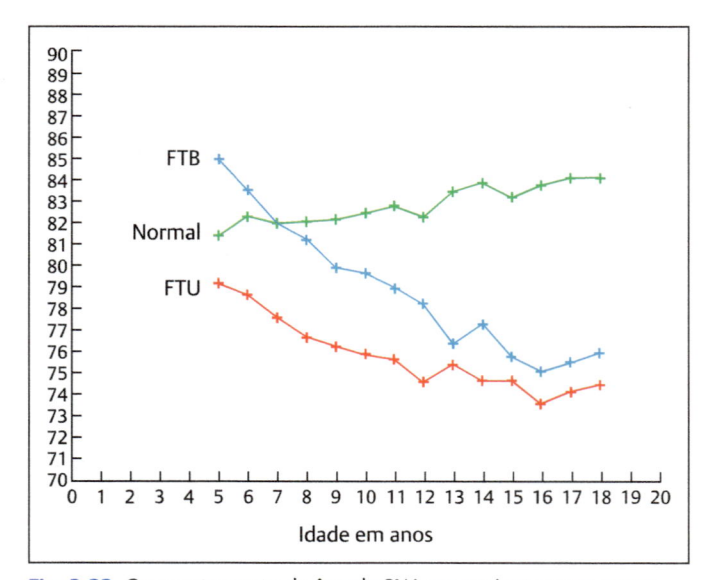

Fig. 3-22. Comportamento do ângulo SNA em pacientes com e sem fissura. (Fonte: Adaptada para o português de Semb G, 1991.)[69]

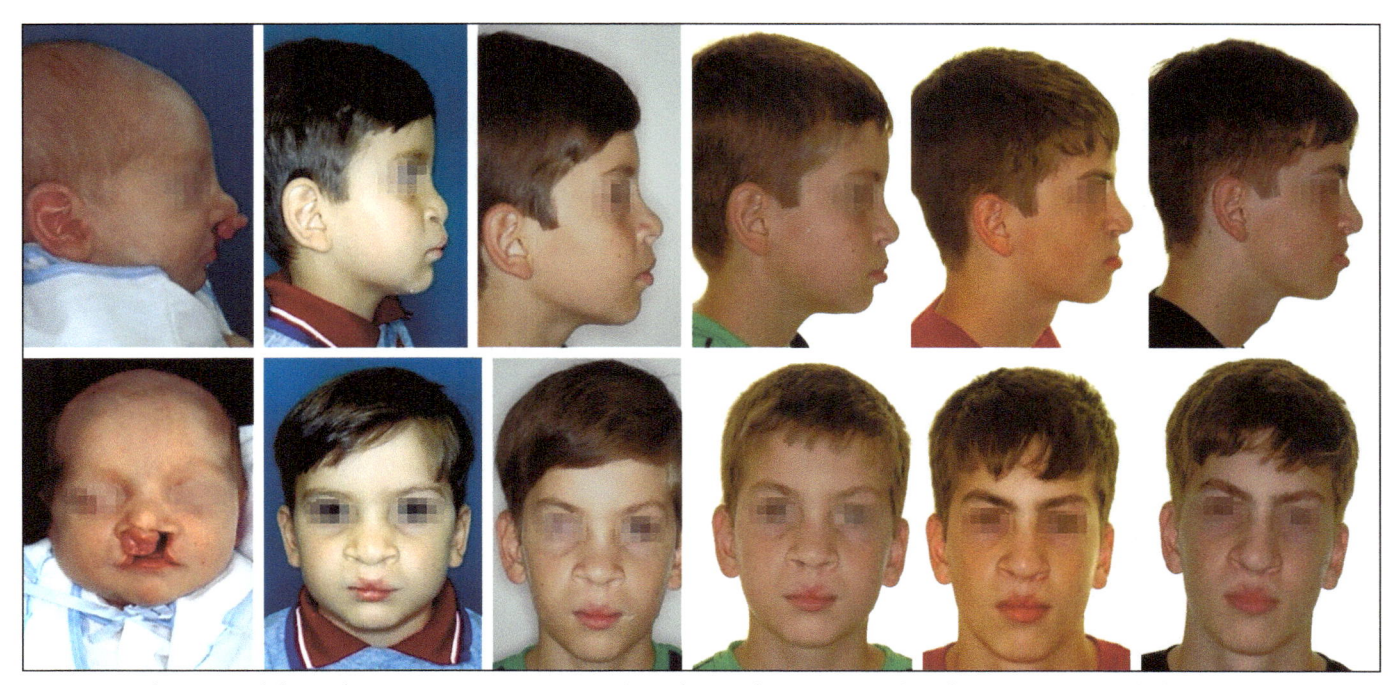

Fig. 3-23. Evolução sagital da maxila em paciente com FTIB. A pré-maxila, inicialmente projetada, sofre retroposição gradual, principalmente em função da fibrose cicatricial oriunda da cicatriz cirúrgica, podendo o paciente apresentar na fase adulta, um perfil reto à côncavo.

propósito é o de conferir funcionalidade e estética. O maior desafio é conhecer bem os procedimentos, interferindo cuidadosamente em cada etapa e visando sempre o menor prejuízo associado ao melhor resultado.

(Texto adaptado de Silva Filho, 2007)[9]

IMPORTÂNCIA DA AVALIAÇÃO DOS RESULTADOS DO TRATAMENTO DE INDIVÍDUOS COM FISSURA LABIOPALATINA A LONGO PRAZO

Nas últimas décadas, percebeu-se que o tratamento das fissuras labiopalatinas deve ser baseado em evidências, sendo fundamental a revisão das formas de tratamento à medida que novas evidências surgem, especialmente aquelas derivadas de ensaios clínicos randomizados, nos quais os fatores confundidores são diminuídos por meio de randomização, tamanho significativo da amostra e controle de vieses. No entanto, é importante enfatizar que esses estudos requerem amplas amostras, tempo e verbas.[74]

Os estudos multicêntricos envolvendo diferentes países, com o intuito de comparar diferentes protocolos, têm grande relevância se os resultados forem interpretados de forma apropriada e houver uma tentativa genuína de minimizar o viés, especialmente nos estudos retrospectivos, que têm nível de evidência menor. Para tanto, o treinamento e a calibração de todos os avaliadores são cruciais para determinar a confiabilidade entre avaliadores. A avaliação de resultados relativos a aspectos morfológicos, funcionais, estéticos e de crescimento craniofacial em longo prazo, podem ser usados para conduzir novas investigações científicas e levar a novas políticas públicas e mudanças na prestrção de serviços resultando na melhora do tratamento oferecido às crianças que nascem com a fissura no lábio e no palato.[75]

Existem muitos instrumentos e indicadores que permitem mensurar os resultados do tratamento quanto a diferentes aspectos, utilizando diversos instrumentos que têm se tornado mais sofisticados, eficientes e precisos, facilitando a acessibilidade e a aplicabilidade. Bons exemplos são as imagens em 3D e 4D em adição às radiografias, fotografias e modelos, para avaliar crescimento, aparência nasolabial e resultados de cirurgias primárias e secundárias. Os modelos de estudo permitem, por meio da avaliação dos índices oclusais, a realização de medições subjetivas e objetivas para estudar o crescimento maxilar e facial, a relação maxilomandibular e os diferentes graus de gravidade da má-oclusão, resultante dos protocolos cirúrgicos primários.[25,28,76,77]

O uso de índices oclusais possibilitou, também, discriminar a qualidade dos resultados do tratamento entre diferentes centros locais e regionais do Reino Unido.[78-82] Estudos internacionais multicêntricos como o EUROCLEFT, o projeto CLINICAL STANDARDS ADVISORY GROUP (CSAG), o AMERICLEFT e, mais recentemente, o "SCANDCLEFT" foram desenvolvidos a partir da década de 1980 para avaliações de resultados e trouxeram informações relevantes, para a melhora dos protocolos de tratamento e qualidade dos resultados de intervenções em indivíduos com fissura labiopalatina.

O Projeto EUROCLEFT

O estudo identificado pela sigla EUROCLEFT e conduzido na década de 1980[26,27,83] envolveu seis centros europeus, representando um avanço significativo nos estudos clínicos baseados em resultados e trouxeram muitas contribuições na avaliação do crescimento craniofacial. A princípio, consistia em realizar uma auditoria dos protocolos cirúrgicos e das abordagens dos diferentes centros. Os registros de, aproximadamente, 25 casos de crianças nascidas com FTIU e tratados consecutivamente foram inicialmente analisados. À época poucos centros na Europa sistematizavam seus dados e, por isso, o estudo envolveu apenas os seis centros. A morfologia craniofacial (padrão esquelético) e a morfologia facial (perfil do tecido mole) foram avaliadas em radiografias cefalométricas já existentes. Um grupo de juízes avaliou, por meio de fotografias frontais e do perfil, usando uma escala de cinco pontos de atratividade, a aparência nasolabial de casos tratados nos seis centros. Apenas um mostrou diferenças negativas significativas e consistentes quanto ao padrão esquelético em relação aos demais. Os fatores que contribuíram para essas diferenças foram a inconsistência do regime de tratamento utilizado e os vários cirurgiões envolvidos.[84] A avaliação cefalométrica do perfil do tecido mole mostrou diferenças mais pronunciadas do que a análise do perfil esquelético. O resultado do tratamento em centros com programas mais complexos ou caros, envolvendo ortopedia pré-cirúrgica, não foi melhor do que o dos centros que usaram abordagens de gerenciamento mais simples. Um achado importante foi que as avaliações dos modelos por meio do índice Goslon foram mais reveladoras e apropriadas para diferenciar a qualidade das relações dos arcos dentários entre os seis centros.[26]

No mesmo estudo, a padronização entre cirurgiões e a participação de cirurgiões com alto volume de cirurgias foram associadas a bons resultados. Outro fator associado a bons resultados foi o uso de retalho de vômer para fechar o palato anterior. Resultados pobres foram associados à realização de enxerto ósseo primário e ortopedia pré-cirúrgica ativa. Por fim, observou-se que resultados aceitáveis podem ser alcançados por diferentes protocolos de tratamento e que as escolhas clínicas podem basear-se em fatores como complexidade, custos e demandas de tratamento.[26,83,85-87]

O projeto EUROCLEFT demonstrou, ainda, que uma auditoria clínica internacional multicêntrica, ao investigar resultados de tratamento para FTIU, permite identificar métodos e protocolos mais adequados para um determinado tratamento.

O estudo também levou a uma série de recomendações metodológicas para estudos futuros, quanto aos critérios de seleção de pacientes e tamanho da amostra, assim como quanto a homogeneidade, reprodutibilidade e validade das medidas de avaliação dos resultados.[75] Um acompanhamento longitudinal da amostra até os 17 anos de idade, feito em cinco dos seis centros, deixou claro que as diferenças entre os centros em termos de resultados persistem ao longo do tempo.[84,88] Por centro, o número médio de cirurgias variou de 3,5 a 6, a duração do tratamento ortodôntico de 3,3 a 8,5 anos e o número de visitas para atendimento de 49 a 94. O estudo também demonstrou que a carga de tratamento imposta varia dramaticamente de acordo com o protocolo de manejo da FTIU.

A comparação da morfologia craniofacial entre os centros mostrou que, aos 12 e 17 anos, dois centros tinham pacientes com perfis mais planos e maxilas retrognáticas e, que, em um deles os, a altura facial inferior era maior. A avaliação da aparência nasolabial mostrou mais semelhança entre os centros.[89] Quanto às relações das arcadas dentárias aos 17 anos de idade, três dos centros a relação oclusal foi mais bem classificada do que nos outros dois centros, sendo a diferença observada estatisticamente significativa. As diferenças observadas nas relações das arcadas dentárias entre os diferentes centros não puderam ser atribuídas a nenhum fator causal específico.

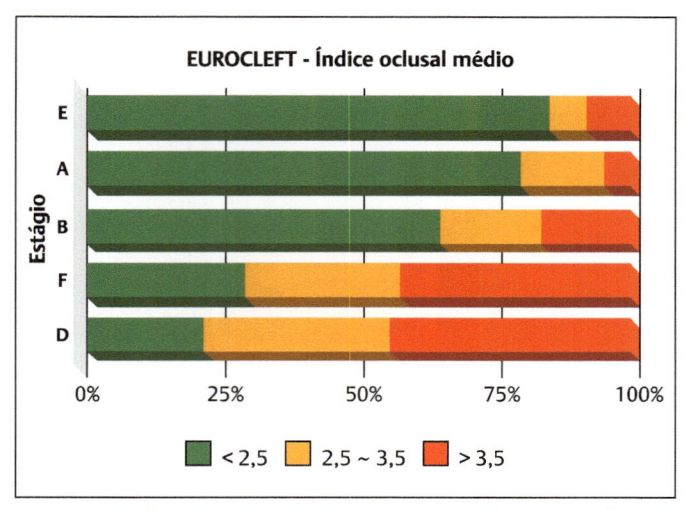

Fig. 3-24. Média do índice Goslon EUROCLEFT para fissura transforame unilateral.

Mølsted et al. (2005)[90] mostraram que resultados medidos na infância permitem prever resultado a longo prazo, o que foi confirmado no EUROCLEFT, uma vez que os resultados aos 5 anos se correlacionaram bem com os resultados aos 17 anos de idade. O EUROCLEFT mostrou, também, que a quantidade de procedimentos não se correlaciona com a qualidade do resultado clínico.

Pode parecer óbvio, mas a aferição do resultado clínico na infância é uma forma importante e válida de auditoria clínica, que pode contribuir para que formuladores de políticas públicas, governos ou provedores de saúde possam alterar a estrutura, a organização e a prestação de serviços a indivíduos com fissura, como mostra a Figura 3-24.[84,88]

O Projeto CSAG

O comitê consultor do projeto CSAG (Clinical Standard Advisory Group) reuniu uma equipe de pesquisa para investigar casos não sindrômicos de FTIU com idades entre 5 e 12 anos de todo o Reino Unido. Uma auditoria do processo de atendimento (número de cirurgias, número de cirurgiões e tipos de atendimento oferecidos) foi realizada e alguns resultados-chave foram analisados, incluindo fala, audição, saúde bucal, relações dentoalveolares e esqueléticas, enxerto ósseo, aparência facial e satisfação de paciente/pais. Os resultados demonstraram que, nas áreas-chave, havia, potencialmente, a necessidade de reorganização. Por exemplo, a fala era pouco inteligível em 19% das crianças de 5 anos e em 4% das crianças com 12 anos. Observou-se, também, grau leve ou moderado de perda auditiva em 21% das crianças aos 5 anos de idade e 16% aos 12 anos. Relações precárias da arcada dentária (índices Goslon e Atack 4 e 5) estavam presentes em 36% dos pacientes aos 5 anos e 39% aos 12 anos, indicando a presença de distúrbio de crescimento pós-cirúrgico em parcela significativa das crianças. Além disso, quase 40% da amostra necessitou de cirurgia ortognática para correção das discrepâncias esqueléticas. Aos 12 anos, 16% dos jovens não haviam recebido enxerto ósseo e, daqueles que haviam recebido, apenas em 58% observou-se sucesso.[74,91-93]

O aspecto mais positivo do CSAG foi o agrupamento dos centros que ofereciam serviços de atenção à fissura no Reino

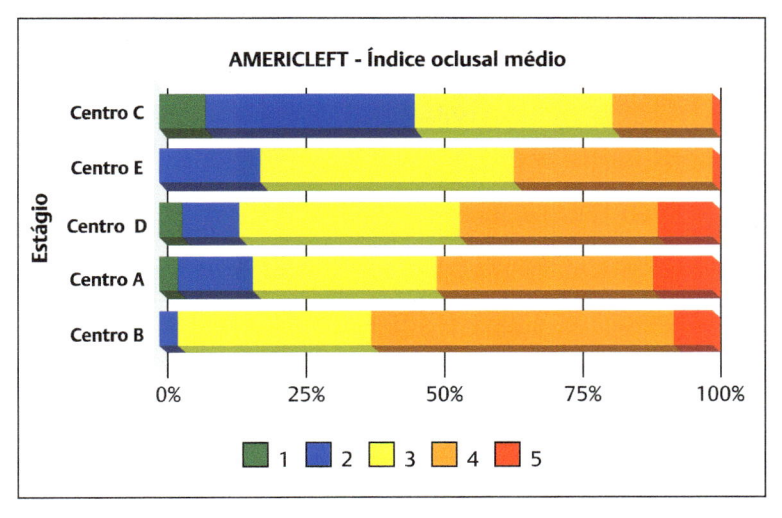

Fig. 3-25. Média do índice Goslon AMERICLEFT para fissura transforame unilateral.

Unido, de 57 para 11 centros e redes clínicas. O objetivo desta concentração de serviços foi o de levar a evidências concretas para um atendimento ideal, por meio de ensaios clínicos randomizados, estudos observacionais, desenvolvimento e avaliação de intervenções psicológicas, estudos genéticos e estudos qualitativos do processo de atendimento. Melhoras significativas resultantes da centralização foram observadas com relação ao grau de sucesso do enxerto ósseo alveolar[94,95] e aos índices oclusais em crianças tratadas em um centro mais bem estruturado.[96]

O Projeto AMERICLEFT

O estudo denominado AMERICLEFT foi uma iniciativa norte-americana para realizar um estudo de resultados intercentros em pacientes com FTIU de cinco centros de fissura norte-americanos bem estabelecidos. A primeira abordagem foi realizar uma auditoria dos protocolos cirúrgicos e dos protocolos de atendimento pelos diferentes centros.

A exemplo dos projetos EUROCLEFT e CSAG, múltiplas avaliações foram realizadas num total de 169 indivíduos com FTIU, com idade entre 6 e 12 anos, consecutivamente tratados nos cinco centros. Um centro que incorporou enxerto ósseo alveolar primário apresentou índice Goslon pobre em relação aos demais centros, os quais não incluíam enxerto ósseo alveolar primário em seu protocolo, mas adotavam diferentes técnicas de fechamento de lábio e palato. Usando os pressupostos do padrão de Goslon, cerca de 20% dos pacientes de um centro com bons resultados necessitaram de cirurgia ortognática de avanço da maxila, enquanto no centro com resultados mais pobres a cirurgia foi necessária em 66% dos pacientes.

A morfologia craniofacial de 148 indivíduos com FTIU tratados consecutivamente em quatro dos cinco centros foi também avaliada. O centro excluído não tinha amostra suficiente para participar da análise. Os resultados mostraram haver diferenças significativas para a proeminência maxilar sagital entre os quatro centros. As diferenças significativas foram observadas para proeminência maxilar de tecidos duro e mole, mas não para proeminência mandibular, dimensões verticais ou inclinações dentárias. Quando a estética nasolabial foi comparada entre os quatro centros, nenhuma diferença estatisticamente significativa foi detectada, para os escores estéticos totais e para todos os componentes estéticos individuais, o. é perfeitamente possível , pois, a aparência nasolabial pode mascarar o esqueleto e a discrepância dentária.[57,78,97-99] Ver Figura 3-25.

O Projeto SCANDCLEFT

O SCANDCLEFT foi um projeto no qual três ensaios clínicos randomizados de cirurgia primária para FTIU, realizados em paralelo, avaliaram longitudinalmente um total de 448 crianças com FTIU não sindrômica, submetidas a quatro diferentes protocolos cirúrgicos.[100-102] Os três ensaios, realizados por 10 equipes de fissura em cinco países (Dinamarca, Finlândia, Suécia, Noruega e Reino Unido) foram agrupados em um *estudo multicêntrico internacional* (Quadro 3-3 e Fig. 3-26).

Quadro 3-3. Projeto SCANDCLEFT: Diferentes Tempos Cirúrgicos e Respectivos Índices Oclusais

	Ensaio 1A	Ensaio 1B	Ensaio 2A	Ensaio 2C	Ensaio 3A	Ensaio 3D
Lábio	3-4 meses	3-4 meses	3-4 meses	3-4 meses	3-4 meses	3-4 meses
Fechamento palato duro	12 meses	36 meses	12 meses	Simultâneo aos 12 meses	12 meses	3-4 meses
Fechamento palato mole	3-4 meses	3-4 meses	3-4 meses		3-4 meses	12 meses
Média 5 anos	2,86	2,58	2,78	2,52	2,54	2,92
Média Goslon aos 8 anos	3,03	2,82	2,78	2,64*	3,06	3,08*

*Só há diferença entre esses ensaios

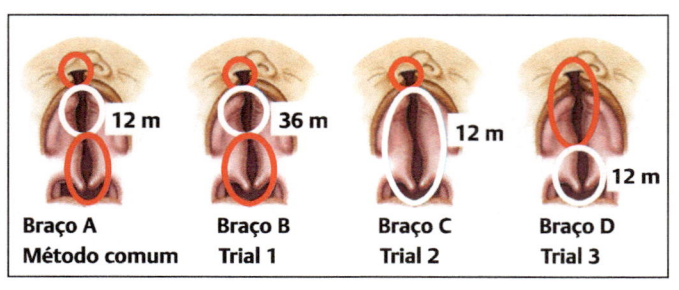

Fig. 3-26. Representação gráfica dos diferentes tempos cirúrgicos do projeto SCANDCLEFT para fissura transforame unilateral.

Assim procedendo, foi possível avaliar o crescimento e a relação dos arcos dentários em modelos de estudo de 418 pacientes, com idade média de 5,1 anos, por meio do Índice dos 5 anos. As comparações dentro de cada ensaio não mostraram diferenças estatisticamente significativas nos índices oclusais médios e as distribuições entre o método comum e o protocolo da equipe local. Ou seja, os resultados dos três ensaios não forneceram evidências estatísticas de que uma técnica é melhor do que as outras para a relação interarcos. Uma análise mais aprofundada da possível influência do fator cirurgião e de sua curva de aprendizado continua sendo realizada neste conjunto de dados.[100,103]

Foram, também, avaliadas, as oclusões dos 418 pacientes pelo índice de Huddart e Bodenham[76] por 10 ortodontistas e nenhuma diferença significativa foi encontrada entre os ensaios.[101] Na dentadura mista, por volta de 8 anos, 411 das 418 crianças foram avaliadas por meio do índice Goslon. As comparações dentro de cada ensaio não mostraram diferenças estatisticamente significativas nas pontuações médias do índice aos 8 anos ou suas distribuições entre o protocolo comum e o protocolo da equipe local. Em resumo, os resultados desses três estudos não forneceram evidências de que um protocolo cirúrgico tenha sido melhor do que os outros para a relação interarcos.[103]

Além disso, foram investigados, também, eventos cirúrgicos e complicações, sendo que não foram encontradas diferenças significativas quanto a sangramento, infecção, complicações anestésicas ou tempo de internação hospitalar entre os diferentes braços para o Ensaio 1. No entanto, nos Ensaios 2 e 3 houve mais problemas de vias aéreas no Braço A (2A,3A) do que com os protocolos locais tradicionais (2C,3D). No Ensaio 3, as taxas de fístula e cirurgia de insuficiência velofaríngea (VPI) também foram maiores no Braço A (3A).

Em suma, os resultados não forneceram evidências estatísticas de que alguma técnica tenha sido melhor do que as outras, mas indicaram que a cirurgia foi mais problemática para cirurgiões que ainda estavam ganhando experiência com um protocolo cirúrgico desconhecido, muito embora o desenho do estudo tenha exigido que a maioria dos cirurgiões participantes dominasse uma nova técnica, cujo domínio adquirido antes dos ensaios levanta questões éticas importantes, embora relatórios recentes na literatura cirúrgica mais ampla sugiram que o aprendizado pode ser acelerado com a ajuda de avaliações anônimas e de revisão por pares do desempenho intraoperatório.[104] Ver Figura 3-27.

Vale destacar, por fim, que o SCANDCLEFT avaliou, ainda, outros fatores, como resultados da fala, competência velofaríngea e hipernasalidade, detalhadas por Lohmander *et al.* (2017) e Willadsen *et al.* (2017).[105,106]

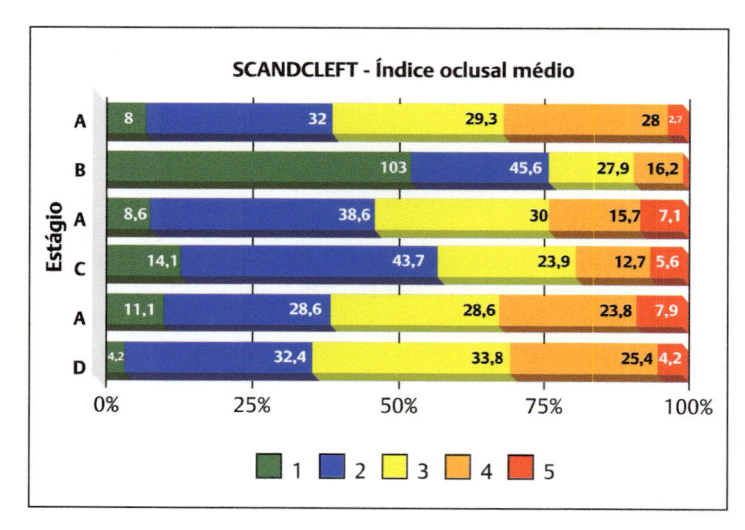

Fig. 3-27. Média do índice Goslon SCANDCLEFT para fissura transforame unilateral.

REFLEXÕES SOBRE OS ESTUDOS DE AVALIAÇÃO DE RESULTADOS

Diferentes técnicas e diferentes tempos cirúrgicos certamente apresentam algum grau de impacto sobre o crescimento craniofacial. Entretanto, é interessante observar que, dentre as nuances dos estudos multicêntricos apresentados acima, notou-se a influência soberana do fator cirurgião sobre o crescimento da face do paciente com fissura (Figs. 3-28 e 3-29).

Considerando os estudos clínicos randomizados multicêntricos já realizados e o desenvolvimento de tecnologias que avançam incessantemente, assim como a implementação de novos procedimentos/protocolos de tratamento, utilizando essas novas tecnologias, é fundamental que os centros padronizem a documentação nas épocas adequadas, para que os resultados do tratamento possam ser constantemente auditados e revisados, a fim de proporcionar "a excelência da reabilitação baseada em evidências científicas".

Crescimento maxilar e relação interarcos do HRAC

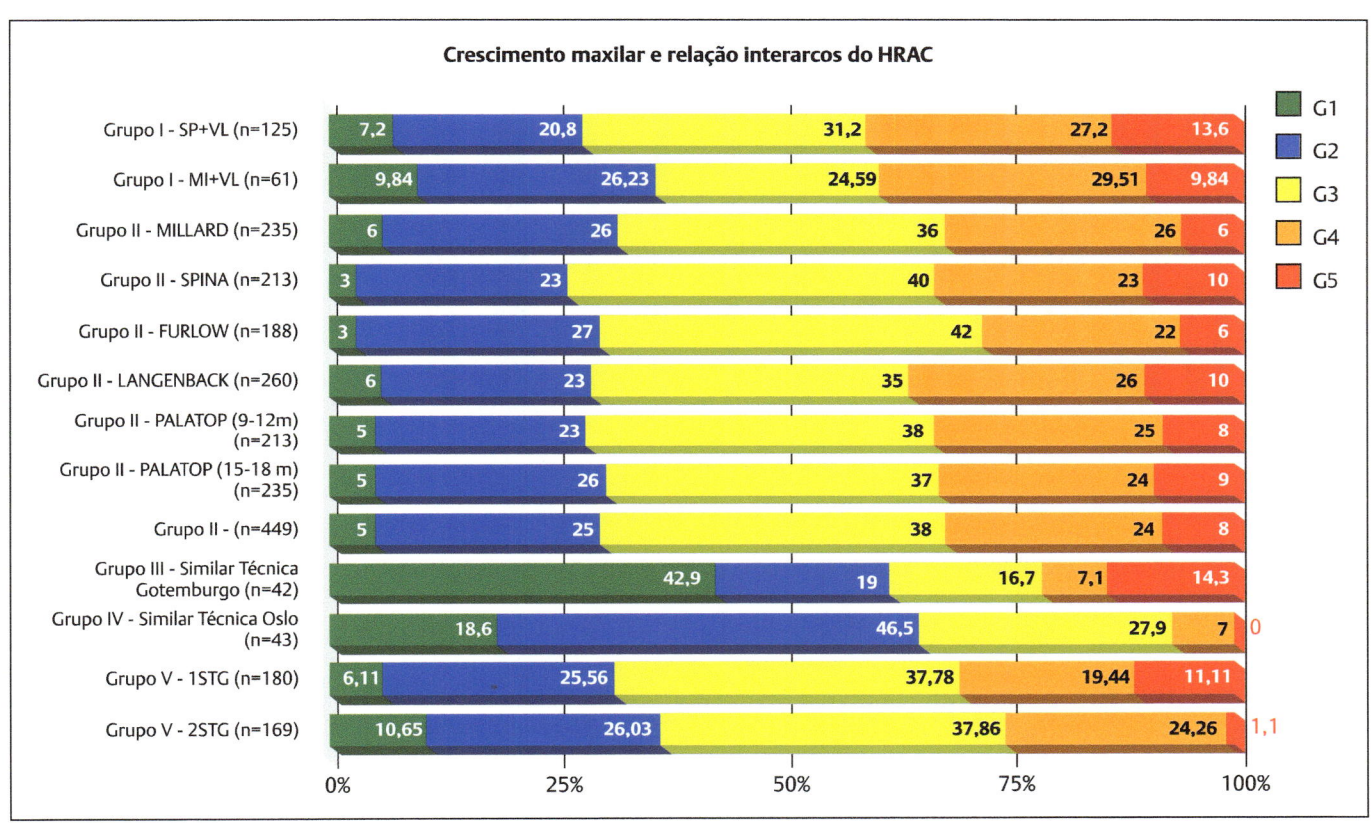

Grupo	G1	G2	G3	G4	G5
Grupo I - SP+VL (n=125)	7,2	20,8	31,2	27,2	13,6
Grupo I - MI+VL (n=61)	9,84	26,23	24,59	29,51	9,84
Grupo II - MILLARD (n=235)	6	26	36	26	6
Grupo II - SPINA (n=213)	3	23	40	23	10
Grupo II - FURLOW (n=188)	3	27	42	22	6
Grupo II - LANGENBACK (n=260)	6	23	35	26	10
Grupo II - PALATOP (9-12m) (n=213)	5	23	38	25	8
Grupo II - PALATOP (15-18 m) (n=235)	5	26	37	24	9
Grupo II - (n=449)	5	25	38	24	8
Grupo III - Similar Técnica Gotemburgo (n=42)	42,9	19	16,7	7,1	14,3
Grupo IV - Similar Técnica Oslo (n=43)	18,6	46,5	27,9	7	0
Grupo V - 1STG (n=180)	6,11	25,56	37,78	19,44	11,11
Grupo V - 2STG (n=169)	10,65	26,03	37,86	24,26	1,1

Fig. 3-28. Índice Goslon para fissura transforame unilateral. Grupo I – Pacientes operados do lábio e do palato pela técnica de Spina (SP) e Von Langenback (VL) e outro grupo pela técnica de Millard (MI) e VL na década de 1980; Grupo II – Estudo clínico randomizado comparando duas técnicas de queiloplastia (MI e SP) e duas técnicas de palatoplastia em único estágio (Furlow e VL) e palatoplastia precoce (9-12 m) e tardia (15-18 m); Grupo III – Técnica similar à de Gotemburgo; paciente operado de lábio, asa nasal e palato anterior com retalho de vômer (MI/Skoog-Hans Pichler) e posterior fechamento do palato mole; Grupo IV – Similar à técnica de Oslo – paciente operado do lábio e do palato mole pela técnica de MI/Mallek e palatoplastia posterior (VL); Grupo V – estudo recente comparando a palatoplastia em um estágio (MI/VL) e dois estágios (lábio e palato anterior com retalho de vômer – MI/Hans Pichler e fechamento do palato mole), operados por vários cirurgiões. Os grupos I e II foram submetidos à palatoplastia em um estágio e não apresentaram diferenças na distribuição dos índices. Os grupos III e IV, foram submetidos à palatoplastia em dois estágios por um cirurgião e apresentaram uma relação maxilo-mandibular mais favorável. No Grupo V, a palatoplastia em dois estágios apresentou menor percentual de índice G5, maior percentual de índice G1, embora os resultados gerais sejam similares ao estudo SCANDCLEFT.

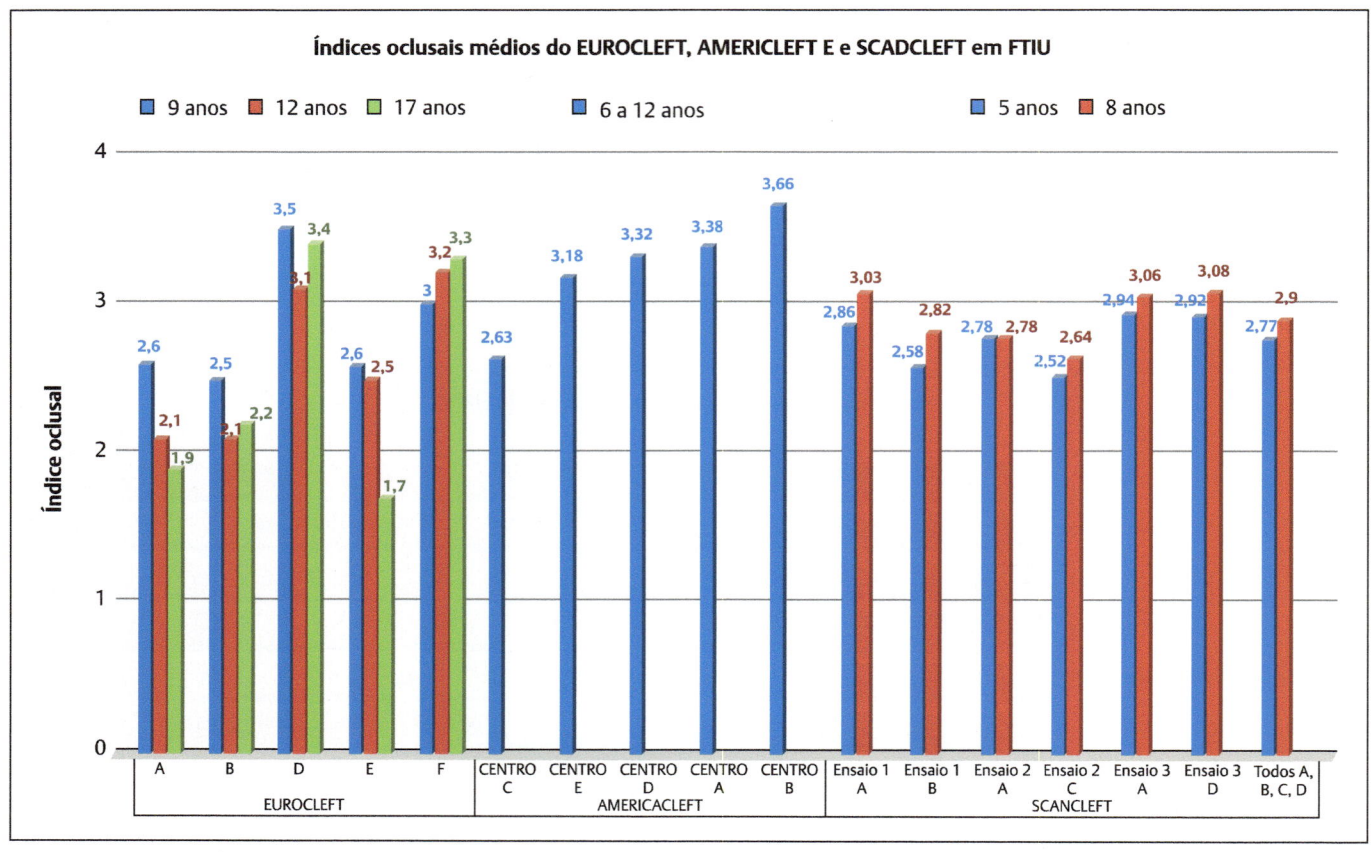

Fig. 3-29. Média do índice Goslon dos centros EUROCLEFT, AMERICLEFT, SCANDCLEFT. Comparação dos índices oclusais médios apresentados pelos estudos EUROCLEFT, AMERICLEFT e SCANDCLEFT, evidenciando variações de acordo com os diferentes protocolos aplicados nas cirurgias primárias de lábio e palato, realizadas em um ou dois estágios, cronologias variadas, uso de ortopedia pré-cirúrgica e enxertos ósseos primários. O EUROCLEFT apresentou as variações dos índices oclusais médios da dentadura mista à permanente (9, 12 e 17 anos) envolvendo fase com tratamento ortodôntico e o SCANDCLEFT (5, 8 anos), antes do manejo ortodôntico.

REFERÊNCIAS BIBLIOGRÁFICAS

1. Björk A, Helm S. Prediction of the age of maximum puberal growth in body height. Angle Orthod. 1967;37:134-143.
2. Tanner JM, Whitehouse RH, Takaishi M. Standards from birth to maturity for height, weight, height velocity, and weight velocity: British children, 1965. I. Archives of disease in childhood. 1966;41:454-471.
3. Bergersen EO. The male adolescent facial growth spurt: its prediction and relation to skeletal maturation. Angle Orthod. 1972;42:319-338.
4. Demirjian A, Buschang PH, Tanguay R, Patterson DK. Interrelationships among measures of somatic, skeletal, dental, and sexual maturity. Am J Orthod. 1985;88:433-438.
5. Fishman LS. Radiographic evaluation of skeletal maturation. A clinically oriented method based on hand-wrist films. Angle Orthod. 1982;52:88-112.
6. Bishara SE, Jamison JE, Peterson LC, DeKock WH. Longitudinal changes in standing height and mandibular parameters between the ages of 8 and 17 years. Am J Orthod. 1981;80:115-135.
7. Lewis AB, Roche AF, Wagner B. Pubertal spurts in cranial base and mandible. Comparisons within individuals. Angle Orthod. 1985;55:17-30.
8. Nanda RS. The rates of growth of several facial components measured from serial cephalometric roentgenograms. Am J Orthod. 1955;41:658-673.
9. Silva Filho OG, Ozawa T, Borges H. The influence of queiloplasty in one time only and in two surgical times in the occlusal pattern of children with complete bilateral cleft lip and palate. Rev Dent Press Ortodon Ortop Facial. 2007;12:24-37.
10. Bichara LM, Araújo RC, Flores-Mir C, Normando D. Impact of primary palatoplasty on the maxillomandibular sagittal relationship in patients with unilateral cleft lip and palate: a systematic review and meta-analysis. International journal of oral and maxillofacial surgery. 2015;44:50-56.
11. Silva Filho OG, Lauris RCMC, Cavassan AO. Pacientes fissurados de lábio e palato: efeitos suscitados pela queiloplastia. Ortodontia. 1990;23:25-34.
12. Silva Filho OG, Ramos AL, Capelloza Filho L. Influência da queiloplastia nas dimensões e forma do arco dentário superior em adultos fissurados de lábio e palato. Rev Soc Bras Ortod. 1991;1:269-275.
13. Sakoda KL, Jorge PK, Carrara CFC, Machado MAAM, Valarelli FP, Pinzan A et al. 3D analysis of effects of primary surgeries in cleft lip/palate children during the first two years of life. Braz Oral Res. 2017;31:e46-e.
14. da Silva Filho OG, Normando AD, Capelozza Filho L. Mandibular growth in patients with cleft lip and/or cleft palate--the influence of cleft type. Am J Orthod Dentofacial Orthop. 1993;104:269-275.

15. Spina V, Psillakis JM, Lapa FS, Ferreira MC. [Classification of cleft lip and cleft palate. Suggested changes]. Rev Hosp Clin Fac Med São Paulo. 1972;27:5-6.
16. Garib DG, Rosar JP, Sathler R, Ozawa TO. Dual embryonic origin of maxillary lateral incisors: clinical implications in patients with cleft lip and palate. Dental Press J Orthod. 2015;20:118-125.
17. Leow A-M, Lo L-J. Palatoplasty: evolution and controversies. Chang Gung Med J. 2008;31:335-345.
18. Bishara SE. Cephalometric evaluation of facial growth in operated and non-operated individuals with isolated clefts of the palate. Cleft Palate J. 1973;10:239-246.
19. Dahl E. Craniofacial morphology in congenital clefts of the lip and palate. An x-ray cephalometric study of young adult males. Acta Odontol Scand. 1970;28:Suppl 57:11+.
20. Shibasaki Y, Ross RB. Facial growth in children with isolated cleft palate. Cleft Palate J. 1969;6:290-302.
21. Silva Filho OG, Cavassan AO, Normando ADC. Influência da palatoplastia no padrão facial de pacientes portadores de fissura pós-forame incisivo. Rev Bras Cir. 1989;79:315-322.
22. Silva Filho OG, Cavassan AO, Sampaio LL. Avaliação do padrão cefalométrico em pacientes portadores de fissura pós-forame incisivo não operados. Revista Bras Cir. 1989;79:137-147.
23. Bishara SE, Iversen WW. Cephalometric comparisons on the cranial base and face in individuals with isolated clefts of the palate. Cleft Palate J. 1974;11:162-175.
24. Heliövaara A, Haapanen M-L, Hukki J, Ranta R. Long-term effect of pharyngeal flap surgery on craniofacial and nasopharyngeal morphology in patients with cleft palate. Acta Odontol Scand. 2003;61:159-163.
25. Mars M, Plint DA, Houston WJ, Bergland O, Semb G. The Goslon Yardstick: a new system of assessing dental arch relationships in children with unilateral clefts of the lip and palate. Cleft Palate J. 1987;24:314-322.
26. Mars M, Asher-McDade C, Brattstrom V, Dahl E, McWilliam J, Mølsted K et al. A six-center international study of treatment outcome in patients with clefts of the lip and palate: Part 3. Dental arch relationships. Cleft Palate Craniofac J. 1992;29:405-408.
27. Shaw WC, Dahl E, Asher-McDade C, Brattstrom V, Mars M, McWilliam J et al. A six-center international study of treatment outcome in patients with clefts of the lip and palate: Part 5. General discussion and conclusions. Cleft Palate Craniofac J. 1992;29:413-418.
28. Atack NE, Hathorn IS, Semb G, Dowell T, Sandy JR. A new index for assessing surgical outcome in unilateral cleft lip and palate subjects aged five: reproducibility and validity. Cleft Palate Craniofac J. 1997;34:242-246.
29. Chawla O, Deacon SA, Atack NE, Ireland AJ, Sandy JR. The 5-year-olds' Index: determining the optimal format for rating dental arch relationships in unilateral cleft lip and palate. Eur J Orthod. 2012;34:768-772.
30. Morris T, Roberts C, Shaw WC. Incisal overjet as an outcome measure in unilateral cleft lip and palate management. Cleft Palate Craniofac J. 1994;31:142-145.
31. Baessa GCP, Ozawa TO, Garib D, Lauris R, Almeida AM, Pegoraro-Krook MI, Dutka JCR, Gregorio LVL, Sathler R. Is the early mixed dentition dental arch relationship related to the anteroposterior alignment of the maxillary segments in infants with CUCLP? Orthod Craniofac Res. 2020;23:427-431.
32. Bishara SE, de Arrendondo RS, Vales HP, Jakobsen JR. Dentofacial relationships in persons with unoperated clefts: comparisons between three cleft types. Am J Orthod. 1985;87:481-507.
33. Blijdorp P, Egyedi P. The influence of age at operation for clefts on the development of the jaws. J Maxillofac Surg. 1984;12:193-200.
34. Cavassan AO. Avaliação cefalométrica do crescimento vertical da face em portadores de fissura transforame incisivo unilateral (4-12 anos): estudo transversal 1980.
35. Chapman JH. Orthodontic treatment of children with clefts of the lip and the palate. Aus Orthod J. 1975;4:17-22.
36. Chapman JH, Birch DA. An orthodontic and otolaryngological review of thirty-four cleft-lip and cleft-palate patients. Br J Surg. 1965;52:646-650.
37. Chierici G, Harvold EP, Vargervik K. Morphogenetic experiments in cleft palate: mandibular response. Cleft Palate J. 1973;10:51-61.
38. Graber TM. A cephalometric analysis of the development pattern an facial morphology in cleft palate. Angle Orthod. 1949;19:91-100.
39. Graber TM. The congenital cleft palate deformity. J Am Dent Assoc. 1954;48:375-395.
40. Ho Kim YA. A cephalometric analysis of facial and pharyngeal structures in cleft and non-cleft palate children. Am J Orthod. 1958;44:391-392.
41. Jolleys A. A review of the results of operations on cleft palates with reference to maxillary growth and speech function. Brit J Plastic Surg. 1954;7:229-241.
42. Lodovici O. The growth of the maxilla in children with operated clefts of the lip and palate. studied by radiographic cephalometry. Revista Latinoamericana de Cirugia Plastica. 1965;9:67-80.
43. Narula JK, Ross RB. Facial growth in children with complete bilateral cleft lip and palate. Cleft Palate J. 1970;7:239-248.
44. Rosenstein S. Orthodontic and bone grafting procedures in a cleft lip and palate series: an interim cephalometric evaluation. Angle Orthod. 1975;45:227-237.
45. Ross RB. The clinical implications of facial growth in cleft lip and palate. Cleft Palate J. 1970;7:37-47.
46. Rizell S, Kuseler A, Heliovaara A, Skaare P, Brinck E, Bellardie H et al. Scandcleft randomized trials of primary surgery for unilateral cleft lip and palate: impact of maxillary dental agenesis on craniofacial growth and dental arch relationship in 8 year olds. Eur J Orthod. 2021;43:381-386.
47. Gopinath VK, Samsudin AR, Mohd Noor SNF, Sharab HYM. Facial profile and maxillary arch dimensions in unilateral cleft lip and palate children in the mixed dentition stage. Eur J Dent. 2017;11:76-82.
48. Moreira I, Suri S, Ross B, Tompson B, Fisher D, Lou W. Soft-tissue profile growth in patients with repaired complete unilateral cleft lip and palate: A cephalometric comparison with normal controls at ages 7, 11, and 18 years. Am J Orthod Dentofacial Orthop. 2014;145:341-358.
49. Almeida AM, Capelloza Filho L, Ferrari Jr FM, Lauris RC, Garib D. Evaluation of Facial Esthetics in Rehabilitated Adults with Complete Unilateral Cleft Lip and Palate: A Comparison between Professionals with and without Experience in Oral Cleft Rehabilitation. ISRN Plastic Surgery. 2013;2013:1-7.
50. Ferrari Junior FM, Ayub PV, Capelozza Filho L, Pereira Lauris JR, Garib DG. Esthetic evaluation of the facial profile in rehabilitated adults with complete bilateral cleft lip and palate. J Oral Maxillofac Surg. 2015;73:169.e1-6.
51. Frota CM. Autopercepção da estética dentofacial na fissura labiopalatina completa e unilateral. Bauru: Universidade de São Paulo; 2020.
52. Ozawa TO. Avaliação dos efeitos da queiloplastia e palatoplastia primária sobre o crescimento dos arcos dentários de crianças com fissura transforame incisivo unilateral aos 5-6 anos de idade. Araraquara: Universidade Estadual Paulista; 2001.
53. Ozawa TO, Dutka JCR, Garib D, Lauris R, Almeida AM, Brosco TVS et al. Influence of surgical technique and timing of primary repair on interarch relationship in

UCLP: A randomized clinical trial. Orthod Craniofac Res. 2021;24:288-295.
54. Kurimori ET. Avaliação de crescimento em crianças com fissura labiopalatina unilateral após palatoplastia em dois estágios. Bauru: Universidade de São Paulo; 2020.
55. Normando AD, da Silva Filho OG, Capelozza Filho L. Influence of surgery on maxillary growth in cleft lip and/or palate patients. J Craniomaxillofac Surg. 1992;20:111-118.
56. Silva Filho OG, Calvano F, Assunçao AG, Cavassan AO. Craniofacial morphology in children with complete unilateral cleft lip and palate: a comparison of two surgical protocols. Angle Orthod. 2001;71:274-284.
57. Mercado A, Russell K, Hathaway R, Daskalogiannakis J, Sadek H, Long RE Jr. et al. The Americleft study: an inter-center study of treatment outcomes for patients with unilateral cleft lip and palate part 4. Nasolabial aesthetics. Cleft Palate Craniofac J. 2011;48:259-264.
58. Mølsted K, Humerinta K, Kuseler A, Skaare P, Bellardie H, Shaw W et al. Scandcleft randomised trials of primary surgery for unilateral cleft lip and palate: 8. Assessing naso-labial appearance in 5-year-olds - a preliminary study. J Plast Surg Hand Surg. 2017;51:64-72.
59. Stebel A, Urbanova W, Klimova I, Brudnicki A, Dubovska I, Polackova P et al. The Slavcleft: a three-center study of the outcome of treatment of cleft lip and palate. Nasolabial appearance. PeerJ. 2021;9:e10631.
60. Choi Y. Avaliação do perfil lateral da face em dentadura permanente de pacientes com fissura labiopalatina completa unilateral submetidos a diferentes técnicas cirúrgicas. Bauru: Universidade de São Paulo; 2020.
61. Ozawa TO, Reis LLS, Kato RM, Rocha DL, Sathler R, Garib DG. Facial and Nasolabial Aesthetics of Complete UCLP Submitted to 2-Stage Palate Repair With Vomer Flap. Cleft Palate Craniofac J. 2018;55:1211-1217.
62. Capelozza Filho L. Diagnóstico em Ortodontia. 2a ed. Editora Dental Press; 2012. 544 p.
63. Ozawa TO, Shaw WC, Katsaros C, Kuijpers-Jagtman AM, Hagberg C, Ronning E et al. A new yardstick for rating dental arch relationship in patients with complete bilateral cleft lip and palate. Cleft Palate Craniofac J. 2011;48:167-172.
64. Miteff K, Walters M, Zaman S, Nicholls W. Does the GOSLON yardstick predict the need for orthognathic surgery? Austr J Plastic Surg. 2018;1:142-152.
65. da Silva Filho OG, Valladares Neto J, Capelloza Filho L, de Souza Freitas JA. Influence of lip repair on craniofacial morphology of patients with complete bilateral cleft lip and palate. Cleft Palate Craniofac J. 2003;40:144-153.
66. Bartzela T, Leenarts C, Bronkhorst E, Borstlap W, Katsaros C, Kuijpers-Jagtman AM. Comparison of two scoring systems for evaluation of treatment outcome in patients with complete bilateral cleft lip and palate. Cleft Palate Craniofac J. 2011;48:455-461.
67. Luz CL, Ozawa T, Arouca R, Ohashi A, Broll D. Evaluation of dental arch relationship of patients with bilateral cleft lip and palate applying bilateral yardstick. J Cleft Lip Palate Craniofac Anomal. 2017;4:167-172.
68. Bartzela T, Katsaros C, Shaw WC, Ronning E, Rizell S, Bronkhorst E et al. A longitudinal three-center study of dental arch relationship in patients with bilateral cleft lip and palate. Cleft Palate Craniofac J. 2010;47:167-174.
69. Semb G. A study of facial growth in patients with unilateral cleft lip and palate treated by the Oslo CLP Team. Cleft Palate Craniofac J. 1991;28:1-21; discussion 46-8.
70. Ohashi ASC. Avaliação da inclinação da pré-maxila em pacientes com fissura bilateral completa de lábio e palato por meio de modelos digitais e tomografia computadorizada. Bauru: Unversidade de São Paulo; 2014.
71. Reis S, Abrão J, Capelloza Filho L, Claro C. Análise Facial Subjetiva. Rev Dental Press Ortodon Ortop Facial. 2006;11:159-172.
72. Lauris RCMC, Capelozza L Filho, Calil LR, Lauris JRP, Janson G, Garib DG. Facial profile esthetics in operated children with bilateral cleft lip and palate. Dental Press J Orthod. 2017;22(4):41-46.
73. Zopone N. Estudo da estética facial após cirurgias primárias em pacientes de cinco a dez anos com fissura transforame incisivo unilateral. Bauru: Universidade de São Paulo; 2005.
74. Bearn D, Mildinhall S, Murphy T, Murray JJ, Sell D, Shaw WC et al. Cleft lip and palate care in the United Kingdom-- the Clinical Standards Advisory Group (CSAG) Study. Part 4: outcome comparisons, training, and conclusions. Cleft Palate Craniofac J. 2001;38:38-43.
75. Sandy J, Kilpatrick N, Ireland A. Treatment outcome for children born with cleft lip and palate. In: Cobourne MT, editor. Cleft lip and palate - Epidemiology, Etiology and Treatment. 16. University of Bristol 2012.
76. Huddart AG, Bodenham RS. The evaluation of arch form and occlusion in unilateral cleft palate subjects. Cleft Palate J. 1972;9:194-209.
77. Pruzansky S, Aduss H. Arch Form and the Deciduous Occlusion in Complete Unilateral Clefts. Cleft Palate J. 1964;30:411-418.
78. Daskalogiannakis J, Mercado A, Russell K, Hathaway R, Dugas G, Long RE et al. The Americleft study: an inter-center study of treatment outcomes for patients with unilateral cleft lip and palate part 3. Analysis of craniofacial form. Cleft Palate Craniofac J. 2011;48:252-258.
79. Hathorn I, Roberts-Harry D, Mars M. The Goslon yardstick applied to a consecutive series of patients with unilateral clefts of the lip and palate. Cleft Palate Craniofac J. 1996;33:494-496.
80. Johnson N, Williams AC, Singer S, Southall P, Atack N, Sandy JR. Dentoalveolar relations in children born with a unilateral cleft lip and palate (UCLP) in Western Australia. Cleft Palate Craniofac J. 2000;37:12-16.
81. Morris DO, Roberts-Harry D, Mars M. Dental arch relationships in Yorkshire children with unilateral cleft lip and palate. Cleft Palate Craniofac J. 2000;37:453-462.
82. Zreaqat M, Hassan R, Halim AS. Dentoalveolar relationships of Malay children with unilateral cleft lip and palate. Cleft Palate Craniofac J. 2009;46:326-330.
83. Shaw WC, Asher-McDade C, Brattström V, Dahl E, McWilliam J, Mølsted K et al. A six-center international study of treatment outcome in patients with clefts of the lip and palate: Part 1. Principles and study design. Cleft Palate Craniofac J. 1992;29:393-397.
84. Semb G, Brattstrom V, Mølsted K, Prahl-Andersen B, Shaw WC. The Eurocleft study: intercenter study of treatment outcome in patients with complete cleft lip and palate. Part 1: introduction and treatment experience. Cleft Palate Craniofac J. 2005;42:64-68.
85. Asher-McDade C, Brattström V, Dahl E, McWilliam J, Mølsted K, Plint DA et al. A six-center international study of treatment outcome in patients with clefts of the lip and palate: Part 4. Assessment of nasolabial appearance. Cleft Palate Craniofacial J. 1992;29:409-412.
86. Grunwell P, Brondsted K, Henningsson G, Jansonius K, Karling J, Meijer M et al. A six-centre international study of the outcome of treatment in patients with clefts of the lip and palate: the results of a cross-linguistic investigation of cleft palate speech. Scand J Plast Reconstr Surg Hand Surg. 2000;34:219-229.
87. Semb G, Brattstrom V, Mølsted K, Prahl-Andersen B, Zuurbier P, Rumsey N et al. The Eurocleft study: intercenter study

of treatment outcome in patients with complete cleft lip and palate. Part 4: relationship among treatment outcome, patient/parent satisfaction, and the burden of care. Cleft Palate Craniofac J. 2005;42:83-92.
88. Shaw WC, Brattstrom V, Mølsted K, Prahl-Andersen B, Roberts CT, Semb G. The Eurocleft study: intercenter study of treatment outcome in patients with complete cleft lip and palate. Part 5: discussion and conclusions. Cleft Palate Craniofac J. 2005;42:93-98.
89. Brattstrom V, Mølsted K, Prahl-Andersen B, Semb G, Shaw WC. The Eurocleft study: intercenter study of treatment outcome in patients with complete cleft lip and palate. Part 2: craniofacial form and nasolabial appearance. Cleft Palate Craniofac J. 2005;42:69-77.
90. Mølsted K, Brattström V, Prahl-Andersen B, Shaw WC, Semb G. The Eurocleft study: intercenter study of treatment outcome in patients with complete cleft lip and palate. Part 3: dental arch relationships. Cleft Palate Craniofac J. 2005;42:78-82.
91. Sandy JR, Williams AC, Bearn D, Mildinhall S, Murphy T, Sell D et al. Cleft lip and palate care in the United Kingdom-- the Clinical Standards Advisory Group (CSAG) Study. Part 1: background and methodology. Cleft Palate Craniofac J. 2001;38:20-23.
92. Sell D, Grunwell P, Mildinhall S, Murphy T, Cornish TA, Bearn D et al. Cleft lip and palate care in the United Kingdom-- the Clinical Standards Advisory Group (CSAG) Study. Part 3: speech outcomes. Cleft Palate Craniofac J. 2001;38:30-37.
93. Williams AC, Bearn D, Mildinhall S, Murphy T, Sell D, Shaw WC et al. Cleft lip and palate care in the United Kingdom-- the Clinical Standards Advisory Group (CSAG) Study. Part 2: dentofacial outcomes and patient satisfaction. Cleft Palate Craniofac J. 2001;38:24-29.
94. Clarkson J, Paterson P, Thorburn G, El-Ali K, Richard B, Hammond M et al. Alveolar bone grafting: achieving the organisational standards determined by CSAG, a baseline audit at the Birmingham Children's Hospital. Ann R Coll Surg Engl. 2005;87:461-465.
95. Felstead AM, Deacon S, Revington PJ. The outcome for secondary alveolar bone grafting in the South West UK region post-CSAG. Cleft Palate Craniofac J. 2010;47:359-362.
96. Hathorn IS, Atack NE, Butcher G, Dickson J, Durning P, Hammond M et al. Centralization of services: standard setting and outcomes. Cleft Palate Craniofac J. 2006;43:401-405.
97. Hathaway R, Daskalogiannakis J, Mercado A, Russell K, Long RE Jr., Cohen M et al. The Americleft study: an inter-center study of treatment outcomes for patients with unilateral cleft lip and palate part 2. Dental arch relationships. Cleft Palate Craniofac J. 2011;48:244-251.
98. Long RE Jr., Hathaway R, Daskalogiannakis J, Mercado A, Russell K, Cohen M et al. The Americleft study: an inter-center study of treatment outcomes for patients with unilateral cleft lip and palate part 1. Principles and study design. Cleft Palate Craniofac J. 2011;48:239-243.
99. Russell K, Long RE Jr., Hathaway R, Daskalogiannakis J, Mercado A, Cohen M et al. The Americleft study: an inter-center study of treatment outcomes for patients with unilateral cleft lip and palate part 5. General discussion and conclusions. Cleft Palate Craniofac J. 2011;48:265-270.
100. Heliovaara A, Skaare P, Kuseler A, Shaw W, Mølsted K, Karsten A, et al. Scandcleft randomized trials of primary surgery for unilateral cleft lip and palate. Dental arch relationships in 8 year-olds. Eur J Orthod. 2020;42:1-7.
101. Karsten A, Marcusson A, Rizell S, Chalien MN, Heliovaara A, Kuseler A et al. Scandcleft randomized trials of primary surgery for unilateral cleft lip and palate: occlusion in 8-year-olds according to the Modified Huddart and Bodenham index. Eur J Orthod. 2020;42:15-23.
102. Kuseler A, Mølsted K, Marcusson A, Heliovaara A, Karsten A, Bellardie H et al. Scandcleft randomized trials of primary surgery for unilateral cleft lip and palate: maxillary growth at eight years of age. Eur J Orthod. 2020;42:24-29.
103. Heliovaara A, Kuseler A, Skaare P, Shaw W, Mølsted K, Karsten A et al. Scandcleft randomised trials of primary surgery for unilateral cleft lip and palate: 6. Dental arch relationships in 5 year-olds. J Plast Surg Hand Surg. 2017;51:52-57.
104. Shaw W, Semb G. The Scandcleft randomised trials of primary surgery for unilateral cleft lip and palate: 11. What next? J Plast Surg Hand Surg. 2017;51:88-93.
105. Lohmander A, Persson C, Willadsen E, Lundeborg I, Alaluusua S, Aukner R et al. Scandcleft randomised trials of primary surgery for unilateral cleft lip and palate: 4. Speech outcomes in 5-year-olds - velopharyngeal competency and hypernasality. J Plast Surg Hand Surg. 2017;51:27-37.
106. Willadsen E, Lohmander A, Persson C, Lundeborg I, Alaluusua S, Aukner R et al. Scandcleft randomised trials of primary surgery for unilateral cleft lip and palate: 5. Speech outcomes in 5-year-olds - consonant proficiency and errors. J Plast Surg Hand Surg. 2017;51:38-51.

PARTE III ASPECTOS PEDIÁTRICOS

ASPECTOS CLÍNICOS E MANEJO DAS CRIANÇAS COM FISSURA LABIOPALATINA

Ilza Lazarini Marques ■ Isabel Cristina Drago Marquezini Salmen
Suely Prieto de Barros Almeida Peres ■ Maria Júlia Costa de Souza Villela
Dorothea Maria Beckers Marques de Almeida ■ Armando dos Santos Trettene

A pediatria estuda o ser humano na fase da vida em que o crescimento físico e o desenvolvimento neuropsicomotor estão bastante acelerados, sendo um dos principais objetivos desta ciência promover condições para otimizá-los.

Crianças com fissura labiopalatina podem ter seu crescimento e desenvolvimento alterados por essa condição, com manifestações clínicas dependentes, na maioria das vezes, da localização da fissura, cujas manifestações são mais intensas e graves quanto mais jovens forem as crianças, em particular no seu primeiro ano de vida.

Para a clínica pediátrica, a diferença fundamental que define as manifestações clínicas das crianças com fissura e seu tratamento é o acometimento ou não do palato, com maiores prejuízos à criança quando presente, condição agravada, muitas vezes, quando associada a outras anomalias ou síndromes genéticas.

Portanto, neste capítulo, por motivos práticos, classificaremos as fissuras em: fissura de lábio isolada (FLI), fissura de palato isolada (FPI), fissura de lábio associada à fissura do palato (FL+P). Ainda, daremos enfoque à criança com síndrome.

IMPACTO VISUAL E AVALIAÇÃO INICIAL

O impacto e as reações dos pais frente ao diagnóstico pré-natal da fissura labiopalatina e por ocasião do nascimento da criança devem ser motivo de atenção dos profissionais de saúde. De fato, o alcance do equilíbrio emocional dos pais de crianças com essa malformação é um processo gradual, cujos aspectos envolvem dentre outros: o contato precoce entre mãe e criança, a ênfase que se dá aos pais sobre os aspectos normais de seu filho, o conhecimento dos pais sobre o prognóstico da criança, isto porque, muitas vezes, os pais focam mais nas limitações do que nas capacidades da criança, dentre outros.

Frente ao diagnóstico da malformação, seja ele pré ou pós-natal, os pais e familiares enfrentam sentimentos de temor, insegurança, questionamentos, sensação de não saber lidar com a situação, e as incertezas quanto ao futuro das crianças e o que poderão vir a vivenciar.[1,2]

Assim, torna-se imprescindível a atuação precoce de profissionais especializados, com abordagem inter e multidisciplinar, cuja assistência volte-se não somente à criança, mas à família como um mesmo componente de cuidado. Nesse sentido, modelos de tratamento centrados na família são indispensáveis e urgentes, considerando que pais e familiares são parte importantíssima para o sucesso do processo reabilitador, e que podem adoecer frente à demanda de cuidados a eles impostas, podendo influenciar, de maneira significativa, a qualidade dos cuidados por eles prestados.[3-5]

Nessa direção, bons resultados têm sido evidenciados junto ao Hospital de Reabilitação de Anomalias Craniofaciais da Universidade de São Paulo (HRAC-USP), referentes ao atendimento de gestantes, cujos filhos foram diagnosticados com a fissura intraútero. O atendimento, realizado por profissionais especializados e experientes, visa dirimir as dúvidas dos pais e cuidadores, fornece orientações referentes ao cuidado da criança e sobre o processo reabilitador, além de apresentar a instituição. Ao final, de maneira geral, os pais relatam estarem menos ansiosos, mais seguros, confiantes e esperançosos.[6]

Durante o atendimento, os principais questionamentos referem-se à alimentação, higiene, protocolo cirúrgico, cuidados pós-operatórios e incertezas sobre situações que os filhos possam vivenciar, incluindo aqueles de cunho psicossocial.[7]

Ressalta-se ainda que, embora o diagnóstico pré-natal das fissuras esteja disponível, somente após o nascimento é possível avaliar, de fato, a amplitude anatômica da malformação, assim como suas implicações funcionais.

CUIDADOS DE HIGIENE E CONFORTO

A fissura labiopalatina caracteriza-se pela ausência da divisão anatômica entre o lábio e o rebordo alveolar e/ou entre o palato e as narinas ocasionando, com frequência, o ressecamento dessas regiões com formação de crostas de secreção, tornando indispensável a higiene oral e a instilação de soro fisiológico nas narinas.[8]

A higiene oral dos bebês deve ser realizada antes das mamadas, com um pano limpo ou gaze embebido em água filtrada. Após as refeições, deve ser ofertada água, que evitará o acúmulo de alimentos.[9]

Deve-se atentar às proeminências dos tecidos, em especial às ósseas, pois com frequência ocorrem traumas ocasionados por atritos, por exemplo, por bicos ou chupetas. Em suma, a integridade da pele e das mucosas deve ser verificada e avaliada sistematicamente.[10]

O uso de soluções oleosas, como triglicerídeos de cadeia média ou ácidos graxos essenciais, na área da fissura, é indicado por minimizarem o ressecamento e a ocorrência de traumas.[9]

Deve-se treinar pais e cuidadores quanto aos procedimentos e, de início, supervisioná-los, de forma a minimizar o receio dos mesmos em manipular a fissura e seus tecidos adjacentes, e, assim, promover o conforto e o bem-estar das crianças.[8-10]

COMO ALIMENTAR A CRIANÇA COM FISSURA LABIOPALATINA

Dentre as limitações funcionais relacionadas com a presença da fissura de lábio e/ou palato, a dificuldade alimentar aparece em destaque, configurando-se como a principal preocupação vivenciada por pais ou cuidadores.[8,11] De fato, essas crianças podem apresentar refluxo nasal do leite, engasgos, deglutição excessiva de ar, episódios de vômito e tempo prolongado de alimentação, fatores estes que, em associação ou isolados, podem repercutir negativamente sobre o ganho ponderal.[12-14]

O que ocorre é que a fissura prejudica o selamento labial e a geração de pressão intraoral negativa,[15,16] comprometendo a sucção e a deglutição. Sabe-se que, quanto maior o defeito anatômico, maiores são as implicações funcionais, ou seja, crianças com fissura de lábio apresentam melhor prognóstico em comparação às crianças que possuem fissura de palato ou de lábio e palato.

Contudo, embora sejam necessárias adaptações, a alimentação dessas crianças por via oral é defendida desde o nascimento, incluindo a amamentação ao seio materno, considerando que os reflexos de sucção e deglutição, em si, estão preservados.[12,13]

O estabelecimento de estratégias que favoreçam o processo de alimentação deve ser observado sistematicamente, incluindo, por exemplo, a permanência supina da criança durante a oferta do alimento, ou o uso de mamadeiras e bicos apropriados. Estas intervenções, por si só, minimizam de maneira expressiva as intercorrências.[17,18]

No entanto, infelizmente, o uso de sondas para alimentar essas crianças não é incomum; contudo, sua indicação deve restringir-se a casos isolados de disfagia, geralmente associados a síndromes. Sua indicação fora do contexto da disfagia, está associada à falta de informação por parte dos profissionais de saúde.[19] Ademais, o uso de utensílios diferentes dos habituais ocasiona elevado nível de estresse entre pais e cuidadores; isto significa que se deve priorizar aqueles mais usuais e acessíveis.[3,10]

Antes do procedimento cirúrgico, a mamadeira com bico ortodôntico é a mais utilizada para alimentar a criança. Embora estejam disponíveis outros modelos, incluindo alguns específicos para crianças com fissura de lábio e/ou palato, em geral, além de serem onerosos, apresentam poucos benefícios em comparação aos tradicionais.[9,10,17,18]

O copo e a colher também são utilizados para essa finalidade. Com relação ao copo, embora possua algumas vantagens, em geral, limita-se seu uso a neonatos. Em contrapartida, os benefícios da utilização da colher estão comprovados, tanto antes, quanto depois da realização das cirurgias. Os benefícios incluem, entre outros, a estimulação sensorial, maior controle do volume administrado, maior segurança do cuidador e menor risco de engasgos, uma vez que o fluxo do alimento é menor.[10,20,21]

Aleitamento Materno

Dentre os inúmeros benefícios do aleitamento materno, destaca-se o aporte nutricional, o favorecimento da digestão e absorção, as propriedades imunológicas, além de não envolver custos e possuir menor risco de contaminação, em comparação com o uso de mamadeiras e bicos.[22] Além disso, o nascimento de um filho diferente do idealizado, no caso, com fissura de lábio e/ou palato, ocasiona nos pais e familiares, em especial nas mães, sentimentos negativos e ambíguos, que podem afetar a interação no binômio mãe-filho. Nesse sentido, o aleitamento materno favorece o estabelecimento desse vínculo.[14,23,24]

Ademais, os movimentos mandibulares durante a amamentação, contribuem para o correto posicionamento da mandíbula e a adequada oclusão dentária, e para o equilíbrio neuromuscular do aparelho da mastigação, favorecendo, portanto, o fortalecimento do sistema estomatognático e o desenvolvimento da fala. Adicionalmente, as propriedades imunológicas do leite materno protegem contra as infecções respiratórias e de ouvido médio, comuns às crianças com fissura.[16,25]

Quanto mais complexa a fissura, maior é o grau de dificuldade da criança para obter o leite diretamente do peito da mãe. Dessa forma, crianças com FPI e FL+P apresentam-se em desvantagem, quando comparados com aquelas com FLI.[16,21,25] Dentre os fatores relatados por mães de crianças com fissura que dizem respeito às dificuldades da prática da amamentação, encontram-se os aspectos emocionais, que vivenciam pela incerteza da viabilidade de alimentar a criança, principalmente no peito materno e aquelas enfrentadas no processo de adaptação às peculiaridades da criança para mamar, conforme citado anteriormente.[15,24,26]

Somam-se a esses fatores, as condições físicas maternas normalmente presentes na fase inicial da lactação, que dizem respeito à quantidade e qualidade do leite produzido, necessárias para garantir a saúde da criança, de acordo com a interpretação materna, à sensação de desconforto pelas lesões mamilares, além do aumento do tempo de duração e frequência das mamadas, com o consequente desgaste físico materno.[16,24,26] De fato, a dificuldade de alimentação de bebês com fissura surge logo após o nascimento, estando associada, principalmente, a prejuízos relacionados com a sucção e a preensão correta do mamilo, decorrente da alteração anatômica.[14,18]

Frente a esta realidade, faz-se necessário estabelecer algumas "estratégias facilitadoras", para viabilizar a amamentação da criança com fissura. De modo geral, deve-se proceder ao auxílio técnico e cuidado com as mamas, acrescidos da orientação sobre a possível necessidade de a mãe ter que apoiar ou segurar a mama com a mão, de forma a permitir que a criança mantenha o mamilo/aréola na boca, assim como proceder a movimentos de expressão do leite na boca da criança, pelo menos até que esta estabeleça seu próprio mecanismo de sucção.[17,24,26]

Além disso, nesse período de adaptação, muitas vezes é necessário amamentar com mais frequência ou mesmo ordenhar o leite para complementar, oferecendo-o ao final da mamada, por meio de colher ou copo, considerando que a criança com fissura e com dificuldade de sucção, pode gastar mais tempo e mais energia durante as mamadas, não ingerindo quantidade suficiente de leite.[17,24,26] Algumas posições e medidas para facilitar a amamentação da criança com fissura são representadas nas Figuras 4-1 a 4-5.[26]

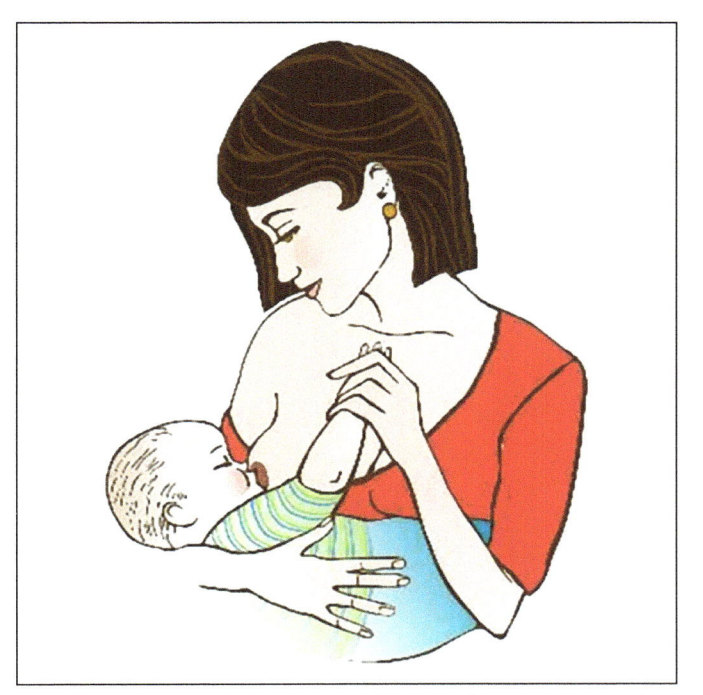

Fig. 4-1. Criança com fissura à esquerda mamando, na posição tradicional, na mama direita da mãe. Fissura voltada para a parte inferior da mama evitando o escape do mamilo materno pela fissura e consequentemente, facilitando sua apreensão – posição relatada principalmente para crianças com fissuras unilaterais.

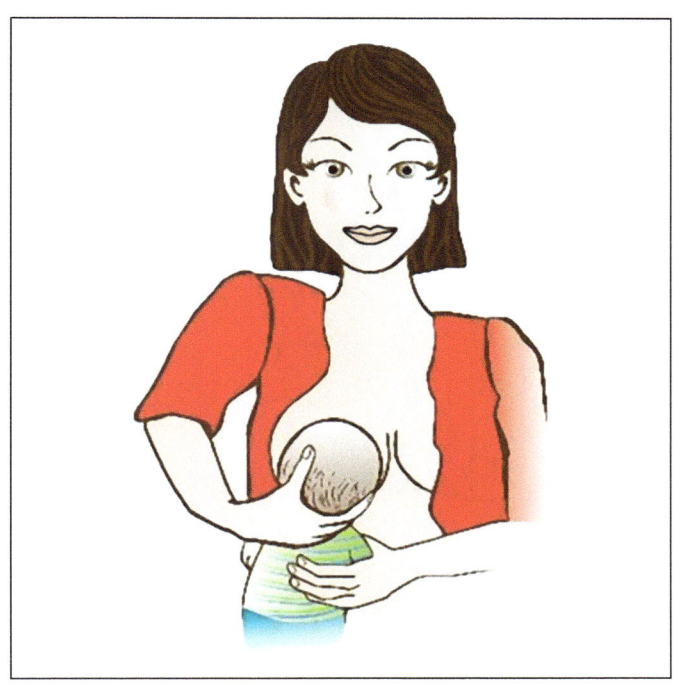

Fig. 4-2. Criança com fissura à direita mamando, na posição invertida, na mama direita da mãe. Fissura voltada para a parte inferior da mama evitando o escape do mamilo materno pela fissura e, consequentemente, facilitando sua apreensão – posição relatada principalmente para crianças com fissuras unilaterais.

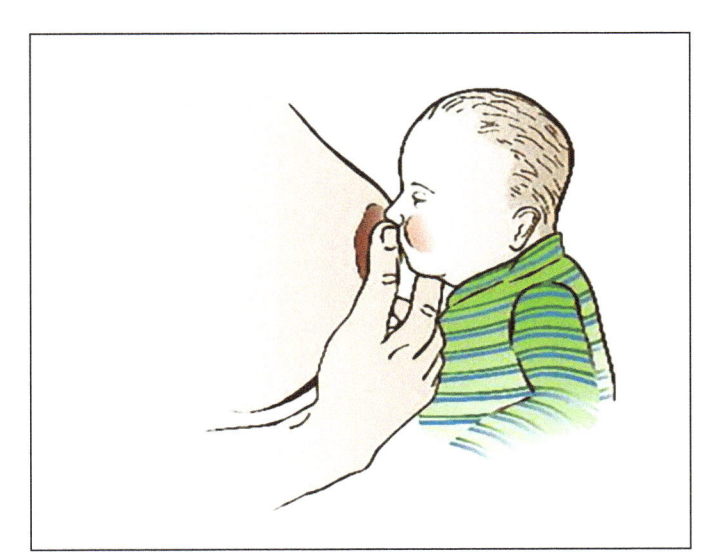

Fig. 4-3. Criança com fissura à esquerda mamando na posição tradicional, na mama esquerda da mãe. Fissura voltada para a parte superior da mama. Mãe segurando a mama na boca da criança para evitar o escape do mamilo materno pela fissura e auxiliar o selamento do lábio – posição relatada principalmente para crianças com fissuras unilaterais.

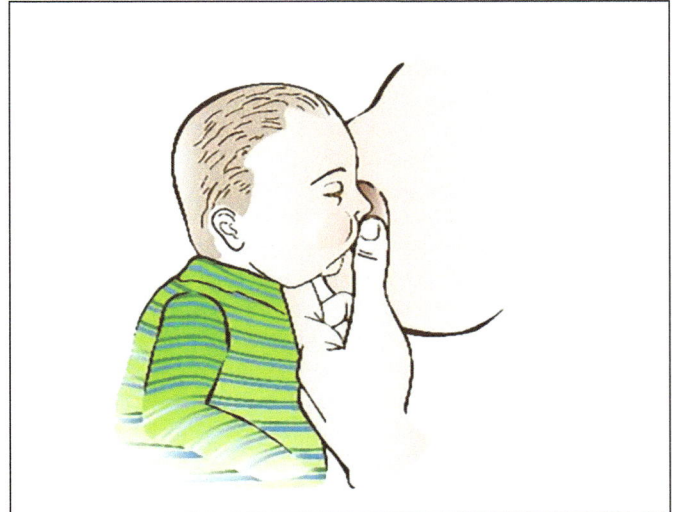

Fig. 4-4. Criança com fissura à esquerda mamando com o rosto voltado de frente para a mama esquerda da mãe. Mãe segurando a mama na boca da criança com o polegar próximo à fissura para ocluí-la – posição relatada principalmente para crianças com fissuras unilaterais.

Ressalta-se que, mães que amamentam seus filhos com fissura, na maioria das vezes, o fazem por vontade e esforço próprio; contudo, algumas estratégias são referidas como facilitadoras desse processo, incluindo o apoio recebido por parte do cônjuge e dos familiares, a experiência prévia com a amamentação, a obtenção de informações de profissionais especializados no pré-natal e na maternidade, dentre outros.[16,24]

Para os casos em que a amamentação ao seio materno foi impossível, o leite materno deverá ser ordenhado e ofertado com utensílios, de preferência o copo e a colher, considerando que no período pós-operatório, mamadeiras e chucas, em geral, estão contraindicados.[10,12,16]

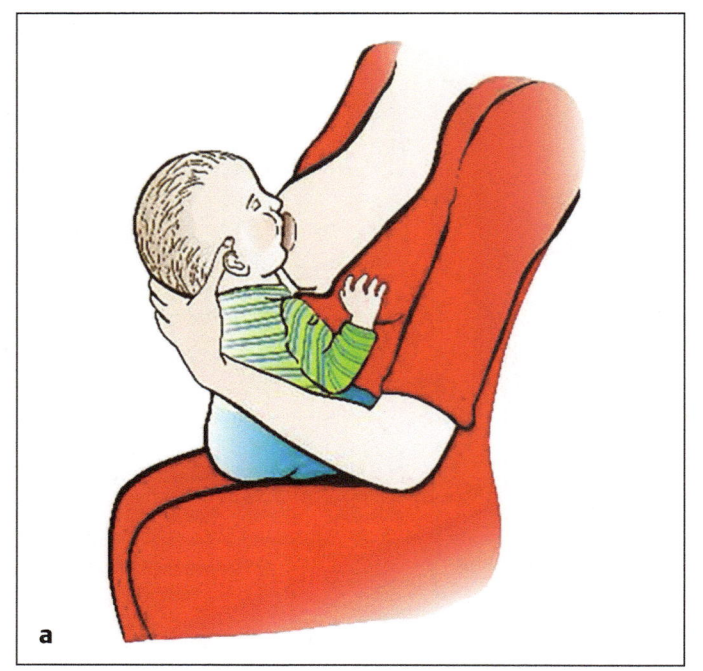

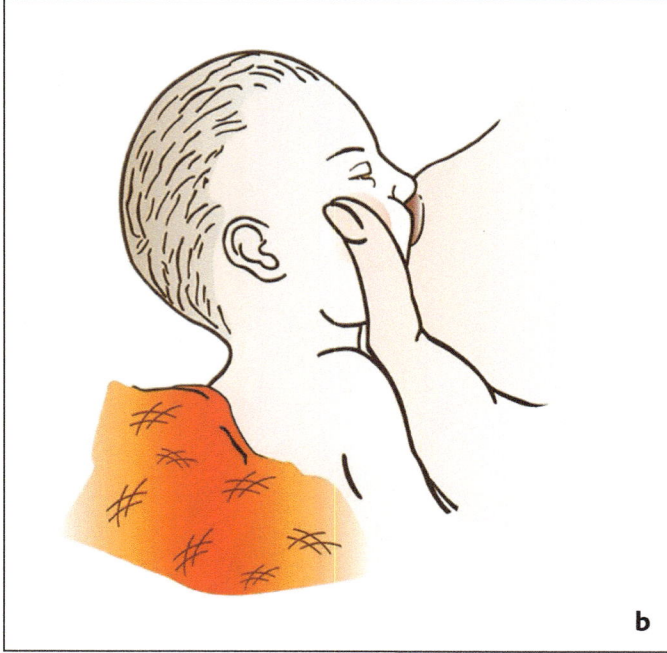

Fig. 4-5. (**a**) Criança mamando com o rosto voltado de frente para a mama materna. (**b**) Mãe apoiando a região mandibular da criança durante a amamentação – posições relatadas principalmente para crianças com fissuras bilaterais.

CUIDADOS PÓS-OPERATÓRIOS

As primeiras cirurgias reparadoras incluem a queiloplastia, correção da fissura de lábio, e a palatoplastia, correção da fissura de palato. Ambas são referidas coletivamente como primárias. Pais e familiares de crianças com fissura de lábio e/ou palato anseiam pela realização dessas cirurgias.[27]

Embora não haja consenso quanto à idade ideal para a realização das cirurgias primárias, a queiloplastia é realizada a partir dos 3 meses de idade no HRAC-USP, e a palatoplastia, aos 12 meses. A queiloplastia visa não só os aspectos funcionais como também os estéticos. Já, os benefícios da palatoplastia referem-se, em especial, à qualidade da fala e da voz.[28]

Pais e cuidadores devem iniciar o treinamento referente aos cuidados pós-operatórios o mais precoce possível, ainda durante a programação cirúrgica. Os principais cuidados pós-operatórios da queiloplastia e da palatoplastia incluem os relacionados com alimentação, sangramento, higienização, curativos, prevenção de infecção e controle da dor.[8] Neste aspecto, o período pós-operatório imediato, em particular, ou seja, ainda na internação é apontado como propício ao treinamento dos cuidadores, visando a manutenção dos cuidados após a alta hospitalar, no domicílio.[29]

Estratégias educacionais têm se mostrado promissoras para essa finalidade, conforme mostrado por Razera *et al.* (2016),[30] em um ensaio clínico randomizado, do qual participaram 80 cuidadores de crianças com fissura labiopalatina operadas. O estudo evidenciou os benefícios da utilização de um vídeo educativo no treinamento dos cuidados pós-operatórios de queiloplastia e palatoplastia. De fato, identificar as dúvidas dos cuidadores permite direcionar as orientações às suas reais necessidades, potencializando o sucesso do processo reabilitador.[31,32]

Observa-se que a preocupação quanto à alimentação, presente ao nascimento da criança, mantém-se no pós-operatório, e, ainda, que a criança, nesse período, já adquiriu preferências alimentares e rotinas, incluindo o utensílio utilizado na alimentação.[10] Visando minimizar a tensão exercida na ferida operatória, utensílios que necessitem de sucção, como mamadeiras e chupetas são proibidas, no período pós-operatório, no HRAC-USP, exceto se forem autorizados pelos cirurgiões. Assim sendo, a alimentação por meio do copo e da colher configuram-se como ótimas alternativas.[9,10]

Os benefícios da utilização da colher, comparativamente ao copo, na alimentação de crianças em situação pós-operatória, incluem o aceite de maior volume do alimento, menor perda pela comissura, maior segurança referida pelo cuidador, menor incidência de tosse e engasgos. Adicionalmente, a alimentação deve ser oferecida líquida e fria e por um período mínimo de 30 dias. O monitoramento da alimentação destaca-se entre os cuidados no pós-operatório, considerando o favorecimento do processo de cicatrização, melhora da imunidade e da recuperação cirúrgica, além de minimizar o estresse das crianças, seus pais e/ou cuidadores.[8,10]

Quando da reconstrução anatômica do palato, em particular, a criança poderá apresentar alterações do padrão respiratório, como, por exemplo, respiração ruidosa durante o sono. Assim, faz-se necessário monitorar o edema das estruturas adjacentes à incisão cirúrgica, que pode contribuir para a ocorrência de sintomas respiratórios. Contudo, essas alterações são transitórias, e, em geral, não oferecem maiores riscos às crianças.[33]

O sangramento no trans e pós-operatório deve também ser monitorado, sistematicamente, pois regiões anatômicas altamente vascularizadas são manipuladas, principalmente durante o pós-operatório imediato.[28] Especial atenção deve ser também ser dispensada ao monitoramento da ferida operatória e do curativo, incluindo o aspecto e a quantidade do conteúdo absorvido, controle dos sinais vitais, principalmente pulso e pressão arterial, além de sinais como palidez cutânea, sonolência, entre outros.[8,34]

Após a alta, no domicílio, devem-se evitar brinquedos pontiagudos e brincadeiras com potencial para ocasionar traumas na incisão cirúrgica e o consequente sangramento. Ambientes com calor excessivo devem ser evitados, assim como a exposição ao sol em horário compreendido entre as 10 e 16 horas.[8,35]

Outras intervenções realizadas, rotineiramente, incluem a utilização dos braceletes para imobilização da articulação úmero-radial, proteção e acolchoamento das grades dos berços e posicionamento da criança com o dorso voltado à parte ventral do cuidador.[8,35] A higiene oral, por sua vez, deve ser realizada com gaze embebida em água filtrada ou soro fisiológico. Para as crianças com dentes, é necessário proceder à escovação habitual, com cuidado para não traumatizar a ferida operatória. O uso de enxaguatórios bucais de base aquosa é importante.[30]

Quanto ao **curativo**, nas crianças submetidas à queiloplastia, poderá ser realizado com cotonetes embebidos em água filtrada ou soro fisiológico, em movimentos únicos e unidirecionais, ou com gaze. Nas que realizaram a palatoplastia, além da higiene oral, sempre que a criança for alimentada deverá ser oferecida água, como propósito de evitar o acúmulo de alimentos na incisão cirúrgica.[8,30]

Nos casos em que a fissura palatina é muito ampla, com frequência são necessárias incisões liberadoras ou relaxadoras laterais à incisão cirúrgica, cujo intuito é viabilizar a sutura, além de diminuir a tensão da ferida operatória. Adicionalmente, são utilizados tampões para hemostasia local, que são absorvíveis ou se soltam, por si, sendo suas fibras deglutidas e, posteriormente, evacuadas. O processo de cicatrização dessas incisões ocorre por segunda intenção, e a instilação abundante de soro fisiológico nas narinas é indicada.[8,9]

Os pais e cuidadores devem ser estimulados a acompanhar a evolução do processo cicatricial, por meio de observação sistemática. Especial atenção deve ser dispensada para sinais e sintomas que possam indicar infecção de sítio cirúrgico, incluindo febre, halitose e presença de secreção purulenta.[8,9,30]

Para manejo e controle da dor, rotineiramente são utilizados analgésicos e/ou anti-inflamatórios. Após a alta hospitalar, os pais e cuidadores devem administrar os analgésicos prescritos pelo médico. Aqueles com ação anti-agregante plaquetária são contraindicados, por potencializarem o risco de sangramento.[8]

ALIMENTAÇÃO DA CRIANÇA COM FISSURA LABIOPALATINA NO PÓS-OPERATÓRIO IMEDIATO E MEDIATO

Fórmulas Infantis, Mamadeiras e Bicos

Quando, por diferentes razões, não for possível o aleitamento materno direto ao seio, devem-se utilizar recipientes para a alimentação, como mamadeiras, copos e/ou colheres. Algumas técnicas permitem a melhora na capacidade de alimentação oral destes lactentes:

1. Manter o lactente semissentado em inclinação de aproximadamente 45 graus para evitar que os alimentos refluam para o nariz.
2. Utilizar um bico de látex, por ser mais macio que o de silicone, com furo um pouco aumentado (até um milímetro de diâmetro) que favoreça a sucção sem escoamento de leite para fora da cavidade oral.
3. O leite deve preencher todo o bico da mamadeira, evitando que o bebê engula muito ar.
4. Não evitar o lado da fissura; ao contrário, estimulá-lo para exercitar a musculatura afetada.
5. O tempo de alimentação não deve exceder 30 minutos, pois após este período pode haver desequilíbrio no balanço calórico (ganho e perda energética) com prejuízos ao ganho ponderal. Nos casos em que há evidência de fadiga, a alimentação pode ser complementada com colher ou copinho.

Na impossibilidade de oferecer o leite materno ordenhado, optam-se pelas fórmulas infantis, adaptadas à idade, ou seja, do nascimento aos 6 meses de idade, fórmulas de partida, e, de 6 meses a 1 ano de idade, fórmulas de seguimento.

As fórmulas são indicadas porque, quando comparadas com o leite de vaca, apresentam melhor digestibilidade, maior relação de proteínas do soro/caseína, redução proteica e melhor perfil de aminoácidos. Nas fórmulas infantis são adicionados ácidos graxos essenciais (DHA, ARA), vitaminas D, E e C, minerais como ferro e zinco, pré-bióticos e probióticos, além de redução de gordura saturada.[36]

Alimentação Complementar

Trata-se do conjunto dos alimentos nutritivos, além do leite, que atendam ao desenvolvimento digestório, neurológico e imunológico do lactente[37] e que devem ser introduzidos a partir dos 6 meses de idade, período em que diminui o reflexo de protrusão da língua, facilitando a ingestão de alimentos semissólidos.

Welfort et al. (2018, p. 28)[36] alertaram para o fato de que "os lactentes com até 2 anos de idade devem consumir alimentos com baixa carga de solutos excretáveis pelos rins e de alimentos com conhecida capacidade de não agredir o epitélio digestório e que não provoquem dificuldades de digestão e absorção". Sendo assim, deve-se evitar o oferecimento de sal e de açúcar[38,39] até os 2 anos de idade, para evitar interesse aumentado no futuro, bem como de produtos industrializados, condimentos e conservantes. Deve-se optar sempre por alimentos *in natura*.

Com relação aos alimentos potencialmente alergênicos, como ovo, castanhas e peixes, estudos observaram que, mesmo com crianças com história familiar de atopia, a introdução, a partir do sexto mês, foi benéfica, reduzindo riscos para desfechos alérgicos futuros.[36] Mesma recomendação feita para o glúten, uma vez que adiar sua introdução não trouxe modificação para a incidência da doença, segundo Chmielewska et al. (2015),[40] em seu estudo randomizado. Sendo assim, o glúten deve ser introduzido após 6 meses de vida, com os demais alimentos que compõem a alimentação complementar,[41] tendo o cuidado de evitar grandes quantidades durante as primeiras semanas de introdução.[38] O Quadro 4-1 é demonstrativo das épocas de introdução dos alimentos complementares e de esquema alimentar de 6 meses a 2 anos de idade. As refeições de almoço e jantar devem incluir um alimento de cada grupo alimentar, usando fruta para sobremesa.

No *Manual de Alimentação da Infância à Adolescência* da Sociedade Brasileira de Pediatria, são dadas várias sugestões para que os bebês tenham uma alimentação balanceada (Quadro 4-2). Em adição, o Quadro 4-3 mostra as recomendações do Ministério da Saúde[22] quanto às quantidades e consistências por idade.

Finalmente, para aumentar o ganho ponderal em lactentes com reduzida capacidade de ingestão volumétrica ou tempo prolongado de alimentação utilizam-se suplementos alimentares acrescidos à alimentação. A denominada *dieta hipercalórica* é indicada para pacientes que precisam de maior aporte calórico, e permite que se concentre o teor energético nos pequenos volumes ingeridos pela criança, sem sobrecarga proteica e com adequação dos demais nutrientes.[42]

O oferecimento da dieta hipercalórica deve ser rigorosamente acompanhado, não devendo ser oferecida indiscriminadamente e por tempo muito longo, pelas consequências que a hiperalimentação pode acarretar, como hiperglicemia,

Quadro 4-1. Esquema de Alimentação de 6 Meses a 2 Anos de Idade

6 meses	Leite (materno ou fórmula)	3 em 3 horas	Exceto no horário de almoço e, de madrugada, se a criança dormir a noite inteira
	Almoço + fruta de sobremesa	1 vez ao dia	
7 meses	Leite (materno ou fórmula)	3 em 3 horas	Exceto no horário de almoço, jantar e, de madrugada, se a criança dormir a noite inteira
	Almoço e jantar + fruta de sobremesa	2 vezes ao dia	
1 ano a 2 anos	O bebê deverá receber a alimentação da família **desde que esta seja saudável, sem açúcar e sem sal**. Caso contrário, continuar a preparar a alimentação do bebê separadamente Oferecer o almoço e jantar diariamente e, pelo menos, quatro mamadas por dia Neste período o bebê já consegue mastigar e os alimentos devem ser oferecidos bem cozidos e em pedaços pequenos		

Fonte: HRAC-USP - Protocolo próprio (2021).

Quadro 4-2. Sugestões para Alimentação Balanceada, segundo *Manual de Alimentação da Infância à Adolescência* da Sociedade Brasileira de Pediatria

Carnes	50 a 70 gramas para duas refeições, não desprezar o caldo para manter ingestão de ferro e zinco). Ficam mais fáceis para amassar ou desfiar, se cozidas em panela de pressão.
Vísceras	Aferventar e cozinhar bem para evitar Salmonelose
Ovos	Consumir bem cozido para evitar contaminação por bactérias presentes na casca. Oferecer clara e gema. Seu consumo deve ser incentivado por seu excelente teor proteico e baixo custo.
Óleos vegetais	Dar preferência ao azeite de oliva, óleos vegetais, por sua quantidade de ômega 3, bem como proporção com ômega 6.
Mel	Não recomendado antes de 1 ano de vida. Esporos do Clostridium Botulinum podem produzir toxinas na luz intestinal e causar botulismo.
Água de coco	Desaconselhada nesta idade por conter sódio e potássio.
Consistência do alimento	Iniciar com consistência pastosa e aumentar progressivamente, de modo que inicie a consistência da família, aos 9 meses de idade.
Paladar	Oferecer os alimentos de modo individual para que o lactente desenvolva preferência a diversos paladares. M média, são necessárias 8 a 10 exposições ao alimento para que ele seja plenamente aceito pela criança.
Cardápio	Dar preferência a alimentos regionais, da época. Pode oferecer o jantar igual ao almoço. Evitar açúcar, sal, café, enlatados, frituras, refrigerantes, balas, salgadinhos e outras guloseimas, nos primeiros anos de vida.
Horários	Devem ser flexíveis no início, de modo a permitir adaptação do mecanismo fisiológico da regulação do apetite.
Calma, paciência e dedicação são imprescindíveis a uma adequada introdução de novos alimentos. Cada criança tem seu próprio tempo para desenvolvimento nesta nova fase. Nunca force a alimentação!!	

Fonte: Welfort *et al.* (2018).[36]

Quadro 4-3. Introdução de Alimentos Complementares: Quantidades e Consistências

Idade	Textura	Quantidade
A partir de 6 meses	Alimentos amassados	Iniciar com 2-3 colheres de sopa e aumentar a quantidade conforme aceitação
A partir dos 7 meses	Alimentos amassados	2/3 de uma xícara ou tigela de 250 mL
9 a 11 meses	Alimentos cortados ou levemente amassados	3/4 de uma xícara ou tigela de 250 mL
12 a 24 meses	Alimentos cortados	Uma xícara ou tigela de 250 mL

Fonte: Brasil. Ministério da Saúde, 2015.[22]

hiperosmolaridade, desidratação, aumento do quociente respiratório, esteatose e colestase, alterações da função imunológica.[43]

Os suplementos nutricionais podem ser usados para a manutenção ou recuperação de peso, em situações de infecção, de pós-operatórios, e em situações especiais que levam à ingestão insuficiente. Não devem ser confundidos com as fórmulas infantis, ou com outros produtos à base de proteínas hidrolisadas, ou de aminoácidos.

Após queiloplastias e palatoplastias, os bebês precisam da sua alimentação habitual, por 30 dias, mas, oferecida com copos ou colheres. São raros os casos que necessitam de suplementação da sua alimentação. Já, as cirurgias bucomaxilares de enxerto ósseo alveolar, realizadas a partir dos 8 anos de idade, causam um estresse orgânico mais acentuado, podendo levar a perdas proteicas, desnutrição, infecção e complicações pós-operatórias, tanto pelo trauma cirúrgico, como pela dieta líquida homogênea a que são submetidos os pacientes, por períodos de 40 dias. Aqui, o aumento das necessidades nutricionais e a reversão rápida do estado catabólico são prontamente alcançados com o uso de suplementos hipercalóricos e/ou hiperproteicos, saborizados e fluidos.[44]

Principais Carências Nutricionais

Vários estudos verificaram uma relação positiva entre o grau de comprometimento da malformação labiopalatina com a alteração no crescimento e no desenvolvimento.[45-47] Estudo com crianças do HRAC-USP, de 0 a 2 anos de idade, demonstrou que, ao se considerar pesos no percentil 10 do referencial do National Center for Health Statistics (1976)[48] como limite de vigilância para risco nutricional, 27% das crianças com FL+P apresentaram pesos abaixo deste limite.[49]

Nos últimos anos, a avaliação da ingestão alimentar e antropométrica de crianças com fissuras labiopalatinas, de 2 a 7 anos de idade, atendidas no HRAC-USP, refletiram um perfil similar ao da população brasileira em geral, como observado em estudos realizados por Arena (2003),[50] que verificou que, apesar da predominância do nível sócio econômico baixo (70%), a maioria das crianças desta faixa etária estavam em eutrofia, com massa proteico-somática preservada. Entretanto, também foram encontrados 14,5% de crianças com desnutrição e 14,5% em risco nutricional; 12,3% de pacientes com anemia ferropriva, 26% com baixos níveis de ferritina; ingestão excessiva de calorias em 46,6% e deficiente em alimentos fonte de ferro (52%); de vitamina A (50,9%), de ácido fólico (89,4%) e de cálcio (53%). Para reversão dessas carências nutricionais é de grande importância que se considere, ao máximo, as recomendações individuais de macro e micronutrientes, considerando-se as dificuldades alimentares, principalmente no primeiro ano de vida, período em que o aleitamento materno seria de grande importância e nem sempre possível nas crianças com fissuras labiopalatina. Por não existirem, na literatura, requerimentos nutricionais específicos para crianças com fissuras labiopalatinas, utiliza-se as recomendações para crianças normais.[51,52]

Estudo recente realizado no HRAC-USP,[53] em crianças de 12 a 36 meses de idade, em rotina de internação para palatoplastia demonstrou uma elevada prevalência de deficiência de ferro (59,6%) diagnosticada através de dosagens de transferrina, ferro e TIBC e pelo cálculo da taxa de saturação da transferrina. Quanto à anemia ferropriva propriamente dita, ou seja, valores de hemoglobina em pré-operatório menor do que 11 mg/dL, a prevalência foi de 13,5%. Por meio desse estudo foi possível concluir que a baixa reserva de ferro é bastante comum em crianças com fissuras palatinas, sendo este um grupo especialmente vulnerável à anemia ferropriva e suas diversas consequências. É de extrema importância que atenções sejam voltadas aos indivíduos com fissuras labiopalatinas, no âmbito da prevenção da anemia por deficiência de ferro, para evitar que tais pacientes tenham seus índices hematimétricos comprometidos, já que estes ainda sofrerão episódios de perda sanguínea durante a realização de procedimentos cirúrgicos corretivos, seja em tempo único ou múltiplo, a depender do tipo de fissura envolvida. Além disso, a anemia, dependendo da gravidade, pode tornar-se um fator impeditivo à realização das cirurgias reparadoras, atrasando e interferindo no plano terapêutico da criança. Para prevenção e tratamento da anemia ferropriva, é necessário seguir as diretrizes do consenso sobre anemia ferropriva da Sociedade Brasileira de Pediatria.[54]

Outra carência nutricional bastante observada nos pacientes com fissura é a de fibras alimentares, sendo comum até em lactentes. Nas crianças maiores advém da associação de hábitos alimentares inadequados e os longos períodos de pós-operatório a dietas sem resíduo (sopas e alimentos liquidificados e coados), que são indicadas aos pacientes após palatoplastia, queiloplastia, enxerto bucomaxilar etc. para que a cicatrização da ferida cirúrgica não seja prejudicada.

Nos lactentes, a ausência do aleitamento materno e a introdução precoce de fórmulas lácteas podem tornar-se agravantes. Nas crianças maiores, que ainda não tiveram seu palato cirurgicamente fechado, é comum se verificar resistência dos cuidadores em oferecer alimentos e preparações de consistência sólida, pelo medo de engasgos, aspirações e retornos nasais destes alimentos, pois produzem maior impacto do que quando o refluxo nasal é de alimentos líquidos.

Nestes casos, as orientações nutricionais são relativas ao aumento da ingestão de fibras alimentares e quanto à forma de administração e suas propriedades. Em casos mais graves, é indicado o acréscimo de suplementos ricos em fibras à alimentação.

Nutrir uma criança com lesão labiopalatina não é tarefa difícil, traduzindo-se em uma experiência gratificante quando se observa a surpreendente capacidade de adaptação destas crianças, desde as idades mais precoces, a partir de conhecimentos adquiridos sobre suas peculiaridades e de orientações bem-feitas aos familiares.

INFECÇÕES

A comunicação entre as cavidades oral e nasal nas crianças com fissuras palatinas (FPI e FL+P) pode levar a maior frequência de infecções, pois a falta de filtragem e aquecimento do ar inspirado, bem como a dificuldade em sua umidificação facilitam a ocorrência de infecções de vias respiratórias, desde resfriados comuns, rinofaringites e faringoamigdalites, até quadros de bronquite e broncopneumonias.[55,56] A presença de fissura de palato também facilita o refluxo de alimentos e secreções, favorecendo sua aspiração para a trompa de Eustáquio e a ocorrência de otites médias. Essas infecções costumam ser recidivantes e, mesmo com tratamento adequado, podem levar a hipoacusias, por acúmulo de secreção no ouvido médio e deficiência auditiva de condução.[55,57]

Segundo estudo de Drillien *et al.* (1966),[58] a frequência de aleitamento materno em crianças com FL+P e FPI é menor do que em crianças com FLI, dados estes coincidentes com os de estudo realizado no HRAC-USP por Montagnoli (1992).[56] Este autor também demonstrou que pacientes com o palato fendido apresentaram significativamente maior frequência de infecções do trato respiratório, otites médias agudas e broncopneumonias como também de infecções do trato gastrointestinal (Quadro 4-4).

Cunningham (1977),[59] por sua vez, verificou que crianças com aleitamento natural tinham menor frequência de infecções no primeiro ano de vida, quando comparadas com aquelas com aleitamento artificial; observou, também, menor frequência de otites médias agudas, doenças respiratórias agudas e diarreias, sendo que as crianças necessitaram de menos hospitalizações. Estudos de Larsen e Homer (1978)[60] confirmam o papel protetor do leite humano contra infecções intestinais, podendo a menor frequência de aleitamento materno explicar a maior frequência destas infecções nas crianças com o palato fendido.

No estudo de Montagnoli (1992),[56] a taxa reduzida de aleitamento materno e a maior frequência de broncoaspiração, observada nos grupos de crianças com palato fendido (FP+L e FPI) em relação às crianças com FLI confirmaram a maior dificuldade alimentar dos primeiros grupos (Quadro 4-4). O estudo sugere que a dificuldade alimentar associada a maior frequência de infecções respiratórias são importantes fatores causais de deficiência no crescimento físico de crianças com palato fendido, no primeiro ano de vida.

Para a prevenção dos processos infecciosos das crianças com fissuras labiopalatinas, além do estímulo ao aleitamento materno, o acompanhamento e o tratamento adequados dos problemas respiratórios e infecções do ouvido médio se fazem necessários desde os primeiros dias de vida e, em algumas circunstâncias, o fechamento do palato pode estar indicado em idade menor do que o preconizado, quando a frequência das infecções levarem a várias hospitalizações ou ao uso prolongado de antibioticoterapia com grandes riscos para a saúde infantil.

CRESCIMENTO FÍSICO

Dificuldades na alimentação decorrentes da própria malformação labiopalatina ou da inabilidade dos pais quanto à oferta de nutrientes nos primeiros meses de vida, bem como decorrentes dos processos infecciosos descritos anteriormente, são elementos capazes de levar a um crescimento deficiente. Entretanto, alguns autores ao compararem o crescimento de crianças com diferentes tipos de fissuras, não observaram diferenças entre as mesmas, ou destas com as crianças sem fissura.[61] Outros autores reportaram que as crianças com fissuras labiopalatinas têm potencial genético normal para o crescimento, destacando a importância do meio ambiente em modificá-lo.[62,63]

Alguns estudos enfatizaram a importância do diagnóstico preciso do tipo de fissura labiopalatina para que a avaliação do crescimento seja realizada, utilizando população a mais homogênea possível. Presume-se, dessa forma, que a criança com fissura labiopalatina, sem associação com síndromes genéticas ou outras malformações, demonstrará pontos de crescimento na faixa de normalidade, adotando um padrão de crescimento que se refletirá em um dos percentis da curva de referência; logo, desvios do seu canal de crescimento devem ser levados em conta, da mesma forma que é feito com a criança sem fissura.[63,64] Em contraste, outros autores afirmam que as malformações congênitas, síndromes genéticas ou clínicas assumem padrões de crescimento próprios, que podem diferir das crianças normais, constituindo grupos de

Quadro 4-4. Distribuição de Crianças com Fissura Labiopalatina em Relação às Variáveis: Aleitamento Materno e Morbidade

Características		Tipo de fissura								p
		FLI		FL+P		FPI		Total		
		n	%	n	%	n	%	n	%	
Aleitamento	Natural	83	45,9	57	10,5	19	12,1	159	18,0	< 0,001
	Artificial	98	54,1	486	89,5	138	87,9	722	82,0	
Infecção Respiratória	Presente	57	31,5	342	63,0	89	56,7	488	55,4	< 0,001
	Ausente	124	68,5	201	37,0	68	43,3	393	44,6	
Broncopneumonia	Presente	2	1,1	31	5,7	22	14,0	55	6,2	< 0,001
	Ausente	179	98,9	512	94,3	135	86,0	826	93,8	
Broncoaspiração	Presente	0	0,0	11	2,0	6	3,8	17	1,9	*
	Ausente	181	100	532	98,0	151	96,2	864	98,1	
Otite média aguda	Presente	14	7,7	128	23,6	40	25,5	216	24,5	< 0,001
	Ausente	167	92,3	415	76,4	117	74,5	665	75,5	
Infecção gastrointestinal	Presente	14	7,7	79	14,5	21	13,4	114	12,9	n.s.
	Ausente	167	92,3	464	85,5	136	86,6	767	87,1	
	Total	181	100	543	100	157	100	881	100	

*Teste X2 não realizado
n.s. = não significante; FLI = fissura de lábio isolada; FL+P = fissura de lábio mais fissura de palato; FPI = fissura de palato isolada.
Fonte: Montagnoli (1992).[56]

CAPÍTULO 4 ■ ASPECTOS CLÍNICOS E MANEJO DAS CRIANÇAS COM FISSURA LABIOPALATINA

crescimento "doença-específicos", também com curvas de crescimento próprias.[65-67]

Montagnoli (1992),[56] em estudo *transversal* realizado com crianças de 1 mês até 2 anos de idade, com diferentes tipos de fissuras (FLI, FL+P, FPI), sem síndromes e outras malformações ou patologias associadas, encontrou diferenças no crescimento das crianças com FLI quando comparadas com as que apresentavam fissura de palato (FL+P e FPI), com prejuízo do crescimento das últimas em relação às primeiras. Estes mesmos autores encontraram elevada frequência de crianças de 1 a 24 meses de idade com FL+P e FPI, de ambos os sexos, com comprimento e peso abaixo do P10 do referencial *National Center for Health Statistics* (1976).[48] Portanto, nesta situação foram encontradas crianças que deveriam estar em regime de vigilância quanto ao seu crescimento. Segundo Montagnoli (1992),[56] crianças de ambos os sexos com FL+P demonstraram importante deficiência no crescimento ponderal e linear que pode ser visualizado através das respectivas curvas de crescimento (Figs. 4-6 e 4-7). Demonstrou-se que crianças com FL+P podem ter prejuízos no seu crescimento linear e ponderal em relação às crianças com FLI, mas com comportamento semelhante àquelas com FPI, dados estes concordantes com os estudos de Jensen *et al.* (1983),[68] Bowers *et al.* (1987)[64] e Jones e Orth (1988).[69]

Quando se consideram os três tipos de fissura é esperado crescimento adequado nas crianças com FLI, uma vez que a integridade das cavidades oral e nasal está preservada, facilitando seu processo de alimentação e com menor incidência de infecções.[56] Embora graus variáveis de prejuízo no crescimento, tanto

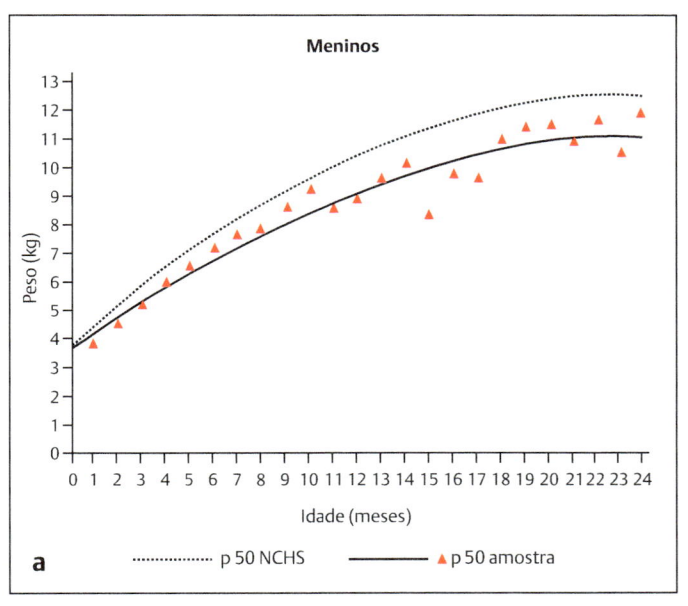

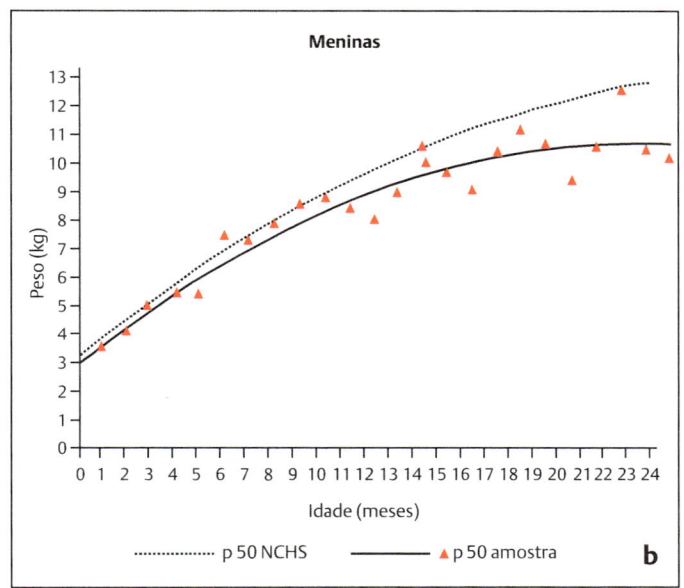

Fig. 4-6. (a,b) Crescimento do peso de crianças com fissura labiopalatina do nascimento aos 2 anos de idade, estudo transversal.

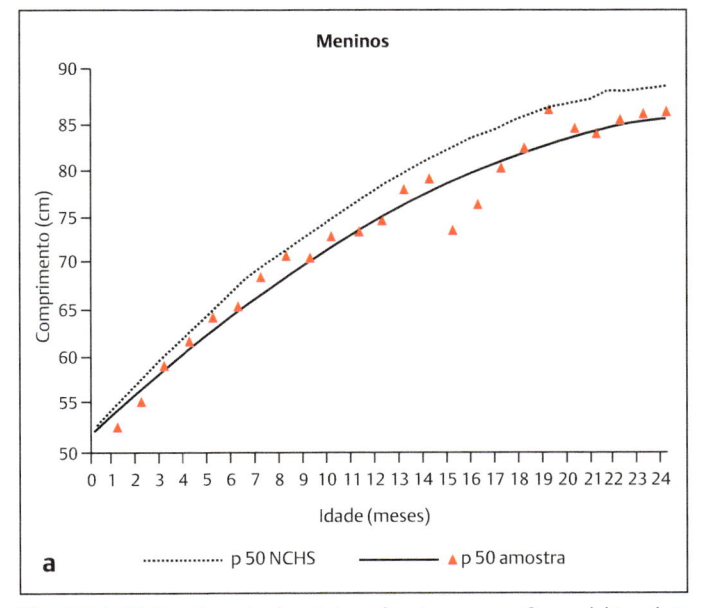

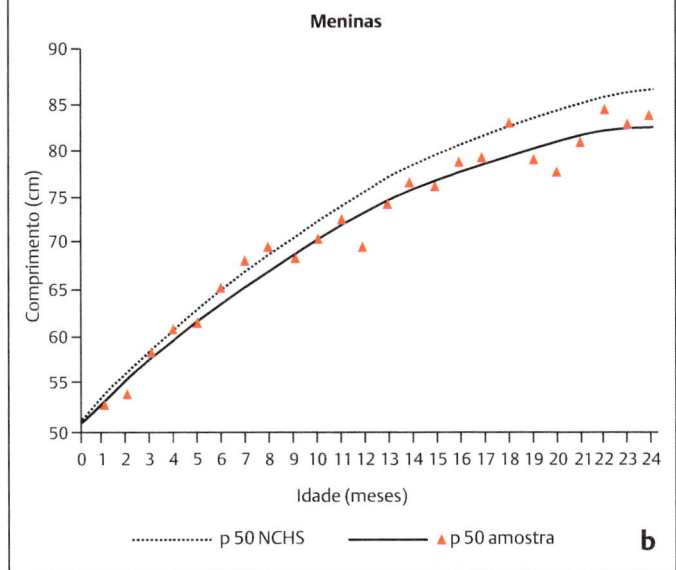

Fig. 4-7. (a,b) Crescimento da estatura de crianças com fissura labiopalatina do nascimento aos 2 anos de idade, estudo transversal.

em peso quanto em comprimento, possam ocorrer em crianças com diferentes tipos de fissuras nos dois primeiros anos de vida e que, a princípio, possam ser atribuídos a fatores ambientais (pobreza, recursos alimentares insuficientes, incidência de doenças infecciosas) somados a graus variáveis de dificuldade na alimentação, não se pode afastar a hipótese de que, em algumas delas, o prejuízo do crescimento pode estar associado a outras patologias ou malformações associadas à fissura.

Após os 2 anos de idade, fatores biológicos assumem maior importância do que os ambientais na regulação do crescimento.[70] Existem, na literatura, especulações sobre a deficiência de hormônio de crescimento (GH) em crianças com fissuras, porém, a literatura é controversa. Laron *et al.* (1969),[71] avaliando 33 crianças com diferentes tipos de fissuras labiopalatinas, observaram, em três delas, retardo do crescimento e atraso na idade óssea e, em duas delas, distúrbio na secreção de GH. Rudman *et al.* (1978),[65] estudando 200 crianças, também com diferentes tipos de fissuras, entre 7 a 14 anos, encontraram 12% com estatura abaixo do P3 do referencial *National Center for Health Statistics* (1976),[48] quatro com deficiência total e quatro com deficiência parcial de GH, concluindo que as crianças com fissuras labiopalatinas têm baixa estatura quatro vezes mais frequente e deficiência de GH 40 vezes mais frequente do que crianças sem fissura. Porém, Köster *et al.* (1984),[72] dosando GH em 199 crianças, não encontraram correlação entre fissuras orofaciais e deficiência de GH, propondo que sua dosagem seja efetuada somente naquelas cujo seguimento do crescimento em estatura seja, persistentemente, deficiente. Longui (1996)[73] e Lipman *et al.* (1999),[67] também enfatizaram a importância de se estudar o eixo hipotálamo-hipófise de crianças com deficiência no crescimento. Alguns estudos, através de análises da estatura dos pais, demonstraram que as crianças com fissura labiopalatina isolada, ou seja, sem outras anomalias ou doenças associadas, seguem o canal familiar de crescimento demonstrando, portanto, que não existe risco para baixa estatura para essas crianças.[74]

Estudos mais recentes foram realizados no HRAC-USP com crianças com fissuras de lábio e palato, a maioria delas pertencentes à classe média e, portanto, com melhor poder aquisitivo, em estudo longitudinal, do primeiro mês de vida aos 2 anos de idade, demonstraram curvas de crescimento do peso nos primeiros meses de vida significantemente abaixo da referência para normalidade, mas com *catch up* do peso, ou seja, retomada do canal de crescimento do peso, no final do segundo ano de vida, para ambos os gêneros[75] (Fig. 4-8). Quanto ao crescimento em estatura, essas crianças apresentaram curvas de crescimento dentro da normalidade durante os dois primeiros anos de vida, para ambos os gêneros, não havendo diferença significante com a curva de referência (Fig. 4-9). Essas mesmas crianças, em estudo posterior,[76] foram acompanhadas também longitudinalmente dos 2 aos 10 anos e apresentaram curva de crescimento, tanto para peso quanto para estatura, semelhante à curva de crescimento de crianças normais, para ambos os gêneros (Fig. 4-10). Esses resultados demonstraram não haver tendência a baixa estatura ou déficits de crescimento de crianças com fissuras de lábio e palato a partir dos 2 anos de idade, sendo o déficit de crescimento observado em idades mais precoces, resultado de fatores ambientais, como as dificuldades alimentares, posteriormente superadas com o crescimento e o desenvolvimento.

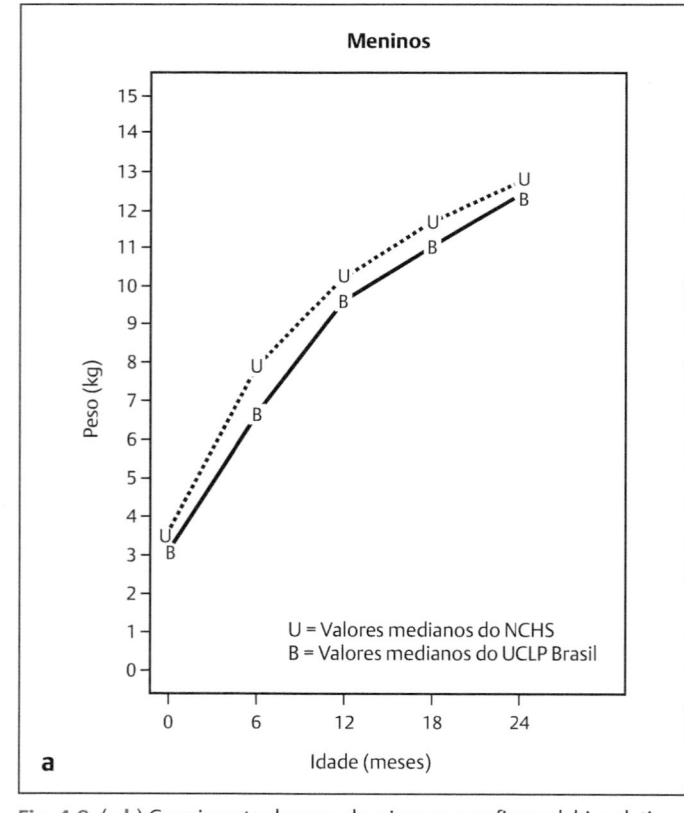

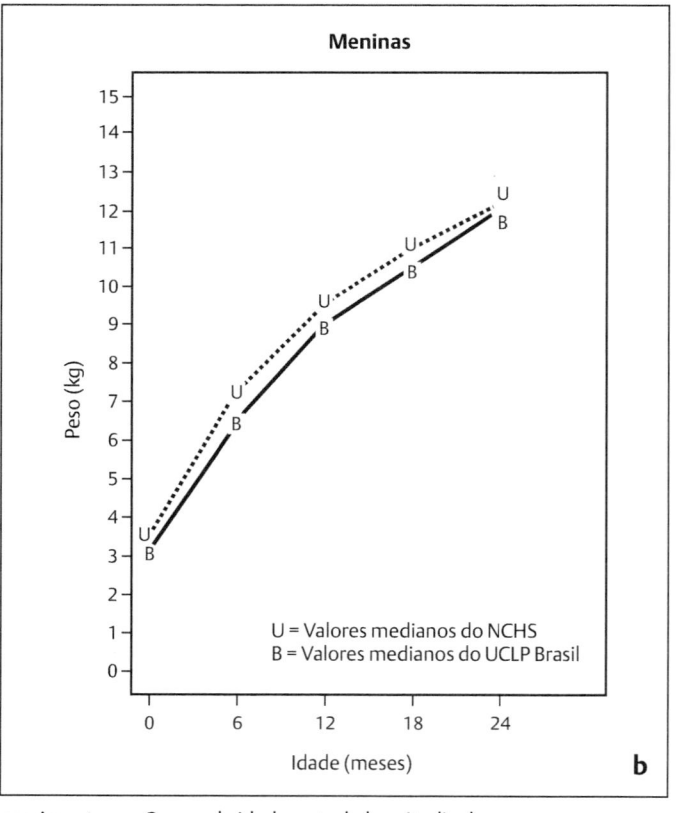

Fig. 4-8. (a,b) Crescimento do peso de crianças com fissura labiopalatina do nascimento aos 2 anos de idade, estudo longitudinal.

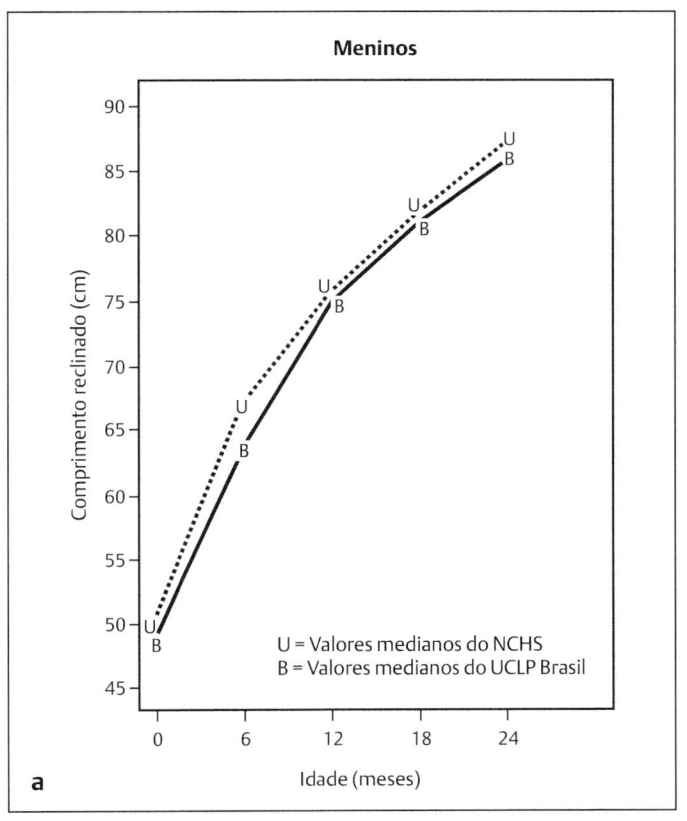

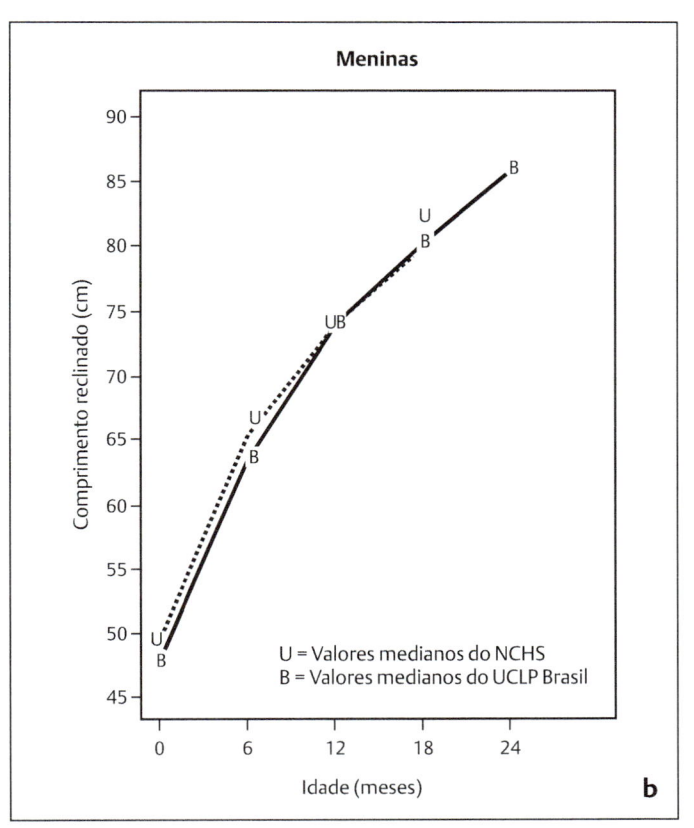

Fig. 4-9. (a,b) Crescimento da estatura de crianças com fissura labiopalatina do nascimento aos 2 anos de idade, estudo longitudinal.

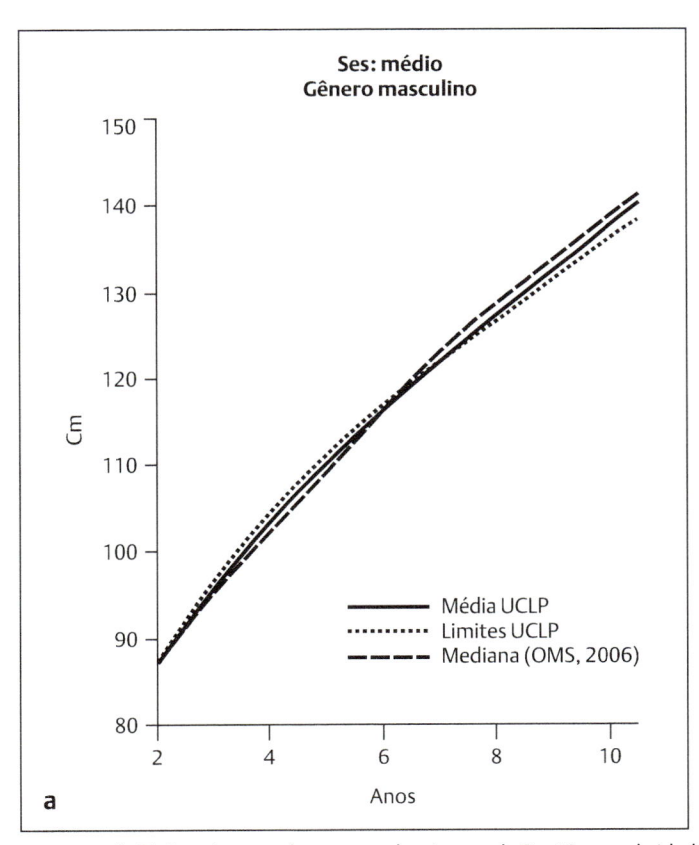

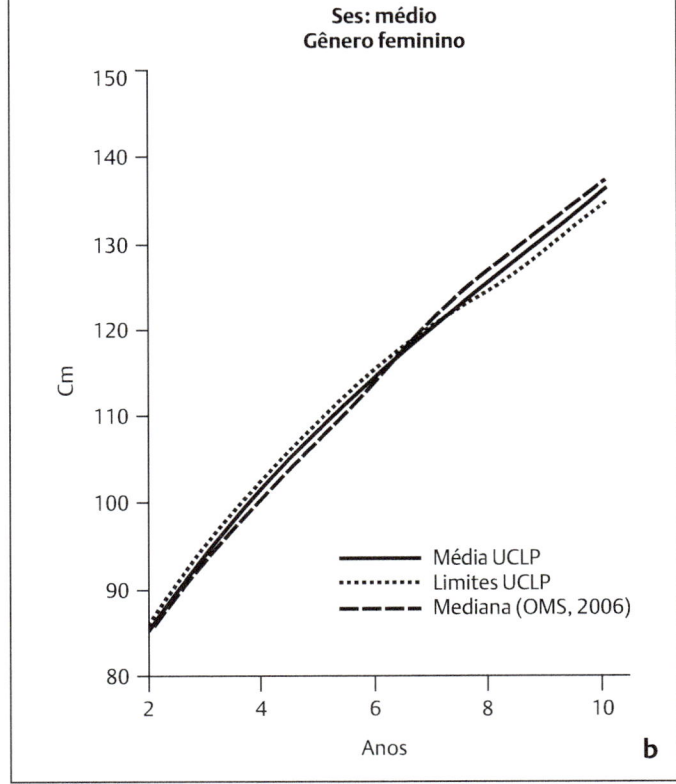

Fig. 4-10. (a,b) Crescimento da estatura de crianças de 2 a 10 anos de idade, estudo longitudinal.

PRINCIPAIS PROBLEMAS PEDIÁTRICOS DAS FISSURAS PALATINAS ASSOCIADAS À SEQUÊNCIA DE ROBIN

Desconforto Respiratório por Obstrução Alta

A obstrução respiratória é comum em crianças com malformações craniofaciais, nas quais a anormalidade anatômica afeta a permeabilidade da via aérea, como ocorre nas anomalias, sequências, complexos ou síndromes craniofaciais com hipoplasia da face média, micrognatia, hipotonia muscular ou achatamento da base do crânio, entre as quais a Sequência de Robin.[77]

A Sequência de Robin (SR) é caracterizada pela tríade: micrognatia, glossoptose e obstrução respiratória, podendo ser associada ou não à fissura palatina,[78] presente em 70-90% dos casos.[79,80] A incidência da SR relatada na literatura é variável, estando entre 1/8.500 a 1/30.000 nascidos vivos.[81]

Crianças com SR apresentam uma ampla variedade de manifestações clínicas, relacionadas com os processos fisiológicos de respiração, alimentação e sono,[82,83] sendo a expressão clínica muito heterogênea, variando desde discreta dificuldade respiratória e alimentar até graves crises de asfixia. As manifestações clínicas são mais frequentes e mais graves nos primeiros meses de vida.

A SR não constitui uma síndrome específica, mas um complexo sintomático, podendo ocorrer de maneira isolada, sendo, neste caso, denominada Sequência de Robin isolada (SRI), ou como componente de uma síndrome conhecida ou associada a outras malformações que não caracterizam uma síndrome conhecida, sendo nestes casos, denominada Sequência de Robin sindrômica (SRS), sendo a síndrome de Stickler a mais comumente encontrada em associação com a SR.[79,84] Estudo realizado no HRAC-USP em 223 lactentes com SR, relacionou as síndromes mais frequentes associadas a esta anomalia, cujos resultados são mostrados no Quadro 4-5.[80]

Embora a glossoptose seja o principal mecanismo de obstrução respiratória na SR, outros mecanismos podem estar associados. A obstrução das vias aéreas na SR depende, também, da efetividade intrínseca dos músculos parafaríngeos, a qual depende da maturação individual durante o período neonatal. O grau de disfunção neuromuscular e a velocidade de maturação desta função variam entre os pacientes e assumem importante papel na recuperação da permeabilidade das vias aéreas.[79,85,86] A nasofaringoscopia de fibra ótica é o melhor método para diagnóstico da glossoptose, bem como tipo e gravidade.[78,85]

Em pacientes com SR, a dinâmica ventilatória é influenciada por muitos fatores. Crianças com SR mostram problemas respiratórios variáveis: leves disfunções, aumento da atividade muscular respiratória, cianose ou insuficiência respiratória, dessaturação periódica, hipoventilação obstrutiva, apneia obstrutiva do sono (AOS), consequências neurológicas, hipóxia até o desenvolvimento de *cor pulmonale*.[87] Crianças com SR e comprometimento respiratório, inevitavelmente apresentarão dificuldades na alimentação, crescimento mais lento do que o normal e, consequentemente, redução do ganho de peso. Curvas de crescimento abaixo do padrão podem ser um sinal de obstrução das vias aéreas superiores, uma vez que as reservas energéticas estão sendo amplamente utilizadas para realizar funções vitais.[88]

Quadro 4-5. Síndromes Clínicas Associadas à Sequência de Robin em Estudo Realizado no Hospital de Reabilitação de Anomalias Craniofaciais da Universidade de São Paulo, com 223 crianças

Síndrome clínica		n	%
SRI		121	54,26
SRS	Síndrome não definida	42	18,83
	Stickler	12	5,38
	Moebius	12	5,38
	Treacher Collins	11	4,93
	Richieri Costa Pereira	6	2,70
	Espectro oculoauriculovertebral	4	1,79
	Cornélia de Lange	3	1,34
	Cromossomopatia	2	0,89
	Carey Fineman Ziter	1	0,25
	Displasia distrófica	1	0,25
	Displasia esquelética	1	0,25
	Fetal alcoólica	1	0,25
	Facial femoral	1	0,25
	Kabuki	1	0,25
	Kawashima	1	0,25
	OSMED	1	0,25
	Oto palato digital	1	0,25
	Patau	1	0,25
Total		**223**	**100,00**

SRI: Sequência de Robin isolada; SRS: Sequência de Robin sindrômica.

Tratamento da Obstrução Respiratória

A prioridade no tratamento da SR deve ser a manutenção da permeabilidade das vias aéreas, o mais precocemente possível. Várias modalidades de tratamento para obstrução respiratória, cirúrgicas ou não cirúrgicas, têm sido descritas na literatura como posição prona,[81] glossopexia,[89,90] intubação nasofaríngea,[79,91] distração osteogênica da mandíbula[92,93] ou traqueostomia.[94]

A **intubação nasofaríngea** (INF) é um método simples de prover a patência da via aérea em lactentes com SR. Consiste na introdução de um tubo de pequeno calibre na nasofaringe. A INF previne o desenvolvimento de alta pressão negativa na faringe posterior, durante os movimentos de sucção e deglutição, melhorando a obstrução respiratória causada pela tração posterior da língua, secundária à pressão negativa aumentada, além de permitir a ventilação através do tubo.

Para a técnica, utiliza-se uma cânula de intubação orotraqueal de silicone, de diâmetro de 3 a 3,5 mm, introduzida 7 a 8 cm pela narina até a faringe e cortada 1 cm para fora da narina (Fig. 4-11). A INF é o método inicial de escolha para o tratamento da obstrução respiratória nos lactentes com SRI no HRAC-USP e tem sido utilizada com sucesso, mesmo para os casos com obstrução respiratória grave.[79,86]

A simplicidade deste procedimento permite que o seu manejo seja realizado pelos próprios pais da criança que, no HRAC-USP, são previamente treinados durante o período de hospitalização, para dar continuidade ao tratamento no domicílio, após a alta hospitalar. Como mostra a Figura 4-11, o tempo médio de tratamento com a INF varia de 20 a 60 dias.[79,86,95]

A INF tem sido descrita por vários autores como um método seguro e eficaz para tratamento da obstrução respiratória em lactentes com SR, permitindo que, com o crescimento, ocorra a resolução da obstrução respiratória, prevenindo, assim, intervenções cirúrgicas. Inúmeros são os benefícios dos tubos nasofaríngeos: baixo custo, menor tempo de internação hospitalar e alta hospitalar precoce, quando o paciente estiver estável e os pais treinados e educados, além de promoção de ganho de peso adequado e morbidade mínima.[81,95,96]

A **glossopexia** pode ser eficaz para aliviar a obstrução da base da língua nos casos em que a glossoptose é claramente demonstrada. A língua anterior é fixada no lábio inferior ou a língua posterior é fixada na mandíbula.[97,98] Várias publicações destacaram uma alta taxa inicial de sucesso para correção da obstrução das vias aéreas, embora a maioria dos pacientes com desconforto respiratório grave requeira intervenção

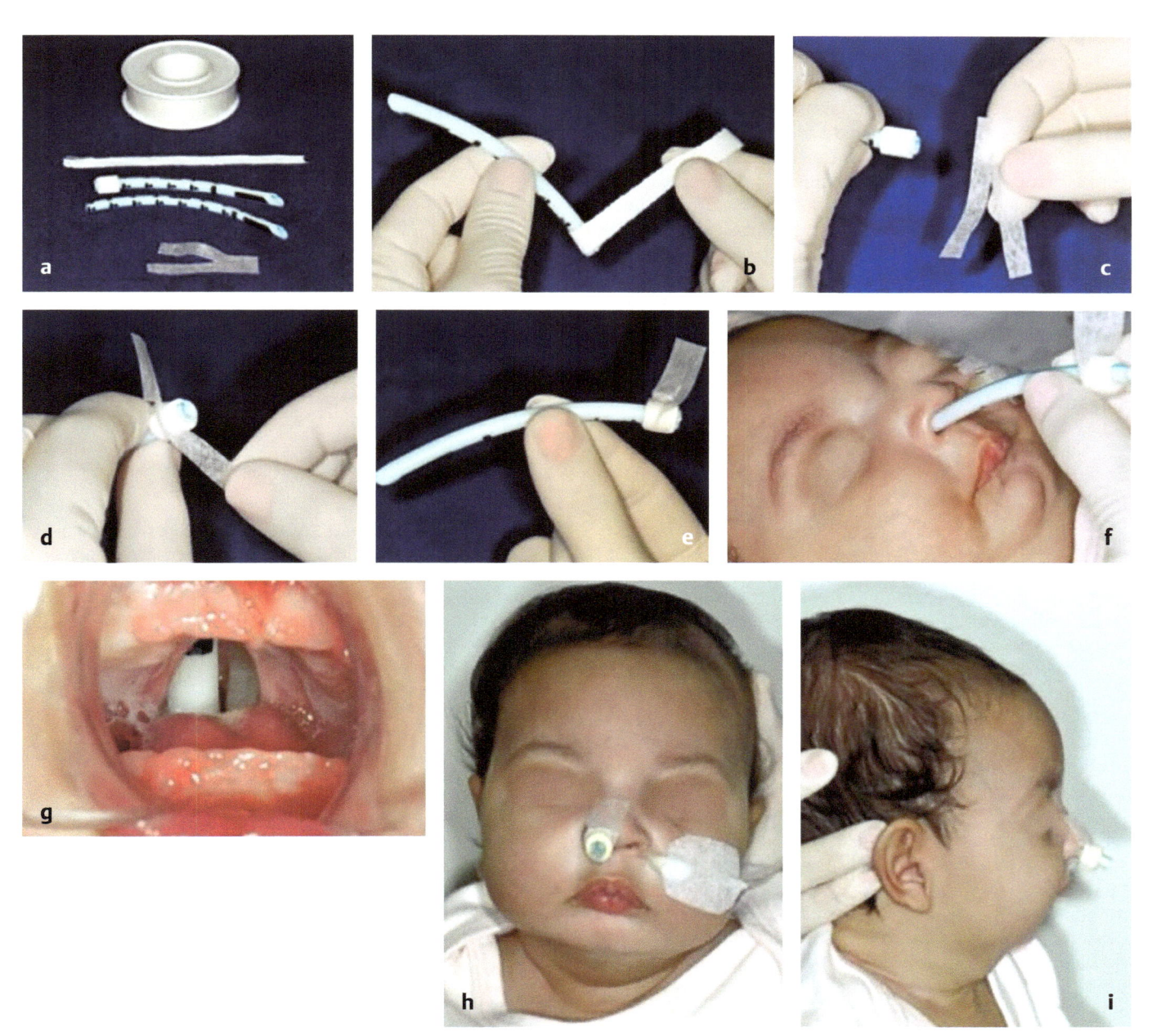

Fig. 4-11. Intubação nasofaríngea. (**a**) Tubo Portex de silicone e fita micropore para marcar o tubo. (**b**) Tubo marcado com micropore em 7,5 cm para posicionamento 7,5 cm para dentro e 1 cm para fora da narina. (**c**) Fita de micropore de 5 cm parcialmente dividida ao meio. (**d**) Fita micropore fixada ao tubo. (**e**) Tubo pronto para introdução na narina. (**f**) Tubo sendo introduzido na narina. (**g**) Vista do tubo através do palato. (**h**) Lactente com Sequência de Robin e com intubação nasofaríngea. (Fonte: Salmen, 2015.)[82]

secundária no primeiro ano de vida, como distração osteogênica mandibular ou traqueostomia para tratamento definitivo.[99]

A **distração osteogênica mandibular** (DOM) é realizada através de osteotomias bilaterais na mandíbula e colocação de dispositivos de distração com pinos percutâneos, que podem ser internos ou externos, avançando a mandíbula lentamente.[97] À medida que a mandíbula é projetada anteriormente, a língua também é puxada para frente devido às inserções musculares da superfície lingual na mandíbula. Assim, essa técnica corrige a micrognatia, e, consequentemente, melhora a glossoptose, aliviando, assim, a obstrução da via aérea.[100] Estudos têm demonstrado melhora significativa da obstrução respiratória e da apneia obstrutiva do sono nos lactentes com SR tratados com DOM, além de uma alta taxa de prevenção de traqueostomia.[81,101]

A **traqueostomia** é o tratamento definitivo para obstrução das vias aéreas quando todas as outras medidas falharam. A traqueostomia continua o padrão-ouro para proteção definitiva das vias aéreas e é a única opção para lactentes com obstrução respiratória grave que não responde a outras medidas.[97] No estudo de Kam *et al.* (2015)[102] a prevalência da traqueostomia foi maior nos lactentes com SRS.

Disfagia

O desconforto respiratório frequentemente leva à dificuldade na coordenação entre sucção, deglutição e respiração. Além dessa incoordenação, a sucção está prejudicada pela dificuldade na anteriorização da língua, necessária para uma sucção adequada. Todos esses fatores são agravados pela presença da fissura de palato.[103]

Uma vez que a obstrução das vias aéreas seja administrada adequadamente, é necessária avaliação cuidadosa da alimentação em todos os pacientes com SR, pois, a maioria dos lactentes com SR necessita alimentar-se por meio de sondas alimentadoras.[104] O uso de sondas alimentadoras, por sua vez, aumenta o risco de desenvolvimento de refluxo gastroesofágico patológico, doença para a qual já apresentam predisposição, devido ao aumento da pressão negativa intratorácica resultante do esforço respiratório.[79,105]

A melhora do desconforto respiratório com o tratamento da obstrução respiratória, por si só, pode melhorar as dificuldades alimentares, porém, algumas técnicas facilitadoras da alimentação (TFA) podem favorecer a alimentação oral destes lactentes. Estas técnicas consistem em: estimulação da sucção não nutritiva através do uso de chupeta; massagem para relaxar e anteriorizar a língua; colocação da criança em posição global simétrica elevada; suporte manual para sustentar a mandíbula (para casos com grave micrognatia); bico de mamadeira longo, macio, com o furo um pouco aumentado (até 1 mm de diâmetro), que favoreça a sucção sem escoamento de leite para fora da cavidade oral; colocação do bico exatamente sobre a língua; movimentos rítmicos do bico na cavidade oral durante a sucção nutritiva, para estimular a coordenação sucção, respiração e deglutição.[106]

No estudo de Peres *et al.* (2002),[42] demonstrou-se que o volume médio ingerido por lactentes com SR por via oral, era menor do que o volume ingerido por lactentes sem fissura, da mesma faixa etária. O baixo volume ingerido e o gasto energético aumentado, durante a alimentação oral, indicaram a necessidade de suplementação calórica, por meio de uma dieta hipercalórica, já descrita anteriormente, de modo a se atingir ganho ponderal satisfatório. A eficácia deste procedimento foi comprovada em estudo de Marques *et al.* (2004),[96] ao verificarem que, além do melhor desempenho no crescimento físico das crianças com SR que utilizaram a dieta hipercalórica, houve também melhora significativa da obstrução respiratória destes pacientes, provavelmente, devido à aceleração na maturação neuromuscular com o crescimento. Nos casos de SR com sintomas mais graves, geralmente sindrômicos, a gastrostomia alimentadora é prática frequente devido à importante disfagia que os acompanha.[79,80]

REFERÊNCIAS BIBLIOGRÁFICAS

1. Hlongwa P, Rispel LC. "People look and ask lots of questions": caregivers' perceptions of healthcare provision and support for children born with cleft lip and palate. BMC Public Health. 2018;18:506.
2. Melo CF, Morais JCC, Araújo Neto JL, Feitosa SM. A cicatriz invisível: o ser mãe de bebês com fissura labiopalatina. Contextos Clínicos. 2020;13:475-499.
3. Razera APR, Trettene AS, Niquerito AV, Tabaquim MLM. Study of burden among caregivers of children with cleft lip and palate. Paidéia (Ribeirão Preto). 2017;27:247-254.
4. Banhara FL, Farinha FT, Bom CG, Razera APR, Tabaquim MLM, Trettene AS. Parental care for infants with feeding tube: psychosocial repercussions. Rev Bras Enferm. 2020;73:e20180360.
5. Bom GC, Prado PC, Farinha FT, Manso MMFG, Dutka JCR, Trettene AS. Stress, overload and quality of life in caregivers of children with/without orofacial cleft and dysphagia. Texto Contexto Enferm. 2021;30:e20200165.
6. Fontes CMB, Mondini CCSD, Lisboa IA, Shinomia MT, Rufino EMS. Assistência de enfermagem a gestante no HRAC/USP. Salusvita (Bauru). 2010;29:247-268.
7. Cunha GFM, Mondini CCSD, Almeida RJ, Bom GC. Prenatal discovery of baby's cleft lip and palate: pregnant women's main doubts. Rev Enferm UERJ. 2019;27:e34127.
8. Trettene AS, Maximiano TO, Luiz AG, Razera APR, Dalben GS, Gomide MR. Concerns of caregivers of children with cleft lip and palate on the postoperative care of lip repair and palatoplasty. Rev Esc Enferm USP. 2014;48:993-998.
9. Bachega MI, Trettene AS, Mondini CCSD. Criança com fissura de lábio e/ou palato: cuidados de enfermagem. In: Gaíva MAM, Toso BRGO, Mandetta MA, org. PROENF - Programa de atualização em enfermagem: saúde da criança e do adolescente. Ciclo 12. 4a ed. Porto Alegre: Artmed Panamericana; 2017:33-57.
10. Trettene AS, Mondini CCDS, Marques IL. Feeding children in the immediate perioperative period after palatoplasty: a comparison between techniques using a cup and a spoon. Rev Esc Enferm USP. 2013;47:1298-1304.
11. Trettene AS, Luiz AG, Razera APR, Maximiano TO, Cintra FMRN, Monteiro LM. Nursing workload in specialized Semi-intensive Therapy Unit: work force size criteria. Rev Esc Enferm USP. 2015;49:960-966.
12. Silva EB, Fúria CLB, Di Ninno CQMS. Aleitamento materno em recém-nascidos portadores de fissura labiopalatina: dificuldades e métodos utilizados. Rev CEFAC. 2005;7:13-20.
13. Reid J, Reilly S, Kilpatrick N. Sucking performance of babies with cleft conditions. Cleft Palate Craniofac J. 2007;44:312-320.

14. Martin V, Greatrex-White S. An evaluation of factors influencing feeding in babies with a cleft palate with and without a cleft lip. J Child Health Care. 2014;18:72-78.
15. Gil-da-Silva-Lopes VL, Xavier AC, Klein-Antunes D, Ferreira AC, Tonocchi R, Fett-Conte AC et al. Feeding infants with cleft lip and/or palate in Brazil: suggestions to improve health policy and research. Cleft Palate Craniofac J. 2013;50:577-590.
16. Trettene AS, Maximiano TO, Beraldo CC, Mendonça JSC, Luiz AG, Costa B. Breastfeeding in infants with cleft lip and palate. Rev Enferm UFPE on line. 2018;12:1390-1396.
17. Amstalden-Mendes LG, Gil-da-Silva-Lopes VL. Fenda de lábio e ou palato: recursos para alimentação antes das correções cirúrgicas. Rev Ciênc Med (Campinas). 2006;15:437-448.
18. Campillay PL, Delgado SE, Brescovici SM. Avaliação da alimentação em crianças com fissura de lábio e/ou palato atendidas em um hospital de Porto Alegre. Rev CEFAC. 2010;12:257-266.
19. Di Ninno CQMS, Vieira FCF, Lemos AMM, Silva LF, Rocha CMG, Norton RC et al. A prevalência do uso de sonda nasogástrica em bebês portadores de fissura de lábio e/ou palato. Rev Soc Bras Fonoaudiol. 2010;15:578-583.
20. Lang S, Lawrence CJ, Orme RL. Cup feeding: an alternative method of infant feeding. Arch Dis Child. 1994;71:356-359.
21. Goyal A, Jena AK, Kaur M. Nature of feeding practices among children with cleft lip and palate. J Indian Soc Pedod Prev Dent. 2012;30:47-50.
22. Brasil. Ministério da Saúde. Secretaria de Atenção à Saúde. Departamento de Atenção Básica. Saúde da criança: aleitamento materno e alimentação complementar. Cadernos de Atenção Básica. Brasília: Ministério da Saúde; 2015.
23. Beaumont D. A study into weight gain in infants with cleft lip/palate. Paediatr Nurs. 2008;20:20-23.
24. Lindberg N, Berglund AL. Mothers' experiences of feeding babies born with cleft lip and palate. Scand J Caring Sci. 2014;28:66-73.
25. Di Ninno CQMS, Moura D, Raciff R, Machado SV, Rocha CMG, Norton RC et al. Aleitamento materno exclusivo em bebês com fissura de lábio e/ou palato. Rev Soc Bras Fonoaudiol. 2011;16:417-421.
26. Thomé S. O processo de amamentar para mães de crianças portadoras de malformação congênita de lábio e/ou palato segundo a perspectiva do interacionismo simbólico. [Tese] São Paulo: Escola de Enfermagem, Universidade de São Paulo; 2003.
27. Pai BCJ, Hung YT, Wang RSH, Lo LJ. Outcome of patients with complete unilateral cleft lip and palate: 20-year follow-up of a treatment protocol. Plast Reconstr Surg. 2019;143:359e-367e.
28. Freitas JAS, Neves LT, Almeida ALPF, Garib DG, Trindade-Suedam IK, Yaedú RY et al. Rehabilitative treatment of cleft lip and palate: experience of the Hospital for Rehabilitation of Craniofacial Anomalies/USP (HRAC/USP) - Part 1: overall aspects. J Appl Oral Sci. 2012;20:9-15.
29. Beluci ML, Barros SP, Fontes CMB, Trettene AS, Mondini CCSD. Nursing diagnoses and interventions in postoperative alveolar bone graft patients. Rev Enferm UERJ. 2017;25:e19872.
30. Razera APR, Trettene AS, Mondini CCSD, Cintra FMRN, Tabaquim MLM. Educational video: a training strategy for caregivers of children with cleft lip and palate. Acta Paul Enferm. 2016;29:430-438.
31. Almeida RJ, Cunha GFM, Santos EAMC, Bom CG, Mendonça JSC, Trettene AS. Questions of informal caregivers of children regarding the postoperative period of cochlear implant. Rev Bras Enferm. 2019;72:988-993.
32. Silva NF, Beluci ML, Banhara FL, Henrique T, Manso MMFG, Trettene AS. Patients and informal caregivers' questions about alveolar bone graft post-operative care. Rev Bras Enferm. 2020;73:e20190403.
33. Prado PC, Fernandes MBL, Trettene AS, Salgueiro AGNS, Trindade-Suedam IK, Inge Trindade IEK. Surgical closure of the cleft palate has a transient obstructive effect on the upper airway in children. Cleft Palate Craniofac J. 2018;55:112-118.
34. Bulechek GM, Butcher HK, Dochterman JM, Wagner CM. Classificação das intervenções de enfermagem (NIC). 6a ed. Rio de Janeiro: Elsevier; 2016.
35. Kulkarni KR, Patil MR, Shirke AM, Jadhav SB. Perioperative respiratory complications in cleft lip and palate repairs: an audit of 1000 cases under 'Smile Train Project'. Indian J Anaesth. 2013;57:562-568.
36. Welfort VRS, Oliveira FLC, Rocha HF, Lamounier JA. Alimentos complementares. In: Manual de orientação para a alimentação do latente, do pré-escolar, do escolar, do adolescente e na escola. Sociedade Brasileira de Pediatria. Departamento de Nutrologia. 4a ed. São Paulo: SBP; 2018:27-49.
37. Giugliane ERJ. O aleitamento materno na prática clínica. J Pediatr. 2000;76:238-252.
38. Fewtrell M, Bronsky J, Campoy C, Domellöf M, Embleton N, Fidler Mis N et al. Complementary feeding: A position paper by European Society for Paediatrics Gastroenterology, Hepatology and Nutrition (ESPGHAN) Committee on Nutrition. J Pediatr Gastroenterol Nutr. 2017;64:119-132.
39. Nazaré M, Rego C, Pinto E. Recomendações nutricionais em idade pediátrica: Estado da Arte. Acta Portuguesa de Nutrição. 2016;7:18-33.
40. Chmielewska A, Malgorzata PL, Szajewskaa H, Shamirb R. Prevenção primária da doença celíaca: fatores ambientais com enfoque na nutrição inicial. Ann Nutr Metab. 2015;67:43-50.
41. Lionetti E, Castellaneta S, Francavilla R, Pulvirenti A, Tonutti E, Amarri S et al. Introduction of gluten, HLA status, and the risk of celiac disease in children. N Eng J Med. 2014;371:1295-1303.
42. Peres SPBA, Arena EP, Moreira FL, Marques IL. Importância da intervenção dietética no estado nutricional de lactentes portadores de sequência de Robin. Rev Bras Nutr. 2002;17:15-19.
43. Bahia L, Coutinho ES, Barufaldi LA, Abreu G de A, Malhão TA, de Souza CP et al. The cost of overweight and obesity-related diseases in the Brazilian public health system: cross-sectional study. BMC Public Health. 2012;12:440.
44. Peres SPBA, Burini RC, Arena EP, Suguinoto RM. Impacto da cirurgia ortognática e da conduta pós-operatória sobre o estado nutricional protéico-energético dos pacientes. Ortodontia. 1998;31:8-18.
45. Oliveira JED, Cunha SFC, Marchini JS. A desnutrição dos pobres e dos ricos: dados sobre a alimentação no Brasil. São Paulo: Sarvier; 1996.
46. Felix-Schollaart B, Hoeksma JB, Prahl-Andersen B. Growth comparison between children with cleft lip and/or palate and controls. Cleft Palate Craniofac J. 1992;29:475-480.
47. Agielo F, Lobo B, Chesta M, Berra S, Sabulsky J. Crecimiento de ninos amamantados y alimentados con biberón hasta los 2 años de vida. estudio CLACYD, 1993-1995. Rev Panam Salud Publ. 1999;6:44-52.
48. National Center for Health Statistics. Growth charts. Rockville: National Center for Health Statistics; 1976.
49. Montagnoli LC, Barbieri MA, Bettiol H, Marques IL, Souza L. Prejuízo no crescimento de crianças com diferentes tipos de fissura labiopalatina nos 2 primeiros anos de vida: um estudo transversal. J Pediatr. (Rio J.) 2005;81:461-465.
50. Arena EP. Avaliação nutricional pré-cirúrgica de crianças com lesão labial e/ou palatal. [Dissertação]. Botucatu: Faculdade de Medicina de Botucatu, Universidade Estadual Paulista Júlio de Mesquita Filho; 2003.

51. National Research Council. Recommended Dietary Allowances. 10th ed. Washington: National Academy Press; 1989.
52. Institute of Medicine. RDI: recommended dietary intake food and nutrition board. Washington: National; 2001.
53. Chedid RR. Avaliação dos índices hematimétricos de crianças com fissuras labiopalatinas antes e após a palatoplastia. [Monografia] Bauru: Hospital de Reabilitação de Anomalias Craniofaciais da Universidade de São Paulo; 2020.
54. Fisberg M, Lyra I, Virginia Weffort V (coord). Departamento de Nutrologia e Hematologia-Hemoterapia. Consenso sobre anemia ferropriva: mais que uma doença, uma urgência médica. Rio de Janeiro: Sociedade Brasileira de Pediatria, 2018;2:1-13.
55. Paradise JL, McWilliams BJ. Simplified feeder for infants with cleft palate. Pediatrics. 1974;53:566-568.
56. Montagnoli LC. Crescimento de crianças portadoras de fissuras lábio-palatais, de 0 a 2 anos. [Dissertação] Ribeirão Preto: Faculdade de Medicina de Ribeirão Preto, Universidade de São Paulo; 1992.
57. McRae DL. Management of the cleft palate child. J Otolaryngol. 1987;16:216-220.
58. Drillien CM, Ingran TTS, Wilkinson EM. The causes and natural history of cleft lip and palate. Baltimore: Williams Wilkins; 1966.
59. Cunningham AS. Morbidy in breast fed infants. J Pediatr. 1977;90:726-729.
60. Larsen SA, Homer DR. Relation of breast versus bottler feeding to hospitalization for gastroenteritis in a middle-class US population. J Pediatr. 1978;92:417-418.
61. AlBarakati SF, Alkofide EA. Growth status of Saudi patients with cleft lip and palate. Saudi Med J. 2002;23:823-827.
62. Pruzansky S. Factors determining form in cleft of the lip and palate. Am J Orthod. 1955;41:827-851.
63. Day DW. Accurate diagnosis and assessment of growth in patients with orofacial clefting. Birth Defects Orig Artic Ser. 1985;21:1-14.
64. Bowers EJ, Mayro RF, Whitaker LA, Pasquariello OS, Larossa O, Randall P. General body growth in children with clefts of the lip, palate and craniofacial structure. Scand J Plast Reconstr Surg Hand Surg. 1987;21:7-14.
65. Rudman D, Davis T, Priest JH, Patterson JH, Kutner MH, Heymsfield SB et al. Prevalence of growth hormone deficiency in children with cleft lip or palate. J Pediatr. 1978;93:378-382.
66. Cunningham ML, Jerome JT. Linear growth characteristics of children with cleft lip and palate. J Pediatr. 1997;131:707-711.
67. Lipman TH, Rezvani I, Mitra A, Mastropieri CJ. Assessment of stature in children with orofacial clefting. Am J Matern Child Nurs. 1999;24:252-256.
68. Jensen BL, Dahl E, Kreiborg S. Longitudinal study of body height, radius length and skeletal maturity in Danish boys with cleft lip and palate. Scand J Dent Res. 1983;19:473-481.
69. Jones BJ, Orth FOSD. Weight gain and feeding in the neonate with cleft: a three-center study. Cleft Palate J. 1988;25:379-384.
70. Coy K, Speltz ML, Jones K, Hill S, Onnel ML. Do psychosocial variables predict the physical growth in infants with orofacial clefts? J Dev Pediatr. 2000;21:198-206.
71. Laron Z, Taube E, Kaplan I. Pituitary growth hormone insufficiency associated with cleft lip and palate: an embryonal developmental defect. Hel Paediatr Acta. 1969;24:576-581.
72. Köster K, Butenandt O, Coerdt J. Wachstum und wachstumhormon bei kindern mit angeboremen lippen-kiefer-gaumenspalten. Klin Pardiat. 1984;196:304-306.
73. Longui CA. A determinação da idade óssea na avaliação do crescimento. Temas de Pediatria. 1996;61:1-26.
74. Nackashi JA, Rosenbloom AL, Marks R, Williams WN, Seagle MB, Frolova LE. Stature of Russian children with isolated cleft lip and palate. Cleft Palate Craniofac J. 1998;35:500-502.
75. Marques IL, Nackashi JA, Borgo HC, Martinelli AP, Pegoraro-Krook MI, Williams WN et al. Longitudinal study of growth of children with unilateral cleft-lip palate from birth to two years of age. Cleft Palate Craniofac J. 2009;46:603-609.
76. Marques IL, Nackashi J, Borgo HC, Martinelli AP, de Souza L, Dutka J de C et al. Longitudinal study of growth of children with unilateral cleft lip and palate: 2 to 10 years of age. Cleft Palate Craniofac J. 2015;52:192-197.
77. Bravo G, Ysunza A, Arrieta J, Pamplona MC. Video nasopharyngoscopy is useful for identifying children with Pierre Robin sequence and severe obstructive sleep apnea. Int J Pediatr Otorhinolaryngol. 2005;69:27-33.
78. Breugem CC, Evans KN, Poets CF, Suri S, Filip C, Paes EC et al. Best practices for the diagnosis and evaluation of infants with Robin sequence: A clinical consensus report. JAMA Pediatr. 2016;170:894-902.
79. Marques IL, Souza TV, Carneiro AF, Peres SP, Barbieri MA, Bettiol H. Seqüência de Robin - protocolo único de tratamento. J Pediatr. 2005;81:14-22.
80. Salmen ICDM. Sequência de Robin: estudo retrospectivo dos lactentes internados no HRAC-USP. [Dissertação] Bauru: Hospital de Reabilitação de Anomalias Craniofaciais, Universidade de São Paulo; 2011.
81. Gómez OJ, Barón OI, Peñarredonda ML. Pierre Robin Sequence: An Evidence-Based Treatment Proposal. J Craniofac Surg. 2018;29:332-338.
82. Salmen ICDM. Avaliação da dificuldade respiratória na sequência de Robin: estudo clínico e polissonográfico no HRAC-USP. [Tese] Bauru: Hospital de Reabilitação de Anomalias Craniofaciais, Universidade de São Paulo; 2015.
83. Dorise B, Trivedi A, Galea C, Walker K, Mehta B. Feeding practices and growth of infants with Pierre Robin Sequence. Int J Pediatr Otorhinolaryngol. 2019;118:11-14.
84. Guidice A, Barone S, Belhous K, Morice A, Souper V, Bennardo F et al. Pierre Robin sequence: A comprehensive narrative review of the literature over time. J Stomatol Oral Maxillofac Surg. 2018;119:419-428.
85. Sher AR, Shprintzen RJ, Thorpy MJ. Endoscopic observations of obstructive sleep apnea in childres with anomalous upper airways: predictive and therapeutic value. Int J Pediatr Otorhinolaryngol. 1986;11:135-146.
86. Marques IL, Souza TV, Carneiro AF, Barbieri MA, Bettiol H, Gutierrez MR. Clinical experience with infants with Robin sequence: a prospective study. Cleft Palate Craniofac J. 2001;38:171-178.
87. van Lieshout MJ, Joosten KF, Mathijssen IM, Koudstaal MJ, van der Schroeff MP. Non-surgical and surgical interventions for airway obstruction in children with Robin sequence. J Craniomaxillofac Surg. 2016;44:1871-1879.
88. Cote A, Fanous A, Almajed A, Lacroix Y. Pierre Robin sequence: review of diagnostic and treatment challenges. Int J Pediatr Otorhinolaryngol. 2015;79:451-464.
89. Abramowicz S, Bacic JD, Mulliken JB, Rogers GF. Validation of the GILLS Score for tongue-lip adhesion in Robin sequence patients. J Craniofac Surg. 2012;23:382-386.
90. Khansa I, Hall C, Madhoun LL, Splaingard M, Baylis A, Kirschner RE et al. Airway and feeding outcomes of mandibular distraction, tongue-lip adhesion, and conservative management in Pierre Robin sequence: A prospective study. Plast Reconstr Surg. 2017;139:975e-983e.
91. Heaf DP, Helms PJ, Dinwiddie R, Matthew DJ. Nasopharyngeal airways in Pierre Robin Syndrome. J Pediatr. 1982;100:698-703.

92. Monasterio FO, Drucker M, Molina F, Ysunza A. Distraction osteogenesis in Pierre Robin sequence and related respiratory problems in children. J Craniofac Surg. 2002;13:79-83; discussion 84.
93. Murage KP, Costa MA, Friel MT, Havlik RJ, Tholpady SS, Flores RL. Complications associated with neonatal mandibular distraction osteogenesis in the treatment of Robin sequence. J Craniofac Surg. 2014;25:383-387.
94. Scott AR, Tibesar RJ, Sidman JD. Pierre Robin sequence: evaluation, management, indications for surgery, and pitfalls. Otolaryngol Clin North Am. 2012;45:695-710.
95. Salmen ICDM, Marques IL. In situ and home care nasopharyngeal intubation improves respiratory condition and prevents surgical procedures in early infancy of severe cases of Robin sequence. Biomed Res Int. 2015;2015:608905.
96. Marques IL, Peres SPBA, Bettiol H, Barbieri MA, Andrea M, Souza L. Growth of children with isolate Robin sequence treated by nasopharyngeal intubation: importance of a hypercaloric diet. Cleft Palate Craniofac J. 2004;41:53-58.
97. Evans KN, Sie KC, Hopper RA, Glass RP, Hing AV, Cunningham ML. Robin sequence: from diagnosis to development of an effective management plan. Pediatrics. 2011;127:936-948.
98. Camacho M, Noller MW, Zaghi S, Reckley LK, Fernandez-Salvador C, Ho E et al. Tongue-lip adhesion and tongue repositioning for obstructive sleep apnoea in Pierre Robin sequence: A systematic review and meta-analysis. J Laryngol Otol. 2017;131:378-383.
99. Papoff P, Guelfi G, Cicchetti R, Caresta E, Cozzi DA, Moretti C et al. Outcomes after tongue–lip adhesion or mandibular distraction osteogenesis in infants with Pierre Robin sequence and severe airway obstruction. Int J Oral Maxillofac Surg. 2013;42:1418-1423.
100. Gangopadhyay N, Mendonca DA, Woo AS. Pierre Robin Sequence. Seminars in Plastic Surgery. 2012;26:76-82.
101. Costa AL. O efeito da distração osteogênica mandibular na via aérea e na polissonografia em crianças com sequência de Robin. [Dissertação] Porto Alegre: Faculdade de Medicina, Universidade Federal do Rio Grande do Sul; 2018.
102. Kam K, McKay M, MacLean J, Witmans M, Spier S, Mitchell I. Surgical versus nonsurgical interventions to relieve upper airway obstruction in children with Pierre Robin sequence. Can Respir J. 2015;22:171-175.
103. Cielo CM, Montalva FM, Taylor JA. Craniofacial disorders associated with airway obstruction in the neonate. Semin Fetal Neonatal Med. 2016;21:254-262.
104. Cohen SM, Greathouse ST, Rabbani CC, O'Neil J, Kardatzke MA, Hall TE et al. Robin sequence: what the multidisciplinary approach can do. J Multidiscip Healthc. 2017;10:121-132.
105. Dudkiewicz Z, Sekula E, Nielepiec-Jalosinska A. Gastroesophageal reflux in Pierre-Robin sequence: early surgical treatment. Cleft Palate Craniofac J. 2000;37:205-208.
106. Nassar E, Marques IL, Trindade Junior AS, Bettiol H. Feeding-facilitating phonoaudiologic techniques for the nursing infant with Robin sequence. Cleft Palate Craniofac J. 2006;43:55-60.

ASPECTOS CLÍNICOS DAS PRINCIPAIS SÍNDROMES E ANOMALIAS RELACIONADAS À FISSURA LABIOPALATINA

Isabel Cristina Drago Marquezini Salmen ▪ Ilza Lazarini Marques ▪ Carlos Ferreira dos Santos

SEQUÊNCIA DE ROBIN

Definição

A Sequência de Robin (SR) é uma anomalia congênita rara, caracterizada pela ocorrência de micrognatia e glossoptose, com ou sem fissura de palato[1] (Fig. 5-1).

A fissura de palato está presente em 90% dos casos, 70% destas são fissuras bem amplas, em formato de U, e 30% em V. A incidência de SR, na população em geral, é de 1/8.500 a 1/14.000 nascidos vivos[2,3] (Fig. 5-2).

Histórico e Terminologia

Embora relatos dessa anomalia apareçam, na literatura, há mais de 75 anos, foi Pierre Robin, um estomatologista francês, quem primeiro descreveu essa condição. Robin (1923)[4] descreveu a glossoptose como sendo a queda da base da língua sobre a hipofaringe, com consequente obstrução à passagem do ar e dificuldade respiratória. Posteriormente, Robin (1934)[5] associou a glossoptose à hipotrofia de mandíbula, estudando neonatos com micrognatia, glossoptose e dificuldade respiratória, e acrescentou fissura de palato como fator agravante. A partir de sua descrição inicial, essa anomalia foi denominada síndrome de Pierre Robin. Porém, à medida que novos estudos foram sendo realizados, permitindo melhor entendimento da fisiopatologia e condições associadas, foram ocorrendo mudanças na sua nomenclatura.[6]

Cohen Jr. (1976)[7] sugeriu que a síndrome de Pierre Robin não se tratava de uma síndrome específica como vinha sendo denominada, mas de um complexo sintomático inespecífico, que poderia ocorrer de maneira isolada, associado à síndrome genética conhecida ou em associação a outras malformações que não caracterizam uma síndrome específica, denominando-a de Anomalia de Robin.

O termo Sequência de Robin foi introduzido por Pasyayan e Lewis (1984)[8] por acreditarem numa patogênese sequencial, em que a micrognatia ou a retrognatia mandibular seriam os eventos primários que levariam à obstrução respiratória e à fissura de palato.

Atualmente, é denominada Sequência de Robin isolada (SRI), quando ocorre isoladamente. Posteriormente, a partir de estudos sobre a fisiopatologia da obstrução respiratória na SR,[9,10] demonstrou-se que a língua não participa da obstrução

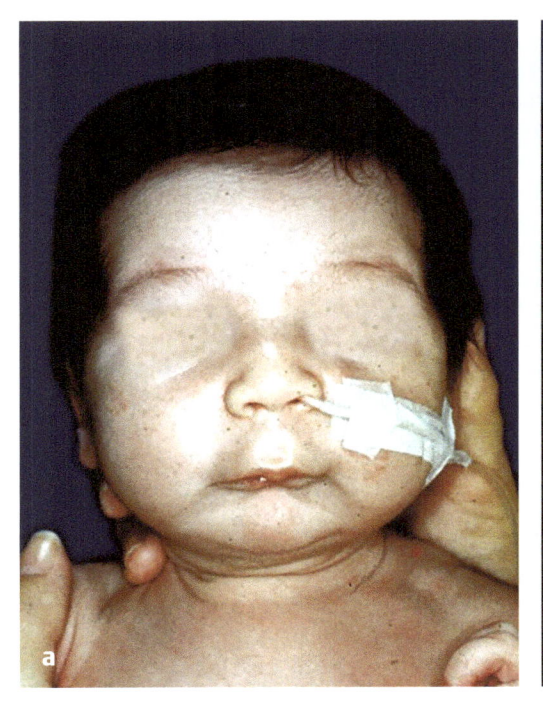

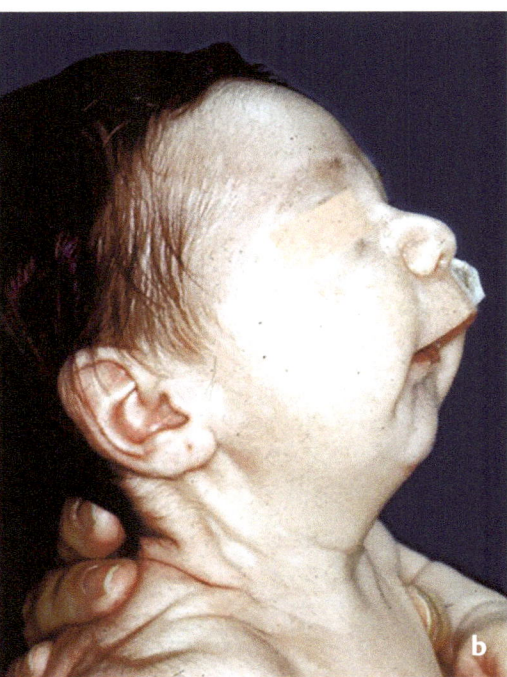

Fig. 5-1. Sequência de Robin. (**a**) Imagem frontal. (**b**) Imagem lateral.

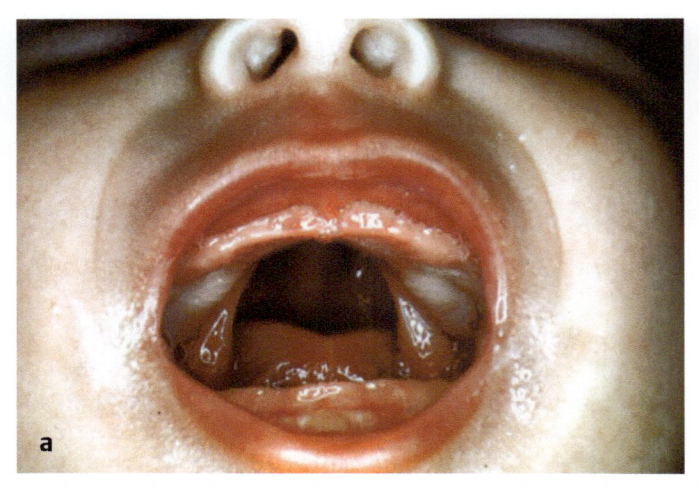

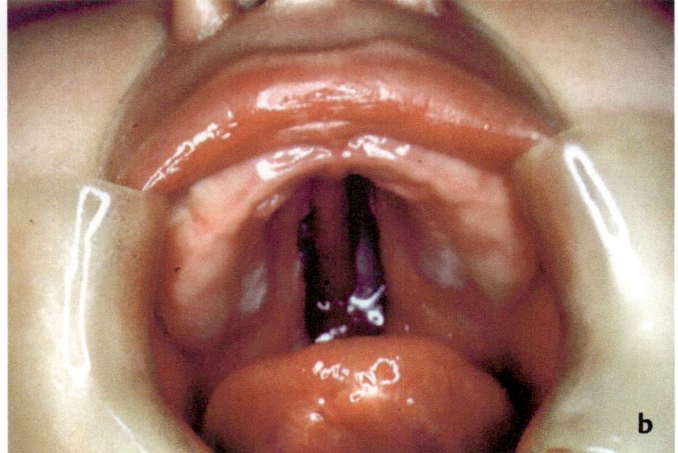

Fig. 5-2. Sequência de Robin. (**a**) Fissura de palato em formato de U. (**b**) Fissura de palato em formato de V.

respiratória em todos os casos de SR. Esses casos, por não apresentarem patogênese sequencial, foram denominados Complexo Robin.[11]

Classificação

A SR não constitui uma síndrome específica, mas sim um complexo sintomático. Cohen Jr. (1976)[7] classificou a SR em três grupos: Sequência de Robin sindrômica (SRS), quando ocorre como componente de uma síndrome conhecida; Sequência de Robin associada à anomalia (SRA), quando ocorre em associação a anomalias que não constituem uma síndrome específica, e, SRI, quando ocorre sem associação a outras malformações ou síndromes. Estudo realizado no HRAC-USP com 62 lactentes com SR[12] encontrou uma frequência de 53,2% no grupo SRI, e 40,3% nos outros dois grupos. Smith e Senders (2006)[13] realizaram um estudo retrospectivo com 60 pacientes com SR, e destes, 60% apresentavam SRI, 20% SRS, e 20% SRA.

Várias síndromes podem estar associadas à SR, sendo a mais frequente a síndrome de Stickler, também denominada artro-oftalmopatia hereditária. Outras síndromes associadas são síndrome velocardiofacial, síndrome fetal alcoólica, síndrome de Treacher Collins, síndrome cerebrocostomandibular entre outras menos frequentes.[7,12,14]

Etiopatogenia

Em dismorfologia, a diferenciação do agente causal é tão importante para o correto tratamento como em qualquer outra patologia. Embora descrita há mais de 50 anos, a etiopatogênese da SR ainda é aberta a discussões. Uma vez que a SR não seja uma entidade específica, não apresenta uma única etiologia. A grande variação das condições, em que aparece a tríade (micrognatia, glossoptose e fissura de palato), sugere uma heterogeneidade dos agentes etiológicos e patogênicos.[15]

A condição "síndrome" é caracterizada pela ocorrência de múltiplas anomalias que têm o mesmo agente causal.[16] Na "sequência" todas as anomalias, ou algumas delas, são causadas secundariamente a uma anomalia primária. No caso da SR, segundo a maioria dos autores, a micrognatia seria a anomalia primária que causaria as outras duas: fissura de palato e glossoptose.[7,17] Assim, vários fatores, entre eles os genéticos e osteratogênicos, poderiam induzir à micrognatia que, por sua vez, levaria à obstrução das vias aéreas superiores e fissura de palato.[14]

Na SR o desenvolvimento embriológico anormal da mandíbula ocorre entre as 7ª e 11ª semanas de gestação, resultando em uma posição anormalmente alta da língua dentro da nasofaringe. Simultaneamente, as placas palatais iniciam seu crescimento em direção à linha média. Uma teoria para explicar a presença da fissura de palato seria a incapacidade da língua em descer, devido à falta de crescimento mandibular, impedindo as lâminas palatais de se fundirem, gerando a fissura.[1] Contrariamente Marques *et al.* (1998)[18] sugerem que a fissura de palato possa ser o evento primário na determinação da tríade de anomalias, pois, de acordo com esses autores, ocorre uma prevalência maior de familiares com fissura palatina neste grupo de crianças, quando comparada à prevalência na população de crianças normais. Neste estudo, encontraram uma frequência muito maior de fissura de palato em U, ampla e completa, e consideraram que esse tipo de fissura pode induzir à demora na morfogênese da musculatura envolvida na deglutição e mastigação e também alterar o crescimento mandibular, resultando em SR.[18]

A etiopatogenia da SR é diferente para os grupos SRS, SRA e SRI.[7] Para o grupo SRS, o modo de herança é o da síndrome particular ao qual está associado. Por exemplo, a síndrome de Stickler é uma displasia de tecido conjuntivo de herança autossômica dominante e é a síndrome que mais frequentemente cursa com a SR. Estudo realizado por Salmen (2011)[6], no HRAC-USP, demonstrou as síndromes que mais frequentemente cursam com a SR (Quadro 5-1).

O grupo SRA é um grupo etiologicamente heterogêneo, de onde várias entidades distintas podem emergir, algumas das quais podendo ser genéticas. A SR tem sido observada em associação à hipotonia congênita, oligoidrâmnio e displasias esqueléticas e do tecido conjuntivo, sendo esses distúrbios áreas para investigação.

A etiopatogênese da SRI é ainda desconhecida e tem sido discutida por vários autores. Alguns propuseram teorias sobre posição anômala intrauterina, porém vários fatores sugerem que a SRI possa ter uma base genética. Indivíduos com SR têm maior frequência de possuírem outro membro da família

Quadro 5-1. Distribuição dos Lactentes Quanto à Presença de Sequência de Robin Isolada ou Sequência de Robin Associada à Síndrome

Síndrome Clínica		n	%
SRI		121	54,26
SRS	Síndrome não definida	42	18,83
	Stickler	12	5,38
	Moebius	12	5,38
	Treacher Collins	11	4,93
	Richieri Costa Pereira	6	2,70
	Espectro oculoauriculovertebral	4	1,79
	Cornélia de Lange	3	1,34
	Cromossomopatia	2	0,89
	Carey Fineman Ziter	1	0,25
	Displasia distrófica	1	0,25
	Displasia esquelética	1	0,25
	Fetal alcoólica	1	0,25
	Facial femoral	1	0,25
	Kabuki	1	0,25
	Kawashima	1	0,25
	OSMED	1	0,25
	Otopalatodigital	1	0,25
	Patau	1	0,25
Total		223	100,00

SRI: Sequência de Robin isolada; SRS: Sequência de Robin associada à síndrome ou associada a anomalias.
Fonte: Salmen (2011).[6]

afetado com fissura de lábio e/ou palato. Marques et al. (1998),[18] ao estudarem 36 lactentes com SRI, encontraram história familiar positiva em 27,7% dos casos. Além disso, ocorre maior incidência em gêmeos quando comparados à população em geral.[19]

Em estudo realizado por Jakobsen et al. (2006)[19] para identificar genes candidatos para SR, nenhum gene candidato particular pôde ser identificado, mas os genes GAD67 no 2q31, PVRL1 no 11q23-q24 e o gene SOX9 no 17q24.3-q25.1 parecem estar relacionados, sendo necessários mais estudos de análise citogenética e mutação. Jakobsen et al. (2007)[20] estudaram 10 pacientes com SRI, e seus achados sugerem que a SRI pode ser causada por desregulação nos genes SOX9 e KCNJ2, evidenciada pela redução da expressão desses genes em pacientes com SRI. O gene SOX9 regula a expansão do colágeno durante a formação da cartilagem e do osso endocondral.

Fisiopatologia

A SR é uma entidade clínica bem definida, porém sua fisiopatologia ainda é debatida. O que não está definido até o momento é se as dificuldades respiratórias e alimentares são decorrentes da anatomia ou de disfunção intrínseca das musculaturas parafaríngea e faríngea ou do músculo genioglosso. Alguns estudos demonstraram que a fisiopatologia dos problemas respiratórios e alimentares da SR é resultante da associação de fatores anatômicos aos fatores associados ao desenvolvimento neuromotor dos músculos parafaríngeos e genioglosso.[21,22]

A obstrução respiratória na SR é multifatorial. Está relacionada à anomalia anatômica da mandíbula e à diminuição da efetividade do músculo genioglosso em segurar a língua distante da faringe, devido ao retroposicionamento de sua inserção. Além da anormalidade anatômica, a obstrução respiratória deve-se também a alterações funcionais, em variados graus, da atividade intrínseca do músculo genioglosso e dos vários músculos parafaríngeos.[10] Parece haver diferenças hereditárias em alguns casos e diferenças de maturação, com progressiva melhora funcional com a idade. A ação do músculo genioglosso é fundamental na manutenção da patência da via aérea. Na SR, o trabalho do músculo genioglosso está prejudicado devido à retrognatia mandibular, e a variação no grau de comprometimento neuromuscular deste músculo pode ser responsável pela falta de correlação observada entre a gravidade da obstrução respiratória e do grau de micrognatia. Alguns lactentes que não apresentam micrognatia podem apresentar glossoptose devida à alteração neurológica.[23]

É comum haver diminuição da atividade do genioglosso durante o sono. Cozzi e Pierro (1985)[23] demonstraram que a apneia ocorre mais frequentemente nos lactentes com SR durante o sono, em posição supina ou durante amamentação ou choro, embora ocorra também em pacientes acordados, sendo esses últimos os mais severamente afetados.

Deve ser enfatizado que nem todos os lactentes com SR têm obstrução respiratória grave. Existem lactentes com sintomas leves ou assintomáticos, acordados ou dormindo. Outros mantêm a patência das vias aéreas acordados, mas com diminuição dos suportes musculares faríngeo e parafaríngeo durante o sono, sendo estes os que desenvolvem apneia obstrutiva do sono. Há os mais gravemente afetados que não conseguem manter a adequada ventilação, seja acordado ou dormindo.

A gravidade do comprometimento deve ser avaliada do ponto de vista funcional, que depende do grau de comprometimento anatômico e da integridade neurológica. Um paciente que apresente moderada micrognatia pode ter graves problemas respiratórios e alimentares, se apresentar alterações neurológicas, como hipotonia ou tônus muscular faríngeo e parafaríngeo diminuído.[10] A desnutrição é um fator contribuinte para a gravidade da obstrução respiratória, pois, no período neonatal e na infância precoce, está associada ao atraso no desenvolvimento neuromotor.[22,24]

A obstrução respiratória na Sequência de Robin nem sempre é causada por glossoptose. Estudos realizados com nasofibroscopia em indivíduos com anomalias craniofaciais e apneia obstrutiva, incluindo Sequência de Robin,[9,10] demonstraram quatro tipos de obstrução: tipo 1: a obstrução é devida ao retroposicionamento do dorso da língua, que entra em contato com a parede posterior da faringe, abaixo do palato mole, sendo a língua a causa da obstrução respiratória (Fig. 5-3); tipo 2: a língua move-se posteriormente e comprime o palato mole, ou parte dele, contra a parede posterior da faringe. Neste caso,

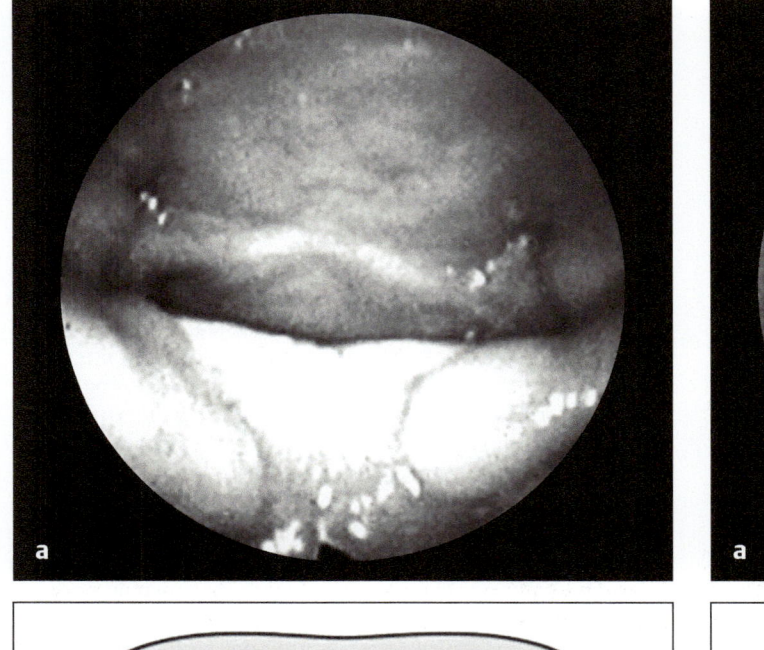

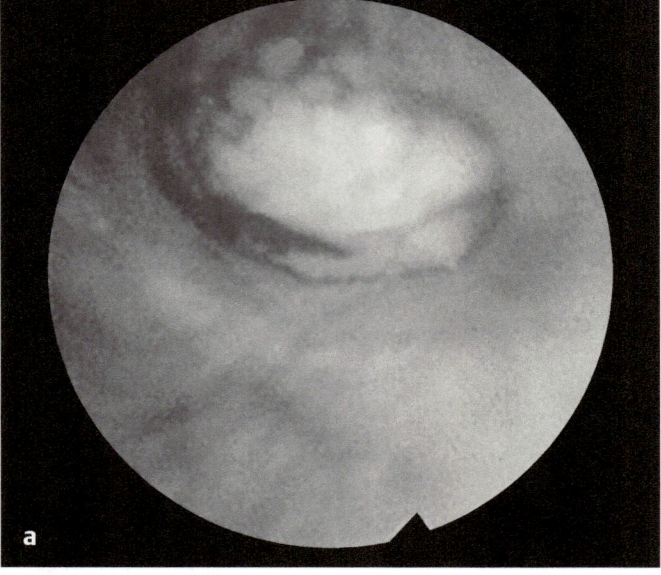

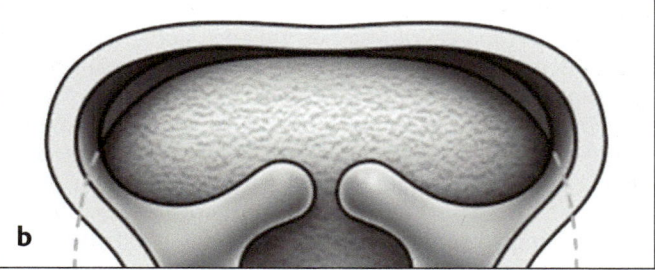

Fig. 5-3. Obstrução Tipo 1. (**a**) Visão nasofaringoscópica. (**b**) Representação esquemática. (Fonte: Souza et al., 2003.)[21]

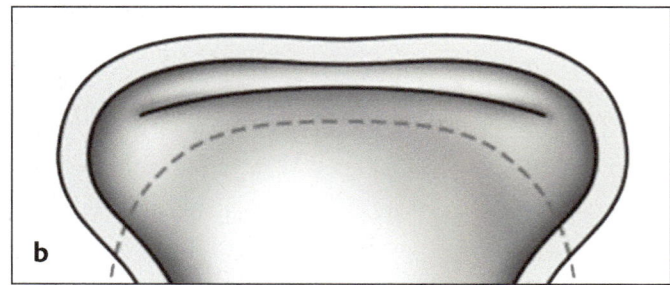

Fig. 5-4. Obstrução Tipo 2. (**a**) Visão nasofaringoscópica. (**b**) Representação esquemática. (Fonte: Souza et al., 2003.)[21]

apesar de a língua não tocar a faringe, participa como fator causal da obstrução respiratória (Fig. 5-4); tipo 3: as paredes laterais da faringe movem-se medialmente, causando obstrução das vias aéreas, e a língua não é a causa ou fator causal da obstrução respiratória, muitas vezes, não participando da obstrução (Fig. 5-5), e tipo 4: a faringe sofre uma constrição circular ou esfinctérica com movimentos para todas as direções, e, da mesma forma que no tipo 3, a língua não é a causa ou fator causal da obstrução respiratória (Fig. 5-6).

O diagnóstico dos mecanismos de obstrução das vias aéreas é importante para direcionar a modalidade de tratamento a ser escolhida. A escolha do tratamento sem identificação do mecanismo de obstrução pode levar à terapia inadequada e à morte. As crianças com o tipo 1, que representa a verdadeira ptose lingual, assim como as crianças com o tipo 2, podem ser tratadas com procedimentos não cirúrgicos, ao passo que os tipos 3 e 4 representam casos geralmente sindrômicos de extrema gravidade respiratória, sendo a traqueostomia a única modalidade de tratamento possível para se evitar o óbito.

A obstrução respiratória causa dificuldades de coordenação de sucção, deglutição e respiração. A glossoptose prejudica a anteriorização da língua, que é necessária para adequada sucção da mamadeira. Em adição, a fissura de palato provoca menor pressão negativa intraoral, também necessária à eficiente sucção, bem como refluxo nasal de leite.[25] Já, as dificuldades alimentares, como aspiração, vômitos e disfagia, são usualmente secundárias à obstrução de vias aéreas e são agravadas pela fissura de palato.[26]

Fletcher et al. (1969)[27] usaram manometria para estudar a relação entre obstrução de vias aéreas e dificuldade alimentar em lactente com SR. Os autores demonstraram que a pressão negativa na faringe, durante amamentação, aumenta gradativamente com contínuas tentativas de sucção e respiração. Esses autores demonstraram que pressão negativa maior que 60 mmHg suga a língua, fechando a faringe inferior durante tentativas de inspiração e sucção. Relataram, ainda, que vômitos ocorrem frequentemente, devido à distensão gástrica secundária à deglutição de ar, durante tentativas de inspiração contra a via aérea obstruída. Outros estudos com manometria demonstraram disfunção motora do trato digestivo superior em lactentes com SR.[28]

Baujat et al. (2001)[29] estudaram lactentes com SRI ou Síndrome de Stickler, por meio da avaliação clínica e manometria esofágica. Concluíram que os transtornos alimentares estão sempre presentes, variando de indivíduo para indivíduo. Os distúrbios esofágicos foram frequentes e resistentes ao tratamento clínico da doença de refluxo gastroesofágico (DRGE). Alterações manométricas ocorreram em 50% das crianças, quais sejam: hipertonia do esfíncter inferior do esôfago, falha de relaxamento do esfíncter inferior durante a deglutição e

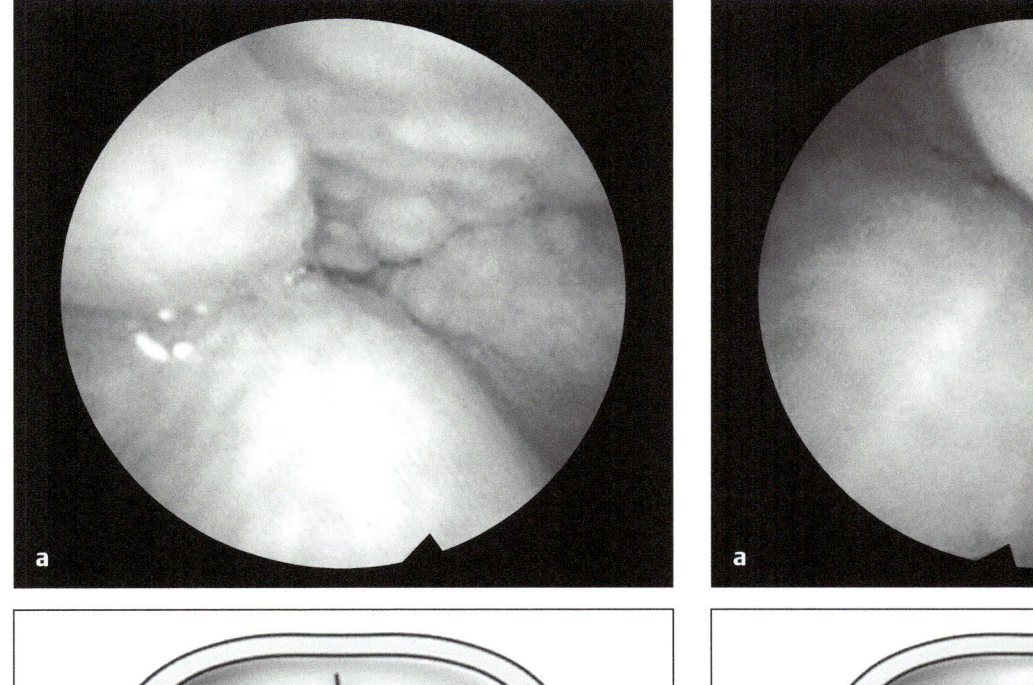

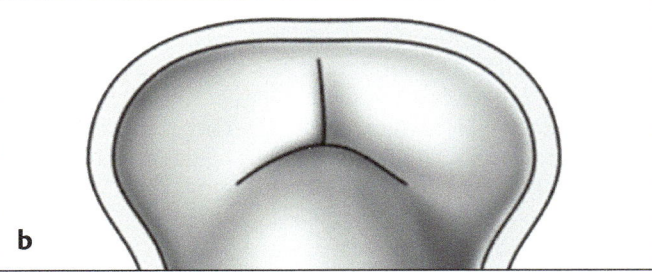

Fig. 5-5. Obstrução Tipo 3. (**a**) Visão nasofaringoscópica.
(**b**) Representação esquemática. (Fonte: Souza et al., 2003.)[21]

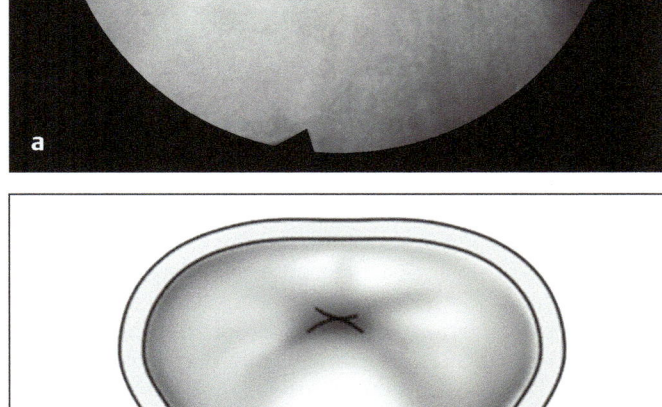

Fig. 5-6. Obstrução Tipo 4. (**a**) Visão nasofaringoscópica.
(**b**) Representação esquemática. (Fonte: Souza et al., 2003.)[21]

discinesia esofágica. Essas alterações clínicas e manométricas mostraram tendência à regressão aos 12 meses. Outros autores demonstraram que as altas pressões intratorácicas negativas geradas durante a apneia obstrutiva causam aspiração de bário para a faringe, em crianças com síndrome da apneia obstrutiva do sono.[30,31]

Marques et al. (2009)[32] demonstraram que crianças com SR apresentam predisposição à DRGE devido à pressão negativa intratorácica decorrente do esforço inspiratório e, ainda, uma maior prevalência de DRGE nos casos graves de SR, quando comparadas a crianças normais, havendo melhora com tratamento da obstrução respiratória.

Manifestações Clínicas

A expressão clínica da SR é muito heterogênea, variando desde discretas dificuldades respiratória e alimentar, até graves crises de asfixia. As manifestações clínicas são mais frequentes e mais graves nos primeiros meses de vida.[33] A SR geralmente manifesta-se no período neonatal, e os sintomas podem ocorrer logo ao nascimento, na sala de parto, ou algum tempo depois, quando a alimentação é iniciada. Os sintomas de obstrução respiratória são: respiração ruidosa, retrações intercostais e apneia. Alguns lactentes com SR podem apresentar desconforto respiratório apenas durante a amamentação, pois as vias aéreas marginais podem permitir uma respiração normal em repouso, mas não durante o processo de sucção e deglutição. O trabalho realizado pelo lactente com obstrução respiratória, durante a alimentação, consome um excesso de calorias e compromete o ganho ponderal. Outro indicador da ocorrência de dispneia ou apneia durante alimentação é o tempo prolongado da mesma. Entretanto, significante hipóxia pode ocorrer em neonatos com SR sem aparentes sinais clínicos,[34] pois estes podem não apresentar sintomas de esforço respiratório, como retração de fúrcula esternal ou retração intercostal na presença de obstrução respiratória, da mesma forma como apresentam as crianças maiores.

Como vários fatores podem contribuir para a obstrução das vias aéreas superiores na SR, pode não haver correlação entre a gravidade da micrognatia e a gravidade do desconforto respiratório e da dificuldade alimentar. Lactentes com leve grau de deficiência mandibular podem apresentar graves sintomas respiratórios e disfagia grave.[35]

Morbidade e Mortalidade

Quando inicialmente descrita, a mortalidade da SR chegava a 100% dos casos com sintomas graves. Relatos de mortalidade variam de 5% a 30%, sendo que esta taxa aumenta com a gravidade dos sintomas e quando a SR apresenta associação a malformações. Em estudo retrospectivo com 56 pacientes com SR, a mortalidade foi de 13,6%, 17,6% antes de 1986 e 2,9%

após este período.[35] No HRAC-USP, nos últimos 10 anos, após o estabelecimento do atual Protocolo de Tratamento, estudo realizado em 256 pacientes demonstrou que a mortalidade no primeiro ano de vida dos casos de SR associados às síndromes foi de 5%, e a *causa mortis* estava relacionada à gravidade das anomalias associadas (cardíacas, neurológicas) e igual a zero nos casos de sequência de Robin isolada.[6]

Tratamento

O tratamento da dificuldade respiratória da Sequência de Robin é controverso na literatura e será discutido no Capítulo 4.

SÍNDROME DE STICKLER

Etiopatogenia

A síndrome de Stickler (SS) é uma doença autossômica dominante, caracterizada por anomalias orofaciais, oculares, esqueléticas e auditivas.[36-39]

Conforme Salmen (2011),[6] a primeira família com SS foi descrita por Stickler *et al.* (1965),[36] que observaram vários casos de miopia progressiva, com início na primeira década de vida, que resultaram em descolamento de retina e cegueira. Como as pessoas adultas também exibiam alterações degenerativas em várias articulações, com desenvolvimento epifisário anormal e leve hipermotilidade, essa característica foi denominada "artro-oftalmopatia progressiva hereditária". Stickler e Pugh (1967)[40] documentaram perda auditiva sensorioneural leve em dois membros da família original. Desde os trabalhos iniciados por Stickler, vários outros indivíduos afetados têm sido descritos na literatura, e a perda auditiva é claramente uma característica importante da SS. Mais tarde, os autores concluíram que, dentro de uma mesma família, ocorre marcada expressividade genética, tanto com relação à gravidade do envolvimento, como com os sistemas envolvidos. A SS é geneticamente heterogênea e está associada a mutações dominantes, em pelo menos um dos três genes que codificam os colágenos que compõem o tecido conjuntivo: SS tipo l COL2A1, tipo ll COL11A1 ou tipo lll COL11A2. Diferentes mutações dominantes nesses genes foram identificadas em indivíduos ou familiares com SS.[41-43] A SS tipo I que representa cerca de 75% dos casos, é causada por mutações no gene *COL2A1*. A do tipo II é causada por mutações no gene *COL11A1* e pode ser diferenciada do tipo l, pelas características do vítreo ocular, com exame de lâmpada de fenda. A SS tipos l e ll são geneticamente similares à Síndrome de Marshall (causada por mutação no gene *COL11A1*), o que tem levado a muitos debates sobre sua relação nosológica. Alguns autores consideram que a diferença entre elas é que, na Síndrome de Marshall, as características craniofaciais são mais acentuadas, e ocorre alta prevalência de perda auditiva neurossensorial, de grau grave a profundo.

Manifestações Clínicas

As manifestações clínicas da SS são devidas a uma displasia do tecido conjuntivo. Essa displasia é geneticamente de transmissão autossômica dominante. Os quatro sistemas mais afetados são: craniofacial, esquelético, ocular e auditivo.[39]

Para definir a variabilidade nas manifestações clínicas da SS, estudos realizados por Stickler *et al.* (2001),[44] em uma amostra de 316 indivíduos, demonstraram que 70% destes tinham perda auditiva; 90%, problemas oculares (90% miopia; 60%, descolamento de retina e 4% de cegueira); 84%, anormalidades craniofaciais (hipoplasia de face média, micrognatia ou fissura palatina) e 90% apresentavam problemas articulares.

A aparência facial da SS consiste em um perfil facial achatado com hipoplasia da face média ou mandibular.[45] Outras características faciais incluem: olhos proeminentes, pregas epicânticas,[46] severa hipoplasia do septo nasal, nariz pequeno[45] e filtro longo[47] (Figs. 5-7 e 5-8).

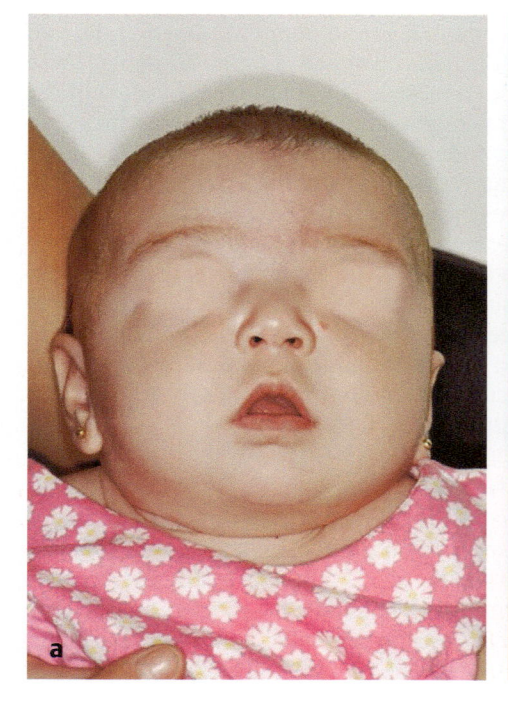

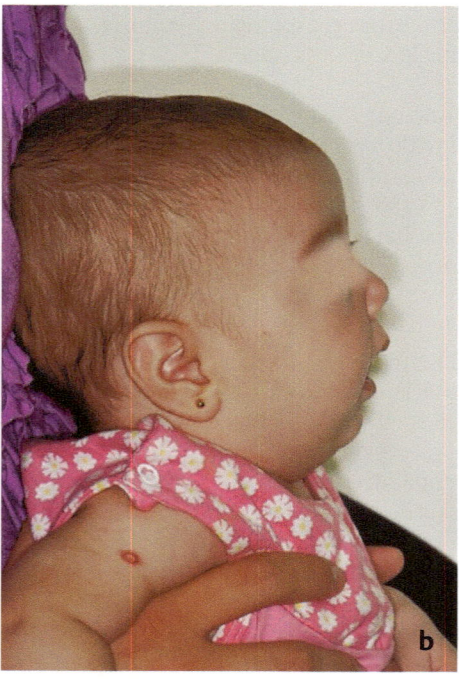

Fig. 5-7. Síndrome de Stickler. (**a**) Imagem frontal. (**b**) Imagem lateral.

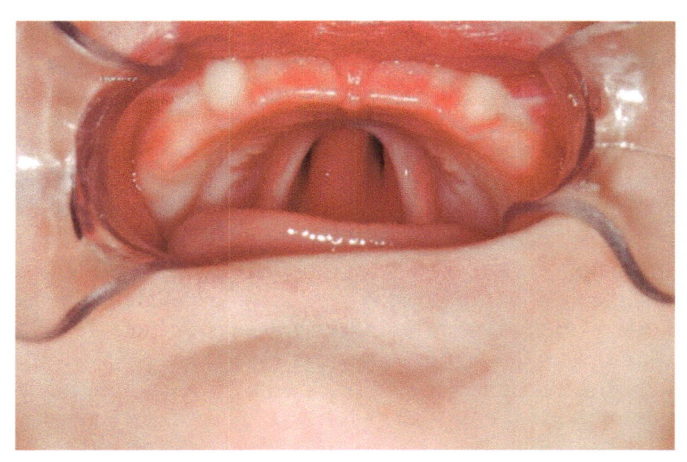

Fig. 5-8. Síndrome de Stickler: fissura de palato.

A micrognatia é um achado frequente e pode estar associada à glossoptose, causando a SR.[47,48] A SR tem sido considerada um importante sinal clínico no diagnóstico da SS. A SR pode-se apresentar como condição isolada, associada a outras anomalias, mas que não constituem uma síndrome propriamente dita ou, como componente de síndromes conhecidas. A SS é a síndrome que mais frequentemente apresenta a SR.[49] A incidência de fissura de palato (FP) na SS é variada na literatura, variando de 28%[50] até 65%,[51] variação devida, provavelmente, a diferentes metodologias de análise.

Ao nascimento, a FP e a SR podem ser os sinais clínicos mais importantes da SS. A SR, como descrita anteriormente, é caracterizada por micrognatia e glossoptose, acompanhada ou não por FP. É clinicamente definida por obstrução das vias aéreas superiores e dificuldades alimentares, que são mais frequentes e mais graves nos primeiros meses de vida.[22,49,52]

As anomalias esqueléticas na SS foram bem descritas por Stickler et al. (1965).[36] Em geral, incluem desenvolvimento anormal das superfícies articulares, degeneração articular prematura e hiperextensibilidade articular. Cotovelos, pulsos, quadris, joelhos e tornozelos são frequentemente afetados. O crescimento costuma ser normal, embora alguns pacientes com SS tenham estatura abaixo do percentil 3 da curva de crescimento de referência, sendo diagnosticados com baixa estatura.

Com relação às anomalias oculares, a miopia, geralmente congênita e de alto grau, é um sinal clínico oftalmológico comum na SS.[36,53] Na família original descrita por Stickler et al. (1965),[36] o grau de miopia variou de 8 a 18 graus. Cerca de 40% dos indivíduos com SS apresentam miopia antes dos 10 anos de vida; 75%, até 20 anos e, alguns indivíduos não apresentam miopia.[54]

Cerca de 45% dos indivíduos com SS apresentam catarata.[55] Catarata cortical pode ocorrer em idade precoce, e catarata esclerótica nuclear típica é frequente em indivíduos relativamente jovens. Em alguns casos, a catarata pode ser secundária ao descolamento de retina.[53] Cerca de um terço dos indivíduos apresenta glaucoma e hipertensão ocular.[56]

Embora as anomalias oculares sejam extremamente importantes na SS,[57] elas podem estar ausentes em alguns indivíduos, principalmente em idades precoces. Wilson et al. (1996)[58] observaram que 34% dos 17 indivíduos com SS por ele estudados não apresentavam anomalias oculares. Zechi (1998),[59] em seu estudo de 14 crianças (0 a 7 anos) com SS, não encontrou anomalias oculares em 50% dos casos. Segundo Nowak (1998),[54] crianças com SS que inicialmente não apresentam anomalias oculares podem posteriormente desenvolver problemas visuais.

A perda auditiva, outro achado da SS, pode ser sensorioneural (PASN), condutiva (PAC) ou mista (PAM). A causa da PASN parece ser um déficit sensorioneural primário, associado a uma alteração do epitélio pigmentar da orelha interna, similar às alterações do epitélio pigmentar da retina.[51] A PAC deve-se à disfunção da orelha média que acompanha as anomalias craniofaciais da SS, como a FP, SR. Um canal auditivo estreito[60] ou a hipoplasia da face média[61] podem justificar, nestes casos, a PAC. Ainda com relação à perda auditiva, as anomalias oculares são mais graves na SS tipo l, e a perda auditiva mais precoce e mais grave na SS tipos ll e lll.

Embora com inteligência normal, algumas crianças com SS em idade escolar poderão apresentar dificuldades de aprendizado, em função das deficiências visual e auditiva. Por esse motivo, as avaliações oftalmológica e audiológica em fase precoce da infância são de grande importância, de preferência antes dos 6 meses de vida e o acompanhamento adequado, para o tratamento e a prevenção.

SÍNDROME VELOCARDIOFACIAL (SÍNDROME DA DELEÇÃO DO 22Q11.2)
Definição

A primeira descrição da síndrome velocardiofacial ocorreu, em 1955, por Sedlaekova, uma foniatra de Praga, que descreveu um grupo de pacientes com voz hipernasal e diminuição da mímica facial. Em 1968, o cardiologista pediátrico, Robert Strong, descreveu uma família na qual mãe e seus três filhos apresentavam arco aórtico à direita, dismorfismo facial e déficit cognitivo.[62] DiGeorge (1968),[63] um endocrinologista pediátrico, relatou, logo a seguir, três crianças com imunodeficiência de células T associada à hipoplasia das paratireoides. Nos casos subsequentes, ele encontrou uma associação a anomalias do arco aórtico. Shprintzen (2005)[64] descreveu 12 indivíduos com cardiopatia congênita, voz hipernasal com anomalias do palato, aparência facial característica e dificuldades de aprendizado, que denominou "síndrome velocardiofacial". Posteriormente, identificou-se, em pacientes com a síndrome velocardiofacial, rearranjo nos cromossomos 20 e 22 em pacientes de uma mesma família, sendo que, na sequência, foi identificada a deleção do cromossomo 22q11.2.

A deleção do cromossomo 22q11.2 tem expressão fenotípica altamente variável. Com a finalidade de unificar o grande número de doenças relacionadas à deleção do cromossomo 22q11.2, Wilson et al. (1993)[65] propuseram o acrônimo de catch 22 (Conotruncal heart defect, Abnormal face, Tcell deficiency, Clefting and Hypocalemia). Posteriormente, esse termo foi abandonado, optando-se pelo termo síndrome de DiGeorge / Velocardiofacial para, em seguida, Bassett et al. (1998)[66] adotarem o termo "síndrome da deleção 22q11.2"(SD 22q11), designação utilizada até hoje.

Apesar de não existirem estudos que confirmem a prevalência da síndrome da deleção do 22q11.2 (SD22q11) ao nascimento, várias estimativas foram publicadas, porém, com dificuldades para o cálculo, pois a variabilidade clínica é muito grande. A prevalência inicialmente sugerida de 1 para 4.000 nascidos vivos baseava-se no diagnóstico da Síndrome de DiGeorge, porém, sabe-se que a maioria dos indivíduos com a SD22q11 não apresenta síndrome de DiGeorge verdadeira, sendo esse dado subestimado. Alguns estudos têm considerado uma prevalência de 1 para 4.000 a 6.000.[67,68] Estima-se, também, que 8% de todos os pacientes com fissura palatina (incluindo fissura submucosa) apresentam a síndrome.

Manifestações Clínicas

A SD22q11 caracteriza-se por um espectro fenotípico bastante amplo, podendo acometer praticamente todos os órgãos e/ou sistemas. Mais de 180 achados clínicos, incluindo físicos e comportamentais, têm sido relatados, entre eles anormalidades craniofaciais, oftalmológicas, otorrinolaringológicas, odontológicas, gastrointestinais, neurológicas, psicossociais, cognitivas, psiquiátricas, autoimunes, endocrinológicas, vasculares, musculoesqueléticas e geniturinárias.[69-71] Nenhuma dessas alterações ocorre com 100% de frequência.[64,72] Entretanto, a presença de algumas anomalias craniofaciais pode levar à elevada suspeição da síndrome, principalmente a fissura palatina e a Sequência de Robin.[64]

A SD22q11 está associada a defeitos cardíacos congênitos, especialmente do tipo conotruncal, que ocorrem em 74% a 80 % dos afetados e são consideradas a principal causa de morbimortalidade desses indivíduos.[68,71,73,74] Os achados faciais se caracterizam principalmente por: a) aumento do comprimento vertical da face; b) hipertelorismo; c) fendas palpebrais estreitas e oblíquas para cima; d) aumento da altura do nariz, com base e narinas pequenas, redundância das pálpebras superiores; e) retrognatia, e f) anormalidades menores das orelhas. Porém, esses achados podem ser sutis, principalmente durante os primeiros anos de vida, dificultando o diagnóstico precoce[70,74,75] (Fig. 5-9). Outros achados frequentes são os distúrbios da fala e aprendizagem que, geralmente, são evidenciados em fases mais tardias da infância.[76]

Outras alterações frequentemente observadas em pacientes com SD22q11 são os transtornos comportamentais (em especial a psicose) e a hipocalcemia (secundária à hipoplasia das glândulas paratireoides).[24,69,77,78] O hipoparatireoidismo é relatado em 17% a 60 % dos indivíduos e é considerado uma manifestação altamente preditiva da SD22q11 e apresenta-se, com maior frequência, no período neonatal com diagnóstico laboratorial de níveis sanguíneos baixos de cálcio e níveis elevados de fósforo, porém, pode também manifestar-se inicialmente em adultos com tetania e convulsões de início súbito.

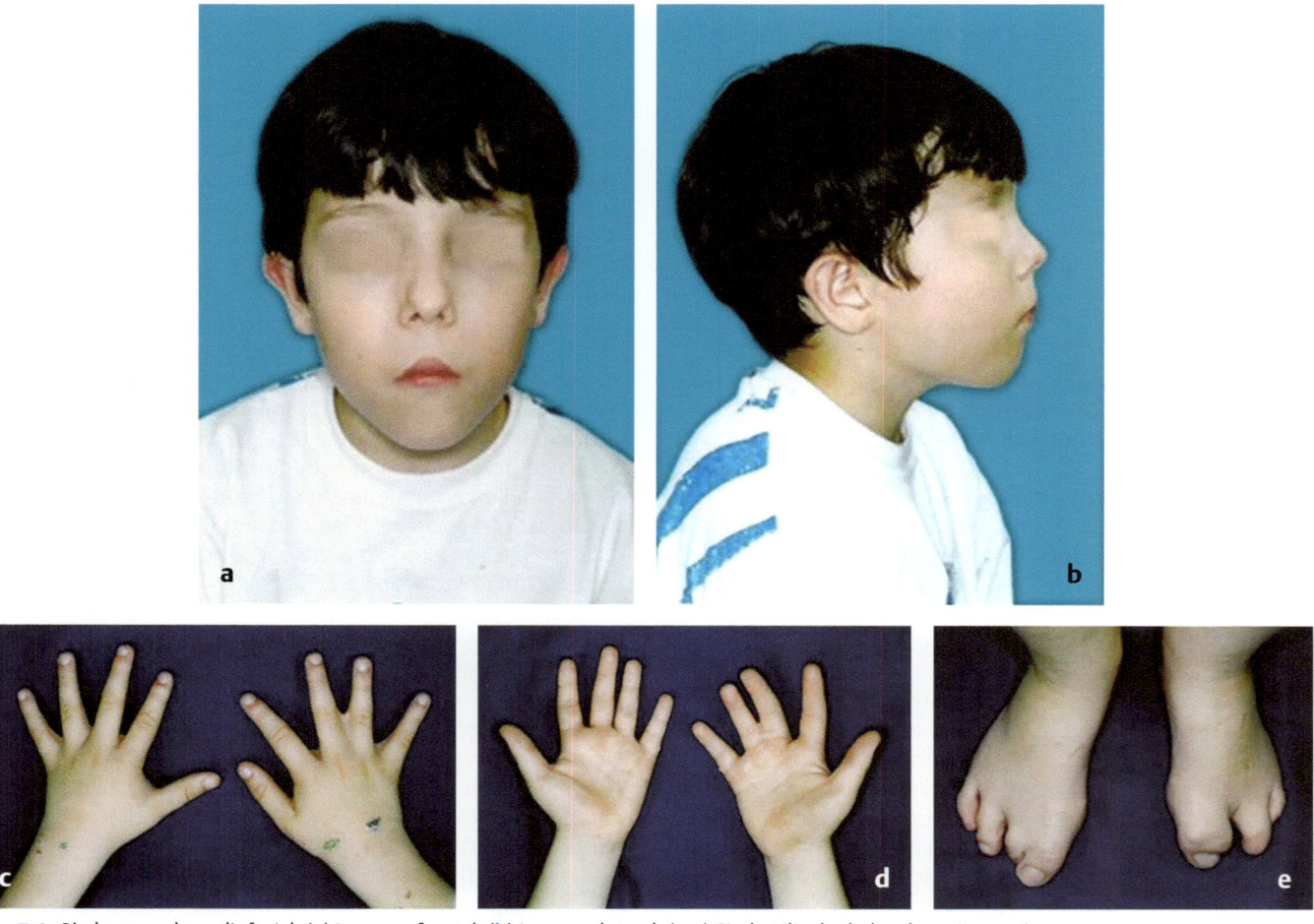

Fig. 5-9. Síndrome velocardiofacial. (**a**) Imagem frontal. (**b**) Imagem lateral. (**c-e**) Sindactilia de dedos das mãos e pés.

Indica-se o monitoramento do cálcio sérico tanto na infância, quanto na idade adulta.[24,79,80]

As alterações da tireoide podem ser hipoplasia ou hipertireoidismo e são, na maioria das vezes, secundárias ao desenvolvimento de autoimunidade. Recomenda-se também o monitoramento da função tireoidiana. A agenesia ou hipoplasia de timo podem ocorrer e levar à imunodeficiência, sendo as alterações imunológicas encontradas em até 80% dos pacientes com SD22q11.[80,81] Os afetados frequentemente apresentam timo hipoplásico e redução da contagem absoluta de células T, porém, com função usualmente preservada. A imunidade humoral é menos comumente comprometida, mas a deficiência de IgA ocorre com maior frequência nesses indivíduos, quando comparados a indivíduos normais.[81,82]

Infecções de repetição, principalmente do trato respiratório, têm frequência mais elevada nos indivíduos afetados, principalmente em idades precoces, tendendo a melhorar com o avanço da idade.[73,80-83]

Anomalias do Palato e da Cavidade Oral

As anomalias do palato e da cavidade oral foram relatadas em 49% a 71% dos afetados, dentre as quais, a mais comum é a insuficiência velofaríngea que é encontrada em 29% a 50% dos indivíduos afetados. Esta pode ser decorrente tanto de alterações estruturais, como palato curto e fissura palatina, quanto funcionais, como hipotonia, ou ainda, da combinação de ambas.[73,78,80]

Fissura submucosa ocorre em 5% a 8% dos pacientes e podem passar despercebidas e não serem diagnosticadas precocemente, apesar de estarem usualmente implicadas na insuficiência velofaríngea. A fissura labiopalatina pode ocorrer em 9% a 15% dos indivíduos afetados.[83-86]

Ressalte-se que as fissuras palatinas têm importante implicação no desenvolvimento de hipoacusia condutiva secundária às otites médias de repetição, bem como na voz hipernasal. A investigação auditiva deve ser realizada com triagem auditiva neonatal e acompanhamento regular. Alguns autores sugerem uma segunda triagem auditiva aos 5 anos.[85]

Outras manifestações observadas na cavidade oral são: atraso na erupção dentária, hipoplasia ou hipomineralização do esmalte, alterações da morfologia dentária, cáries e hipodontia. Tratamento odontológico preventivo geralmente é indicado desde idades precoces.[87,88]

SÍNDROME DE TREACHER COLLINS

Definição/Histórico

A síndrome de Treacher Collins (STC) é uma anomalia craniofacial congênita, caracterizada por hipoplasia malar e mandibulomaxilar e por anomalias periorbitárias.[89] Edward Treacher Collins, um oftalmologista inglês, descreveu essa condição, em 1900, dando nome à síndrome.[90] Entretanto, foi relatada originalmente no século XIX. Em 1949, Franceschetti e Klein propuseram o termo disostose mandibulofacial (Franceschetti-Klein Syndrome),[91] sendo que, atualmente, existem vários epônimos, entre os quais síndrome de Treacher Collins, síndrome de Franceschetti-Klein e disostose mandibulofacial.

Genética e Patogênese

A STC é uma doença autossômica dominante de penetração variável.[92] Mutações nos genes *TCOF1*, *POLR1D* e *POLR1C* estão relacionadas à STC, sendo a que a maioria das mutações ocorre no gene *TCOF1*, no cromossomo 5. Existem múltiplos exons identificados dentro dos genes e diferentes padrões de ligações, resultando em múltiplas variantes do gene mutante. Cento e vinte mutações foram identificadas, entretanto, a análise das variantes e das características clínicas não demonstrou relação clara entre genótipo e fenótipo.[93] Aproximadamente, 60% das mutações desses genes são espontâneas, e 40% são mutações *de novo*.[92]

Não apresenta predileção de gênero, e a incidência é estimada em 1:50.000 nascidos vivos.[94]

Características Clínicas

As principais características clínicas da STC são derivadas de malformações nos 1º e 2º arcos branquiais.[95,96] Os pacientes apresentam uma ampla variedade de apresentação fenotípica. Enquanto alguns pacientes podem apresentar apenas leve deformidade periorbitária subclínica, outros demonstram um fenótipo mais completo, com graves alterações periorbitárias, como fenda palpebral oblíqua, colobomas, além de hipoplasia maxilomandibular e variadas formas de microtia. Independentemente da gravidade, as deformidades são bilaterais, entretanto, as alterações ósseas e de tecidos raramente são simétricas[97] (Fig. 5-10).

A microtia pode estar associada à perda auditiva condutiva e possível atraso de fala. Hipoplasia mandibular e retrognatia podem associar-se à obstrução respiratória. A fissura de palato está presente em 40% dos casos.[98,99] Déficit intelectual e outras anormalidades extrafaciais, como malformações cardíacas, têm sido relatadas no contexto da mutação genética de base.[92,100]

Achados Oculares e Periorbitários

A STC é associada a proeminentes achados oculares e perioculares. A hipoplasia dos tecidos periorbitários é uma das principais características da STC, com pálpebra inferior fina e atenuação ou ausência dos músculos orbiculares. Classicamente, esses pacientes apresentam dismorfismo esquelético das órbitas, com hipoplasia malar e forma elipsoide das órbitas. Os principais achados são fendas palpebrais oblíquas (antimongólicas), que são universalmente descritas, hipoplasia ou aplasia da parede lateral da órbita, com resultante alteração no posicionamento cantal, coloboma de íris, ectrópio, ausência de cílios, particularmente no terço medial da pálpebra inferior, o qual é um achado patognomônico, pálpebras fendidas, disfunção ou aplasia do sistema lacrimal, estrabismo, ambliopia, catarata congênita, erros de refração e/ou perda de visão[101-103] (Fig. 5-10). A despeito dessas anormalidades, a visão é geralmente normal na STC, porque a retina não se desenvolve do arco branquial afetado, e a maioria dos pacientes tem pelo menos um olho com visão normal.

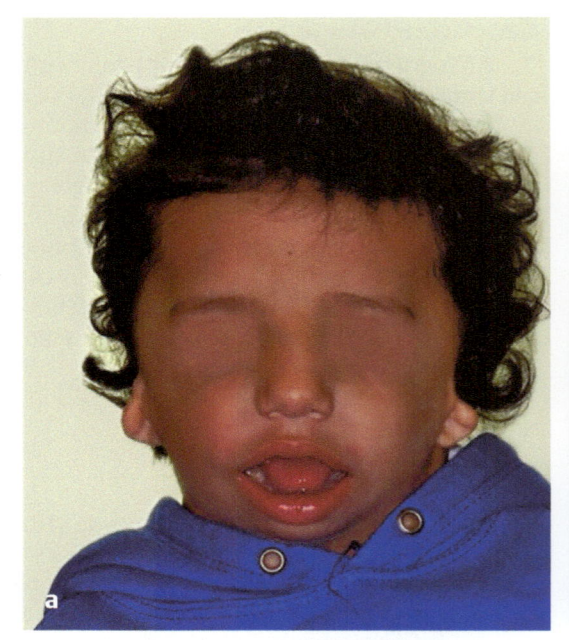

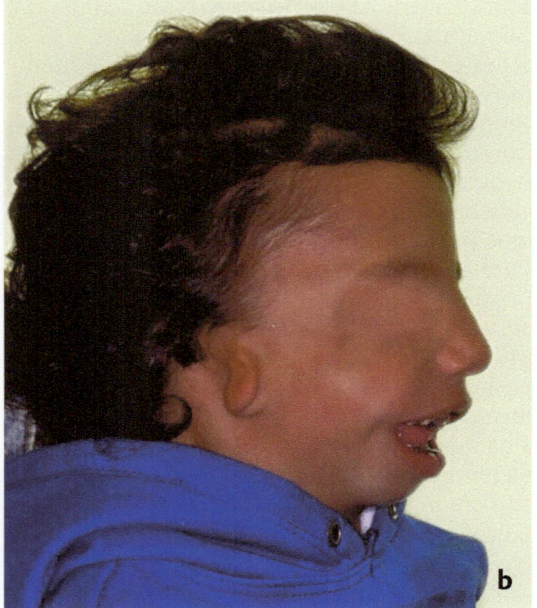

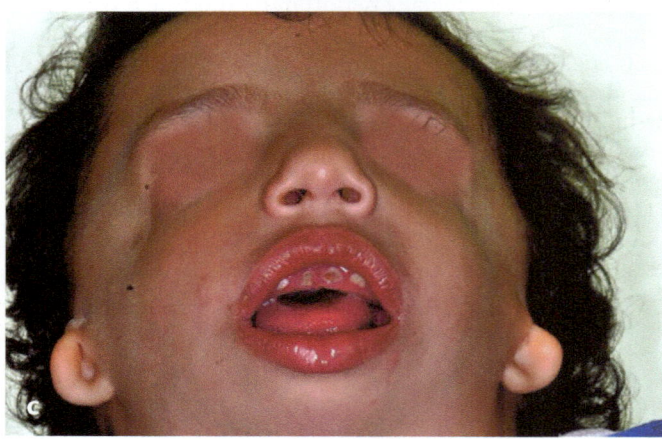

Fig. 5-10. Síndrome de Treacher Collins. (**a**) Imagem frontal. (**b**) Imagem lateral. (**c**) Imagem anteroinferior.

Achados Auriculares

O envolvimento da orelha é outro achado comum na STC, com uma incidência relatada de anomalias de mais de 87%. A orelha externa é notavelmente deformada nos pacientes com STC. Geralmente, apresentam microtia ou anotia bilateral de gravidade variável. Qualquer remanescente auricular é usualmente mal posicionado. Essas deformidades auriculares externas são comumente acompanhadas de estenose ou atresia do meato auditivo externo e malformações ou ausência da orelha média. A orelha interna é, via de regra, morfologicamente normal, entretanto, a cadeia ossicular patológica resulta em perda auditiva condutiva de graus variados. Mais de 96% dos pacientes apresentam algum grau de perda auditiva[92,104] (Fig. 5-10).

Achados nas Regiões Malar, Maxilar e Mandibular

As estruturas da face média são afetadas na STC, sendo a hipoplasia malar uma das suas principais características.[89,105] O zigoma apresenta marcada deficiência e pode variar em volume e morfologia. A mandíbula e maxila também apresentam características particulares na STC. Geralmente, o perfil facial é convexo devido à pronunciada retrognatia. Além da retrognatia, a mandíbula é frequentemente dismórfica. Mais de 78% dos pacientes podem ter algum grau de envolvimento mandibular.[106,107]

Estudos de tomografia tridimensional têm demonstrado significativa redução do volume mandibular e alterações da forma. Qualquer componente da mandíbula pode ser afetado, incluindo alterações no ramo mandibular, que pode estar subdesenvolvido ou ausente, aplasia condilar e alterações temporomandibulares. Estas últimas incluem a disfunção de ATM e sua anquilose.

Diferentes graus de hipoplasia podem estar presentes nos indivíduos com STC, e o crescimento da mandíbula é frequentemente afetado em mais de um eixo. Nos casos moderados a graves, a hipoplasia mandibular causa glossoptose, levando à obstrução das vias aéreas pela base da língua, achado semelhante à obstrução das vias aéreas, observada em pacientes com sequência de Robin.[96,108] Em particular, estudos volumétricos têm demonstrado que a hipoplasia mandibular é mais grave em sua região proximal, sendo o côndilo a estrutura mais hipoplásica, seguido pelo ramo e, então, o corpo.[97]

A análise volumétrica da via aérea concluiu que a região retrolingual é o ponto de maior obstrução da via aérea de pacientes com síndrome de Treacher Collins, sugerindo que o deslocamento posterior da mandíbula e consequente glossoptose leva à obstrução da via aérea na altura da base da língua.[109] Estudo realizado em pacientes do HRAC-USP[110] demonstrou que, de fato, a área de maior constrição faríngea encontra-se ao nível da orofaringe, e as alterações mandibulares observadas, entre elas a retrognatia, o aumento da rotação mandibular no sentido horário, bem como os comprimentos maxilar e mandibular justificam essa redução volumétrica das vias aéreas.

Outros Achados

Outras alterações que podem ser encontradas na STC incluem: atresia de coanas, fissura de palato com uma incidência estimada em um terço dos pacientes,[98] ausência de glândulas parótidas, malformações de coluna cervical, criptorquidia, malformação de extremidades, anormalidades renais e cardiopatias congênitas.

Diagnóstico

A STC pode ser detectada pela ultrassonografia fetal. Usualmente, é difícil se ter uma avaliação adequada das estruturas faciais antes de 30 semanas de gestação. Ultrassonografia tradicional bidimensional é limitada e insuficiente para avaliação do perfil fetal, sendo indicada a ultrassonografia tridimensional que pode detectar as características faciais, incluindo alterações palpebrais, micrognatia e microtia.[111] Polidrâmnio também pode ser encontrado. Uma vez suspeitado, outros testes podem ser realizados para confirmar o diagnóstico, como amniocentese para identificação da mutação. Famílias de alto risco, com ou sem achados ultrassonográficos, devem ser referidas para aconselhamento genético.

Manifestações Clínicas

As alterações anatômicas descritas podem levar à obstrução respiratória de graus variados, sendo que múltiplos sítios de obstrução podem estar envolvidos, como a nasofaringe (atresia de coanas), orofaringe/hipofaringe (glossoptose/micrognatia), laringofaringe (laringomalacia).[109] Além disso, estudos têm demonstrado que a hipoplasia da face média (maxila), bem como sua posição relativa ou rotação têm papel na gravidade da obstrução respiratória.[109,112] A avaliação do sítio de obstrução da via aérea pode ser feita pela endoscopia das vias aéreas superiores, e, mais recentemente, pela reconstrução 3D de imagens tomográficas.[110] A avaliação endoscópica também auxilia no planejamento cirúrgico e afasta outras causas de obstrução das vias aéreas.[108]

Em decorrência das alterações anatômicas mandibulares, observa-se, ainda, aumento da prevalência da apneia obstrutiva do sono (AOS), que consiste na obstrução intermitente das vias aéreas superiores durante o sono.[113] Esse distúrbio está associado a grande comprometimento físico e funcional.[114] O diagnóstico e classificação da AOS requerem a realização de polissonografia tipo I, exame considerado padrão-ouro para confirmar essa condição.[114,115]

Tratamento

A prioridade no tratamento desses pacientes na infância é a manutenção da permeabilidade das vias aéreas, além do tratamento das dificuldades alimentares e monitorização do crescimento.

O tratamento da obstrução respiratória depende da gravidade e do sítio da obstrução. Casos leves sem significativa obstrução anatômica podem ser tratados com medidas conservadoras, como posição prona e intubação nasofaríngea. Casos mais graves podem necessitar de distração osteogênica de mandíbula ou traqueostomia. A obstrução da via aérea pode ocasionar situações críticas, requerendo intervenção cirúrgica no período neonatal ou ao longo da infância.[108]

Em situações com AOS moderadas ou graves, ou mesmo de obstrução crítica da via aérea que pode ocorrer em qualquer período da infância, a traqueostomia já foi considerada o tratamento preferencial.[114,115] Porém, existem muitas morbidades em relação a esse procedimento, em longo prazo, como obstrução da via aérea (rolha de muco, decanulação acidental), problemas no estoma (formação de tecido de granulação, fístula traqueocutânea), lesões traqueais (granulomas, colapso supraestomal, estenose subglótica), hemorragia (estomal, da mucosa traqueal, fístula traqueoinominada), fístula traqueoesofágica, problemas de deglutição.[116]

A distração osteogênica de mandíbula (DOM) vem se consolidando como modalidade de tratamento de escolha na obstrução da via aérea, desde o período neonatal, podendo atuar diretamente no fator causal do comprometimento respiratório, alongando a mandíbula através de dispositivos metálicos, ampliando a via aérea e mantendo sua patência de maneira duradoura.[108,117] A DOM consiste no alongamento gradual da mandíbula, por meio de distratores que podem ser externos ou internos. Atualmente, a indicação de DOM vem substituindo a indicação de traqueostomia e tem sido adotada como tratamento de escolha na obstrução da via aérea, inclusive no HRAC-USP.[108,117]

Outras medidas imediatas se referem à alimentação, prevenção de úlcera de córnea e monitorização de crescimento. Dependendo do grau de exposição corneana, a tarsorrafia precoce pode ser necessária para prevenir úlcera de córnea e cegueira. Dificuldades alimentares são frequentes, e técnicas, como alimentação parenteral ou por sondas alimentadoras, podem ser necessárias no manejo inicial do paciente. Uma vez que a criança esteja estável, respirando sem significativa obstrução, alimentando-se e com adequada proteção corneana, as dismorfologias poderão ser reparadas no seu devido tempo.

Devido à complexidade e ampla variação das anomalias, o manejo do paciente com STC requer uma equipe multidisciplinar composta por cirurgião craniofacial, pediatra, otorrinolaringologista, dentista, geneticista, oftalmologista, fonoaudiólogo entre outros. O processo de reabilitação é longo e requer múltiplas intervenções através da infância até idade adulta.

CRANIOSSINOSTOSES SINDRÔMICAS

As craniossinostoses (CS) são malformações congênitas, ocorrendo com uma incidência de 1:2.000 nascidos vivos, caracterizadas pelo fechamento precoce de uma ou mais suturas cranianas, que resultam em deformidade craniana ou craniofacial e graus variados de desproporção volumétrica entre o crânio e o encéfalo.[118,119] O diagnóstico pode ser suspeitado desde a fase intrauterina, por meio da ultrassonografia (US) ou ressonância magnética (RM) fetal, onde é possível observar assimetrias cranianas ou craniofaciais.[120,121]

As craniossinostoses podem ser divididas em sindrômicas (associadas a malformações faciais e por vezes extracranianas) ou não sindrômicas. Podem apresentar quatro tipos principais, de acordo com a sutura comprometida (aquela que fechou precocemente): 1) escafocefalia ou dolicocefalia (fechamento precoce da sutura sagital), 2) trigonocefalia (fechamento precoce da sutura metópica), 3) plagiocefalia (fechamento precoce da sutura coronal ou lambdoide, unilateral) e 4) braquicefalia ou turricefalia (fechamento precoce das suturas coronais e/ou lambdoides).[122] Estas deformidades cranianas, quando não tratadas, podem trazer danos psicológicos a estas crianças, fazendo com que evitem o convívio social devido à sua aparência fora do habitual.[123]

As principais síndromes descritas, associadas às craniossinostoses, são as síndromes de Crouzon, Apert, Saethre-Chotzen, Pfeiffer e Carpenter. As síndromes de Apert e Crouzon, mais frequentes, serão abordadas nesse capítulo.

SÍNDROME DE CROUZON

A síndrome de Crouzon é uma condição genética autossômica dominante, que cursa com craniossinostose e várias outras anomalias faciais. Foi descrita primeiramente, em 1912, por Octave Crouzon, que caracterizou a tríade de deformidade craniana, alterações faciais e exoftalmia[124] (Fig. 5-11).

Epidemiologia e Genética

A incidência estimada é de 1:25.000 nascidos vivos.[125,126] Desses casos, 67% são de herança familiar, enquanto 33% a 56% ocorrem como consequência de mutação espontânea.[126]

De transmissão autossômica dominante, a síndrome de Crouzon tem sua origem em mutação nos genes responsáveis pela codificação dos receptores do fator de crescimento fibroblástico de tipo 2 (FGFR2) e tipo 3 (FGRF3), genes localizados no braço longo do cromossomo 10. O fato de que a mesma mutação genética pode resultar em diferentes fenótipos, pode refletir a presença de uma modificação particular em outro lugar no gene, dentro do mesmo cromossomo – fibroblastos de Crouzon e Apert podem ser distinguidos por duas sequências de expressão genética.[127] Existem também indícios de que estas mutações estejam relacionadas com a idade paterna avançada.[127]

Características Clínicas

Características dessa síndrome incluem craniossinostose, exoftalmia e hipertelorismo. Outras alterações encontradas são: hipoplasia da face média com prognatismo relativo e a má oclusão dentária,[128] desvio do septo nasal, anomalias da coluna cervical, estenose do forame jugular[55] e perda auditiva[55,125] (Fig. 5-11).

As anormalidades da forma do crânio na síndrome de Crouzon dependem da sutura envolvida, sendo a braquicefalia, a craniossinostose mais frequentemente associada a esta condição. A exoftalmia é um pré-requisito na Síndrome de Crouzon e é causada pela falta do crescimento anterior do temporal e dos ossos da base do crânio, levando à proeminência do globo ocular, que pode resultar em cegueira devido a aumento da pressão intracraniana.[129] Hipertelorismo é um achado frequente nos indivíduos afetados, devido à diminuição do crescimento das suturas esfenozigomáticas e esfenotemporais.

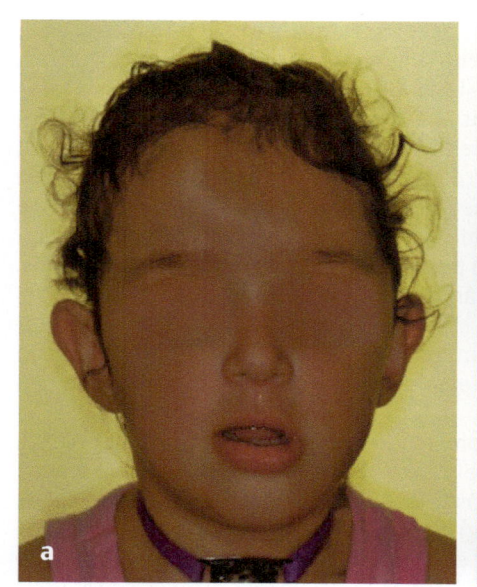

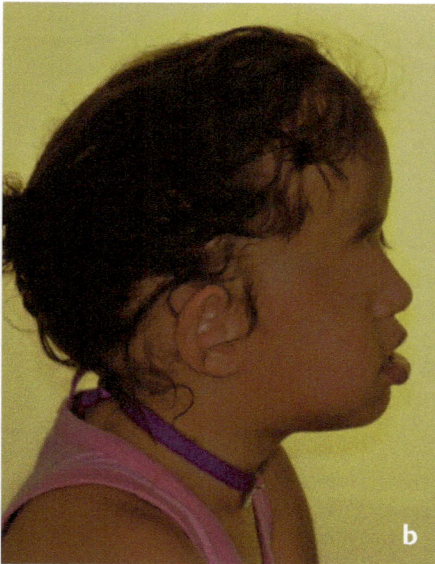

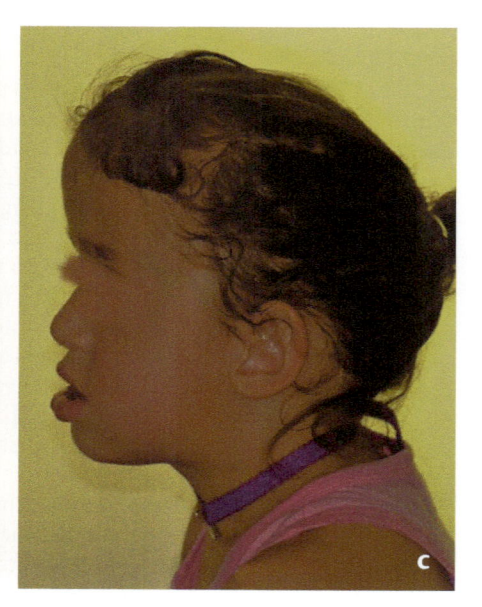

Fig. 5-11. Síndrome de Crouzon. (**a**) Imagem frontal. (**b,c**) Imagens laterais.

Na síndrome de Crouzon, a maxila é hipoplásica, o que causa um relativo prognatismo mandibular. O subdesenvolvimento da maxila é mais pronunciado na área pré-maxila, causando alterações dos dentes na região maxilar anterior[125,126] (Fig. 5-11).

Retardo mental leve pode estar presente nestes pacientes. Diversos fatores são implicados em seu desenvolvimento neuropsicológico, dentre eles a ocorrência de hipertensão intracraniana (HIC), cujo tratamento precoce determinaria um melhor desenvolvimento neuropsicomotor.[130,131] Fatores relacionados com o ambiente onde a criança está inserida e com os estímulos a que ela é submetida, podem ter um papel fundamental no seu desenvolvimento.[131] Outro importante fator a ser considerado é o desenvolvimento morfológico do sistema nervoso central, que pode apresentar diferentes tipos de alterações (malformações ventriculares, malformação de Chiari, agenesia de corpo caloso, entre outras).

Vários fatores podem alterar o desenvolvimento neuropsicomotor dos pacientes com síndrome de Crouzon. O primeiro fator discutido na literatura foi o papel fundamental da HIC, cuja incidência chega a 47% nas craniossinostoses por múltiplas suturas e 19% nos casos de craniossinostoses monossuturais.[133] Como esta elevação de pressão ocorre insidiosamente, vão atuando mecanismos de complacência cerebral, como deslocamento liquórico em direção ao espaço raquidiano e aumento do retorno venoso. Tais fatores associados às anomalias ósseas da base do crânio causam uma mudança em toda hemodinâmica cerebral, com prejuízo para a circulação encefálica e oxigenação cerebral, justificando um declínio no desenvolvimento mental,[134] que tardiamente se manifesta como déficit de atenção, dificuldade de aprendizado e mesmo alterações comportamentais.

Além da HIC, pacientes com SC podem apresentar obstrução respiratória, apneia obstrutiva do sono, dificuldades alimentares e devem ser tratados o mais cedo possível para prevenir complicações, como alterações do desenvolvimento neuropsicomotor, obstrução respiratória crítica e diminuição da acuidade visual.

Tratamento

O tratamento das craniossinostoses geralmente é cirúrgico e tem como objetivos principais corrigir a distorção craniana e evitar a progressão da deformidade craniofacial,[122,123] impedindo eventuais distúrbios cognitivos futuros, associados ou não, como ocorre em alguns casos, a um aumento da pressão intracraniana.

Para se evitarem os efeitos deletérios da HIC no desenvolvimento cerebral, preconiza-se a cirurgia precoce de remodelação craniana para as craniossinostoses sindrômicas, como Crouzon e Apert. A descompressão craniana deve ser realizada no primeiro ano de vida, sendo recomendada entre 6 a 9 meses de idade, ou antes, se houver evidências de HIC.[135] Postula-se que os pacientes com deformidades craniofaciais, tratadas precocemente, sofreriam menos trauma psicológico com relação à família e à sociedade em geral,[136] devido a uma melhor remodelação craniana.

Além de equipe neurocirúrgica treinada, torna-se fundamental uma equipe multidisciplinar habilitada para o manejo destas crianças, sendo que o sangramento intraoperatório, nos casos das reconstruções cranianas, é a principal complicação.

SÍNDROME DE APERT

A síndrome de Apert, também chamada de acrocefalossindactilia tipo 1, descrita por Apert (1906),[137] é caracterizada pela presença de craniossinostose de suturas da calota ou da base do crânio, hipertelorismo com exorbitismo, retrusão de face média e sindactilia simétrica de mãos e pés e outras malformações sistêmicas. Malformações de sistema nervoso central e hipertensão intracraniana são frequentemente observadas nesses pacientes. A craniossinostose é causada geralmente por fechamento precoce das suturas coronais (bilateral). Pode existir alargamento das suturas metópica e sagital nos primeiros meses de vida. Ocorre hipoplasia da maxila com prognatismo mandibular relativo, e pode ocorrer comprometimento auditivo (Fig. 5-12).

Epidemiologia/Genética

A Síndrome de Apert corresponde a 4,5% de todas as craniossinostoses.[138,139] A incidência, na literatura, tem sido estimada entre 1/160.000 e 1/55.000 nascidos vivos.[140]

A prevalência é maior entre filhos de pais com idade paterna avançada.[126] A síndrome de Apert resulta de mutação localizada no gene *FGFR2*, causada por substituição específica, envolvendo aminoácidos adjacentes. O diagnóstico é estabelecido clinicamente ou por testes genéticos de identificação da variante patogênica heterozigótica do *FGFR2*, na presença de características clínicas consistentes com síndrome de Apert.

Características Clínicas

Deformidades simétricas de mãos e pés, associadas à deformidade craniana, hipoplasia de face média, fenda palpebral antimongólica, implantação baixa de orelhas, deformidade nasal e prognatismo mandibular são as principais características clínicas.[141] Contudo, múltiplas anomalias têm sido descritas na síndrome de Apert, afetando órgãos internos e outras estruturas, como coluna espinhal, palato, além de anormalidades dentárias, anormalidades oculares, perda auditiva, obstrução respiratória multinível, anormalidades cardíacas e gastrointestinais, anormalidades do trato geniturinário e, ainda, achados neurológicos[142] (Fig. 5-12).

O crânio é acrocéfalo, e anomalias do corpo caloso, hipoplasia ou ausência do septo pelúcido, hipoplasia ou displasia do hipocampo e displasia do córtex cerebral são as malformações de sistema nervoso central mais frequentemente descritas.[143] Ventriculomegalia e malformações girais também são descritas.[143,144]

A sindactilia de tecido moles, associada ou não à sindactilia óssea (complexa), ocorre geralmente no segundo, terceiro e quarto dedos, sendo que o primeiro e o quinto dedos podem ou não estar envolvidos na fusão (Fig. 5-12c). Anormalidades anatômicas adicionais das mãos consistem em padrões anormais de veias e nervos, principalmente distal, ao nível do metacarpo, além de alterações de tendões e músculos. Tais variações anatômicas têm implicação no planejamento cirúrgico.[145] Alterações similares são encontradas nos pés (Fig. 5-12d), sendo estes sempre menos afetados que as mãos. Crianças com Apert geralmente andam mais tarde. O hálux pode ser bífido.[146]

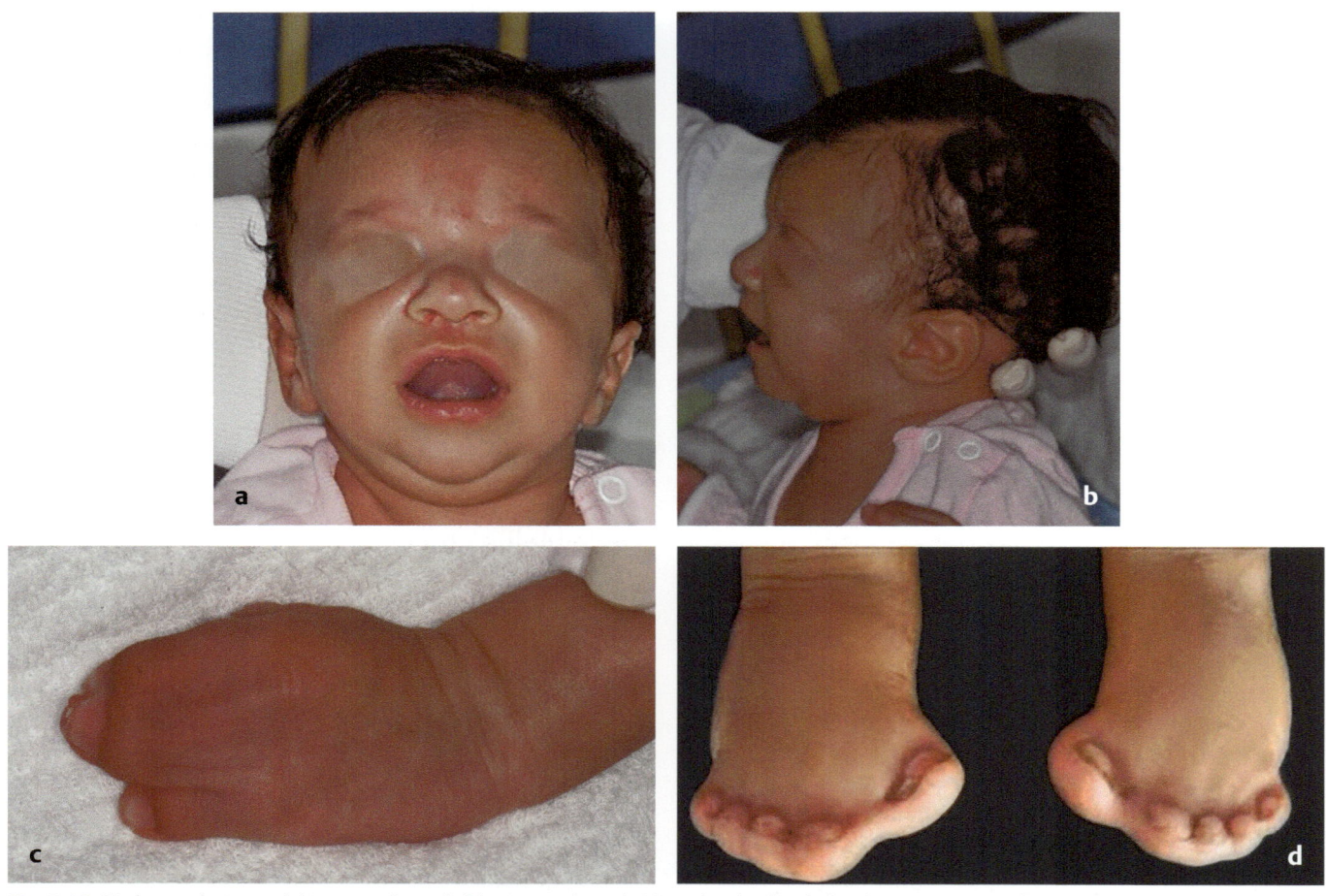

Fig. 5-12. Síndrome de Apert. (**a**) Imagem frontal. (**b**) Imagem lateral. (**c**) Sindactilia dos dedos das mãos. (**d**) Sindactilia dos dedos dos pés.

Manifestações Clínicas

Atraso do desenvolvimento neuropsicomotor e deficiência mental podem ocorrer nos pacientes com síndrome de Apert, em decorrência das malformações encefálicas, hipertensão intracraniana e/ou ambiente familiar.

As craniossinostoses, como Apert e Crouzon, são associadas à hipoplasia da face média, que pode estar presente nas três dimensões: sagital, vertical e transversal e pode resultar em restrição da via aérea ao nível da nasofaringe, levando à obstrução respiratória e/ou à apneia obstrutiva do sono. Estudos têm demonstrado alta prevalência de AOS nas craniossinostoses, variando de 30% a 40%.[135,147]

Existem algumas razões para pacientes com craniossinostoses apresentarem perdas auditivas, entre elas as otites médias com efusão[148,149] e as anormalidades congênitas da orelha interna ou média.[150] A perda auditiva pode ser um fator adicional para o atraso do desenvolvimento nessas crianças, que já possuem risco intrínseco aumentado.

Tratamento

O tratamento cirúrgico precoce de ambas as alterações faciais e cranianas (correção da craniossinostose e da retrusão da face média) diminui o efeito deletério do aumento da pressão intracraniana sobre as estruturas do sistema nervoso e permite o crescimento cranioencefálico harmonioso, minimizando a deficiência cognitiva.[140]

A descompressão craniana deve ser realizada no primeiro ano de vida, sendo recomendada entre 6 e 9 meses de idade, ou antes, se houver evidências de hipertensão intracraniana. A descompressão posterior é a primeira escolha para a expansão da calota craniana na síndrome Apert e Crouzon.[135] Acredita-se que a expansão occipital resulta em um maior volume intracraniano, comparado ao avanço fronto-orbitário. Deixar a região fronto-orbitária intocada no primeiro procedimento cirúrgico, diminui o risco de complicações do avanço monobloco realizado em estágios posteriores.[135] A distração Le Fort III, para corrigir a hipoplasia maxilar, incluindo exorbitismo, é tipicamente realizada entre 8 e 12 anos ou a partir dos 18 anos. Nos casos de apneia obstrutiva do sono grave e/ou grave exoftalmia com risco para visão, a distração Le Fort III pode ser realizada mais cedo. Em crianças menores de 6 anos, a distração monobloco é preferida, dependendo das cirurgias prévias.[135]

Tendo em vista a alta prevalência de AOS nas crianças com craniossinostose sindrômica, é mandatória a avaliação dessas crianças para AOS com o exame padrão-ouro, a polissonografia tipo I, indicada para aferir a ocorrência e a gravidade da AOS. Como múltiplos fatores podem causar AOS nas crianças com craniossinostose, a endoscopia de vias aéreas é indicada para determinar o nível da obstrução.

A escolha do tratamento da AOS baseia-se em sua gravidade, na idade do paciente, em fatores causais e outros possíveis problemas funcionais, como hipertensão intracraniana ou exorbitismo. Pode ser tratada por medidas não cirúrgicas, como tubo nasofaríngeo ou CPAP, ou cirurgicamente, com cirurgia craniofacial ou traqueostomia. O avanço das estruturas ósseas da face média pode aumentar o diâmetro da faringe.[151]

Com relação ao tratamento das alterações de extremidades, o objetivo do tratamento é tratar e prevenir infecções do leito ungueal, corrigir a posição e o comprimento do polegar e corrigir a sindactilia, separando os dedos. A infecção do leito ungueal é um importante problema em pacientes jovens com Síndrome de Apert requerendo intervenção precoce. Em geral, recomenda-se a separação dos dedos entre 6 e 18 meses.[152,153] Osteotomia corretiva dos polegares é recomendada posteriormente entre 4 a 9 anos.[152,154] Já, para as deformidades dos pés, geralmente calçados adaptados são suficientes para adequar a função, sem necessidade de tratamento cirúrgico.[155]

REFERÊNCIAS BIBLIOGRÁFICAS

1. Elliot MA, Studen-Pevovich DA, Ranalli DN. Prevalence of selected pediatric conditions in children with Pierre Robin sequence. Pediatr Dent. 1995;17:106-11.
2. Bush PG, Williams AJ. Incidence of the Robin anomalad (Pierre Robin syndrome). Br J Plast Surg. 1983;36:434-7.
3. Printzlau A, Andersen M. Pierre Robin sequence in Denmark: a retrospective population-based epidemiological study. Cleft Palate Craniofac J. 2004;41:47-52.
4. Robin P. La chute de la base de la langue considéreé comme une nouvele cause de gene dans la respiration nasopharyngienne. Bull Acad Natl Med. 1923;89:37-41.
5. Robin P. Glossoptosis due to atresia and hypotrophy of the mandible. Am J Dis Child. 1934;48:541-7.
6. Salmen ICM. Sequência de Robin: estudo retrospectivo dos lactentes internados no HRAC-USP. [Dissertação] Bauru: Hospital de Reabilitação de Anomalias Craniofaciais, Universidade de São Paulo; 2011.
7. Cohen Jr MM. The Robin anomalad: its nonspecificity and associated syndromes. J Oral Surg. 1976;34:587-93.
8. Pasyayan HM, Lewis MB. Clinical experience with the Robin sequence. Cleft Palate J. 1984;21:270-6.
9. Sher AE, Shprintzen RJ, Thorpy MJ. Endoscopic observations of obstructive sleep apnea in children with anomalous upper airways: predictive and therapeutic value. Int J Pediatr Otorhinolaryngol. 1986;11:135-46.
10. Sher AE. Mechanisms of airway obstruction in Robin sequence: implications for treatment. Cleft Palate Craniofac J. 1992;29:224-31.
11. Cohen Jr MM. Robin sequences and complexes: casual heterogeneity and pathogenetic/phenotypic variability. Am J Med Genet. 1999;84:311-15.
12. Marques IL, Sousa TV, Carneiro AF, Barbieri MA, Bettiol H, Gutierrez MR. Clinical experience with infants with Robin Sequence: a prospective study. Cleft Palate Craniofac J. 2001;38:171-8.
13. Smith MC, Senders CW. Prognosis of airway obstruction and feeding difficulty in the Robin sequence. Int J Pediatr Otorhinolaryngol. 2006;70:319-24.
14. Shprintzen RJ. The implications of the diagnosis of Robin sequence. Cleft Palate Craniofac J. 1992;29:205-9.
15. Cohen Jr MM. Syndromology's message for craniofacial biology. J Maxilofac Surg. 1979;7:89-109.
16. Cohen Jr MM. The child with multiple birth defects. New York: Raven Press. 1982.
17. Sadewitz VL. Robin sequence: changes in thinking leading to changes in patient care. Cleft Palate Craniofac J. 1992;29:246-53.
18. Marques IL, Barbieri MA, Bettiol H. Etiopathogenesis of isolated Robin sequence. Cleft Palate Craniofac J. 1998;35:517-25.
19. Jakobsen LP, Knudsen MA, Lespinasse J, García Ayuso C, Ramos C, Fryns JP, et al. The genetic basis of the Pierre Robin sequence. Cleft Palate Craniofac J. 2006;43:155-9.
20. Jakobsen LP, Ullman R, Christensen SB, Jensen KE, Molsted K, Henriksen KF, et al. Pierre Robin sequence may be caused by dysregulation of SOX9 and KCNJ2. J Med Genet. 2007;44:381-6.
21. Souza TV, Marques IL, Carneiro AF, Bettiol H, Freitas JA. Nasopharyngoscopy in Robin sequence: clinical and predictive value. Cleft Palate Craniofac J. 2003;40:618-23.
22. Marques IL, Souza TV, Carneiro AF, Peres SP, Barbieri MA, Bettiol H. Sequência de Robin- Protocolo único de tratamento. J Pediatr. 2005;81:14-22.
23. Cozzi F, Pierro A. Glossoptosis-apnea syndrome in infancy. Pediatrics. 1985;75:836-43.
24. Bassett AS, Chow EW, Husted J, Weksberg R, Caluseriu O, Webb GD, et al. Clinical features of 78 adults with 22q11 Deletion Syndrome. Am J Med Genet A. 2005;138:307-13.
25. Nassar E, Marques IL, Trindade AS Jr, Bettiol H. Feeding-facilitating techniques for the nursing infant with Pierre Robin sequence. Cleft Palate Craniofac J. 2006;43:55-60.
26. Lidsky ME, Lander TA, Sidman JD. Resolving feeding difficulties with early airway intervention in Pierre Robin sequence. Laryngoscope. 2008;118:120-3.
27. Fletcher MM, Blum SL, Blanchard CL. Pierre Robin syndrome pathophysiology of obstructive episodes. Laryngoscope. 1969;79:547-59.
28. Baudon JJ, Renault F, Goutet JM, Flores-Guevara R, Soupre V, Gold F, et al. Motor dysfunction of the upper digestive tract in Pierre Robin sequence as assessed by sucking-swallowing electromyography and esophageal manometry. J Pediatr. 2002;140:719-23.
29. Baujat G, Faure C, Zauche A, Viarme F, Couly G, Abadie V. Oroesophageal motor disorders in Pierre Robin syndrome. J Pediatr Gastroenterol Nutr. 2001;32:297-302.
30. Cozzi F. Glossoptosis as cause of apnoeic spells in infants with choanal atraesia. Lancet. 1977;2:830-1.
31. Konno A, Hoshino T, Togawa K. Influence of upper airway obstruction by enlarged tonsils and adenoids upon recurrent infection of lower airway in childhood. Laryngoscope. 1980;90:1709-16.
32. Marques IL, Monteiro LC, de Souza L, Bettiol H, Sassaki CH, de Assumpção Costa R. Gastroesophageal reflux in severe cases of Robin sequence treated with nasopharyngeal intubation. Cleft Palate Craniofac J. 2009;46:448-53.
33. Freeman MK, Manners JM. Cor pulmonale and the Pierre Robin anomaly. Airway management with a nasopharyngeal tube. Anaesthesia. 1980;35:282-6.
34. Bull MJ, Givan DC, Sadove AM, Bixler D, Hearn D. Improved outcome in Pierre Robin sequence: effect of multidisciplinary evaluation and management. Pediatrics. 1990;86:294-301.
35. Singer L, Sidoti EG. Pediatric management of Robin sequence. Cleft Palate Craniofac J. 1992;29:220-3.
36. Stickler GB, Belau PG, Farrel FJ, Jones JD, Pugh DG, Steinberg AG, et al. Hereditary progressive arthro-ophthalmopathy. Mayo Clin Proc. 1965;40:433-55.
37. Temple IK. Stickler's syndrome. J Med Genet. 1989;26:119-26.
38. Snead MP, Yates JR. Clinical and molecular genetics of Stickler syndrome. J Med Genet. 1999;36:353-9.
39. Palheta-Neto FX, Silva DL, Almeida HG, D'Oliveira MS, Neiva MM, Pezzin-Palheta AC. Síndrome de Stickler: aspectos gerais. Pediatr Mod. 2008;44:235-40.

40. Stickler GB, Pugh DG. Additional observations on vertebral abnormalities, a hearing defect, and a report of a similar case. Mayo Clin Proc. 1967;42:495-500.
41. Ahmad NN, Dimascio J, Knowlton RG, Tasman WS. Stickler syndrome: a mutacional in the nohelical 3'end of tape II procollagen gene. Archote Opthalmol. 1995;113:1454-7.
42. Richards AJ, Yates JR, Williams R, Payne SJ, Pope FM, Scott JD, et al. A family with Stickler syndrome type 2 has a mutation in the COL11A1 gene resulting in the substitution of glycine 97 by valine in alpha 1 (XI) collagen. Hum Mol Genet. 1996;5:1339-43.
43. Faber J, Winterpacht A, Zabel B, Gnoinski W, Schinzel A, Steinmann B, et al. Clinical variability of Stickler syndrome with a COL2A1 haploinsufficiency mutacional: implications for genetic counseling. J Med Genet. 2000;37:318-20.
44. Stickler GB, Hughes W, Houchin P. Clinical features of hereditary progressive arthro-ophthalmopathy (Stickler syndrome): a survey. Genet Med. 2001;3:192-6.
45. Jones KL. Smith's recognizable parts of human malformation. 5. ed. Philadelphia: Saunders; 1997.
46. Optiz JM, France T, Herrmann J, Spranger JW. The Stickler syndrome. N Engl J Med. 1972;286:546-7.
47. Lucarini JW, Liberfarb RM, Eavey RD. Otolaryngological manifestations of The Stickler syndrome. Int J Otorhinolaryngol. 1987;14:215-22.
48. Gonçalves-Paula R, Alonso N, Curado-Fleury TA, Paula TMG, de Rosis RG, de Rosis RG, et al. Relação entre sequência de Robin e síndrome de Stickler: importância do diagnóstico precoce. Rev Bras Cir Craniomaxilofac. 2010;13:132-8.
49. Marques IL, Sousa TV, Carneiro AF. Large experience with infants with Robin sequenciei: a prospective study on 159 cases. In: Lilja J (Ed.). Transections 9th International Congress on Cleft Palate and Related Anomalies. 2001 June 25-29; Goteborg, Sweden; 2001. p. 81-7.
50. Popkin JS, Polomeno RC. Stickler's syndrome (hereditary progressive arthro-ophthalmopathy). Canadian Med Association J. 1974;111:1071-6.
51. Weingeist TA, Hermsen V, Hanson JW, Bumsted RM, Weinstein SL, Olin WH. Ocular and systemic manifestations of Stickler's syndrome: a preliminary report. Birth Defects Orig Artic Ser. 1982;18:539-60.
52. Marques IL, Peres SP, Bettiol H, Barbieri MA, Andrea M, Souza L. Growth of children with isolated Robin sequence treated by nasopharyngeal intubation: the importante of a hypercaloric diet. Cleft Palate Craniofac. 2004;41:53-8.
53. Herrmann J, France TD, Spranger JW, Opitz JM, Wiffler C. The Stickler syndrome (hereditary arthroophthalmopathy). Birth Defects Orig Artic Ser. 1975;11:76-103.
54. Nowak CB. Genetics and hearing loss: a review of Stickler syndrome. J Commun Disord. 1998;31:437-54.
55. Gorlin RJ, Cohen NM Jr, Hennekam R. Syndromes of head & neck. 4. ed. New York: Oxford University Press. 2001.
56. Brown DM, Nichols BE, Weingeist TA, Sheffield VC, Kimura AE, Stone EM. Procollagen II gene mutation in Stickler Syndrome. Arch Ophthalmol. 1992;110:1589-93.
57. Zlotogora J, Sagi M, Schuper A, Leiba H, Merin S. Variability of Stickler syndrome. Am J Med Genet. 1992;42:337-9.
58. Wilson MC, McDonald-McGinn DM, Quinn GE, Markowitz GD, LaRossa D, Pacuraru AD, et al. Long-term follow-up of ocular findings in children with Stickler's syndrome. Am J Ophthalmol. 1996;122:727-28.
59. Zechi RM. Estudo genético-clínico em pacientes portadores da sequência de Pierre Robin. [Dissertação] Botucatu: Instituto de Biociências, Universidade Estadual Paulista. 1998.
60. Giedion A, Brandner M, Lecannellier J, Muhar U, Prader A, Sulzer J, et al. Otospondylo-megaephiphyseal dysplasia (OSMED). Helv Paediat Acta. 1982;37:361-80.
61. Williams AJ, Williams MA, Walker CA, Bush PG. The Robin anomalad (Pierre Robin syndrome) -- a follow up study. Arch Dis Child. 1981;56:663-8.
62. Rosa FMR, Zen PRG, Roman T, Graziadio C, Paskulin A. Síndrome de deleção 22q11.2: compreendendo o CATCH 22. Rev Paul Pediatr. 2009;27:211-20.
63. DiGeorge AM. Congenital absence of the thymus and its immunologic consequences: concurrence with congenital hypothyroidism. Birth Defects. 1968;4:116-21.
64. Shprintzen RJ. Velo-cardio-facial syndrome. In: Cassidy SB, Allanson J (Eds.). Management of genetic syndromes. New York: Wiley; 2005, p.495-517.
65. Wilson DI, Britton SB, McKeown C, Kelly D, Cross IE, Strobel S, et al. Noonan's and DiGeorge syndromes with monosomy 22q11. Arch Dis Child. 1993;68:187-9.
66. Bassett AS, Hodkingson K, Chow EW, Correia S, Scutt LE, Weksberg R. 22q11 deletion syndrome in adults with schizophrenia. Am J Med Genet. 1998;81:328-37.
67. Goodship J, Cross I, LiLing J, Wren C. A population study of chromosome 22q11 deletions in infancy. Arch Dis Child. 1998;79:348-351.
68. Botto LD, May K, Fernhoff PM, Correa A, Coleman K, Rasmussen SA, et al. A population-based study of the 22q11.2 deletion: phenotype, incidence, and contribution to major birth defects in the population. Pediatrics. 2003;112:101-7.
69. Ryan AK, Goodship JA, Wilson DI, Philip N, Levy A, Seidel H et al. Spectrum of clinical features associated with interstitial chromosome 22q11 deletions: a European collaborative study. J Med Genet. 1997;34:798-804.
70. Thomas JA, Graham JM Jr. Chromosomes 22q11 deletion syndrome: an update and review for the primary pediatrician. Clin Pediatr (Phila). 1997;36:253-66.
71. Robin NH, Shprintzen RJ. Defining the clinical spectrum of deletion 22q11.2. J Pediatr. 2005;14:90-6.
72. Horenstein S, Ardinger R, Ardinger H. Velocardiofacial syndrome. 2020. Disponível em: http://www.emedicine.com/Ped/topic2395.htm. Acesso em: 12 de julho 2021.
73. Oskarsdóttir S, Persson C, Eriksson BO, Fasth A. Presenting phenotype in 100 children with the 22q11 deletion syndrome. Eur J Pediatr. 2005;164:146-153.
74. Rosa RF, Pilla CB, Pereira VL, Flores JA, Golendziner E, Koshiyama DB, et al. 22q11.2 deletion syndrome in patients admitted to a cardiac pediatric intensive care unit in Brazil. Am J Med Genet A. 2008;146A:1655-61.
75. Digilio MC, Marino B, Giannotti A, Dallapiccola B. Search for 22q11 deletion in non-syndromic conotruncal cardiac defects. Eur J Pediatr. 1996;155:619-20.
76. Goldmuntz E, Clark BJ, Mitchell LE, Jawad AF, Cuneo BF, Reed L et al. Frequency of 22q11 deletions in patients with conotruncal defects. J Am Coll Cardiol. 1998;32:492-8.
77. Cohen E, Chow EW, Weksberg R, Bassett AS. Phenotype of adults with the 22q11 deletion syndrome: a review. Am J Med Genet. 1999;86:359-65.
78. McDonald-McGinn DM, Kirschner R, Goldmuntz E, Sullivan K, Eicher P, Gerdes M et al. The Philadelphia story: the 22q11.2 deletion: report on 250 patients. Genet Couns. 1999;10:11-24.
79. Taylor SC, Morris G, Wilson D, Davies SJ, Gregory JW. Hypoparathyroidism and 22q11 deletion syndrome. Arch Dis Child. 2003;88:520-2.
80. Hay BN. Deletion 22q11: spectrum of associated disorders. Semin Pediatr Neurolol. 2007;14:136-9.
81. Kobrynski LJ, Sullivan KE. Velocardiofacial syndrome, DiGeorge syndrome: the chromosome 22q11.2 Deletion syndromes. Lancet. 2007;370:1443-52.

82. Perez E, Sullivan KE. Chromosome 22q11.2 deletion syndrome (DiGeorge and Velocardiofacial syndromes). Curr Opin Pediatr. 2002;14:678-83.
83. Cuneo BF. 22q11.2 deletion syndrome: DiGeorge, velocardiofacial, and conotruncal anomaly face syndromes. Curr Opin Pediatr. 2001;13:465-72.
84. Bashir MA, Hodgkinson PD, Montgomery T, Splitt M. 22q11 Deletion in children with cleft lip and palate - is routine screening justified? J Plast Reconstr Aesthetic Surg. 2008;61:130-2.
85. Habel A, Herriot R, Kumararatne D, Allgrove J, Baker K, Baxendale H, et al. Towards a safety net for management of 22q11.2 deletion syndrome: guidelines for our times. Eur J Pediatr. 2014;173:757-65.
86. Vieira TP, Monteiro FP, Sgardioli IC, Souza J, Fett-Conte AC, Monlleó IL, et al. Clinical features in patients with 22q11.2 deletion syndrome ascertained by palatal abnormalities. Cleft Palate Craniofac J. 2015;52:411-16.
87. Burt I. Craniofacial dysmorphology and hypondontia in 22q11.2 deletion syndrome. Marmara Dental Journal. 2013;1:29-34.
88. Kulan P, Pekiner FN, Akyüz S. Oral manifestation and dental management of CATCH 22 syndrome. Marmara Dental Journal. 2013;1:46-8.
89. Posnick JC, Tiwana PS, Costello BJ. Treacher Collins syndrome: comprehensive evaluation and and treatment. Oral Maxillofac Surg Clin North Am. 2004;16:503-23.
90. Collins ET. Cases with symmetrical congenital notches in the outer part of each lid and defective development of the malar bones. Trans Ophthalmol Soc U K. 1900;20:190-2.
91. Franceschetti A, Klein D. The mandibulofacial dysostosis; a new hereditary syndrome. Acta Ophthalmol (Copenh). 1949;27:143-224.
92. Vincent M, Geneviève D, Ostertag A, Marlin S, Lacombe D, Martin-Coignard D, et al. Treacher Collins syndrome: a clinical and molecular study based on a large series of patients. Genet Med. 2016;18:49-56.
93. Dixon MJ. Treacher Collins syndrome. J Med Genet. 1995;32:806-8.
94. Cunningham ML. Book Review: Syndromes of the head and neck.In: Gorlin RJ, Cohen MM, Hennekam RCM. 4. ed.. Am J Med Genet. 2002;113:312.
95. Ahmed MK, Ye X, Taub PJ. Review of the genetic basis of jaw malformations. J Pediatr Genet. 2016;5:209-19.
96. Aljerian A, Gilardino MS. Treacher Collins Syndrome. Clin Plast Surg. 2019;46:197-205.
97. Terner JS, Travieso R, Chang C, Bartlett SP, Steinbacher DM. An analysis of mandibular volume in Treacher Collins syndrome. Plast Reconstr Surg. 2012;129:751e-753e.
98. Peterson-Falzone S, Pruzansky S. Cleft palate and congenital palatopharyngeal incompetency in mandibulofacial dysostosis: frequency and problems in treatment. Cleft Palate J. 1976;13:354-60.
99. Teber OA, Gillessen-Kaesbach G, Fischer S, Böhringer S, Albrecht B, Albert A, et al. Genotyping in 46 patients with tentative diagnosis of Treacher Collins syndrome revealed unexpected phenotypic variation. Eur J Hum Genet. 2004;12:879-90.
100. Vincent M, Collet C, Verloes A, Lambert L, Herlin C, Blanchet C, et al. Large deletions encompassing the TCOF1 and CAMK2A genes are responsible for Treacher Collins syndrome with intellectual disability. Eur J Hum Genet. 2014;22:52-56.
101. Hertle RW, Ziylan S, Katowitz JA. Ophthalmic features and visual prognosis in the Treacher-Collins syndrome. Br J Ophthalmol. 1993;77:642-5.
102. Trainor PA, Dixon J, Dixon MJ. Treacher Collins syndrome: etiology, pathogenesis and prevention. Eur J Hum Genet. 2009;17:275-283.
103. Dauwerse JG, Dixon J, Seland S, Ruivenkamp CA, van Haeringen A, Hoefsloot LH, et al. Mutations in genes encoding subunits of RNA polymerases I and III cause Treacher Collins syndrome. Nat Genet. 2011;43:20-22.
104. Chang CC, Steinbacher DM. Treacher collins syndrome. Semin Plast Surg. 2012;26:83-90.
105. Posnick JC, al-Qattan MM, Moffat SM, Armstrong D. Cranio-orbitozygomatic measurements from standard CT scans in unoperated Treacher Collins syndrome patients: comparison with normal controls. Cleft Palate Craniofac J. 1995;32:20-22.
106. Kobus K, Wójcicki P. Surgical treatment of Treacher Collins syndrome. Ann Plast Surg. 2006;56:549-554.
107. Plomp RG, Versnel SL, van Lieshout MJ, Poublon RM, Mathijssen IM. Long-term assessment of facial features and functions needing more attention in treatment of Treacher Collins syndrome. J Plast Reconstr Aesthet Surg. 2013;66:e217-e226.
108. Ali-Khan S, Runyan C, Nardini G, Shetye P, Staffenberg D, McCarthy JG et al. Treacher Collins syndrome and tracheostomy: decannulation using mandibular distraction osteogenesis. Ann Plast Surg. 2018;81:305-310.
109. Ma X, Forte AJ, Berlin NL, Alonso N, Persing JA, Steinbacher DM. Reduced three-dimensional nasal airway volume in treacher collins syndrome and its association with craniofacial morphology. Plast Reconstr Surg. 2015;135:885e-894e.
110. Ribeiro AA, Smith FJ, Nary Filho H, Trindade IEK, Tonello C, Trindade-Suedam IK. Three-Dimensional Upper Airway Assessment in Treacher Collins Syndrome. Cleft Palate Craniofac J. 2020;57:371-7.
111. Cohen J, Ghezzi F, Gonçalves L, Fuentes JD, Paulyson KJ, Sherer DM. Prenatal sonographic diagnosis of Treacher Collins syndrome: a case and review of the literature. Am J Perinatol. 1995;12:416-19.
112. Chong DK, Murray DJ, Britto JA, Tompson B, Forrest CR, Phillips JH. A cephalometric analysis of maxillary and mandibular parameters in Treacher Collins syndrome. Plast Reconstr Surg. 2008;121:77e-84e.
113. Plomp RG, Bredero-Boelhouwer HH, Joosten KF, Wolvius EB, Hoeve HL, Poublon RM, et al. Obstructive sleep apnoea in Treacher Collins syndrome: prevalence, severity and cause. Int J Oral Maxillofac Surg. 2012;41:696-701.
114. Rachmiel A, Emodi O, Aizenbud D. Management of obstructive sleep apnea in pediatric craniofacial anomalies. Ann Maxillofac Surg. 2012;2:111-15.
115. Plomp RG, Joosten KF, Wolvius EB, Hoeve HL, Poublon RM, van Montfort KA, et al. Screening for obstructive sleep apnea in Treacher-Collins syndrome. Laryngoscope. 2012;122:930-4.
116. Watters KF. Tracheostomy in infants and children. Respir Care. 2017;62:799-825.
117. Tahiri Y, Viezel-Mathieu A, Aldekhayel S, Lee J, Gilardino M. The effectiveness of mandibular distraction in improving airway obstruction in the pediatric population. Plast Reconstr Surg. 2014;133:352e-359e.
118. Renier D, Arnaud E, Marchac D. Craniostenoses: Introduction. Neurochirurgie. 2006;52:149-50.
119. Renier D, Arnaud E, Marchac D. Les craniostenoses: Physiopathologie. Neurochirurgie. 2006;52:195-9.
120. Fjørtoft MI, Sevely A, Boetto S, Kessler S, Sarramon MF, Rolland M. Prenatal diagnosis of craniosynostosis: value of MR imaging. Neuroradiology. 2007;49:515-21.
121. Simanovsky N, Hiller N, Koplewitz B, Rozovsky K. Effectiveness of ultrasonographic evaluation of the cranial sutures in children with suspected craniosynostosis. Eur Radiol. 2009;19:687-92.

122. Renier D, Arnaud E, Marchac D. Classification des craniosténoses [Classification of craniosynostosis]. Neurochirurgie. 2006;52:200-27.
123. Massimi L, Caldarelli M, Tamborina G, Paternoster G, Di Rocco C. Isolated sagital craniosynostosis: definition, classification and surgical indications. Childs Nerv Syst. 2012;28:1311-17.
124. Zanini SA. Apert, Crouzon e Pfeiffer. In: Zanini AS (Ed.). Cirurgia craniofacial: malformações. Rio de Janeiro: Revinter. 2000. p.269-76.
125. Singer SL, Walpole I, Brogan WF, Goldblatt J. Dentofacial features of a family with Crouzon Syndrome. Case reports. Aust Dent J. 1997;42:11-17.
126. Pharaoh W. Oral radiology principles & interpretation. 5. ed. Mosby: Elsevier. 2005.
127. Carinci F, Pezzetti F, Locci P, Becchetti E, Carls F, Avantaggiato A, et al. Apert and Crouzon syndromes: clinical findings, genes and extracellular matrix. J Craniofac Surg. 2005;16:361-8.
128. Zanini AS (Ed). Cirurgia craniofacial: malformações. Rio de Janeiro: Revinter. 2000.
129. Samatha Y, Vardhan TH, Kiran AR, Sankar AJ, Ramakrishna B. Familial Crouzon syndrome. Contemp Clin Dent. 2010;1:277-80.
130. Perosa GB. Desenvolvimento intelectual e craniossinostose. In: Zanini AS (Ed.). Cirurgia craniofacial: malformações. Rio de Janeiro: Revinter. 2000. p.145-52.
131. Yacubian-Fernandes A, Ducati LG, Silva MV, Abramides DVM, Perosa GB, Palhares A, et al. Síndrome de crouzon: fatores envolvidos no desenvolvimento neuropsicológico e na qualidade de vida. Arq Neuropsiquiatr. 2007;65:467-71.
132. Yacubian-Fernandes A. Apert syndrome: skull abnormalities, brain malformations, neuropsychological evaluation and timing for surgery. Arq Neuro-Psiquiatr. 2002;60:685-8.
133. Renier D, Sainte-Rose C, Marchac D, Hirsch JF. Intracranial pressure in craniostenosis. J Neurosurg. 1982;57:370-7.
134. Gabarra RC. Hipertensão intracraniana nas craniossinostoses. In: Zanini AS (Ed.). Cirurgia craniofacial: malformações. Rio de Janeiro: Revinter. 2000. p.155-60.
135. Mathijssen IM. Guideline for care of patients with the diagnoses of craniosynostosis: working group on craniosynostosis. J Craniofac Surg. 2015;26:1735-1807.
136. McCarthy JG, Epstein F, Sadove M, Grayson B, Zide B. Early surgery for craniofacial synostosis: an 8-year experience. Plast Reconstr Surg. 1984;73:521-33.
137. Apert E. De l'acrocéphalosyndactylie. Bull Soc Méd Hôp (Paris). 1906;23:130.
138. Cohen Jr MM, Kreiborg S, Lammer EJ, Cordero JF, Mastroiacovo P, Erickson JD, et al. Birth prevalence study of the Apert syndrome. Am J Med Genet. 1992;42:655-9.
139. Park WJ, Theda C, Maestri NE, Meyers GA, Fryburg JS, Dufresne C, et al. Analysis of phenotypic features and FGFR2 mutations in Apert syndrome. Am J Hum Genet. 1995;57:321-8.
140. Renier D, Arnaud E, Cinalli G, Sebag G, Zerah M, Marchac D. Prognosis for mental function in Apert's syndrome. J Neurosurg. 1996;85:66-72.
141. Kreiborg S, Aduss H, Cohen MM Jr. Cephalometric study of the Apert syndrome in adolescence and adulthood. J Craniofac Genet Dev Biol. 1999;19:1-11.
142. Regezi J, Sciubba J, Jordan R. Oral pathology, Clinical Pathologic Correlations. 4. ed. USA: Saunders, Elsevier; 2003.
143. Cohen Jr MM, Kreiborg S. The central nervous system in the Apert syndrome. Am J Med Genet. 1990;35:36-45.
144. Hanieh A, David DJ. Apert's syndrome. Childs Nerv Syst. 1993;9:289-91.
145. Upton J. Classification and pathologic anatomy of limb anomalies. Clin Plast Surg. 1991;18:321-55.
146. Anderson PJ, Hall CM, Evans RD, Hayward RD, Jones BM. The feet in Apert's syndrome. J Pediatr Orthop. 1999;19:504-7.
147. Rasmussen SA, Yazdy MM, Frías JL, Honein MA. Priorities for public health research on craniosynostosis: summary and recommendations from a Centers for Disease Control and Prevention-sponsored meeting. Am J Med Genet A. 2008;146A:149-58.
148. Gould HJ, Caldarelli DD. Hearing and otopathology in Apert syndrome. Arch Otolaryngol. 1982;108:347-9.
149. Zhou G, Schwartz LT, Gopen Q. Inner ear anomalies and conductive hearing loss in children with Apert syndrome: an overlooked otologic aspect. Otol Neurotol. 2009;30:184-9.
150. Church MW, Parent-Jenkins L, Rozzelle AA, Eldis FE, Kazzi SN. Auditory brainstem response abnormalities and hearing loss in children with craniosynostosis. Pediatrics. 2007;119:e1351-e1360.
151. Nout E, Cesteleyn LL, van der Wal KG, van Adrichem LN, Mathijssen IM, Wolvius EB. Advancement of the midface, from conventional Le Fort III osteotomy to Le Fort III distraction: review of the literature. Int J Oral Maxillofac Surg. 2008;37:781-9.
152. Fereshetian S, Upton J. The anatomy and management of the thumb in Apert syndrome. Clin Plast Surg. 1991;18:365-80.
153. Dao KD, Shin AY, Kelley S, Wood VE. Synostosis of the ring-small finger metacarpal in Apert acrosyndactyly hands: incidence and treatment. J Pediatr Orthop. 2001;21:502-7.
154. Fearon JA. Treatment of the hands and feet in Apert syndrome: an evolution in management. Plast Reconstr Surg. 2003;112:1-12.
155. Mah J, Kasser J, Upton J. The foot in Apert syndrome. Clin Plast Surg. 1991;18:391-397.

PROTOCOLOS ODONTOPEDIÁTRICOS

Cleide Felício de Carvalho Carrara ▪ Gisele da Silva Dalben ▪ Beatriz Costa
Thais Marchini de Oliveira ▪ Maria Aparecida de Andrade Moreira Machado

FATORES DE RISCO ASSOCIADOS À CÁRIE DENTÁRIA E ORIENTAÇÕES PREVENTIVAS – DO BEBÊ AO ADOLESCENTE

A reabilitação de pacientes com fissura labiopalatina está diretamente relacionada com a condição bucal, pré-requisito para a realização das cirurgias reparadoras que necessitam de um ambiente sem infecção para um resultado satisfatório. A fissura labiopalatina é uma condição que pode influenciar a saúde bucal em crianças. A anatomia da área da fissura, incluindo anomalias dentárias de forma, estrutura, número e posição, bem como a presença de fibrose cicatricial secundária à cirurgia labial reparadora podem impedir a higiene oral adequada e, portanto, aumentar o risco de cárie dentária[1,2] (Fig. 6-1). Evidências sugerem que crianças com fissura labiopalatina apresentam elevada incidência de cárie dentária e de cavidades não tratadas, especialmente na dentição decídua[1-4] (Fig. 6-2).

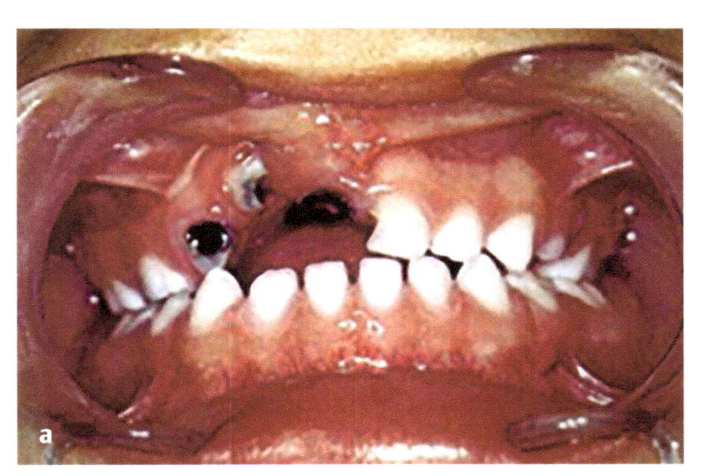

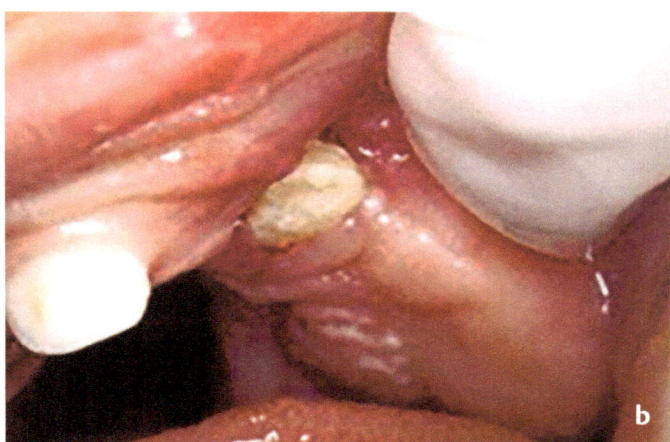

Fig. 6-1. (a,b) A anatomia da área da fissura e a presença de fibrose cicatricial contribuem para aumentar o risco de cárie dentária.

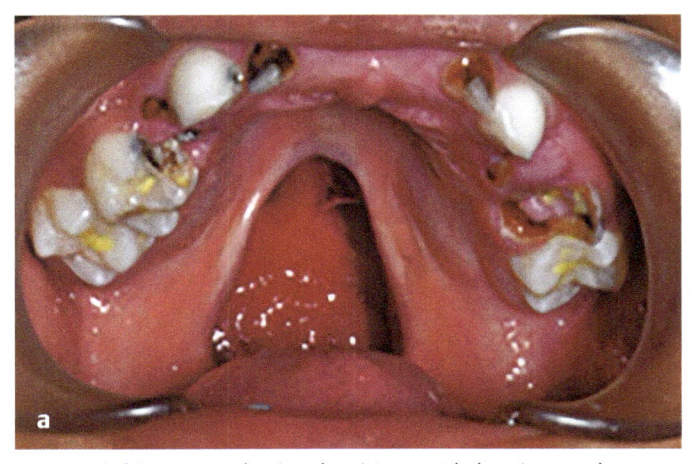

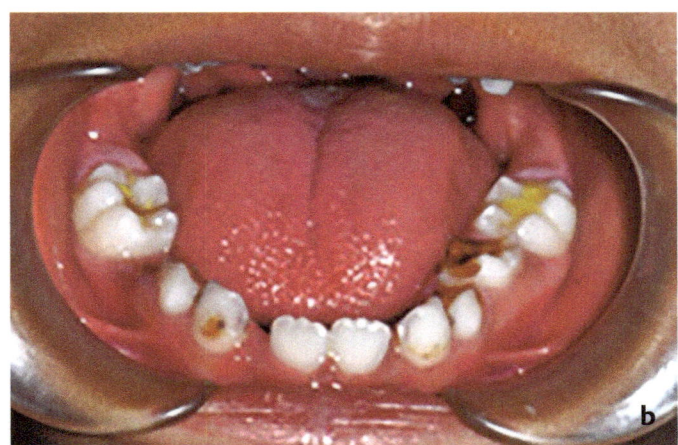

Fig. 6-2. (a,b) Presença de cárie dentária e cavidades não tratadas.

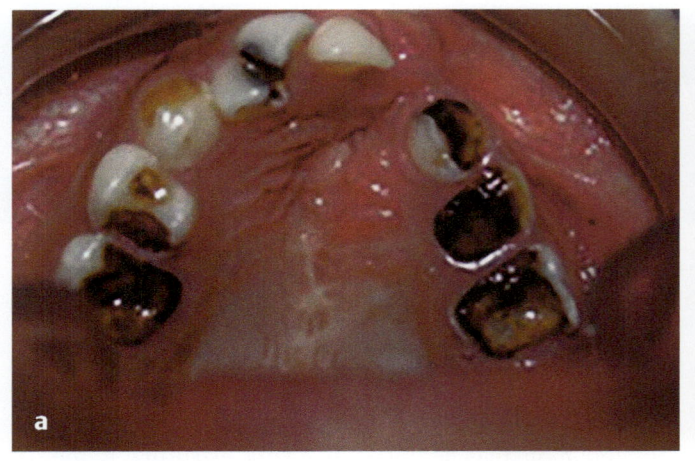

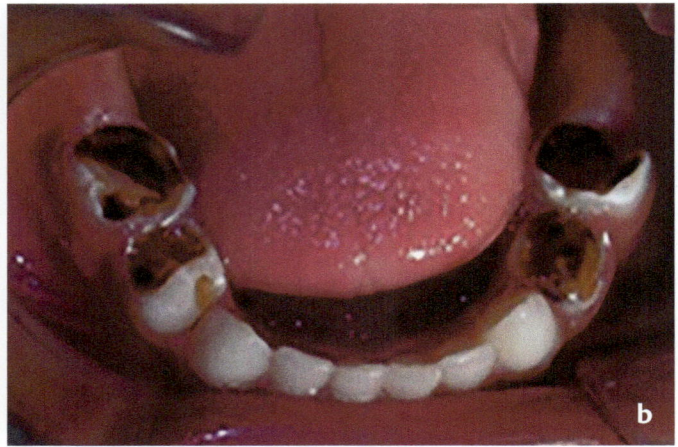

Fig. 6-3. (a,b) Presença de cárie dentária por higiene bucal inadequada.

O tratamento das fissuras labiopalatinas requer a participação de uma equipe inter e multidisciplinar e deve se iniciar logo após o nascimento, prolongando-se até a idade adulta. Na reabilitação odontológica, a odontopediatra é a área responsável pelas orientações de saúde bucal e tratamento das alterações dentárias, e o profissional deve estar capacitado para acompanhar a criança com fissura labiopalatina desde os primeiros meses de vida até o estabelecimento da dentição permanente e do crescimento craniofacial. Os cuidados com a higiene bucal podem ser iniciados logo após a irrupção dos primeiros dentes. A escovação dentária deve ser realizada para prevenir doenças bucais, tais como cárie dentária (Fig. 6-3) e gengivite, prejudiciais à evolução do processo reabilitador. O dentifrício fluoretado deve ser utilizado com cautela para evitar o risco de fluorose. Atenção especial deve ser dada aos dentes em posição ectópica, dentes supranumerários, com alteração de forma ou estrutura, na área da fissura, dificultando a limpeza durante a escovação. Cabe ao profissional odontopediatra educar, motivar e orientar os pais sobre a necessidade de manter a saúde bucal de seus filhos para o sucesso do processo reabilitador.

A dieta do paciente com fissura labiopalatina constitui fator de risco para a cárie dentária e orientação adequada deve ser dada aos pais. Cuidado muito importante diz respeito à introdução precoce do açúcar na dieta, hábito adotado por alguns pais visando o ganho de peso, como requisito para a realização das cirurgias reparadoras primárias.[5] Idealmente, deve-se atrasar ao máximo o primeiro contato com o açúcar, com alimentos industrializados e ultraprocessados, pois assim a criança estará incorporando hábitos dietéticos saudáveis. Recomenda-se o consumo de alimentos saudáveis, prioritariamente "in natura", com boas condições de higiene.[6]

O aspecto emocional precisa ser considerado nos familiares de crianças com fissura labiopalatina, que pode gerar atitudes de negligência quanto à higiene bucal, por receio de manipular a cavidade oral da criança, poupando-a de procedimentos desagradáveis.

O profissional odontopediatra deve ter como prioridade a atenção constante à higiene bucal de crianças com fissura labiopalatina, por meio de programas educativos e preventivos que visem o controle de placa bacteriana. Há uma necessidade clara de melhorar os cuidados de higiene bucal das crianças com fissura labiopalatina, mas poucos estudos foram focados em abordagens preventivas específicas.[7] Desenvolvimento de dispositivos especialmente concebidos para a higiene da área da fissura e implementação de programas padronizados de prevenção e controle visando educação, motivação e prevenção contribuiria para melhorar a saúde bucal em crianças com fissura labiopalatina.

ALTERAÇÕES DENTÁRIAS EM CRIANÇAS COM FISSURA LABIOPALATINA

Embriologicamente, existe uma estreita relação entre o desenvolvimento da fissura labiopalatina e dos germes dentários, no que se refere ao tempo de formação e à posição anatômica. Na vida intrauterina, os eventos mais críticos de formação do lábio, do palato e dos dentes ocorrem quase simultaneamente,[8] o que aumenta o risco de distúrbios da dentição nos indivíduos com essas malformações.

Portanto, a ocorrência de anomalias dentárias nos pacientes com fissura labiopalatina é maior do que na população geral,[9] sendo essa diferença restrita ao arco dentário superior, afetado pela fissura.[10]

As alterações dentárias ocorrem tanto na dentição decídua quanto na permanente e estão diretamente relacionadas com o grau de envolvimento anatômico da fissura, ou seja, quanto maior a extensão do defeito e o número de estruturas envolvidas, maiores são a possibilidade e a gravidade de sua ocorrência. Assim, são mais frequentes nas fissuras mais complexas, com envolvimento completo do lábio e do palato, uni ou bilateralmente, quando comparadas com as fissuras isoladas de lábio ou palato.[10,11]

DENTADURAS DECÍDUA E MISTA: CARACTERÍSTICAS, PARTICULARIDADES E ALTERAÇÕES

Dentes Natais e Neonatais

A ocorrência de dentes natais e neonatais é comum em bebês com fissuras completas de lábio e palato unilaterais (2%) e bilaterais (11%),[12] sendo caracterizados como incisivos laterais ou dentes supranumerários, localizados predominantemente no arco dentário superior, na área da fissura. Estes elementos dentários apresentam pobre implantação na mucosa gengival e, na maioria dos casos, mobilidade excessiva, indicando-se sua extração por apresentarem o risco de aspiração, devido à comunicação entre as cavidades bucal e nasal nestes tipos de fissuras (Fig. 6-4).

Cronologia e Sequência de Irrupção

Estudo de nosso grupo[13] demonstrou que, nas crianças com fissura completa de lábio e palato unilateral, os dentes decíduos do lado fissurado apresentam atraso de irrupção em relação aos do lado não fissurado, com diferença estatisticamente significante apenas para o incisivo lateral e o canino superiores. Uma única alteração da sequência de irrupção foi observada, relacionada com o incisivo lateral superior do lado fissurado, último dente a irromper na cavidade bucal, podendo apresentar um atraso de até 2 anos. Este conhecimento permite que o cirurgião-dentista oriente os pais, sem necessidade de realizar tomadas radiográficas que poderiam expor o paciente a riscos desnecessários a sua saúde, em idade precoce (Fig. 6-5).

A avaliação da cronologia de irrupção dos dentes permanentes de crianças com fissura completa de lábio e palato unilateral também demonstrou atraso significativo na erupção do incisivo lateral e do canino superiores adjacentes à fissura em relação aos seus homólogos no lado não fissurado.[14] O acompanhamento radiográfico na dentadura mista é importante, pois a indicação para cirurgia de enxerto ósseo secundário é vinculada à época de irrupção dos dentes adjacentes à fissura, mais especificamente o canino.

Irrupção Ectópica do Primeiro Molar Superior Permanente

É observada uma alta ocorrência de irrupção ectópica do primeiro molar superior permanente em indivíduos com fissuras, com índices de 20,6% para as fissuras isoladas de palato,[15] 19,6% nas fissuras completas de lábio e palato[16] e de 20% nas isoladas de lábio.[17] Estes valores, mais elevados em relação aos descritos para a população geral, podem ser justificados pelo menor comprimento anteroposterior e retroposição da maxila em relação à base do crânio, resultantes dos efeitos deletérios do reparo cirúrgico sobre o crescimento maxilar.

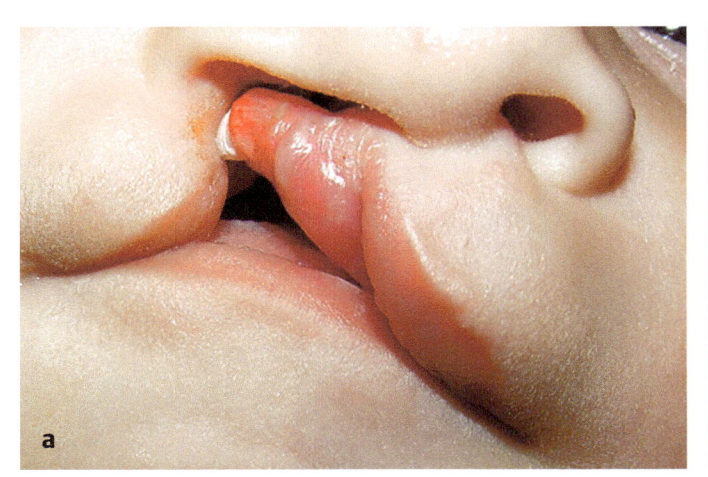

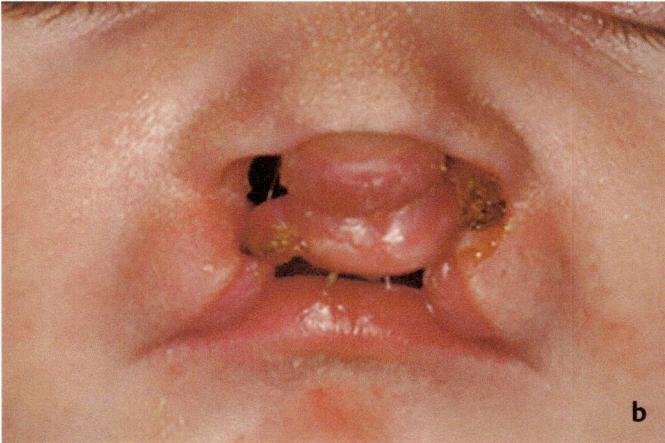

Fig. 6-4. Dente neonatal irrompido. (a) Na porção anterior do segmento maior em bebê com fissura completa de lábio e palato unilateral. (b) Bilateralmente na pré-maxila de bebê com fissura completa de lábio e palato bilateral.

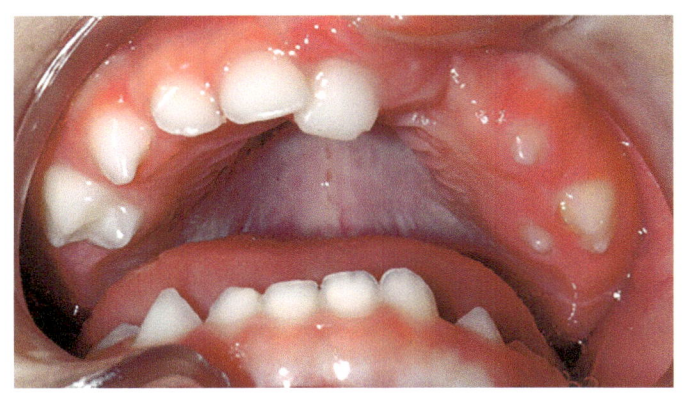

Fig. 6-5. Atraso de irrupção dos dentes decíduos do segmento menor (lado fissurado).

ANOMALIAS DENTÁRIAS DE NÚMERO
Agenesia Dentária

A agenesia é a alteração dentária mais comum em indivíduos com fissura labiopalatina. Na dentição decídua, a agenesia do incisivo lateral superior foi observada em 8,1% dos casos nas fissuras completas de lábio e palato unilaterais e em 17% nas fissuras completas bilaterais[9] (Fig. 6-6).

Na dentição permanente o dente mais frequentemente ausente é o incisivo lateral superior adjacente à fissura (27,9-49,8%), seguido pelo segundo pré-molar superior (4,5-11,9%), incisivo central superior e segundo pré-molar inferior (4%).[9,18-20] A prevalência de agenesia do incisivo lateral permanente aumenta proporcionalmente à extensão da fissura.[21,22] Os resultados do estudo de Wu *et al.* (2011)[21] demonstraram percentuais decrescentes de acordo com a abrangência da malformação: fissura labiopalatina bilateral (65,8%), fissura labiopalatina unilateral (56,7%), fissura unilateral de lábio e alvéolo (35,5%), fissura de lábio (20%) e fissura de palato (10%) (Fig. 6-7).

Nas fissuras unilaterais a prevalência aumentada de agenesia do incisivo lateral superior também pode ser observada no lado oposto da fissura e seria o resultado de uma microforma de fissura (fissura bilateral incompleta), representando um subfenótipo dessa anomalia.[23] Observa-se, também, que a prevalência de agenesia no lado esquerdo é significativamente maior do que no direito.[24]

É sugerido que, quanto mais hipoplásicos forem os tecidos embrionários, maior a possibilidade de ocorrência da fissura de lábio e palato e, consequentemente, haverá maior probabilidade de agenesia dentária.[25] Assim, a maior prevalência de ausência do incisivo lateral superior poderia ser explicada pela hipoplasia ou insuficiência tecidual do processo nasal medial e/ou maxilar na região correspondente, responsáveis embriologicamente pela origem dupla do incisivo lateral.[8]

As anomalias dentárias que ocorrem fora da área da fissura, como a agenesia de pré-molares, poderiam ter uma causa genética, associada aos genes *MSX1* e *TGFB3*.[26] Estudos de biologia molecular também já identificaram outros genes, *TGFA*, *PAX9*, *FGFR1* e *IRF6*, coincidentes com a ocorrência de fissura labiopalatina e de agenesia dentária.[27-29]

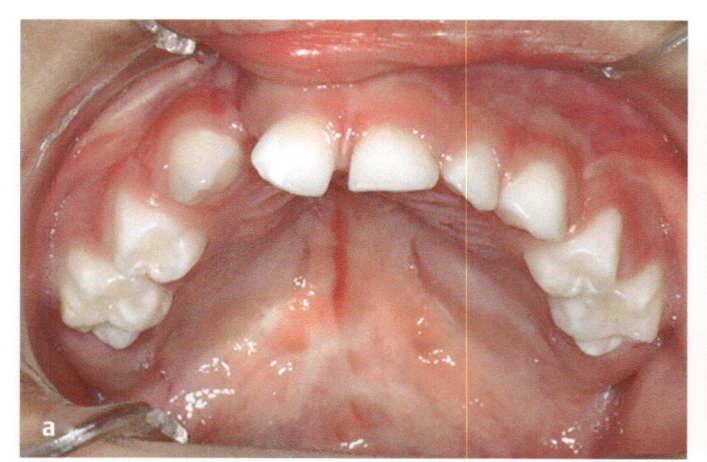

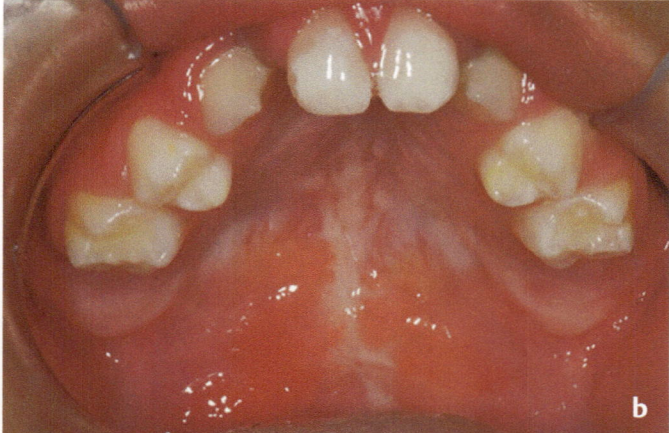

Fig. 6-6. Agenesia do incisivo lateral superior decíduo em fissura unilateral e bilateral. (a) Agenesia do 52. (b) Agenesia do 52 e 62.

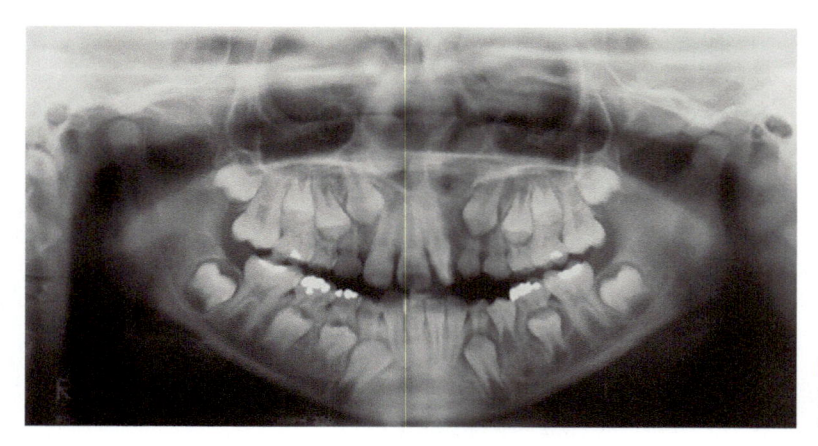

Fig. 6-7. Agenesia do incisivo lateral superior permanente em indivíduo com fissura completa de lábio e palato unilateral.

Dentes Supranumerários

Em pacientes com fissura labiopalatina, a presença de dentes supranumerários é considerada a segunda alteração mais comum, ocorrendo, via de regra, na região do incisivo lateral.[18,30]

A presença de dentes supranumerários é mais frequente na dentição decídua do que na permanente, como demonstrado por Suzuki *et al.* (2017),[22] que verificaram, em estudo longitudinal, a ocorrência de 17,7% de dentes supranumerários na dentição decídua e de 5,7% na dentição permanente (Fig. 6-8). A prevalência de dentes supranumerários em pacientes com fissura é inversamente proporcional à extensão da fissura.[11] Para a dentição decídua, os resultados do estudo de Suzuki *et al.* (2017)[22] demonstram prevalências de dentes supranumerários de 47,5% nas fissuras de lábio, 27,3% nas fissuras de lábio e alvéolo e 17,7% nas fissuras de lábio e palato. Na dentição permanente, os resultados de Wu *et al.* (2011)[21] também ilustram essa afirmação; fissura de lábio – 15%, fissura de lábio e alvéolo – 9,7% e fissura de lábio e palato unilateral – 4,8%.

Em 1957, Ooë[31] já havia proposto, com base em seu modelo de reconstrução em 3D, que o germe dentário do incisivo lateral superior em humanos pode ter sua origem parcialmente no processo nasal medial e parcialmente no processo maxilar. A presumida dupla origem do incisivo lateral superior tem sido utilizada para explicar a alta incidência de dois incisivos laterais adjacentes à fissura, mesial e distalmente, em pacientes com fissura completa de lábio e palato.[32] Este tipo de fissura é causado pela falta de fusão dos processos nasal medial e maxilar, resultante de seu desenvolvimento insuficiente. Essa falta de união entre os processos leva a não fusão dos dois componentes odontogênicos do incisivo lateral e, consequentemente, seu desenvolvimento em separado pode originar dois incisivos laterais, um em cada lado da fissura.[8]

Anomalias Dentárias Estruturais

Alterações de esmalte nos incisivos decíduos e permanentes são frequentemente observadas em pacientes com fissura labiopalatina, principalmente quando a fissura envolve o rebordo alveolar (Fig. 6-9).

A estrutura dos incisivos centrais e laterais decíduos próximos à fissura pode apresentar-se alterada, demonstrando opacidades branco-creme ou amarelo-marrom e hipoplasias. A ocorrência desses defeitos de esmalte é observada com frequência significativamente superior nos incisivos centrais decíduos adjacentes às fissuras unilaterais (64,5%) em relação ao seu homólogo (9,6%).[33] O tipo de defeito estrutural de esmalte mais prevalente é a opacidade branco-creme, atingindo principalmente a face vestibular do incisivo central superior.[34] Nas fissuras bilaterais, um ou ambos os incisivos centrais decíduos podem estar envolvidos, sendo praticamente certo o risco de recorrência de defeitos na dentição permanente (100%).[34]

Considerando a cronologia de formação dos incisivos centrais decíduos superiores, sabe-se que sua calcificação se inicia por volta da 14ª semana de vida intrauterina, estando o esmalte completo após 1 mês e meio de vida. Portanto, a formação dos defeitos de esmalte nesses dentes ocorre principalmente no período pré-natal.

Com relação à dentição permanente, a literatura tem demonstrado que alterações estruturais do esmalte são também observadas nos incisivos centrais permanentes adjacentes à fissura alveolar unilateral, com frequência ainda maior do que nos decíduos.[33,34] Nas fissuras completas de lábio e palato unilateral, foram detectadas anomalias estruturais de esmalte em 83,3% dos incisivos centrais superiores adjacentes à fissura e em 25% dos contralaterais.[33] O tipo de defeito mais frequente foi a opacidade branco-creme, seguido da hipoplasia de esmalte, atingindo principalmente o terço incisal da face vestibular.[33,34] Nas fissuras bilaterais, os incisivos podem estar afetados em um ou ambos os lados.[34]

Malanczuk *et al.* (1999)[34] acreditam na hipótese de uma patogênese comum para o desenvolvimento da fissura de palato primário e de alterações na odontogênese do dente adjacente à fissura, em ambas as dentições. No entanto, a maior ocorrência de defeitos estruturais de esmalte nos dentes permanentes poderia ser justificada pelo fato de esses se desenvolverem, principalmente, no período pós-natal sendo, portanto, mais sensíveis às influências externas nocivas (infecções, cirurgias) durante a sua morfogênese do que os dentes decíduos, que se desenvolvem no período pré-natal e estão protegidos no útero. Deve-se, também, considerar o

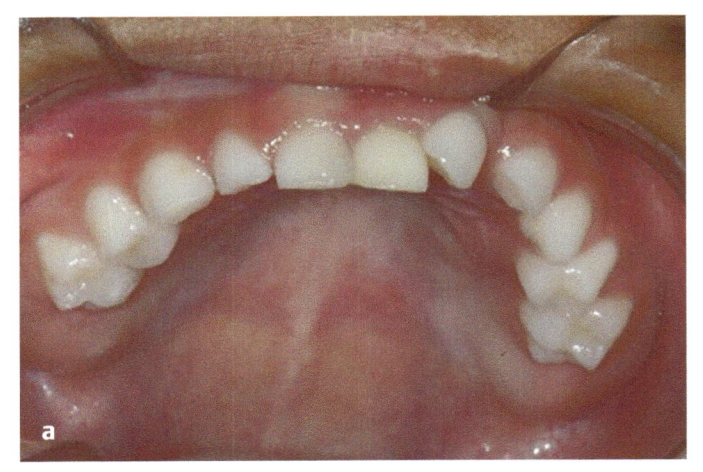

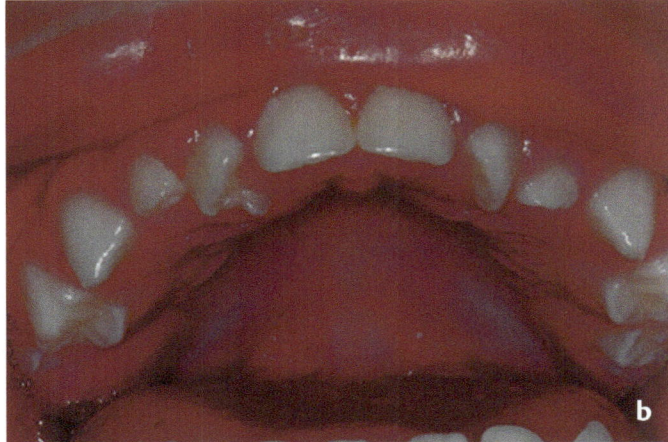

Fig. 6-8. Presença de dente supranumerário na região do incisivo lateral, na fissura de lábio unilateral (**a**) e na fissura de lábio bilateral (**b**), com dente supranumerário em forma de "T".

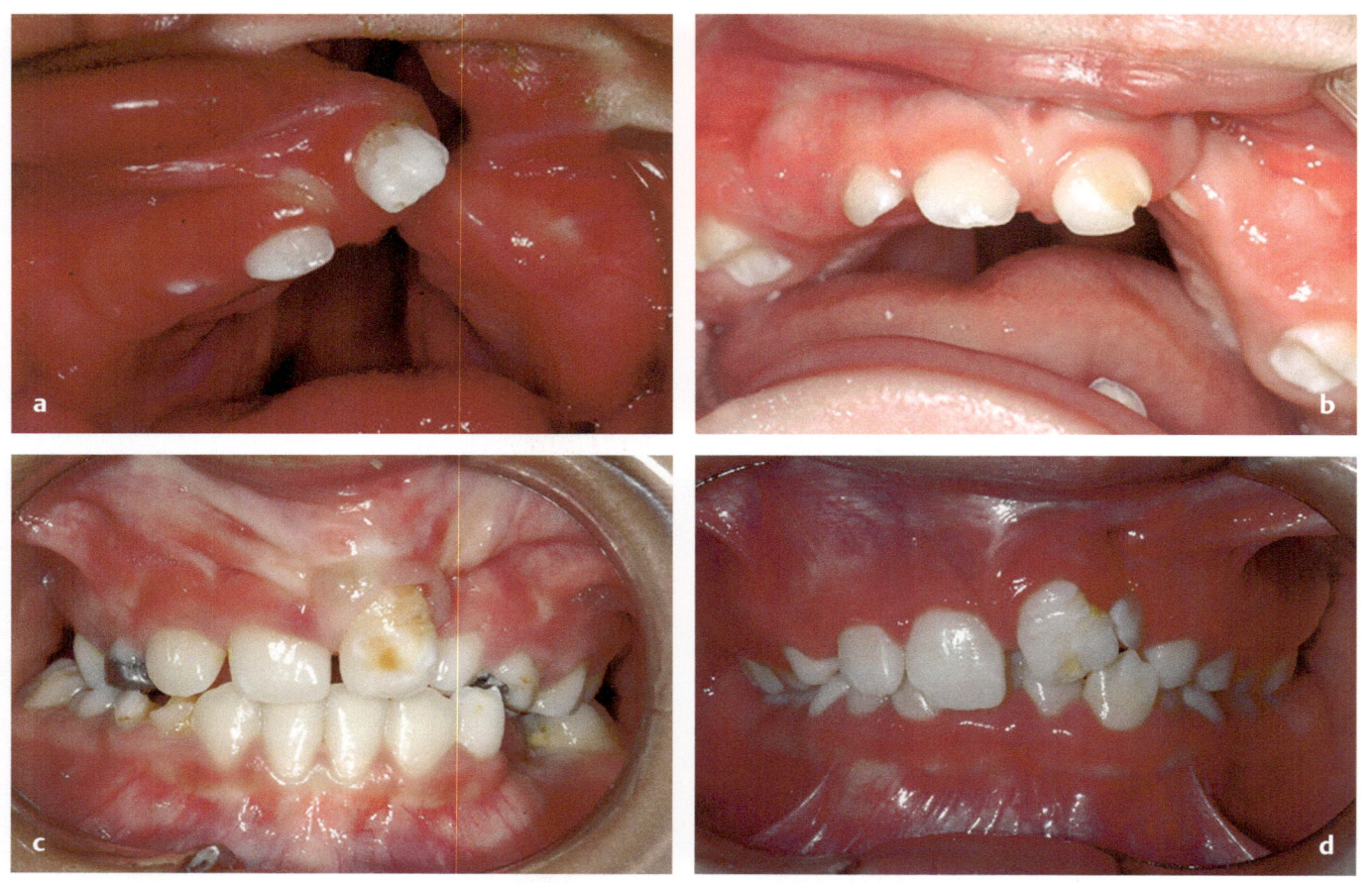

Fig. 6-9. Defeitos estruturais de esmalte em dentes decíduos e permanentes adjacentes à fissura. (**a**) Opacidade branco-creme no dente 61. (**b**) Hipoplasia de esmalte no dente 61. (**c**) Opacidade amarelo-marrom no dente 21. (**d**) Hipoplasia de esmalte no dente 21.

papel do controle genético que pode afetar o desenvolvimento dentário. Esse controle é mediado por interações complexas entre o epitélio e o mesênquima, por meio de uma rede de moléculas sinalizadoras e de fatores de transcrição que guiam a proliferação e a diferenciação celular (odontoblastos e ameloblastos) e, posteriormente, a mineralização do dente.[35] Falhas nas funções dos componentes envolvidos nesse processo ou mutações de genes podem traduzir-se em defeitos nas matrizes da dentina e do esmalte, resultando em defeitos congênitos de mineralização dentária.[36,37] Assim, embora não se conheça a etiologia precisa das anomalias estruturais de esmalte, essas podem refletir distúrbios ambientais, sistêmicos ou genéticos, sendo necessário, para seu correto diagnóstico, um registro detalhado da história clínica do paciente, da exposição potencial a fatores ambientais e da história familiar.

Anomalias Dentárias de Forma

As anormalidades dentárias de forma mais frequentemente observadas na dentição decídua são dentes conoides, em forma de T ou X, fusionados ou geminados e apresentam distribuição variada nos diferentes tipos de fissuras (Fig. 6-10).

A avaliação da dentição decídua de 431 crianças com fissura de lábio e alvéolo e fissura completa de lábio e palato demonstrou que a maioria dos incisivos laterais decíduos superiores adjacentes à fissura apresentava forma normal, entretanto, houve alta ocorrência de dentes decíduos fusionados na maxila, totalizando 40 dentes. Ao contrário, no mesmo estudo, os incisivos laterais permanentes da região da fissura, quando presentes, apresentaram alta ocorrência de aspecto conoide (25,5% do lado esquerdo e 19,4% do lado direito).[38]

Em indivíduos com fissura unilateral, a microdontia do incisivo lateral superior é observada predominantemente no lado fissurado, entretanto, pode manifestar-se em seu homólogo no lado oposto da fissura[24] sendo sugerida como uma microforma de fissura bilateral.[39]

Quanto ao aspecto etiológico dessa anomalia, a presença de um único incisivo lateral microdente ou conoide, localizado à mesial ou à distal da fissura alveolar, pode refletir o desenvolvimento de apenas um componente do incisivo lateral (no processo facial menos hipoplásico), enquanto o segundo componente (no processo mais hipoplásico) não se formou. Uma fusão incompleta dos dois componentes dentários também poderia dar origem a anomalias menos frequentes, como dente duplo (fusão ou geminação) ou incisivos em forma de T.[8]

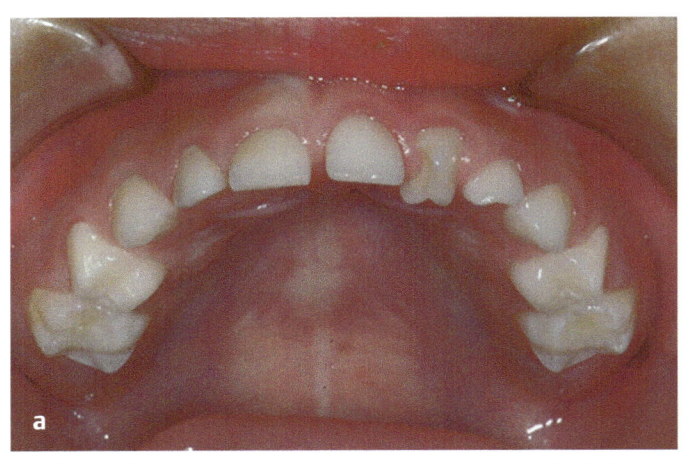

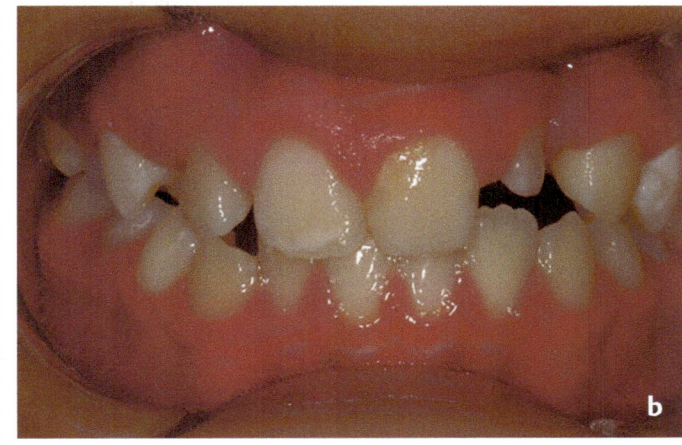

Fig. 6-10. (a) Dente decíduo supranumerário em forma de X. (b) Incisivo lateral superior permanente microdente.

Anomalias Dentárias de Posição

Alterações na posição do incisivo lateral superior podem ser resultantes da presença de dentes supranumerários, conduzindo a um desalinhamento do arco dentário, por falta de espaço ou, ainda, acompanhando a anatomia alterada do rebordo alveolar na região da fissura.

Nas fissuras que envolvem o rebordo alveolar (uni ou bilaterais), os incisivos laterais superiores, tanto decíduos quanto permanentes, quando presentes, encontram-se predominantemente localizados à distal da fissura alveolar[18,20,32,38] (Fig. 6-11).

Mais recentemente, foi proposta uma nomenclatura para os dentes da área da fissura, de acordo com sua posição em relação à fissura alveolar: incisivo lateral à mesial (12M ou 22M) e incisivo lateral à distal (12D ou 22D).[40] O objetivo de padronização da nomenclatura proposta para os incisivos laterais superiores é simplificar a comunicação entre os profissionais envolvidos na reabilitação das fissuras orofaciais, bem como facilitar a descrição em pesquisas clínicas e laboratoriais na área de genética molecular.

A ocorrência de diferentes tipos de alterações odontológicas nos dentes adjacentes à área da fissura é uma condição característica de pacientes com fissura labiopalatina e constitui motivo de preocupação de pais e profissionais que atendem esse grupo específico.[41] Por isso, é importante o conhecimento dessas anomalias e o acompanhamento dos indivíduos, para abordagens preventivas e para intervenções adequadas, em momento oportuno.

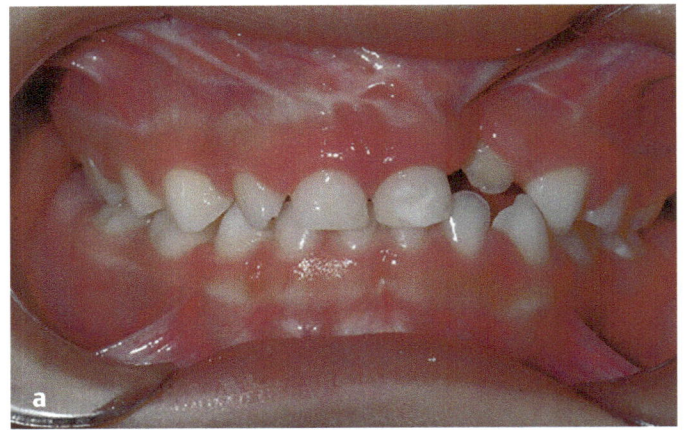

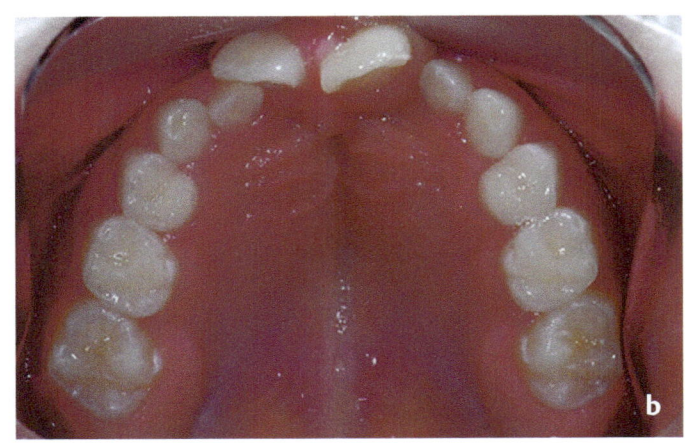

Fig. 6-11. Incisivo lateral superior decíduo à distal da fenda, na fissura unilateral (a) e na fissura bilateral (b).

PROTOCOLOS DE TRATAMENTO ODONTOPEDIÁTRICO NAS CRIANÇAS COM FISSURA LABIOPALATINA

Nesta seção serão apresentados procedimentos frequentemente necessários em crianças com fissuras labiopalatinas, enfatizando suas peculiaridades e diferenças em relação aos procedimentos realizados rotineiramente em crianças sem fissuras.

Moldagem de Documentação em Bebês com Fissura

Os centros de tratamento de fissuras labiopalatinas, além de promover a reabilitação integral dos pacientes afetados, também devem ter a preocupação de avaliar seus próprios resultados em longo prazo, verificando o sucesso dos protocolos de tratamento adotados. Para esta finalidade, a obtenção de modelos de estudo reveste-se de especial importância, pois permite, na fase pré-cirúrgica, avaliar de forma objetiva a amplitude da fissura e das lâminas palatinas, o que pode influenciar o resultado do tratamento; e, em fases posteriores, nas dentaduras decídua, mista e permanente, avaliar o resultado oclusal obtido após as cirurgias reparadoras.

A moldagem de bebês com fissura requer certo cuidado pelo risco inerente de extrusão de material na fissura, penetrando nas vias aéreas do bebê. Isto pode ser evitado pela utilização de materiais de moldagem com pouco escoamento e tempo de trabalho relativamente curto.

Na Seção de Odontopediatria e Saúde Coletiva do HRAC-USP, após experimentação com diversos materiais, padronizou-se realizar as moldagens pré-cirúrgicas dos bebês com silicona pesada, acrescentando três porções de catalisador e, em alguns casos, uma porção de material leve para permitir melhor cópia dos detalhes de tecido mole, conforme demonstrado na Figura 6-12.

Anestesia Local na Área da Fissura

Na presença de fissuras labiopalatinas completas, a maxila é dividida em dois ou três segmentos, dependendo da extensão do defeito.

Quando houver necessidade de realização de tratamento de dentes (restaurador ou cirúrgico) na região da fissura alveolar, o profissional deve avaliar inicialmente em qual destes segmentos o dente em questão está implantado, uma vez que a inervação é independente para cada segmento. Quando o dente estiver implantado em um segmento muito próximo ao segmento vizinho, recomenda-se anestesiar ambos os segmentos.[42]

A anestesia local na região da fissura pode causar extremo desconforto para o paciente, devido à presença de fibrose cicatricial em pacientes operados, além de um fundo de sulco raso em alguns pacientes. Por este motivo, recomenda-se a utilização de anestésico tópico precedido por secagem, antes da punção, para todos os pacientes, além de injeção bastante lenta da solução anestésica com penetração gradual da agulha conforme as camadas mais superficiais forem sendo anestesiadas. A anestesia infiltrativa terminal deve ser realizada seguindo o longo eixo do dente a ser tratado ou extraído (Fig. 6-13).

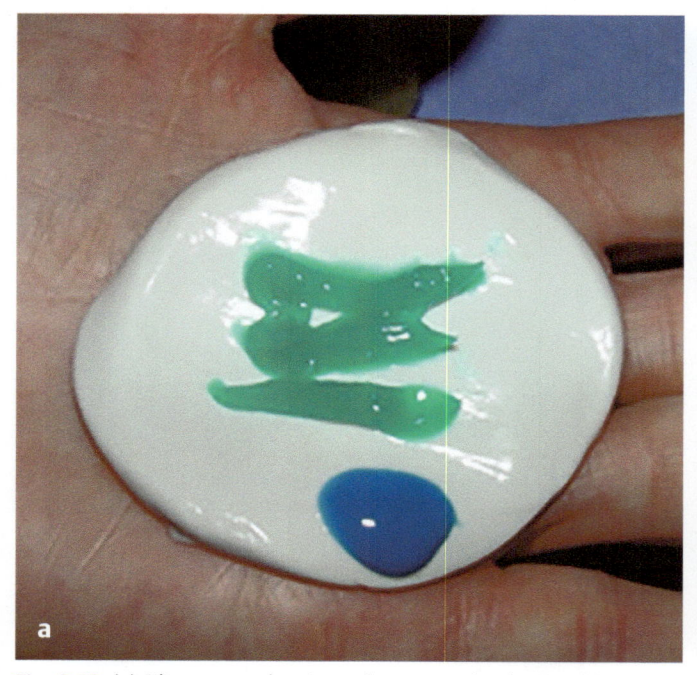

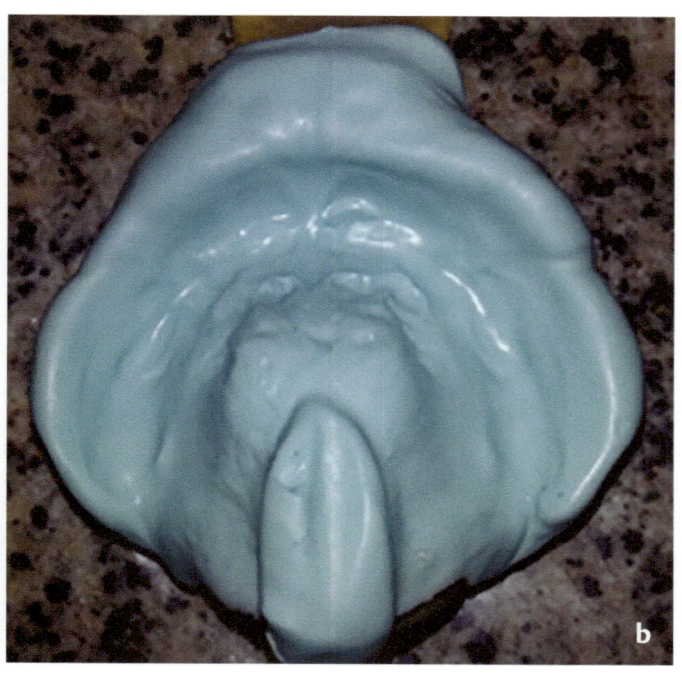

Fig. 6-12. (a) Silicona pesada misturada com catalisador (verde) e uma pequena porção de silicona leve (azul), manipuladas manualmente sem uso de luvas, conforme instruções do fabricante, para moldagem de documentação em bebê com fissura. (b) Moldagem de bebê desdentado, evidenciando a fissura palatina que acomete o palato mole e o palato duro parcialmente. Apesar da consistência densa do material de moldagem, é possível visualizar o septo nasal na porção de material que penetrou a fissura palatina.

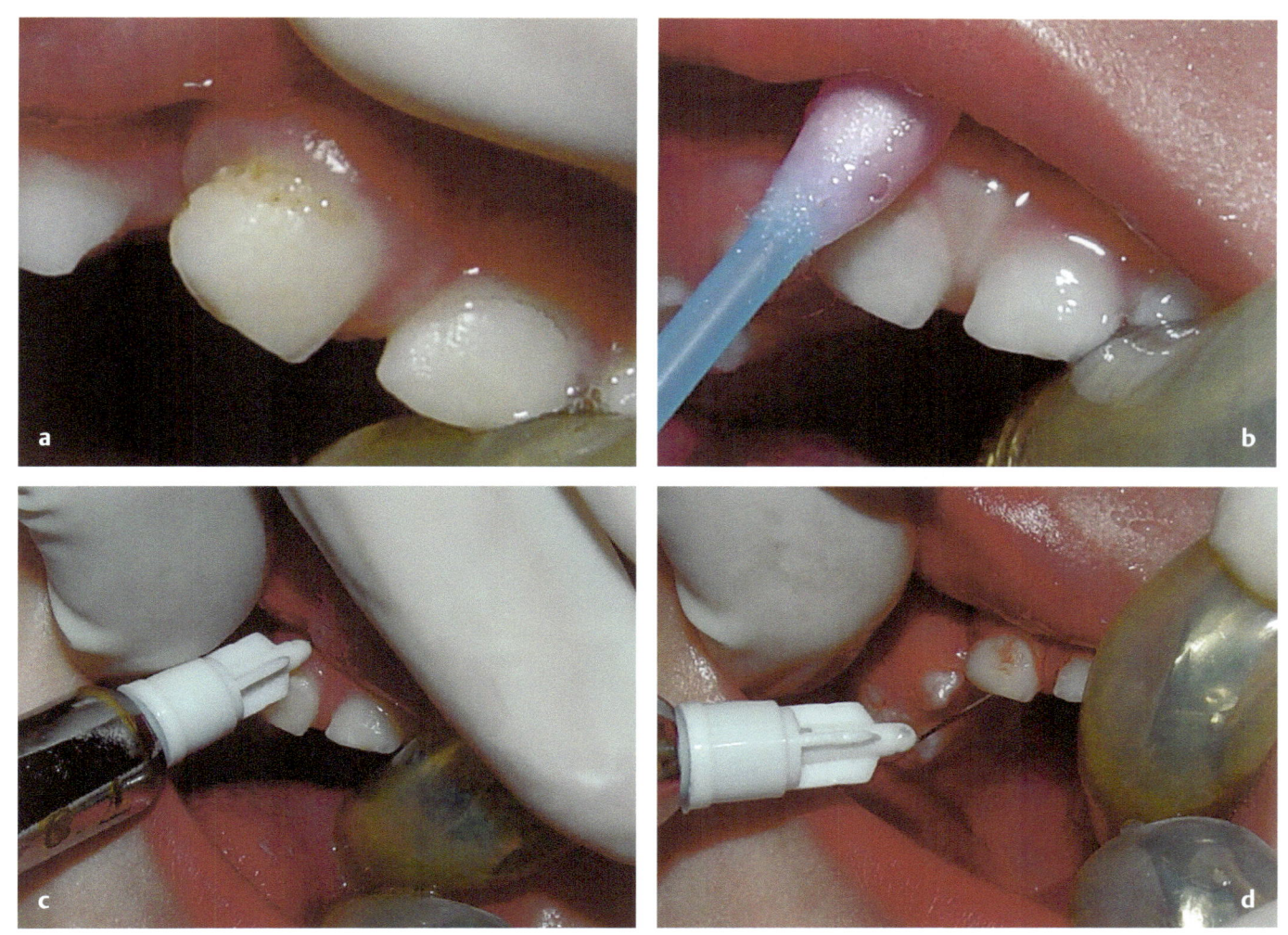

Fig. 6-13. Etapas para realização de anestesia local na região da fissura. (**a**) A montagem evidencia o dente 51 a ser tratado contíguo à região da fissura alveolar. (**b**) Aplicação de anestésico tópico. (**c**) Anestesia infiltrativa terminal seguindo o longo eixo do dente a ser tratado (após transfixação da papila gengival de vestibular para palatino com gotejamento lento e gradual do anestésico). (**d**) Anestesia por infiltração direta na superfície palatina.

Uso de Isolamento Absoluto

A utilização de isolamento absoluto é recomendada sempre que possível, para proteção das vias aéreas e redução do desconforto em pacientes com fissura não operada ou fístulas residuais (Fig. 6-14). O dique de borracha pode ser utilizado com grampos de diferentes formas e tamanhos, sendo aconselhável que o profissional tenha diversos tipos disponíveis para a seleção no momento de sua utilização (Fig. 6-15). Em alguns casos, também pode ser possível utilizar o dique de borracha preso somente por fio dental.

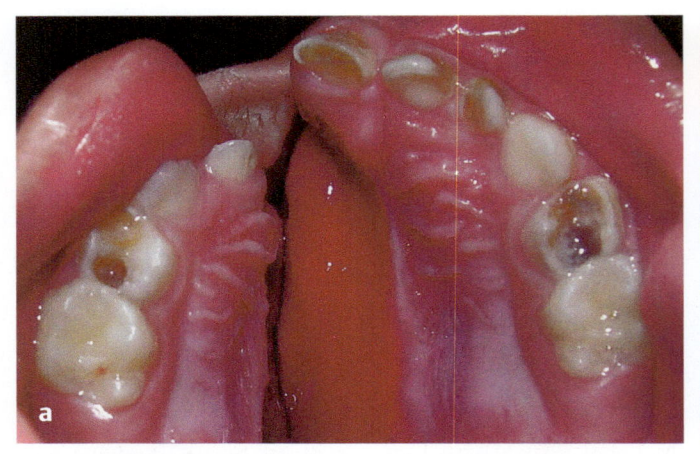

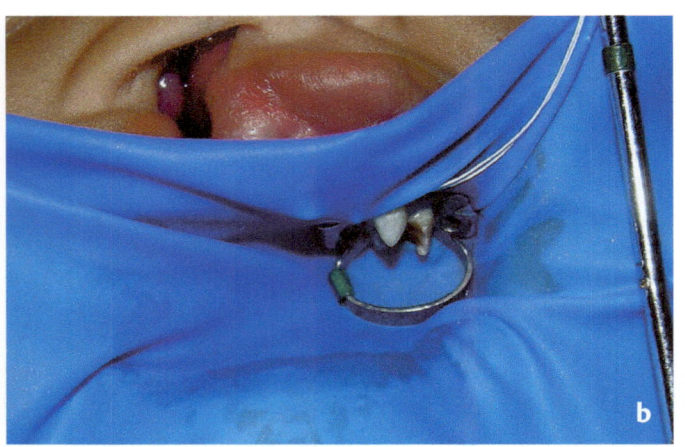

Fig. 6-14. (a,b) Utilização de isolamento absoluto para tratamento restaurador de dentes decíduos em paciente com fissura labiopalatina completa unilateral não operada. A utilização do isolamento absoluto protege as vias aéreas do aerossol da turbina de alta rotação e demais resíduos produzidos durante a remoção de tecido cariado e subsequente restauração, oferecendo ainda maior conforto ao paciente.

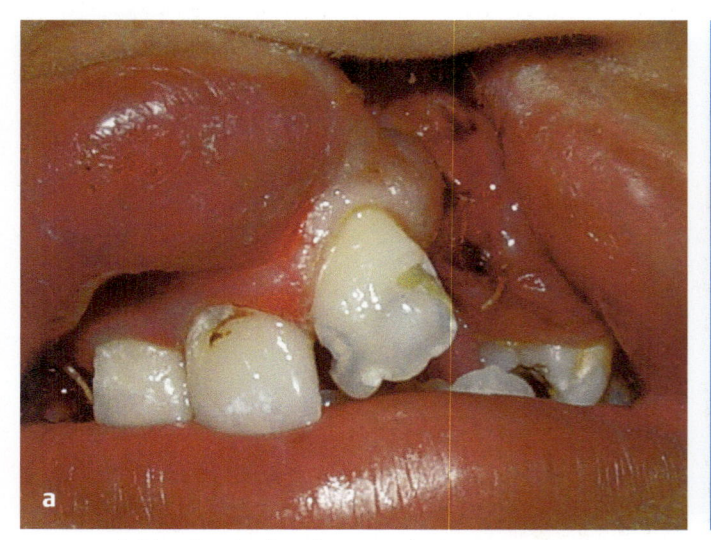

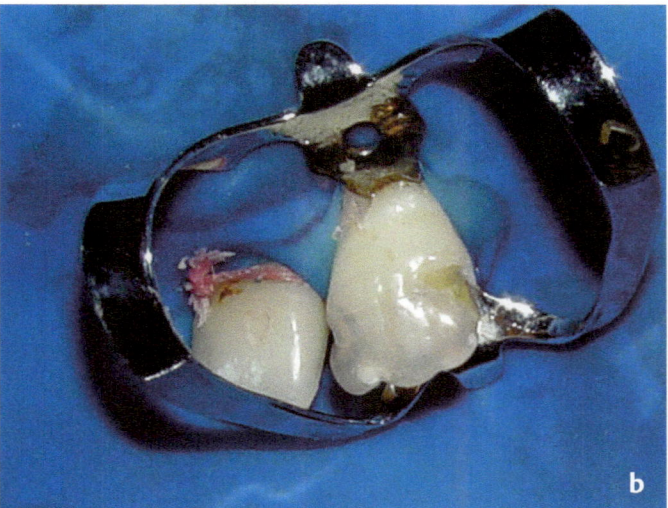

Fig. 6-15. (a,b) Utilização de isolamento absoluto para tratamento restaurador do dente 21. Neste caso, onde o elemento dentário está contíguo à região da fissura alveolar, o isolamento absoluto visa proteger especificamente a cavidade nasal, que, por vezes, comunica-se com a cavidade bucal e está suscetível à entrada de corpos estranhos oriundos do procedimento restaurador.

Exodontia na Área da Fissura

A extração de dentes em posição ectópica na região da fissura é uma indicação bastante comum, especialmente na presença de lesão cariosa em local inacessível para restauração ou por indicação ortodôntica.

Em linhas gerais, a extração de dentes na região da fissura segue os mesmos passos utilizados para extração de outros dentes. A primeira etapa deve ser a avaliação radiográfica para determinar o local de implantação do dente, além de eventuais alterações como dilacerações radiculares que podem vir a dificultar o procedimento de extração.[43]

A anestesia local adequada é fundamental para a extração dentária e deve seguir os passos descritos acima, anestesiando ambos os segmentos caso o dente esteja localizado no centro da fissura alveolar. Após a anestesia, realiza-se a sindesmotomia de forma efetiva, com o objetivo de promover a luxação inicial do dente, seguida por sua remoção com fórceps (Fig. 6-16g). Fórceps para raízes residuais de ponta fina podem ser bastante úteis para extração destes dentes. Se não houver espaço disponível para posicionamento do fórceps, o sindesmótomo pode ser utilizado também para movimentos de alavanca após a luxação do dente.

Se houver fissura não operada ou grandes fístulas residuais, o profissional deve interpor uma gaze para evitar acidentes como o deslocamento do dente para as vias aéreas.

Após a extração, realiza-se curetagem, compressão do alvéolo para hemostasia e irrigação com soro fisiológico, seguido por sutura, preferencialmente com fio reabsorvível para evitar a necessidade de remoção.

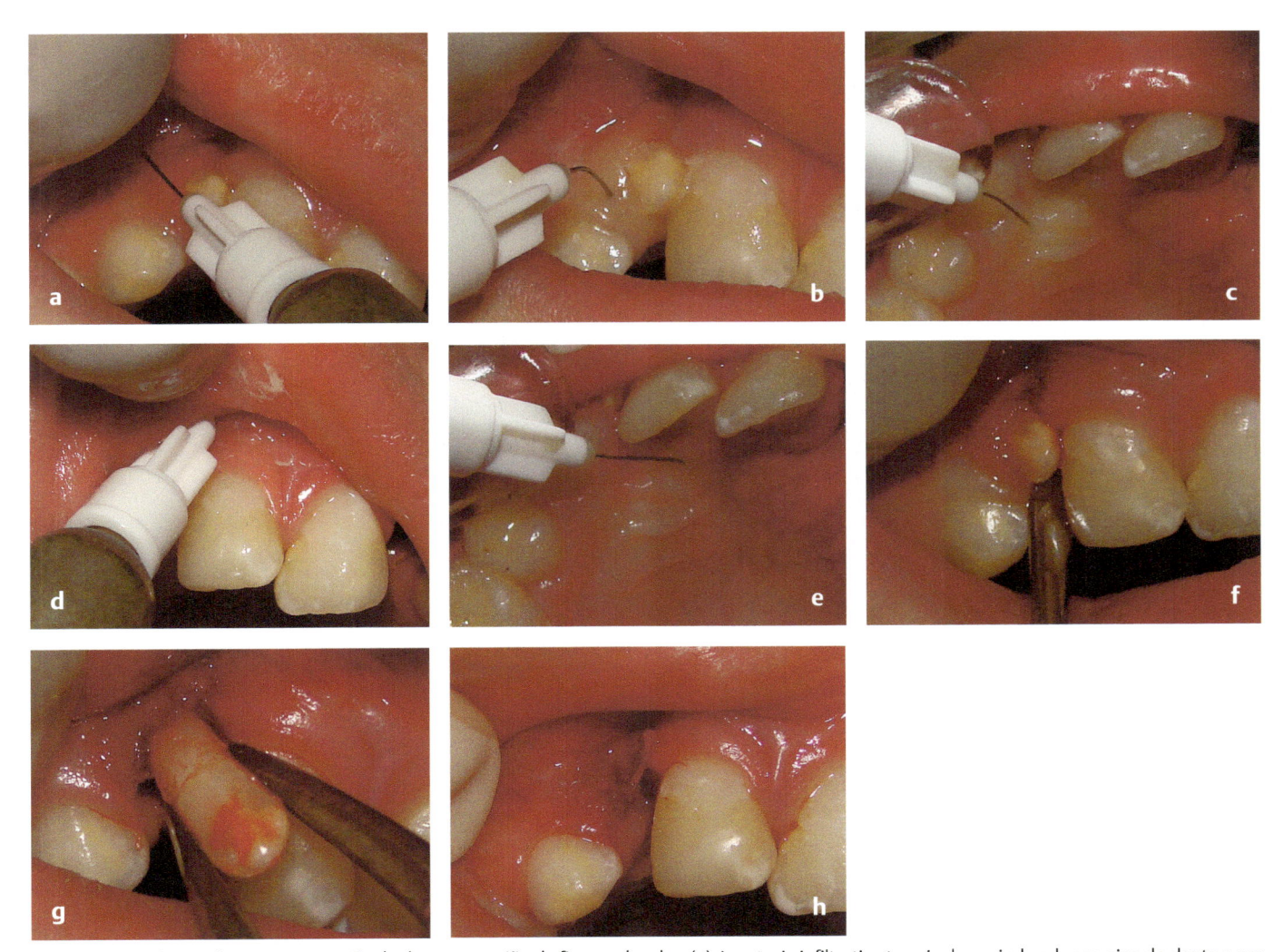

Fig. 6-16. Sequência clínica para extração de dente na região da fissura alveolar. (**a**) Anestesia infiltrativa terminal seguindo o longo eixo do dente a ser extraído, após aplicação de anestésico tópico. (**b**) Transfixação da papila de vestibular para palatino, com gotejamento lento e gradual de anestésico. (**c**) Anestesia da mucosa palatina. Observe que a área isquêmica é interrompida na região da fissura alveolar. (**d**) Anestesia infiltrativa terminal no outro lado da fissura alveolar, realizada devido à localização do dente a ser extraído próximo ao outro segmento. (**e**) Anestesia da mucosa palatina após transfixação, conforme descrito no item B. (**f**) Sindesmotomia para luxação do dente. (**g**) Extração do dente utilizando fórceps. (**h**) Região após sutura com fio reabsorvível.

Confecção de Placas de Vedamento

Idealmente, o objetivo do tratamento reabilitador é a reconstrução da integridade anatômica do lábio e do palato. Entretanto, durante o período pós-operatório imediato ou tardio, podem ocorrer complicações que comprometem o resultado cirúrgico em médio ou longo prazo, especialmente no palato.[44]

Na presença de deiscências ou fístulas residuais no palato dos bebês, especialmente nos casos em que não há tecido suficiente para a fechamento cirúrgico, a equipe de cirurgia plástica contraindica temporariamente a realização de palatoplastias secundárias, até que a criança cresça o suficiente.

Durante este período, por avaliação conjunta entre profissionais da cirurgia plástica e fonoaudiologia, pode ser indicada a confecção de uma placa de vedamento palatina, que é de competência dos profissionais de odontologia.

A Figura 6-17 demonstra as etapas clínicas para a confecção de uma placa de vedamento. O primeiro passo é a obtenção de moldagem do arco superior. Para tanto, recomenda-se a utilização de alginato especial de qualidade *premium*, com baixo escoamento e presa rápida, a fim de evitar a extrusão de material para as vias aéreas, o que poderia causar acidentes iatrogênicos ou desconforto à criança. Além disto, pode ser necessário adaptar a moldeira à condição anatômica do paciente. Isto pode ser feito com a utilização de cera periférica, acrescentando-se alguns bastões de cera na porção posterior da moldeira quando a fístula estiver localizada no palato mole, garantindo assim a moldagem de toda a região a ser incluída na placa de vedamento.

A moldagem é enviada ao laboratório com instruções para que o vazamento em gesso e o recorte do modelo preservem toda a região da deiscência ou fístulas residuais.

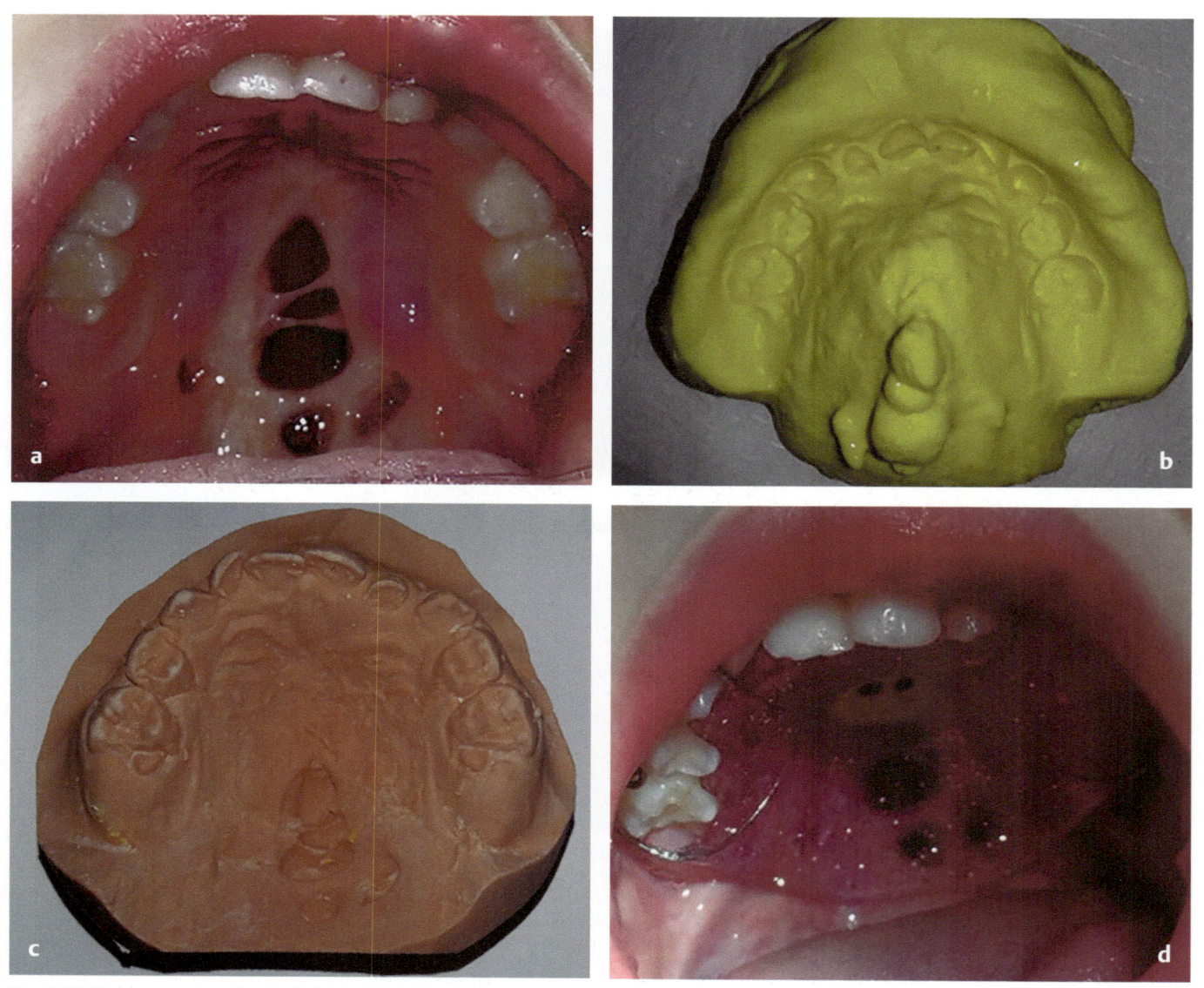

Fig. 6-17. Etapas para a confecção de placa de vedamento em criança com fístulas residuais, após realização de palatoplastia com intercorrências no período pós-operatório. (**a**) Aspecto clínico com inúmeras fístulas residuais em palato duro e mole. (**b**) Moldagem com alginato especial. (**c**) Modelo de trabalho em gesso evidenciando as fístulas residuais. (**d**) Placa de vedamento confeccionada para obliterar as fístulas no palato duro e mole.

Grampos de retenção são adaptados na região de molares e/ou caninos e a placa de vedamento é confeccionada em resina acrílica. Caso haja dificuldade na retenção da placa, podem ser confeccionados *stops* nos dentes que recebem os grampos – pequenas adições de resina composta na superfície vestibular para melhorar a retenção dos grampos – além de poder ser indicada a utilização de adesivos para prótese dentária na região da placa em contato com a superfície de mucosa palatina.

Preparo Odontológico Prévio às Cirurgias Reabilitadoras

A reabilitação integral do paciente com fissura labiopalatina requer ações preventivas desde a primeira infância e orientação profissional para a realização de higiene bucal criteriosa pela família.

Quando a criança apresenta lesões cariosas, pelos fatores de risco apresentados anteriormente, o profissional deve realizar tratamento restaurador,[45] especialmente no período que precede as cirurgias reabilitadoras, pois a cárie dentária é uma fonte potencial de infecção que pode comprometer o resultado cirúrgico. Assim, deve-se realizar remoção completa do tecido cariado com restauração definitiva do dente tratado, com o objetivo de evitar possíveis focos de infecção na cavidade bucal, além de prevenir a necessidade de intervenção odontológica durante o período pós-cirúrgico de recuperação.

As Figuras 6-18 e 6-19 apresentam a situação inicial e final de dois pacientes submetidos ao tratamento odontológico completo da boca, previamente à cirurgia reparadora (queiloplastia primária, nos dois casos).

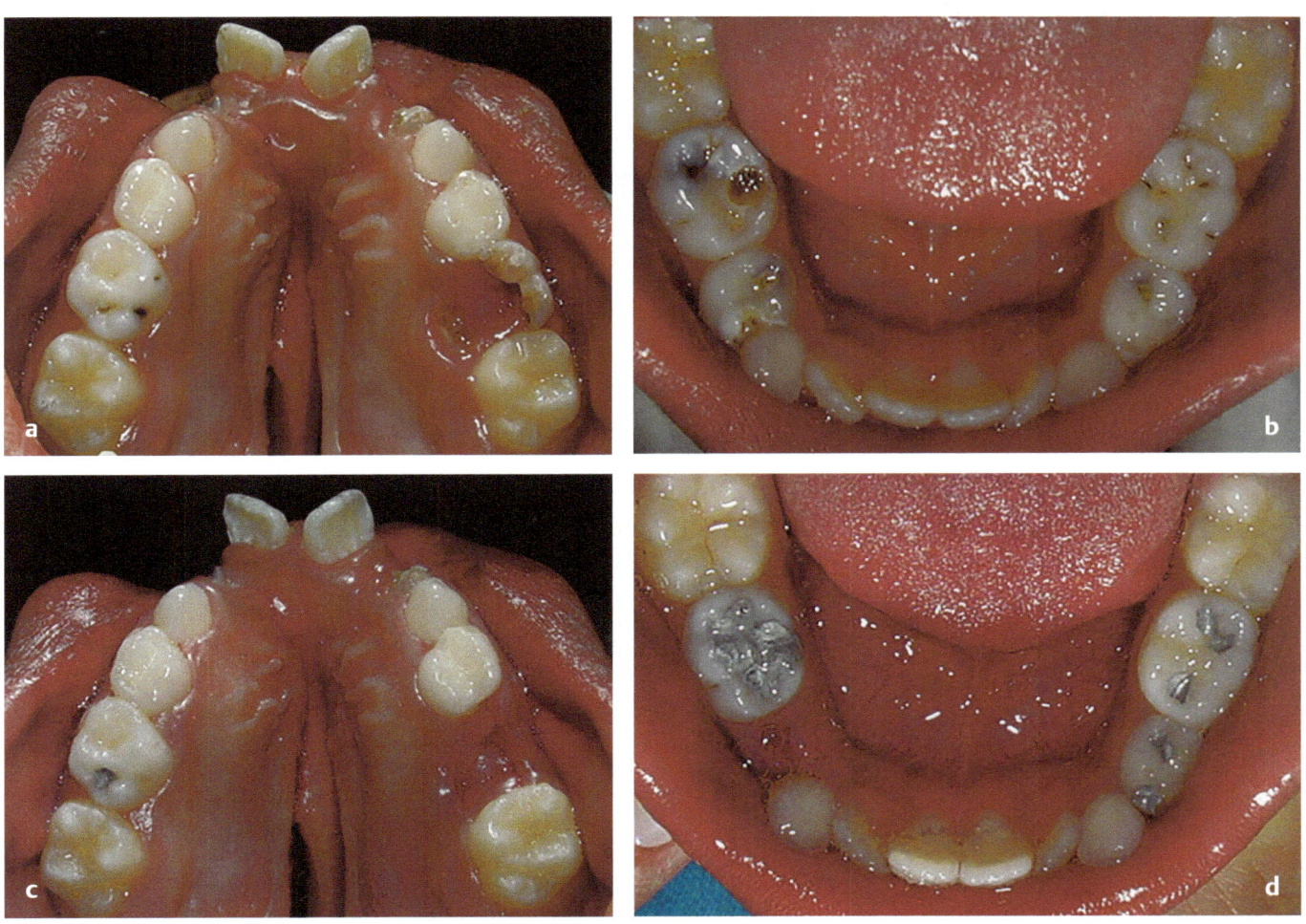

Fig. 6-18. Paciente 1. Preparo odontológico prévio à realização de cirurgia reparadora. (**a**) Arco superior, situação inicial. (**b**) Arco inferior, situação inicial. (**c**) Arco superior, situação final. (**d**) Arco inferior, situação final. Na região da fissura havia ainda incisivos laterais com indicação para exodontia, que foram removidos, sob anestesia geral, no mesmo procedimento anestésico da queiloplastia, antes de seu início.

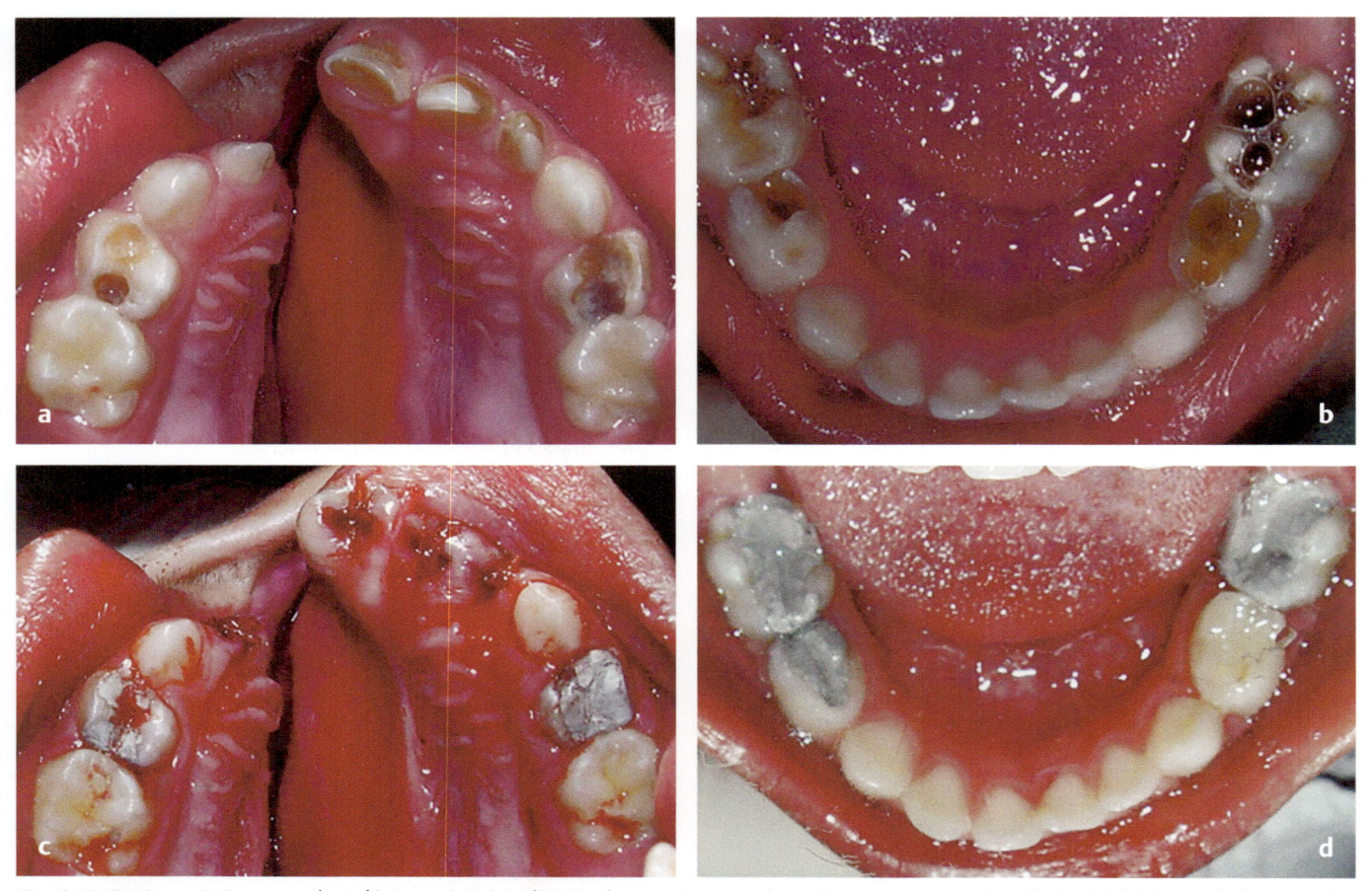

Fig. 6-19. Paciente 2. Preparo odontológico prévio à realização de cirurgia reparadora. (**a**) Arco superior, situação inicial. (**b**) Arco inferior, situação inicial. (**c**) Arco superior, situação final. (**d**) Arco inferior, situação final. Na região da fissura havia ainda incisivos laterais com indicação para exodontia, que foram removidos, sob anestesia geral, no mesmo procedimento anestésico da queiloplastia, antes de seu início.

ANALGESIA E ANESTESIA GERAL NO TRATAMENTO ODONTOLÓGICO DA CRIANÇA COM FISSURA LABIOPALATINA

O medo relacionado com o tratamento odontológico é um desafio para a odontologia moderna. Por ser um gerador de *stress*, pode levar ao desenvolvimento de reações sistêmicas potencialmente perigosas, sendo que, em inúmeras vezes, são responsáveis pela diminuição na procura por atendimento odontológico.[46] As técnicas de manejo de comportamento utilizadas com frequência pelos odontopediatras mostram-se efetivas na maioria dos casos,[47] no entanto, quando a criança ainda resiste, mesmo após passar por várias sessões de condicionamento, o tratamento acaba sendo realizado sob contenção física, o que leva ao *stress* do paciente, pais e equipe odontológica, impossibilitando um atendimento de qualidade.[48] Nestas circunstâncias, o odontopediatra pode lançar mão de recursos farmacológicos como a sedação consciente ou a anestesia geral.[49]

A sedação consciente é definida como um estado de baixa consciência que conserva os reflexos de proteção, respiração espontânea e permite comunicação com o paciente por meio de estímulos físicos e verbais.[50] É considerada uma terapia segura e eficaz no tratamento da ansiedade para os pacientes de difícil manejo.[51] Dentre os métodos farmacológicos para obtenção da sedação consciente em odontologia, os mais comuns são os que utilizam os benzodiazepínicos por via oral e a sedação consciente inalatória, pela mistura de óxido nitroso e oxigênio (N_2O/O_2).

Em comparação com a sedação com benzodiazepínicos, a sedação inalatória com N_2O/O_2 apresenta como vantagens proporcionar um rápido início de ação, possibilidade de a medicação ser administrada de forma incremental pelo profissional, eliminação rápida do medicamento imediatamente após o término da sedação sem necessidade de repouso após o tratamento. Por outro lado, o paciente deve apresentar um mínimo de compreensão e colaboração para aceitar a colocação da máscara inalatória e respirar adequadamente durante o atendimento uma vez que a sedação só ocorre mediante a inalação do gás pelo paciente.

Em contrapartida, o tratamento odontológico sob anestesia geral proporciona uma sedação profunda, na qual o paciente não responde ao comando verbal, com necessidade de assistência respiratória. Deve ser indicado apenas quando se esgotaram todas as possibilidades de tratamento ambulatorial convencional e/ou sob sedação. Apesar de apresentar uma excelente efetividade para a realização do tratamento dentário de pacientes não colaboradores, deve-se considerar o risco-benefício de expor o paciente à anestesia geral, além do alto custo e da aceitabilidade da família.[52]

Cada técnica deve ser escolhida de acordo com as características do paciente. Apesar da anestesia geral e da sedação consciente serem estratégias que viabilizam o atendimento odontológico do paciente infantil, estas não devem ser consideradas como técnicas de intervenção prioritária no controle comportamental. O conhecimento prévio das indicações e contraindicações destas técnicas permitem ao odontopediatra proporcionar um maior nível de qualidade no atendimento dentário, assegurando a maior segurança e o menor desconforto aos pacientes.

Analgesia Inalatória com Óxido Nitroso e Oxigênio

A sedação consciente com N_2O/O_2 é um recurso eficaz utilizado no HRAC-USP, mas é importante ressaltar que não dispensa as técnicas convencionais de controle de comportamento. Tem efeito terapêutico na diminuição do medo e da ansiedade relacionados com o tratamento odontológico,[53] sendo considerada como sucesso em até 90% dos casos, desde que os pacientes sejam selecionados adequadamente para este tipo de tratamento.[54] A anamnese é fundamental para o sucesso do tratamento, sendo realizada pelo odontopediatra. Deve incluir a história médica e o risco cirúrgico, seguindo a classificação da American Society of Anesthesiologists (ASA). Apenas pacientes classificados como ASA I e II podem ser submetidos à sedação inalatória com N_2O/O_2. Pacientes classificados como ASA III e IV devem ser tratados em ambiente hospitalar, sob anestesia geral (Quadro 6-1).

O óxido nitroso é um gás incolor, de cheiro adocicado, com baixa solubilidade sanguínea, que rapidamente é difundido através das membranas alveolares, o que eleva sua concentração alveolar e cerebral em segundos.[52,56] A primeira saturação do sangue e do cérebro com óxido nitroso ocorre 3 a 5 minutos após o início do uso, devido à rápida substituição de N_2 por N_2O. Possui efeito ansiolítico, relaxante e levemente analgésico. Seu real efeito sobre o sistema nervoso central ainda não está totalmente esclarecido, sendo relatada uma depressão do córtex cerebral.[53,57]

Vantagens da Sedação com Óxido Nitroso e Oxigênio – N_2O/O_2

- Ação rápida; o pico do efeito da sedação pode ser obtido em torno de 5 minutos após o início da sedação.
- Controle da titulação.
- Reversibilidade rápida, em torno de 5 minutos.
- Possibilita que o paciente fique calmo e relaxado durante a execução dos procedimentos odontológicos.
- Recuperação Imediata – não há metabolização.

Desvantagens da Sedação com Óxido Nitroso e Oxigênio – N_2O/O_2

- Necessidade de colaboração do paciente para respirar adequadamente durante o procedimento.
- Necessidade de habilitação do profissional do cirurgião-dentista por meio de curso específico.
- Necessidade de aquisição de equipamento e acessórios – investimento.

Indicações Clínicas para o Uso da Sedação Inalatória

- Pacientes com um perfil não colaborativo que apresentam medo, ansiedade e geralmente não cooperam com as técnicas de manejo convencionais.
- Pacientes colaboradores, mas que precisam ser submetidos a tratamentos odontológicos complexos em ambulatório.

Contraindicações Clínicas para o Uso da Sedação Inalatória

- Pacientes respiradores bucais.
- Claustrofóbicos.
- Pacientes especiais que não conseguem se comunicar.
- Pacientes com infecções do trato respiratório.
- Gestantes.

Quadro 6-1. Classificação da American Society of Anesthesiologists (ASA, 2014)[55]

ASA I	Saúde normal
ASA II	Doença sistêmica leve
ASA III	Doença sistêmica grave, não incapacitante
ASA IV	Doença sistêmica grave, incapacitante, com ameaça grave à vida
ASA V	Paciente moribundo, com expectativa de sobrevida mínima, independente da cirurgia
ASA VI	Doador de órgãos (cadáver)

Equipamento de Sedação com Óxido Nitroso e Oxigênio

O equipamento utilizado para a sedação com óxido nitroso e oxigênio, ilustrado nas Figuras 6-20 e 6-21, é basicamente um misturador dos gases, por meio do qual o operador controla o volume e a quantidade de gases a serem administrados ao paciente. É composto por:

- *Cilindros de gases:* são dois cilindros, um de óxido nitroso (azul) e um de oxigênio (verde).
- *Fluxômetro:* permite que o operador estabeleça o volume e a quantidade de cada um dos gases a serem administrados durante o procedimento, sempre em proporções percentuais. Como segurança, o limite máximo de administração de N_2O é de 70%, com consequentemente 30% de oxigênio.
- *Balão:* permite a observação dos movimentos respiratórios.
- *Mangueiras:* levam a mistura de gás até a máscara adaptada ao nariz do paciente.
- *Máscara:* disponíveis em tamanhos variados, autoclaváveis.
- *Oxímetro de pulso:* deve ser utilizado durante todo o procedimento para medir a saturação de oxigênio e a frequência cardíaca.

Técnica de Sedação

A eficácia da sedação inalatória em odontopediatria depende de vários fatores. A criança deve estar previamente condicionada e familiarizada com os estímulos do tratamento odontológico: luz do refletor, jato de água, anestesia local etc.

O choro do paciente pode atrapalhar ou até mesmo impedir a inalação adequada do gás, devido à coriza e dispneia. O paciente deve aceitar a colocação da máscara que precisa estar adaptada adequadamente ao nariz assegurado que toda a mistura gasosa será inalada pelo paciente para que se obtenha o efeito desejado da sedação, além de evitar o vazamento do gás para o ambiente (Fig. 6-22).

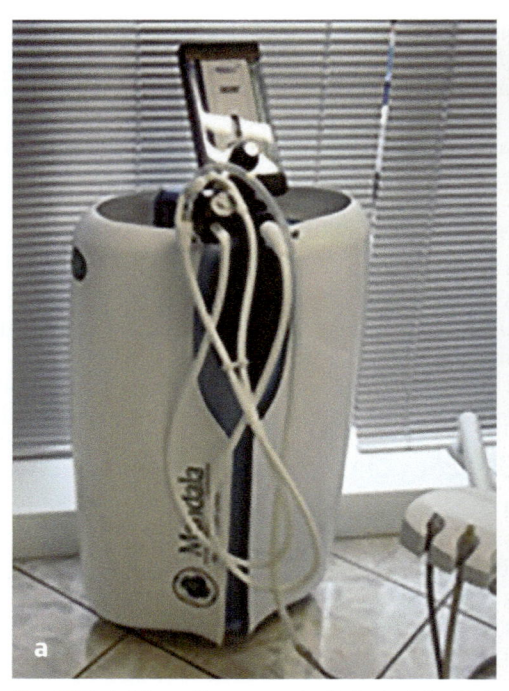

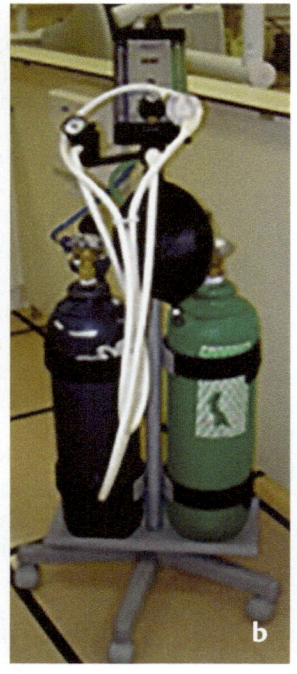

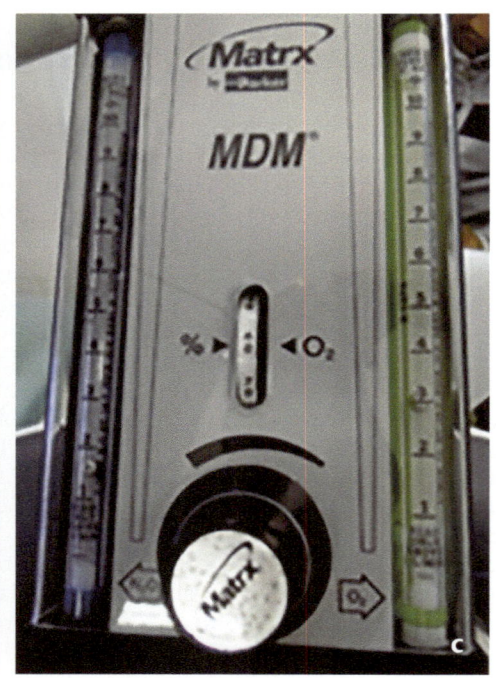

Fig. 6-20. (**a**) Aparelho para sedação inalatória. (**b**) Interior do aparelho mostrando os cilindros de óxido nitroso (azul) e oxigênio (verde), mangueiras, balão e fluxômetro. (**c**) Fluxômetro para controle da mistura de gases.

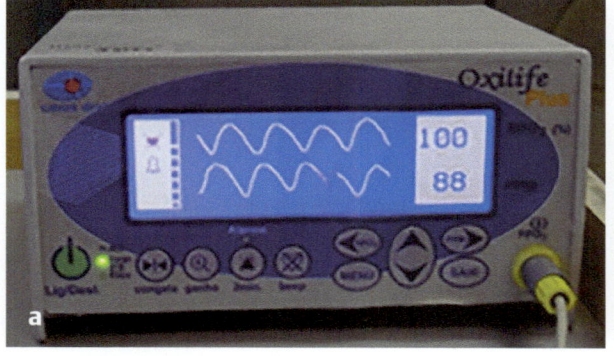

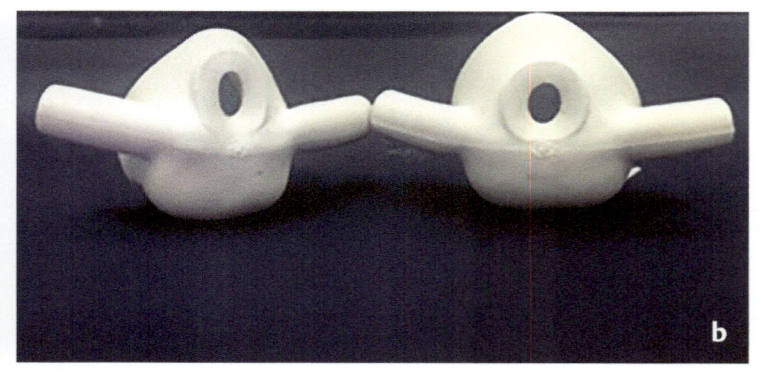

Fig. 6-21. (**a**) Oxímetro. (**b**) Máscaras.

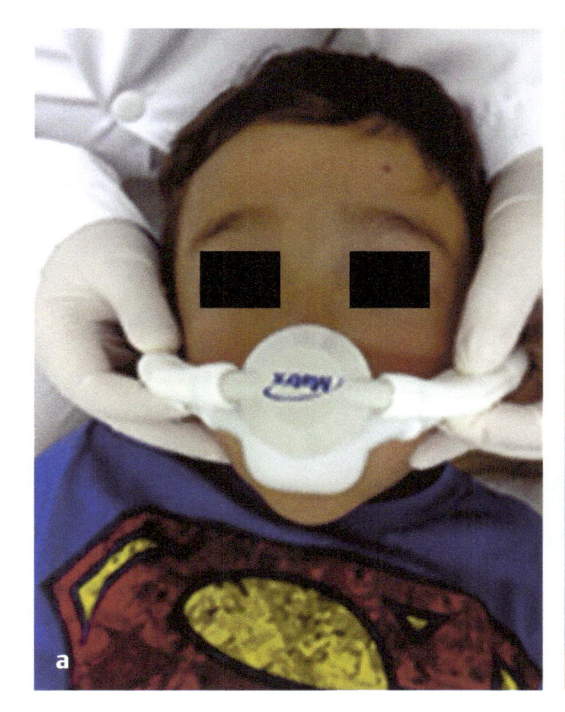

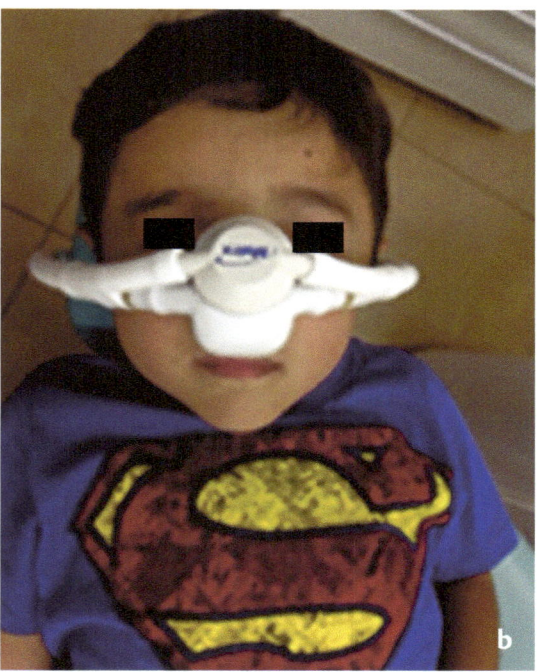

Fig. 6-22. Máscara posicionada sobre a boca quando o paciente chora.

O primeiro passo do procedimento de sedação é a colocação do oxímetro de pulso para aferir a saturação e a frequência cardíaca do paciente (Quadro 6-2). Considera-se saturação normal um valor entre 96% e 100%.

O procedimento de sedação inicia com o ajuste do volume de gás a ser inalado durante o tratamento. Para crianças, este volume geralmente fica entre 4 e 5 litros/minuto. O odontopediatra inicia o procedimento administrando 100% de oxigênio por 3 a 5 minutos. Este fluxo deverá ser ajustado de acordo com a necessidade individual, tendo como parâmetro a distensão do balão, que deve movimentar-se para encher e esvaziar de forma adequada. Se as paredes colapsam, significa que o volume do gás está abaixo do adequado. Inversamente, caso ocorra uma distensão, significa que o volume está além do adequado, havendo desperdício de gás, sendo, então, necessário reduzir o volume disponibilizado.[59]

Estabelecido o volume de gás adequado, o operador começa a adicionar óxido nitroso à mistura de forma incremental, adicionando 10% de gás a cada minuto até que o paciente apresente sinais de que está sedado.[57] O nível ideal de sedação varia para cada paciente e, portanto, é fundamental observar alguns sinais e sintomas durante o procedimento:

- Sensação de dormência nos pés e nas mãos.
- Sensação de formigamento nos lábios, língua, palato e bochechas.
- Espasmos palpebrais.
- Sensação de relaxamento.
- Diminuição do medo e ansiedade.

O paciente pode apresentar riso involuntário durante a sedação com óxido nitroso, significando que a dosagem pode estar excessiva e o operador deve diminuir a concentração do gás na mistura.

Durante todo o procedimento, deve-se observar o nível de relaxamento ou inquietação do paciente, bem como os batimentos cardíacos, podendo o operador diminuir ou aumentar a quantidade de óxido nitroso da mistura de acordo com a necessidade. Esta é uma vantagem desse tipo de sedação em comparação com os benzodiazepínicos que, uma vez administrados, não há como alterar a dose.

Quadro 6-2. Sinais Vitais em Várias Idades (Dean et al., 2011)[58]

Idade (anos)	Batimentos cardíacos (bpm)	Pressão arterial (mmHg)	Frequência respiratória (rpm)
1 a 3	70 a 100	90 a 150 × 55 a 70	20 a 30
3 a 6	65 a 110	95 a 100 × 60 a 75	20 a 25
6 a 12	60 a 95	100 a 120 × 60 a 75	14 a 22
12	55 a 85	110 a 135 × 65 a 85	12 a 18

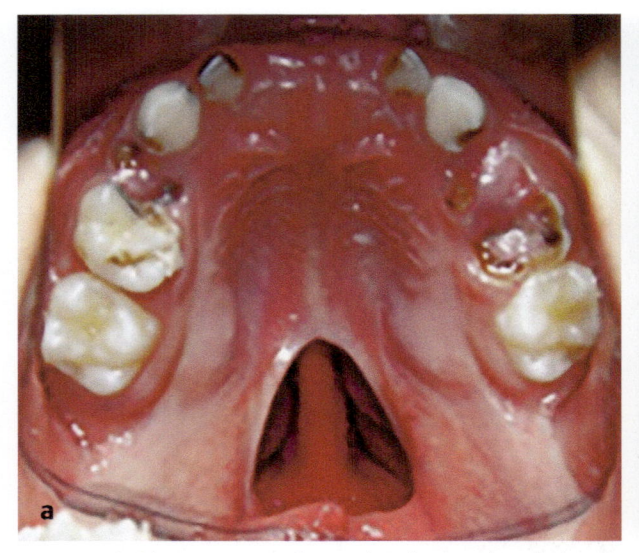

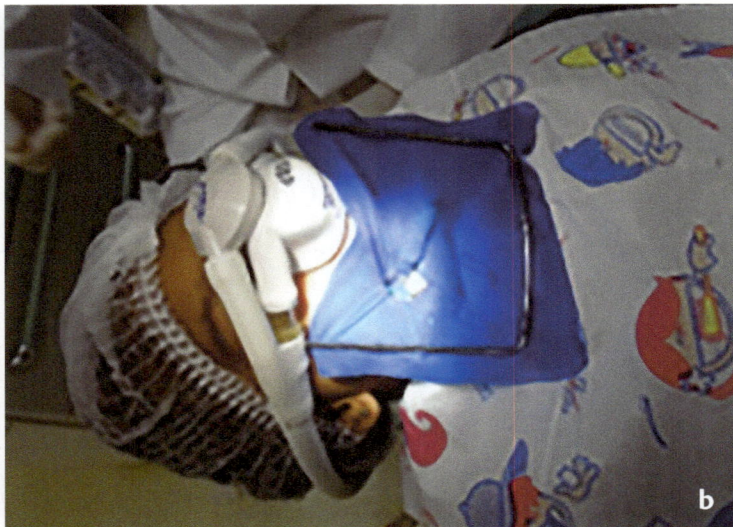

Fig. 6-23. (a,b) Paciente com fissura de palato sendo sedado com isolamento absoluto.

A frequência cardíaca e a saturação de oxigênio devem ser monitoradas durante todo o tratamento odontológico, e caso o profissional observe qualquer alteração, deve imediatamente zerar a administração de óxido nitroso, deixando o paciente respirar apenas oxigênio até que sua condição volte à normalidade.

- O nível ideal de sedação varia para cada paciente, mas geralmente se consegue um relaxamento do paciente com porcentagem de mistura em torno de 50%, que é o recomendado pela American Academy of Pediatric Dentistry (2013)[60] para evitar efeitos adversos do óxido nitroso.
- Alguns pacientes podem ser induzidos ao sono durante a sedação por consequência do nível de relaxamento atingido e este fato é considerado normal.
- Quando a criança chora durante o procedimento de sedação, o operador deve tentar acalmá-la de forma que a respiração volte ao normal e o gás seja inalado de forma adequada pelo nariz. Também é indicado que a máscara seja deslocada do nariz e fique sobre a boca, de forma que o gás volte a fazer efeito quando inalado pela boca durante o choro. Assim que o paciente se acalmar, a máscara deve ser recolocada sobre o nariz.
- No caso de pacientes com fissura de palato não operados, a sedação fica prejudicada devido ao escape do gás inalado, pois o mesmo acaba sendo perdido pela fissura, não atingindo o efeito sedativo desejado. No entanto, isso pode ser corrigido pelo uso do isolamento absoluto durante os procedimentos restauradores, pois o lençol de borracha obstrui o escape do gás. (Fig. 6-23)
- Oxigenação final: após o término dos procedimentos odontológicos, o operador deve reduzir a quantidade de óxido nitroso gradativamente, diminuindo 10% a cada minuto, até que atinja 100% de oxigênio que deve ser mantido por 3 a 5 minutos. Esta oxigenação final evita que o paciente apresente reações adversas como náusea ou dor de cabeça.
- Em relação à ocorrência de efeitos adversos, o percentual encontrado é muito baixo (2,5%). De acordo com Bonafé-Monzó et al. (2015)[61] e Seong (2018),[62] os sintomas mais frequentes são náuseas e vômitos (1%).
- Após a oxigenação final, o paciente está apto a voltar às suas atividades normais, sem necessidade de repouso.

A sedação consciente pode ser considerada segura, prática e eficaz tanto para pacientes pediátricos muito jovens e medrosos com baixa tolerância à dor quanto para pacientes com deficiência intelectual que são capazes de manter uma comunicação efetiva com o cirurgião-dentista.

Tratamento Odontológico Sob Anestesia Geral

O tratamento odontológico sob anestesia geral é considerado uma opção terapêutica para muitos pacientes quando o tratamento convencional não é viável. É comum o odontopediatra se deparar com problemas que inviabilizam ou dificultam o tratamento ambulatorial, porém a escolha do tratamento sob anestesia geral deve ser considerada como o último recurso, ponderando-se sempre o risco-benefício para o paciente, apesar da taxa de morbidade ser considerada baixa.[63-66]

Indicações Clínicas para o Tratamento Odontológico Sob Anestesia Geral[67,68]

- Pacientes com comprometimento neurológico que impede a colaboração durante o tratamento odontológico convencional.
- Pacientes com pouca idade e grandes necessicades odontológicas.
- Procedimentos complexos para serem realizados em ambiente ambulatorial.
- Intolerância a anestésicos locais.

Avaliação Pré-Operatória

Para ser submetido à anestesia geral o paciente necessita de avaliação médica prévia pelo pediatra, com o objetivo de verificar as condições clínicas para realização do procedimento. O médico fará sua avaliação baseado em anamnese, exame clínico, exames laboratoriais e em alguns casos, avaliação com neurologista, cardiologista ou outra especialidade médica que julgar necessária. Mediante a liberação médica, o paciente estará apto a ser submetido à anestesia geral e deve receber as orientações de jejum e da rotina hospitalar onde será atendido.

Técnica Anestésica

A anestesia geral consiste na depressão reversível do sistema nervoso central, caracterizada pela ausência de consciência, da sensibilidade e da reação aos estímulos externos, com conservação das funções neurovegetativas vitais.[69] A intubação para realização do tratamento odontológico sob anestesia geral deve ser idealmente nasotraqueal, de forma a deixar a cavidade oral livre para o cirurgião-dentista trabalhar. Estando anestesiado, o paciente deve receber a proteção ocular com pomada à base de vitamina A e esparadrapo, com o objetivo de evitar a formação de úlceras de córnea ou outro traumatismo na região. Geralmente, o anestesista realiza o tamponamento orofaríngeo com gaze esterilizada para proteção das vias aéreas, evitando que partículas de material ou resíduos dentários penetrem na traqueia e no esôfago (Fig. 6-24). O médico anestesiologista deve acompanhar o paciente durante todo o procedimento monitorando os parâmetros respiratórios e circulatórios.

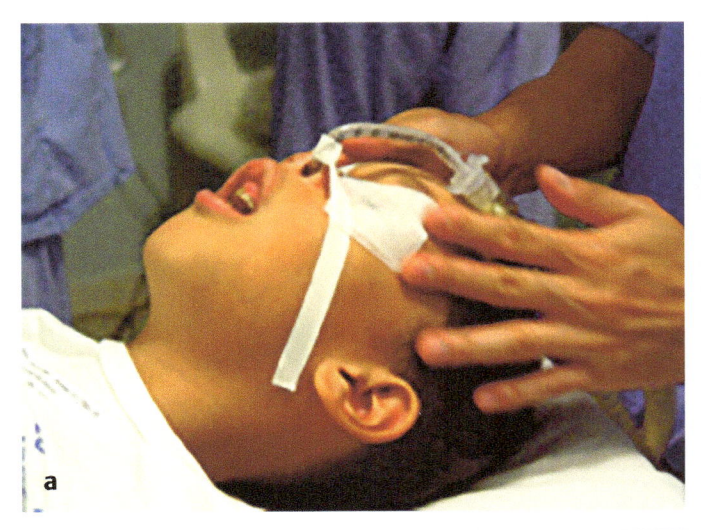

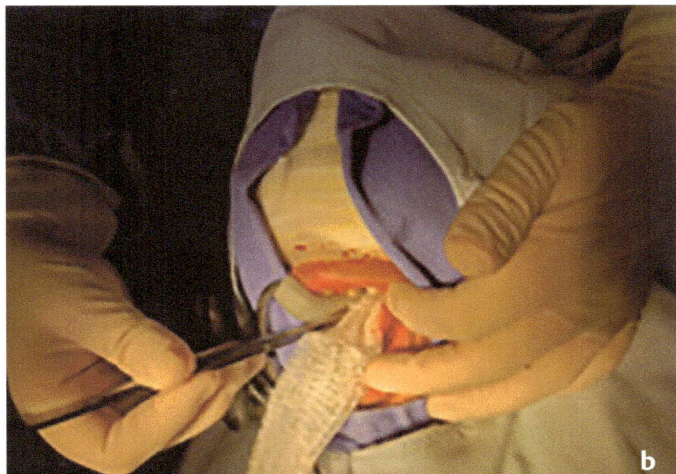

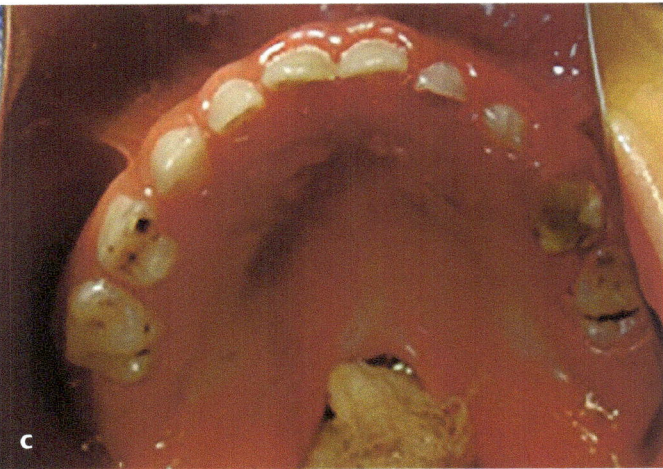

Fig. 6-24. (a-c) Proteção ocular e tamponamento orofaríngeo.

Técnica Operatória

- A equipe odontológica necessária para do atendimento do paciente sob anestesia geral deve ser composta pelo cirurgião-dentista e auxiliar odontológico que atuarão diretamente no campo operatório, além de um circulante de sala que atua fora do campo operatório, dando suporte em relação aos materiais restauradores necessários para a realização dos procedimentos.
- O cirurgião-dentista e o auxiliar devem realizar a lavagem das mãos e a paramentação necessária para acessar o campo operatório, respeitando todos os protocolos de biossegurança (Fig. 6-25).

Em seguida, é realizada a assepsia da face e da boca do paciente com solução antisséptica e colocação dos campos cirúrgicos (Fig. 6-26).

A montagem da mesa de trabalho deve ser feita sobre o campo esterilizado, contendo todos os instrumentais necessários para execução dos procedimentos. Os materiais restauradores devem ficar à parte e são solicitados conforme a necessidade para o circulante de sala.

Primeiramente, monta-se a mesa com os instrumentais necessários para procedimentos restauradores. Quando o paciente necessita de exodontia, esta deve ser realizada após os procedimentos restauradores, após a troca do campo que cobre a mesa e dos instrumentais restauradores por instrumentais cirúrgicos (Fig. 6-27).

O plano de tratamento a ser realizado deve considerar as limitações médicas, físicas e emocionais do paciente, anteriormente avaliadas, e, em muitos casos, deve-se desprender do conceito ideal e ser realizado dentro das possibilidades do momento. O paciente deve ser avaliado como um todo, considerando principalmente o seu grau de comprometimento neurológico, que pode estar presente em alguns casos de fissuras labiopalatinas e, particularmente, em pacientes com anomalias craniofaciais complexas e síndromes associadas, o que implica em evitar a realização de procedimentos que necessitem reintervenção futura com necessidade de colaboração do paciente. Além disso, o tratamento dentário deve ser realizado no menor tempo possível e com qualidade.

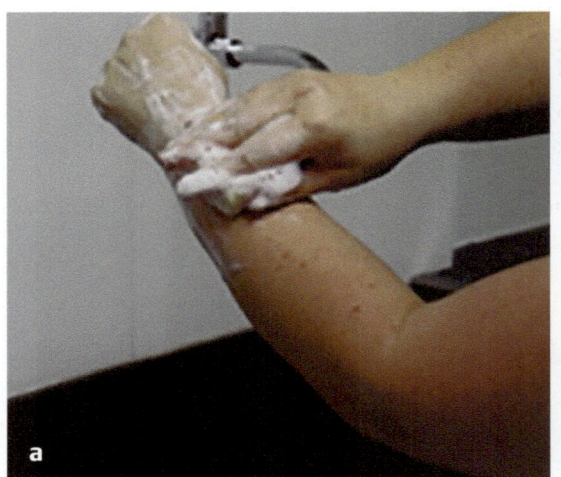

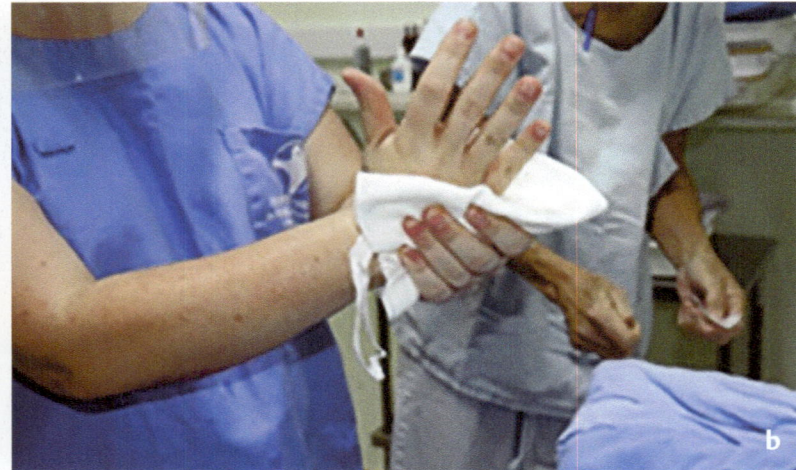

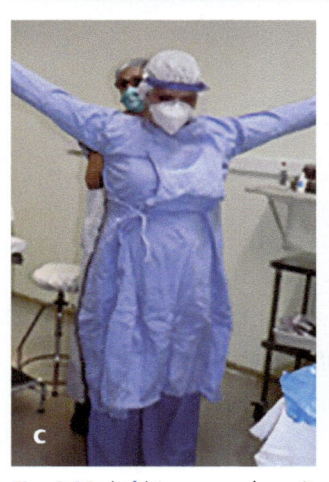

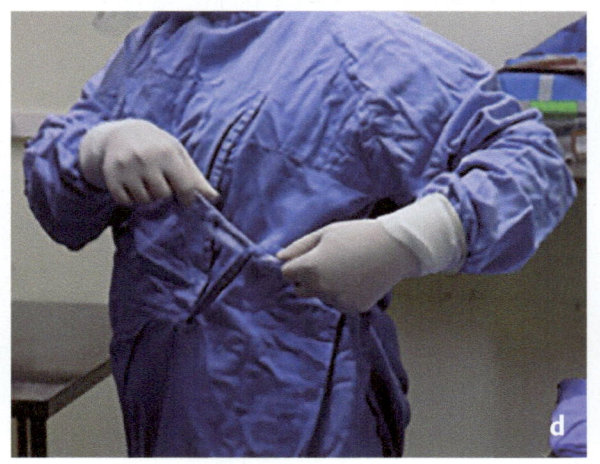

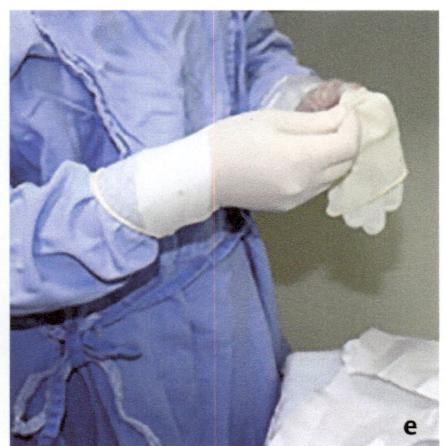

Fig. 6-25. (a,b) Lavagem das mãos e (c-e) paramentação do profissional.

CAPÍTULO 6 ▪ PROTOCOLOS ODONTOPEDIÁTRICOS

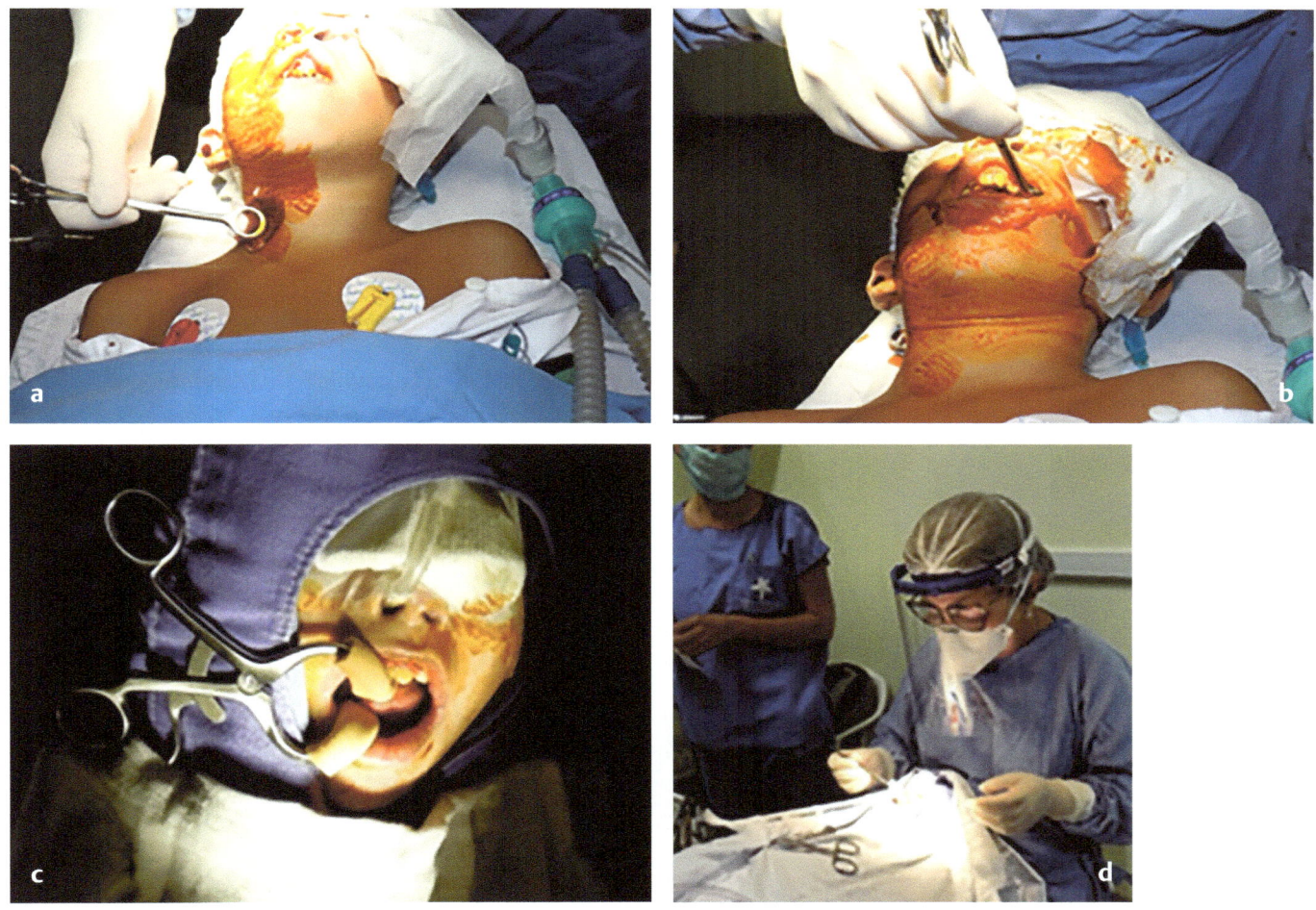

Fig. 6-26. (**a**) Antissepsia da face. (**b**) Antissepsia da boca. (**c**) Paciente pronto para início do tratamento. (**d**) Cirurgião-dentista em posição de trabalho.

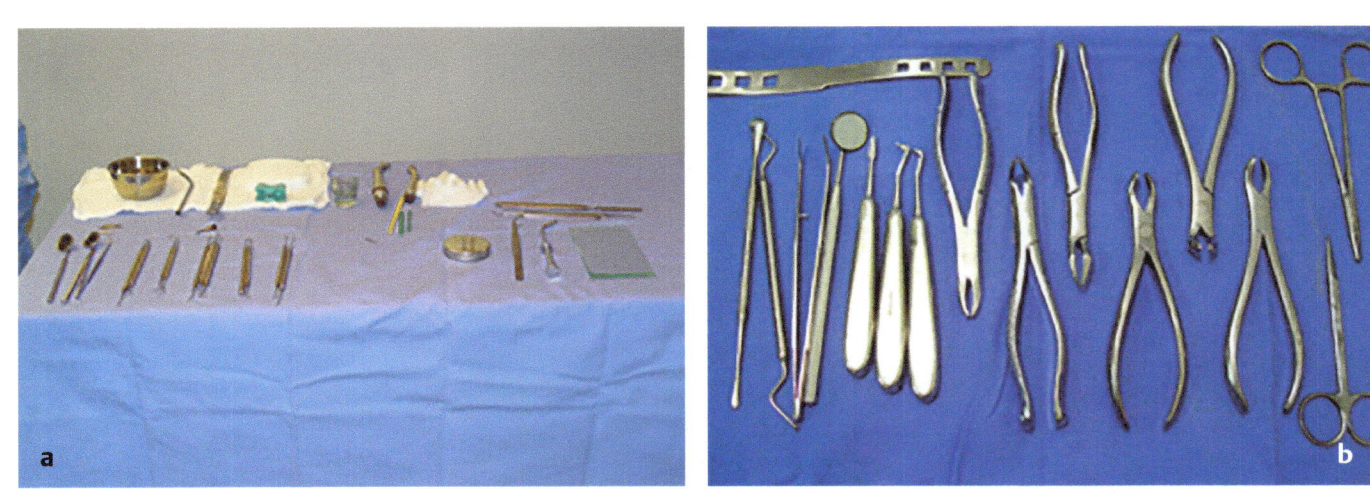

Fig. 6-27. Mesa montada para (**a**) tratamento restaurador e (**b**) exodontia.

Alguns aspectos são fundamentais para a elaboração de um plano de tratamento para pacientes atendidos sob anestesia geral:

- Qualidade da higiene bucal, coordenação motora do paciente e necessidade da ajuda de terceiros para realização desta higiene.
- Risco de cárie do paciente.
- Más oclusões: dificuldade de higienização e possibilidade do paciente a ser submetido ou não ao tratamento futuro.
- Presença de alterações de estrutura dos dentes, facilitando o aparecimento de cárie dentária, quando associado à higiene bucal deficiente.
- Levar em conta o tempo de permanência do dente decíduo na cavidade bucal e o tipo de tratamento necessário para mantê-lo.

O tratamento odontológico propriamente dito é sempre iniciado com uma profilaxia dentária. O abridor de boca é fundamental para a execução dos procedimentos que são realizados por quadrante, ou seja, coloca-se o abridor de boca de um dos lados e em cada quadrante faz-se (Fig. 6-28):

- Preparo cavitário.
- Terapia pulpar quando necessária.
- Proteção do complexo dentina-polpa.
- Restauração.

O isolamento absoluto é opcional, uma vez que a salivação do paciente é praticamente inexistente durante a anestesia geral.

A terapia pulpar nesses pacientes deve ser planejada de maneira definitiva, eliminando as possibilidades de diagnóstico duvidoso. Dessa forma, indica-se a realização de pulpotomias sempre que necessário e contraindica-se a realização de pulpectomias, uma vez que a necessidade de curativo de demora e posterior obturação dos condutos implica em novo procedimento sob anestesia geral, já que o paciente não oferece condições de ser atendido de forma ambulatorial. Além disso, a realização de radiografias odontológicas no centro cirúrgico é geralmente um complicador. Sendo assim, os dentes com necessidade de pulpectomia devem ser extraídos.

Após o término dos procedimentos restauradores em toda a cavidade bucal, realizam-se as exodontias também por quadrante. Terminados todos os procedimentos, é feita a limpeza bucal com soro fisiológico e remove-se o tampão de gaze.

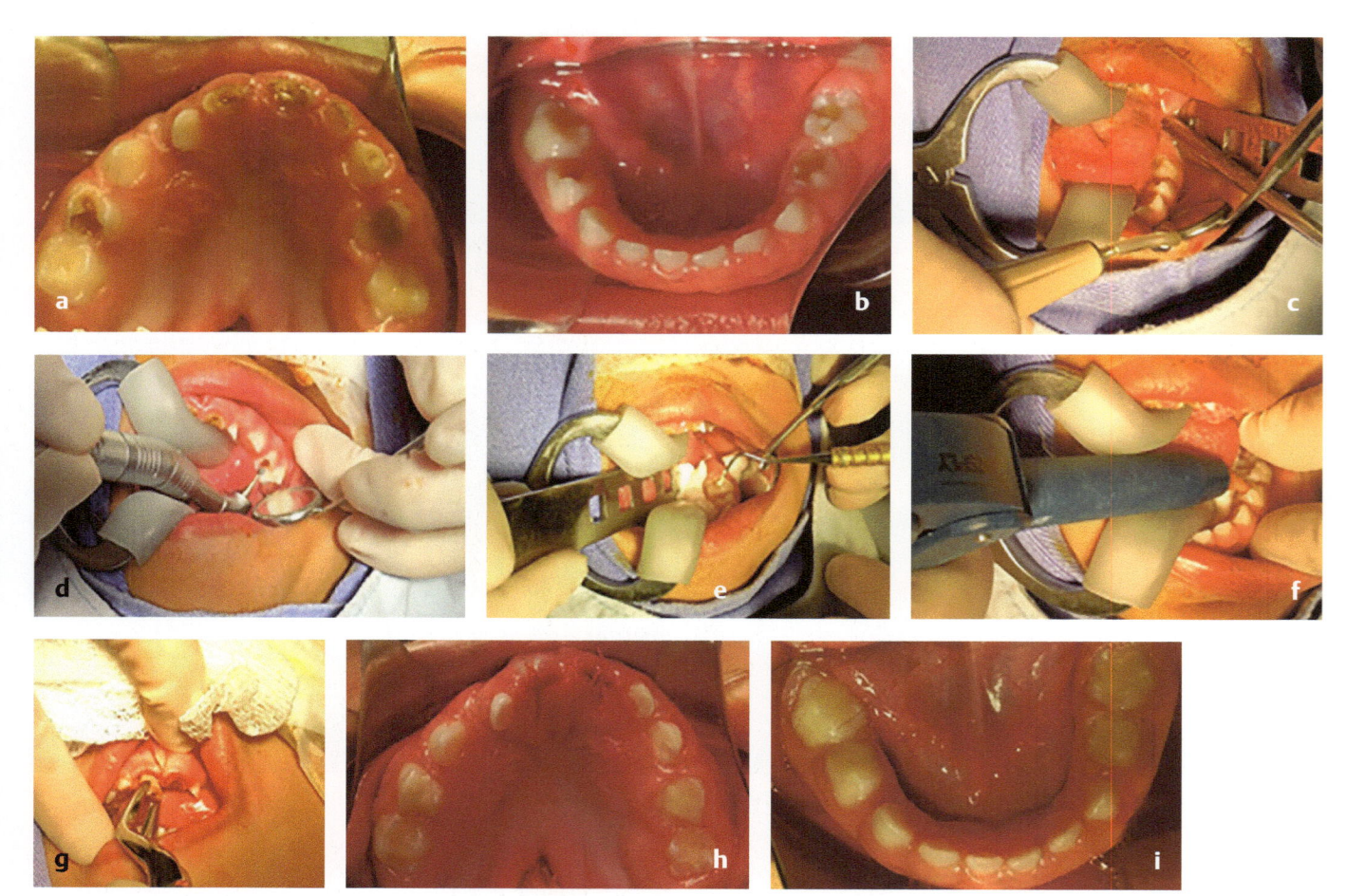

Fig. 6-28. (**a,b**) Caso inicial. (**c**) Profilaxia. (**d**) Abertura coronária. (**e**) Proteção do complexo dentina-polpa. (**f**) Restauração. (**g**) Extração. (**h,i**) Caso finalizado.

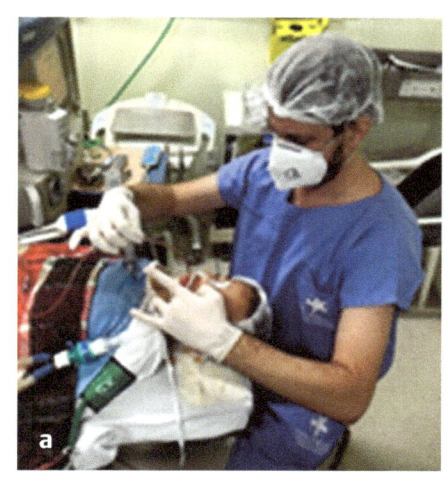

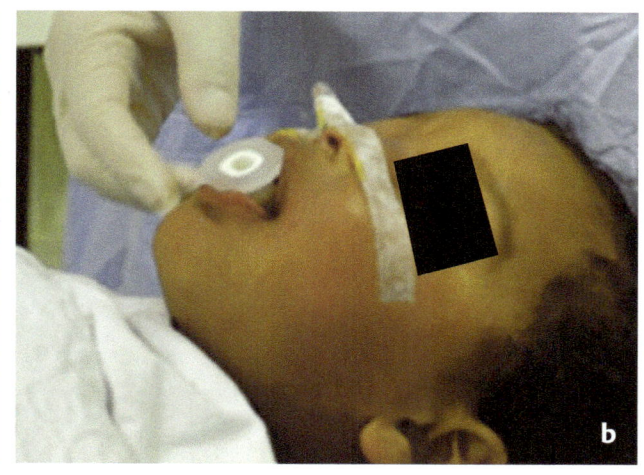

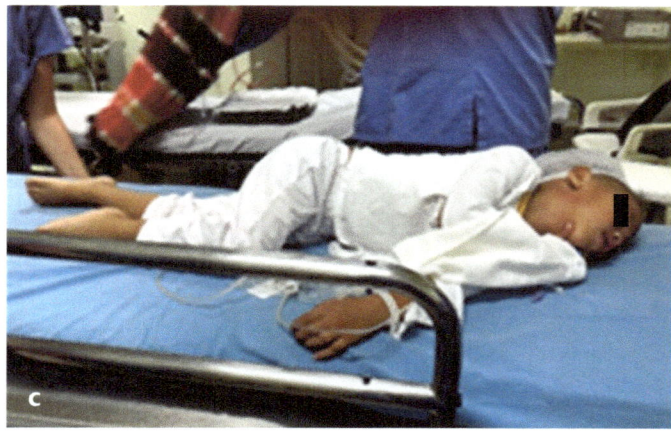

Fig. 6-29. (**a**) Extubação. (**b**) Cânula de Guedel. (**c**) Posição de Sims.

Extubação

Ao final do tratamento odontológico, o anestesiologista reverte o plano anestésico até o retorno dos reflexos protetores e da consciência. Após a extubação, o paciente é colocado na posição de Sims (decúbito lateral com a perna direita fletida e a cabeça hiperextendida). Adapta-se a cânula de Guedel para facilitar a respiração espontânea e o paciente é levado à sala de recuperação, ficando sob vigilância até que desperte totalmente (Fig. 6-29).

Prescrição

Ao término do tratamento, o cirurgião-dentista deve realizar a prescrição necessária, conforme o tratamento realizado.

Dieta: a prescrição deve ser de dieta líquida nas primeiras 24 horas para os casos em que se realizou extrações dentárias ou outro procedimento cirúrgico.

Analgésicos e antieméticos: devem ser sempre prescritos para todos os casos de tratamento odontológico sob anestesia geral.

Antibióticos: no caso de abscessos, recomenda-se o uso de antibióticos.

Alta após Anestesia Geral

A alta pode ser dada após o paciente estar completamente consciente, ter se alimentado, não apresentar dor, febre sangramento, náusea ou qualquer outra intercorrência.

REFERÊNCIAS BIBLIOGRÁFICAS

1. Pinto EC, Pinto EG, Soares S, Oliveira TM, Fraga AL, Almeida JM et al. A critical review of dental caries in individuals with cleft Lip. World J Dent. 2013;4(4):272-275.
2. Worth V, Perry R, Ireland T, Wills AK, Sandy J, Ness A. Are people with an orofacial cleft at a higher risk of dental caries? A systematic review and meta-analysis. Br Dent J. 2017;223:37-47.
3. Antonarakis GS, Palaska PK, Herzog G. Caries prevalence in non-syndromic patients with cleft lip and/or palate: a meta-analysis. Caries Res. 2013;47:406-413.
4. Allam GG, Sobeh IA. Caries Experience Varies in Egyptian Children with Different Combinations of Cleft Lip and Palate and Is Related to Carbohydrate Intake Between Meals. Cleft Palate Craniofac J. 2021;58:414-418.
5. Dalben GS, Costa B, Gomide MR, Teixeira das Neves LT. Breast-feeding and sugar intake in babies with cleft lip and palate. Cleft Palate Craniofac J. 2003 Jan;40(1):84-87.
6. Sociedade Brasileira de Pediatria. Manual de Alimentação: orientações para alimentação do lactente ao adolescente, na escola, na gestante, na prevenção de doenças e segurança alimentar. Departamento Científico de Nutrologia. 4.ed. São Paulo: SBP, 2018. 172 p.
7. Rodrigues R, Fernandes MH, Bessa Monteiro A, Furfuro R, Carvalho Silva C, Vardasca R et al. Are there any solutions for improving the cleft area hygiene in patients with cleft lip and palate? A systematic review. Int J Dent Hyg. 2019;17:130-141.
8. Hovorakova M, Lesot H, Peterkova R, Peterka M. Origin of the deciduous upper lateral incisor and its clinical aspects. J Dent Res. 2006;85:167-171.

9. Camporesi M, Baccetti T, Marinelli A, Defraia E, Franchi L. Maxillary dental anomalies in children with cleft lip and palate: a controlled study. Int J Paediatr Dent. 2010;20:442-450.
10. Howe BJ, Cooper ME, Vieira AR, Weinberg SM, Resick JM, Nidey NL et al. Spectrum of dental phenotypes in nonsyndromic orofacial clefting. J Dent Res. 2015;94:905-912.
11. Ranta R. A review of tooth formation in children with cleft lip/palate. Am J Orthod Dentofacial Orthop. 1986;90:11-18.
12. Almeida CM, Gomide MR. prevalence of natal/neonatal teeth in cleft lip and palate infants, Cleft Palate-Craniofac J. 1996;33:297-299.
13. Duque C, Dalben GS, Aranha AMF, Carrara CFC, Gomide MR, Costa B. Chronology of deciduous teeth eruption in children with cleft lip and palate. Cleft Palate-Craniofac J. 2004;41:285-289.
14. Carrara CFC, Lima JEO, Carrara CE, Vono BG. Chronology and sequence of eruption of the permanent teeth in patients with complete cleft lip and palate. Cleft Palate Craniofac J. 2004;41:642-645.
15. Silva Filho OG, Albuquerque MVP, Costa B. Irrupção ectópica do primeiro molar permanente superior em pacientes portadores de fissura isolada de palato (fissura pós forame incisivo). Rev Odont Univ São Paulo. 1993;7:1-10.
16. Silva Filho OG, Albuquerque MVP, Costa B. Erupción ectópica del primer molar superior permanente em pacientes portadores de lábio leporino y paladar hendido. Rev Esp Ortod. 1990;20:155-165.
17. Silva Filho OG, Albuquerque MVP, Kurol J. Ectopic eruption of maxillary first permanent molars in children with cleft lip. Angle Orthod. 1996;66:373-380.
18. Ribeiro LL, Das Neves LT, Costa B, Gomide MR. Dental anomalies of the permanent lateral incisors and prevalence of hypodontia outside the cleft area in complete unilateral cleft lip and palate. Cleft Palate Craniofac J. 2003;40:172-175
19. Halpern RM, Noble J. Location and presence of permanent teeth in a complete bilateral cleft lip and palate population. Angle Orthod. 2010;80:591-596.
20. Tereza GP, Carvalho CF, Costa B. Tooth abnormalities of number and position in the permanent dentition of patients with complete bilateral cleft lip and palate. Cleft Palate-Craniofac J. 2010;47:247-252.
21. Wu TT, Chen Ph, Lo LJ, Cheng MC, Ko EW. The characteristics and distribution of dental anomalies in patients with cleft. Chang Gung Med J. 2011;34:306-14.
22. Suzuki A, Nakano M, Yoshizaki K, Yasunaga A, Haruyama N, Takahashi I. A longitudinal study of the presence of dental anomalies in the primary and permanent dentitions of cleft lip and/or palate patients. Cleft Palate-Craniofac J. 2017;54:309-320.
23. Küchler EC, Da Motta LG, Vieira AR, Granjeiro JM. Side of dental anomalies and taurodontism as potential clinical markers for cleft subphenotypes. Cleft Palate-Craniofac J. 2011;48:103-108.
24. Akcam MO, Evirgen S, Uslu O, Memikoğlu UT. Dental anomalies in individuals with cleft lip and/or palate. Eur J Orthod. 2010;32:207-213
25. Baek SH, Kim NY. Congenital missing permanent teeth in Korean unilateral cleft lip and alveolus and unilateral cleft lip and palate patients. Angle Orthod. 2007;77:88-93.
26. Slayton RL, Williams L, Murray JC, Wheeler JJ, Lidral AC, Nishimura CJ. Genetic association studies of cleft lip and/or palate with hypodontia outside the cleft region. Cleft Palate Craniofac J. 2003;40:274-279.
27. Vieira AR, Meira R, Modesto A, Murray JC. MSX1, PAX9 and TGFA contribute to tooth agenesis in humans. J Dent Res. 2004,83:723-727.
28. Modesto A, Moreno LM, Krahn K, King S, Lidral AC. MSX1 and orofacial clefting with and without tooth agenesis. J Dent Res. 2006;85:542-546.
29. Vieira AR, Modesto A, Meira R, Barbosa AR, Lidral AC, Murray JC. Interferon regulatory factor 6 (IRF6) and fibroblast growth factor receptor 1 (FGFR1) contribute to human agenesis. Am J Med Genet. 2007;143:538-545.
30. Tortora C, Meazzini MC, Garattini G, Brusati R. Prevalence of abnormalities in dental structure, position, and eruption pattern in a population of unilateral and bilateral cleft lip and palate patients. Cleft Palate-Craniofac J. 2008;45:154-162.
31. Ooë T. On the early development of human dental lamina. Okajimas Folia Anat Jpn. 1957;30:198-210.
32. Tsai TP, Huang CS, Huang CC, See LC. Distribution patterns of primary and permanent dentition in children with unilateral complete cleft lip and palate. Cleft Palate Craniofac J. 1998;35:154-160.
33. Maciel SP, Costa B, Gomide MR. Difference in the prevalence of enamel alterations affecting central incisors of children with complete unilateral cleft lip and palate. Cleft Palate-Craniofac J. 2005;42:392-395.
34. Malanczuk T, Opitz C, Retziaff R. Structural changes of dental enamel in both dentitions of cleft lip and palate patients. J Orofac Orthop. 1999;60:259-268.
35. Bailleul-Forestier I, Molla M, Verloes A, Berdal A. The genetic basis of inherited anomalies of the teeth. Part 1: Clinical and molecular aspects of non-syndromic dental disorders. Eur J Med Genet. 2008;51:273-291.
36. Thesleff I. The genetic basis of tooth development and dental defects. Am J Med Genet Part A. 2006;140:2530-2535.
37. Hu JC, Simmer JP. Developmental biology and genetics of dental malformations. Orthod Craniofac Res. 2007;10:45-52.
38. Suzuki A, Watanabe M, Nakano M, Takahama Y. Maxillary lateral incisors of subjects with cleft lip and palate. Part 2. Cleft Palate-Craniofac J. 1992;29:380-384.
39. Pedro RL, Faria MDB, Costa MC, Vieira AR. Dental anomalies in children born with clefts: a case-control study. Cleft Palate-Craniofac J. 2012;49:64-68.
40. Garib DG, Rosar JP, Sathler R, Ozawa TO. Dual embryonic origin of maxillary lateral incisors: clinical implications in patients with cleft lip and palate. Dental Press J Orthod. 2015;20:118-125.
41. Gomide MR, Costa B. Cuidados odontopediátricos. In: Trindade IEK, Silva Filho OG, organizadores. Fissuras Labiopalatinas: Uma Abordagem Multidisciplinar. São Paulo: Santos; 2007:199-211.
42. Dalben GS, Costa B, Gomide MR, Neves LT. Dental anesthetic procedures for cleft lip and palate patients. J Clin Ped Dent. 2000;24:153-158.
43. Dalben GS, Gomide MR, Costa B, Neves LT. Description of a clinical technique for extraction in the cleft lip and palate area. Int J Paed Dent. 2001;11:143-146.
44. Passos VAB, Carrara CFC, Dalben GS, Costa B, Gomide MR. Prevalence, cause, and location of palatal fistula in operated complete unilateral cleft lip and palate: retrospective study. Cleft Palate-Craniofac J. 2014;51:158-64.
45. Rivkin CJ, Keith O, Crawford PJM, Hathorn IS. Dental care for the patient with a cleft lip and palate. Part 2: the mixed dentition stage through to adolescence and young adulthood. Brit Dent J. 2000;188:131-134.
46. Popescu SM, Dascălu IT, Scrieciu M, Mercuț V, Moraru I, Țuculină MJ. Dental anxiety and its association with behavioral factors in children. Curr Health Sci J. 2014;40(4):261-264.
47. Ramos MM, Carrara CFC, Gomide MR. Parental Acceptance of Behavior Management Techniques for Children with Clefts. J Dent Child. 2005;72:74-77.
48. Grindefjord M, Persson J, Jansson L, Tsilingaridis G. Dental treatment and caries prevention preceding treatment under general anaesthesia in healthy children and adolescents:

a retrospective cohort study. Eur Arch Paediatr Dent. 2018;19:99-105.
49. Matharu L, Ashley PF. Sedation of anxious children undergoing dental treatment. The Cochrane Database of Systematic Reviews. 2006;25(1):IDCD003877.
50. American Dental Association. Guidelines for the use of sedation and general anesthesia by dentists. 2007. Disponível em: https://www.ada.org/-/media/project/ada-organization/ada/ada-org/files/publications/cdt/anesthesia_guidelines.pdf
51. Kip G, Turgut HC, Alkan M, Bani M, Arslan M. Clinical outcomes of different sedation techniques used in pediatric dentistry. Anaesth Pain & Intensive Care 2016;20:13-16.
52. Galeotti A, Garret Bernardin A, D'Antò V, Ferrazzano GF, Gentile T, Viarani V et al. Inhalation conscious sedation with nitrous oxide and oxygen as alternative to general anesthesia in precooperative, fearful, and disabled pediatric dental patients: a large survey on 688 working sessions. Biomed Res Int. 2016;2016:7289310.
53. Silva CC, Lavado C, Areias C, Mourão J, Andrade D. Conscious sedation vs general anesthesia in pediatric dentistry – a review. Medical Express. 2015;2:1-4.
54. Council of European Dentists. The Use of Nitrous Oxide Inhalation Sedation in Dentistry. 11 de Maio/2012. Disponível em: https://www.inhalosedare.com/files/CE-Resolution-June-2012-N20-sedation-in-Dentistry.pdf
55. American Society of Anesthesiologists. ASA Physical Status Classification System. 2014. Disponível em: https://www.asahq.org/standards-and-guidelines/asa-physical-status-classification-system
56. Chi SI. Complications caused by nitrous oxide in dental sedation. J Dent Anesth Pain Med. 2018;18:71-78.
57. Malamed SF. Sedation a guide to patient management. 4.ed. St Louis: Mosby, 2003;167-78.
58. Dean JA, Avery DR, McDonald RE. Odontopediatria para crianças e adolescentes. Rio de Janeiro: Elsevier; 2011.
59. Ladewig VM, Ladewig's FAM, Silva MG, Bosco G. Sedação consciente com óxido nitroso na clínica odontopediátrica. Odontol Clín-Cient. 2016;15:91-96.
60. American Academy of Pediatric Dentistry. Guideline on use of nitrous oxide for pediatric dental patients. Pediatr Dent. 2013;35:E174-E178.
61. Bonafé-Monzó N, Rojo-Moreno J, Catalá-Pizarro M. Analgesic and physiological effects in conscious sedation with different nitrous oxide concentrations. J Clin Exp Dent. 2015;7:e63-e68.
62. Seong IC. Complications caused by nitrous oxide in dental sedation. J Dent Anesth Pain Med. 2018;18:71-78.
63. Vesna A. Application of general anesthesia as part of dental care for children with special needs. J Oral Med Toxicol. 2017;1:17-19.
64. Acs G, Pretzer S, Foley M, Ng MW. Perceived outcomes and parental satisfaction following dental rehabilitation under general anesthesia. Pediatr Dent. 2001;23:419-423.
65. Campbell RL, Shetty NS, Shetty KS, Pope HL, Campbell JR. Pediatric dental surgery under general anesthesia: uncooperative children. Anesth Prog. 2018;65:225-230.
66. El-Mowafy Z, Yarascavitch C, Haji H, Quiñonez C, Haas DA. Mortality and morbidity in office-based general anesthesia for dentistry in Ontario. Anesth Prog. 2019;66:141-150.
67. Glassman P, Henderson T, Helgeson M, Niessen L, Demby N, Miller C et al. Oral health for people with special needs: consensus statement on implications and recommendations for the dental profession. J Calif Dent Assoc. 2005;33:619-23.
68. Linas N, Faulks D, Hennequin M, Cousson PY. Conservative and endodontic treatment performed under general anesthesia: A discussion of protocols and outcomes. Spec Care Dentist. 2019;39:453-463.
69. Bennett JD, Kramer KJ, Bosack RC. How safe is deep sedation or general anesthesia while providing dental care? J Am Dent Assoc. 2015;146:705-708.

PARTE IV CIRURGIAS PRIMÁRIAS E SECUNDÁRIAS

QUEILOPLASTIA E PALATOPLASTIA

CAPÍTULO 7

Carlos Eduardo Bertier ▪ Telma Vidotto de Sousa Brosco ▪ Omar Gabriel da Silva Filho
Ana Claudia Martins Sampaio-Teixeira ▪ Inge Elly Kiemle Trindade

Entre as malformações congênitas que envolvem a face e a cavidade oral, as fissuras labiopalatinas são as mais comuns, caracterizando-se, clinicamente, pela ruptura do lábio isoladamente, ou do palato isoladamente, ou do lábio e do palato simultaneamente. Essas malformações se estabelecem no período embrionário ou no início do período fetal, quando se completa a formação dos palatos primário e secundário, respectivamente. A agenesia ou ausência de fusão do palato primário resulta na *fissura do lábio* superior, que pode se estender até a região do forame incisivo, o qual corresponde ao limite anatômico demarcatório entre o que foram os palatos primário e secundário na vida pré-natal. A ausência de fusão do palato secundário resulta na *fissura do palato*, que varia em extensão, alcançando apenas a úvula, parte do palato ou todo o palato até o forame incisivo. Como guardam certa independência na sua gênese, as fissuras podem acometer um ou ambos os palatos. Isto quer dizer que a interrupção no processo formativo do palato primário não implica em fissura no palato secundário, assim como a integridade do palato primário não garante integridade do palato secundário. As cirurgias plásticas reparadoras do lábio e do palato estão entre as primeiras etapas do tratamento das fissuras, idealmente realizadas na infância, sendo a *queiloplastia* ou *labioplastia* efetuada a partir dos 3 meses, e a *palatoplastia* a partir dos 12 meses de idade. Essas cirurgias, ditas primárias, reconstroem o defeito anatômico, favorecendo o desenvolvimento de funções normais e recompondo a estética facial.[1]

ANATOMIA DO LÁBIO E PALATO
Anatomia do Lábio

Os músculos do lábio superior compreendem o orbicular da boca, o levantador do lábio superior e o nasal (depressor do septo). O principal deles é o músculo orbicular da boca; suas fibras musculares decussam na linha média para se inserir na coluna filtral oposta. Tem por função contrair e ocluir os lábios. As camadas mais profundas funcionam apenas como constritores da boca. O músculo orbicular está unido aos músculos da expressão facial. A Figura 7-1 mostra uma criança com o lábio sem fissura.

Na *fissura de lábio unilateral completa*, as fibras do músculo orbicular, provenientes das comissuras, em direção horizontal à linha média, giram para cima ao longo das margens da fissura, terminando lateralmente e abaixo da base da asa do nariz, e, medialmente, abaixo da base da columela. No segmento lateral do lábio superior, a artéria labial segue o mesmo trajeto dos feixes do músculo orbicular até a asa nasal, onde se une à artéria nasal lateral ou angular. No segmento medial da fissura, a artéria se comporta de maneira semelhante, mas seu diâmetro é visivelmente menor, e seus ramos são menores do que no lado lateral. Os ramos terminais da artéria labial estendem-se para a columela, onde se unem, principalmente, com as artérias septais posteriores (Fig. 7-2).

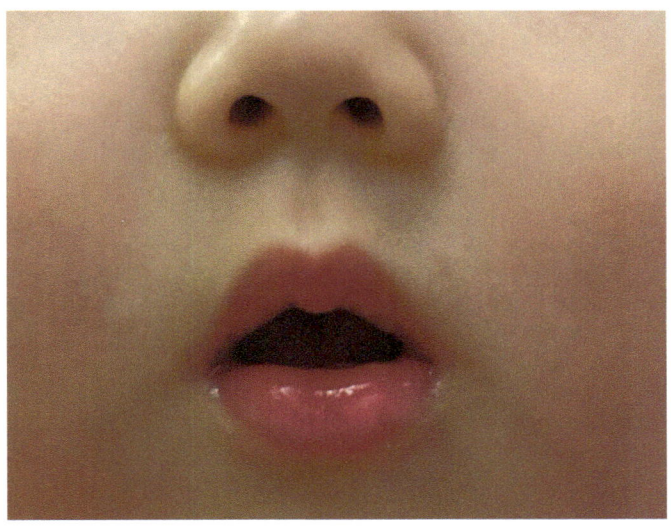

Fig. 7-1. Lábio não fissurado.

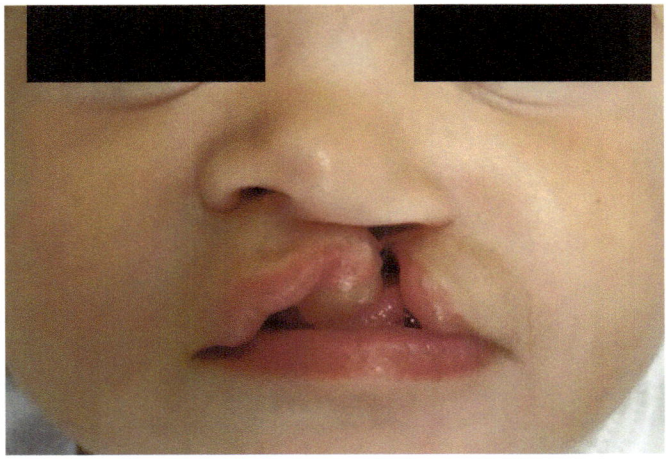

Fig. 7-2. Fissura de lábio unilateral completa.

Principais Características Anatômicas da Fissura de Lábio Unilateral

1. Lábio superior dividido em dois segmentos de proporções diferentes, um segmento lateral e um medial.
2. Maxilar superior, dividido em dois segmentos.
3. Desvio septal anterior, voltado para o lado não fissurado, e, posterior, para o lado fissurado.
4. Desvio da columela para o lado não fissurado.
5. Cartilagens laterais inferiores (alares) assimétricas, sendo a cartilagem do lado das fissuras achatada e alargada.

Na *fissura de lábio bilateral completa*, as extremidades musculares e a rede arterial dos segmentos laterais do lábio são semelhantes ao que se observa na fissura unilateral. Já o segmento labial medial ou prolábio é composto apenas por tecido conjuntivo colágeno, este irrigado por uma rica rede vascular originada nas artérias septal e columelar (Fig. 7-3).

Principais Características Anatômicas da Fissura de Lábio Bilateral

1. Lábio superior separado em três segmentos, dois laterais e proporcionais (simétricos) e um segmento central ou medial (prolábio), de tamanho normal, pequeno ou muito pequeno.
2. Maxilar superior dividido em três segmentos, dois laterais e simétricos e um segmento medial ou central denominado pré-maxila.
3. Septo nasal cartilaginoso e ósseo com desvio ou, na maioria dos casos, sem desvio.
4. Columela curta, muito curta ou ausente.
5. Cartilagens laterais inferiores (alares) simétricas.
6. Ponta nasal bífida, achatada e alargada.
7. Pirâmide nasal óssea larga e achatada.
8. Narinas largas com deslocamento lateral das bases alares.
9. Separação das cartilagens laterais inferiores por tecido fibrogorduroso.
10. Hipoplasia bilateral da face anterior da maxila.

Anatomia do Palato

Do ponto de vista anatômico, o palato é formado pelos chamados palatos anterior e posterior, delimitados pelo forame incisivo. As estruturas pré-forame incisivo, ou *palato primário*, incluem alvéolo, o lábio superior e a ponta nasal, e as estruturas pós-forame incisivo, ou *palato secundário*, estendem-se posteriormente, compreendendo o palato duro (anterior), o palato mole (posterior) e a úvula. Na superfície superior, o palato apresenta um sulco ósseo que sustenta o septo cartilaginoso nasal na porção anterior, e o vômer, na porção posterior. A porção anterior do palato duro é formada pelo processo palatino da maxila, e a porção posterior, pelas lâminas horizontais do osso palatino (Fig. 7-4). A origem, a inervação e a função dos músculos do palato posterior (mole) não fissurado estão detalhadas no Quadro 7-1. A inserção dos músculos do palato posterior não fissurado e com fissura está detalhada no Quadro 7-2.

Na *fissura de lábio e palato unilateral*, o vômer se fixa no processo palatino da maxila no lado não fissurado, sendo que a mucosa nasal é formada medialmente a partir da mucosa vomeriana,[2] como mostra a Figura 7-5. Na *fissura de lábio e palato bilateral* (Fig. 7-6) ou na *fissura isolada do palato* (Fig. 7-7), envolvendo o palato duro, o vômer está na linha média e não em continuidade com os ossos palatinos.[3] Os músculos palatinos estão inseridos na margem da fissura e ossos palatinos (Figs. 7-6 e 7-7).

O mucoperiósteo oral do palato duro recebe o suprimento neurovascular dos vasos e nervos palatinos maiores que emergem, através do forame palatino maior, nas regiões posterolaterais do palato duro. Vários ramos passam anterior e medialmente em direção à margem da fissura e lateralmente aos alvéolos. O mucoperiósteo nasal do palato duro é contínuo e reveste lateralmente a parede nasal lateral.

O suprimento vascular do palato é realizado pela artéria maxilar, ramo da carótida externa. A artéria palatina descendente, após passar pelo forame palatino maior, recebe o nome de artéria palatina maior. A artéria facial, ramo da carótida externa, dá origem à artéria palatina ascendente que irriga o palato posterior.

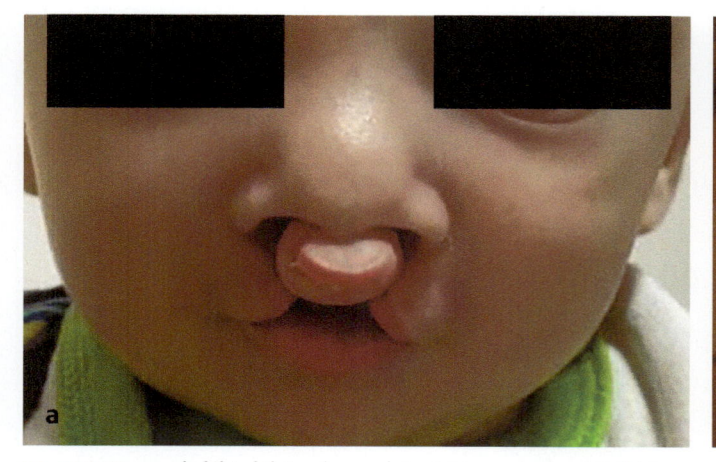

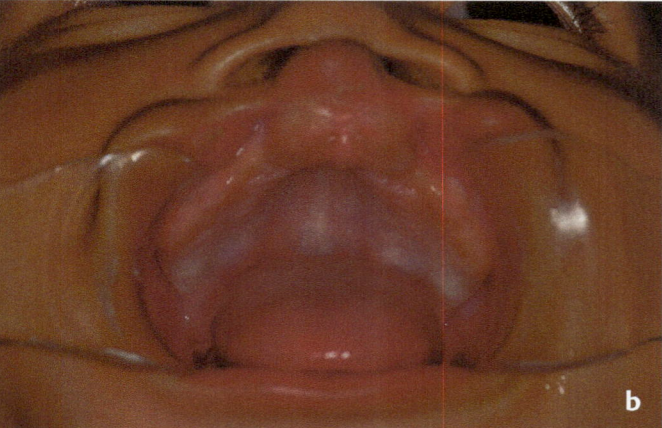

Fig. 7-3. Fissura de lábio bilateral completa. (**a**) Imagem frontal. (**b**) Imagem intraoral.

CAPÍTULO 7 ■ QUEILOPLASTIA E PALATOPLASTIA 175

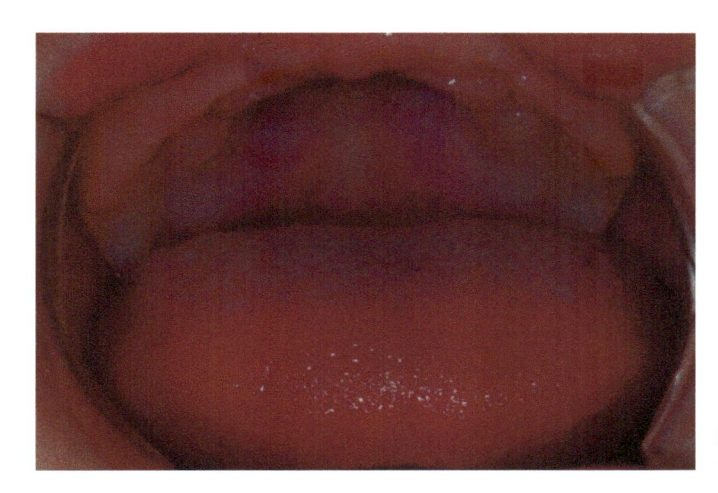

Fig. 7-4. Anatomia do palato.

Quadro 7-1. Músculos do Palato Posterior Não Fissurado, Sua Origem, Inervação e Função no Fechamento Velofaríngeo

Músculo	Origem	Inervação	Função
Levantador do palato	Base do crânio, porção petrosa do osso temporal, bilateralmente. Parte pode originar-se da junção das porções cartilaginosa e óssea da tuba auditiva	Plexo faríngeo (nervos cranianos IX-X-XI) e nervos palatinos menores	Eleva o véu palatino para cima e para trás
Tensor do véu do palato	Base do crânio (fossa escafoide do osso esfenoide e margens laterais da tuba auditiva)	Ramo do nervo trigêmeo	Tensiona o véu palatino lateralmente
Palatofaríngeo (pilar posterior)	Margem posterior do palato duro e aponeurose palatina	Plexo faríngeo e nervos palatinos menores	Tensiona as paredes faríngeas
Palatoglosso (pilar anterior)	Margem posterior do palato duro e aponeurose palatina	Plexo faríngeo e nervos palatinos menores	Traciona o palato mole para baixo em direção à língua
Músculo da úvula	Espinha nasal posterior e aponeurose palatina	Plexo faríngeo e nervos palatinos menores	Encurta, eleva e retrai a úvula

Quadro 7-2. Inserção dos Músculos do Palato Posterior Não Fissurado e Com Fissura

Músculo	Inserção	
	Palato não fissurado	Palato com fissura
Levantador do palato	Porção média do véu palatino	Margem da fissura, no terço proximal do palato posterior
Tensor do véu do palato	Tendão que envolve o *hamulus* da placa medial do pterigóideo e margem posterior do palato duro	Margem posterior do palato duro e *hamulus*
Palatofaríngeo	Cartilagem tireoide e parede lateral da faringe	Cartilagem tireoide e parede lateral da faringe
Palatoglosso	Parte lateral da língua	Parte lateral da língua
Músculo da úvula	Superfície nasal do véu palatino	Mucosa da úvula

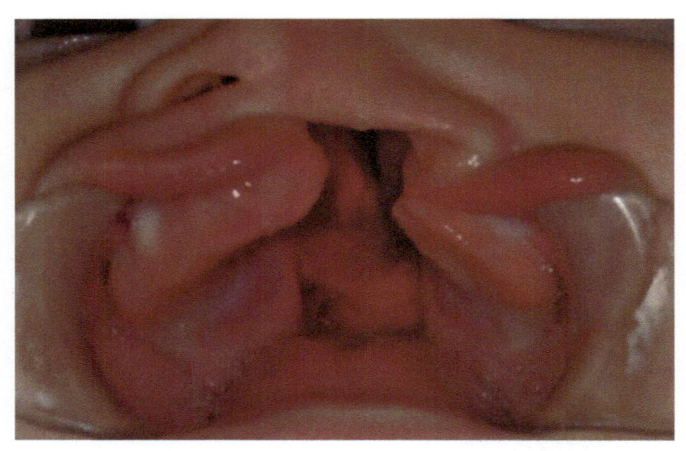

Fig. 7-5. Fissura de lábio e palato unilateral.

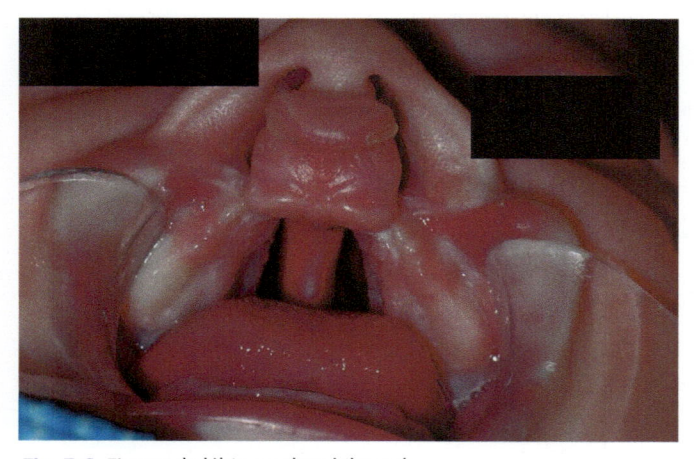

Fig. 7-6. Fissura de lábio e palato bilateral.

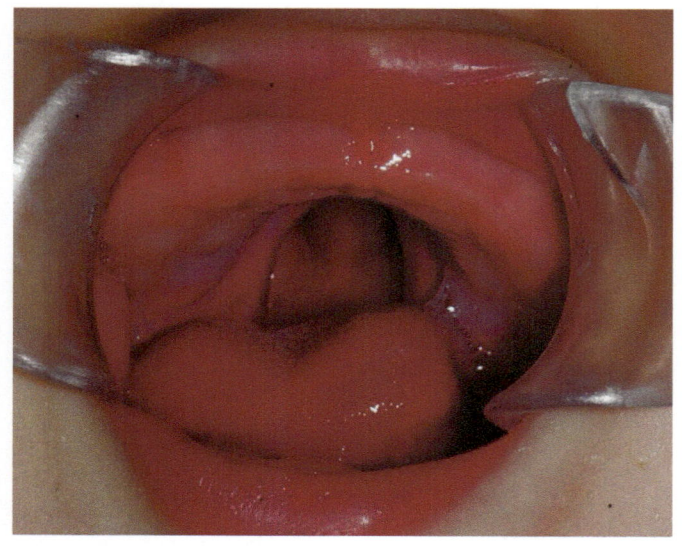

Fig. 7-7. Fissura de palato isolada.

CIRURGIAS DA FISSURA DE LÁBIO UNILATERAL
Breve Histórico

A literatura mostra o significativo avanço no reparo da fissura de lábio superior. As primeiras tentativas de correção do lábio fissurado remontam ao século IV, 390 d.C., tendo sido realizadas primeiramente na China.

Segundo revisão de Millard Jr. (1990)[4] entre outros, as primeiras técnicas cirúrgicas eram simples e buscavam apenas o reavivamento das margens da fissura e seu fechamento, sendo que a primeira descrição minuciosa de uma cirurgia de fissura labial foi feita por Jehan Yperman, no século XIII, em duas camadas, com fio encerado e torcido, preso por pontos inseridos a distância da fissura.

Um dos primeiros a realizar e divulgar a técnica cirúrgica da queiloplastia (queilo significando lábio) foi Paré, em 1575,[5] que abriu as margens do lábio superior fissurado, aproximou os segmentos labiais usando uma agulha reta e longa, e os uniu com fios em forma de 8, verificando-se, desde então, a preocupação em se obter um lábio superior de tamanho igual ao normal.

Rose, em 1891,[6] e Thompson, em 1912,[7] descreveram excisões angulares nas margens curtas da fissura do lábio superior, de modo a obter comprimento melhor e resultado mais equilibrado quando do fechamento. Von Graeffe, em 1825,[8] e Malgaigné, em 1861,[9] sugeriram incisões curvas nas margens da fissura. Mirault, em 1844,[10] idealizou novos procedimentos cirúrgicos para alongar o lábio superior, mais tarde, modificados.

Hagedorn, em 1884,[11] LeMesurier, em 1949,[12] e Tennison, em 1952,[13] descreveram outras formas de alongamento do lábio superior. Hagedorn, em 1884,[11] por sua vez, descreveu o uso de um retalho quadrangular ou quadrilateral no lábio superior, para aumentar a espessura da parte medial do lábio. Anos depois, LeMesurier, em 1949,[12] reintroduziu o método de Hagedorn, criando, pela primeira vez, o "arco de cupido". Tennison, em 1952,[13] descreveu o fechamento da fissura labial unilateral com retalho triangular, sendo que o aprimoramento veio da preservação e posicionamento do remanescente natural do "arco de cupido".

Ao longo dos anos, outros cirurgiões, além dos já citados, descreveram novas abordagens quanto à correção cirúrgica do lábio superior, preocupando-se tanto com a estética, quanto com a função labial, como Millard Jr., Hagerty, Spina e Lodovici, Wynn e Randall. Em 1957, o próprio Millard Jr.[14] relatou o "princípio de avanço e rotação" usando retalhos de avanço do segmento lateral e rotação do segmento medial, método que sofreu várias modificações, levando a uma asa nasal mais simétrica. Com relação à asa nasal, Skoog foi o primeiro a descrever, em 1969,[15] a sua correção ou reconstrução na fissura unilateral do lábio superior, em associação à queiloplastia primária.

Em suma, a queiloplastia deve ter sempre como foco principal o aproveitamento das estruturas presentes no lábio superior fissurado, com ressecção mínima de tecidos, buscando o comprimento normal e a preservação do "arco de cupido".[16]

Cirurgia de Reparo da Fissura de Lábio Unilateral

Dentre as técnicas cirúrgicas existentes na literatura para corrigir a fissura de lábio unilateral, a de Millard *modificada* é a mais utilizada na clínica cirúrgica e em pesquisas. O objetivo do procedimento é o reparo do lábio superior com os retalhos de avanço do segmento lateral do lado fissurado e a rotação do segmento medial do lado não fissurado, resultando em uma cicatriz vertical em forma de Z alto, que simula a coluna filtral. O retalho do segmento medial tracionado retifica a columela e o septo nasal, o que, juntamente, com o avanço do retalho do segmento lateral, permite melhor dimensionamento da assimetria das narinas e formação de parte do assoalho nasal.

A queiloplastia realizada pela técnica de Millard Jr. (1957)[14] em uma *fissura de lábio superior unilateral* consiste na marcação dos pontos de referência, incisão nos planos cutâneo, muscular e mucoso, hemostasia, descolamento dos retalhos, união dos retalhos e síntese por planos. Para a reconstrução da asa nasal, utiliza-se a técnica de Skoög *modificada*.

A título de exemplificação, na Figura 7-8a-k é mostrada a sequência de procedimentos na cirurgia de lábio unilateral, utilizando a técnica de Millard *modificada*. Na Figura 7-8l,m são mostrados o pré-operatório e pós-operatório imediato. Na Figura 7-9 é ilustrado o resultado cirúrgico de outro caso de fissura unilateral no pré-operatório e no pós-operatório tardio, submetido à mesma técnica.

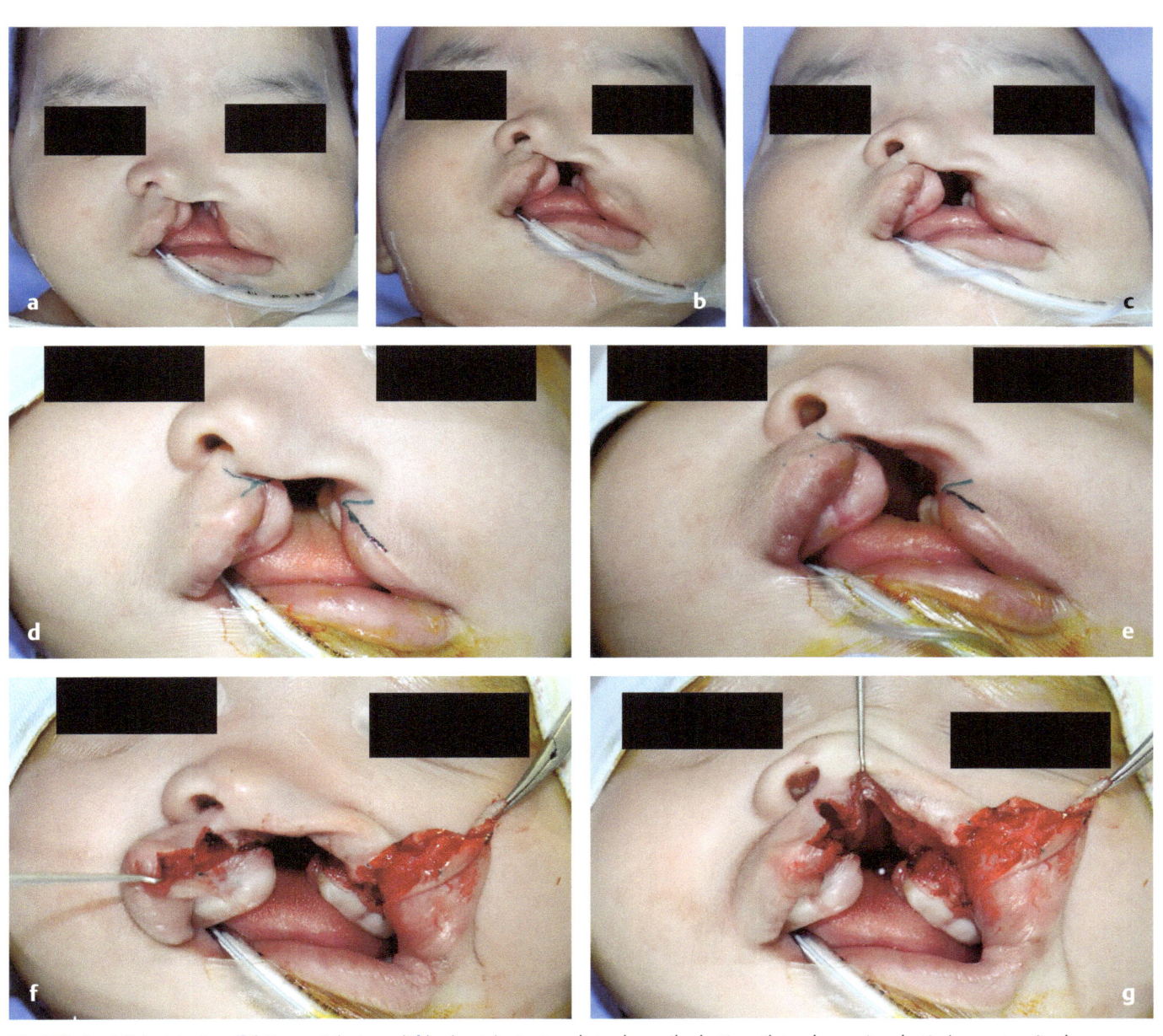

Fig. 7-8. (a-e) Pré-cirúrgico, (f,i) Trans-cirúrgico e (j,k) pós-cirúrgico imediato da queiloplastia unilateral com rinoplastia (reconstrução da asa nasal) no bebê com fissura labiopalatina unilateral, segundo a técnica de Millard modificada e Skoög. *(Continua)*

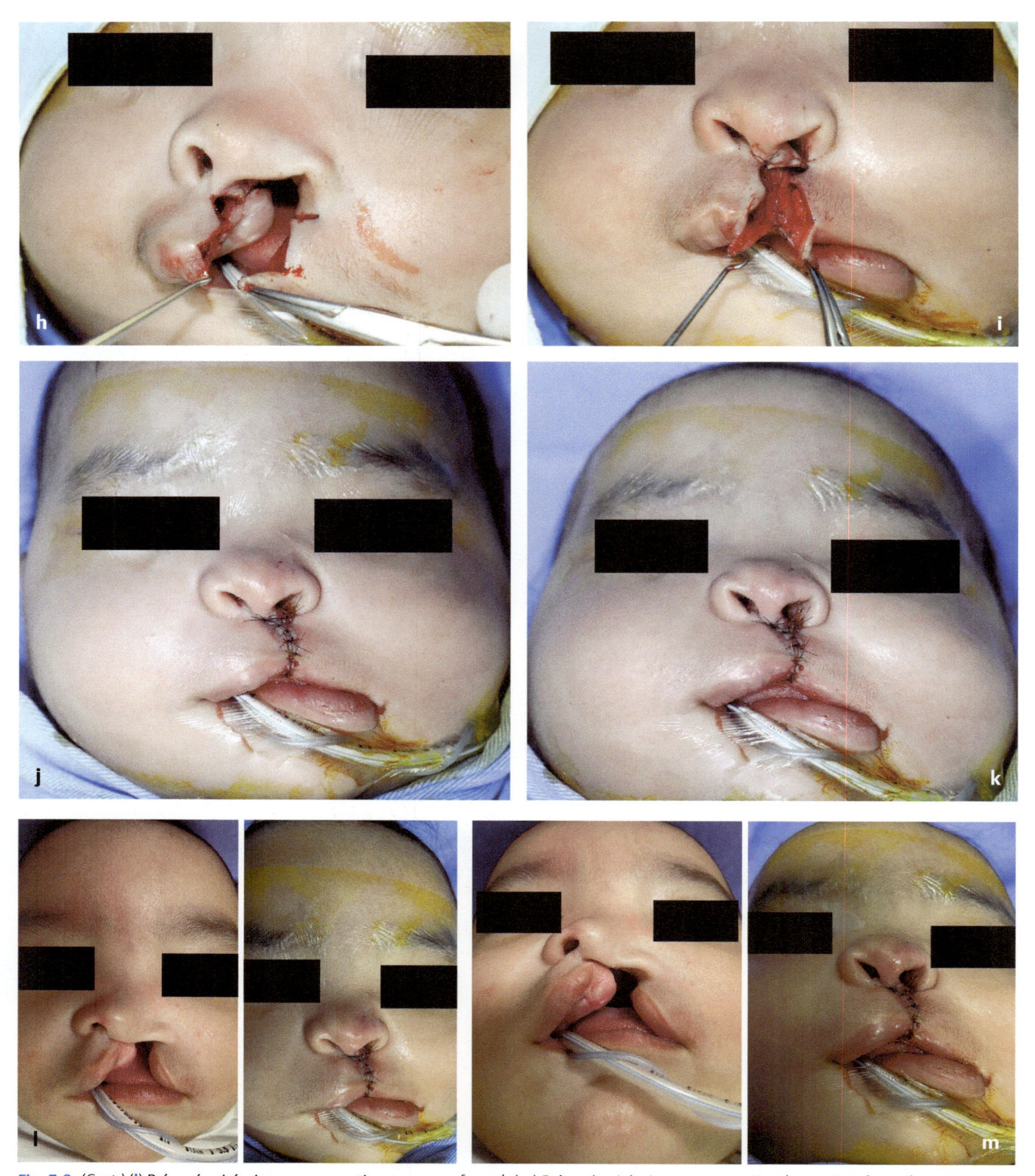

Fig. 7-8. *(Cont.)* (**l**) Pré e pós-cirúrgico em perspectiva em norma frontal. (**m**) Pré e pós-cirúrgico em perspectiva da porção inferior do nariz.

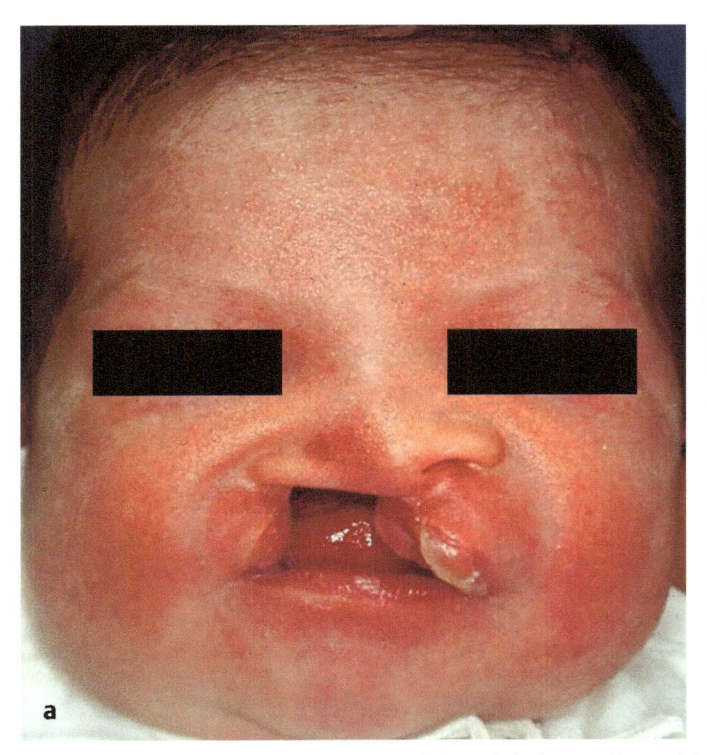

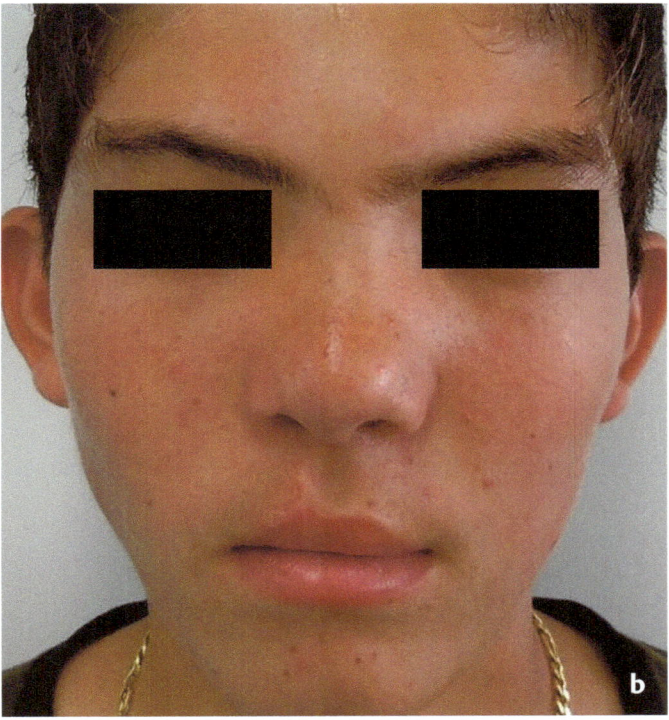

Fig. 7-9. (a) Perspectiva em norma frontal da face do bebê com fissura labiopalatina unilateral completa. (b) Perspectiva em norma frontal após cirurgias primárias de lábio e palato mais rinosseptoplastia, e reabilitação completa e alta definitiva.

CIRURGIAS DA FISSURA DE LÁBIO BILATERAL
Breve Histórico

As técnicas para a correção da fissura de lábio bilateral evoluíram de múltiplos estágios para dois estágios, começando pelo lado mais comprometido (maior amplitude), e, atualmente, para reparos em um único estágio, que evitam a assimetria e permitem melhor reparo funcional do músculo orbicular da boca.[17,18]

Segundo Bhattacharya et al. (2009),[19] Hagedorn, em 1884,[11] foi o primeiro cirurgião a usar retalhos quadrangulares para corrigir a protrusão da pré-maxila e foi, também, o primeiro a realizar o reparo labial na fissura bilateral em único estágio. Esses reparos, no entanto, levavam a cicatrizes insatisfatórias, lábio longo e deformidades nasais, sem possibilidade de correção. Segundo Millard Jr. (1990),[4] as técnicas de correção do lábio com fissura bilateral tiveram, efetivamente, início com suturas em linha reta de Rose (1891)[6] e Thompson (1912)[7] que, com frequência, levavam à descontinuidade do músculo orbicular e falhavam em reparar o arco de cupido.

A fissura de lábio bilateral apresenta características anatômicas e particularidades que diferem das observadas na fissura unilateral, exigindo, por esta razão, tratamento diverso daquele descrito anteriormente para a fissura unilateral. De modo geral, a cirurgia reconstrutiva do lábio superior deve respeitar alguns princípios para garantir o sucesso no procedimento, a saber: 1) ressecção mínima dos tecidos dos segmentos labiais; 2) preservação dos caracteres anatômicos já existentes no lábio fissurado, como coluna filtral, filtro labial, arco de cupido e tubérculo mediano e

3) reconstrução do lábio em três planos teciduais: mucoso, muscular e cutâneo.

Manchester, em 1965,[20] descreveu a técnica de queiloplastia bilateral e palatoplastia anterior em um único tempo, suturando o prolábio nos segmentos laterais do lábio superior e reparando o músculo orbicular no tecido subcutâneo do prolábio. Manchester preferia manter o vermelhão do prolábio para melhor definição do "arco do cupido". Millard Jr. (1967, 1971),[21,22] por sua vez, passou a realizar a elevação completa do prolábio e reconstituição do orbicular à frente da pré-maxila. Além disso, passou a elevar segmentos laterais do prolábio, como "retalhos bifurcados", com o propósito de aumentar a altura da columela, abordando, desta forma, a deficiência de altura vertical, e, também, corrigindo as amplas bases alares. Mulliken (1985)[23] propôs a manipulação ortopédica pré-cirúrgica da maxila com aparelho, seguida de queiloplastia bilateral com síntese dos músculos dos segmentos laterais, anteriormente à pré-maxila, e correção nasal com reposicionamento das cruras mediais. O prolábio é definido como devendo ter 4 a 5 mm de largura no arco de Cupido, e 2 mm, lateralmente à base columelar, para simular as colunas do filtro labial. Noordhoff (1986),[24] por sua vez, propôs a reconstrução muscular do lábio superior, anterior à pré-maxila, e a síntese do músculo orbicular desde a espinha nasal, ao longo da altura do lábio até o tubérculo do vermelhão, mantendo o prolábio numa largura de 6 a 8 mm. O prolábio é suturado aos retalhos dos segmentos laterais, e o vermelhão dos segmentos laterais é avançado e suturado medialmente para formar o tubérculo central. Incisões intercartilaginosas são associadas ao procedimento para a correção nasal. Cutting (1998)[25] utilizou-se de preparo pré-operatório para reposicionamento da pré-maxila e columela, com dispositivos intra e extraorais e modeladores nasais. Na técnica, o prolábio e a columela são elevados para a correção da ponta nasal com reparo interdomal e reconstrução total do lábio superior e nariz em um único tempo cirúrgico.

No Brasil, destaca-se a técnica para a correção das fissuras bilaterais descrita por Spina *et al.* (1963)[26,27] e Spina (1966),[28] adotada no Hospital de Reabilitação de Anomalias Craniofaciais - Universidade de São Paulo (HRAC-USP), a qual se baseia na adesão dos segmentos laterais do lábio superior ao prolábio e no preenchimento do vermelhão com retalhos cutâneo-musculares de ambos os lados, detalhada a seguir.

Cirurgia de Reparo da Fissura de Lábio Bilateral

Com base nos elementos anatômicos (pré-maxila e prolábio), as fissuras bilaterais são classificadas em quatro tipos, conforme Spina:

- *Tipo I:* pré-maxila não projetada e prolábio longo.
- *Tipo II:* pré-maxila não projetada e prolábio curto.
- *Tipo III:* pré-maxila projetada e prolábio longo.
- *Tipo IV:* pré-maxila projetada e/ou rodada e prolábio curto.

Primeiramente, vale ressaltar que, no HRAC-USP, nenhum tratamento ortopédico prévio é realizado, com a intenção de reposicionamento da pré-maxila projetada. A continuidade do lábio superior é alcançada pela adesão de ambos os segmentos labiais laterais ao prolábio, e pelo preenchimento do vermelhão com retalhos cutâneo-musculares e aprofundamento do sulco gengivolabial. A adesão é realizada em um único procedimento cirúrgico (um tempo), ou em dois procedimentos cirúrgicos (dois tempos), na dependência do grau de projeção da pré-maxila (segmento central da maxila).

A cirurgia para a fissura tipo I é realizada em um único tempo, sendo, por esta razão, chamada de *queiloplastia bilateral definitiva*. Os dois segmentos laterais do lábio superior são suturados no prolábio, realizando-se o aprofundamento do sulco gengivolabial e o preenchimento do vermelhão do prolábio com retalhos cutâneo-musculares, do que resulta a reconstrução total do lábio superior.

As cirurgias para fissuras tipos II e III são realizadas em dois tempos cirúrgicos. No primeiro tempo, é feita a adesão labial bilateral, ou seja, a união dos segmentos laterais do lábio superior ao prolábio. No segundo tempo (tempo definitivo), realiza-se a reconstrução total do lábio superior, em período mais tardio, no qual os segmentos laterais são alinhados ao segmento central da maxila.

Por fim, a cirurgia para a fissura tipo IV é realizada em três tempos, sendo que, no primeiro tempo, é realizada a adesão labial do lado de maior amplitude da fissura, no segundo tempo, é realizada a adesão labial do lado contralateral, e, no terceiro tempo, é realizada a reconstrução total do lábio superior, ou seja, a queiloplastia bilateral definitiva.

Assim como nas fissuras unilaterais, a queiloplastia nas fissuras bilaterais é realizada a partir do terceiro mês de idade, mantendo um intervalo de 3 meses entre o primeiro e segundo tempos cirúrgicos. A reconstrução total do lábio superior é alcançada quando os arcos maxilares (segmento central e segmentos laterais da maxila) estão alinhados.

A queiloplastia exerce um efeito imediato na reconstrução da morfologia facial que se encontra alterada, na presença de todos os tipos de fissuras que envolvem o lábio. Esse efeito reparador, sem dúvida, causa um impacto psicológico positivo no paciente e seus familiares. Entretanto, no caso da fissura bilateral completa, a queiloplastia, realizada na primeira infância, tem um efeito lento, porém progressivo e favorável sobre o crescimento da face média, retroposicionando, principalmente, a parte alveolar da pré-maxila e inclinando os incisivos superiores para a posição lingual.

Na Figura 7-10, é mostrada uma cirurgia de lábio bilateral, utilizando a técnica de Spina (queiloplastia bilateral). Na Figura 7-11 são mostrados o pré-operatório e pós-operatório imediatos da reconstrução total do lábio superior (queiloplastia bilateral definitiva).

CAPÍTULO 7 ▪ QUEILOPLASTIA E PALATOPLASTIA

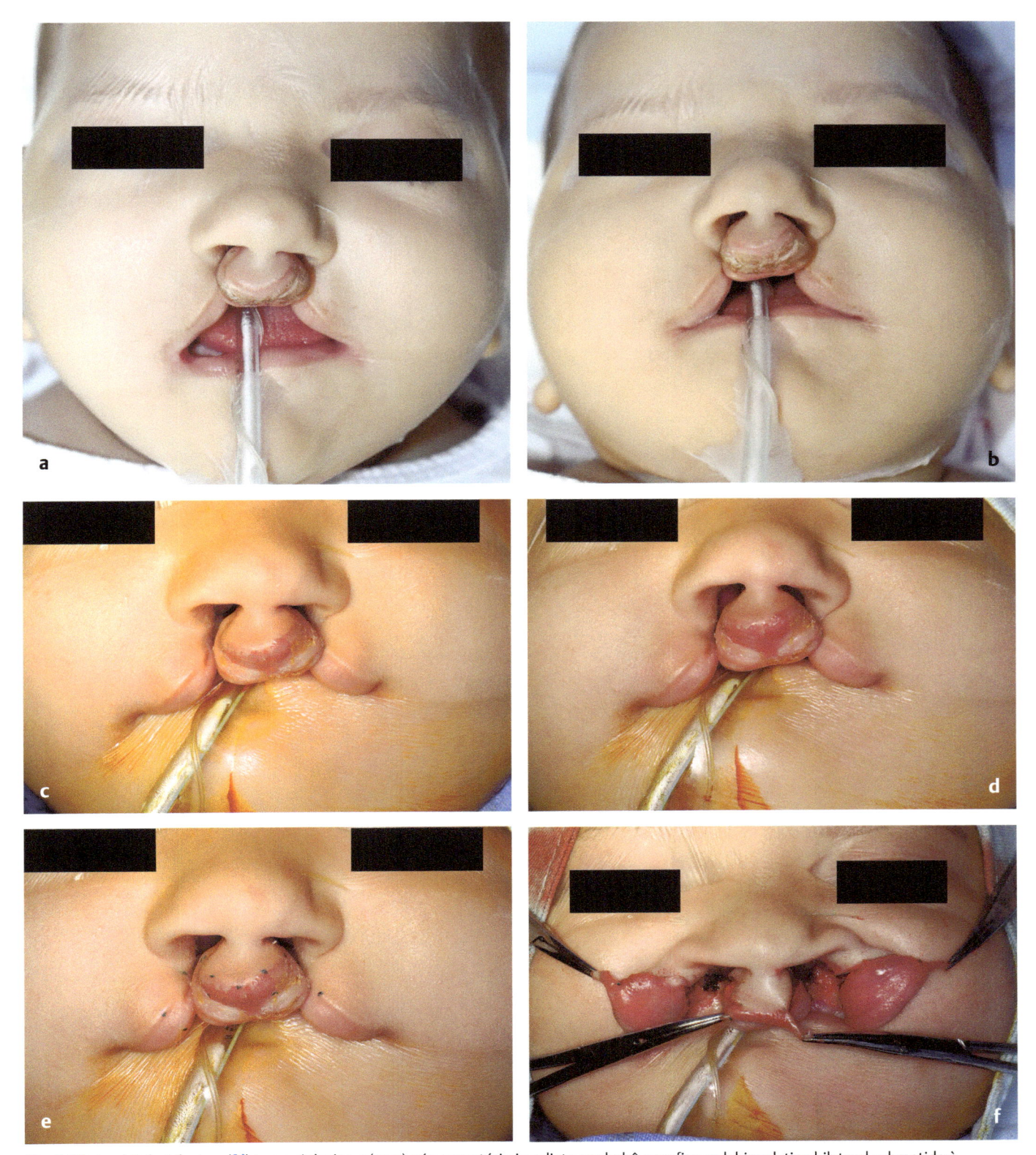

Fig. 7-10. (**a-e**) Pré-cirúrgico, (**f,l**) trans-cirúrgico e (**m,n**) pós-operatório imediato em bebê com fissura labiopalatina bilateral submetido à queiloplastia bilateral, segundo a técnica de Spina. Adesão labial bilateral (1º e 2º tempos). *(Continua)*

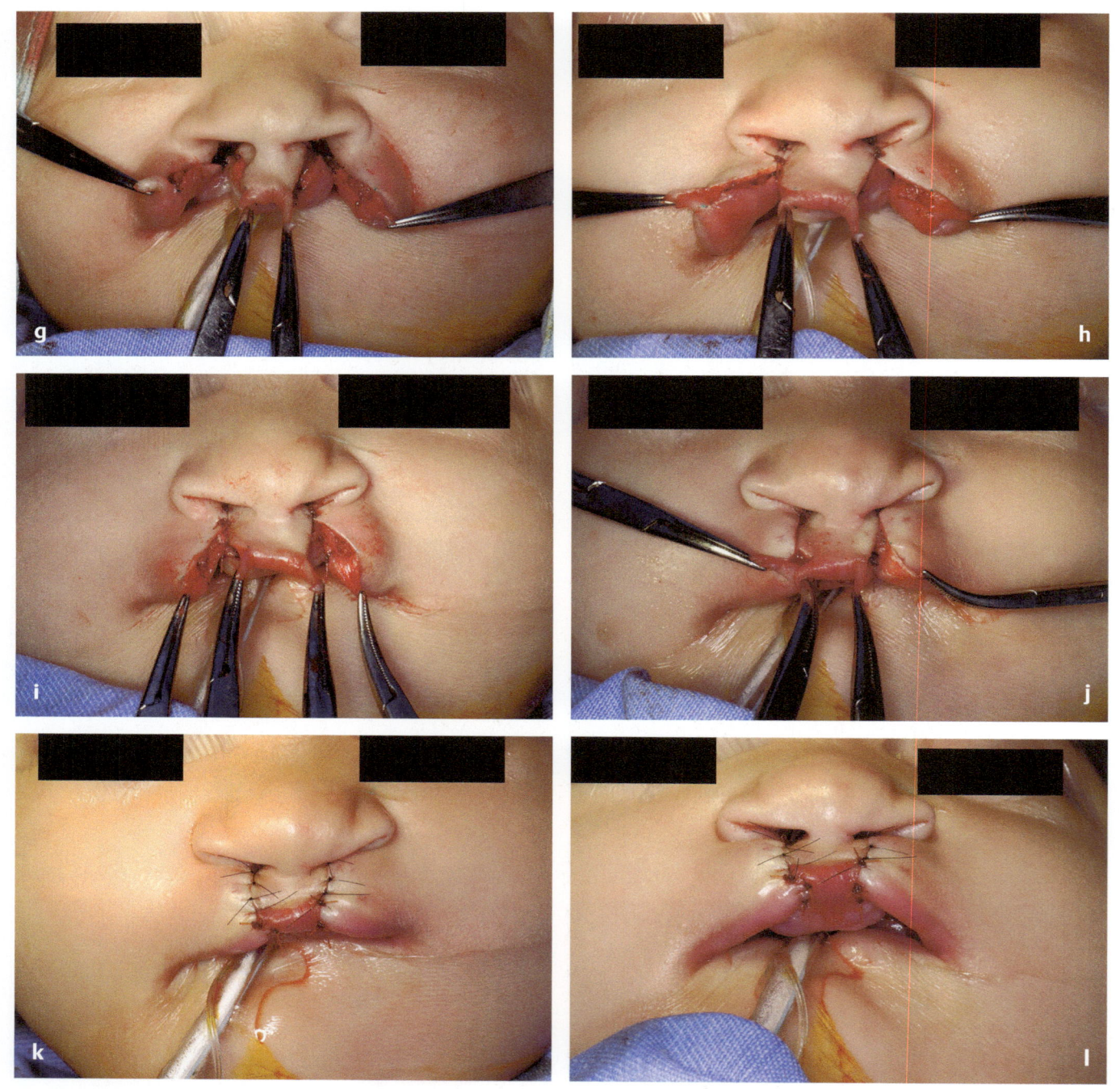

Fig. 7-10. *(Cont.) (Continua)*

CAPÍTULO 7 ■ QUEILOPLASTIA E PALATOPLASTIA

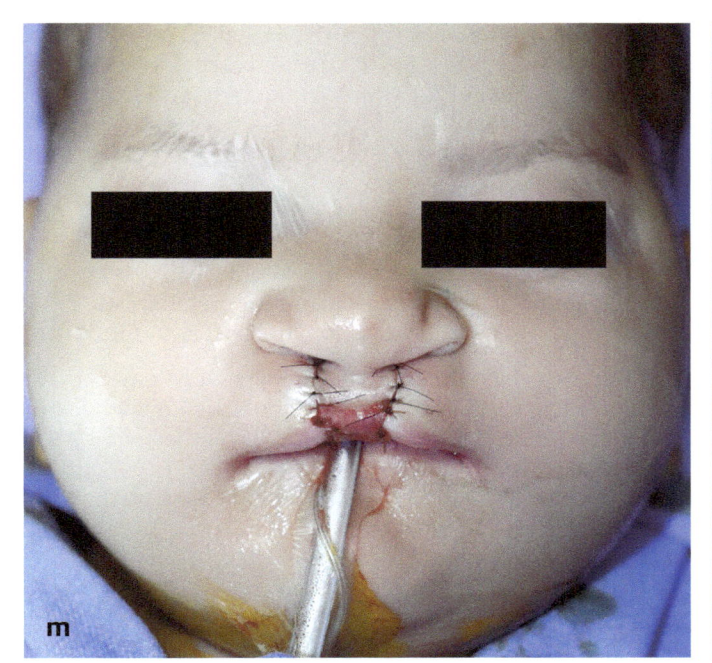

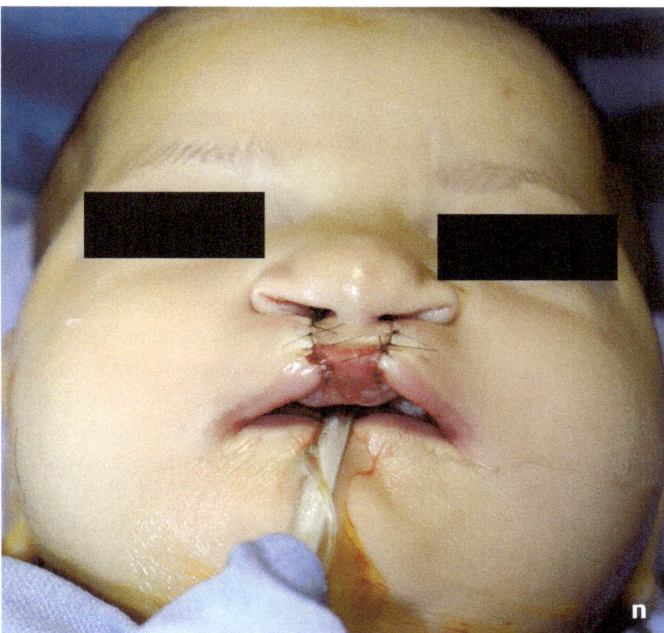

Fig. 7-10. *(Cont.)*

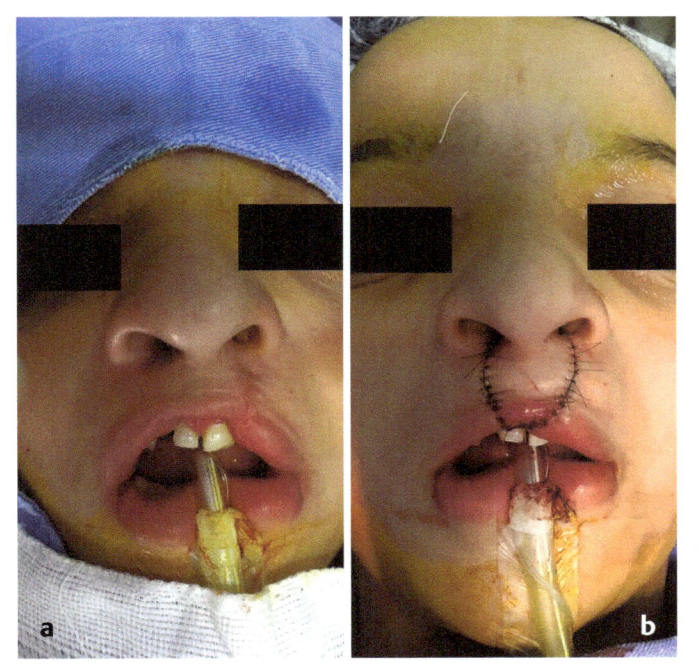

Fig. 7-11. (**a**) Pré e (**b**) pós-operatório imediato em perspectiva em norma frontal da face de um bebê com fissura labial bilateral incompleta submetido à queiloplastia bilateral definitiva, segundo a técnica de Spina.

ALONGAMENTO DE COLUMELA

A cirurgia para o alongamento da columela nasal faz parte do protocolo de reabilitação primária da fissura transforame bilateral e da fissura pré-forame completa bilateral. É realizada aos 5 anos de idade, um ano após a reconstrução definitiva do lábio (queiloplastia bilateral tempo definitivo ou terceiro tempo da Técnica de Spina).

Nos indivíduos que não apresentam fissura labial, o comprimento e a largura da columela podem apresentar variações entre indivíduos caucasianos e negros e entre os gêneros. A média em relação ao comprimento pode variar entre 0,9 e 1,3 cm, e a largura não apresenta diferença, com média de 0,7 cm.[29] Na Figura 7-12a podem ser observadas as estruturas anatômicas da região labial e columela em indivíduos sem fissura.

Nos indivíduos com fissura labial bilateral reparada, a deformidade nasal apresenta algumas características, comuns à maioria dos casos: a base das narinas apresenta-se alargada; as asas nasais estão horizontalizadas, antevertidas e assimétricas. A hipoplasia e achatamento das cartilagens alares conferem à ponta nasal pouca projeção e aspectos globoso e indefinido (Fig. 7-12b). A columela apresenta-se curta, muito curta ou, às vezes, até inexistente, dando a impressão de que o nariz e o lábio formam um único conjunto anatômico estrutural e que estão interligados. Esta característica confere ao paciente uma visão frontal e perfil inestético e achatado, que difere do normal (Fig. 7-12c).

A cirurgia da columela é o procedimento necessário para, além de alongar a columela curta, reconstruir a ponta nasal e promover maior projeção nasal. Para tanto, podem-se utilizar duas técnicas cirúrgicas:

1. *Técnica de Cronin (1958):* utiliza retalhos bipediculados delineados no assoalho nasal e nas bases alares, submetidos à rotação medial e para cima, de modo a reconstruir a columela (Fig. 7-13a,b).
2. *Técnica de retalho em forquilha de Milllard (1957):* utiliza retalhos de deslizamento em V-Y, que incorporam as cicatrizes labiais bilaterais e um pouco do prolábio, para formar o V invertido. Esses retalhos continuam até a ponta nasal. Uma incisão transfixante é então realizada no septo membranoso, para liberação dos dois retalhos que deslizam para reconstruir a nova columela (Fig. 7-13c,d).

Estudos prévios[30] demonstraram que a medida da largura nasal em pacientes com fissura labiopalatina bilateral, submetidos à cirurgia de alongamento de columela, foi significativamente maior, quando comparada ao do grupo controle. Vale ressaltar que a projeção da ponta nasal e o aumento do comprimento da columela podem não ocorrer mesmo após a cirurgia. A correção das deformidades nasais em pacientes bilaterais representa, portanto, grande desafio para os Cirurgiões Plásticos.

Com a finalidade de avaliar a aparência nasal de pacientes submetidos à cirurgia de alongamento de columela no HRAC-USP, Broll *et al.* (2019)[30] realizaram um estudo retrospectivo, envolvendo 70 pacientes, com fissura transforame bilateral, idade média de 5 anos, operados de alongamento de columela pela técnica de Cronin (41 pacientes) e pela técnica de Millard (29 pacientes). Foram excluídas, do estudo, crianças sindrômicas. Os pacientes foram analisados dos 6 aos 12 anos utilizando métodos objetivos e subjetivos.

A avaliação antropométrica consistiu em quatro medidas do nariz, realizadas diretamente na face dos 70 pacientes. O

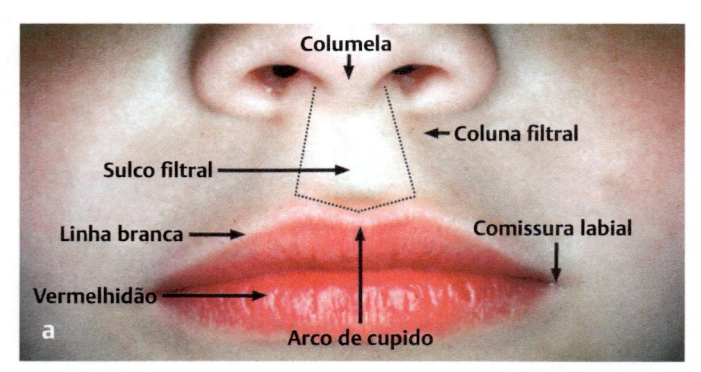

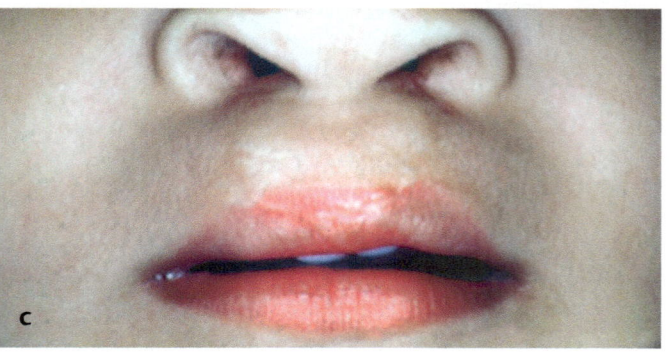

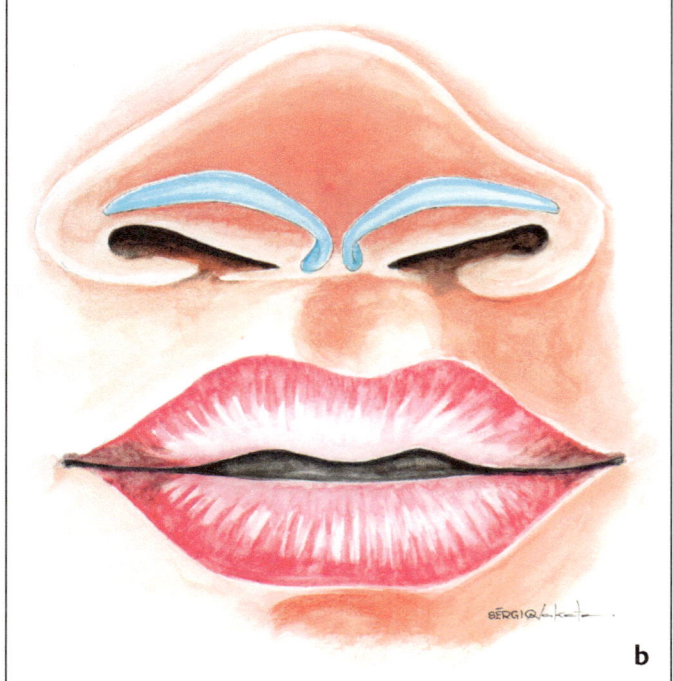

Fig. 7-12. Anatomia morfológica normal do lábio e columela nasal e alterações morfológicas do nariz na fissura labial bilateral reparada. (**a**) Anatomia normal. (**b**) Esquema das alterações observadas pós-reparo da fenda bilateral. (**c**) Caso clínico pós-reparo primário do lábio pela Técnica de Spina.

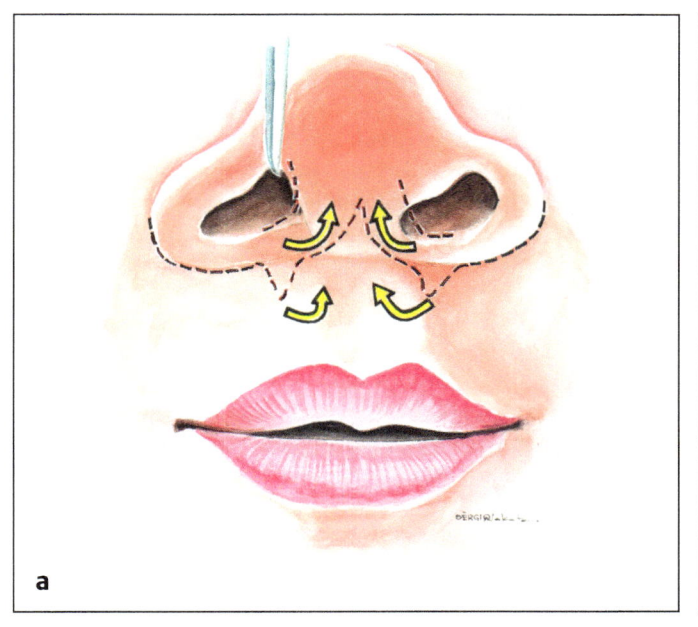

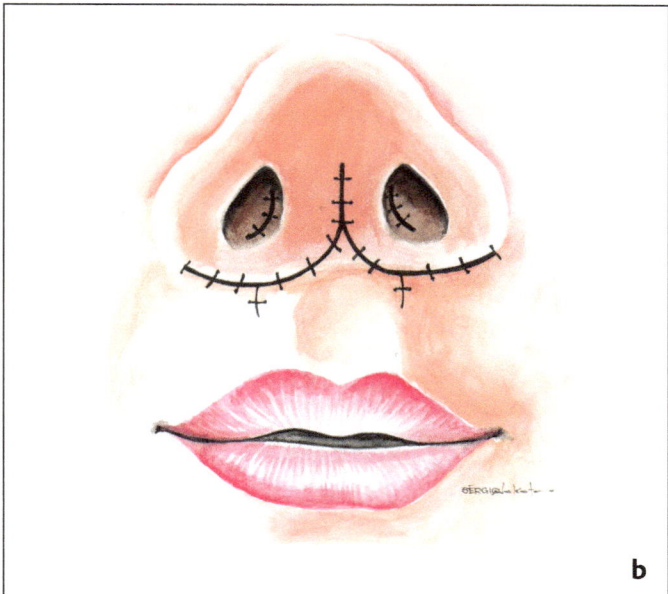

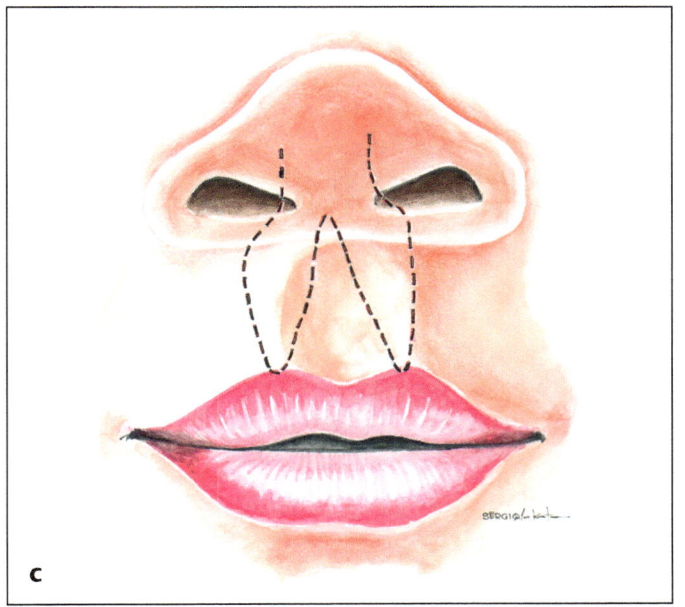

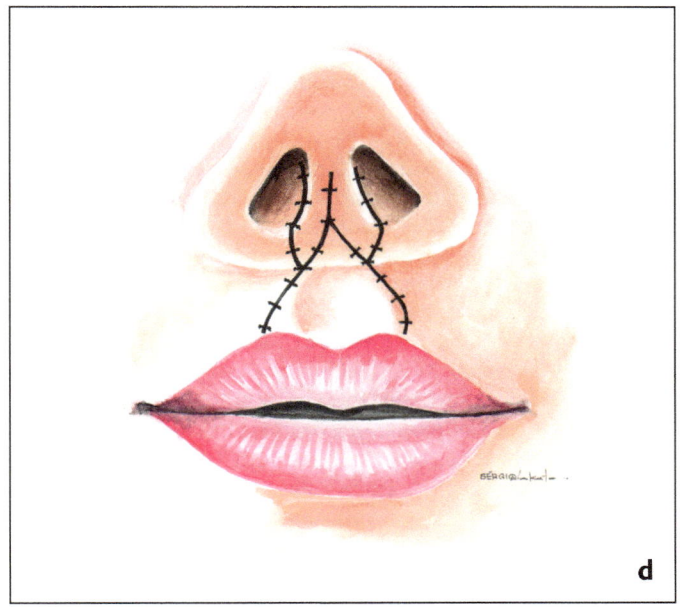

Fig. 7-13. Procedimentos cirúrgicos pelas técnicas de Cronin e de Millard para alongamento de columela. (**a**) Técnica de Cronin: delineamento das áreas de incisão no assoalho nasal e septo membranoso internamente e incisão perinasal e na columela externamente. As setas mostram o sentido da rotação dos retalhos bipediculados. (**b**) Aspecto final após avanço dos retalhos e síntese dos mesmos. (**c**) Técnica de Millard: delineamento dos retalhos em forquilha, englobando cicatrizes prévias externamente, com incisões transfixantes no septo membranoso bilateralmente em direção à ponta nasal. (**d**) Deslizamento dos retalhos em V-Y e síntese final.

mesmo foi realizado em um grupo controle de 60 crianças sem fendas orais, pareadas por idade e sexo com o grupo experimental. As medidas foram repetidas três vezes.

A análise subjetiva foi realizada por meio de escores para avaliar a largura nasal, a projeção da ponta nasal e o comprimento da columela, antes e depois da cirurgia de alongamento de columela, por 5 examinadores da equipe de reabilitação. A concordância intra e interexaminadores foi feita pelo teste Kappa.

Os resultados obtidos demonstraram que a largura nasal foi maior quando comparada ao grupo controle; a projeção da ponta nasal e o comprimento da columela foram menores que do grupo controle. A largura da columela foi similar nos dois grupos. Esses resultados foram semelhantes aos de estudos antropométricos prévios.[30] Todos os escores de estética nasal melhoraram significativamente após o alongamento de columela.

Na idade adequada, após o término da fase de crescimento, a rinoplastia reparadora estruturada pode complementar este procedimento e trazer resultados mais adequados e definitivos, com a inclusão de enxertos cartilaginosos para melhorar a estética e a função nasal.

CIRURGIAS DA FISSURA DE PALATO
Breve Histórico

O histórico das cirurgias de palato é abordado por diferentes autores, entre os quais se destacam os relatos de Converse (1962),[31] Barsky (1964),[32] Rogers (1971),[33] Randall e LaRossa (1990)[3] e Leow e Lun-Jou (2008).[34] As principais observações são apresentadas a seguir.

Yperman, no século XIV, observou que a fala nasalizada de indivíduos com uma fenda no palato podia ser corrigida, ocluindo a fenda com algodão ou com placas de prata ou chumbo. Franco, em 1561,[35] observou que aqueles pacientes que apresentavam fissura no palato, e não no lábio, eram mais difíceis de tratar. Franco atribuiu a presença da fissura à crença vigente de que "as malformações palatinas seriam de origem sifilítica" e, desta forma, acabou por contribuir para o atraso no desenvolvimento de procedimentos cirúrgicos para o reparo das fissuras palatinas. Paré, em 1564,[36] usou pela primeira vez o termo "*obturateur*" para descrever as placas, então, de ouro, para ocluir as fissuras palatinas, e Bourdet, em 1757,[37] descreveu a fixação de obturadores palatinos aos dentes por meio de grampos.

Le Monnier, em 1764,[38] foi quem realizou o primeiro reparo de uma fissura do véu palatino. Descreveu a cirurgia em três estágios, em que aproximava as margens cruentas da fissura e as cauterizava, realinhava e, por fim, suturava. Von Graefe, em 1817,[39] e Roux, em 1819,[40] também relataram reparos relativamente bem-sucedidos do palato posterior, após limpeza das margens da fissura e união das duas metades usando agulha. Warren, em 1828,[41] por sua vez, observou que fissuras amplas ou largas do palato duro podiam ser estreitadas, fechando primeiro o palato mole. Ao longo dos anos, a cirurgia de palato evoluiu do reparo do véu ou úvula (estafilorrafia) até o fechamento dos palatos duro e mole (palatoplastia).

Ainda nos primórdios, Dieffenbach, em 1828,[42] incrementou a cirurgia do palato, elevando os retalhos mucoperiosteais do palato duro e realizando osteotomias laterais para auxiliar no fechamento da fissura. Pancoast, em 1843,[43] Warren, em 1843,[44] e Fergusson, em 1845,[45] descreveram a importância das incisões relaxantes laterais no palato, para reduzir a tensão no reparo cirúrgico. Von Langenbeck, em 1859 e 1861, chamou a atenção para a necessidade de serem criados retalhos subperiosteais e mucoperiosteais em seu procedimento de retalhos bipediculados.

Grandes nomes da cirurgia de palato, incluindo o próprio von Langenbeck, em 1859 e 1861,[46,47] Veau, em 1931,[48] Wardill, em 1937,[49] e Kilner, em 1937,[50] aprimoraram a técnica da palatoplastia, com o fechamento completo dos palatos duro e mole, medialmente, e o avanço de retalhos mucoperiosteais bipediculados, considerado o procedimento padrão até o presente momento.

Veau, em 1931,[48] foi o primeiro a descrever os "músculos da fissura" e defendeu o conceito de reaproximação dos músculos levantadores palatinos da linha média, enfatizando a importância de uma sutura envolvente para aproximar e posicionar os feixes dos músculos levantadores lado a lado. Além disso, converteu os retalhos mucoperiosteais bipediculares palatinos de von Langenbeck, em 1861, em retalhos de pedículo único, baseados nos vasos palatinos maiores, e definiu, também, a necessidade de alongamento palatino.

Wardill, em 1937,[49] e Kilner, no mesmo ano,[50] modificaram o procedimento cirúrgico da palatoplastia completa de Veau e iniciaram uma nova era. A preocupação de uma possível contração das superfícies cruentas deixadas pelo alongamento palatino levou vários autores a descrever uma variedade de procedimentos nas décadas seguintes. Dorrance e Bransfield, em 1946,[51] descreveram o uso de enxerto de pele para prevenir a contratura. Cronin, em 1957 e 1971,[52,53] descreveu o uso de retalhos da mucosa nasal do palato duro para o revestimento do véu palatino, e Kaplan, em 1975,[54] descreveu o uso de retalhos musculares bucais na palatoplastia.

Millard Jr., em 1966,[55] utilizou retalhos de mucoperiósteo do palato duro, baseados nos vasos palatinos maiores, em forma de sanduíche, para preencher a lacuna entre os palatos duro e mole. Este procedimento foi mais tarde abandonado, após se perceber que a cicatriz deixada no palato duro resultava em deformidades esqueléticas significativas.

Braithwaite, em 1968,[56] descreveu o reparo da fissura palatina para a obtenção de um palato com máxima mobilidade. Para tanto, preconizou a dissecção cuidadosa dos músculos levantadores palatinos em leque e a separação da margem posterior do palato duro, de modo a se tornar um feixe redondo compacto, a ser suturado no músculo do lado oposto. Os músculos e a mucosa oral eram suturados juntos, como suturas de colchão.

Kriens, em 1970 e 1975,[57,58] descreveu a reconstrução dos músculos levantadores e tensores palatinos, orientados inadequadamente. Seu procedimento, a *veloplastia intravelar*, envolveu a liberação das inserções musculares anteriores da margem posterior do palato duro e sutura na linha média. Embora nem todos os cirurgiões tenham seguido a técnica de Kriens, dada à extensa dissecção muscular envolvida, a maioria reconheceu a necessidade de separar os músculos do palato duro, para alcançar, assim, certo alongamento do véu palatino, restaurar a "tipoia" levantadora e melhorar a função muscular.

Com relação aos músculos do palato posterior, imaginava-se, no passado, que tinham pouca participação em atividades fisiológicas, como a fala. Ao longo dos anos, no entanto, o papel dos músculos do véu palatino e dos músculos das paredes laterais e posterior da faringe passou a ser investigado por diferentes autores, levando à descrição do fechamento velofaríngeo, que, por sua importância clínica, será detalhado nos Capítulos 8 e 15 deste livro.

Cirurgia de Reparo da Fissura de Palato: Principais Técnicas

Palatoplastia Anterior

A primeira descrição do uso de um retalho mucoperiosteal do vômer para fechamento do palato duro foi feita por Pichler (1926).[59] Na *fissura labiopalatina unilateral*, o fechamento do palato duro é realizado com retalho mucoperiosteal do vômer, de camada única, associado à queiloplastia primária. O procedimento envolve incisão na junção do mucoperióstéo oral e mucosa vomeriana no lado não fissurado, estendendo-se, posteriormente, pela crista do vômer e, anteriormente, pelo sulco na junção do vômer e pré-maxila, para que essa incisão se torne contínua com a incisão lateral do reparo labial. Na *fissura labiopalatina bilateral*, uma incisão mediana ao longo da margem livre do vômer cria dois retalhos de mucosa septal. Ambos os retalhos são usados para preencher a fissura entre as margens livres de mucosa nasal. Uma vez reparado o palato, a superfície mucoperiosteal exposta do retalho de vômer sofre, mais tarde, epitelização, de modo que se obtém um palato duro virtualmente intacto.

Palatoplastia Posterior

As principais técnicas de palatoplastia posterior ainda hoje utilizadas são as seguintes:

1. *Técnica de von Langenbeck (1859, 1861):*[46,47] palatoplastia completa (palato duro + mole) que se caracteriza pela mobilização medial dos retalhos mucoperiosteais bipediculados. As margens dos retalhos são aproximadas e suturadas, desde o alvéolo até a base da úvula, com incisão de relaxamento lateral, que se inicia posteriormente à tuberosidade maxilar e segue, anteriormente, até o nível dos dentes pré-molares.
2. *Técnica de Veau-Wardill-Kilner ou palatoplastia em VY ou técnica de pushback (1937):* técnica de palatoplastia primária que visa aumentar o comprimento anteroposterior do palato. Compreende a incisão em V dos retalhos mucoperiosteais do palato duro e o fechamento dos retalhos em Y. O *pushback* reposiciona os músculos levantadores em uma posição tal que o fechamento velofaríngeo possa ser alcançado na fala e em outras atividades fisiológicas. O pedículo anterior é seccionado, levando o retalho mucoperiosteal, de cada lado da fissura, a ocupar uma posição mais posterior, com a base no pedículo palatino maior. Na extremidade anterior livre, os retalhos mucoperiosteais podem ser aproximados diretamente ou em V-Y, de modo a alongar o palato mole. O procedimento VY deixa, invariavelmente, exposto o osso palatino, de onde os retalhos foram retirados, o que resulta em áreas de cicatriz fibrosa, que são as causas mais prováveis de distorções no crescimento maxilar ou médio-facial e na oclusão dentária, observada em indivíduos com fissura palatina.
3. *Técnica de dupla Zetaplastia de Furlow (1986)[60] ou palatoplastia Z oposta do palato posterior:* palatoplastia que envolve a alternância das plásticas Z reversas dos retalhos nasal e oral, e o reposicionamento dos músculos levantadores do véu palatino na direção transversal, resultando no alongamento dos retalhos mobilizados posteriormente, que são unidos em posição sobreposta.
4. *Veloplastia intravelar:* técnica que tem por finalidade a dissecção dos músculos palatinos que estão inseridos na margem da fissura, do osso palatino e da aponeurose palatina, e seu retroposicionamento e síntese, de modo a adequar a forma e a função do véu palatino. O reposicionamento dos músculos levantadores na palatoplastia é um procedimento muito praticado para alcançar a competência velofaríngea.
5. *Veloplastia intravelar radical:* técnica descrita por Sommerlad *et al.* (1994),[61] que envolve tenotomia do tendão dos músculos tensores e seu retroposicionamento, aliada à extensa dissecção dos músculos levantadores das mucosas oral e nasal. O tendão dos tensores é liberado medialmente ao hâmulo, e os músculos levantadores são unidos entre si, de modo a fornecer a tensão apropriada para o fechamento velofaríngeo. Sommerlad, em 2003,[2] propôs uma alteração na abordagem da veloplastia intravelar. Adotou a dissecção muscular criteriosa para o reposicionamento radical da musculatura velar, aliada à tenotomia tensora, usando, para tanto, microscópio cirúrgico, de modo permitir a reconstrução precisa dos músculos levantadores.

A título de exemplificação, a Figura 7-14 mostra a sequência de procedimentos na cirurgia de palatoplastia completa, utilizando a técnica de veloplastia intravelar radical de Sommerlad.

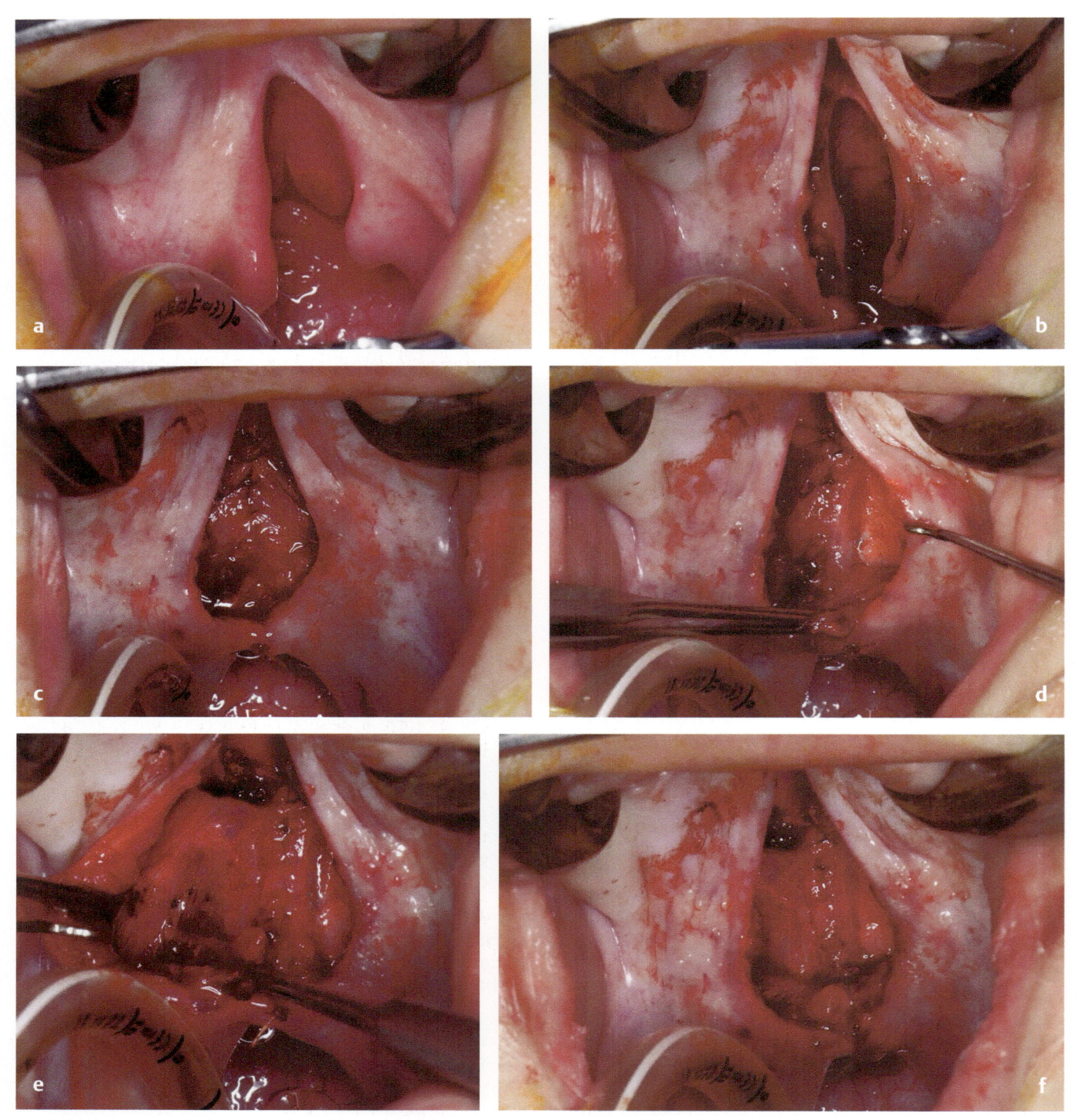

Fig. 7-14. (a-h) Perspectiva da cavidade oral de uma criança com fissura de palato completa submetida à palatoplastia total com veloplastia intravelar radical sob microscopia cirúrgica, segundo a técnica de Sommerlad. *(Continua)*

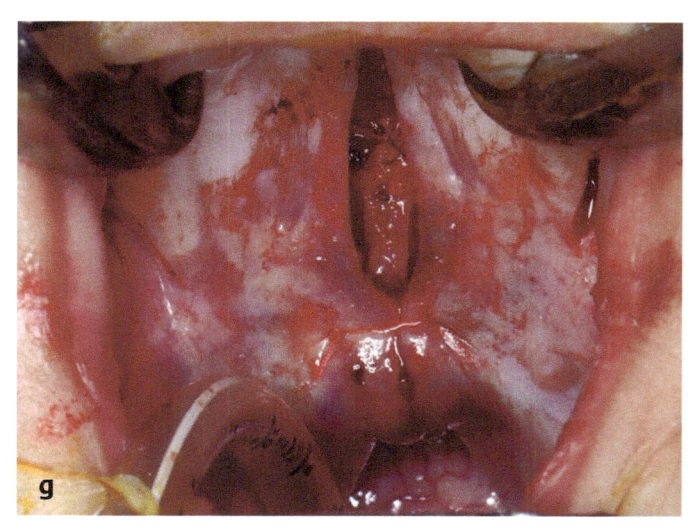

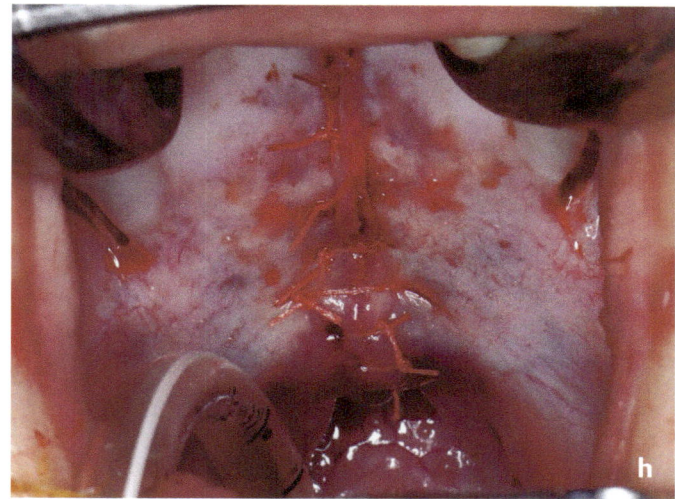

Fig. 7-14. (Cont.)

COMPLICAÇÕES DA CIRURGIA PRIMÁRIA

São relativamente comuns as seguintes complicações:

- *Sangramento:* é comum ocorrer no pós-operatório imediato, exigindo revisão de hemostasia sob anestesia geral.
- *Obstrução respiratória:* é rara, mas pode ocorrer por sangramento abundante, edema e hematoma no período pós-operatório imediato. A patência da via aérea deve ser cuidadosamente monitorada, utilizando medidores de saturação de oxigênio.
- *Infecção* e *deiscência:* são raras, ocorrendo no pós-operatório tardio. Indica-se deixar a infecção diminuir, de modo a permitir que os tecidos se recomponham antes de repará-los novamente.
- *Fístula(s):* pode(m) ocorrer no pós-operatório tardio, e se apresenta(m) como uma comunicação da cavidade oral para as cavidades nasais, muitas vezes associada(s) à regurgitação nasal de líquidos, dificuldade na higiene oral e problemas na fala.

PROTOCOLOS DE TRATAMENTO CIRÚRGICO: ACHADOS DA LITERATURA

As técnicas descritas anteriormente por um dos cirurgiões (CEB) da equipe de cirurgia plástica do HRAC-USP, que têm liberdade de escolha entre as técnicas preconizadas na literatura, traduzem a tendência atual de procedimentos utilizados na instituição. São, de fato, várias as opções; assim sendo, para finalizar o presente capítulo, vale comentar os principais achados de duas revisões sistemáticas publicadas, recentemente, sobre as diferentes cirurgias disponíveis.

Reddy *et al.* (2017)[62] avaliaram 26 estudos realizados no período de 1960 a 2015, seguindo a prática de revisão atual, qual seja, a revisão sistemática, em indivíduos com fissura de lábio e palato unilateral submetidos à cirurgia de palato primária por diversas técnicas. Os autores constataram que todos os estudos eram retrospectivos e apresentavam qualidade metodológica graduada de *moderada* à *baixa*. Estas observações, aliadas ao uso de diferentes abordagens técnicas pelos cirurgiões, à realização da cirurgia em diferentes idades e ao emprego de diferentes métodos de avaliação de resultados, impossibilitaram a identificação da cirurgia mais eficaz, relativamente aos indicadores escolhidos para avaliação dos resultados - o crescimento da mandíbula, maxila ou base craniana, ausência de fístula e qualidade da fala, em diferentes momentos do pós-operatório. Em resumo, o estudo mostrou falta de uniformidade entre cirurgiões no uso das técnicas operatórias e na avaliação dos resultados.

Por outro lado, Stein *et al.* (2019),[63] também fazendo uso de revisão sistemática aliada à metanálise, analisaram os resultados de várias técnicas de palatoplastia primária quanto a complicações cirúrgicas e eliminação da insuficiência velofaríngea (IVF), com vistas à otimização do tratamento. Para tanto, foram levantados 2.386 artigos, sendo que 852 foram inicialmente triados, e 227 atenderam aos critérios de inclusão, perfazendo um total de 130 (57%) estudos sobre fístulas, e 122 (54%) estudos sobre IVF. A metanálise foi realizada usando 32 estudos. Os autores verificaram que a técnica de Furlow esteve associada a menor risco de formação de fístula, comparativamente às técnicas de von Langenbeck e de Veau/Wardill/Kilner, e a menor frequência de IVF pós-operatória, que a técnica de Bardach. Além disso, verificou-se que o reparo em "um tempo" esteve associado a menor risco de formação de fístula e de IVF, em comparação ao reparo em dois tempos.

Estudos prospectivos e mais abrangentes, que incluam outras técnicas, como as descritas no presente capítulo, são ainda necessários para definir a melhor abordagem cirúrgica no reparo da fissura palatina. Para tanto, é preciso considerar que para a execução deste tipo de estudo, que visa avaliar a eficácia de determinada cirurgia e comparar diferentes cirurgias, o controle das variáveis é mandatório para que sejam alcançados resultados representativos, tanto nas cirurgias primárias, como as descritas neste capítulo, quanto nas cirurgias secundárias, descritas no Capítulo 8.

Em suma, o avanço no tratamento se faz com base na experiência pessoal do cirurgião, somada às evidências científicas publicadas em artigos de boa qualidade, com critérios de inclusão/exclusão e metodologia bem delineados, voltados para as especificidades da reabilitação das fissuras palatinas. Os resultados, assim obtidos, são de benefício inequívoco para a reabilitação de crianças e adultos com fissura de lábio e/ou palato.

REFERÊNCIAS BIBLIOGRÁFICAS

1. Bertier CE. Avaliação estética do lábio nos portadores de fissura pré-forame incisivo unilateral completa, submetidos à queiloplastia primária com a técnica de Spina. [Dissertação] Botucatu, SP: Faculdade de Medicina de Botucatu - Universidade Estadual Paulista Júlio de Mesquita Filho; 2001.
2. Sommerlad BC. A technique for cleft palate repair. Plast Reconstr Surg. 2003;112:1542-8.
3. Randall P, LaRossa D. Cleft Palate. In: McCarthy JG (Ed.). Plastic Surgery: Cleft Lip & Palate and Craniofacial Anomalies. Vol 4. Philadelphia: WB Saunders. 1990. p. 2723-52.
4. Millard Jr. DR. Unilateral Cleft Lip Deformity. In: McCarthy JG (Ed.). Plastic Surgery: Cleft Lip & Palate and Craniofacial Anomalies. Vol 4. Philadelphia: WB Saunder. 1990. p. 2627-52.
5. Paré A. 1575. apud Washio H. History of cleft lip surgery. In: Stark RB (Ed.). Cleft Palate: a Multidiscipline Approach. New York: Harper Row. 1968. p.1-23.
6. Rose W. On harelip and cleft palate. London: HK Lewis. 1891.
7. Thompson JE. An artistic and mathematically accurate method of repairing the defect in cases of harelip. Surg Gynecol Obstet. 1912; 14:498-505.
8. von Graeffe R. 1825. apud Musgrave RH. General aspects of unilateral cleft lip repair. In: Grabb WC, Rosenstein SW, Bzoch KR (Eds.). Cleft lip and Palate: surgical, dental and speech aspects. Boston: Little, Brown. 1971.
9. Malgaigné JF. 1861. apud Musgrave RH. General aspects of unilateral cleft lip repair. In: Grabb WC, Rosenstein SW, Bzoch KR (Eds.). Cleft Lip and Palate: Surgical, Dental and Speech Aspects. Boston: Little, Brown. 1971.
10. Mirault G. Deux lettres sur l'opération du bec-de-lièvre considere dans ses divers états de simplicite et de complication. J Chir. Paris. 1844;2:257.
11. Hagedorn W. 1884. apud Musgrave RH. General aspects of unilateral cleft lip repair. In: Grabb WC, Rosenstein SW, Bzoch KR (Eds.). Cleft Lip and Palate: Surgical, Dental and Speech Aspects. Boston: Little, Brown.1971.
12. LeMesurier AB. A method of cutting and suturing the lip in the treatment of complete unilateral clefts. Plast Reconstr Surg. 1949; 4:1-12.
13. Tennison CW. The repair of the unilateral cleft lip by the stencil method. Plast Reconstr Surg. 1952;9:115-20.
14. Millard Jr. DR. A primary camouflage of the unilateral harelip. International Congress of Plastic Surgery. Stockholm, Baltimore.1957.
15. Skoog T. Repair of unilateral cleft lip deformity: maxilla, nose and lip. Scand J Plast Reconstr Surg. 1969;3:109-33.
16. Kassis W. Correção do Lábio Leporino Unilateral pela Plástica em Z: Contribuição Tática. [Tese] Bauru, SP: Faculdade de Odontologia de Bauru, Universidade de São Paulo. 1972.
17. Pham AM, Senders CW. Management of bilateral cleft lip and nasal deformity. Curr Opin Otolaryngol Head Neck Surg. 2006;14:278-82.
18. Khosla RK, McGregor J, Kelley PK, Gruss JS. Contemporary concepts for the bilateral cleft lip and nasal repair. Semin Plast Surg. 2012;26:156-63.
19. Bhattacharya S, Khanna V, Kohli R. Cleft lip: the historical perspective. Indian J Plast Surg Supplement 1. 2009;42:S4-S8.
20. Manchester WM. The repair of bilateral cleft lip and palate. Br J Surg. 1965;52:878-82.
21. Millard DR. Bilateral cleft lip and a primary forked flap: a preliminary report. Plast Reconstr Surg. 1967;39:59-65.
22. Millard Jr. DR. Closure of bilateral cleft lip and elongation of columella by two operations in infancy. Plast Reconstr Surg. 1971;47:324-31.
23. Mulliken JB. Principles and techniques of bilateral complete cleft lip repair. Plast Reconstr Surg. 1985;75:477-87.
24. Noordhoff MS. Bilateral cleft lip reconstruction. Plast Reconstr Surg. 1986;78:45-54.
25. Cutting C, Grayson B, Brecht L, Santiago P, Wood R, Kwon S. Presurgical columellar elongation and primary retrograde nasal reconstruction in one-stage bilateral cleft lip and nose repair. Plast Reconstr Surg. 1998; 101:630-9.
26. Spina V. Tratamiento del lábio leporino bilateral. Nuevos conceptos. 3rd International Plastic Surgery CongressWashington, DC. 1963.
27. Spina V. Bilateral harelip surgery. A new concept. 3rd International Plastic Surgery Congress. Washington, DC. 1963.
28. Spina V. The advantages of two stages in repair of bilateral cleft lip. Cleft palate J. 1966;3:56-60.
29. Cronin TD, Upton J. Lengthening of the short columella associated with bilateral cleft lip. Ann Plast Surg. 1978;1:75-95.
30. Broll D, Souza TV, Nobrega E, Luz CL, Repeke CE, Silva LC, et al. Columella elongation surgery outcome in complete bilateral cleft lip and palate. Plast Reconstr Surg Glob Open. 2019;7:e2147.
31. Converse JM. Victor Veau (1871-1949): the contributions of a pioneer. Plast Reconstr Surg. 1962;30:225.
32. Barsky AJ. Pierre Franco, father of cleft lip surgery: his life and times. Br J Plast Surg. 1964;17:335-50.
33. Rogers BO. History of cleft lip and palate treatment, In: Grabb WC, Rosenstein SW, Bzoch KR (Eds.). Cleft Lip and Palate: Surgical, Dental, and Speech Aspect. Boston: Little, Brown. 1971.
34. Leow AM, Lun-Jou L. Palatoplasty: evolution and controversies. Chang Gung Med J. 2008;31:335-45.
35. Franco P. Traité des Hernies. Lyon: Thibauld Payan. 1561.
36. Paré A. Dix Livres de la Chirurgie. Paris: Jean de Roger. 1564.
37. Bourdet B. Recherches et Observations sur Toutes les Parties de l'Art du Dentiste. Paris: JT Herissant. 1757.
38. Le Monnier 1766. apud Robert M. Traité des principaux objets de médecine avec un sommaire de la plûpart des thèses soutenues aux écoles de Paris, depuis 1762 jusqu'en 1746. Paris: Lacombe. 1766.
39. von Graefe CF. Kurze Nachrichten und Auszuge. J Pract Arznek Wundarzk. 1817;44:116.
40. Roux PJ. Observation sur une division congénitale du voile du palais et de la luette, guérie au moyen d'une operation analogue à celle du bec-de-lièvre. J Univ Sci Med. 1819;15:356.
41. Warren JC. On an operation for the cure of natural fissures of the soft palate. Am J Med Sci.1828;3:1.
42. Dieffenbach JF. Beiträge zur Gaumennath. Lit Ann Heilk.1828;10:322.
43. Pancoast J. On staphylorrhaphy. Am J Med Sci.1843;6:66.
44. Warren JM. Operations for fissures of the soft and hard palate. Am J Med Sci (N.S.). 1843;6:257.
45. Fergusson W. Observations on cleft palate and on staphylorrhaphy. London: Med. Times & Gaz, 1845;2:256.
46. von Langenbeck BRK. Beitrage zur Osteoplastik. Deutsche Klin. 1859;2:471.
47. von Langenbeck BRK. Operation der angeborenen totale spaltung des harten gaumens nach einer neue methode. Deutsche Klin. 1861;3:231.
48. Veau V. Division palatine: anatomie, chirurgie, phonétique. Paris: Masson.1931.
49. Wardill WEM. The technique of operation for cleft palate. Br J Surg. 1937;25:117-30.
50. Kilner TP. Cleft lip and palate repair technique. St Thomas Hosp Rep. 1937;2:127-31.
51. Dorrance GM, Bransfield JW. The push-back operation for repair of cleft palate. Plast Reconstr Surg. 1946;1:145.
52. Cronin TD. Method of preventing raw area on the nasal surface of soft palate in push-back surgery. Plast Reconstr Surg. 1957;20:474.

53. Cronin TD. Pushback palatorrhaphy with nasal mucosal flaps. In: Grabb WC, Rosenstein SW, Bzoch KR (Eds.). Cleft Lip and Palate: Surgical, Dental, and Speech Aspects. Boston: Little, Brown. 1971.
54. Kaplan EM. Soft palate repair by levator muscle reconstruction and a buccal mucosal flap. Plast Reconstr Surg. 1975;56:129.
55. Millard Jr. DR. A new use of the island flap in wide palate clefts. Plast Reconstr Surg. 1966;38:330.
56. Braithwaite F, Maurice DG. The importance of the levator palati muscle in cleft palate closure. Br J Plast Surg. 1968;21:60-62.
57. Kriens OB. Fundamental anatomic findings for an intravelar veloplasty. Cleft Palate J. 1970;7:27.
58. Kriens OB. Anatomy of the velopharyngeal area in cleft palate. Clin Plast Surg. 1975;2:261.
59. Pichler H. Zur operation der doppelten lippen-gaumenspalten. Dtsch Z Chir. 1926;195:104.
60. Furlow Jr. LT. Cleft palate repair by double opposing Z-plasty. Plast Reconstr Surg. 1986;78:724-38.
61. Sommerlad BC, Henley M, Birch M, Harland K, Moiemen N, Boorman JG. Cleft palate re-repair - a clinical and radiographic study of 32 consecutive cases. Br J Plast Surg. 1994;47:406-10.
62. Reddy RR, Reddy SG, Vaidhyanathan A, Bergé SJ, Kuijpers-Jagtman AM. Maxillofacial growth and speech outcome after one-stage or two-stage palatoplasty in unilateral cleft lip and palate. A systematic review. J Craniomaxillofac Surg. 2017;45:995-1003.
63. Stein MJ, Zhang Z, Fell M, Mercer N, Malic C. Determining postoperative outcomes after cleft palate repair: A systematic review and meta-analysis. J Plast Reconstr Aesthet Surg. 2019;72:85-91.

FARINGOPLASTIA E VELOPLASTIA

CAPÍTULO 8

Telma Vidotto de Sousa Brosco ▪ Carlos Eduardo Bertier
Ana Claudia Martins Sampaio-Teixeira ▪ Inge Elly Kiemle Trindade

A palatoplastia primária tem como meta principal a reconstrução anatômica e funcional da musculatura do palato, visando à fala normal. No entanto, uma porcentagem significativa de indivíduos com fissura labiopalatina, entre 5 e 36%,[1-3] pode apresentar insuficiência velofaríngea (IVF), o que representa um desafio para a reabilitação clínica e cirúrgica do paciente pela equipe multidisciplinar.

A IVF é definida como a inabilidade de fechamento completo do esfíncter velofaríngeo.[4] Esta condição está associada a uma desordem de ressonância que decorre do comprometimento do fechamento velofaríngeo na produção da fala, que, em condições normais, envolve movimentos coordenados do palato mole e das paredes laterais e posterior da faringe. Indivíduos com IVF, por apresentarem a fala comprometida, têm dificuldade de comunicação com seus pares, o que interfere em sua autoestima e em sua aceitação no ambiente escolar e social. Como consequência, o prejuízo psicológico advindo desta alteração pode ser considerado até mais desafiador do que outras deformidades estéticas que, eventualmente, afetam sua aparência física.[5,6] Grande esforço tem sido feito pelas equipes de reabilitação multidisciplinar no sentido de melhor entender, avaliar e gerenciar o tratamento clínico e cirúrgico da IVF e, principalmente, prevenir os distúrbios de fala, por meio do uso de técnicas cirúrgicas de dissecção anatômica, mais acuradas no reparo cirúrgico primário do palato.

O anel ou esfíncter velofaríngeo é uma complexa válvula musculomembranosa, que inclui as estruturas musculares do palato mole e dos pilares anteriores e posteriores do palato. O termo *velofaringe* reflete a continuidade anatômica entre o palato mole e a faringe. As estruturas da velofaringe atuam como uma válvula, fechando a parte nasal do trato respiratório superior na deglutição e na respiração oral. É, no entanto, sua habilidade em regular o fluxo aéreo entre as cavidades oral e nasal na fala que determina a produção dos sons orais e nasais. O fechamento velofaríngeo se dá de forma esfinctérica, não só na produção da fala, mas também em atividades como o sopro, a deglutição e a sucção. O fechamento velofaríngeo decorre dos movimentos de elevação do palato mole em direção à faringe (mecanismo valvular) e pelos movimentos de mesialização das paredes laterais e anteriorização da parede posterior da faringe. Trata-se, desta forma, de um movimento esfinctérico.[7]

Quando o fechamento velofaríngeo não ocorre devido à inabilidade do esfíncter velofaríngeo, ocorre o acoplamento entre as cavidades oral e nasal durante a fala na produção de sons orais. Assim sendo, a corrente aérea que vem dos pulmões é desviada para a cavidade nasal, levando a uma fala nasalizada. Alguns pacientes desenvolvem mecanismos compensatórios para corrigir esse desvio de fluxo aéreo.

No que se refere à fala, os efeitos primários da IVF são a hipernasalidade e o escape de ar nasal e, secundariamente, os erros articulatórios como distorções, substituições e omissões, com alteração da inteligibilidade de fala.[4,8] Em um esforço para minimizar o escape de ar nasal, surgem movimentos de mímica facial, roncos nasais e baixo volume de fala. Outros sintomas relacionados com a IVF incluem regurgitação nasal de alimentos durante a deglutição, rinite crônica e disfunção da tuba auditiva, que podem ser provocados pelas inserções anômalas das musculaturas velares.

O conhecimento detalhado da anatomia, da fisiologia e dos mecanismos de funcionamento do esfíncter velofaríngeo (normal e anormal) contribui para a efetividade do diagnóstico clínico e instrumental, bem como para o gerenciamento clínico e cirúrgico dos distúrbios da fala.

Maiores detalhes sobre IVF e seu impacto na produção da fala são apresentados no Capítulo 15.

ASPECTOS ANATÔMICOS E FUNCIONAIS DO ESFÍNCTER VELOFARÍNGEO

O correto reposicionamento cirúrgico das estruturas velofaríngeas, durante a reconstrução do palato, é fundamental para que se obtenha função normal para a fala. Assim sendo, é importante o conhecimento da anatomia normal da musculatura velofaríngea para que se possam entender inserções musculares anômalas, que decorrem das fissuras congênitas do palato primário e secundário.[9]

A musculatura velofaríngea é formada por músculos pareados, são eles:

1. Músculos levantadores do véu palatino.
2. Músculos palatofaríngeos.
3. Músculos tensores do véu palatino.
4. Músculos palatoglossos.
5. Músculos constritores superiores da faringe.

A presença do músculo da úvula em palatos com fissura é incerta, de acordo com dissecções anatômicas analisadas por Boorman e Sommerlad (1985)[10] e Sommerlad (2009).[11] A maioria dos estudiosos concorda que os músculos levantadores do véu palatino e os músculos palatofaríngeos, com suas bandas musculares direita e esquerda, se unem na linha média do palato mole para formarem estruturas musculares elásticas e fortes, que são responsáveis por alongar o palato e selar a nasofaringe na produção da fala.[7,9]

A descrição da anatomia dos músculos da velofaringe e ilustrações mostrando sua inter-relação com outros músculos participantes do mecanismo para fala e audição são apresentadas a seguir.

Anatomia Básica Relacionada com a Função Velofaríngea na Fala
Músculos da Velofaringe
Músculos Levantadores do Véu Palatino (Fig. 8-1a)

São músculos fortes e pares, que se originam da base do crânio, da porção petrosa do osso temporal, descem em direção frontomedial, ao longo da borda posteroinferior da tuba auditiva. No palato normal, os músculos levantadores do véu palatino atingem a linha média nos 40% mediais do véu palatino. Nos pacientes com fissura palatina, estes músculos se inserem na margem da fenda, na metade anterior do véu, mas não diretamente no palato duro, como a maioria dos textos relata. Os músculos palatofaríngeos e os músculos palatoglossos ficam em posição oral em relação aos músculos levantadores, tornando-se intimamente relacionados com os mesmos na linha média do véu. Dentro do véu palatino, as fibras do levantador de um lado unem-se, na linha média, com as fibras do levantador contralateral para formar um forte anel muscular. Os músculos levantadores são responsáveis pela movimentação do palato para cima e para trás, elevando-se em direção à nasofaringe e selando-a para a produção da fala oral e são considerados os músculos mais importantes para a fala oral. Auxiliam, também, nas funções da tuba auditiva na regulagem da pressão aérea no ouvido médio, tão importante para o alto nível de acuidade necessário quanto para o precoce desenvolvimento da fala e da habilidade de linguagem.[7,9-11]

Músculos Palatofaríngeos (Fig. 8-1b)

Compõem o segundo grupo muscular mais importante do palato. Originam-se de larga área da borda posterior da cartilagem tireoide e da aponeurose das paredes laterais e posteriores da laringofaringe. Suas fibras geralmente são orientadas verticalmente em relação aos pontos de origem, assumindo direção para cima e para frente, na região da laringe lateral e orofaringe. Suas fibras musculares correm através dos pilares posteriores do palato, convergindo nas paredes laterais do véu e encontrando-se na linha média do véu. Os pilares posteriores do palato, situados atrás das tonsilas palatinas, delimitam a separação entre a cavidade oral e a faringe. Nos pacientes com fissura de palato, estes músculos também constituem os pilares, com algumas fibras passando para a frente, em direção à região da tuberosidade maxilar e do hâmulo do pterigoide, e outras fibras passando mais medialmente, em direção à margem da fenda (em seus dois terços a três quartos anteriores) e em direção à borda posterior do palato duro. Quando a anatomia é normal, estes músculos formam um anel muscular, que empurra o palato para trás e para baixo. Isto, aparentemente, auxilia a alongar o véu contra a nasofaringe durante a fala.[7,9-11]

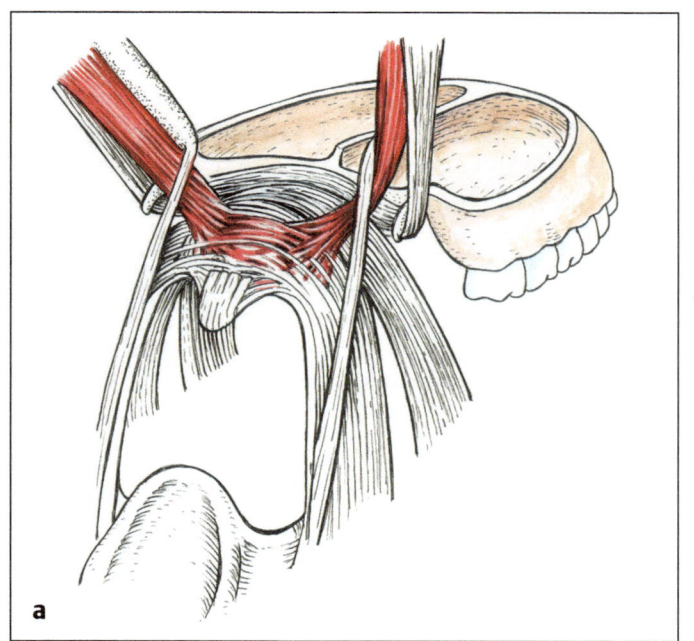

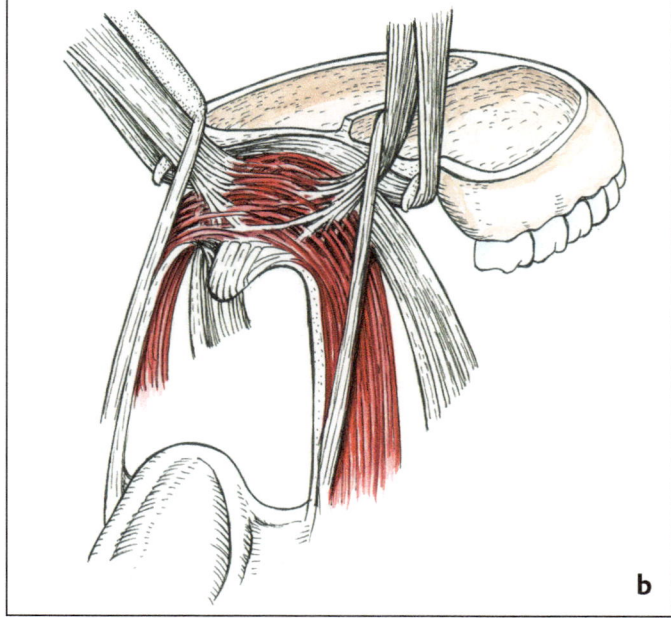

Fig. 8-1. Anatomia das estruturas musculares que participam da produção da fala normal, sendo responsáveis pela elevação do palato mole e fechamento da velofaringe. (**a**) Músculos levantadores do véu palatino. (**b**) Músculos palatofaríngeos. (Fonte: Bzoch KR. Communicative disorders related to cleft lip and palate. Boston: Little, Brown and Company; 1989:24-9. Modificado imagem A.)

Músculos Tensores do Véu Palatino (Fig. 8-2a)

Os músculos tensores do véu palatino se originam da base do crânio e se dirigem ao hâmulo do pterigoide. Apresentam dois componentes: um ventre muscular medial (oral) e um ventre muscular lateral (nasal), que são unidos por um tendão que circunda o processo hamular da placa pterigóidea do osso esfenoide. O ventre lateral é uma banda achatada e triangular, com sua base ao longo da parede anterior cartilaginosa da tuba auditiva. Seu ápice forma um ângulo reto ao redor do hâmulo do pterigoide. O ventre medial se direciona mais oralmente, em posição medial, e se insere na porção mais anterior da aponeurose palatina, em que os outros músculos do palato mole também se unem.

O ventre lateral do músculo tensor se une ao tensor do tímpano na orelha média. O propósito parece ser, primariamente, abrir a tuba auditiva, de modo a promover o balanceamento da pressão aérea na orelha média, condição essencial para a audição. Além dessa função primária, o ventre medial do músculo parece tensionar ou, de alguma forma, deprimir a porção anterior do palato durante a deglutição. É durante o ato da deglutição que é mantido o balanço pressórico dos dois lados da membrana timpânica.

Nos pacientes com fissura palatina, na região do hâmulo do pterigoide, o músculo tensor se conecta parcialmente e também se diverge em dois componentes: um componente nasal (lateral), que apresenta uma inserção tendinosa triangular na parte lateral da borda posterior do palato duro, adjacente à mucosa nasal e um componente menos robusto que segue, oralmente, em direção à mucosa oral. Esse componente é visto durante técnicas de reparo do palato que envolvem incisões relaxantes para alívio da tensão durante a palatoplastia.[9,10]

Músculos Palatoglossos (Fig. 8-2b)

Os músculos palatoglossos são antagonistas dos músculos levantadores do véu palatino. Originam-se das fibras transversas da língua, na cavidade oral posterior. Suas fibras se direcionam para cima, formando o pilar anterior do palato, com algumas fibras passando em direção à região da tuberosidade maxilar e hâmulo do pterigoide e outras passando mais medialmente, em direção à margem da fenda, nos seus dois terços a três quartos anteriores e em direção à borda posterior do palato duro. No palato, os músculos palatoglossos situam-se no lado oral dos levantadores, tornando-se intimamente relacionados com os levantadores na linha média. Quando os músculos palatoglossos se contraem, a sua força sobre o véu elevado pode puxá-lo para baixo e para frente. Nos casos em que a força dos músculos levantadores (antagonistas) for mais forte, a contração dos palatoglossos pode levantar a parte posterior da língua para a articulação dos fones [k] e [g].[7,9-11]

Inervação dos músculos do palato mole

O suprimento nervoso sensorial do palato mole é derivado de nervos palatinos menores. A inervação motora dos músculos levantadores, palatofaríngeos e palatoglossos é derivada do plexo faríngeo, que também supre inervação para todos os outros músculos do mecanismo velofaríngeo, exceto para os músculos tensores do véu palatino e para o músculo da úvula. Este plexo é composto por ramos de 3 nervos cranianos: glossofaríngeo (IX), vago (X) e ramo craniano do nervo acessório (XI). A inervação motora eferente dos músculos tensores do véu palatino é dada pelo ramo mandibular do nervo trigêmeo, e a do músculo da úvula, por ramos palatinos menores do nervo facial.

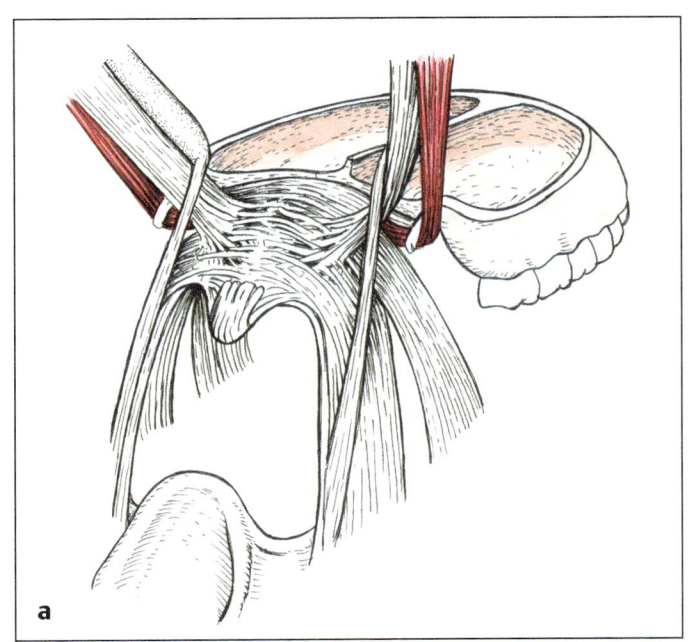

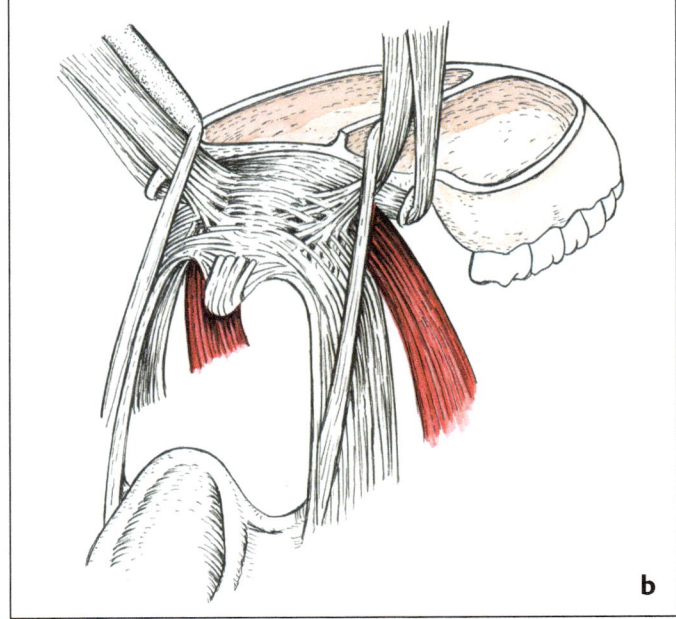

Fig. 8-2. (**a**) Músculos tensores do véu palatino. (**b**) Músculos palatoglossos. (Fonte: Bzoch KR. Communicative disorders related to cleft lip and palate. Boston: Little, Brown and Company; 1989:24-9.)

Músculos Constritores Superiores da Faringe (Fig. 8-3)

São músculos pareados que constituem as paredes laterais e posterior da faringe. Suas fibras formam uma banda muscular circular ampla que é aberta, anteriormente, dos seus pontos de origem do osso e do tecido conjuntivo, exceto na parte que se origina dos músculos do palato mole e a seção mais inferior que se origina da porção posterior da língua. Suas fibras mais superiores originam-se do palato mole e do hâmulo do pterigoide. Originam-se, também, da rafe pterigo-mandibular, da extremidade posterior da linha milo-hióidea na face interna da mandíbula e da porção inferior e posterior da língua. As fibras mais superiores se inserem ao nível do atlas, em um plano abaixo do toro tubário e do plano palatino e as fibras inferiores se inserem na rafe mediana. A contração dos músculos constritores superiores explica o estreitamento, regularmente observado, e o movimento lateral da área faríngea superior durante a atuação da válvula velofaríngea para a fala. O movimento mais eficaz ocorre nas paredes nasofaríngeas laterais devido à inserção das fibras musculares em uma rafe mediana imóvel na parede posterior da faringe. A ocorrência do anel de Passavant, com marcado movimento de anteriorização da parede posterior da faringe, é resultado da atividade dos constritores superiores da faringe. É possível que os constritores superiores funcionem mais para o fechamento velofaríngeo na deglutição do que para a fala.[7,9,11,12]

A Figura 8-3 ilustra a musculatura da velofaringe íntegra (Fig. 8-3a) e na presença da fissura de palato (Fig. 8-3b), podendo ser observada a inter-relação dos músculos constritores superiores da faringe (5) com os demais músculos da velofaringe. A Figura 8-4 mostra a ilustração da visão ventral do palato com a musculatura da velofaringe íntegra (Fig. 8-4a) e no caso de fissura completa de lábio e palato unilateral (Fig. 8-4b).

Adenoide e Anel de Passavant

O conceito de que o movimento do palato mole fecha a velofaringe como se fosse apenas a tampa de um alçapão é incompleto, pois quando a válvula velofaríngea é vista em três dimensões, movimentos musculares que lembram um *esfíncter* podem ser observados aos exames de nasoendoscopia e na videofluoroscopia.

Quando o fechamento velofaríngeo ocorre, o véu palatino se move para trás e para cima, mas as paredes laterais da faringe também se movem medialmente, contribuindo para o fechamento. Ocasionalmente, a parede posterior da nasofaringe também se anterioriza, criando um ressalto na altura do fechamento velofaríngeo ou abaixo do mesmo, referido como anel ou *prega de Passavant*, que embora possa ser compensatório e auxiliar no fechamento velofaríngeo, não é permanente nem sempre ocorre na região da altura do melhor movimento do palato.

A adenoide, que se desenvolve cedo na infância, acima e atrás do véu palatino, também pode funcionar como uma "almofada" na parede posterior da faringe e contribuir para o fechamento e selamento velofaríngeo na infância e, por vezes, na idade adulta, por estar, geralmente, na região da melhor elevação do palato. A involução da adenoide ocorre durante a infância até por volta dos 13 anos de idade, podendo desempenhar papel importante no fechamento velofaríngeo. Ao longo do tempo pode surgir hipernasalidade, antes não existente, devido ao processo involutivo da adenoide, quando esta participa do fechamento velofaríngeo. A remoção da adenoide, portanto, deve ser decidida sempre com muito critério pela equipe assistente e seu importante papel para a fala deve ser considerado. A Figura 8-5 mostra como o anel de Passavant e a adenoide contribuem para o fechamento velofaríngeo.

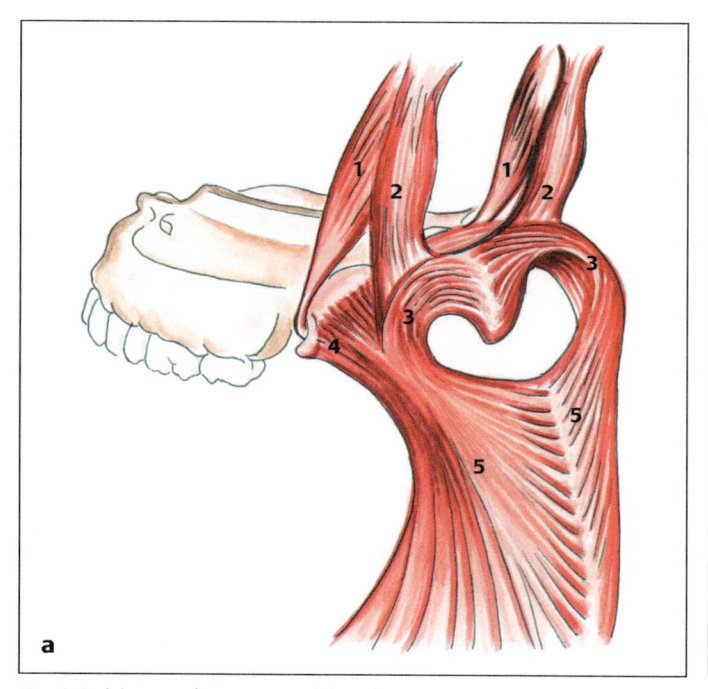

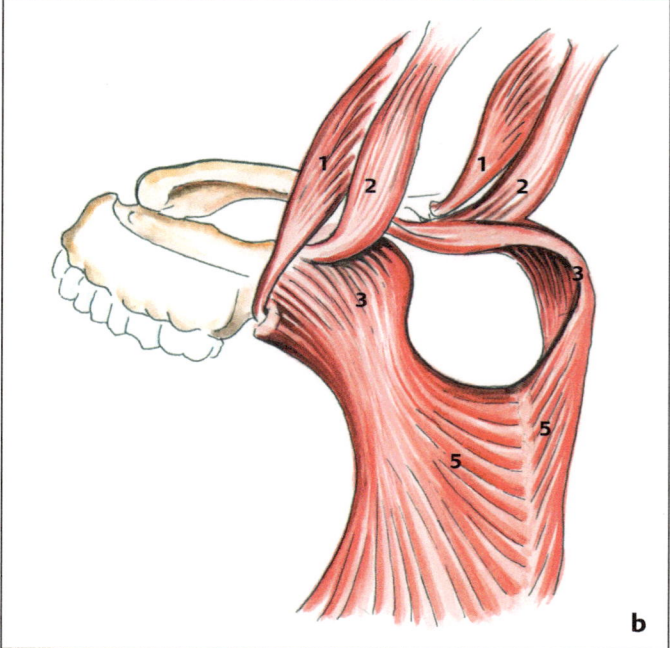

Fig. 8-3. (a) Musculatura normal da velofaringe. *1.* Tensores do véu palatino. *2.* Levantadores do véu palatino. *3.* Palatofaríngeos. *4.* Hâmulo do pterigoide. *5.* Constritor superior da faringe. **(b)** Musculatura da velofaringe no palato com fissura. (Fonte: Eikadi H. Functional Anatomy of the velopharynx. In: Bardach J, ed. Salyer & Bardach's Atlas of Craniofacial & Cleft Surgery. Philadelphia: Lippincott-Raven; 1999:681-9.)

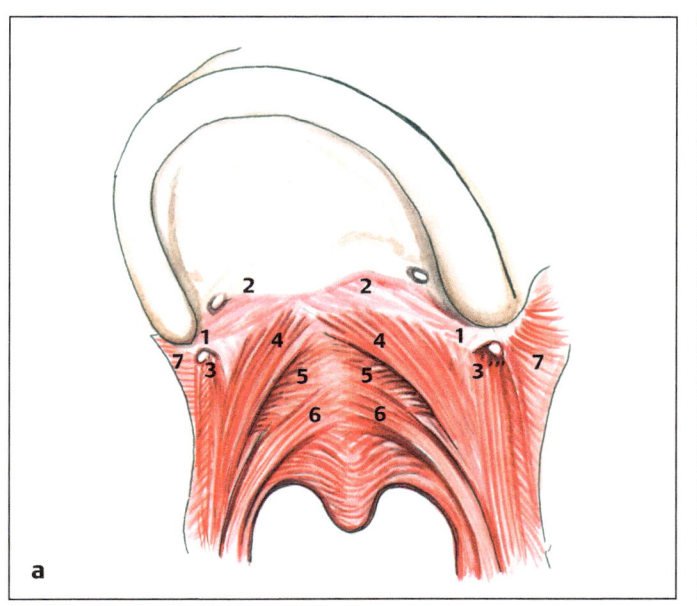

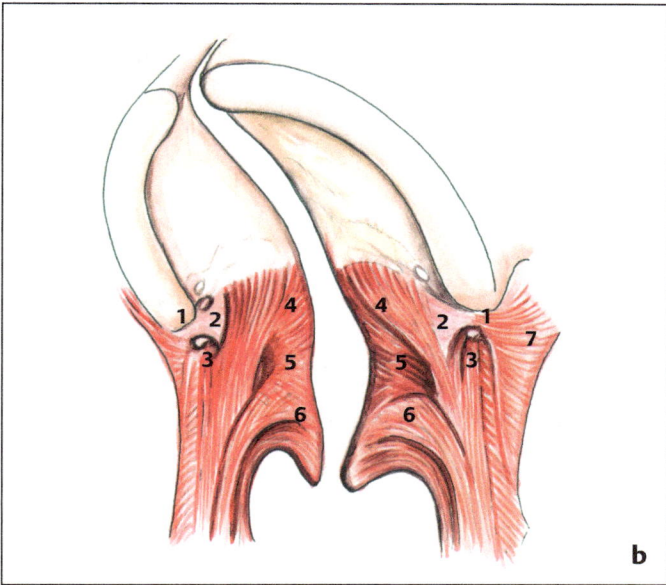

Fig. 8-4. Visão ventral da musculatura da velofaringe. (**a**) Posição e fixação dos músculos da velofaringe íntegra em relação à margem posterior do palato duro. *1.* Tendão dos músculos tensores palatinos. *2.* Aponeurose palatina. *3.* Hâmulo do pterigoide. *4.* Músculos palatofaríngeos. *5.* Músculos levantadores do véu palatino. *6.* Músculos palatoglossos. *7.* Constritor superior da faringe. (**b**) Modificação observada na posição e fixação dos músculos da velofaringe em relação ao palato duro na presença de fissura completa de lábio e palato unilateral. (Fonte: Eikadi H. Functional Anatomy of the velophaynx. In: Bardach J, ed. Salyer & Bardach's Atlas of Craniofacial & Cleft Surgery. Philadelphia: Lippincott-Raven; 1999:681-9.)

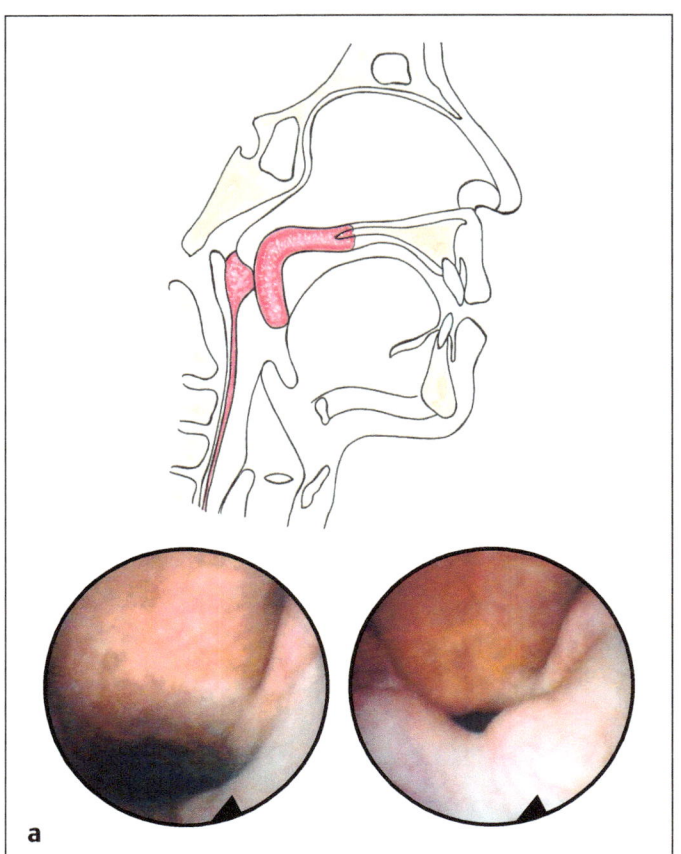

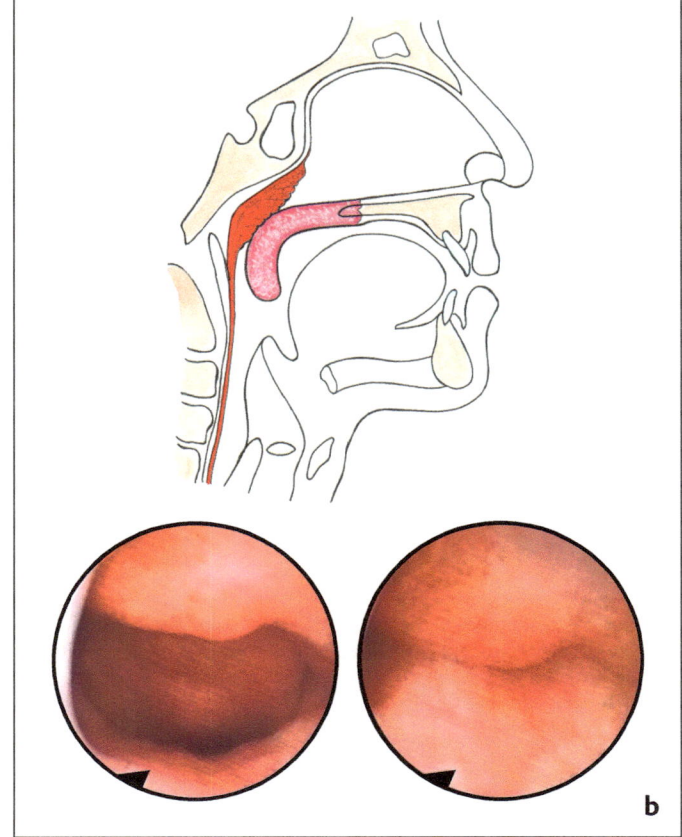

Fig. 8-5. Estruturas que podem participar e interferir com o fechamento velofaríngeo. Acima desenhos esquemáticos e, abaixo, visão nasoendoscópica do fechamento velofaríngeo. (**a**) Anel de Passavant. (**b**) Adenoide e visão por nasoendoscopia do fechamento transverso na adenoide. (Fonte parcial (esquemas): Bzoch KR, ed. Communicative Disorders Related to Cleft Lip and Palate. Boston: Little Brown Inc; 1989:03-36. Fonte parcial (imagens): Acervo Institucional HRAC-USP.)

MECANISMOS DO FECHAMENTO VELOFARÍNGEO

Entre os anos de 1960 e 1970, Skolnick *et al.* introduziram a videofluoroscopia como meio de observação direta do fechamento velofaríngeo, descrevendo-o como uma atividade esfinctérica.[13-15] Os quatro padrões de fechamento velofaríngeo esfinctérico, originalmente descritos por Skolnick, em 1975,[15] continuaram a ser refinados, por meio da cinevideofluoroscopia e da nasoendoscopia com endoscópio flexível.[16,17] Esses quatro padrões de fechamento velofaríngeo foram classificados por Siegel-Sadowitz e Schprintzen (1982)[18] como:

1. "Padrão coronal": o movimento predominante é do palato, que se eleva e toca na parede posterior da faringe, as paredes laterais se movem medialmente, nas margens laterais do véu. Não há movimento da parede posterior da faringe (Fig. 8-6a).
2. "Padrão sagital": o véu não toca a parede posterior da faringe. As paredes laterais se movem medialmente e se aproximam uma da outra e o véu encosta nas paredes laterais para completar o fechamento (Fig. 8-6b).
3. "Padrão circular": existe igual contribuição do movimento do palato e das paredes laterais da faringe para o fechamento velofaríngeo (Fig. 8-6c).
4. "Padrão circular com anel de Passavant": como no padrão circular, existe igual contribuição do véu do palato e das paredes laterais da faringe no fechamento. Em adição, a parede posterior da faringe se anterioriza, formando o anel de Passavant (Fig. 8-6d).

Vários estudos têm demonstrado que os padrões de fechamento velofaríngeo variam entre falantes normais, bem como em pacientes com fenda no palato.

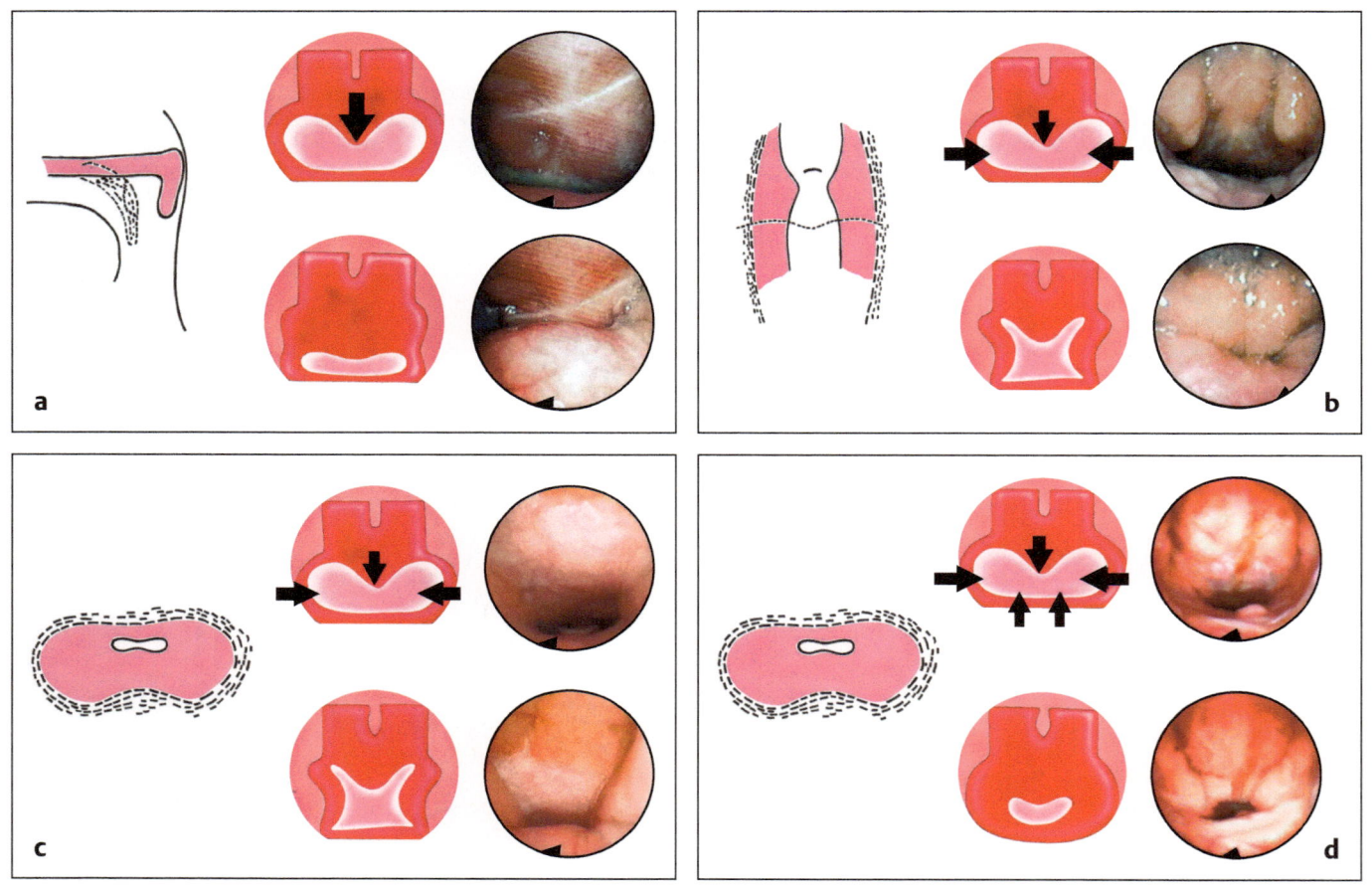

Fig. 8-6. Representação esquemática dos quatro padrões básicos de mecanismo de fechamento velofaríngeo e sua correspondência com a visão pela nasoendoscopia. (**a**) Padrão coronal. (**b**) Padrão sagital. (**c**) Padrão circular. (**d**) Padrão circular com anel de Passavant. (Fonte parcial (esquemas): Siegel-Sadowitz VL, Shprintzen RJ. Nasopharyngoscopy of the normal velopharyngeal sphincter: an experiment in biofeedback. Cleft Palate J. 1982;19:194-200. Fonte parcial (imagens): Acervo Institucional HRAC-USP.)

ETIOLOGIA DA INSUFICIÊNCIA VELOFARÍNGEA

- Alterações morfológicas do palato, dos músculos do palato e do anel velofaríngeo: *congênitas* – agenesia congênita de hemipalato, dos músculos palatofaríngeos uni ou bilaterais; e *adquiridas* – devido a fístulas, fibrose cicatricial, ressecção de tumores do palato.
- Alterações funcionais neuromusculares: decorrentes de disfunções relacionadas com o sistema nervoso central, paresias musculares (de etiologia congênita ou adquirida).
- Desproporção palatofaríngea congênita: decorrente de palato curto congênito, megalofaringe.
- Desproporção palatofaríngea adquirida: pós-adenoidectomia, pós-cirurgia para o ronco.
- Fissura submucosa.
- Síndromes: como a síndrome velocardiofacial.
- Faringe hipodinâmica.
- Resultado inadequado da palatoplastia primária.

Embora sejam diversas as causas da IVF observada em pacientes com fissura que envolvam o palato,[8,19-21] o resultado inadequado da palatoplastia primária é uma das causas mais frequentes da IVF, em decorrência de vários fatores:

a) Palatoplastia primária realizada em idade mais tardia induz maior índice de IVF.[22,23]
b) Palatoplastia em pacientes com fendas muito amplas, frequentes em pacientes com sequência de Robin, em que se observa grande deslocamento da musculatura dos músculos levantadores em direção lateral. Nestes casos, técnicas de veloplastia intravelar radical (como a técnica de Sommerlad, que se baseia na dissecção anatômica precisa utilizando bisturi, aliada ao uso de microscópio) favorecem a obtenção de melhores resultados de fala, pois permitem que a estrutura velar seja restabelecida com maior segurança, diminuindo a chance de ocorrência de IVF.
c) Erro técnico na execução do procedimento primário por inexperiência do cirurgião em procedimentos de palatoplastia ou escolha de técnica inadequada.
d) Dissecção muscular parcial, incompleta, assimétrica e não radical da musculatura do véu palatino (músculos levantadores e palatofaríngeos), permitindo que os mesmos permaneçam parcialmente aderidos à mucosa nasal ou oral. Esta condição pode resultar em anteriorização da musculatura velar durante o processo de cicatrização ou produzir assimetrias durante o movimento velar, que podem ser decorrentes de inserção muscular assimétrica.
e) Infecção pós-operatória no sítio cirúrgico com deiscência parcial ou total da musculatura e consequente retração dos músculos do véu palatino. Esta retração pode ocorrer com cicatrização por segunda intenção, sem reflexo na conformação do palato, mas dando a impressão de "palato curto", ou pode alterar a conformação do véu quando a deiscência muscular é evidente.
f) Fístulas: principalmente as de transição entre palato duro e palato mole, pois, dependendo do seu tamanho, podem provocar retração do palato mole durante o processo de cicatrização com retração da musculatura, principalmente em técnicas sem dissecção radical, quando a musculatura é retroposta em bloco, sem reconhecimento dos músculos retropostos.

DIAGNÓSTICO CLÍNICO E CIRÚRGICO

A IVF pode ser diagnosticada por métodos subjetivos e objetivos. A avaliação perceptivo-auditiva da fala por fonoaudiólogos experientes, detalhada no Capítulo 15, permanece o critério padrão ouro.[4] Os métodos objetivos complementares são também detalhados no mesmo capítulo. O diagnóstico cirúrgico necessita de precisão e para isso envolve uma equipe multidisciplinar especializada para avaliação clínica e instrumental da IVF, composta:

1. Pela cirurgia plástica e pela fonoaudiologia que, por meio dos exames de nasofaringoscopia e de videofluoroscopia definem qual procedimento cirúrgico é mais adequado para cada caso.
2. Pela equipe de fisiologia, que realiza avaliações instrumentais diagnósticas complementares pré e pós-operatórias (nasometria e técnica fluxo-pressão), contribuindo para que definições cirúrgicas sejam seguras.
3. Pela equipe de otorrinolaringologia, já que a maior parte das fissuras acarreta distúrbios funcionais do nariz, que podem obstar a indicação de procedimentos que envolvam retalhos faríngeos, por exemplo.

Avaliação Clínica da Cavidade Oral

A avaliação perceptivo-auditiva é feita previamente à avaliação clínica e instrumental. O exame minucioso da cavidade oral é realizado no repouso, observando-se as características anatômicas e estruturais do palato e sua integridade; a presença de áreas de transparência ou assimetrias no palato mole; de fístulas ou de deiscência muscular, sendo analisada a sua localização e seu tamanho. É importante avaliar: a integridade dos pilares anteriores e posteriores do palato, a presença das tonsilas palatinas (seu tamanho e características), as paredes laterais da faringe, a arcada dentária, as características da mordida e se existe retrusão facial ou desproporção maxilomandibular.

O exame oral com o palato em movimento (emissão da vogal "a") permite avaliar a elevação do palato, a inserção da musculatura dos músculos palatofaríngeos, a presença ou não de assimetrias musculares, a presença e altura do anel de Passavant e a movimentação das paredes laterais da faringe.

Avaliação Instrumental pela Nasofaringoscopia com Endoscópio Flexível

A nasofaringoscopia com fibra óptica flexível é uma ferramenta muito utilizada para a avaliação da função velofaríngea porque não existe radiação e permite visualização direta da "porta" velofaríngea durante a fala conectada. Este exame pode ser feito ambulatorialmente e o paciente recebe anestésico tópico em *spray* nas narinas, para maior conforto, sendo mais utilizada a neotutocaína a 2% em *spray* nasal, que é formulada para este uso específico. Os pacientes podem ser avaliados a partir dos 4 anos de idade, sendo que as crianças são preparadas previamente pela psicologia, na sala onde será realizado o exame, para que se adaptem e entendam o que será feito posteriormente, o que melhora muito a colaboração durante o exame.

As vantagens da nasofaringoscopia incluem a visualização direta da velofaringe durante o movimento para a fala, a avaliação da superfície nasal do véu palatino, em busca de fístulas, deiscências e a avaliação da convexidade da eminência muscular dos levantadores. É um exame que permite verificar o tamanho e a forma do *gap* velofaríngeo (falha do fechamento), o mecanismo do fechamento do esfíncter velofaríngeo, o movimento das paredes laterais e posterior da faringe e também a participação da adenoide e do anel de Passavant no fechamento velofaríngeo, quando presentes. A avaliação da presença de convexidade (normal) ou concavidade (anormal) na eminência dos joelhos palatinos indica se existe um correto posicionamento dos músculos levantadores ou se os mesmos se encontram separados. Esta última observação conta muito a favor da opção para a re-reparo do palato, visando ao melhor reposicionamento da musculatura dos levantadores (Fig. 8-7).

As desvantagens do exame de nasofaringoscopia incluem sua natureza invasiva e, por isso, crianças muito pequenas podem não colaborar mesmo com a intervenção da psicologia já mencionada, além do fato de não permitir a mensuração do *gap*, de modo que a complementação diagnóstica objetiva com videofluoroscopia, às vezes, se faça necessária.

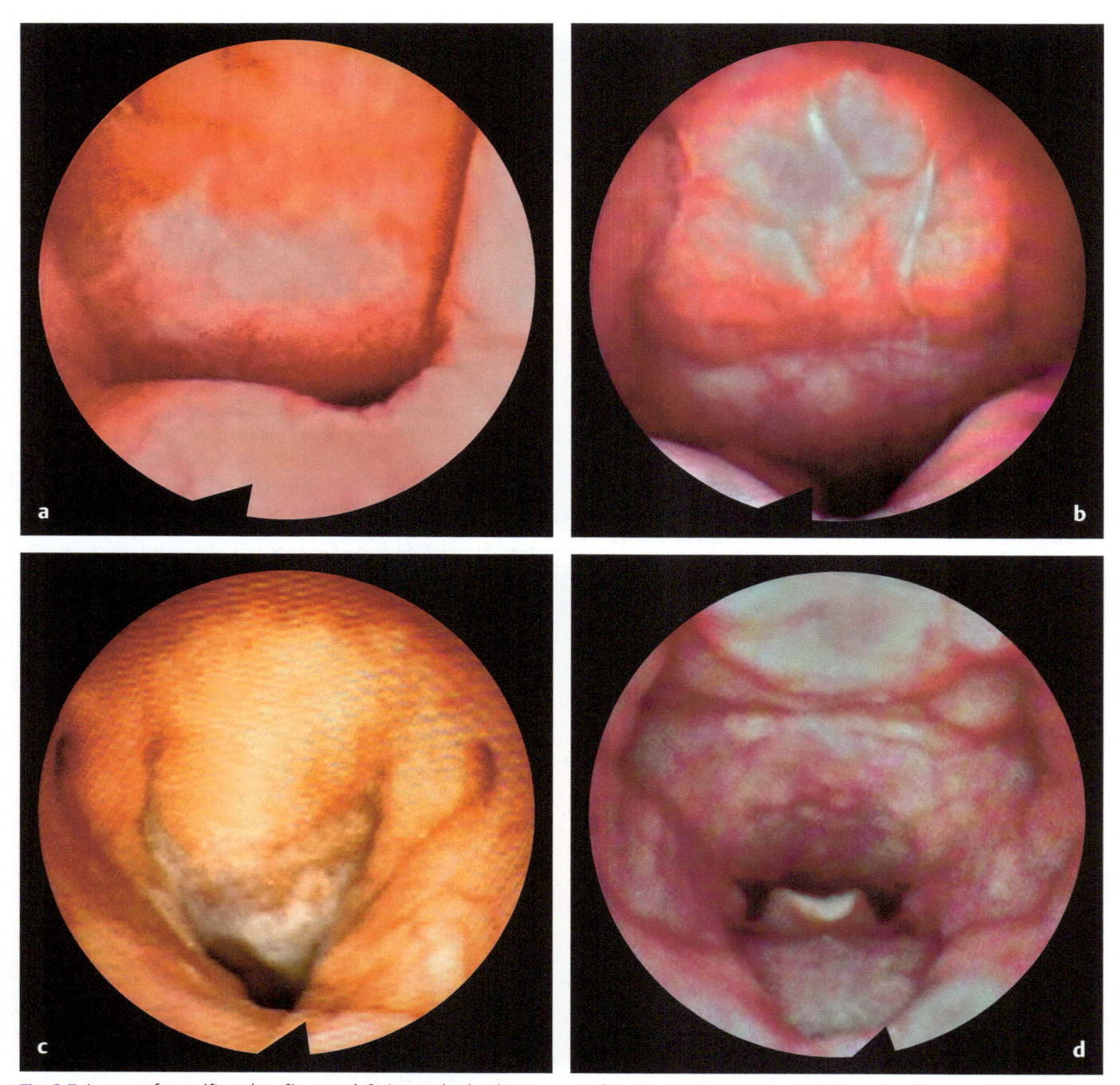

Fig. 8-7. Imagens fotográficas do esfíncter velofaríngeo obtidas durante a nasofaringoscopia. (**a**) Palato convexo e adequado para a fala. (**b**) Palato côncavo e inadequado para a fala. (**c**) Palato considerado "curto" na visão oral, mas com deiscência dos músculos levantadores. (**d**) Palato curto, com separação dos músculos levantadores e faringe hipodinâmica. (Fonte: Acervo Institucional HRAC-USP.)

Por outro lado, a nasofaringoscopia tem várias indicações: o diagnóstico da IVF; a definição do tratamento clínico, cirúrgico ou protético a ser realizado; a definição de conduta; a avaliação cirúrgica pré e pós-operatória. É usada, ainda, para avaliações periódicas de direcionamento da conduta clínica durante terapia intensiva da fala; para auxiliar na confecção e remodelagem da prótese de palato e para acompanhamento evolutivo do paciente. É também um dos exames utilizados para verificar condições morfológicas e funcionais do nariz, previamente à realização de faringoplastia, e para fins didáticos e de treinamento dos profissionais da equipe.

PROTOCOLOS DE TRATAMENTO CIRÚRGICO

Inúmeras técnicas cirúrgicas são descritas na literatura para o tratamento da IVF. No entanto, é importante ressaltar que a cirurgia corrige o escape de ar nasal e a hipernasalidade (componentes primários da IVF), mas não corrige os mecanismos compensatórios secundários que são os distúrbios de fala e erros articulatórios (componentes secundários da IVF), que só podem ser corrigidos com fonoterapia.[8] O bom prognóstico cirúrgico para uma fala equilibrada está associado à idade em que é feita a cirurgia secundária (quanto mais cedo melhor), à presença ou não de articulações compensatórias e também à escolha adequada do procedimento cirúrgico secundário a ser realizado. Nos casos em que o paciente apresenta apenas a hipernasalidade e escape de ar nasal, sem distúrbios articulatórios, a cirurgia traz resolutividade muito boa, quando bem indicada; por outro lado, quando os distúrbios articulatórios estão presentes, a reabilitação é mais difícil e prolongada. A melhor idade para a correção cirúrgica da IVF é aquela em que o diagnóstico clínico e instrumental pode ser realizado, visando definir a melhor alternativa cirúrgica para o caso, o que depende da colaboração do paciente, ocorrendo, usualmente, a partir de 4 a 5 anos. Nos casos em que tenha havido deiscência da cirurgia primária parcial ou completa, ou mesmo presença de fístula sintomática, com retração da musculatura do palato, a cirurgia secundária pode ser realizada em idade precoce, a critério da avaliação do cirurgião. Na fase adulta, a reabilitação é mais complexa, pois os distúrbios articulatórios estão mais consolidados, sendo mais difícil tentar mudar e automatizar novos padrões articulatórios.

Os procedimentos cirúrgicos para a correção da IVF incluem: veloplastia intravelar com retroposicionamento dos músculos levantadores do véu palatino, técnicas para o alongamento do palato, aumento da parede posterior da faringe, esfincteroplastias e retalhos faríngeos.

Os protocolos cirúrgicos para o tratamento da IVF variam muito entre os centros e são baseados na experiência da equipe, na avaliação instrumental utilizada, na idade de início do tratamento, na casuística, na auditoria de resultados dos centros, por meio de pesquisas internas e intercentros. O intercâmbio entre centros traz profundo aprimoramento de condutas, resultantes da troca de conhecimentos clínicos e científicos, pois o tratamento cirúrgico da IVF é complexo e não existe um protocolo único que seja adotado igualmente pelas equipes de reabilitação ao redor do mundo.

No Hospital for Sick Children, de Toronto (Canadá), os parâmetros pré-operatórios levados em consideração para definir o procedimento cirúrgico a ser adotado para os casos de IVF são: o padrão de fechamento velofaríngeo e o índice de fechamento velofaríngeo, obtidos pela nasofaringoscopia e videofluoroscopia multivisão, respectivamente.[4] O índice de fechamento velofaríngeo corresponde à fração do diâmetro do orifício velofaríngeo, ocluído durante a fala, em condições normais e que permanece aberto na fala hipernasalizada, em escala que varia de 0 a 1,0 com aumentos de 0,1.[24] Neste serviço, para defeitos centrais pequenos com alto índice de fechamento velofaríngeo, a palatoplastia secundária pela técnica de Furlow é recomendada. Para padrões de fechamento coronal (com movimento da parede lateral da faringe pobre ou deficiente) é indicada a esfincteroplastia. A faringoplastia com retalho faríngeo é indicada para pacientes com padrão de fechamento não coronal e com baixo índice de fechamento.

No Great Ormond Street Hospital for Children, em Londres, o exame mais utilizado para fins diagnósticos é a videofluoroscopia lateral. Nos casos com evidência de inserção anterior dos músculos levantadores do véu palatino, o re-reparo do palato é a primeira opção cirúrgica.[4] Se o re-reparo não corrigir a IVF de modo adequado é, então, indicado o aumento da parede posterior da faringe pela técnica de faringoplastia de Hynes modificada.[25,26]

No Hospital de Reabilitação de Anomalias Craniofaciais (HRAC-USP), Centrinho, em Bauru, os parâmetros pré-operatórios indicados para definição da conduta cirúrgica incluem os verificados na avaliação instrumental subjetiva, por meio da nasofaringoscopia, bem como em avaliações objetivas, utilizando videofluoroscopia, nasometria e rinomanometria (técnica fluxo-pressão). A nasoendoscopia flexível permite avaliar diretamente o esfíncter velofaríngeo em movimento e observar se existe concavidade na eminência dos músculos levantadores, ou assimetrias evidentes. Quando isto ocorre, a primeira opção cirúrgica é o re-reparo do palato pela técnica de veloplastia intravelar radical, proposta por Sommerlad, que tem sido um dos procedimentos de palatoplastia secundária para IVF mais utilizados no HRAC-USP desde 2009. Outras técnicas de veloplastia intravelar que possibilitem dissecção ampliada da musculatura dos levantadores do véu palatino, reposicionamento dos mesmos e alongamento do palato, como proposto por Braithwaite (1964),[27] Braithwaite e Maurice (1968),[28] Kriens (1969, 1970)[29,30] e Furlow (1986, 1995)[31,32] também têm sido utilizadas pelo grupo de cirurgiões do HRAC-USP.

Quando se constata a presença de IVF residual, mas o paciente apresenta boa morfologia e função do palato, a cirurgia para aumento da parede posterior da faringe descrita por Hynes tem sido utilizada. Nos casos em que o palato apresenta boa morfologia e função, e o *gap* velofaríngeo é superior a 10 mm, existe indicação para retalho faríngeo de pedículo superior se as paredes laterais da faringe apresentarem bom movimento, observado pela nasoendoscopia. Quando o movimento das paredes laterais da faringe é inconsistente, inadequado ou inexistente, e a faringe é hipodinâmica, indica-se o uso temporário de prótese de palato com bulbo velofaríngeo, de modo a estimular o movimento das paredes laterais e posterior da faringe, com vistas à futura faringoplastia de retalho de pedículo superior, a ser planejada após a finalização do programa de redução do bulbo faríngeo e fonoterapia intensiva (Capítulos 16 e 17).

Embora os serviços de reabilitação adotem determinado protocolo de conduta cirúrgica para o tratamento da IVF, a definição do procedimento cirúrgico deve ser personalizada para cada caso, de acordo com a idade em que é feito o diagnóstico, condições clínicas e ortodônticas do paciente, possibilidade de fazer ou não fonoterapia, cirurgias prévias malsucedidas no palato ou presença de sequelas cicatriciais que impossibilitem alguns procedimentos. As indicações cirúrgicas para uso temporário da prótese de palato também dependem da colaboração do paciente e de seus familiares, da condição ortodôntica, geoeconômica e social. A presença de síndromes associadas pode impedir algumas indicações cirúrgicas em crianças. O quadro articulatório, quando é muito comprometido, também pode interferir ou mesmo impedir algumas indicações cirúrgicas.

Veloplastias: Técnicas Cirúrgicas
Breve Histórico

São muitos os fatores que podem influenciar no resultado da palatoplastia primária: a técnica cirúrgica utilizada, a manipulação óssea ativa ou passiva, precoce ou tardia do palato duro, a largura da fenda, a idade por ocasião da palatoplastia, a experiência do cirurgião com o procedimento e o modo de execução da cirurgia para restabelecer a competência velofaríngea na fala. O reparo da musculatura do palato tem-se tornado universalmente aceito como o componente crítico da palatoplastia contemporânea.

Em seu livro "Division Palatine" (1931),[33] que se tornou um clássico, Victor Veau descreveu a anatomia e a patologia da fissura palatina, trazendo foco para as inserções anormais da musculatura velar, estabelecendo a importância da sutura dos músculos elevadores no reparo primário do palato, conceito este universalmente aceito como indispensável. Fenton Braithwaite (1964, 1968)[27,28] pontuou que para a produção da fala norma, não bastava apenas que os músculos fossem suturados, seria necessária a reconstrução de um esfíncter velofaríngeo funcionante, a partir da exposição, mobilização e coaptação dos músculos envolvidos na correção cirúrgica primária do palato.

Segundo Braithwaite, os músculos relacionados com este fechamento são dois anéis musculares: dos levadores do véu do palato e dos palatofaríngeos, que têm uma inserção comum no palato, formando um complexo muscular que foi pela primeira vez descrito por Podvinec (1952),[34] que na sua contração produzia um mecanismo de fechamento do esfíncter velofaríngeo em formato de "X", com a cinta dos músculos elevadores do véu palatino elevando o palato para trás e para cima, com simultânea contração dos músculos palatofaríngeos, aproximando os pilares posteriores e estreitando a abertura da faringe.

Em 1969, Kriens[29] representou, em desenhos esquemáticos, a anatomia patológica da musculatura da fenda palatina, demonstrando que a inserção anormal dos músculos levadores contribuiria para o encurtamento dos músculos e inabilidade do palato em alcançar a parede posterior da faringe para produzir competência velofaríngea. Kriens introduziu o termo "veloplastia intravelar" para a cirurgia em que os músculos levadores seriam desinseridos de suas inserções ósseas anômalas, da borda posterior do palato duro, retropostos e reposicionados na linha média, suturados entre si para recompor uma cinta muscular efetiva e, portanto, mais funcional.[30]

Grande evolução ocorreu nas palatoplastias após a veloplastia intravelar proposta por Kriens (1969),[29] pois como este é um procedimento de rearranjo e de reposicionamento muscular, foi incorporado a várias técnicas cirúrgicas. A técnica clássica de Bernard von Langenbeck, por exemplo, publicada em 1861, foi modificada, incorporando a veloplastia intravelar de Kriens, sendo atualmente referida como técnica de von Langenbeck modificada. Esta técnica no passado foi muito difundida e ainda hoje é utilizada, modificada, em vários centros para o tratamento primário da fissura palatina, pois é uma técnica de fácil aprendizado.

Em 1986, Leonard Furlow Junior publicou sua técnica de palatoplastia com retalhos de zetaplastia dupla oposta, para fechamento e alongamento do palato mole pela utilização dos princípios das zetaplastias oral e nasal (imagens em espelho) produzindo bom alongamento do palato e contribuindo para melhor resultado de fala, audição e crescimento facial.[31] Em uma análise inicial de 20 pacientes operados pela técnica, o autor observou baixo índice de complicações, nenhuma relacionada com a IVF, sendo que nenhum dos pacientes necessitou de cirurgia secundária do palato, como, por exemplo, retalho faríngeo. É uma técnica com boa aplicabilidade em fissuras isoladas do palato mole e também utilizada como procedimento secundário para alongamento do palato em casos de IVF, em vários serviços internacionais.[4,35]

O cirurgião Brian Clive Sommerlad, por sua vez, introduziu, em 2003,[20,21] a veloplastia intravelar radical e ampliada, com o uso do microscópio para realizar a dissecção dos músculos palatofaríngeos e levadores, com dissecção realizada com bisturi em planos bem definidos. Os detalhes da cirurgia proposta por ele serão descritos a seguir.

Andrades et al.[36] propuseram uma classificação para as veloplastias intravelares em 5 tipos de reparo:

- Tipo 0, onde não existe reparo muscular, criando-se um palato submucoso;
- Tipo I, quando não existe dissecção muscular e a sutura é feita dos músculos em paralelo;
- Tipo II a, com dissecção parcial do palato, criando um anel muscular em U invertido;
- Tipo II b, com dissecção parcial do palato e do forro nasal, criando um anel muscular em V invertido;
- Tipo III, que é uma dissecção completa criando um anel muscular transverso (veloplastia intravelar radical).

Diante do elevado número de abordagens utilizadas em diferentes centros, são apresentadas, a seguir, as técnicas mais utilizadas no HRAC-USP:

Re-Reparo do Palato pela Técnica de Sommerlad

No HRAC-USP, a técnica do cirurgião Brian Clive Sommerlad[20,21] foi incluída no protocolo cirúrgico de reparo primário e secundário do palato para IVF a partir de 2009. Esta técnica representou um divisor de águas em relação às técnicas de palatoplastia utilizadas no passado, pois trouxe uma nova visão sobre a reconstrução anatômica e funcional dos músculos participantes do esfíncter velofaríngeo.

Com a evolução tecnológica, alguns centros têm realizado a palatoplastia sob microscopia e o pioneiro nesta abordagem foi o próprio Sommerlad.[20,21] O re-reparo do palato ou "palatoplastia secundária com veloplastia intravelar radical", nome introduzido por Sommerlad, tem sido descrito como um tratamento mais fisiológico e efetivo para pacientes com IVF após o reparo primário do palato, em que houve mínima ou nenhuma dissecção prévia dos músculos velares. Esta técnica envolve dissecção anatômica, precisa e ampliada da musculatura do palato utilizando bisturi, em planos anatômicos bem definidos e com acurada visão de cada um dos músculos: palatofaríngeos, tensores e levantadores do véu palatino, sob as lentes de microscópio de alto desempenho.[20,21]

Este procedimento passou a ser a primeira opção para a correção cirúrgica da IVF no HRAC-USP, quando, pela nasofaringoscopia pré-cirúrgica, é constatada concavidade do palato na eminência do joelho palatino dos músculos levantadores ou quando é observada retificação da musculatura do palato na visão endoscópica. São elegíveis para o procedimento pacientes submetidos, previamente, à palatoplastia primária que tenham tido complicações pós-operatórias que resultaram no encurtamento do palato; casos de deiscência cirúrgica ou fibrose cicatricial, passíveis de tratamento cirúrgico ou nos casos em que houve mínima ou nenhuma dissecção prévia dos músculos velares. Nos casos em que o procedimento de "veloplastia intravelar radical" foi realizado por qualquer técnica, a presença de concavidade na eminência dos músculos levantadores, observada pelo exame nasofaringoscópico, deixa evidente que a cinta muscular dos levantadores não está adequada. Nestes casos, realizar nova palatoplastia pode ser necessária, uma vez que pode ter havido erro técnico na execução do procedimento anterior, como dissecção incompleta ou assimétrica da musculatura do palato, com consequente retração muscular ou mesmo deiscência apenas muscular, com preservação da morfologia externa do palato.

Existem situações inusitadas e aparentemente contraditórias observadas na avaliação clínica de pacientes com IVF, nas quais, durante a inspeção estática e dinâmica da cavidade oral, o palato apresenta-se longo, com inserção muscular posterior (que está relacionada com o posicionamento mais oral dos músculos palatofaríngeos), mas quando se avalia o palato pela nasofaringoscopia, observa-se que os músculos levantadores (que são músculos posicionados mais próximos à cavidade nasal) podem estar separados, o que resulta no palato côncavo. Nestas situações, apesar da morfologia adequada do palato, é necessário que a cinta muscular dos músculos levantadores seja refeita para que a função velofaríngea seja restabelecida. Os músculos palatofaríngeos podem ter sua função mais bem observada durante a inspeção oral dinâmica na emissão da vogal "a", quando a inserção muscular pode ser mais bem avaliada. Os músculos levantadores têm sua função mais bem observada ao exame nasofaringoscópico, pois quando estão corretamente posicionados, o palato é convexo.

Outras alterações funcionais do palato, observadas após reparo primário ou secundário, também podem ocorrer em pacientes que apresentam morfologia adequada e boa extensão do palato. Na observação estática e dinâmica da cavidade oral, o palato pode apresentar morfologia externa satisfatória, mas durante sua elevação, na visão nasoendoscópica, apresentar pouca mobilidade e assimetrias de elevação dos músculos levantadores. Esta observação realizada durante a fala pode evidenciar graus diferentes de concavidade ao nível do joelho palatino em diferentes pacientes. Graus variáveis de hipernasalidade podem ser observados entre os pacientes, associados à imobilidade do véu ou assimetrias de movimento. Estes casos, ao serem reoperados para fins de exploração funcional da musculatura velar, podem apresentar deiscência muscular dos levantadores (que se encontram separados); intensa fibrose com retração muscular; assimetrias com alteração de posicionamento importante da musculatura, explicando a IVF apresentada. Nestas situações, quando o diagnóstico é precoce, ainda na infância, a veloplastia intravelar radical é indicada para que a dissecção anatômica acurada e cuidadosa das estruturas musculares e o correto reposicionamento das mesmas sejam efetivos, proporcionando ao paciente a possibilidade de obter ressonância de fala equilibrada ou socialmente aceitável, após a cirurgia.

Nos pacientes que apresentam IVF decorrente de fístulas de transição, a conduta cirúrgica deve ser muito bem planejada com relação à correção da fístula associada à veloplastia intravelar radical, pois é grande a probabilidade, em casos de fístulas significativas, de ter havido retração da musculatura do palato decorrente da cicatrização destas fístulas.

Algumas observações clínicas devem ser ressaltadas para esta técnica:

1. Por ser uma técnica acurada e precisa quanto aos planos de dissecção, a hemorragia é um evento muito raro, o alongamento do palato obtido com a cirurgia é satisfatório e se houver dificuldade respiratória pós-operatória, na maioria dos casos, é temporária;
2. Na palatoplastia secundária para IVF em crianças com sequência de Robin, que apresentavam fendas muito amplas antes do procedimento primário, esta tem sido a primeira opção cirúrgica após adequada avaliação clínica perceptivo-auditiva. A observação clínica intraoperatória destas fendas muito amplas, durante a palatoplastia primária, em nossa experiência, tem demonstrado importante deslocamento da musculatura dos músculos levantadores em direção lateral e talvez, por esta razão, a musculatura possa não ser abordada adequadamente em técnicas que não envolvam dissecção radical dos músculos com completa liberação do forro oral e nasal, com tenotomia dos músculos tensores palatinos, como é realizada na veloplastia radical de Sommerlad, sob visão com o microscópio;
3. Em pacientes com retrusão de terço médio da face, ainda na infância, esta técnica pode ser a de eleição para a correção da IVF, por ser mais fisiológica e funcional do que os retalhos faríngeos e apresentar menos morbidade pós-operatória.

Nos casos daqueles que apresentam IVF residual mesmo após terem sido submetidos a essa técnica, a opção pelo uso de prótese de fala temporária com vistas à faringoplastia no futuro pode ser uma boa opção, após cirurgia de avanço da maxila.

Descrição da Técnica Operatória de Sommerlad

Os princípios técnicos e tempos cirúrgicos adotados para o procedimento cirúrgico secundário, descritos a seguir e mostrados na Figura 8-8, são quase os mesmos do procedimento primário, com poucas modificações. A idade para a realização da cirurgia é a idade mais precoce possível, a partir da confirmação da IVF pela avaliação perceptivo-auditiva e pela nasofaringoscopia e videofluoroscopia. A avaliação clínica e instrumental diagnóstica possibilita a definição do melhor procedimento cirúrgico a ser adotado e o planejamento adequado para o caso.

1. O paciente é colocado em decúbito dorsal horizontal, com intubação endotraqueal, sob efeito de anestesia geral inalatória. Um abridor de boca, com canaleta central, onde a cânula de intubação possa permanecer durante a cirurgia, é colocado para completa exposição da cavidade oral e do palato. O cirurgião se posiciona na cabeceira do paciente, que se encontra em hiperextensão e rebaixada.
2. É feita a marcação da incisão cirúrgica em fuso longitudinal, na área cicatricial e mediana do palato mole, com verde brilhante. A incisão se prolonga 1 cm em direção ao palato duro (Fig. 8-8a).
3. Solução anestésica contendo lidocaína a 1% com adrenalina na concentração 1/100.000 é colocada em seringa carpule e infiltrada na área da incisão demarcada, e no local do feixe vasculonervoso palatino, adjacências e na úvula. Aguardam-se 7 a 10 minutos para que o efeito vasoconstrictor da adrenalina ocorra, com a finalidade de diminuição de sangramento.
4. Incisão com bisturi lâmina 15 é realizada ao redor do fuso, perpendicularmente ao mesmo até o plano submucoso nasal. A mucosa que recobre o fuso é removida, permanecendo o tecido fibroso subjacente (Fig. 8-8b4).
5. Inicia-se a dissecção ampla e radical do forro oral com bisturi, no plano submucoso (Fig. 8-8b2), com exposição completa dos músculos palatofaríngeos bilateralmente (Fig. 8-8b3). Dois pontos de reparo com Mononáilon 4-0 (um de cada lado) são dados para tracionamento e exposição dos músculos palatofaríngeos que serão dissecados.
6. Incisões são marcadas com verde brilhante e palito sobre o músculo palatofaríngeo bilateralmente (Fig. 8-8c, em azul). A incisão da musculatura inicia-se posteriormente e segue na linha paramediana (mais ou menos 5 mm da linha média) ao redor do fuso. Em seguida, uma incisão anterior é realizada na transição entre o palato duro e o músculo palatofaríngeo para desinserção muscular. Esta incisão prossegue em direção lateral. A tenotomia do tendão do músculo tensor é então realizada. A incisão prossegue medialmente ao hâmulo do pterigoide em direção posterior, como mostra a Figura 8-8c. As setas escuras mostram o direcionamento das incisões musculares.
7. O músculo palatofaríngeo (Fig. 8-8c3) é completamente dissecado do forro nasal, em plano de clivagem pouco vascularizado e submucoso (Fig. 8-8d6).
8. O músculo levantador, de coloração rósea e mais pálido (Fig. 8-8d5) que o músculo palatofaríngeo, é dissecado, retroposicionado e suturado com o músculo levantador contralateral com fio de prolene 4-0, com 3 pontos. Os músculos palatofaríngeos, já retropostos, também são suturados com o mesmo fio, na linha mediana com 3 pontos (Fig. 8-8d3).
9. Hemostasia rigorosa por eletrocoagulação. Pequenos cortes (um de cada lado) são feitos no forro nasal para evitar hematomas, facilitando a drenagem de coleção sanguínea.
10. Se houver tensão na linha de sutura do palato, incisões relaxantes ou liberadoras uni ou bilaterais são realizadas ao redor do alvéolo, entre os incisivos laterais e o rebordo alveolar posterior para evitar o fechamento do palato sob tensão.
11. O palato é, então, suturado com fio de Monocryl 4-0, com pontos de colchonero horizontais, com uma laçada similar a uma polia que diminui a tensão na sutura, de acordo com Gault et al.[37] e, por fim, a hemostasia das áreas das incisões relaxantes é realizada.

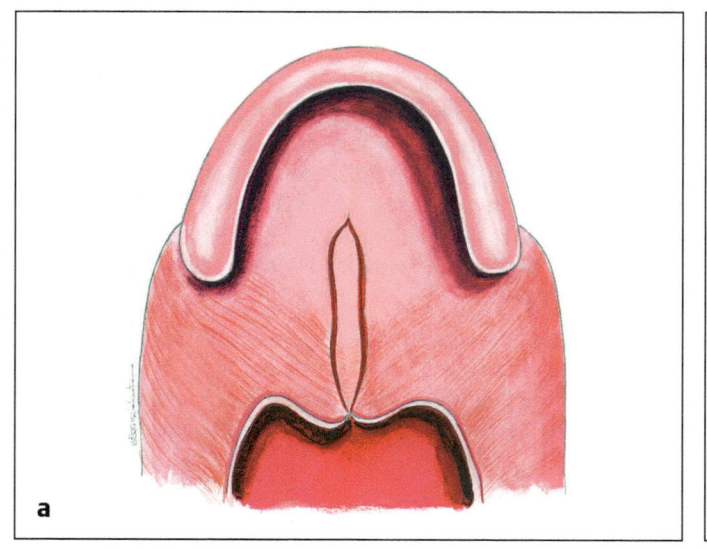

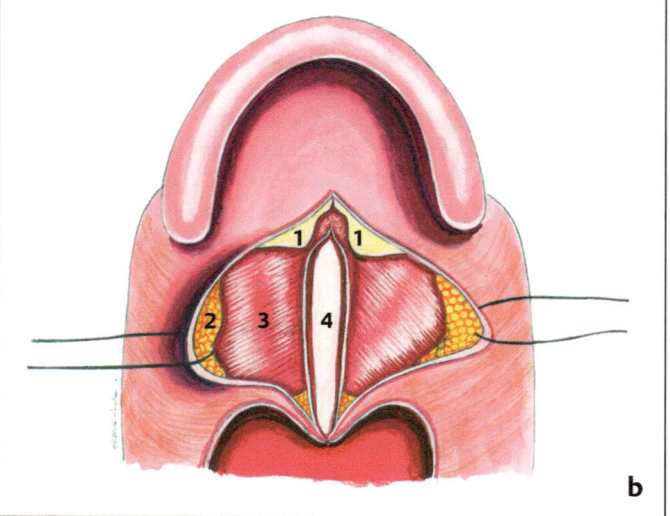

Fig. 8-8. Técnica de Sommerlad para novo reparo do palato com dissecção radical e retroposição dos músculos velares. (a) Marcação da incisão em fuso longitudinal, na área cicatricial e mediana do palato mole, prolongando-se para o palato duro. Incisão com bisturi ao redor do fuso, perpendicularmente, até o forro nasal, formando uma ilha que será desepitelizada. (b) Dissecção ampla e radical do forro oral com bisturi, no plano submucoso, com exposição completa da musculatura velar. *(Continua)*

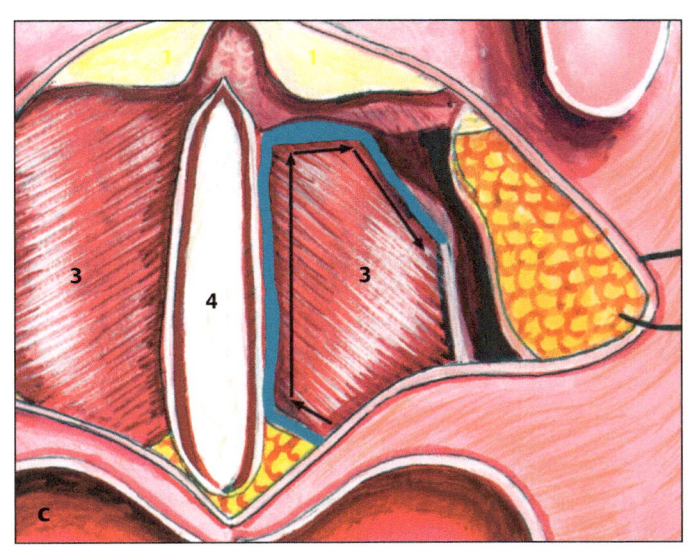

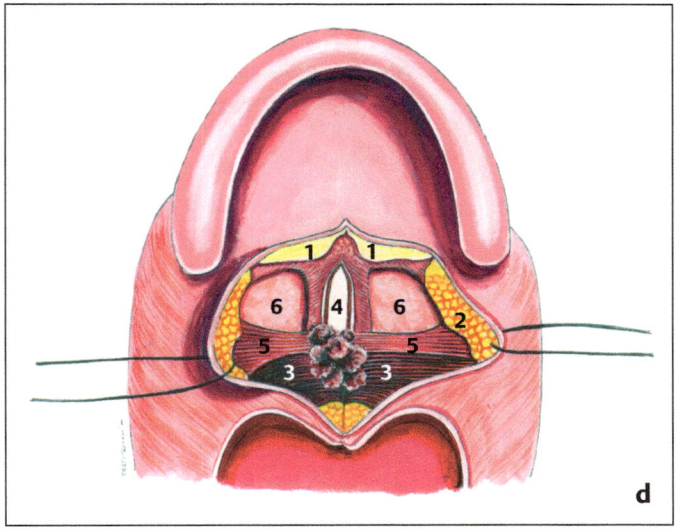

Fig. 8-8. *(Cont.)* (**c**) Incisão com bisturi, paramediana, lateral à ilha e perpendicularmente ao músculo palatofaríngeo, e, incisão muscular na borda posterior do palato duro com dissecção submuscular (plano de clivagem avascular), em direção lateral e medial ao hâmulo do pterigoide em direção posterior. (**d**) Após dissecção radical dos músculos levantadores, com visualização completa dos mesmos sob microscopia, a cinta muscular dos levantadores é refeita de forma precisa e segura e os músculos são suturados entre si com fio de prolene 4-0 biagulhado. Em seguida, os músculos palatofaríngeos são suturados borda a borda refazendo a cinta muscular oral. (Fonte: Brosco, TVS e Nakata, S - arquivo pessoal.)

Resultados da Técnica de Sommerlad

Com a finalidade de analisar resultados de uma série consecutiva de re-reparos de palato pela técnica de Sommerlad usando o microscópio, o grupo de Sommerlad realizou um estudo prospectivo com coleta de dados e avaliação cega de gravações de fala e da função velar por videofluoroscopia lateral e nasoendoscopia.[19-21] O estudo envolveu, inicialmente, 129 pacientes submetidos ao re-reparo de palato com veloplastia intravelar radical, operados por um único cirurgião (o autor da técnica), no período de 1992 a 1998. Os critérios de exclusão do estudo foram: pacientes sindrômicos; aqueles que tinham sido submetidos a procedimentos cirúrgicos adicionais à época do re-reparo; pacientes com documentação de fala pré e pós-operatória incompleta ou inadequada. Com base nestes critérios, 23 pacientes foram excluídos, restando 85 pacientes que foram submetidos à:

1. Avaliação perceptual de fala pré e pós-operatória utilizando o *Cleft Audit Protocol for Speech* (CAPS);[38]
2. Avaliação da função velar na videofluoroscopia e;
3. Avaliação das gravações obtidas durante a nasoendoscopia. Neste caso, apenas 34 pacientes tinham gravações de alta qualidade pré e pós-operatórias.

Uma escala de 4 pontos foi usada para classificar o tamanho do *gap* velofaríngeo:

- 1 = sem *gap*;
- 2 = pequeno *gap*;
- 3 = *gap* médio;
- 4 = *gap* grande.

A convexidade da superfície nasal do véu também foi classificada em:

- 1 = normal;
- 2 = sem convexidade;
- 3 = levemente côncava;
- 4 = muito côncava.

A idade dos pacientes variou de 3,2 a 48,8 anos, com média de idade de 10,8 anos e mediana de 7,5 anos. Detalhes de cirurgias prévias estavam disponíveis para 76 pacientes, dos quais 71 (84%) já haviam sido submetidos aos procedimentos com dissecção muscular e retroposicionamento e 5, a re--reparo pelo autor sênior.

Os resultados desse estudo demonstraram que houve significativa melhora da hipernasalidade, da inteligibilidade de fala, da emissão de ar nasal e turbulência nasal, bem como nas medidas da função velar pela videofluoroscopia lateral, com melhora do índice de oclusão. Houve também melhora da excursão e velocidade velar. Os autores concluíram que a técnica de re-reparo do palato de Sommerlad demostrou ser efetiva para o tratamento da IVF, tanto em pacientes que não haviam feito a veloplastia intravelar na cirurgia primária como para aqueles que tinham sido submetidos à tentativa de abordagem prévia, com dissecção muscular e retroposicionamento. Em resumo, o re-reparo de palato pela técnica de Sommerlad, neste estudo, mostrou ser mais fisiológico e de menor morbidade que a faringoplastia, usualmente utilizada à época.

Técnica de Furlow

Em 1996, com a parceria internacional firmada entre o HRAC-USP e a University of Florida, nos Estados Unidos, iniciou-se um estudo clínico randomizado e prospectivo, que ficou conhecido como Projeto Flórida (ECR-PF). Este estudo envolveu 466 pacientes com fissura completa de lábio e palato unilateral, que foram tratados pela equipe multidisciplinar de 1996 até 2007, com acompanhamento pós-operatório até os dias atuais. Quatro cirurgiões do HRAC-USP, participantes do ECR-PF, passaram a executar, desde então, o procedimento de zetaplastia dupla de Furlow na rotina cirúrgica para a palatoplastia primária, com a finalidade de comparar este procedimento com a palatoplastia de von Langenbeck modificada.[39]

No HRAC-USP, a técnica de von Langenbeck modificada, com o uso de veloplastia intravelar tipo II b[36] foi por muito tempo a mais utilizada de rotina na palatoplastia primária em pacientes com FLP.[40]

A técnica de Furlow foi publicada em 1986[31] e ganhou grande popularidade ao redor do mundo, tornando-se uma das técnicas de palatoplastia mais utilizadas nos Estados Unidos, principalmente pelo alongamento do palato produzido pela zetaplastia e retroposição muscular observada na palatoplastia primária. Os bons resultados obtidos após a correção da IVF em fissuras submucosas e em revisões secundárias para tratar a IVF também fizeram com que esta técnica fosse muito estudada e utilizada em vários serviços de fissura labiopalatina.[31,32,35,41-45]

Descrição da Técnica Operatória de Furlow

O procedimento cirúrgico consiste em zetaplastia dupla e oposta do retalho oral e nasal do palato mole, que são imagens em espelho uma da outra, com o ramo central da zetaplastia situado ao longo da fenda. Os retalhos de pedículo vascular anterior são compostos apenas de mucosa e os retalhos de pedículo vascular posterior são miomucosos, ou seja, compostos pelo músculo levantador do véu palatino e mucosa. Nos retalhos miomucosos, os músculos levantadores ficam aderidos à mucosa e não são descolados da mesma, tanto no retalho nasal quanto no oral, o que preserva a vascularização da musculatura.[4] Existe uma angulação entre os retalhos triangulares da zetaplastia do palato com o eixo central (que corresponde à fenda) de 60°. Quando os retalhos da zetaplastia são transpostos, os levantadores assumem uma orientação transversa e o palato alonga.

Em sua publicação original, Furlow enfatizou que o procedimento de zetaplastia no palato, proposto por ele, se diferenciava do método usual por dois importantes fatores. Primeiro: o palato mole seria fechado com duas zetaplastias opostas e a transposição dos retalhos da zetaplastia construiria um anel muscular forte no palato, com o consequente ganho em comprimento ao longo do ramo central da zetaplastia e alongamento do palato mole, sem a utilização de tecido do palato duro. Segundo: a fim de eliminar a cicatriz em ferradura ao redor da face interna do alvéolo, na expectativa de melhorar o crescimento potencial da maxila, o palato duro seria fechado sem incisões relaxantes, de tal modo que só haveria cicatriz, no palato duro, na linha média.[31]

Os princípios técnicos e tempos cirúrgicos da técnica de Furlow, adotados para o tratamento secundário da IVF, são quase os mesmos adotados para o procedimento primário, e são descritos na Figura 8-9. No HRAC-USP, esta técnica tem sido utilizada para pequenas falhas de fechamento velofaríngeo (gap) de até 5 mm, com base nos achados da avaliação perceptivo-auditiva, da nasofaringoscopia e da videofluoroscopia.

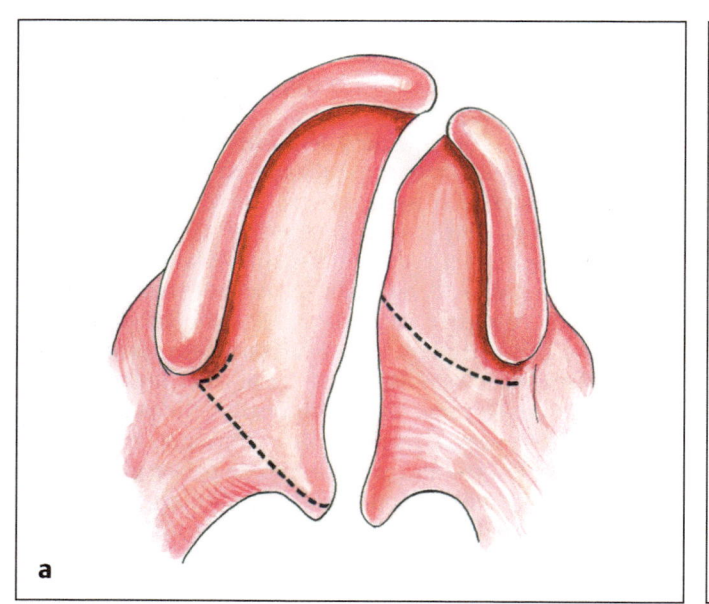

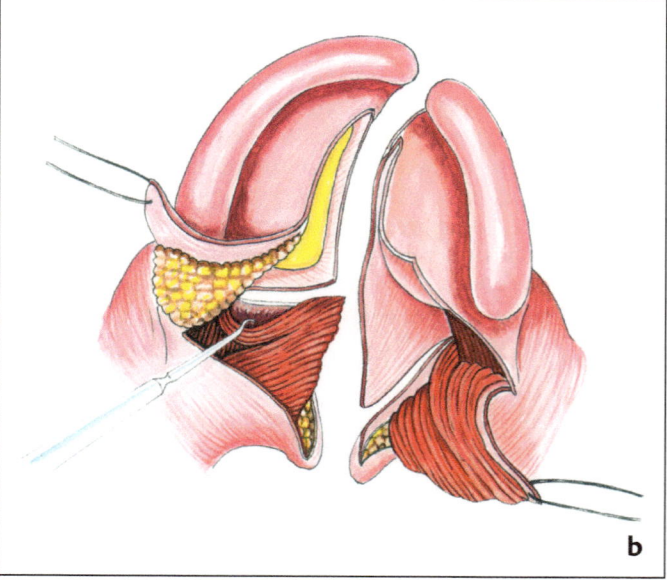

Fig. 8-9. Técnica de Furlow (palatoplastia de zetaplastia dupla e oposta). (**a**) Marcação da incisão dos retalhos triangulares orais em ângulo de 60° com a fenda na linha média. Os ramos laterais orais das incisões terminam no hâmulo do pterigoide de cada lado e um pequeno *back cut* (linha pontilhada) é feito do lado direito do palato. (**b**) Uma Incisão transfixante na linha média do palato é feita, com incisão e dissecção dos retalhos triangulares (orais e nasais, imagem em espelho). Os retalhos triangulares de pedículo anterior são mucosos e os retalhos triangulares de pedículo posterior são miomucosos. No retalho oral à direita do paciente, o retalho é só de mucosa e, à esquerda do paciente, é miomucoso. No retalho nasal, à direita, o retalho é miomucoso e, à esquerda, é só mucoso. *(Continua)*

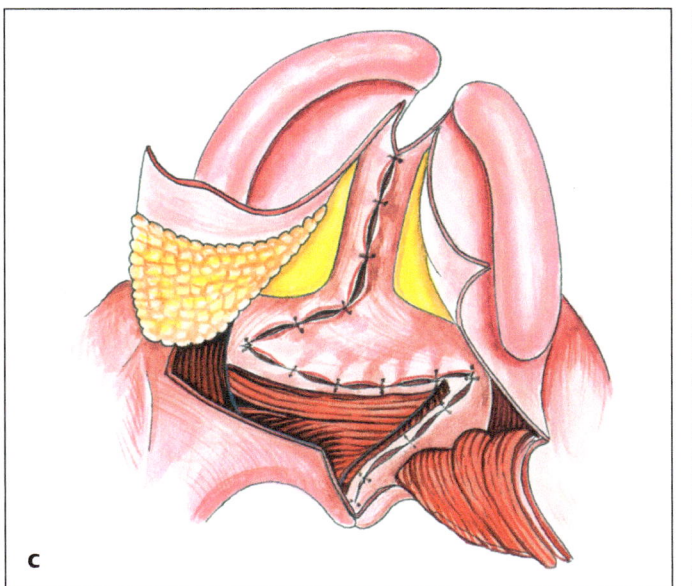

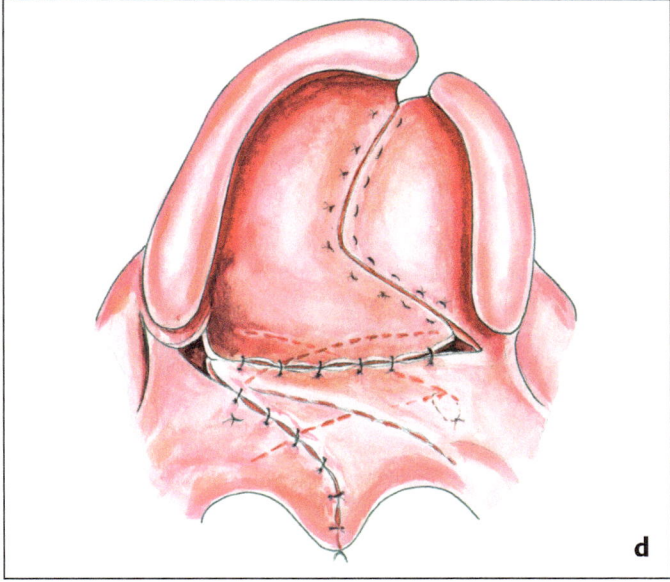

Fig. 8-9. *(Cont.)* (c) Transposição dos retalhos da zetaplastia nasal e síntese dos mesmos, ficando a musculatura dos levantadores retroposta. Os retalhos mucoperiosteais orais são dissecados no palato duro em um plano horizontal. (d) Os retalhos da zetaplastia oral são transpostos e suturados e por transparência observa-se o anel muscular retroposto. (Fonte: Bardach J. Salyer and Bardach's Atlas of Craniofacial & Cleft Surgery. Philadelphia: Lippincott-Raven; 1999:764-7.)

Resultados da Técnica de Furlow

Chen *et al.*[41] foram os primeiros a utilizarem a técnica de Furlow como método de correção da IVF após palatoplastia primária. Analisaram 18 pacientes chineses, de 1988 a 1992, com idade entre 3 a 23 anos, com acompanhamento clínico de 1 a 4 anos. Os pacientes foram incluídos no estudo após exame intraoral, avaliação perceptiva da fala, videonasofaringoscopia e/ou videofluoroscopia. Foram analisados fatores como idade, padrão de fechamento velofaríngeo, tamanho do *gap* velofaríngeo, extensão do movimento das paredes laterais da faringe, existência de anel de Passavant e inserção anômala do músculo levantador do véu palatino. O fechamento velofaríngeo completo foi obtido por 16 pacientes após a cirurgia. A maioria dos pacientes (15) tinha um *gap* velofaríngeo inferior a 5 mm. Os dois pacientes que permaneceram com IVF após a cirurgia tinham um *gap* velofaríngeo superior a 10 mm antes da cirurgia. O fator que pareceu influenciar mais o resultado foi, portanto, o tamanho do *gap* velofaríngeo. O padrão de fechamento velofaríngeo e a idade do paciente também desempenharam papel importante. Os autores consideraram que a palatoplastia secundária de Furlow melhorou muito o comprimento e a mobilidade do palato mole, por realinhar os músculos levantadores e criar uma cinta muscular mais forte e, também, pela modificação das cicatrizes do palato com a zetaplastia. Observaram que, ao fazer o procedimento oral e nasal no palato mole, as paredes laterais da faringe se aproximavam, uma vez que a zetaplastia aumentava o comprimento do palato, diminuindo a largura da faringe. Este efeito pareceu similar ao da faringoplastia. Os autores concluíram que a palatoplastia de Furlow poderia corrigir satisfatoriamente a IVF em pacientes selecionados. Muitos autores consideram que, na técnica de Furlow, a transposição dos retalhos da zetaplastia e a retroposição muscular dos retalhos miomucosos, levam à substancial sobreposição dos músculos levantadores do véu palatino na porção posterior do palato mole, com aumento da espessura do véu, criando um esfíncter muscular mais forte e tenso do que o gerado nas técnicas de veloplastia intravelar, quando os músculos são suturados entre si na linha média. A ação dos músculos no terço posterior do palato mole e o aumento da espessura com o consequente fortalecimento da ação muscular parecem ser os fatores mais importantes na obtenção do fechamento velofaríngeo.[46,47] Os retalhos mucosos ficam posicionados anteriormente, por isso é incomum, nesta técnica, a anteriorização da musculatura dos levantadores, pela cicatrização.

Alguns autores consideram o padrão pré-operatório de fechamento velofaríngeo e o índice de fechamento velofaríngeo, fatores importantes para o planejamento e escolha do procedimento cirúrgico secundário a ser executado e recomendam a palatoplastia de Furlow para pequenos defeitos centrais com alto índice de fechamento. O índice de fechamento corresponde à fração do diâmetro do orifício velofaríngeo que é ocluída durante a tentativa de fechamento esfinctérico, expressa em aumentos de 0,1, de 0 a 1,0.[4]

Em uma análise retrospectiva dos 30 anos de experiência com a técnica de Furlow, Jackson *et al.*[47] avaliaram 869 pacientes, operados entre 1980 e 2011, por 11 cirurgiões, com 44,3%, desse total, operados por um mesmo cirurgião, usando a técnica de Furlow. Constataram um índice geral de fístulas de 5,2%. A fala de 559 pacientes aos 5 anos foi avaliada e 72,4% dos pacientes apresentavam mecanismo velofaríngeo competente e 21,5% tinham um mecanismo *borderline*, mas com fala socialmente aceitável. O retalho faríngeo, como procedimento secundário, foi indicado para 8,1% dos pacientes. Os autores concluíram que, ao longo de 30 anos de experiência, a técnica de Furlow modificada[48] mostrou bons resultados de fala, índice decrescente de cirurgia secundária, com um índice de fístulas pós-operatórias aceitável. Este estudo representou, segundo seus autores, a maior revisão de palatoplastias realizadas com a técnica de Furlow com os resultados a longo prazo já publicados após a palatoplastia.[47]

Com o objetivo de analisar os efeitos da palatoplastia com a técnica de Furlow em pacientes com IVF, Pet *et al.*[35] desenvolveram um estudo retrospectivo para investigar o quanto a palatoplastia Furlow poderia modificar a morfologia da velofaringe e as características de fala, e, como esses resultados anatômicos e clínicos poderiam ser relatados. A hipótese testada foi a seguinte: a palatoplastia Furlow resultaria num alongamento velar mensurável e na retroposição dos músculos levantadores, que estaria associada à melhora clínica da fala. Para isso, os autores analisaram 29 pacientes submetidos à palatoplastia pela técnica de Furlow, para a correção de IVF, no período de 2000 a 2010 e que apresentavam fissura submucosa evidente (com ou sem fenda de lábio associada) e reparo prévio do palato. Com a finalidade de obter medidas da dimensão velofaríngea e da qualidade de fala, foram avaliadas as videofluoroscopias laterais feitas no pré e no pós-operatório, bem como a avaliação perceptiva da fala nos mesmos momentos. Em relação ao comprimento do palato no repouso e no movimento, os autores observaram um alongamento velar de 19 a 20%, com significância estatística, e também observaram que o fechamento velofaríngeo havia melhorado em 27% e o *gap* velofaríngeo no repouso, diminuído 20%. Significante melhora foi observada na fala, com relação à ressonância e à emissão nasal. A melhora da fala e a ausência da necessidade de reoperação estiveram, de forma consistente, associadas a uma tensão maior ao nível do anel muscular dos levantadores (nível do ângulo do joelho palatino). Neste estudo foi demonstrado que a palatoplastia pela técnica de Furlow alonga o palato, ao mesmo tempo em que tensiona e retroposiciona o anel dos músculos levantadores do véu palatino. Essas mudanças fazem com que os tecidos das paredes velares laterais sejam recrutados devido ao tensionamento transverso do palato e à liberação da musculatura de sua inserção anterior. Por fim, os autores verificaram que o tensionamento ao nível do anel muscular dos levantadores é o que está mais associado à melhora da fala.

Faringoplastias: Técnicas Cirúrgicas
Breve Histórico

Em 1865, Philip Gustav Passavant foi o responsável pela primeira tentativa documentada de uma cirurgia para melhorar a estrutura da velofaringe, por meio da adesão cirúrgica entre a borda posterior do palato mole e a parede posterior da faringe, procedimento considerado o precursor do retalho faríngeo (*apud* Sloan, 2000).[49]

Schoenborn (1876, *apud* Hogan e Schwartz, 1977)[50] foi o primeiro autor a descrever o retalho faríngeo de pedículo inferior e, após ter realizado 20 desses procedimentos, optou por utilizar o pedículo superior. Mais tarde, Rosenthal (1928, *apud* Sloan, 2000)[49] publicou o uso do retalho faríngeo de pedículo inferior associado à palatoplastia de von Langenbeck para o tratamento primário da fenda palatina.

Padgett,[51] por sua vez, propôs o uso do retalho faríngeo de pedículo superior como procedimento secundário para pacientes com fissura de palato e insucesso no tratamento cirúrgico primário, argumentando ser difícil conseguir comprimento adequado com o uso de retalho de pedículo inferior. O uso do retalho faríngeo de pedículo superior foi também bastante divulgado por Sanvenero-Rosselli (1935, *apud* Hogan e Schwartz, 1977).[50]

Em 1973, Hogan[52] introduziu o conceito de controle dos orifícios laterais no delineamento do retalho faríngeo de pedículo superior. Descreveu o uso de um retalho faríngeo de pedículo superior amplo, forrado com retalhos da mucosa nasal do palato mole posterior e, o uso de dois cateteres de 4 mm de diâmetro, suturados localmente, cada um inserido lateralmente ao retalho (um de cada lado), de modo a calibrar o tamanho dos dois orifícios. Assim procedendo, observou que a cirurgia havia restaurado a competência velofaríngea em 91(98%) de 93 pacientes; mas, ao mesmo tempo, observou a presença de hiponasalidade na fala, que persistiu por 6 meses em 3 pacientes (3%). A escolha de Hogan pelo controle dos orifícios laterais foi baseada nos estudos de fluxo-pressão de Warren e Dubois (1964).[53]

Shprintzen *et al.*, em 1979,[54] propuseram "retalhos faríngeos feitos sob medida", nos quais a largura dos retalhos era determinada pelo grau de movimento das paredes laterais da faringe, vistos no pré-operatório ao exame videofluoroscópico e nasoendoscópico. Estes autores estudaram 120 pacientes (60 dos quais prospectivamente), utilizando três diferentes larguras de retalhos faríngeos de pedículo superior, ou seja, retalhos estreitos, moderadamente largos e muito largos, na dependência do movimento pré-operatório das paredes laterais da faringe - excelente, moderado ou pobre, respectivamente. Do grupo de 60 pacientes estudados prospectivamente, a fala no pós-operatório foi considerada normal em 47 (78,3%), hiponasal em 11 (18,3%), e, ainda, hipernasal em 2 (3,3%).

No HRAC-USP, o procedimento mais utilizado tem sido a cirurgia de retalho faríngeo de pedículo superior popularizado por Sanvenero-Rosselli (1935, *apud* Hogan e Schwartz, 1977),[50] com o controle dos orifícios laterais, proposto por Hogan (1973),[52] que são construídos utilizando um cateter nasogástrico de polietileno, com French 14, de modo a calibrar seu tamanho como mostra a Figura 8-10.

Os retalhos são planejados condicionalmente aos achados da nasoendoscopia e videofluoroscopia, realizados previamente pela "equipe de definição de conduta" composta por cirurgiões plásticos e fonoaudiólogos com importante suporte pré-operatório da equipe de Fisiologia, por meio de avaliações instrumentais, descritas em detalhes no Capítulo 15. As decisões são baseadas na conformação do palato, na estrutura velofaríngea, no tamanho e forma do *gap*, levando-se em conta a idade do paciente, momento ortodôntico, presença ou não de discrepância maxilomandibular, entre outros fatores levados em consideração para que os retalhos sejam personalizados de acordo com a necessidade do paciente.

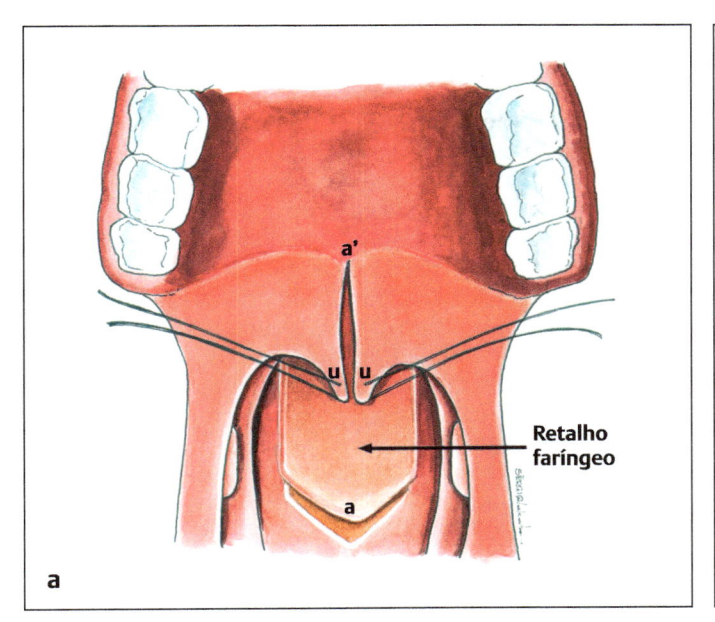

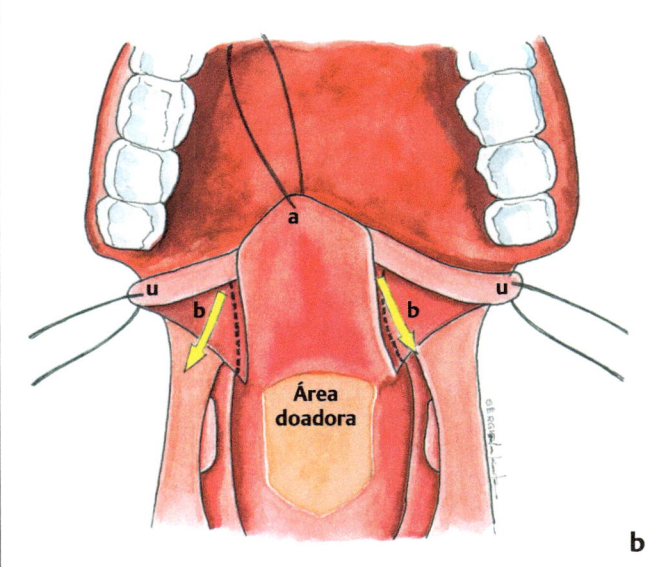

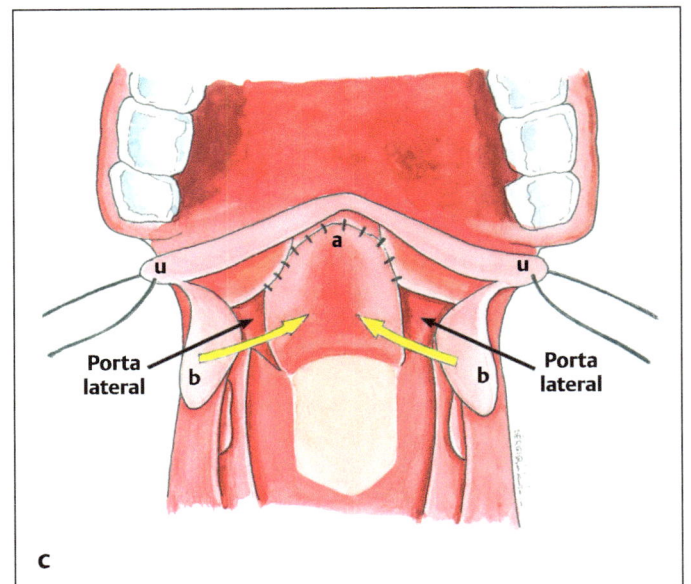

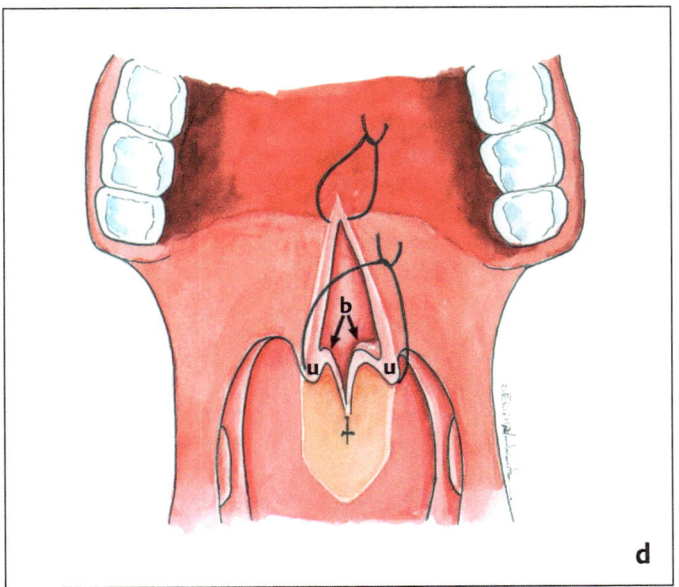

Fig. 8-10. Técnica de faringoplastia com retalho de pedículo superior, popularizada por Sanvenero-Rosselli (1935, *apud* Hogan e Schwartz, 1977), com controle de portas laterais introduzido por Hogan (1973). (**a**) Bipartição do palato mole e úvula (u) e delineamento e incisão do retalho faríngeo de pedículo superior (a), cuja largura é menor que a da orofaringe e o comprimento igual à distância entre a orofaringe e início da incisão no palato (a'); a altura da base do retalho corresponde ao local de maior movimento das paredes laterais da faringe. (**b**) Incisão do retalho faríngeo miomucoso (a), com plano de dissecção ao nível da fáscia pré-vertebral (sem fechamento da área doadora) e incisão da mucosa nasal do palato na área pontilhada para confecção do forro do retalho faríngeo (b). (**c**) Os retalhos para forro são liberados bilateralmente. O retalho faríngeo é, então, suturado na superfície nasal do palato mole, deixando portas laterais, que correspondem aos orifícios da faringoplastia, cujo tamanho é definido pelo uso de sonda nasogástrica French 14. As setas amarelas mostram a rotação dos retalhos de forro para cobrir a área cruenta do retalho faríngeo. (**d**) Os retalhos de forro são fixados na fáscia pré-vertebral ou na porção cruenta mais inferior do retalho e pontos são dados no palato mole e na úvula. A área doadora do retalho é deixada aberta para cicatrização por segunda intenção.

Retalhos Faríngeos

As faringoplastias feitas com retalho faríngeo foram e ainda têm sido utilizadas como primeira opção para o tratamento cirúrgico da IVF em muitos serviços ao redor do mundo, apesar de estarem associadas à maior morbidade.

Como advento de técnicas de palatoplastia primária mais refinadas como a veloplastia intravelar radical e a dissecção anatômica dos músculos velares sob microscopia,[19-21] os resultados das palatoplastias têm sido cada vez melhores e a cirurgia de faringoplastia com retalho faríngeo tem sido uma conduta cada vez menos utilizada, inclusive, no HRAC-USP.

A faringoplastia com retalho faríngeo tem sido reservada para casos clínicos específicos: quando o paciente apresenta IVF residual mesmo após o re-reparo do palato, ou quando a faringe apresenta bom movimento de paredes laterais (padrão de fechamento sagital ou circular) ou o *gap* velofaríngeo é maior que 10 mm. Nestes casos, alguns parâmetros para o sucesso cirúrgico do procedimento são importantes como: o paciente apresentar, no pré-operatório, condições respiratórias adequadas (não restritivas) e possibilidade de fazer fonoterapia, no pós-operatório, para a correção dos distúrbios articulatórios.

Nas situações em que o movimento das paredes laterais da faringe é inadequado e a faringe se apresenta hipodinâmica, tem sido indicada a utilização temporária de uma prótese de palato com bulbo velofaríngeo (Capítulo 17) com a finalidade de estimular o movimento de paredes laterais e posterior da faringe, visando à futura faringoplastia com retalho de pedículo superior, a ser planejada após a finalização do programa de redução do bulbo faríngeo e fonoterapia intensiva.

Nos casos em que o re-reparo secundário do palato não tenha corrigido a IVF e o *gap* velofaríngeo seja pequeno, a técnica de faringoplastia de Hynes pode ser utilizada.

A técnica de faringoplastia com retalho de pedículo superior e controle de portas (orifícios) laterais proposta por Hogan (1973)[52] é descrita a seguir e representada na Figura 8-10 por figuras esquemáticas e na Figura 8-11 por imagens fotográficas.

Retalho Faríngeo de Pedículo Superior: Descrição da Técnica Operatória

1. O paciente é colocado em decúbito dorsal, com intubação endotraqueal, sob efeito de anestesia geral inalatória. Um abridor de boca é colocado para completa exposição da cavidade oral, do palato e da faringe. O cirurgião se posiciona na cabeceira do paciente, que se encontra em hiperextensão;
2. Solução anestésica contendo lidocaína a 1% com adrenalina na concentração 1/100.000 é colocada em seringa carpule e infiltrada no palato mole. Aguarda-se de 7 a 10 minutos para que o efeito vasoconstrictor da adrenalina ocorra, com a finalidade de diminuição de sangramento;
3. Realiza-se a bipartição do palato mole na linha média (Fig. 8-10a). A extensão desta incisão deve ser suficiente para a inserção do retalho faríngeo na superfície nasal. A incisão não deve alcançar o palato duro, por causa da tendência para formação de fístula na área de junção entre o palato duro e o mole. As duas heméuvulas são reparadas com pontos com fio de categute cromado 3-0 e servem como retratores para melhor exposição da parede posterior da faringe;
4. A *base do retalho faríngeo* de pedículo superior, é delineada na parede posterior da faringe com verde brilhante (Fig. 8-11b), em *altura* previamente determinada durante o exame de nasofaringoscopia, geralmente na altura da eminência da primeira vértebra cervical, na porção imediatamente inferior da adenoide ou 10 mm abaixo da tuba auditiva. Quando a adenoide está involuída, pode-se utilizar a altura das tubas auditivas como parâmetro, relativamente ao movimento das paredes laterais da faringe. Quando a adenoide é ampla e hipertrófica, a opção em realizar a adenoidectomia prévia em outro tempo cirúrgico pode ser necessária;
5. A *largura do retalho faríngeo* é determinada em avaliação prévia, durante o exame de nasofaringoscopia realizado no pré-operatório, e a definição de sua amplitude depende da intensidade dos movimentos das paredes laterais da faringe. Se o movimento das paredes laterais da faringe for muito bom, retalhos mais estreitos podem ser propostos. Em situações em que o movimento das paredes laterais da faringe for menor, a opção por retalhos um pouco mais largos pode ser necessária. Nos casos em que o movimento das paredes laterais da faringe é inexistente, é necessário cautela na indicação do retalho. Retalhos que ocupem toda a largura da faringe, muito largos e obstrutivos, não devem ser utilizados pelo risco maior de produzirem obstrução respiratória, apneia obstrutiva do sono ou hiponasalidade;
6. O *comprimento do retalho faríngeo* corresponde à distância da base do retalho (já demarcada) ao ponto de início da incisão do palato (ponto a') (Fig. 8-10a);
7. Após ter sido definida a altura da base do retalho, sua largura e comprimento, este é desenhado em forma de V (Fig. 8-10a). A região posterior da faringe é infiltrada com a mesma solução vasoconstrictora utilizada no palato mole. A *dissecção do retalho faríngeo*, composto por mucosa e músculo (constritor superior da faringe), é feita no plano da fáscia pré-vertebral, que é bem definida, brilhante e esbranquiçado. O retalho é, então, incisado em suas margens laterais, elevado e reparado em sua extremidade com fio de categute cromado 3-0, que pode ser usado para tracioná-lo para cima, com a finalidade de melhorar a exposição da área doadora e facilitar a hemostasia por eletrocoagulação dos vasos sangrantes (Figs. 8-10b; 8-11c, 8-11d). Especial atenção deve ser dada à elevação do retalho, principalmente quando se chega próximo à base. As incisões não podem se curvar medialmente, cruzando a base do retalho, para que o suprimento sanguíneo não seja comprometido;
8. A área doadora não é fechada com pontos cirúrgicos, é deixada para cicatrizar por segunda intenção, o que ocorre, em média, dentro de 3 a 4 semanas. Isto evita a formação de hematomas e infecções que poderiam ocorrer subjacentes à área doadora suturada. Discreta retração da faringe posterior ocorre na medida em que a área doadora cicatriza. Alguns pacientes podem apresentar dor referida na região cervical posterior ou sensação de "garganta raspando", sintomas que duram

muito pouco e são controlados com compressas geladas na nuca e analgésicos comuns. Pela boa vascularização local, infecções locais na área doadora são muito raras;

9. Se o retalho faríngeo, que foi elevado e tem uma das faces cruenta, não for forrado, ele irá se tubulizar, por isso é muito importante que se construam *retalhos para o forro do retalho faríngeo* em si. Esses retalhos são construídos na superfície nasal do palato mole (Figs. 8-10b-retalho **b**, 8-11c). Do início da incisão do palato em direção à parede lateral da faringe, incisa-se a mucosa nasal, até cerca de 5 mm do ângulo entre a parede lateral e posterior da faringe (Fig. 8-10c). Nunca se deve unir essa incisão com o retalho faríngeo. Uma faixa de mucosa deve ser preservada, para que se possa construir o revestimento do orifício lateral, evitando estenose cicatricial do orifício. Retalhos de mucosa nasal que ficam pediculados posteriormente (na borda livre do palato) são dissecados e servem para cobrir a área cruenta do retalho faríngeo;

10. A *construção dos orifícios laterais* da faringoplastia é um tempo muito importante do procedimento. A proposta de "controle de portas laterais", por Hogan (1973),[52] estabelece o uso de cateter introduzido pela narina, com o objetivo de servir de molde de referência para o tamanho dos orifícios laterais. Na proposta inicial de Hogan, a técnica de cateter deveria ser usada para formar duas portas laterais, cada uma com área de 10 mm². Para isso, o cateter deveria ter diâmetro de aproximadamente 3,8 mm (que corresponderia a um cateter French 7). Descobriu-se que um cateter deste pequeno diâmetro poderia levar a um grau de hiponasalidade persistente e inaceitável e impedir a respiração nasal. Atualmente, utiliza-se cateter French nº 14 para essa finalidade. Com o cateter já introduzido e posicionado lateralmente na faringe, inicia-se a primeira sutura da mucosa nasal do palato mole mais lateralmente (adjacente ao leito dos retalhos de forro, já elevados) com a borda lateral do retalho faríngeo central, de forma a abraçar o cateter. Esta primeira sutura, ao redor do cateter, define o tamanho do orifício lateral (Fig. 8-10c e Fig. 8-11e). O procedimento de confecção do orifício é feito bilateralmente. A partir da primeira sutura, as demais são realizadas em toda a margem lateral do retalho faríngeo, com pontos simples de categute 3-0 cromado, com os nós voltados para a cavidade nasal, até ser atingido o ponto de início da incisão do palato (Fig. 8-10c-ponto **a** e Fig. 8-11f). O procedimento é repetido novamente do outro lado (Fig. 8-11d). No caso de assimetrias de movimento das paredes laterais da faringe, os orifícios podem ter tamanhos diferentes, com base nos achados pré-operatórios obtidos pela nasofaringoscopia e videofluoroscopia, por ocasião do planejamento cirúrgico. Muito cuidado deve ser dispensado para preservar mucosa íntegra das paredes laterais e da parede posterior da faringe, ao redor dos orifícios laterais. Nos casos em que exista apenas área cruenta ao redor do orifício, pode ocorrer cicatrização total e consequente estenose parcial ou total dos orifícios, com comprometimento do resultado funcional do retalho. Orifícios tensos, estreitos ou oblíquos observados pela nasofaringoscopia, geralmente resultam em dificuldade respiratória e hiponasalidade. O cateter que serviu apenas como parâmetro para a construção dos orifícios do tamanho adequado é retirado, deixando os orifícios laterais da faringoplastia permeáveis;

11. A finalização do procedimento ocorre após a fixação da extremidade do retalho faríngeo ao vértice da incisão cirúrgica do palato (Fig. 8-10d, 8-11g e 8-11h). Os retalhos de forro, já dissecados, são trazidos para a superfície cruenta do retalho faríngeo e suturados um ao outro na linha média na face cruenta do retalho, com suturas de categute cromado 3-0 e fixos na porção cruenta próxima ao pedículo do retalho. A úvula é então reconstruída e a superfície oral do palato, também é fechada com pontos de categute cromado 3-0.

A Figura 8-12 mostra a visão nasoendoscópica da faringoplastia de retalho de pedículo superior em repouso (Fig. 8-12a,c) e em movimento (Fig. 8-12b,d). A Figura 8-13 mostra a visão nasoendoscópica da faringe hipodinâmica (Fig. 8-13a) e os procedimentos de utilização da prótese de palato com bulbo velofaríngeo (Fig. 8-13b), redução do bulbo (Fig. 8-13c) e a faringoplastia realizada posteriormente (Fig. 8-13d).

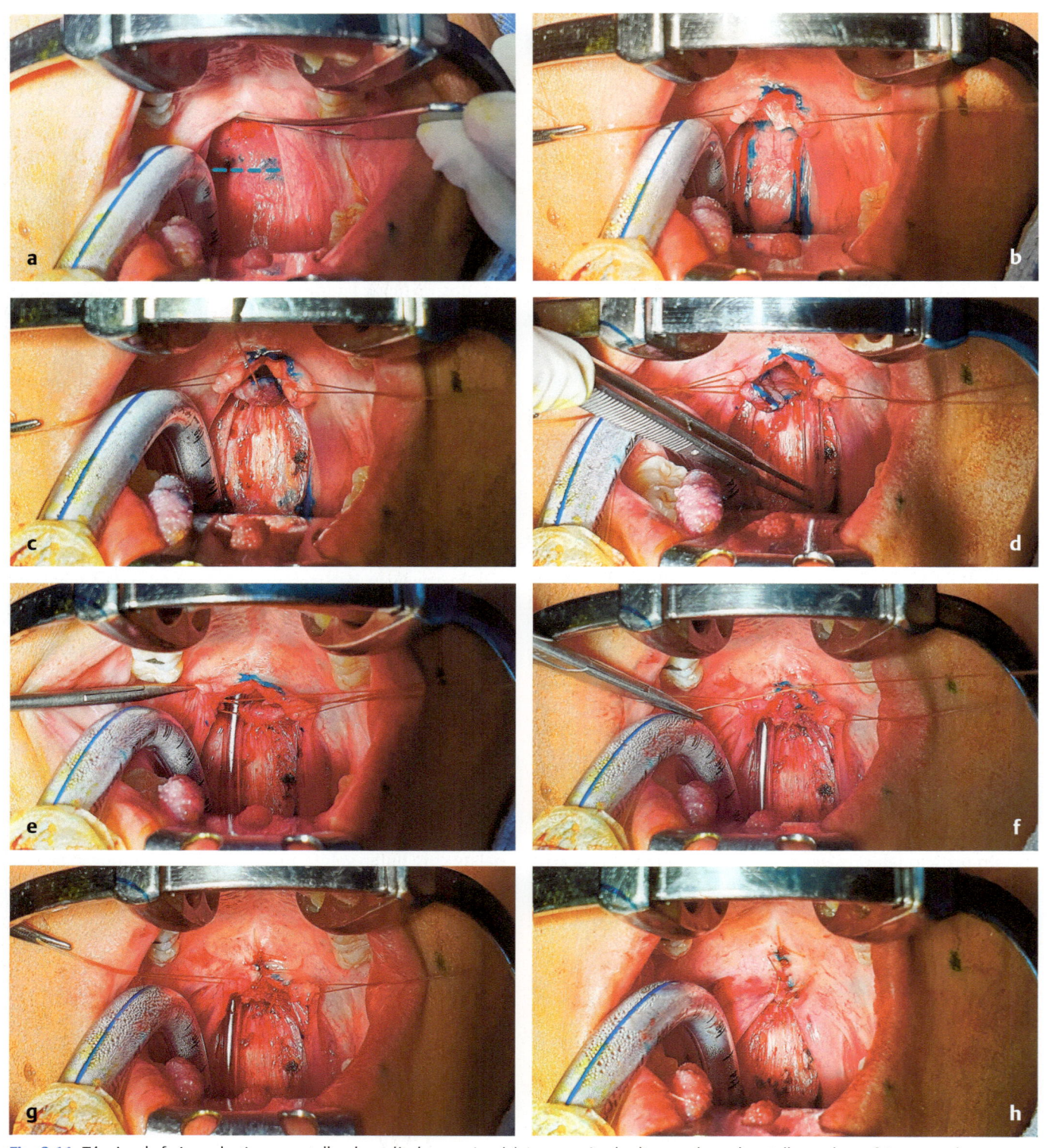

Fig. 8-11. Técnica de faringoplastia com retalho de pedículo superior. (**a**) A marcação da altura ou base do retalho pode ser feita antes da anestesia, em pacientes cujo parâmetro de altura é o anel de Passavant (que só aparece durante a fala). Neste caso marca-se a altura com agulha hipodérmica e verde brilhante, durante a emissão da vogal "a" com a boca aberta (3 puncturas são suficientes). (**b**) Bipartição do palato e incisão do retalho faríngeo de pedículo superior (corresponde à Figura 8-10). (**c**) Dissecção do retalho faríngeo ao nível da fáscia pré-vertebral elevação até a incisão do palato mole (corresponde à Figura 8-10b). (**d**) Confecção do orifício esquerdo (porta lateral) com sonda French 14. (**e**) Confecção do orifício contralateral mostrando o ponto cirúrgico principal, que determina o tamanho do orifício lateral da faringoplastia (corresponde à Figura 8-10c). (**f**) Fixação do retalho faríngeo no palato (corresponde à Figura 8-10d). (**g**) Retalho faríngeo já fixado na faringe. (**h**) Fixação do retalho faríngeo com fechamento completo do palato mole. (Fonte: Arquivo pessoal do autor.)

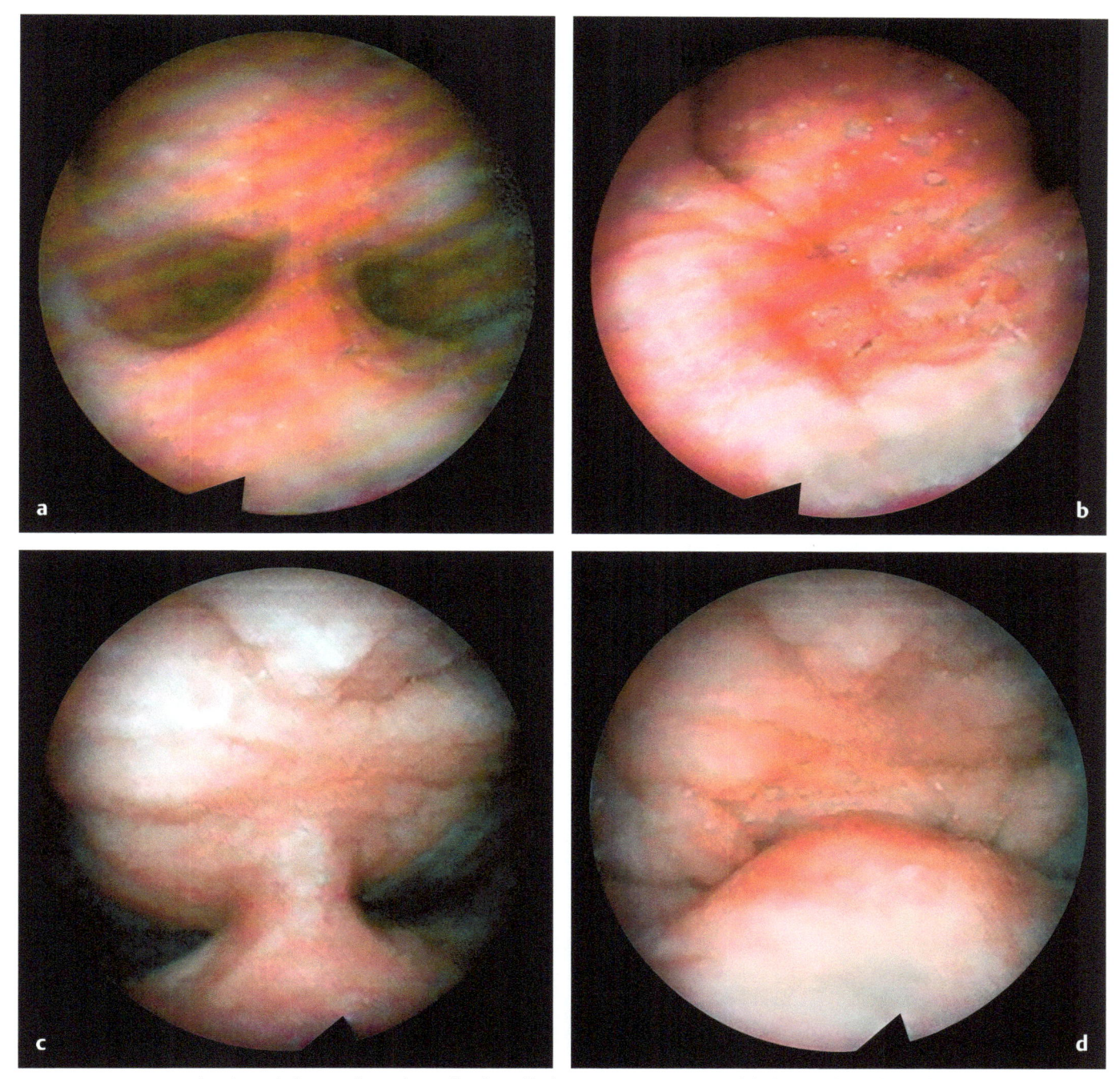

Fig. 8-12. Visão nasoendoscópica da faringoplastia de retalho de pedículo superior. (**a**) Visão nasal da faringoplastia de retalho estreito com orifícios redondos e permeáveis no repouso. (**b**) Fechamento dos orifícios do retalho da faringoplastia às custas do excelente movimento das paredes laterais ao nível dos orifícios. (**c**) Retalho faríngeo com orifícios de média amplitude. (**d**) Fechamento velofaríngeo às custas do palato, que excursiona cobrindo o retalho faríngeo e das paredes laterais, que se mesializam, contribuindo para o fechamento velofaríngeo. (Fonte: Arquivo pessoal/HRAC.)

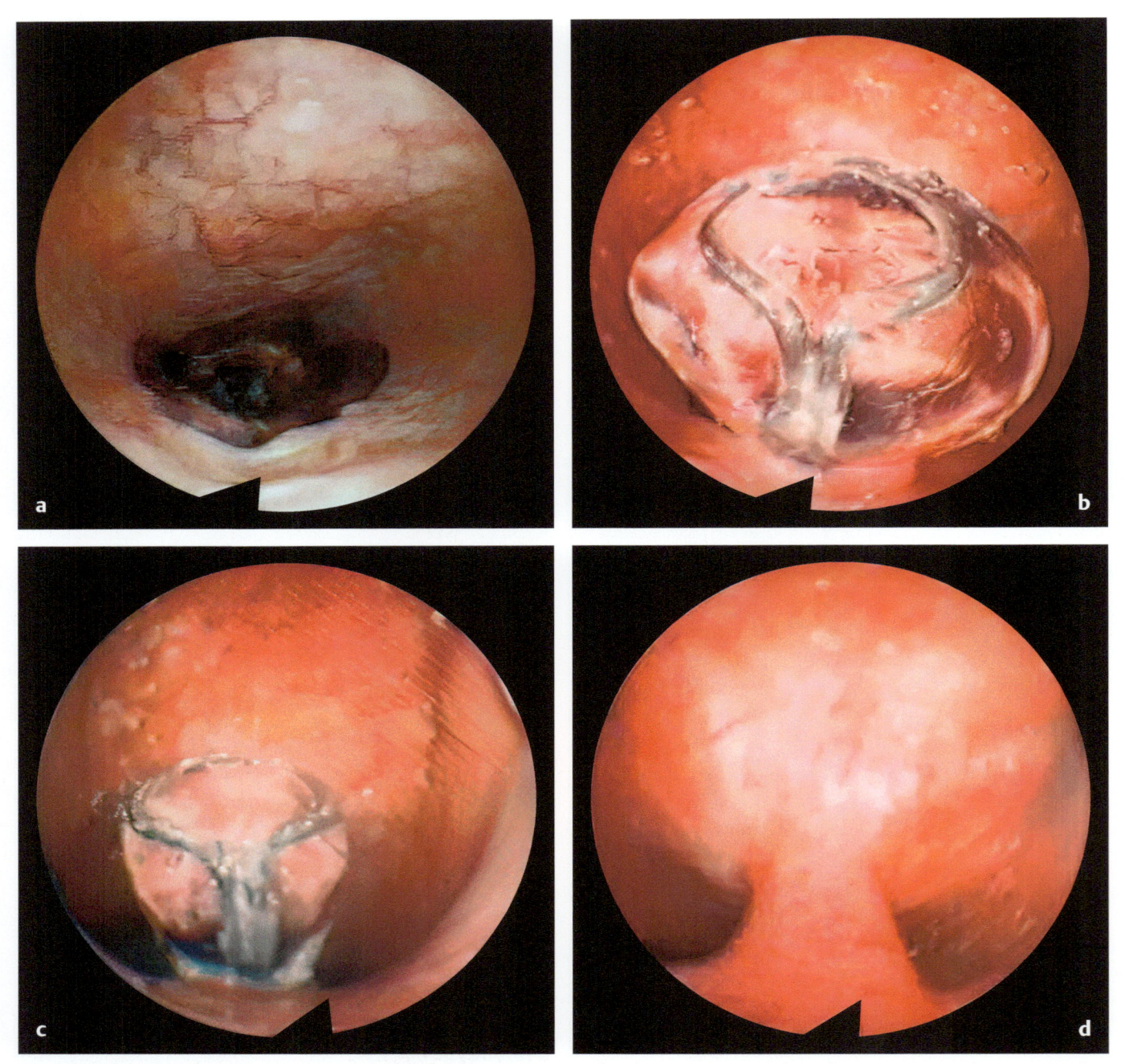

Fig. 8-13. Faringe hipodinâmica. (**a**) Faringe é ampla, com pouco movimento de palato, ou mesmo ausência de movimento, sendo que as paredes laterais da faringe não têm bom desempenho. (**b**) Prótese de palato com bulbo faríngeo obstrutivo é adaptada para possibilitar fonoterapia intensiva. (**c**) Programa para redução de bulbo com fonoterapia intensiva é indicado. Assim que o bulbo é reduzido à menor largura possível, após a finalização do programa, a faringoplastia é liberada pela equipe da prótese de palato. (**d**) Faringoplastia com retalhos sob medida é, então, indicada. (Fonte: Arquivo Institucional HRAC-USP.)

Contraindicações Absolutas ou Relativas dos Retalhos Faríngeos

Cada procedimento cirúrgico deve ser personalizado, atendendo às condições clínicas do paciente, a idade e o contexto socioeconômico e cultural do paciente. Sempre se deve observar se o mesmo tem condições adequadas para fonoterapia, visando atender suas necessidades. Um procedimento cirúrgico perfeito não significa um bom resultado clínico se as alterações da fala do paciente forem muito desfavoráveis.

Os retalhos faríngeos são contraindicados nas seguintes condições:

- Pacientes com anomalias craniofaciais que envolvam atresia facial, como na síndrome de Treacher Collins, na síndrome velocardiofacial (SVCF) e, na sequência de Robin.
- Pacientes cardiopatas, obesos, idosos, com déficits cognitivos significantes e atraso do desenvolvimento neuropsicomotor.
- Pacientes com retrusão do terço médio da face.

- Pacientes com dificuldades respiratórias prévias ou restrições morfológicas e obstrutivas do nariz relacionadas ao desvio septal e/ou hipertrofia de cornetos nasais, atresia narinária.
- Pacientes com sinusopatia crônica e rinite alérgica crônica.
- Pacientes com amígdalas e/ou adenoide hipertróficas e obstrutivas.
- Quadro articulatório com muitas articulações compensatórias e sem possibilidade de fonoterapia no pós-operatório.
- Faringe hipodinâmica.
- Diagnóstico de apneia obstrutiva do sono, prévio à cirurgia de retalho faríngeo.

Algumas contraindicações podem ser repensadas se o problema morfológico e/ou funcional (que contraindica o retalho faríngeo) for corrigido.

Com o objetivo de compreender os impactos do retalho faríngeo sobre o sono e a respiração de indivíduos com fissura labiopalatinas, um estudo foi realizado no Laboratório de Fisiologia do HRAC-USP (Campos et al. 2016). Nele, se comparou a ocorrência de apneia obstrutiva do sono em adultos de meia-idade que foram submetidos a cirurgia de retalho faríngeo para insuficiência velofaríngea, com indivíduos com fissura, porém não submetidos à cirurgia de retalho faríngeo. Os resultados mostraram uma maior ocorrência de apneia do sono em pacientes com retalho faríngeo (77%) em comparação aos que não possuíam retalho faríngeo (60%). Contudo, à luz da estatística, essa diferença não foi considerada significante, porém este resultado sugere que: 1) a indicação do retalho faríngeo deve ser criteriosa, quando outros fatores de risco para apneia do sono estiverem presentes, como a obesidade, as discrepâncias maxilomandibulares e hipertrofias tonsilares, e, 2) a cirurgia de retalho faríngeo possui contraindicação nos casos de apneia obstrutiva do sono moderada ou grave, diagnosticada previamente à cirurgia.

Orientações Médicas Pós-Faringoplastia com Retalho Faríngeo

- Dieta líquida por 30 dias, com ingesta de líquidos mais frios nos primeiros dias.
- Antibioticoterapia a critério do cirurgião.
- Analgésicos, anti-inflamatórios nos 3 primeiros dias.
- Higiene nasal e instilação com soro fisiológico a 0,9% nas narinas de 4 a 6 vezes ao dia.
- Bochechos com colutório sem álcool 4 vezes ao dia.

A dor cervical posterior referida pelo paciente após a cirurgia é devida à dissecção do retalho faríngeo no espaço pré-vertebral, que é deixado para a cicatrização por segunda intenção. Para alívio deste sintoma, indica-se o uso de compressas geladas algumas vezes ao dia e analgésicos. Repouso relativo de fala pode ser necessário nos primeiros 15 dias, ou liberado, após a cirurgia, a critério do cirurgião assistente.

Cuidados que Devem ser Mantidos em Longo Prazo

- Manutenção do peso: o controle de peso no decorrer dos anos é fundamental para diminuir a chance de apneia do sono.
- Praticar exercícios físicos para melhora da capacidade respiratória pulmonar.
- Aumentar a ingestão hídrica para que as secreções nasais sejam mais fluidas.
- Manter a higienização nasal com soro fisiológico associada ao tempo da escovação dentária para não haver esquecimento.

Complicações da Faringoplastia

- **Precoces e mediatas (menos que 24 horas)**: hemorragia, vômitos, obstrução de vias aéreas, dor cervical intensa, apneia do sono, sensação de quadro gripal.
- **Tardias:** deiscência cirúrgica, distúrbios respiratórios graves, roncos, apneia do sono, obstrução nasal com dificuldade de drenagem de secreções nasais, hiponasalidade, mediastinite, que é complicação muito grave, rara e ocorre por infecção no espaço retrofascial da fáscia pré-vertebral, podendo evoluir para óbito do paciente.

Técnica de Hynes

A faringoplastia de Hynes[55-58] pode ser considerada como uma faringoplastia de aumento da parede posterior da faringe, cujo objetivo é criar, cirurgicamente, uma elevação em nível alto na parede posterior da faringe, posicionada na altura do fechamento velofaríngeo. A proposta inicial de Hynes (1950)[55] era a utilização de dois retalhos miomucosos de pedículo superior, situados na faringe lateral. Estes retalhos incluiriam os músculos salpingofaríngeos, que seriam transpostos, para a parede posterior da faringe, suturados entre si, posicionados na altura apropriada e suturados em área cruenta transversa da nasofaringe. O tamanho deste ressalto deveria ser igual ou maior que a falha de fechamento (gap) observado, para que o palato, ao se elevar, tocasse nesta estrutura, ocluindo a velofaringe. Posteriormente, em 1953 e 1967, Hynes[56,57] enfatizou que os retalhos miomucosos deveriam ser mais espessos, englobando além do músculo salpingofaríngeo, parte do palatofaríngeo e parte lateral do músculo constritor superior da faringe. Estes retalhos deveriam ser entrecruzados entre si, ao invés de ponta a ponta.

Em contraste aos retalhos faríngeos, a faringoplastia de Hynes não adere o véu à parede posterior da faringe, portanto, não compromete o movimento e a elevação velar. No entanto, em comum com todas as faringoplastias e retalhos faríngeos centrais, a Hynes também estreita a nasofaringe superior devido não somente à elevação produzida na nasofaringe, como também pelo fechamento das áreas doadoras dos retalhos laterais. Importante ressaltar que, quando os retalhos estão em altura adequada, não devem ser visíveis ao exame intraoral.

No serviço de tratamento de IVF do HRAC-USP, a faringoplastia de Hynes (Fig. 8-14) é utilizada apenas para os casos em que o palato apresente boa função velar, com os músculos levantadores do véu palatino inseridos posteriormente e com convexidade adequada do palato na visão nasofaringoscópica. A falha de fechamento velofaríngeo (gap velofaríngeo) deve ser pequena, de cerca de 5 a 10 mm. A opção por este procedimento é feita também para os casos com IVF residual, após a função velar ter sido otimizada com procedimento de re-reparo do palato com veloplastia intravelar radical pela técnica de Sommerlad, que é a primeira opção cirúrgica na maioria dos casos de IVF no HRAC-USP. Esta abordagem em 2 estágios, ou seja, primeiro realizar a veloplastia intravelar radical para retroposicionamento muscular dos músculos levantadores, de preferência sob microscopia, e depois, no caso de IVF residual, realizar o procedimento de Hynes, parece ser uma conduta que traz, potencialmente, menos obstrução respiratória.[19,59,60]

Descrição da Técnica Operatória da Faringoplastia de Hynes

1. O paciente é colocado em decúbito dorsal, com intubação orotraqueal, sob efeito de anestesia geral inalatória. Um abridor de boca é colocado para completa exposição da cavidade oral, do palato e da faringe. O cirurgião se posiciona na cabeceira do paciente, que se encontra em hiperextensão.
2. O palato não é incisado, apenas retraído com instrumentais adequados: afastadores e ganchos para completa exposição das paredes posterior e laterais da faringe. A altura da nasofaringe em que ficarão os retalhos de Hynes é definida previamente pela nasofaringoscopia e videofluoroscopia e geralmente corresponde à altura do limite inferior da adenoide ou à altura do anel de Passavant. A marcação dos retalhos miomucosos e da incisão transversa da parede posterior da faringe (onde os retalhos serão inseridos) é feita com verde brilhante (Fig. 8-14a).
3. A região posterior da faringe é infiltrada com solução de lidocaína a 1% com adrenalina 1/100.000, para que haja vasoconstricção local, o que ocorre após 7 a 10 minutos, para diminuir o sangramento e facilitar o procedimento. A incisão transversa na parede posterior da faringe é realizada, bem como as incisões laterais. O comprimento dos retalhos é o necessário para que os mesmos possam ser suturados entre si e na área da incisão transversa. Estes retalhos miomucosos laterais têm pedículo superior e são dissecados no plano da fáscia pré-vertebral e levantados, deixando área doadora cruenta lateral, que depois será suturada. Na área receptora dos retalhos, na parede posterior da faringe, os pequenos retalhos da borda transversa da ferida cirúrgica são liberados, criando-se uma área cruenta, onde serão suturados os retalhos que foram dissecados na parede lateral (Fig. 8-14b).
4. Os retalhos transpostos são suturados entre si laterolateralmente e também nas bordas da área receptora, na parede posterior da faringe (ver item 2). As áreas doadoras das paredes laterais da faringe também são suturadas com pontos simples separados de fio de Vicryl 4-0 (Fig. 8-14c).

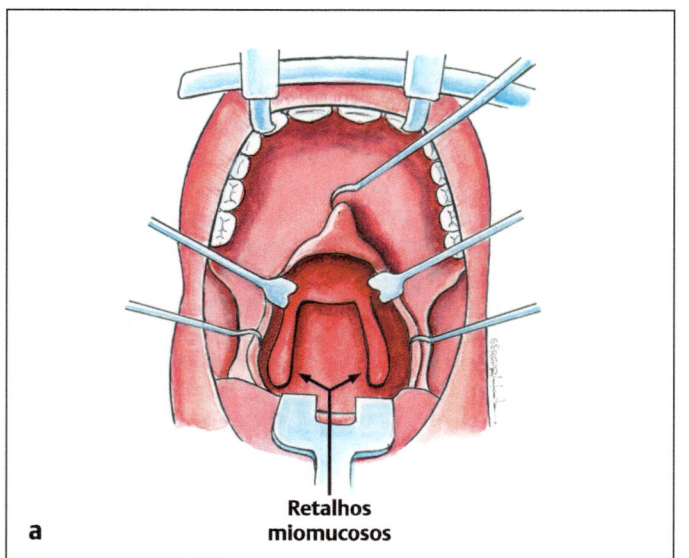

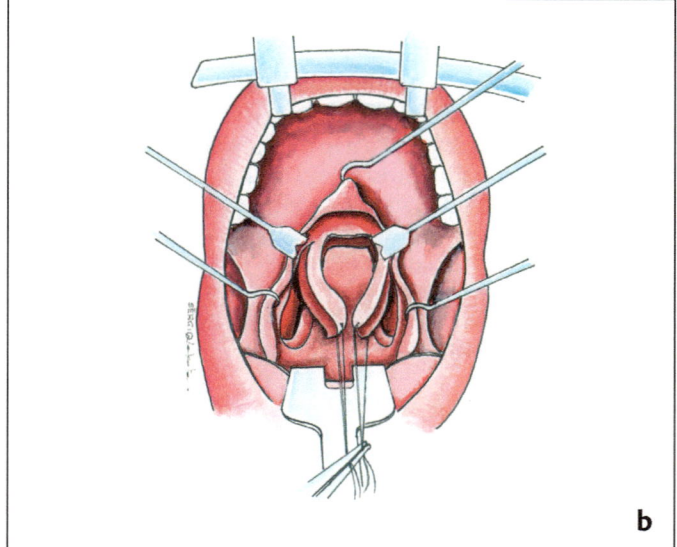

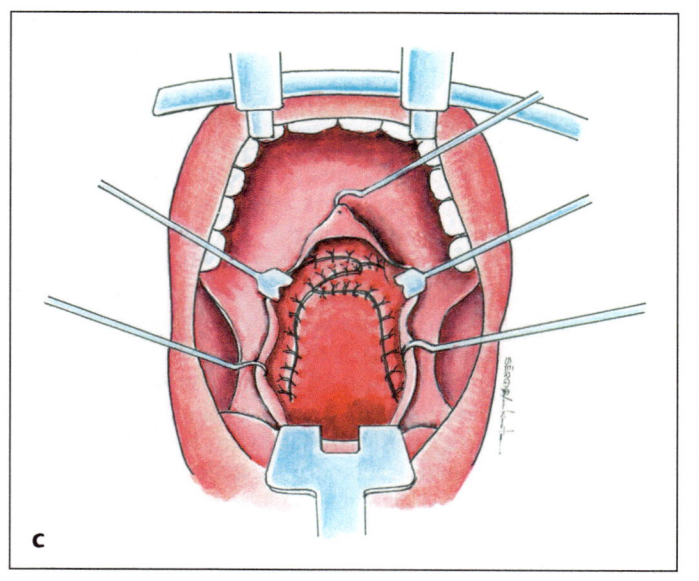

Fig. 8-14. Técnica de faringoplastia de Hynes: o procedimento consiste na elevação de dois retalhos laterais de pedículo superior, contendo o músculo salpingofaríngeo e parte do músculo palatofaríngeo. Os retalhos são rodados em ângulo reto para serem inseridos em área de incisão transversa, abaixo da adenoide ou acima da prega de Passavant. O fechamento das áreas doadoras estreita a faringe. (**a**) Os dois retalhos são delineados e uma marcação horizontal na base de implantação define a altura dos mesmos. (**b**) O palato mole é retraído com afastadores e ganchos e os retalhos laterais de pedículo superior são dissecados e levantados. (**c**) Na incisão transversa posterior (horizontal), os retalhos transpostos são suturados entre si e produzem um ressalto na parede posterior da faringe. As suturas das áreas laterais doadoras do retalho estreitam a nasofaringe.

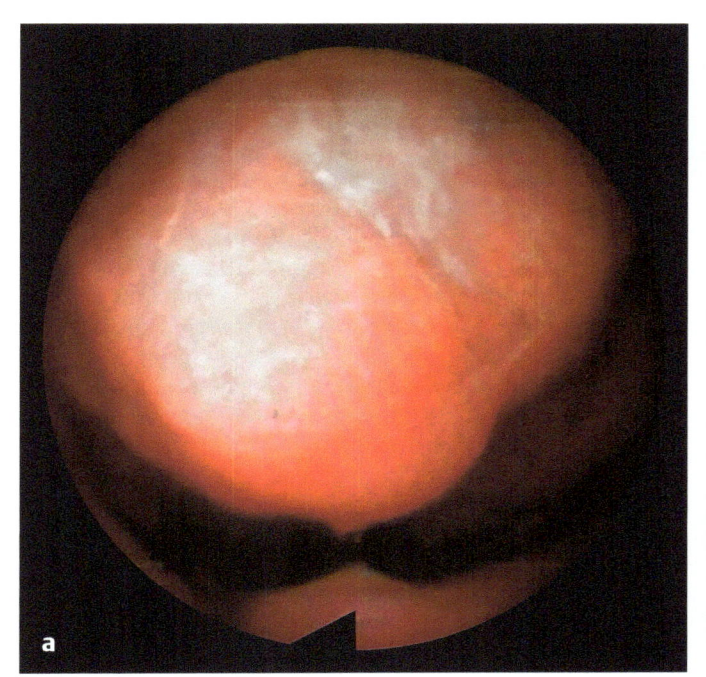

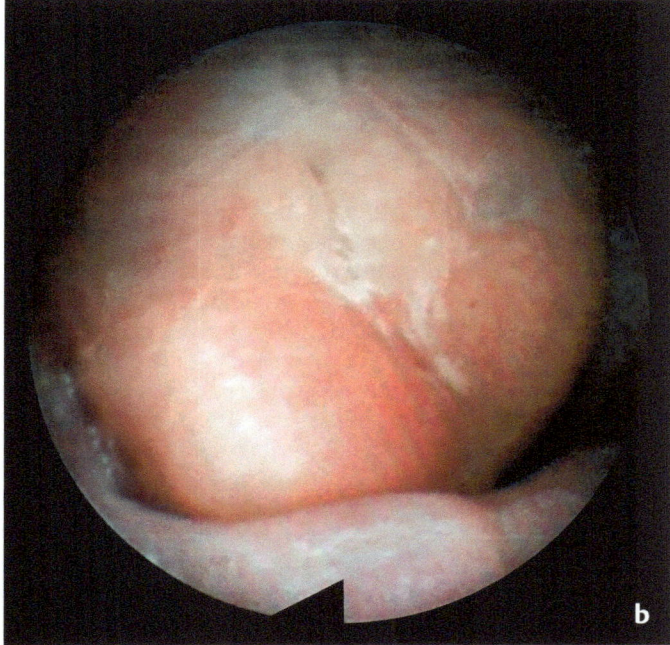

Fig. 8-15. Visão pela nasofaringoscopia da faringoplastia de Hynes. (**a**) Aspecto dos retalhos transpostos e entrecruzados no repouso, na parede posterior da faringe. (**b**) Faringoplastia de Hynes em atividade, com fechamento velofaríngeo proporcionado pelo movimento de elevação do palato em direção ao ressalto produzido pelos retalhos entrecruzados.

A Figura 8-15 mostra a visão endoscópica da faringoplastia de Hynes utilizada com a finalidade de aumentar a parede posterior da faringe.

A faringoplastia de Hynes pode ser modificada para funcionar como se fosse um esfíncter. Neste caso, as pontas dos retalhos miomucosos são suturadas entre si, de forma terminoterminal e não entrecruzados, de tal modo que o tamanho dos retalhos possa ser adaptado ao grau necessário de redução do orifício velofaríngeo. No caso em que um esfíncter menor é necessário, os retalhos podem ser reduzidos em tamanho pela redução da quantidade de pilar tonsilar posterior e de músculo palatofaríngeo nos retalhos.[26] Nos casos de *gap* velofaríngeo maior, uma porção do pilar tonsilar posterior pode ser incorporada aos retalhos para criar um esfíncter mais substancial que, no entanto, pode predispor à apneia do sono, especialmente quando utilizado em *gaps* menores ou moderados.

Resultados da Técnica de Hynes

A faringoplastia de Hynes modificada é, de fato, uma técnica de esfincteroplastia que tem sido utilizada por vários autores.[4,61] Os dois retalhos dos pilares posteriores, suturados entre si, criam um orifício central circundado por mucosa e músculos, que Orticochea (1968, 1983, 1999)[62-64] descreveu como "esfíncter dinâmico". Entretanto, estudos utilizando eletromiografia seletiva (EMG) e videonasofaringoscopia simultânea, realizados por Ysunza e Pamplona (2006),[65] demonstraram que, durante a fala, não houve nenhuma evidência de atividade muscular nos achados da EMG nos retalhos faríngeos centrais da faringoplastia, assim como nos retalhos faríngeos laterais da esfincteroplastia. Estes autores avaliaram dois tipos diferentes de faringoplastias: o retalho faríngeo e a esfincteroplastia em 58 pacientes operados (25 com retalho faríngeo e 23 com esfincteroplastia). Os músculos avaliados foram o constritor superior da faringe, de forma direta, e os levantadores do véu palatino que estavam incluídos nos retalhos faríngeos centrais. Já os músculos palatofaríngeos foram incluídos nos retalhos laterais de pedículo superior, inseridos na parede posterior da faringe. Todos os pacientes que participaram do estudo mostraram fechamento velofaríngeo completo após a cirurgia, ao exame nasofaringoscópico. Foi observada, também, forte atividade na EMG dos levantadores do véu palatino e do músculo constritor superior da faringe durante a fala e a deglutição. Nenhum dos pacientes mostrou qualquer sinal de atividade na EMG do palatofaríngeo durante a fala. Os pacientes submetidos à esfincteroplastia demonstraram ausência de atividade eletromiográfica do músculo palatofaríngeo também durante a deglutição, enquanto que os submetidos ao retalho faríngeo mostraram forte atividade eletromiográfica durante a deglutição. A explicação encontrada pelos autores foi a seguinte: na esfincteroplastia os músculos palatofaríngeos são separados de sua inserção original e passam a fazer parte dos retalhos laterais de pedículo superior, enquanto que, no retalho faríngeo, os músculos palatofaríngeos não são envolvidos na técnica cirúrgica. Todos pacientes submetidos à esfincteroplastia apresentaram forte atividade eletromiográfica do músculo levantador e constritor da faringe durante a deglutição. Parece que a manipulação cirúrgica do palatofaríngeo não interferiu com os movimentos do esfíncter velofaríngeo, criando uma configuração distinta, quando comparado com os casos que não foram submetidos a esta cirurgia. Os músculos palatofaríngeos estão normalmente ativos durante a deglutição, mas não mostraram atividade durante a fala. A deglutição não foi afetada por nenhum dos procedimentos realizados. O conceito de "faringoplastia dinâmica" postulado por Orticochea, baseado em suas observações sobre o processo de deglutição, não foi suportado pelos achados deste estudo. Foi demonstrado que o músculo constritor superior da faringe é o responsável pelo movimento das paredes laterais da faringe, quando o esfíncter velofaríngeo está ativado durante o processo da fala. Os achados da EMG e nasofaringoscopia do estudo corroboraram esta constatação.

Estudo de EMG realizado em pacientes falantes normais demonstrou que o palatofaríngeo é antagonista dos levantadores do véu palatino, ou seja, quando os levantadores estão ativos, o palatofaríngeo cessa sua atividade.[65,66] Esta coordenação sugere que nenhuma atividade deve ser observada no palatofaríngeo durante o fechamento velofaríngeo.

De acordo com o estudo de Ysunza e Pamplona (2006),[65] a mobilização de retalhos, no caso da esfincteroplastia, parece ser mais passiva, como resultado da contração do músculo constritor superior da faringe e do elevador do véu palatino. Nos pacientes submetidos à faringoplastia com retalho faríngeo, o músculo palatofaríngeo mostrou atividade eletromiográfica apenas durante a deglutição. Esses achados dão suporte ao conceito de que o palatofaríngeo não é ativado durante a fala. Os movimentos funcionais do palatofaríngeo parecem estar completamente modificados devido à mudança estrutural da faringe, determinada pela cirurgia.

Em suma, os resultados obtidos pelos autores acima citados, demonstraram que, tanto a esfincteroplastia quanto o retalho faríngeo foram bem sucedidos, por criarem um avanço da parede posterior da faringe ou por reduzir, passivamente, os espaços centrais ou laterais da faringe. O conceito de que a cirurgia cria um "esfíncter dinâmico e ativo" com atividade intrínseca dos retalhos pode ser rejeitado, baseado nos achados eletromiográficos dos músculos faríngeos obtidos. Em conclusão, embora os dois procedimentos modifiquem a disposição dos músculos faríngeos, ambos demonstraram ser técnicas cirúrgicas seguras e confiáveis para tratar a IVF, nos casos de fissura de palato com IVF residual após reparo primário, sendo confiáveis quando realizados em pacientes selecionados, sem muitas articulações compensatórias e quando baseados em achados obtidos por meio da nasoendoscopia e na videofluoroscopia. Mesmo assim, o movimento dos retalhos central ou lateral parece ser passivo e causado pela contração do constritor superior da faringe.

Análise Comparativa dos Resultados da Técnica de Hynes e da Técnica de Sommerlad

Mais recentemente, um estudo prospectivo, envolvendo 44 pacientes submetidos à faringoplastia de Hynes e ao re-reparo de palato de Sommerlad foi conduzido por Mehendale et al. (2013).[60] Este estudo analisou o efeito das duas cirurgias sobre parâmetros cardiorrespiratórios do sono no pós operatório, comparativamente ao pré-operatório, entre os quais a ocorrência de apneia obstrutiva do sono e hipopneia. Foram avaliados os seguintes parâmetros: saturação média de oxigênio arterial; índice de dessaturação; porcentagem de tempo em que a saturação de oxigênio arterial esteve abaixo de 90%; frequência média de pulso; número de despertares por hora; esforço inspiratório e ronco. Os resultados demonstraram que nenhum paciente necessitou de intervenção para obstrução de vias aéreas ou apneia/hipopneia obstrutiva do sono. O re-reparo do palato não causou mudança significativa nos parâmetros avaliados e não causou efeito prejudicial às vias aéreas. Por outro lado, a faringoplastia de Hynes causou aumento do esforço inspiratório e levou à apneia obstrutiva do sono/hipopneia, de grau leve a moderado. Os demais parâmetros não mostraram deterioração significativa. Nenhum paciente desenvolveu mais do que uma leve a moderada apneia obstrutiva do sono/hipopneia. Roncos e níveis de saturação de oxigênio arterial não foram indicativos de aumento do esforço respiratório. Com base nesses resultados os autores concluíram que o re-reparo de palato não trouxe efeitos adversos para as vias aéreas, ao passo que a faringoplastia de Hynes, quando realizada em pacientes com ótima função velar, causou um significativo aumento no esforço inspiratório e no grau de apneia obstrutiva do sono e hipopneia.

Quando se compara a faringoplastia de Hynes com procedimentos envolvendo retalhos faríngeos e esfincteroplastias, a Hynes parece ser menos obstrutiva.[67-69] Embora os procedimentos com retalhos faríngeos e faringoplastia de Hynes sejam amplamente utilizados em vários serviços ao redor do mundo para o tratamento da IVF, muitas questões passaram a ser discutidas com relação à sua morbidade e à possibilidade de complicações relacionadas às vias aéreas superiores.[65,70]

Análise Comparativa dos Resultados da Técnica de Retalho Faríngeo e Esfincteroplastia

Estudo clínico multicêntrico randomizado de Abyholm et al. (2005)[70] fez uma análise comparativa entre a faringoplastia de retalho de pedículo superior e a esfincteroplastia (Hynes modificada). O objetivo do estudo foi comparar resultados quanto à eficácia e morbidade dos dois procedimentos cirúrgicos muito utilizados para tratamento da IVF a faringoplastia com retalho faríngeo e a esfincteroplastia. Participaram do estudo o Centro de Tratamento de Fissuras de Oslo (Noruega), dois centros norte-americanos (Children's Hospital Los Angeles e Loma Linda University Children's Hospital) e dois centros do Reino Unido (Manchester e Liverpool). Os profissionais envolvidos no estudo clínico (cirurgiões, anestesistas, fonoaudiólogos, audiologistas e fisiologistas) coletaram os dados pré e pós-cirúrgicos, de acordo com o protocolo acordado. Os critérios de elegibilidade dos pacientes incluíam:

1. Pacientes já submetidos ao reparo primário do palato, realizado entre 3 e 25 anos de idade;
2. IVF diagnosticada por fonoaudióloga especialista e experiente de um dos centros participantes com, no mínimo, 75% do desenvolvimento normal da linguagem para a idade, não sindrômicos,
3. Sem prejuízo grave da audição;
4. Fístulas preexistentes já reparadas e,
5. Sem síndrome da apneia obstrutiva do sono.

Os potenciais participantes eram, então, submetidos à análise de fala e ressonância, nasometria e nasofaringoscopia. Confirmada a presença de IVF e havendo a concordância do paciente ou dos pais, o paciente era randomizado para um dos procedimentos em estudo e a cirurgia seria realizada dentro de 6 meses.

A faringoplastia de retalho de pedículo superior envolveu incisão e elevação do retalho da parede posterior da faringe até o nível mais alto possível, com plano de dissecção superficial à fáscia pré-vertebral. A largura planejada do retalho deveria ser de dois terços da largura da faringe até um máximo de 2 cm. Para o procedimento de esfincteroplastia, incisões verticais eram feitas ao longo dos pilares tonsilares posteriores e uma incisão transversa em nível alto na parede posterior da faringe era feita unindo o topo de ambas as incisões verticais. Os retalhos laterais contendo os músculos dos pilares tonsilares posteriores eram cuidadosamente dissecados. Os dois retalhos eram, então, suturados ponta com ponta e fixados na incisão transversa da parede posterior da faringe. Noventa e sete pacientes foram elegíveis para o estudo e randomizados: 45 para esfincteroplastia e 52 para a faringoplastia com retalho faríngeo. A coleta de dados foi feita antes da cirurgia e 3 e 12 meses após a cirurgia, para subsequente análise cega do resultado.

As principais variáveis avaliadas foram: parâmetros de avaliação perceptual da fala, medidas de nasalância, aspectos relacionados com a nasoendoscopia, resultados dos estudos do sono e complicações cirúrgicas.

Com relação à avaliação perceptual da fala para ambos os procedimentos cirúrgicos, após 3 meses de cirurgia (31 pacientes submetidos à esfincteroplastia e 32 pacientes ao retalho faríngeo), houve duas vezes mais pacientes que eliminaram a hipernasalidade no grupo do retalho faríngeo (26 pacientes – 82%), quando comparados ao grupo submetido à esfincteroplastia (13 pacientes 42%), sendo a diferença estatisticamente significante, demonstrando que o retalho faríngeo levou a uma correção da IVF mais rápida que a esfincteroplastia. Contudo, a reavaliação feita aos 12 meses mostrou ausência de hipernasalidade em 83% (43 pacientes em n = 52) dos pacientes submetidos ao retalho faríngeo e em 78% (35 em n = 45) dos pacientes submetidos à esfincteroplastia, sendo que, neste caso, a diferença não foi estatisticamente significante, o que também se verificou com relação às medidas da nasalância. Ao exame nasoendoscópico, o fechamento velofaríngeo foi também equivalente para os dois grupos. Nos estudos do sono, apenas se observou saturação de oxigênio menor antes e 1 mês após no grupo do retalho faríngeo.

O índice de ocorrência de complicações cirúrgicas foi baixo para ambos os procedimentos, assim como o índice de reoperação. A assistência ventilatória pós-operatória foi necessária para 4 pacientes que apresentaram comprometimento moderado das vias aéreas. Três pacientes tiveram saturação de oxigênio menor que 90%. Dois pacientes do grupo retalho apresentaram infecção pós-operatória com ruptura da ferida cirúrgica. O tempo de duração das cirurgias variou entre 60 a 90 minutos e a permanência hospitalar entre 1 a 7 dias e foi similar em ambos os grupos. Ao final do estudo clínico, 6 pacientes precisaram ser reoperados: três deles devido à persistência da IVF (grupo retalho) e três por obstrução (1 do grupo retalho e 2 do grupo esfincteroplastia). Os resultados indicaram, ainda, que após 3 meses de pós-operatório, o retalho faríngeo apresentou uma correção da IVF mais rápida que a esfincteroplastia.

Como conclusão, os autores consideraram que tanto o retalho faríngeo quanto a esfincteroplastia puderam eliminar a hipernasalidade em cerca de 85% dos pacientes, mostrando não haver evidências de que um procedimento é mais confiável e mais seguro que o outro, a longo prazo (um ano de pós-operatório).

Embora a amostra de pacientes acima mencionados seja comparável a de outros estudos[49,71-76] que também avaliaram resultados da correção cirúrgica da IVF, a limitação é o tamanho da amostra estudada, que esteve bem abaixo da amostra de 266 considerada como necessária para detectar com segurança uma diferença de 20% na proporção de pacientes que obtiveram ressonância normal, de acordo com Abyholm et al. (2005).[70] Os autores sugeriram que uma amostragem maior seria necessária para se confirmar, enfaticamente, que os dois procedimentos cirúrgicos têm resultados semelhantes ou que existem diferenças. Por fim, é importante ressaltar que muitos autores se baseiam em critérios diagnósticos pré-cirúrgicos, como as imagens nasoendoscópicas, para a escolha do procedimento a ser utilizado, que não têm evidência científica. Estudos clínicos randomizados são necessários para melhorar a base de evidência no gerenciamento cirúrgico da IVF.

REFERÊNCIAS BIBLIOGRÁFICAS

1. Nakamura N, Ogata Y, Sasaguri M, Suzuki A, Kikuta R, Ohishi M. Aerodynamic and cephalometric analyses of velopharyngeal structure and function following re-pushback surgery for secondary correction in cleft palate. Cleft Palate Craniofac J. 2003;40:46-53.
2. Perry JL, Kuehn DP. Magnetic resonance imaging and computer reconstruction of the velopharyngeal mechanism. J Craniofac Surg. 2009;20:1739-46.
3. Bosi VZ, Brandão GR, Yamashita RP. Speech resonance and surgical complications after primary palatoplasty with intravelar veloplasty in patients with cleft lip and palate. Rev Bras Cir Plást. 2016;31:43-52.
4. Fisher DM, Sommerlad BC. Cleft lip, cleft palate, and velopharyngeal insufficiency. Plast Reconstr Surg. 2011;128:342e-360e.
5. Posnick JC, Ruiz RL. Staging of cleft lip and palate reconstruction: infancy through adolescence. In: Wyszynski DF (ed). Cleft lip and palate from origin to treatment. New York: Oxford University Press; 2002, p. 319-52.
6. Dzioba A, Skarakis-Doyle E, Doyle PC, Campbell W, Dykstra AD. A comprehensive description of functioning and disability in chidren with velopharyngeal insufficiency. J Commun Disord. 2013;46(4):388-400.
7. Cassell MD, Eilkadi H. Anatomy and physiology of the palate and velopharyngeal structures. In: Shprintzen RJ, Bardach J (eds). Cleft palate speech management: a multidisciplinary approach. St. Louis: Mosby; 1995:3345-62.
8. Rocha DL. Tratamento cirúrgico da insuficiência velofaríngea. In: Trindade IEK, Silva Filho OG (orgs). Fissuras labiopalatina: uma abordagem interdisciplinar. Santos; 2007, p. 145-63.
9. Bzock KR. Communicative disorders related to cleft lip and palate. 3rd ed. Boston: Little, Brown and Company; 1989:24-9.
10. Boorman JG, Sommerlad BC. Levator palati and palate dimples - their anatomy, relationship and clinical significance. Br J Plast Surg. 1985;38:326-32.
11. Sommerlad BC. Cleft palate repair. In: Losee JE, Kirschner RE (eds). Comprehensive cleft care. New York: McGraw-Hill; 2009, p. 399-411.
12. Maue-Dickson W, Dickson DR. Anatomy and physiology related to cleft lip and palate current research and clinical implications. Plast Reconstr Surg. 1980;65:83-90.
13. Skolnick ML. Videofluoroscopic examination of the velopharyngeal portal during phonation in lateral and base projections--a new technique for studying the mechanics of closure. Cleft Palate J. 1970;7:803-16.
14. Skolnick ML, McCall GN, Barnes M. The sphincteric mechanism of velopharyngeal closure. Cleft Palate J. 1973;10:286-305.

15. Skolnick ML, Shprintzen RJ, McCall GN, Rakoff S. Patterns of velopharyngeal closure in subjects wih repaired cleft palate and normal speech: a multi-view videofluoroscopic analysis. Cleft Palate J. 1975;12:369-76.
16. Trost-Cardamone JE. Speech: Anatomy, physiology and pathology. In: Kernahan DA, Rosenstein SW, eds. Cleft lip and palate: a system of management. Baltimore: Williams and Wilkins; 1990, p. 93-103.
17. Argamaso RV. Evaluation of Palatal Function. In: Kernahan DA, Rosenstein SW, eds. Cleft lip and palate: a system of management. Baltimore: Williams & Wilkins; 1990, p. 244-51.
18. Siegel-Sadowitz VL, Shprintzen RJ. Nasopharyngoscopy of the normal velopharyngeal sphincter: an experiment in biofeedback. Cleft Palate J. 1982;19:194-200.
19. Sommerlad BC, Mehendale FV, Birch MJ, Sell D, Hattee C, Harland K. Palate re-repair revisited. Cleft Palate Craniofac J. 2002;39:295-307.
20. Sommerlad BC. A technique for cleft palate repair. Plast Reconstr Surg. 2003a;112:1542-8.
21. Sommerlad BC. The use of the operating microscope for cleft palate repair and pharyngoplasty. Plast Reconstr Surg. 2003b;112:1540-1.
22. Marrinam E M, Labrie RA, Mulliken JB. Velopharyngeal function in nonsyndromic cleft palate: relevance of surgical technique, age at repair, and cleft type. Cleft Palate Craniofac J. 1998;35:95-100.
23. Chen QI, Li Y, Shi B, Yin H, Zheng G-N, Zheng Q. Analysis of the correlative factors for velopharyngeal closure of patients with cleft palate after primary repair. Oral Surg Oral Med Oral Pathol Oral Radiol. 2013;116:e424-e428.
24. Golding-Kushner KJ, Argamaso RV, Cotton RT, Grames LM, Henningsson G, Jones DL et al. Standardization for the reporting of nasopharyngoscopy and multiview videofluoroscopy: a report from an International Working Group. Cleft Palate J. 1990;27:337-47; discussion 347-8.
25. Hynes W. Pharyngoplasty by muscle transplantation. Br J Plast Surg. 1950;3:128-35.
26. Moss AL, Pigott RW, Albery EH. Hynes pharyngoplasty revisited. Plast Reconstr Surg. 1987;79:346-55.
27. Braithwaite F. Cleft palate repair. In: Gibson R. Modern trends in plastic surgery. London: Butterworths; 1964.
28. Braithwaite F, Maurice DG. The importance of the elevator palati muscle in cleft palate closure. Br J Plastic Surg. 1968;21:60-2.
29. Kriens OB. An anatomical approach to veloplasty. Plast Reconstr Surg. 1969;43:29-41.
30. Kriens OB. Fundamental anatomic findings for an intravelar veloplasty. Cleft Palate J. 1970;7:27-36.
31. Furlow Jr LT. Cleft palate repair by double opposing Z-plasty. Plast Reconstr Surg.1986;78:724-728.
32. Furlow Jr LT. Secondary cleft palate surgery. In: Grotting JC (ed). Reoperative aesthetic & reconstructive plastic surgery. ST Louis: Quality Medical Publishing, Inc.; 1995:799-846.
33. Veau V. Division palatine. Paris: Masson; 1931.
34. Podvinec S. The physiology and pathology of the soft palate. J Laryngol Otol. 1952;66:452-61.
35. Pet MA, Marty-Grames L, Blount-Stahl M, Saltzman BS, Molter DW, Woo AS. The Furlow palatoplasty for velopharyngeal dysfunction: velopharyngeal changes, speech improvements, and where they intersect. Cleft Palate Craniofac J. 2015;52:12-22.
36. Andrades P, Espinosa-de-los-Monteros A, Shell DH 4th, Thurston TE, Fowler JS, Xavier ST et al. The importance of radical intravelar veloplasty during two-flap palatoplasty. Plast Reconstr Surg. 2008;122:1121-30.
37. Gault DT, Brain A, Sommerlad BC, Ferguson DJ. Loop mattress suture. Br J Surg.1987;74:820-1.
38. Harding A, Harland K, Razzell RE. Cleft Audit Protocol for Speech: CAPS. Available from St. Andrew's Centre for Plastic Surgery, Broomfield Hospital, Essex, CM1 7ET England, UK; 1996.
39. Williams WN, Seagle MB, Pegoraro-Krook MI, Souza TV, Garla L, Silva ML et al. Prospective clinical trial comparing outcome measures between Furlow and von Langenbeck palatoplasties for UCLP. Ann Plast Surg. 2011;66:154-63.
40. Bosi VZ. Ressonância de fala e complicações cirúrgicas após palatoplastia primária com veloplastia intravelar em pacientes com fissura de lábio e palato. [Dissertação] Bauru, SP: Universidade de São Paulo; 2014.
41. Chen PK, Wu JT, Chen YR, Noordhoff MS. Correction of secondary velopharyngeal insufficiency in cleft palate patients with the Furlow palatoplasty. Plast Reconstr Surg. 1994;94:933-41.
42. Hudson DA, Grobbelaar AO, Fernandes DB, Lentin R. Treatment of velopharyngeal incompetence by the Furlow Z-Plasty. Annals of Plast Surg. 1995;34:23-6.
43. Lindsey WH, Davis PT. Correction of velopharyngeal insufficiency with furlow palatoplasty. Arch Otolaryngol Head Neck Surg. 1996;122:881-4.
44. Dailey SA, Karnell MP, Karnell LH, Canady JW. Comparison of resonance outcomes after pharyngeal flap and Furlow double-opposing Z-plasty for surgical management of velopharyngeal incompetence. Cleft Palate Craniofac J. 2006;43:38-43.
45. Khosla RK, Mabry K, Castiglione CL. Clinical outcomes of the Furlow Z-Plasty for primary cleft palate repair. Cleft Palate Craniofac J. 2008;45:501-10.
46. D'Antonio LL, Eichenberg BJ, Zimmerman GJ, Patei S, Riski JE, Herber SC, Hardesty RA. Radiographic and aerodynamic measures of velopharyngeal anatomy and function following Furlow Z-plasty. Plast Reconstr Surg. 2000;106:539-49.
47. Jackson O, Stransky CA, Jawad AF, Basta M, Solot C, Cohen M et al. The Childrens's Hospital of Philadelphia modification of the Furlow double-opposing Z-palatoplasty: 30-year experience and long-term speech outcomes. Plast Reconstr Surg. 2013;132:613-22.
48. LaRossa D, Jackson OH, Kirschner RE, Low DW, Solot CB, Cohen MA et al. The Children's Hospital of Philadelphia modification of Furlow double opposing Z-plasty: long-term speech and growth results. Clin Plast Surg. 2004;31(2):243-9.
49. Sloan GM. Posterior Pharyngeal flap and sphincter pharyngoplasty: the state of the art. Cleft Palate Craniofac J. 2000;37(2):112-22.
50. Hogan VM, Schwartz MF. Velopharyngeal incompetence. In: Converse JM (ed). Reconstructive plastic surgery: principles and procedures in correction, reconstruction, and transplantation. Philadelphia: WB Saunders Company; 1977, p. 2268-95.
51. Padgett EC. The repair of cleft palate after unsuccessful operations, with special reference to cases with an extensive loss of palatal tissue. Arch Surg. 1930;20:453-72.
52. Hogan VM. A clarification of the surgical goals in cleft palate speech and the introduction of the lateral port control (l.p.c.) pharyngeal flap. Cleft Palate J. 1973;10:331-45.
53. Warren DW, DuBois AB. A pressure-flow technique for measuring velopharyngeal orifice area during continuous speech. Cleft Palate J. 1964;16:52-71.
54. Shprintzen RJ, Lewin ML, Croft ML, Danieller AI, Argamaso RV, Ship AG et al. A comprehensive study of pharyngeal flap surgery: tailor made flaps. Cleft Palate J. 1979;16:46-55.
55. Hynes W. Pharyngoplasty by muscle transplantation. Br J Plast Surg. 1950;3:128-35.
56. Hynes W. The results of pharyngoplasty by muscle transplantation in "failed cleft palate" cases, with special reference to the influence of the pharynx on voice production. Ann R Coll Surg Engl. 1953;13:17-35.

57. Hynes W. Observations on pharyngoplasty. Br J Plast Surg. 1967;20:244-56.
58. Pigott RW. The results of pharyngoplasty by muscle transplantation by Wilfred Hynes. Br J Plast Surg. 1993;46:440-2.
59. Mehendale FV, Birch MJ, Birkett L, Sell D, Sommerlad BC. Surgical management of velopharyngeal incompetence in velocardiofacial syndrome. Cleft Palate Craniofac J. 2004;41:124-35.
60. Mehendale FV, Lane R, Laverty A, Dinwiddie R, Sommerlad BC. Effect of palate re-repairs and hynes pharyngoplasties on pediatric aiways: an analysis of preoperative and postoperative cardiorespiratory sleep studies. Cleft palate Craniofac J. 2013;50:257-67.
61. Hopper RA, Tse R, Smartt J, Swanson J, Kinter S. Cleft palate repair and velopharyngeal dysfunction. Plast Reconstr Surg. 2014;133:852e- 864e.
62. Orticochea M. Construction of a dynamic muscular sphincter in cleft palates. Plast Reconstr Surg. 1968;41:323-7.
63. Orticochea M. A review of 236 cleft palate patients treated with dynamic muscle sphincter. Plast Reconstr Surg 1983;71;180-6.
64. Orticochea M. The timing and management of dynamic muscular pharyngeal sphincter construction in velopharyngeal insufficiency. Br J Plast Surg. 1999;52:85-7.
65. Ysunza A, Pamplona MC. Velopharyngeal function after two diferente types of pharyngoplasty. Int J Pediatr Otorhinolaryngol. 2006;70:1031-7.
66. Fritzell B. The velopharyngeal muscles in speech. An electromyographic and cinéradiographic study. Acta Otolaryngol. 1969; Suppl 250:1-27.
67. Liao YF, Chuang ML, Chen PK, Chen NH, Yun C, Huang CS. Incidence and severity of obstructive sleep apnea following pharyngeal flap surgery in patients with cleft palate. Cleft Palate Craniofac J. 2002;39:312-6.
68. Liao YF, Noordhoff MS, Huang CS, Chen PK, Chen NH, Yun C, Chuang ML. Comparison of obstructive sleep apnea syndrome in children with cleft palate following Furlow palatoplasty or pharyngeal flap for velopharyngeal insufficiency. Cleft Palate Craniofac J. 2004;41:152-6.
69. Yamashita PP, Trindade IE. Long-term effects of pharyngeal flaps on the upper airways of subjects with velopharyngeal insufficiency. Cleft Palate Craniofac J. 2008;45:364-70.
70. Abyholm F, D'Antonio L, Davidson Ward SL, Kjoll L, Saeed M, Shaw W et al. Pharyngeal flap and sphincterplasty for velopharyngeal insufficiency have equal outcome at 1 year postoperatively: results of a randomized trial. Cleft Palate Craniofac J. 2005;42:501-11.
71. Pensler JM, Reich DS. A comparison of speech results after the pharyngeal flap and the dynamic sphincteroplasty procedures. Ann Plast Surg. 1991;26:441-3.
72. Sloan GM, Reinisch JR, Nichter LS, Downey SE. Surgical management of velopharyngeal insufficiency: pharyngoplasty vs pharyngeal flap. Plast Surg Forum. 1994;13:128-30.
73. de Serres LM, Delyiannis FW, Eblen LE, Gruss JS, Richardson MA, Sie KC. Results with sphincter pharyngoplasty and pharyngeal flap. Int J Pediatr Otorhinolaryngol. 1999;48:17-25.
74. Ysunza A, Pamplona C, Ramirez E, Molina F, Mendoza M, Silva A. Velopharyngeal surgery: a prospective randomized study of pharyngeal flaps and sphincter pharyngoplasties. Plast Reconstr Surg. 2002;110:1401-7.
75. Yamashita RP, Curiel CA, Fukushiro AP. Medeiros MNL, Trindade IEK. Comparison between pharyngeal flap surgery and sphincteroplasty: nasometric and aerodynamic analysis. Rev CEFAC. 2015;17:907-16.
76. Collins J, Cheung K, Farrokhyar F, Strumas N. Pharyngeal flap versus sphincter pharyngoplasty for the treatment of velopharyngeal insufficiency: aA meta-analysis. J Plast Reconstr Aesthet Surg. 2012;65:864-8.

ASPECTOS RINOLÓGICOS DOS INDIVÍDUOS COM FISSURA LABIOPALATINA

Carlos Eduardo Bertier ▪ Sergio Henrique Kiemle Trindade
Ivy Kiemle Trindade-Suedam ▪ Inge Elly Kiemle Trindade

As fissuras que envolvem o palato primário e secundário são as anomalias congênitas mais comuns da face e cavidade oral. Visualizadas clinicamente pela ruptura do lábio superior e/ou palato, trazem, em associação, deformidades nasais características que resultam de forças anormais geradas pela descontinuidade das narinas,[1] levando a desafios estéticos e funcionais para a equipe reabilitadora e para os indivíduos acometidos.

A etiologia da deformidade nasal em pacientes com fissura labiopalatina é assunto de considerável debate. Estudo dos anos 1990, que investigou o crescimento e o desenvolvimento craniofacial facial em indivíduos com fissura sugeriu deficiência intrínseca de crescimento dos processos nasais medial e lateral,[2] o que justificaria a deformidade nasal. Por outro lado, sabe-se que fatores morfológicos estruturais, como a fissura *per se*, a hipoplasia maxilar, o mau posicionamento dos segmentos maxilares e a deformidade do músculo orbicular contribuem significativamente para a assimetria e para a deformidade nasal. Destaca-se que, embora a deformidade nasal na fissura labial geralmente seja característica, sua gravidade varia com cada caso e está diretamente relacionada com a extensão da deformidade labial e, principalmente, da fissura alveolar.[2]

Funcionalmente, estudos do laboratório de fisiologia do HRAC-USP têm demonstrado de forma sistemática que as fissuras labiopalatinas, reconhecidamente, afetam também a forma e a função nasal.[3-9] As **deformidades nasais externas**, como o encurtamento da columela e o achatamento da ponta nasal e toda a pirâmide nasal, e as **deformidades internas**, entre elas o desvio do septo, o estreitamento da área da válvula nasal e a hipertrofia de cornetos nasais, impactam negativamente as dimensões internas nasais, levando, consequentemente, à obstrução nasal, em parte considerável dos casos, comprometendo a função respiratória e a ressonância da fala.[1]

Contudo, para a plena compreensão das deformidades nasais que acometem os indivíduos com fissura e de seus impactos, é de fundamental importância o entendimento da anatomofisiologia das vias aéreas superiores.

ANATOMOFISIOLOGIA NASAL APLICADA ÀS FISSURAS LABIOPALATINAS

As vias aéreas superiores (VAS) compreendem a cavidade nasal, os seios paranasais, a cavidade oral, a nasofaringe, orofaringe, laringofaringe e a laringe, sendo sua função primária conduzir o fluxo aéreo inspiratório e expiratório. Mais especificamente, as VAS desempenham papel na proteção das vias aéreas inferiores contra a entrada de corpos estranhos, colaborando com a umidificação e aquecimento do ar inalado, na defesa do organismo contra infecções e nos processos de fala e olfação.

A filtração do ar é assegurada pelas vibrissas, pelos presentes no vestíbulo nasal, e pelo muco associado à função ciliar, que provocam a retenção e expulsão de microrganismos e partículas estranhas ao meio. No passado, suspeitava-se que as infecções recorrentes de vias aéreas comumente observadas nos indivíduos com fissura eram decorrentes da pouca eficácia do mecanismo de *clearance* nasal. Contudo, estudo realizado no HRAC-USP em parceria com a FMUSP demonstrou não haver diferenças na transportabilidade do muco pelos cílios entre crianças com e sem fissura de palato.[10]

A pirâmide nasal situa-se em posição central na face, sendo composta por cartilagens e estruturas ósseas. Suas bases ósseas são compostas pelos ossos nasais, processos frontais da maxila, processo nasal dos ossos frontais e espinha nasal anterior, que delimitam a abertura piriforme. A porção cartilaginosa nasal é composta pelas cartilagens laterais superiores, inferiores com suas *cruras* mediais e laterais e no plano sagital mediano, a cartilagem septal. O septo nasal é composto, anteriormente pela cartilagem septal, que se articula posterossuperiormente com a lâmina perpendicular do osso etmoide e posteroinferiormente com o osso vômer. O assoalho das cavidades nasais, particularmente acometido pelas fissuras labiopalatinas, é composto anteriormente pelos processos palatinos da maxila e, posteriormente, pelas lâminas horizontais do osso palatino.

A abertura anterior, delimitada pelas *cruras* mediais e laterais da cartilagem lateral inferior, porção membranosa do septo nasal e porção caudal do septo cartilaginoso, compõem o vestíbulo nasal. Assimetrias desta região são frequentemente observadas em diferentes tipos de fissuras. Seguindo no sentido anteroposterior, outro segmento de grande relevância é denominado de válvula nasal. Esta área é delimitada medialmente pelo septo cartilaginoso, superiormente pela borda caudal da cartilagem lateral superior e lateralmente pela cabeça da concha nasal inferior. Sua função pode ser modulada pelos músculos dilatadores da asa nasal, e, desta forma, regulam parcialmente o fluxo inspiratório e expiratório. A região da válvula nasal é o segmento de maior constrição da via aérea superior, e grande responsável pela resistência nasal ao fluxo aéreo. Alterações nesta região podem comprometer de forma significativa a permeabilidade nasal.[11]

Do ponto de vista fisiológico e aerodinâmico, a válvula nasal desempenha papel relevante. Durante a inspiração, o ar ingressa nas fossas nasais em fluxo laminar. Entretanto, ao passar pela área estreitada da válvula nasal, o fluxo aéreo sofre uma aceleração momentânea (efeito Bernoulli) e tem parte de seu fluxo, desviada para a porção mais superior das fossas nasais, entrando em contato com a mucosa olfatória. Contudo, ao entrar em contato com os cornetos, a maior parte do fluxo inspiratório sofre desaceleração e aceleração repetidas, passando para o regime turbilhonar. Estas condições aerodinâmicas aumentam o tempo de contato do ar com a mucosa respiratória, favorecendo a filtração, o condicionamento e a umidificação do ar. Desta forma destaca-se a importância fisiológica das conchas nasais.

Procedimentos cirúrgicos sobre as conchas nasais, em especial as turbinectomias ou turbinoplastias inferiores devem levar em consideração estes aspectos aerodinâmicos e fisiológicos. Cirurgias com ressecções totais ou subtotais das conchas nasais inferiores devem ser evitadas, pois, apesar da ampla dimensão das fossas nasais resultantes destes procedimentos, o fluxo nasal resultante não é fisiológico, resultando, por vezes, de forma paradoxal, em queixas refratárias de obstrução nasal.[12]

Não obstante, há que se ressaltar a importância na inervação sensorial e autonômica da mucosa nasal, em especial sobre a mucosa das conchas nasais inferiores. Receptores sensíveis ao fluxo nasal, presentes na submucosa nasal, são responsáveis, em parte, pela sensação de obstrução ou permeabilidade nasal. Ressecções amplas das estruturas da parede nasal lateral diminuem a quantidade destes receptores, e podem explicar a paradoxal obstrução nasal presente em cirurgias extensas das conchas nasais inferiores.

A inervação autonômica nasal influi no fenômeno denominado ciclo nasal, no qual se observa a alternância de constrição da mucosa nasal em uma das narinas e vasodilatação na narina contralateral. A estimulação simpática gera vasoconstricção do tecido cavernoso, presente na submucosa das conchas inferiores. A estimulação parassimpática, por sua vez, resulta em vasodilatação dos sinusoides presente na submucosa, ativação das células caliciformes e glândulas submucosas, aumento da frequência de batimento ciliar, o que, pode gerar sensação de obstrução nasal e rinorreia hialina.[13]

Estudo clássico de Cole (2000)[14] demonstrou existir uma alternância na resistência oferecida pelas cavidades nasais direita e esquerda ao fluxo aéreo, o que é claramente uma manifestação vascular. Esses vasos se dilatam ou se contraem, em resposta ao ar frio, à presença de irritantes locais, à hipóxia, ao exercício e à exposição a agentes alfa-agonistas. Jo et al. (2015),[15] utilizando dinâmica de fluidos computacional, demonstraram que quanto menores são as áreas seccionais mínimas das cavidades nasais, maiores são os efeitos do ciclo nasal sobre a permeabilidade nasal. O balanço entre o sistema nervoso autonômico simpático/parassimpático, também é responsável pela sensação de desobstrução nasal e deve ser considerado durante a avaliação de pacientes com queixas de obstrução nasal crônica.

Em suma, a sensação de permeabilidade não se resume a apenas aspectos anatômicos. Controle autonômico da mucosa nasal, status inflamatório, integridade do epitélio mucociliar e da inervação sensorial da mucosa devem ser sempre considerados durante a avaliação de pacientes com obstrução nasal.

Uma série de estudos publicados pelo grupo de pesquisa do laboratório de fisiologia do HRAC-USP[3,6,9] têm demonstrado que a via aérea do indivíduo com fissura labiopalatina, designadamente o *nariz,* apresenta as dimensões internas reduzidas em relação ao indivíduo sem fissura. Os autores atribuem parcialmente estes achados aos efeitos deletérios das cirurgias plásticas reparadoras do lábio e do palato sobre a maxila, restringindo seu crescimento, tornando-a tridimensionalmente hipoplásica e, consequentemente, restringindo o crescimento de todas as estruturas a ele relacionadas. Passamos, agora, a descrever as deformidades anatômicas nasais presentes nos indivíduos com fissura labiopalatina que podem levar ao comprometimento funcional das vias aéreas, comumente observado nesta população.

DEFORMIDADES NASAIS NAS FISSURAS LABIOPALATINAS UNILATERAIS

Nas fissuras unilaterais, as duas porções do músculo orbicular do lábio superior, criadas pela solução de continuidade labial, tendem a tracionar as estruturas nasais em direções opostas. No lado da fissura, a força é exercida sobre a base alar externa e, no lado oposto, sobre a base da columela. Como consequência, do ponto de vista anatômico, o nariz dos indivíduos com fissura unilateral caracteriza-se pelo desvio da pirâmide nasal para o lado sem fissura e pela assimetria da ponta nasal associada ao achatamento da narina no lado da fissura.

Estudo clássico de Converse et al. (1977)[16] dividiu as características anatômicas externas do nariz de indivíduos com fissura unilateral em três categorias: as relacionadas com a ponta nasal (cartilagens alares e columela), à plataforma óssea lateral (abertura piriforme) e às estruturas de suporte da linha média (septo cartilaginoso e espinha nasal anterior). Já Hogan e Converse (1971)[17] representaram a deformidade nasal da fissura unilateral como um "tripé inclinado", com o septo nasal desviado sustentando o tecido mole, apoiado em uma maxila hipoplásica.

Uma série de autores[16-23] apresentaram, nas décadas de 1970 e 1980, as alterações anatômicas nasais frequentemente observadas ao nascimento nas fissuras unilaterais e que estão descritas, de forma sistematizada no Quadro 9-1 e ilustradas na Figura 9-1.

Quadro 9-1. Principais alterações morfológicas nasais encontradas nos indivíduos com fissuras unilaterais

Alterações morfológicas nasais nas fissuras unilaterais
Ponta nasal
■ Ponta nasal desviada, com tendência à bifidez ■ *Domus* assimétrico ■ Colapso da *crura* lateral no lado da fissura ■ Posição inferiorizada da *crura* medial no lado da fissura
Columela
■ Base da columela desviada para o lado sem fissura ■ Topo da columela desviada para o lado com fissura
Base alar
■ Deslocamento lateral (superior ou inferior) da base alar no lado da fissura ■ Narinas assimétricas
Dorso nasal
■ Desvio da pirâmide óssea para o lado sem fissura ■ Ossos nasais assimétricos e achatados no lado da fissura ■ Cartilagens laterais superiores assimétricas ■ Alteração da união entre as cartilagens laterais superiores e inferiores no lado da fissura
Septo
■ Desvio da lâmina perpendicular para o lado da fissura ■ Desvio da cartilagem quadrangular na junção com a lâmina perpendicular para o lado da fissura ■ Desvio caudal da cartilagem quadrangular para o lado sem fissura ■ Desvio da espinha nasal para o lado sem fissura ■ Cartilagem lateral inferior achatada e alargada
Assoalho nasal e componentes internos da cavidade nasal
■ Ausência de assoalho nasal ósseo no lado da fissura ■ Mucosa nasal invaginada para a área da fissura ■ Hipertrofia da concha nasal inferior do lado sem fissura

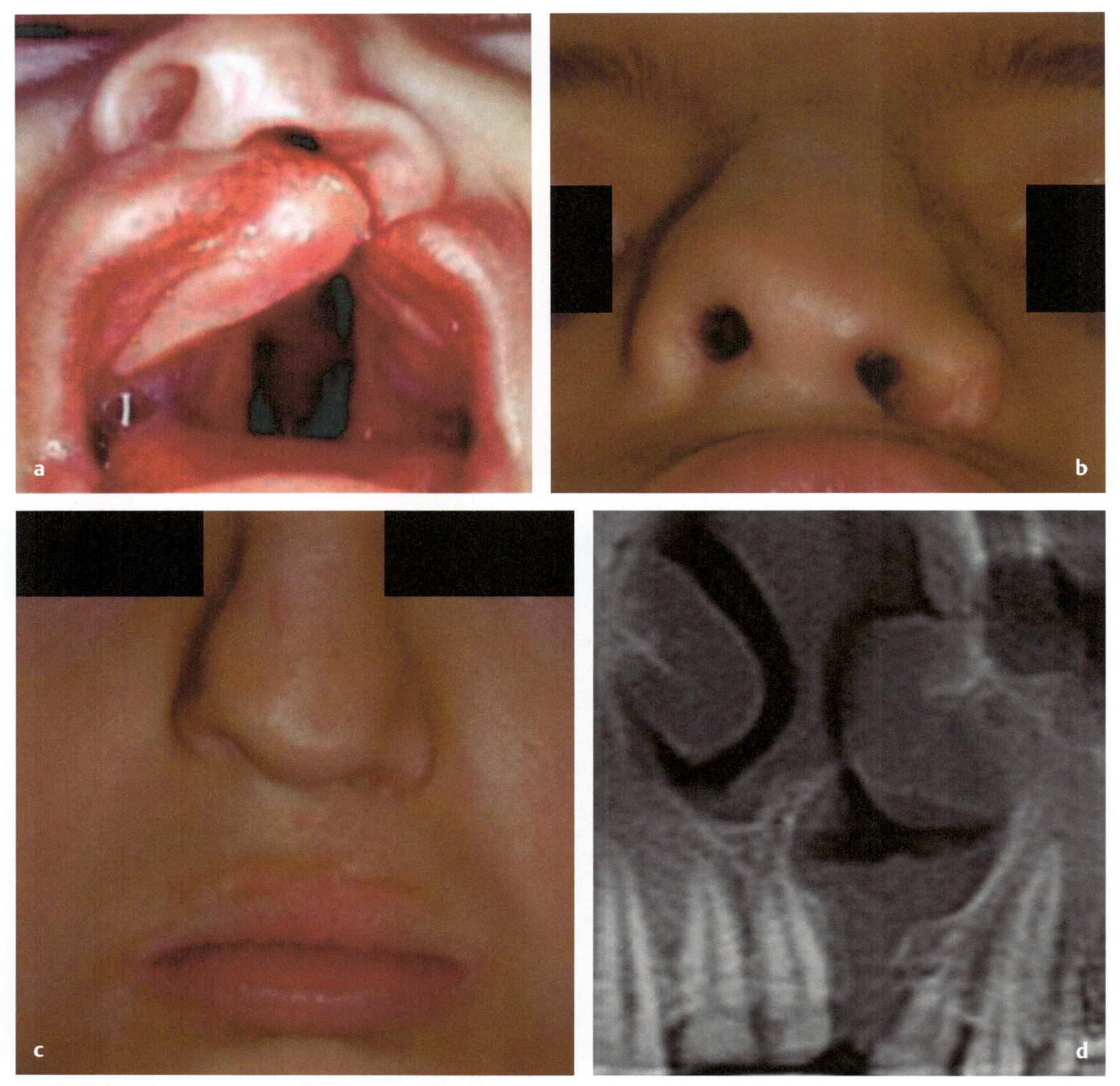

Fig. 9-1. Deformidades nasais típicas das fissuras unilaterais. (**a**) Bebê aos 3 meses com fissura transforame incisivo unilateral esquerda, imediatamente antes da realização da queiloplastia. Notar a base da columela desviada para o lado sem fissura, o topo da columela desviada para o lado com fissura e o colapso da cartilagem alar esquerda. (**b-c**) Aos 11 anos, apesar da evidente melhora na condição nasal decorrente da queiloplastia, observa-se, ainda, o deslocamento lateroinferior da base alar no lado da fissura reparada e assimetria das narinas. (**d**) No corte coronal de uma tomografia computadorizada de feixe cônico, nota-se a falha de tecido ósseo que compõe o assoalho nasal, o desvio de septo e a hipertrofia de cornetos inferiores.

DEFORMIDADES NASAIS NAS FISSURAS LABIOPALATINAS BILATERAIS

Nas fissuras bilaterais, o nariz apresenta maior simetria externa e interna, não sofrendo grandes desvios como nas fissuras unilaterais. Dentre as alterações mais evidentes estão a columela curta, por vezes ausente, e, consequentemente, a ponta nasal achatada, com a base alar alargada, deslocando-se para as laterais (Fig. 9-2). Quando se observa algum grau de assimetria nasal, o desequilíbrio de forças musculares incidentes sobre as estruturas nasais produz deformidades similares às apresentadas nos casos de fissura unilateral. É importante destacar que a deformidade nasal nas fissuras uni ou bilaterais não deve ser somente associada ao desequilíbrio causado pela inserção atípica dos músculos periorais, mas, também, à deficiência congênita de tecido mole decorrente da presença da fissura. O Quadro 9-2 e a Figura 9-2 ilustram as alterações anatômicas nasais frequentemente observadas nas fissuras bilaterais.

Alguns pontos relacionados com a anatomia nasal atípica dos indivíduos com fissura uni ou bilateral devem ser destacados, como segue:

1. Nem todas as deformidades anteriormente descritas estão presentes em todos os pacientes.
2. Nem todas as deformidades se apresentam com a mesma magnitude.
3. Muito embora a queiloplastia vise o fechamento cirúrgico do lábio, esta cirurgia também corrige as deformidades anatômicas nasais, entre elas o achatamento alar, a assimetria das narinas, o encurtamento da columela e, até mesmo, parcialmente, o desvio de septo. Contudo, as alterações ainda permanecem, em parte, consideráveis dos casos e, inclusive, podem-se acentuar com a deficiência no crescimento craniofacial, como pode ser visto na Figura 9-3.

Quadro 9-2. Principais alterações morfológicas nasais encontradas nos indivíduos com fissuras bilaterais

Alterações anatômicas nasais nas fissuras bilaterais
Ponta Nasal
■ Ponta nasal bífida e plana ■ Rotação inferior da cartilagem alar ■ Prolábio pode estar aderido à ponta nasal ■ Colapso da *crura* lateral ■ *Domus* deslocados lateralmente com ângulo obtuso entre as *cruras* medial e lateral, resultando em aparência achatada
Columela
■ Muito curta ou ausente
Base alar
■ Deslocamento lateral das bases alares, resultando em uma orientação mais horizontal da narina ■ Colapso da narina, em parte considerável dos casos
Dorso nasal
■ Falta de projeção com achatamento da abóbada osseocartilaginosa ■ Distúrbio da união entre as cartilagens laterais superiores e inferiores
Septo
■ Ausência de desvio específico ■ O septo cartilaginoso caudal e a espinha nasal são deslocados inferiormente em relação ao nível das bases alares ■ Desenvolvimento caudoventral alterado
Assoalho nasal e componentes internos da cavidade nasal
■ Assoalho nasal ausente

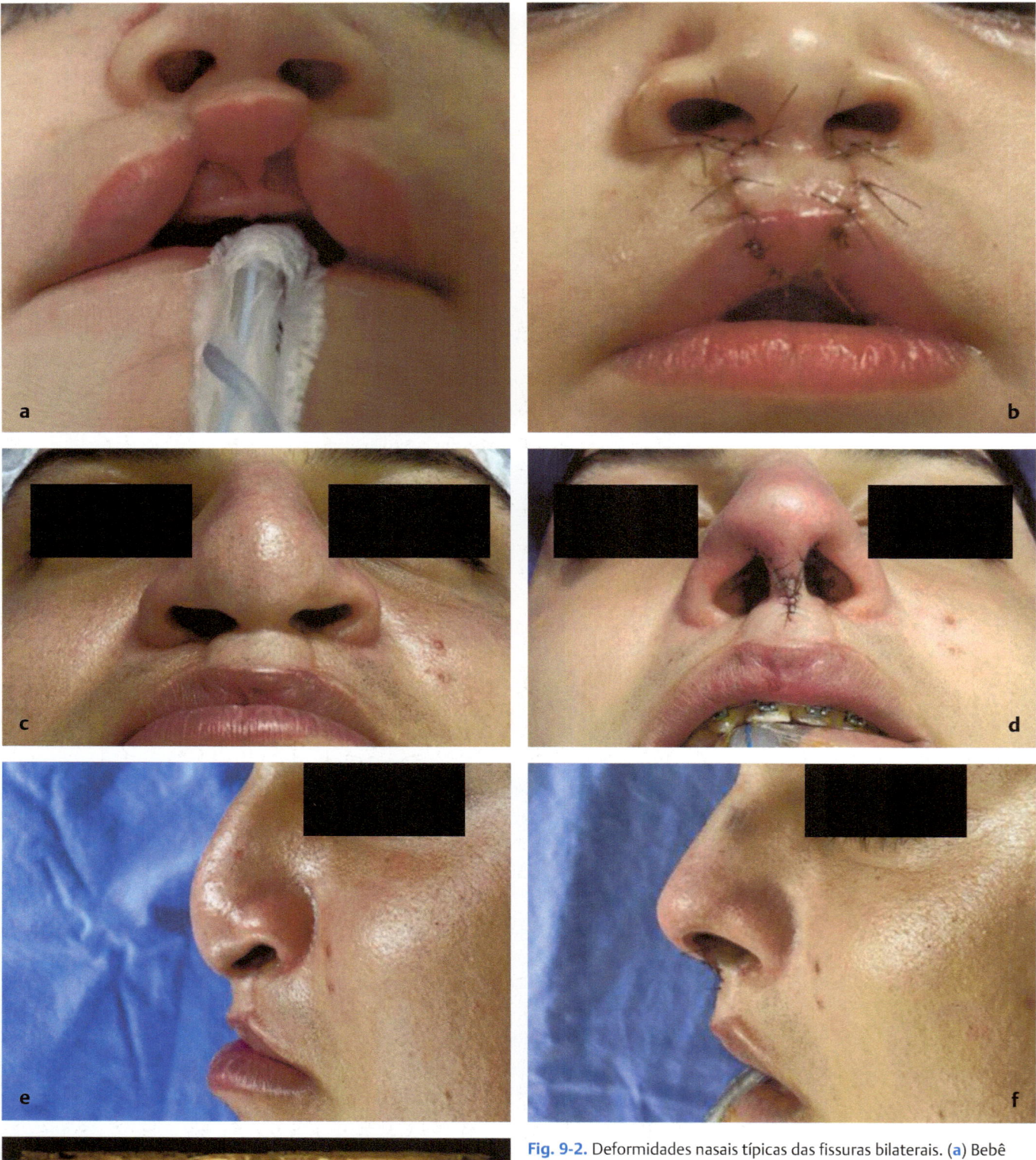

Fig. 9-2. Deformidades nasais típicas das fissuras bilaterais. (**a**) Bebê aos 3 meses com fissura transforame incisivo bilateral, imediatamente antes da realização da queiloplastia. Notar a simetria nasal e a columela curta, mesmo antes da queiloplastia. (**b**) Pós-operatório imediato de queiloplastia. (**c-d**) Aos 16 anos, na visão frontal e perfil, observa-se um pronunciamento do encurtamento da columela frente ao crescimento craniofacial e sua correção (**e-f**), por meio da rinoplastia com alongamento da columela. (**g**) Na reconstrução 3D de uma tomografia computadorizada de feixe cônico, nota-se a falha de tecido ósseo bilateral que compõe o assoalho nasal.

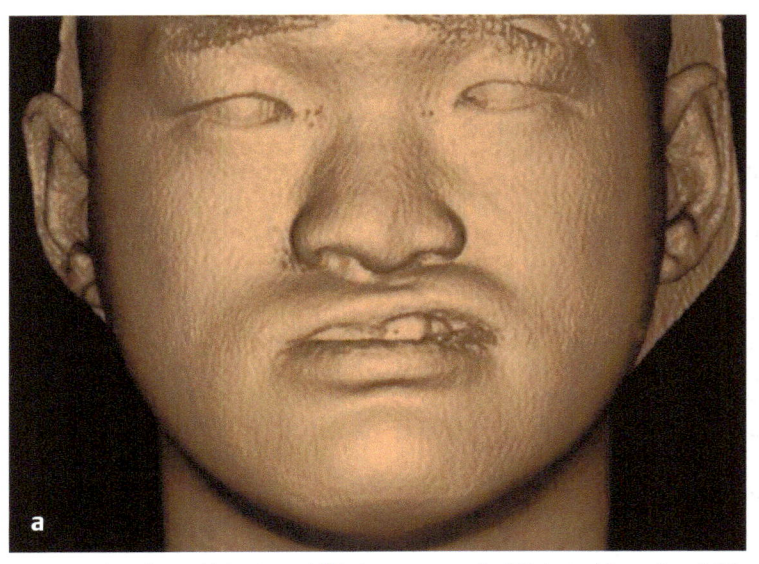

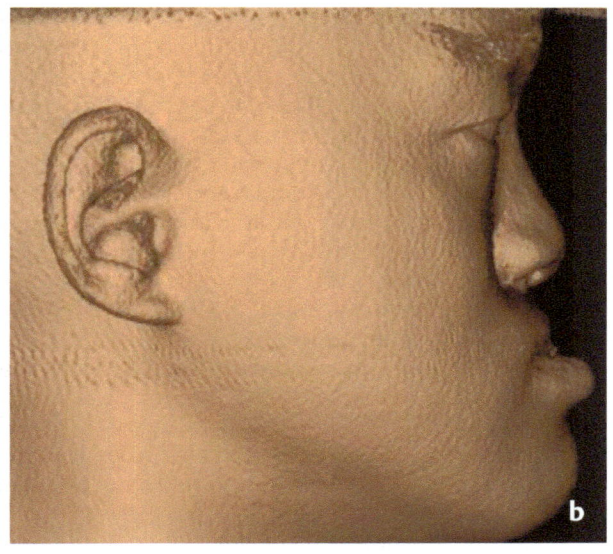

Fig. 9-3. Vista frontal (**a**) e lateral (**b**) de reconstrução 3D de tecido mole, obtido por meio de tomografia computadorizada de feixe cônico. Observa-se um indivíduo com fissura labiopalatina unilateral esquerda, aos 17 anos de idade, previamente à realização da cirurgia ortognática para correção da discrepância maxilomandibular do tipo classe III. Notar assimetria nasal, desvio da pirâmide nasal para o lado não fissurado e pela assimetria da ponta nasal associada ao achatamento da narina no lado da fissura.

FISSURAS LABIOPALATINAS E OBSTRUÇÃO NASAL

As fissuras labiopalatinas interferem na anatomofisiologia nasal de maneira significativa. Nas fissuras transforame incisivo unilateral, o septo se insere, em sua porção mais caudal e inferior, ao processo palatino da maxila e lâmina horizontal do osso palatino, formando, no lado sem fissura, uma cavidade nasal completa, com todas as paredes íntegras. No segmento acometido pela fissura, o septo não se vincula fisicamente ao palato duro e a cavidade nasal comunica-se com a cavidade oral (Fig. 9-1a), sendo possível, nos pacientes, ainda não submetidos à palatoplastia, a visualização dos cornetos nasais pela oroscopia (Fig. 9-1a).

Nos indivíduos com fissura transforame incisivo bilateral, o septo nasal encontra-se vinculado fisicamente à base do crânio, mais especificamente, à lâmina perpendicular do osso etmoide, sem conexão física com o palato duro, e, em sua porção caudal, encontra-se a pré-maxila (Fig. 9-2e), o que justifica, por um lado, o menor grau de desvio septal nos casos bilaterais, quando comparado aos unilaterais que apresentam, geralmente, grande desvio para o lado da fissura (Fig. 9-4) e, por outro lado, expressiva mobilidade do conjunto septo ósseo/pré-maxila, na maior parte dos casos. Ressalta-se que a cirurgia de enxerto ósseo alveolar, realizada durante a dentadura mista, visa unificar a maxila em sua porção alveolar, contribuindo significativamente para a redução desta mobilidade, mas a fissura óssea palatina, e por consequência, a ausência parcial de assoalho nasal permanece.

A parede nasal lateral é composta pela concha nasal inferior, formada por um osso independente de mesmo nome, e pelas conchas nasais médias e superiores, que são processos do osso etmoide. Estas estruturas delimitam os meatos nasais,

Assimetria da abertura piriforme | Descontinuidade do palato ósseo | Desvio septal em esporão para o lado fissura | Desvio posterior e pneumatização da lâmina perpendicular do etmoide

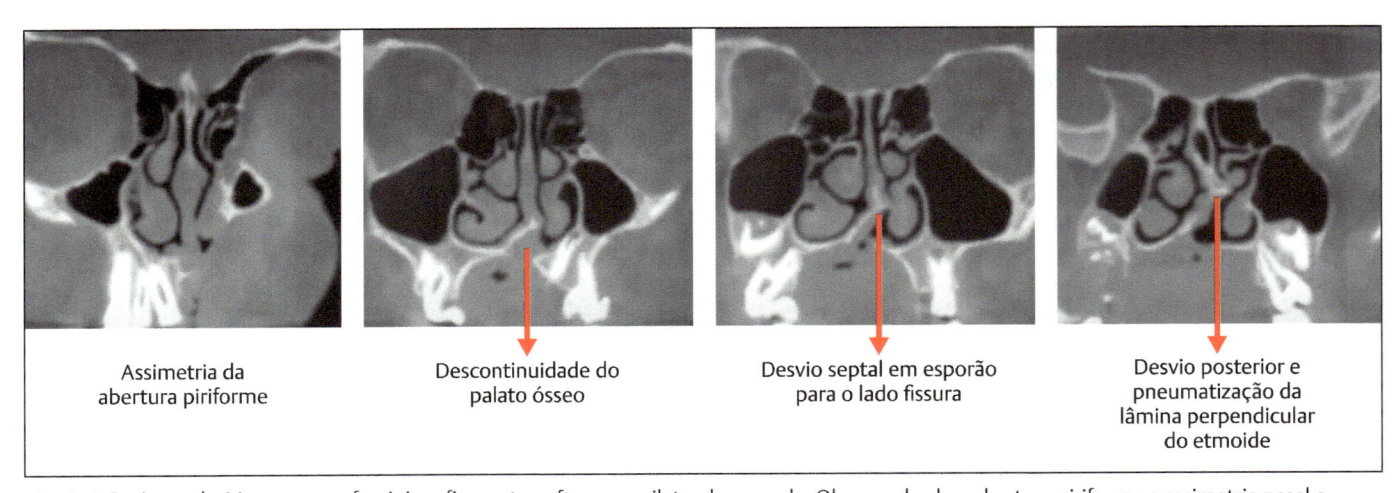

Fig. 9-4. Paciente de 11 anos, sexo feminino, fissura transforame unilateral esquerda. Observe desde a abertura piriforme a assimetria nasal e presença de desvio septal obstrutivo na fossa nasal esquerda. O lado da fissura apresenta descontinuidade do assoalho nasal. A narina direita encontra-se íntegra.

sendo que no meato inferior, delimitado pela face inferior da concha nasal inferior e assoalho da fossa nasal, desemboca o ducto lacrimal. No meato nasal médio, delimitado pela face superior da concha nasal inferior e concha nasal média, drenam as secreções dos seios paranasais denominados anteriores (seio maxilar, etmoide anterior e seio frontal), respectivamente nas regiões do infundíbulo etmoidal e recesso frontal. Já o meato nasal superior, situado entre a face superior da concha nasal média e concha nasal superior, drenam, na região do recesso esfenoetmoidal, as secreções oriundas dos seios etmoidais posteriores e esfenoidais. Alterações na anatomia da parede nasal lateral de pacientes com fissuras labiopalatinas e consequentemente sinusopatias crônicas são pouco descritas na literatura. Estudo prévio desenvolvido pelo laboratório de fisiologia do HRAC-USP, em conjunto com o Grupo de Defesa Pulmonar da FMUSP não encontrou alterações deletérias nas propriedades de físicas e de transporte do muco nasal de pacientes com fissuras labiopalatinas.[10]

O teto da cavidade nasal é delimitado pela lâmina crivosa do osso etmoide, separando a cavidade nasal da fossa cerebral anterior. No terço superior da cavidade nasal situa-se o epitélio neuro-olfatório. Para a adequada percepção dos diferentes aromas, além da integridade do epitélio e vias olfativas centrais, torna-se necessária a permeabilidade ao fluxo aéreo nesta região. Estudos prévios demonstraram que indivíduos com fissuras orofaciais, síndrome velocardiofacial e de Kalmann apresentam disfunção olfatória, potencialmente causadas por alterações anatômicas nasais, disfunção primária nas vias olfativas ou secundárias a procedimentos cirúrgicos locais.[24,25] Especificamente, nos pacientes com fissuras labiopalatinas o comprometimento da função olfatória não se encontra completamente elucidado. O impacto dos tipos de fissura e procedimentos cirúrgicos realizados sobre a função olfatória, neste grupo de pacientes, merecem estudos complementares.

O terço final das cavidades nasais é delimitado pelas coanas. Estudos prévios citam a associação da síndrome CHARGE (coloboma, defeitos cardíacos, atresia de coanas, retardo no crescimento, anormalidades genitais, nas orelhas e surdez) com as fissuras labiopalatinas. Estudo de Issac et al., 2018,[26] relataram a presença de fissuras labiopalatinas em 25% de uma amostra de pacientes com síndrome CHARGE. Desta forma, pacientes com fissuras e alterações do espectro CHARGE devem ser avaliados para possível associação com atresia ou imperfuração coanal.

Em suma, pacientes com fissuras labiopalatinas e outras anomalias craniofaciais apresentam alterações anatômicas e fisiológicas em diversos segmentos das cavidades nasais. Ressalta-se, portanto, que pacientes com queixas de obstrução nasal devem ter suas cavidades nasais e nasofaringe avaliadas de forma integral.

AVALIAÇÃO ANATÔMICA E FUNCIONAL NASAL EM PACIENTES COM ANOMALIAS CRANIOFACIAIS

A investigação clínica de pacientes com anomalias craniofaciais e obstrução inicia-se com a inspeção estática da face e pirâmide nasal. Descrição da anatomia nasal, projeção e/ou grau de ptose da ponta nasal, assimetria das cartilagens alares e desvio caudal do septo nasal devem ser detalhados. Segue-se à realização de rinoscopia anterior e nasofibroscopia flexível, nos quais se descreve a anatomia nasal, alterações septais e na parede nasal lateral. No exame da cavidade nasal avalia-se o grau, o tipo de desvio septal e a presença de hipertrofia das conchas nasais inferiores. O desvio septal pode ser classificado em esquerdo ou direito de acordo com a predominância da lateralidade do desvio, e, em anterior, quando situado nas zonas 1 e 2 de Cottle (septo membranoso e septo cartilaginoso, respectivamente), e, posterior, quando acometer as zonas 3 e 4 de Cottle, zona de transição entre septo cartilaginoso e ósseo, e, vômer, respectivamente.[27] Adicionalmente, mensura-se a intensidade do desvio em: grau 1 (obstrução em até 25% da luz da cavidade nasal), grau 2 (entre 25 e 50%), grau 3 (entre 50 e 75%) e grau 4 (75% ou mais). O grau de hipertrofia das conchas nasais inferiores pode ser classificado segundo o mesmo critério descrito para os desvios septais (grau 1 a 4). A Figura 9-5 demonstra a ficha de rotina para avaliação clínica de pacientes avaliados no Laboratório de Fisiologia do HRAC-USP.

A avaliação da patência nasal tem se baseado, historicamente, em impressões clínicas, a partir do levantamento de dados da anamnese e inspeção visual por rinoscopia e/ou nasofibroscopia. Entretanto, as descrições e quantificação do grau de obstrução nasal pelos métodos anteriormente citados, são subjetivos e sujeitos à variação intra e interexaminadores. Neste contexto, métodos que quantifiquem de forma objetiva as dimensões internas nasais foram desenvolvidos e empregados junto ao laboratório de fisiologia do HRAC-USP, como segue:

FICHA DE AVALIAÇÃO CLÍNICA
HOSPITAL DE REABILITAÇÃO DE ANOMALIAS CRANIOFACIAIS-USP
Seção de fisiologia

IDENTIFICAÇÃO
Nome: _____
Profissão/ocupação: _____
Sexo: _____ DN: _____ Idade: _____
Data: _____ Etnia: _____ RG HRAC: _____
Peso: _____ Altura: _____ IMC: _____

QUEIXAS NASAIS

Obstrução nasal S ☐ N ☐
- Início e duração _____
- Lado   D ☐   E ☐   Bilateral ☐   Báscula ☐
- Intensidade
  - leve ☐ (sono normal, atividades diárias normais. sem sintomas inoportunos)
  - moderada-grave ☐ (um ou mais sintomas positivos)
- Frequência - persistente intermitente
- Obs _____

Respiração oral S ☐ N ☐
- Frequência - persistente ☐ intermitente ☐ vigília durante o sono ☐
- Obs _____

Antecedentes pessoais
  Cirurgia nasal prévia ☐
  Trauma ou fratura nasal ☐
  Comorbidades: asma ☐ bronquite ☐ IVAS de repetição ☐ HAS ☐ DM ☐ cardiopatia ☐ pneumopatia ☐
      tabagismo ☐ Outros_____

Medicação nasal S ☐ N ☐
- Uso - contínuo ☐ intermitente ☐ Qual _____?

EXAME FÍSICO OTORRINOLARINGOLÓGICO

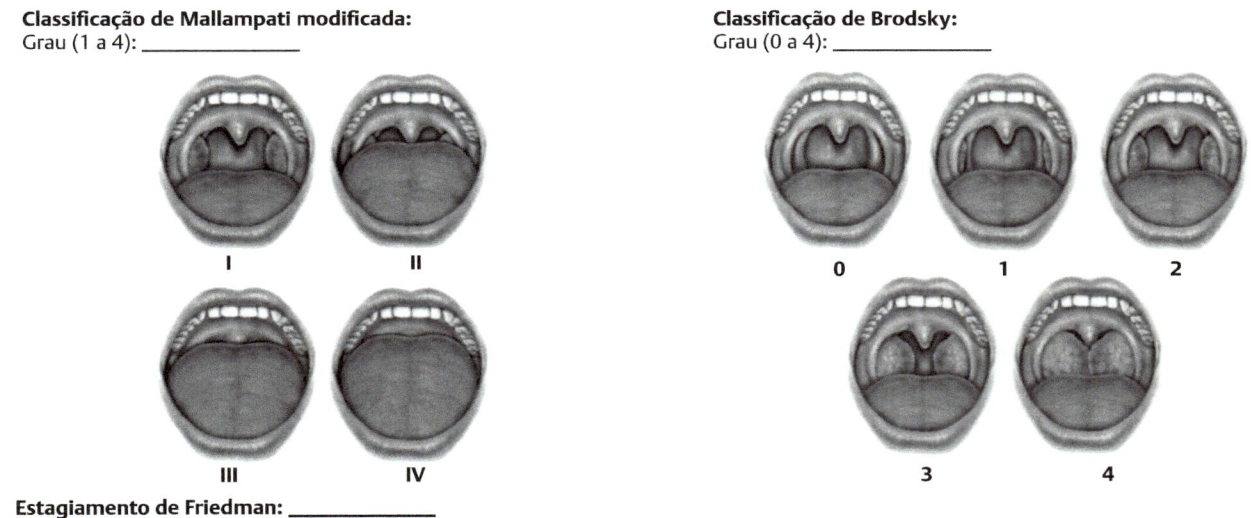

Classificação de Mallampati modificada:
Grau (1 a 4): _____

I   II
III IV

Classificação de Brodsky:
Grau (0 a 4): _____

0 1 2
3 4

Estagiamento de Friedman: _____

	Mallampati modificado	Brodsky	IMC
Estágio 1	1, 2	3, 4	< 40
Estágio 2	1, 2 3, 4	0, 1, 2, 3, 4	< 40
Estágio 3	3, 4	0, 1, 2	< 40
Estágio 4*	1, 2, 3, 4	0, 1, 2, 3, 4	> 40

* ou alteração craniofacial

Fig. 9-5. Rotina de avaliação clínica otorrinolaringológica de pacientes avaliados em diferentes protocolos de estudo desenvolvidos no laboratório de fisiologia do HRAC. *(Continua)*

Classificação de Angle: (1,2 ou 3): Classe: _____

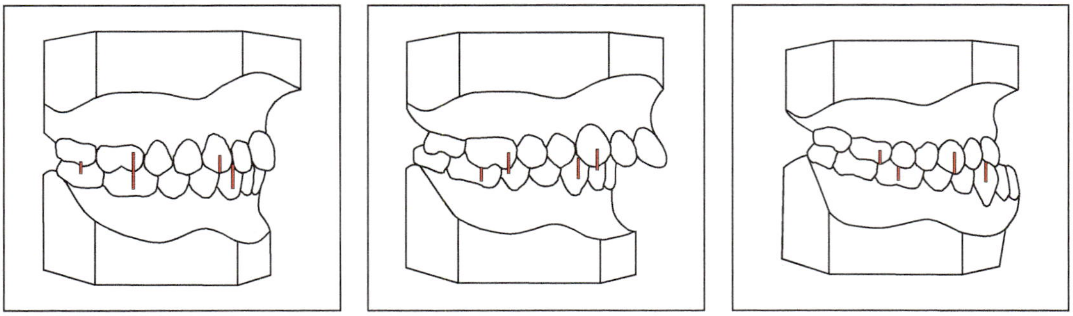

| Classe I | Classe II | Classe III |

RINOSCOPIA ANTERIOR

Desvio septal S ☐ N ☐

- Lateralidade predominante D ☐ E ☐
- Localização: Anterior (septo membranoso e/ou cartilaginoso)
  Posterior (transição entre septo cartilaginoso e ósseo, lâmina perpendicular do etmóide e ou vomer)
  Grau do desvio até 25% ☐ entre 25-50% ☐ 50-75% ☐ acima de 75% ☐

Obs: _____

Hipertrofia de cornetos inferiores S ☐ N ☐ cabeça ☐ corpo ☐ cauda ☐

- Corneto direito tamanho até 25% ☐ entre 25-50% ☐ 50-75% ☐ acima de 75% ☐
- Corneto esquerdo tamanho até 25% ☐ entre 25-50% ☐ 50-75% ☐ acima de 75% ☐

Obs: _____

NASOFARINGOLARINGOSCOPIA FLEXÍVEL

Desvio septal S ☐ N

- Lateralidade predominante D ☐ E ☐
- Localização: Anterior ☐ (septo membranoso e ou cartilaginoso)
  Posterior ☐ (transição entre septo cartilaginoso e ósseo, lâmina perpendicular do etmóide e ou vomer)
  Grau do desvio até 25% ☐ entre 25-50% ☐ 50-75% ☐ acima de 75% ☐

Obs: _____

Hipertrofia de cornetos inferiores S ☐ N ☐ cabeça ☐ corpo ☐ cauda ☐

- Corneto direito tamanho até 25% ☐ entre 25-50% ☐ 50-75% ☐ acima de 75% ☐
- Corneto esquerdo tamanho até 25% ☐ entre 25-50% ☐ 50-75% ☐ acima de 75% ☐

Obs: _____

Rinofaringe
Tipo de fechamento:
Anteroposterior ☐ Circular ☐ Látero-lateral ☐ Prega de Passavant ☐ Insuficiência ☐ Incompetência ☐
Müller rinofaringe: Positivo ☐ (colabamento maior que 90%) Negativo ☐
Base da língua: Hipertrofia ☐ Aumento de tonsila lingual ☐ _____
Müller orofaringe: Positivo ☐ Negativo ☐ Tipo de colabamento: anteroposterior ☐ circular ☐ látero-lateral ☐
Outros achados: _____

Fig. 9-5. *(Cont.)*

Rinometria Acústica

A rinometria acústica, introduzida por Sondhi e Gopinath (1971)[28] tem grande aplicabilidade clínica em diferentes cenários (Fig. 9-6). A técnica foi utilizada inicialmente para avaliar as dimensões da traqueia e da árvore brônquica de cães por Jackson et al. (1977)[29] e para a medida de vias aéreas faríngeas, laríngeas e traqueais de humanos por Hoffstein et al. (1984),[30] Brown et al. (1986),[31] D'Urzo et al. (1987 e 1988)[32,33] e Fredberg et al. (1980).[34] Sua introdução na prática clínica, como método de avaliação das dimensões internas da cavidade nasal, iniciou-se com o trabalho de Hilberg et al. (1989).[35]

A técnica baseia-se no princípio físico de que um som em um tubo (no caso, a cavidade nasal) é refletido frente a variações na impedância acústica, causadas por variações nas dimensões internas do tubo (no caso, as constrições nasais). Em outras palavras, a rinometria acústica compreende a análise dos sons refletidos pela cavidade nasal, os quais são emitidos por uma fonte acústica e captados por um microfone, ambos posicionados no interior do rinômetro adaptado a uma das narinas.[36,37] Permite medições consecutivas de diferentes segmentos da cavidade nasal, desde as narinas até as coanas e, deste modo, a identificação exata do local das diferentes constrições que contribuem para a resistência nasal, de forma rápida e não invasiva, sem a necessidade da participação ativa do paciente.[35,37] Além disso, também permite a medida das distâncias das constrições relativamente às narinas e a medida dos volumes de diferentes regiões da cavidade nasal.[4,38-40]

Hoje é amplamente reconhecida a importância da rinometria acústica como teste específico da permeabilidade nasal.[37,41-43] Em indivíduos com obstrução nasal de diferentes etiologias, valores subnormais foram observados por autores como Grymer et al. (1989),[44] Roithmann et al. (1995),[37] Voegels et al. (2002),[45] Trindade et al. (2009)[6] e Prado (2009).[46]

Pioneiros no uso da rinometria acústica em pacientes com obstrução nasal de origem estrutural, Grymer et al. (1989)[44] analisaram pacientes adultos com diferentes graus de desvio septal, de leve a grave, estudando as áreas seccionais e suas respectivas distâncias em relação às narinas e volumes nasais, além de acompanhar os efeitos da septoplastia. Com as avaliações pré-operatórias, os autores demonstraram que comparativamente a um grupo-controle, pacientes com deformidades leves ou moderadas apresentavam áreas seccionais mínimas na mesma faixa de grandeza (0,53 cm^2 a 0,63 cm^2), localizadas à mesma distância em relação à narina (2,3 cm, em média). Já o grupo com obstrução grave diferiu dos demais, apresentando áreas significativamente menores, da ordem de 0,27 cm^2, em média, e situadas a uma distância equivalente da narina. Verificaram, ainda, que as áreas seccionais mínimas aumentavam com a descongestão nasal e que se deslocavam anteriormente no grupo controle e com obstrução leve e moderada. Estas e outras observações mostraram a importância da rinometria acústica para a caracterização da geometria nasal e permitiram antecipar as aplicações da técnica para o diagnóstico da obstrução nasal.

A rinometria acústica avalia a geometria da cavidade nasal pela análise de ondas sonoras refletidas (ecos) que emergem da cavidade nasal em resposta a uma onda sonora incidente. Os exames são realizados da seguinte forma: um adaptador de silicone conectado à porção proximal do rinômetro é encostado em uma das narinas. O examinador segura firmemente o tubo em paralelo ao dorso do nariz. Uma onda sonora gerada pelo alto-falante, propaga-se pelo tubo e entra na cavidade nasal. Variações da área de secção transversa, ou seja, constrições que diminuam a luz da cavidade causam a reflexão da onda sonora de volta para o tubo do rinômetro. Os sinais de pressão sonora sensibilizam o microfone, são amplificados, digitalizados e analisados por um software específico de um microcomputador conectado ao sistema.

A área de secção transversa nasal é calculada a partir da intensidade do eco. A distância da constrição é calculada com base na velocidade da onda e o tempo de chegada do eco. Os dados são convertidos em função área-distância na

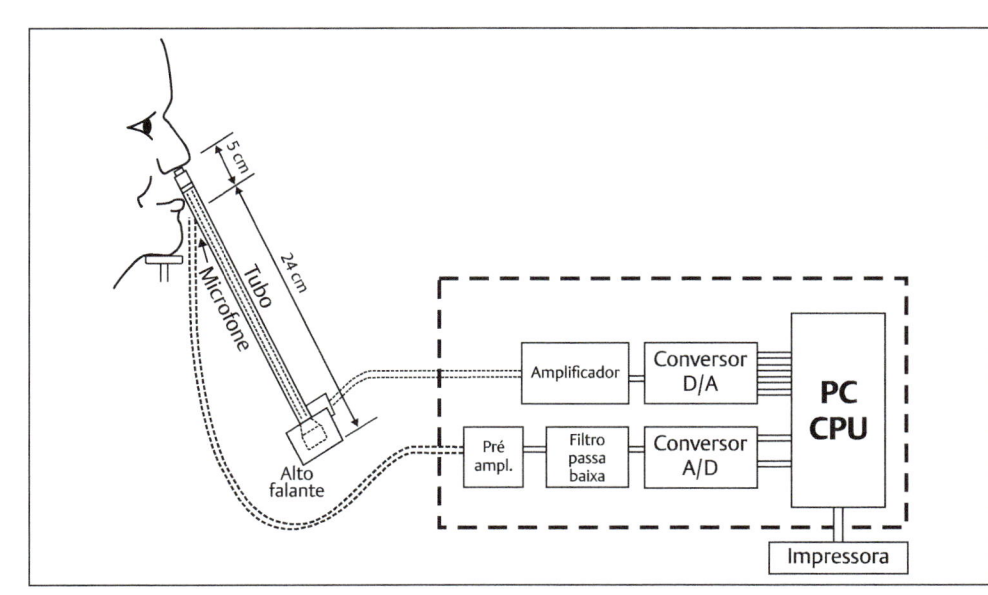

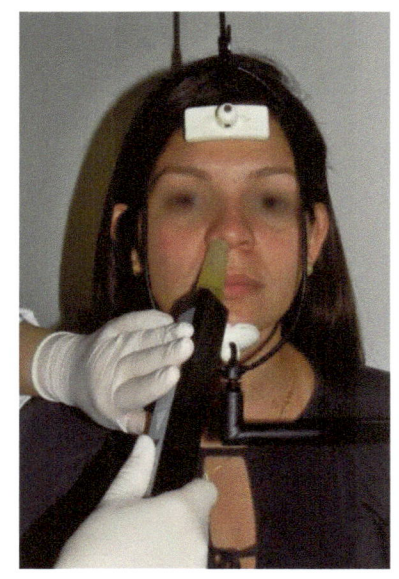

Fig. 9-6. Rinometria acústica: representação esquemática da instrumentação para a medida das áreas seccionais e volumes da cavidade nasal. (Adaptada de Roithmann et al., 2005.)[42]

forma de um gráfico chamado de rinograma, que é mostrado na tela do computador. No gráfico, a área (cm²) é representada em escala semilogarítmica no eixo *y* e a distância (cm) no eixo *x*. O sistema faz medições em rápida sucessão (aproximadamente a cada 0,5 segundo) e permite medidas de toda a cavidade nasal, dos lados direito e esquerdo independentemente.

O Laboratório de Fisiologia do HRAC-USP tem como protocolo a coleta de três curvas para cada cavidade nasal, sendo descartadas aquelas que apresentam artefatos óbvios. Os valores considerados para análise corresponderam à média dessas três medidas tecnicamente aceitáveis, feitas após a higiene nasal, estando a cabeça do indivíduo reclinada para trás e após o período de aclimatação no laboratório. Para minimizar possíveis erros nas medidas, durante a execução do exame, sempre são tomados os seguintes cuidados, de modo a garantir boa reprodutibilidade:

1. O equipamento é calibrado no início de cada período do dia, segundo instrução do fabricante.
2. O exame é realizado com o paciente na posição sentada, estando o queixo e a testa apoiados em uma armação especialmente desenvolvida para este fim, de modo a manter a cabeça estável durante o exame.
3. O tubo é posicionado de forma a não provocar deformação da narina e, por consequência, da válvula nasal.
4. O exame é realizado durante a suspensão voluntária da respiração nasal, ao final de uma expiração, sendo o paciente orientado a permanecer com a boca fechada, sem deglutir ou movimentar a língua no momento da aquisição dos dados, que não supera 10 segundos, de modo a evitar interferências nas medidas e qualidade dos rinogramas.
5. As medidas são realizadas sempre na mesma sala, em ambiente com temperatura relativamente estável (entre 22 e 26°C) e nível de ruído controlado (inferior a 60 dB), após um período de adaptação do paciente às condições ambientais de cerca de 30 minutos.
6. O vedamento entre o adaptador e a cavidade nasal foi feito utilizando gel neutro para eletrocardiograma, com o objetivo de evitar perda sonora.

A partir do gráfico área-distância são calculadas as áreas de secção transversas nasais (AST), em cm², e sua distância em relação às narinas (dAST), em cm, na 2ª deflexão da curva, correspondente à área da válvula nasal (AST_1 e $dAST_1$), na 3ª deflexão, correspondente à extremidade anterior da concha nasal média e/ou inferior (AST_2 e $dAST_2$), e, na 4ª deflexão, correspondente à extremidade médio-posterior da concha nasal média (AST_3 e $dAST_3$), conforme Corey *et al.* (1998).[47] A partir da integração da curva área-distância, podem ser, também, determinados os volumes nasais, representados pelas seguintes variáveis: V_1 = segmento situado entre 10 e 32 mm em relação à narina, correspondente à região da válvula nasal, V_2 segmento situado entre 33 e 64 mm, correspondente à região das conchas nasais, e, V_3 = segmento situado entre 70 e 120 mm, correspondente à região da nasofaringe, em cm³, conforme descrito por Antila *et al.* (1997).[48] A Figura 9-7 ilustra o rinograma, gráfico gerado a partir do exame de rinometria acústica. No primeiro, estão indicadas as áreas de secção transversas nasais (ASTs) e, no segundo, os volumes dos diferentes segmentos nasais (V).

A investigação do impacto de determinados procedimentos médicos e odontológicos sobre as dimensões internas nasais, como a rinosseptoplastia, empregada para correção da forma e da função nasal, e a expansão rápida da maxila, para a correção da atresia maxilar transversal, muito se beneficia deste método.

Por exemplo, Trindade *et al.* (2009)[6] utilizaram a RA para avaliar os efeitos da rinosseptoplastia, nas dimensões nasais internas e na ressonância da fala de indivíduos com fissura labiopalatina unilateral, estimados por rinometria acústica e nasometria, respectivamente. Vinte e um indivíduos (15-46 anos) com fissura labiopalatina unilateral previamente reparada foram analisados antes (PRE), e 6 a 9 (POS_1) e 12 a 18 meses (POS_2) após a cirurgia. A rinometria acústica foi utilizada para medir as áreas de secção transversa dos segmentos correspondentes à válvula nasal (AST_1), porção anterior (AST_2) e porção posterior (AST_3) do corneto inferior, e os volumes na válvula nasal (V_1) e cornetos (V_2) nos lados fissurado e não fissurado, antes e após descongestionamento nasal com

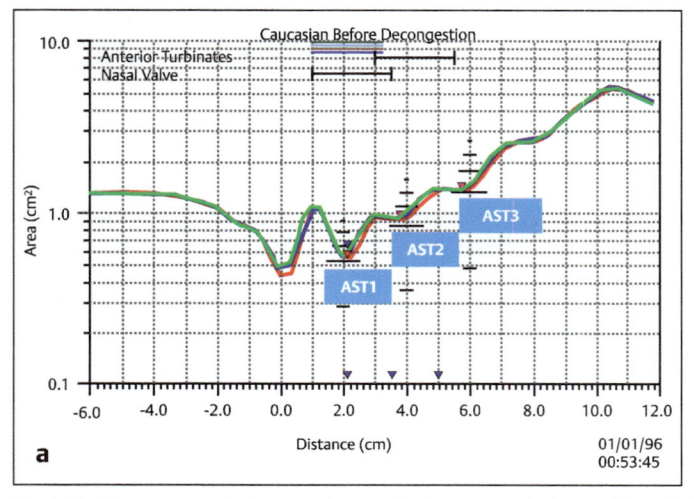

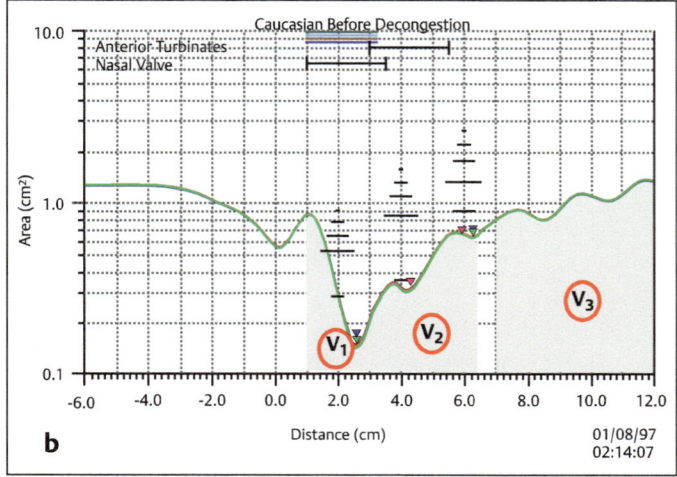

Fig. 9-7. Rinograma, gráfico gerado a partir do exame de rinometria acústica. (**a**) Áreas de secção transversais nasais (ASTs) indicadas. (**b**) Volumes dos diferentes segmentos nasais (V).

vasoconstritor tópico. A nasometria foi utilizada para avaliar a nasalância da fala durante a leitura de um conjunto de frases contendo sons nasais e outros desprovidos de sons nasais. No lado com fissura, antes do descongestionamento nasal, houve aumento significativo (p < 0,05) dos valores médios de AST_1 e V_1 no POS_1 e POS_2 em relação ao PRE. Após o descongestionamento, também foram observados valores aumentados para AST_2 e V_2 no POS_2. Não foram observadas alterações significativas no lado sem fissura. Os valores médios de nasalância no PRÉ, POS_1 e POS_2 não foram diferentes entre si nas frases orais e nasais. Em suma, os autores demonstraram que a rinosseptoplastia levou ao aumento significativo da permeabilidade nasal em grande parcela dos pacientes analisados, sem alterações concomitantes na ressonância de fala, estimada pela avaliação da nasalância.

Já nos estudos de Trindade *et al.* (2010)[49] e de Trindade-Suedam *et al.* (2016)[50] demonstrou-se, por meio da rinometria acústica, que a expansão rápida da maxila leva a um aumento das dimensões internas nasais, em média, 26%, no grupo de crianças com fissura labiopalatina unilateral, e, de 40% nos volumes nasais nas crianças com fissura labiopalatina bilateral. Por consequência, espera-se aumento da permeabilidade nasal, favorecendo, desta forma, a respiração nasal.

Rinomanometria

Técnica utilizada para avaliar de forma objetiva e quantitativa a permeabilidade nasal, a rinomanometria baseia-se no princípio físico de que a resistência, determinada pela área de um orifício, pode ser estimada pela medida simultânea da pressão diferencial através da constrição e do fluxo aéreo que a atravessa (Fig. 9-8). É sabido que sintomas respiratórios nasais surgem em resistências maiores que 3,5 $cmH_2O/l/s$. O sistema computadorizado denominado PERCI (*palatal efficiency rating computed instantaneously*) afere a área do orifício velofaríngeo durante a produção de um som oral, técnica, esta, denominada rinomanometria anterior modificada.

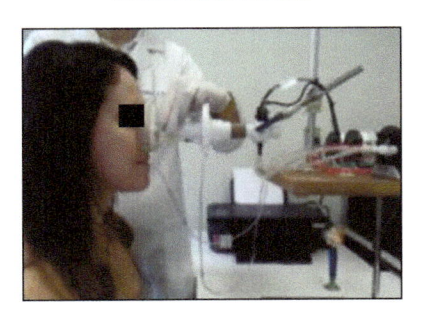

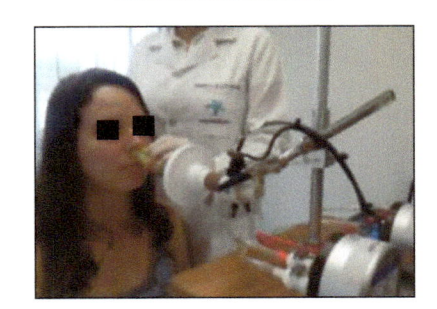

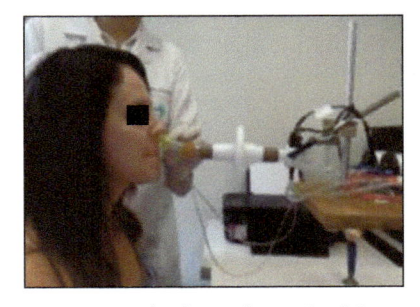

Com um cateter no interior da boca e outro em uma das narinas é possível aferir a diferença de pressão através do orifício. O cateter nasal é mantido em posição com o auxílio de um obturador que veda a narina e a boca é mantida fechada, com os lábios ocluídos de tal forma a criar uma coluna de ar estática. Um pneumotacógrafo, posicionado na outra narina afere o fluxo de ar. Os três cateteres são conectados a transdutores de pressão, cujos sinais são enviados ao sistema PERCI. A medida é feita durante a produção do vocábulo "rampa", que requer elevação máxima do palato mole. Classifica-se o fechamento velofaríngeo em adequado (< 5 mm²), marginal (entre 5 e 19 mm²) e inadequado (≥ 20 mm²).

A rinomanometria posterior constitui uma modificação da técnica original e permite estimar não a resistência, mas a menor área de secção transversa da via aérea nasal, que não é fluxo-dependente. Isto que representa uma vantagem técnica, especialmente nas medidas dos indivíduos que possuem obstrução nasal acentuada. A medida é realizada durante a respiração nasal de repouso e a pressão diferencial transnasal é medida por meio de dois transdutores, um deles posicionado na cavidade oral e o outro em uma máscara posicionada sobre o nariz. O fluxo nasal é medido com um pneumotacógrafo aquecido e conectado à máscara nasal. O indivíduo é solicitado a inspirar e a expirar de forma natural, com a máscara em posição e com a boca fechada. Os sinais de pressão e fluxo são transmitidos a um sistema computadorizado para análise por software específico.

Um esquema da configuração do sistema PERCI-SARS utilizado na rinomanometria posterior para estimar a área de secção transversa mínima (ASTM) está ilustrado na Figura 9-9. A ASTM é calculada por meio da seguinte equação:

$$ASTM = V/k(2\Delta P/d)1/2$$

Onde: ASTM = área de secção transversa mínima (cm²), V = fluxo nasal em cm³/s, k = 0,65, ΔP = pressão oronasal diferencial em dinas/cm², d = densidade do ar (0,001 g/cm³).

Fig. 9-8. Técnicas de rinomanometria.

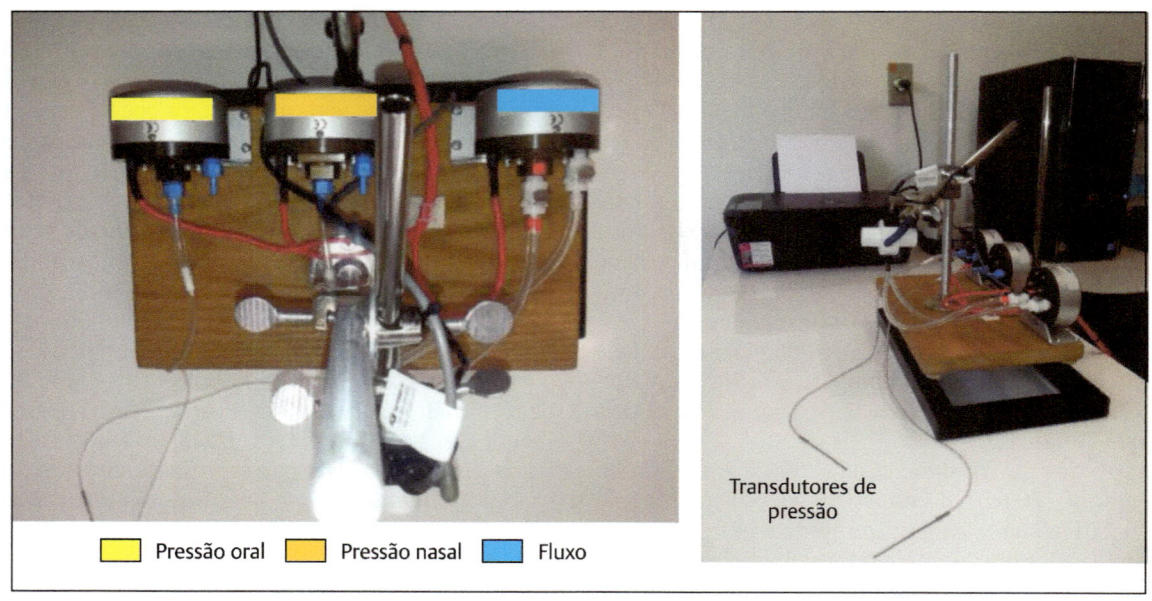

Fig. 9-9. Rinomanometria posterior.

O valor obtido representa a somatória da ASTM direita mais esquerda. Uma pequena mudança na configuração do sistema permite aferir as áreas direita ou esquerda separadamente, técnica denominada rinomanometria anterior. A Figura 9-10 mostra um traçado das pressões e do fluxo gerados na respiração nasal de repouso.

Estas são as técnicas que vêm sendo utilizadas no Laboratório de Fisiologia do HRAC-USP para estimar a permeabilidade nasal e, desta forma, caracterizar estado funcional da cavidade nasal de indivíduos com fissura labiopalatina comparativamente aos indivíduos sem fissura. Estudos prévios do nosso grupo, utilizando o sistema PERCI, mostraram que a ASTM de adultos sem fissura é cerca 0,60 cm², em média, sendo que valores inferiores a 0,40 cm² indicam uma via aérea obstruída. Demonstrou-se, ainda, que crianças apresentam áreas significativamente menores. Dados normativos para diferentes idades foram definidos por Hairfield e Warren (1989)[51] e relatados por Dalston *et al.* (1992b),[52] conforme mostra o Quadro 9-3.

Fukushiro e Trindade (2005)[3] descreveram importantes diferenças nas dimensões internas nasais nos 3 tipos de fissura, a saber: indivíduos adultos com fissura labiopalatina bilateral apresentam uma via aérea nasal significativamente menor (0,47 ± 0,16 cm²) que a de pacientes com fissura de palato isolada (0,61 ± 0,13cm²), ao passo que indivíduos com fissura unilateral possuem valor intermediário (0,57 ± 0,19 cm²). Indivíduos sem fissura apresentam valores (0,60 ± 0,10 cm²) que diferem do observado apenas nas fissuras bilaterais.

Essas diferenças são mais evidentes ao se analisar individualmente os resultados: a porcentagem de pacientes do grupo com fissura bilateral com evidências de obstrução nasal (áreas ≤ 0,40 cm²) foi de 45%. No grupo com fissura unilateral, o valor correspondeu a 25%. Já, nos grupos com fissura de palato isolada ou sem fissura, nenhum dos participantes apresentou áreas inferiores a 0,40 cm². Clinicamente, estes dados significam que:

1. adultos com fissura bilateral apresentam o nariz funcionalmente mais comprometido que adultos com fissura unilateral.
2. indivíduos com fissura de palato isolada apresentam dimensões internas nasais normais, similares aos indivíduos sem fissura.

De uma maneira geral, estes dados são corroborados por Ataol e Ertaş (2020)[53] que demonstraram, por meio de rinomanometria, que indivíduos com fissura labiopalatina unilateral possuem maior resistência, e, portanto, menores áreas internas, que indivíduos sem fissura, mas com o mesmo padrão esquelético facial.

Em crianças, essa relação parece não ser a mesma. Contrariamente aos achados em adultos, Warren *et al.* (1988)[54] demonstrou que, nas crianças, as maiores dimensões internas são encontradas nas fissuras bilaterais. Os autores atribuíram esse achado à cirurgia de alongamento de columela, por vezes realizada concomitantemente à palatoplastia primária, especialmente nos casos de fissura bilateral. O procedimento tem por finalidade a melhora na estética nasal, mas, consequentemente, favorece a permeabilidade nasal. Trabalhos clássicos de Warren *et al.* (1992)[55] e Drake *et al.* (1993)[56] mencionam que, com o avanço da idade, as diferenças nas dimensões internas do nariz tendem a diminuir em decorrência das possíveis anormalidades musculares ou da presença de tecido cicatricial na região perialar, induzidas pela cirurgia da columela, as quais podem prejudicar o crescimento do nariz. Esta afirmação sugere, portanto, a existência de um desenvolvimento atípico do terço médio da face em indivíduos com fissura bilateral, mais especificamente, do nariz, o que justifica os achados de Fukushiro e Trindade (2005),[3] na fase adulta.

CAPÍTULO 9 ▪ ASPECTOS RINOLÓGICOS DOS INDIVÍDUOS COM FISSURA LABIOPALATINA 237

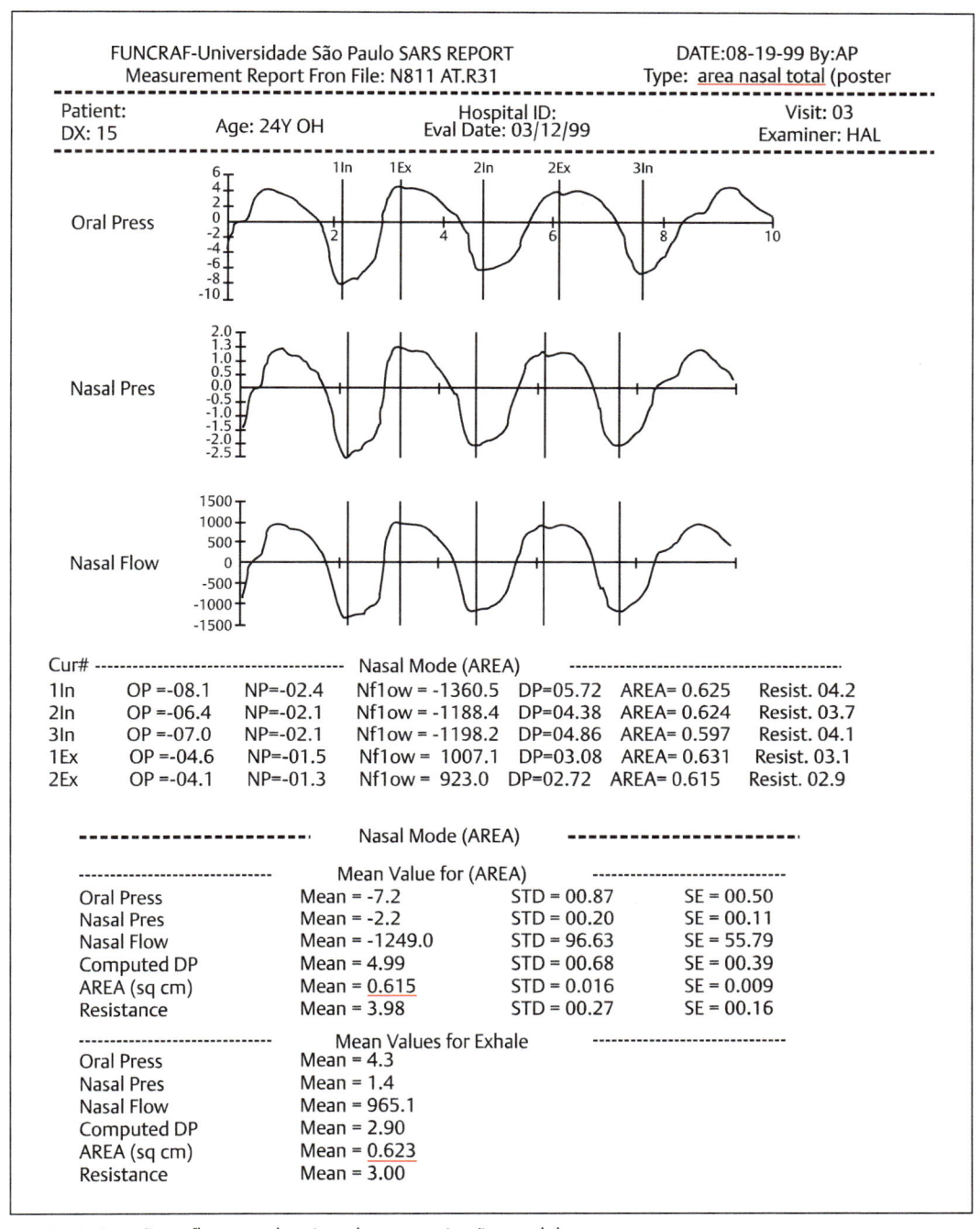

```
        FUNCRAF-Universidade São Paulo SARS REPORT              DATE:08-19-99 By:AP
          Measurement Report Fron File: N811 AT.R31         Type:  area nasal total (poster
    -----------------------------------------------------------------------------------
    Patient:                              Hospital ID:                    Visit: 03
    DX: 15          Age: 24Y OH           Eval Date: 03/12/99             Examiner: HAL
    -----------------------------------------------------------------------------------
```

Oral Press

Nasal Pres

Nasal Flow

Cur# ---------------------------------- Nasal Mode (AREA) ----------------------------------
1In   OP =-08.1   NP=-02.4   Nflow = -1360.5   DP=05.72   AREA= 0.625   Resist. 04.2
2In   OP =-06.4   NP=-02.1   Nflow = -1188.4   DP=04.38   AREA= 0.624   Resist. 03.7
3In   OP =-07.0   NP=-02.1   Nflow = -1198.2   DP=04.86   AREA= 0.597   Resist. 04.1
1Ex   OP =-04.6   NP=-01.5   Nflow = 1007.1   DP=03.08   AREA= 0.631   Resist. 03.1
2Ex   OP =-04.1   NP=-01.3   Nflow =   923.0   DP=02.72   AREA= 0.615   Resist. 02.9

------------------------------ Nasal Mode (AREA) ------------------------------
------------------------------ Mean Value for (AREA) ---------------------------
Oral Press   Mean = -7.2   STD = 00.87   SE = 00.50
Nasal Pres   Mean = -2.2   STD = 00.20   SE = 00.11
Nasal Flow   Mean = -1249.0   STD = 96.63   SE = 55.79
Computed DP   Mean = 4.99   STD = 00.68   SE = 00.39
AREA (sq cm)   Mean = 0.615   STD = 0.016   SE = 0.009
Resistance   Mean = 3.98   STD = 00.27   SE = 00.16

------------------------------ Mean Values for Exhale ------------------------
Oral Press   Mean = 4.3
Nasal Pres   Mean = 1.4
Nasal Flow   Mean = 965.1
Computed DP   Mean = 2.90
AREA (sq cm)   Mean = 0.623
Resistance   Mean = 3.00

Fig. 9-10. Pressões e fluxo nasal registrados na respiração nasal de repouso.

Quadro 9-3. Valores normativos da área de secção transversa nasal mínima (ASTM), expressa em cm²

Idade (anos)	ASTM normal (valores médios)	ASTM reduzida (valores limites)	ASMT moderada a gravemente reduzidas (valores limites)
6	0,21	0,14	0,10
7	0,26	0,17	0,12
8	0,32	0,21	0,16
9	0,35	0,23	0,17
10	0,36	0,24	0,18
11	0,38	0,25	0,19
12	0,41	0,27	0,20
13	0,44	0,29	0,22
14	0,47	0,31	0,24
15	0,50	0,33	0,25
16	0,53	0,35	0,27
17	0,56	0,37	0,28
≥ 18	0,60	≤0,40	0,30

Tomografia Computadorizada e Imagens 3D da Cavidade Nasal

As imagens obtidas a partir da tomografia computadorizada possibilitam avaliar as características morfológicas das vias aéreas, em especial, suas dimensões internas e as estruturas circunvizinhas. Trata-se de método complementar à análise clínica da equipe multidisciplinar que pode trazer informações precisas, acuradas e objetivas das vias aéreas.[57] Apesar de possuir limitação técnica devido ao uso de radiação ionizante, a possibilidade de manipulação das imagens e de reconstruções tridimensionais das VAS torna o método altamente tecnológico e bastante atrativo para o diagnóstico e para o acompanhamento de procedimentos terapêuticos.

O HRAC-USP dispõe de equipamento de tomografia computadorizada de feixe cônico, destinado à aquisição de imagens da região maxilofacial e dispõe de softwares específicos para manipulação das imagens. O equipamento provê imagens com um alto índice de resolução,[58] emitindo baixas de radiação, em média, 1/15 menor do que a dose que um tomógrafo computadorizado convencional.

Estudos do Laboratório de Fisiologia têm utilizado com frequência tomografias de feixe cônico para análise das vias aéreas, incluindo a cavidade nasal, foco do presente estudo. Dos Inocentes *et al.* (2021)[59] compararam os volumes da cavidade nasal de adultos com fissura labiopalatina unilateral, bilateral e sem fissura, por meio de tomografia computadorizada de feixe cônico e software específico (Dolphin Imaging). Os volumes médios corresponderam a, aproximadamente, 15(±2) cm³, 17(±2) cm³ e 18(±4) cm³, respectivamente, sendo que apenas os indivíduos com fissura unilateral apresentaram volumes significativamente reduzidos quando comparados aos indivíduos sem fissura labiopalatina (Fig. 9-11). Enfatiza-se que ter um volume próximo ao "normal", como observado nos casos bilaterais, não significa possuir um nariz permeável. Em outras palavras, podemos ter cavidades internas nasais com volumes similares, porém, com patências nasais distintas.

Neste mesmo sentido, Loureiro *et al.* (2022)[60] avaliaram as dimensões da cavidade nasal de indivíduos com fissura labiopalatina e apneia obstrutiva do sono por meio de tomografias e as comparou com as de indivíduos com apneia, porém sem fissura. Para obtenção dos modelos tridimensionais das cavidades nasais, utilizou-se softwares específicos (ITK-SNAP e SpaceClaim) e medidas dos volumes nasais e da nasofaringe foram obtidos. Embora numericamente menores, os volumes do grupo com fissura não diferiram significativamente do grupo sem fissura (Fig. 9-12). De uma maneira geral, estes estudos nos mostram que a tomografia computadorizada e a reconstrução tridimensional das cavidades nasais por meio de software específicos constituem uma importante ferramenta para avaliação da cavidade nasal.

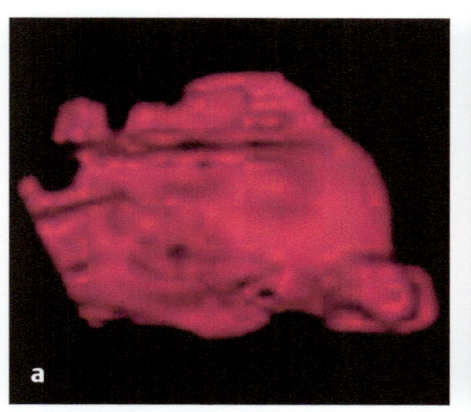

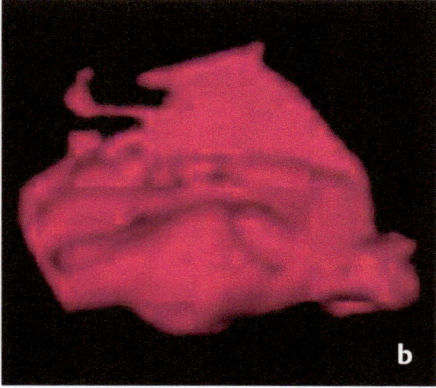

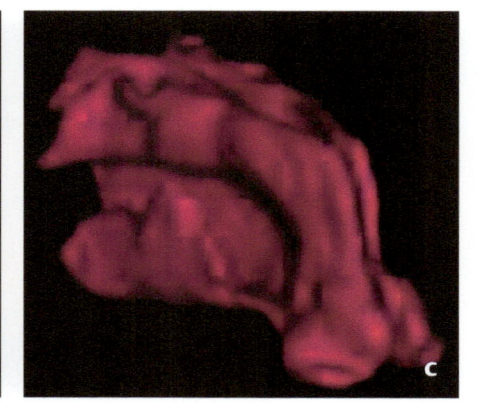

Fig. 9-11. Reconstruções 3D dos volumes internos nasais de indivíduos com fissura unilateral (**a**), bilateral (**b**) e sem fissura (**c**).

CAPÍTULO 9 ■ ASPECTOS RINOLÓGICOS DOS INDIVÍDUOS COM FISSURA LABIOPALATINA

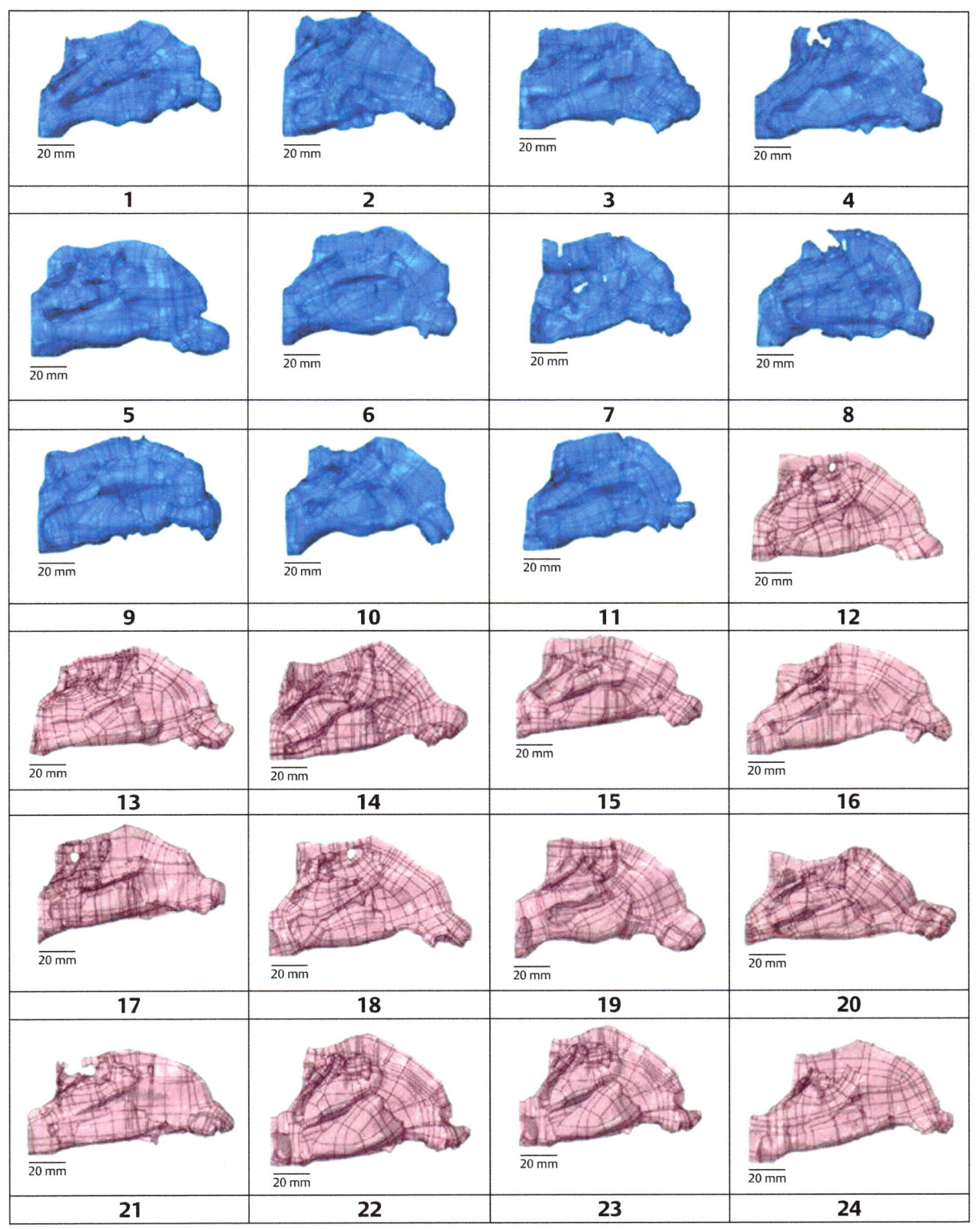

Fig. 9-12. Cavidades nasais de pacientes com fissura labiopalatina e apneia obstrutiva do sono (azul) e de pacientes sem fissura, mas com apneia (rosa). Apesar das diferenças volumétricas notáveis, não se observou diferença estatística significativa nas comparações entre os grupos.

RINOSSEPTOPLASTIA: IDADE E MOMENTO IDEAL

As cirurgias nasais são procedimentos cirúrgicos essenciais no processo de reabilitação das fissuras e constituem um dos aspectos mais desafiadores da reconstrução em pacientes com fissura labiopalatina.[61] Entretanto, ainda que significantes avanços tenham ocorrido nos últimos anos nas técnicas de correção das deformidades nasais, a restauração integral da forma e da função continuam sendo um objetivo ainda não plenamente alcançado.[1] Nesta cirurgia, a forma e a estrutura do nariz são alteradas para melhorar a função e a aparência estética, utilizando enxertos de cartilagem do septo, orelha ou costela para esculpir o nariz, exigindo na rinosseptoplastia, uma abordagem personalizada para cada indivíduo.

O momento ideal para a realização da rinosseptoplastia é motivo de divergência na literatura[61] e justifica os diferentes protocolos nos diferentes centros. Isto porque, algumas equipes optam pela cirurgia de correção nasal concomitante à cirurgia primária de lábio, o que parece favorecer o desenvolvimento anatomofuncional do complexo nasal o mais próximo possível do considerado normal. Esta abordagem se trata de cirurgia menos invasiva, com menor manipulação tecidual, que envolve a reconstrução do assoalho e reposicionamento da asa nasal. Contudo, esta manipulação menos invasiva traz maiores chances de permanência de possíveis assimetrias na fase adulta.

Por outro lado, entende-se que quando a cirurgia é realizada após o crescimento e desenvolvimento das cartilagens, geralmente após os 12 anos de idade, a cirurgia possui caráter definitivo, uma vez que a abordagem cirúrgica é mais ampla e, portanto, mais resolutiva. Assim, a busca por técnicas cirúrgicas que não interfiram no crescimento craniofacial e a definição da melhor idade para sua realização são fatores desafiadores quando se almeja o estabelecimento de um protocolo universal.[1]

No HRAC-USP, a rinosseptoplastia é realizada em indivíduos que já atingiram a maturidade esquelética facial, entre 14 e 16 anos para as meninas e entre 16 e 18 anos para os meninos, justamente por oferecer a vantagem de um resultado definitivo e não trazer implicações ao crescimento do complexo nasomaxilar.[1] É importante destacar que os resultados estéticos e funcionais das rinosseptoplastias dependem de uma base esquelética maxilar estável. Idealmente, as proporções dentofaciais devem ser tratadas primeiro, por meio do enxerto ósseo alveolar, do tratamento ortodôntico e, em alguns casos, por meio da cirurgia ortognática.[62] Se a cirurgia de avanço de maxila for considerada, situação frequentemente encontrada nos casos de fissura labiopalatina, ela deve preceder o reparo da deformidade nasal.[63]

De forma mais detalhada, a rinosseptoplastia definitiva inclui uma septoplastia mais extensa, osteotomias, enxerto de cartilagem com rearranjo de partes moles, criação de simetria, definição da ponta e base nasal, objetivando o alívio da obstrução nasal e correção de cicatrizes e membranas nasais.[64] Fundamentados em nossa experiência e resultados, propomos como protocolo definido, mas não definitivo, os seguintes procedimentos cirúrgicos para a reabilitação do nariz dos indivíduos com esta malformação:

- Cirurgia reparadora primária de lábio superior (queiloplastia ou labioplastia) associada à correção nasal (rinoplastia – reconstrução da asa nasal).
- Rinosseptoplastia realizada de acordo com a necessidade estético funcional a partir de 9 anos de idade.
- Correção estética final, por meio de pequenos procedimentos, por volta dos 15 anos de idade.

No entanto, os autores, defendem uma correção muito mais precoce para uma deformidade grave. É importante salientar que cabe ao especialista julgar, de modo consciente e coerente, o momento ideal de realização da cirurgia nasal, que está diretamente vinculado às necessidades funcionais, estéticas e psicossociais do indivíduo, ou seja, não existe uma regra única a ser aplicada de modo protocolar. Indivíduos com dificuldade respiratória e comprometimento estético significativos seriam beneficiados com a realização precoce desse procedimento.

A avaliação das deformidades nasais deve ser realizada pela observação clínica (avaliação ambulatorial) e por imagens fotográficas da face nas perspectivas de frente, submental (porção inferior do nariz) e perfil (direito e esquerdo). Desse modo é possível avaliar a morfologia das seguintes estruturas do nariz: cartilagens laterais inferiores e superiores, pirâmide, ponta, septo (anterior e posterior), conchas nasais, válvulas, narinas, columela. O indivíduo deve ser reavaliado aos 6 e 12 meses no pós-operatório.[1] São apresentadas fichas de avaliação clínica (Quadro 9-1), de procedimento cirúrgico (Quadro 9-2) e de pós-cirúrgico (Quadro 9-3).

RINOSSEPTOPLASTIA PROPOSTA PARA OS INDIVÍDUOS COM FISSURA LABIOPALATINA UNILATERAL E BILATERAL

A abordagem cirúrgica da rinoplastia em indivíduos com fissura labiopalatina unilateral visa predominantemente reajustar a cartilagem lateral inferior no lado afetado, estabelecer simetria do *domus*, alinhar o septo caudal, alongar a columela e corrigir e medicamentar a base alar, restaurando assim o suporte estrutural.[65]

Opta-se por uma rinosseptoplastia aberta, permitindo uma visão mais clara das estruturas nasais, incluindo a ponta, cartilagens laterais inferiores e superiores e dorso nasal. Uma delimitação em forma de "V" é marcada previamente na parte superior da columela com tinta verde brilhante. A incisão é realizada na área marcada, começando na columela e estendendo-se pelas margens anteriores das cartilagens laterais inferiores até a sua base interna.

O processo cirúrgico continua com a dissecção cuidadosa do retalho dermocutâneo da columela, ponta e dorso nasal, expondo o *domus* e cartilagens laterais inferiores e superiores até os ossos nasais. Posteriormente, o terço caudal das cartilagens laterais inferiores é removido, e o tecido dermogorduroso sobrejacente ao dômus é retirado. Os ligamentos intercrurais mediais são separados para melhor visualização da margem da cartilagem quadrangular ou septal anterior.

Uma incisão mucopericondral é realizada em ambos os lados da cartilagem septal, criando túneis submucopericondral e submucoperiosteal. Após a separação do mucopericôndrio da cartilagem septal e do mucoperiósteo da pré-maxila e do vômer, realiza-se a condrotomia vertical da cartilagem quadrangular, reposicionando-a na linha média. Osteotomia do vômer e da lâmina perpendicular é realizada para facilitar a luxação em direção à linha média, muitas vezes acompanhada da remoção da espinha nasal anterior.

Enxertos autógenos retangulares e triangulares, obtidos da cartilagem septal, são confeccionados com cuidado para não alterar a altura do dorso nasal. Uma bolsa retrocolumelar é criada entre as *cruras* mediais, onde o enxerto cartilaginoso retangular é implantado para obter um *domus* simétrico e proeminente. O enxerto triangular é fixado na margem anterior das *cruras* mediais e ao *domus* para uma melhor projeção e harmonia da ponta nasal.

Finalmente, o retalho dermocutâneo da columela e do dorso nasal é reposicionado sobre o esqueleto ósseo-cartilaginoso nasal, sendo suturado em toda a sua margem. O curativo de cobertura nasal com fita adesiva de micropore é aplicado para redução do edema pós-cirúrgico.

Para a rinosseptoplastia em indivíduos com fissura labiopalatina bilateral, a abordagem é similar, com algumas distinções no delineamento e no uso de enxertos. A marcação em verde brilhante é ampliada em formato de "V", alcançando a base da columela e o tecido central do lábio superior. A incisão segue a área delimitada, permitindo a dissecção cuidadosa do retalho dermocutâneo columelar e do esqueleto nasal ósseo e cartilaginoso.

Nestes casos, a septoplastia é realizada apenas quando necessário para obtenção de enxertos cartilaginosos autógenos. Os enxertos retangulares e triangulares são implantados, respectivamente, na estruturação da ponta nasal e na região anterior dos *domus* e *cruras* mediais. A retirada do terço caudal das cartilagens laterais inferiores é comum, e o procedimento é concluído reposicionando o retalho dermocutâneo columelar e dorsal do nariz sobre o esqueleto osseocartilaginoso, com sutura nas margens do retalho. O curativo de cobertura nasal com fita adesiva de microporosa é também aplicado para redução do edema pós-cirúrgico.

CONSIDERAÇÕES FINAIS

Os pacientes com fissuras labiopalatinas apresentam frequentemente queixas funcionais e estéticas, cujo tratamento, por vezes, apresenta-se de forma desafiadora. O conhecimento e o entendimento da anatomofisiologia nasal, nesta população, é de fundamental relevância para o planejamento e sucesso terapêutico.

REFERÊNCIAS BIBLIOGRÁFICAS

1. Bertier CE, Aiello CA. Rinosseptoplastia em indivíduos com fissura labiopalatina. In: Mélega JM, Viterbo F, Mendes FH (Orgs). Cirurgia plástica: os princípios e a atualidade. Rio de Janeiro: Editora Guanabara Koogan Ltda; 2011. p. 362-73.
2. Jackson IT, Fasching MC. Secondary deformities of cleft lip, nose, and cleft palate. In: McCarthy JG. Plastic surgery. Cleft lip & palate and craniofacial anomalies. Philadelphia: WB Saunders; 1990. v. 4. p. 2771-877.
3. Fukushiro AP, Trindade IE. Nasal airway dimensions of adults with cleft lip and palate: differences among cleft types. Cleft Palate Craniofac J. 2005 Jul;42(4):396-402.
4. Bertier CE, Trindade IEK. Deformidades nasais: avaliação e tratamento cirúrgico. In: Trindade IEK, Silva Filho OG (Orgs). Fissuras labiopalatinas: uma abordagem interdisciplinar. São Paulo, Brasil: Santos; 2007. p. 87-107.
5. Gomes AOC, Sampaio-Teixeira ACM, Trindade SHK, Trindade IEK. Nasal cavity geometry healthy adults assessed using acoustic rhinometry. Rev Bras Otorrinolaringol. 2008;74:746-54.
6. Trindade IEK, Bertier CE, Sampaio-Teixeira ACM. Objective assessment of internal nasal dimensions and speech resonance in individuals with repaired unilateral cleft lip and palate after rhinoseptoplasty. J Craniofac Surg. 2009;20(2):308-14.
7. Trindade IEK, Prado PC, Trindade SHK, Dias NH, Sampaio-Teixeira ACM. Internal nasal dimensions of adults with nasal obstruction. Rev Bras Otorrinolaringol. 2013;79:575-81.
8. Trindade IEK, Gomes AOC, Fernandes MBL, Trindade SHK, Silva Filho OG. Nasal airway dimensions of children with repaired unilateral cleft lip and palate. Cleft Palate Craniofac J. 2015;52:512-6.
9. Trindade-Suedam IK, Lima TF, Campos LD, Yaedú RY, Filho HN, Trindade IE. Tomographic pharyngeal dimensions in individuals with unilateral cleft lip/palate and class III malocclusion are reduced when compared with controls. Cleft Palate Craniofac J. 2016 May 5. [Epub ahead of print].
10. Trindade SH, Macchione M, Guimarães ET, Trindade IE, Saldiva PH, Lorenzi-Filho G. Nasal mucus transportability in children with cleft palate. Int J Pediatr Otorhinolaryngol. 2008 May;72(5):581-5.
11. Nigro CE, Nigro JF, Mion O, Mello Jr JF. Válvula nasal, anatomia e fisiologia. Braz J Otorhinolaryngol. 2009;75(2):305-10.
12. Mendonça ML, Voegels RL, Sennes LU, Butugan O. Tratamento cirúrgico da rinite atrófica. Arch Otorhinolaryngol. 2000:4(1):13-6.
13. Smith DH, Brook CD, Virani S, Platt MP. The inferior turbinate: an autonomic organ. Am J Otolaryngol. 2018 Nov-Dec;39(6):771-75.
14. Cole P. Acoustic rhinometry and rhinomanometry. Rhinol Suppl. 2000;16:29-34.
15. Jo G, Chung SK, Na Y. Numerical study of the effect of the nasal cycle on unilateral nasal resistance. Respir Physiol Neurobiol. 2015;219:58-68.
16. Converse JM, Hogan VM, Borton FE. Secondary deformities of cleft lip, cleft lip and nose, and cleft palate. In: Converse JM (Ed.) Reconstructive plastic surgery. Philadelphia: WB Saunders; 1977.
17. Hogan VM, Converse JM. Secondary deformities of unilateral cleft lip and nose. In: Grabb WC, Rosentein SE, Bzoch KR (Eds). Cleft lip and palate. Boston: Little, Brown and Company; 1971. p.245.
18. Uchida J. A new approach to the correction of cleft lip nasal deformities. Plastic and Reconstr Surg. 1971;47:454-8.
19. Millard Jr DR. Cleft craft: the evolution of its surgery. 1. The unilateral deformity. Philadelphia: Lippincott Williams and Wilkins; 1976.
20. Bardach J, Salyer K. Surgical techniques in cleft lip and palate. Chicago: Year Books; 1987.
21. Ortiz-Monasterio F, Olmedo A. Reconstruction of major nasal defects. Clin Plast Surg. 1981;8:565-86.
22. Broadbent TR, Woolf RM. Cleft lip nasal deformity. Annals of Plastic Surg. 1984;12:216-34.
23. Nolst Trenite GJ. Secondary surgery of the cleft-lip nose. In: Nolst Trenite GJ (ed). Rhinoplasty. Amsterdam: Kugler Publications; 1993, p. 105-16.
24. Grossmann N, Brin I, Aizenbud D, Sichel JY, Gross-Isseroff R, Steiner J. Nasal airflow and olfactory function after the repair of cleft palate (with and without cleft lip). Oral Surg Oral Med Oral Pathol Oral Radiol Endod. 2005;100:539-44.
25. Russel SM, Chiang H, Finlay JB, Shah R, Marcus JR, Jang DW et al. Characterizing olfactory dysfunction in patients with

25. unilateral cleft lip nasal deformities. Facial Plast Surg Aesthet Med2023;25:457-65.
26. Isaac KV, Ganske IM, Rottgers SA, Lim SY, Mulliken JB. Cleft lip and palate in CHARGE syndrome: phenotypic features that influence management. Cleft Palate Craniofac J. 2018;55:342-7.
27. Zambetti G, Filiaci F, Romeo R, Soldo P, Filiaci F. Assessment of Cottle's areas through the application of a mathematical model deriving from acoustic rhinometry and rhinomanometric data. Clin Otolaryngol. 2005;30:128-34.
28. Sondhi MM, Gopinath B. Determination of vocal tract shape from impulse response at the lips. J Acoust Soc Am 1971;49:1867-73.
29. Jackson AC, Butler JP, Millet EJ, Hoppin Junior FG, Dawson SV. Airway geometry by analysis of a acoustic pulse response measutions. J Appl Physiol. 1977;43:523-36.
30. Hoffstein V, Zamel N, Phillipson EA. Lung volume dependence of pharyngeal cross-sectional area in patients with obstructive sleep apnea. Am Rev Respir Dis 1984;130:175-178.
31. Brown IG, Zamel N, Hoffstein V. Pharyngeal cross-sectional area in normal men and women. J Appl Physiol 1986;61:890-5.
32. D'Urzo AD, Lawson VG, Vassal KP, Rebuck AS, Slutsky AS, Hoffstein V. Airway area by acoustic response measuments and computerized tomography. Am Rev Respir Dis. 1987;135:392-5.
33. D'Urzo AD, Rubinstein I, Lawson VG, Vassal KP, Rebuck AS, Slutsky AS et al. Comparison of glottic areas measured by acoustic reflections vs. computerized tomography. J Appl Physiol. 1988;64:367-70.
34. Fredberg JJ, Wohl ME, Glass GM, Dorkin HL. Airway area by acoustic reflections measured at the mouth. J Appl Physiol. 1980;48:749-58.
35. Hilberg O, Jackson AC, Swift DL, Pedersen OF. Acoustic rhinometry: evaluation of nasal cavity geometry by acoustic reflection. J Appl Physiol. 1989;66:295-303.
36. Dalston RM. Acoustic assessment of the nasal airway. Cleft Palate Craniofac J. 1992;29:520-6.
37. Roithmann R, Cole P, Chapnik J, Shpirer I, Hoffstein V, Zamel N. Acoustic rhinometry in the evaluation of nasal obstruction. Laryngoscope. 1995;105:275-81.
38. Hilberg O, Pedersen OF. Acoustic rhinometry: recommendations for technical specifications and standard operating procedures. Rhinol Suppl. 2000;16:3-17.
39. Hilberg O. Objective measurement of nasal airway dimensions using acoustic rhinometry: methodological and clinical aspects. Allergy. 2002;57:5-39.
40. Trindade IEK, Gomes AOC, Sampaio-Teixeira ACM, Trindade SHK. Adult nasal volumes assessed by acoustic rhinometry. Rev Bras Otorrinolaringol. 2007;73:32-9.
41. Roithmann R, Cole P. Objective assessment of nasal patency: why, when, how? Rev Bras Otorrinolaringol. 1995;61:104-9.
42. Roithmann R, Demeneghi P, Faggiano R, Cury A. Effects of posture change on nasal patency. Braz J Otorhinolaryngol. 2005;71:478-84.
43. Roithmann R. Specific tests for nasal permeability. Braz J Otorhinolaryngol. 2007;73(1):2.
44. Grymer LF, Hilberg O, Elbrønd O, Pedersen OF. Acoustic rhinometry: evaluation of the nasal cavity with septal deviations, before and after septoplasty. Laryngoscope. 1989;99:1180-7.
45. Voegels RL, Goto EY, Lessa MM, Romano FR, Neves MC, Tavares R et al. Avaliação pré e pós-operatória por rinometria acústica de pacientes submetidos à cirurgia de septo nasal e conchas inferiores. Arq Otorrinolaringol. 2002;6:169-72.
46. Prado PC. Dimensões internas nasais de adultos com obstrução nasal avaliadas por rinometria acústica. [Dissertação] Bauru, SP: Universidade de São Paulo; 2009.
47. Corey JP, Gungor A, Nelson R, Liu X, Fredberg J. Normative standards for nasal cross-sectional areas by race as measured by acoustic rhinometry. Otolaryngol Head Neck Surg. 1998;119:389-93.
48. Antila J, Sipilä J, Tshushima Y, Polo O, Laurikainen E, Suonpää J. The effect of laser-uvulopalatopharyngoplasty on the nasal and nasopharyngeal volume measured with acoustic rhinometry. Acta Otolaryngol Suppl. 1997;529:202-5.
49. Trindade IEK, Castilho RL, Sampaio-Teixeira ACM, Trindade-Suedam IK, Silva-Filho OG. Effects of orthopedic rapid maxillary expansion on internal nasal dimensions in children with cleft lip and palate assessed by acoustic rhinometry. J Craniofac Surg 2010;21:306-11.
50. Trindade-Suedam IK, Castilho RL, Sampaio-Teixeira ACM, Araújo BMAM, Fukushiro AP, Campos LD et al. Rapid maxillary expansion increases internal dimensions of children with bilateral cleft lip and palate. Cleft Palate Craniofac J. 2016;53:272-7.
51. Hairfield WM, Warren DW. Dimensions of the cleft nasal airway in adults: a comparison with subjects without cleft. Cleft Palate J. 1989;26:9-13.
52. Dalston RM, Warren DW, Dalston ET. A preliminary study of nasal airway patency and its potential effect on speech performance. Cleft Palate Craniofac J. 1992;29:330-5.
53. Ataol M, Ertas U. Evaluation of nasal airflow resistance of operated unilateral cleft lip and palate surgery patients compared with skeletal class III individuals. Int J Pediatr Otorhinolaryngol. 2020;137:110188.
54. Warren DW, Hairfield WM, Dalston ET, Sidman JD, Pillsbury HC. Effects of cleft lip and palate on the nasal airway in children. Arch Otolaryngol Head Neck Surg. 1988;114:987-92.
55. Warren DW, Davis J, Drake A, Dalston E. The nasal airway in BCLP: a pattern of abnormal development? J Dent Res 1992;71:746.
56. Drake AF, Davis JU, Warren DW. Nasal airway size in cleft and noncleft children. Laryngoscope. 1993;103:915-5.
57. Oberoi S, Chigurupati R, Gill P, Hoffman WY, Vargervik K. Volumetric assessment of secondary alveolar bone grafting using cone beam computed tomography. Cleft Palate Craniofac J 2009;46:503-11.
58. Ludlow JB, Davies-Ludlow LE, Brooks SL, Howerton WB. Dosimetry of 3 CBCT devices for oral and maxillofacial radiology: CB Mercuray, NewTom 3G and i-CAT. Dentomaxillofac Radiol. 2006;35:219-26.
59. dos Inocentes RJM, Marzano-Rodrigues MN, Espíndola GG, Gracia-Usó M, Yatabe-Ioshida MS, Trindade IEK et al. Adults with unilateral cleft lip and palate present reduced internal nasal volumes: findings of a three-dimensional morphometric assessment in cone-beam computed tomography scans. J Craniofac Surg. 2021;32:e15-e19.
60. Loureiro NB, Marzano-Rodrigues MN, Trindade-Suedam IK, D Aquino A, Trindade SHK. Assessment of internal nasal dimensions of individuals with cleft lip and palate and obstructive sleep apnea syndrome by computed tomography. Cleft Palate Craniofac J. 2022;4:10556656221133606.
61. Hoshal SG, Solis RN, Tollefson TT. Controversies in cleft rhinoplasty. Facial Plast Surg. 2020;36:102-11.
62. Cutting CB. Secondary cleft lip nasal reconstruction: state of the art. Cleft Palate Craniofac J. 2000;37:538-41.
63. Guyuron B. MOC-PS(SM) CME article: late cleft lip nasal deformity. Plast Reconstr Surg. 2008;121(4 Suppl):1-11.
64. Shih CW, Sykes JM. Correction of the cleft-lip nasal deformity. Facial Plast Surg. 2002;18:253-62.
65. Cho BC, Baik BS. Correction of cleft lip nasal deformity in Orientals using a refined reverse-U incision and V-Y plasty. Br J Plast Surg. 2001;54:588-96.

ENXERTO ÓSSEO ALVEOLAR

CAPÍTULO 10

Omar Gabriel da Silva Filho ■ Terumi Okada Ozawa
Renato André de Souza Faco ■ Paulo Alceu Kiemle Trindade ■ Roberta Martinelli Carvalho

É difícil pensar em um protocolo de tratamento para as fissuras que comprometem o rebordo alveolar sem considerar a indução de neoformação óssea no defeito congênito por meio da cirurgia de enxerto ósseo.[1] Apesar da incrível diversidade morfológica, não apenas pela variabilidade na amplitude dos defeitos, mas porque as fissuras podem comprometer o rebordo incompleta ou completamente, uni ou bilateralmente, esta descontinuidade alveolar é restaurada pelo preenchimento total do defeito congênito por osso medular ou esponjoso, autógeno, coletado em crista ilíaca. Este é ainda o procedimento padrão-ouro, reconhecido internacionalmente, e instituído como rotina no protocolo de tratamento dos pacientes do Hospital de Reabilitação de Anomalias Craniofaciais – Universidade de São Paulo (HRAC-USP) no início da década de 1990, quando recebemos a visita do time da Universidade de Oslo e da Universidade de Manchester, para orientação e treinamento de nossos profissionais.

TERMINOLOGIA, ÉPOCA E OBJETIVOS DO ENXERTO ÓSSEO ALVEOLAR

De acordo com a época de realização, o enxerto ósseo alveolar recebe a terminologia de primário, secundário e terciário ou tardio.[2]

É considerado primário quando realizado na primeira infância, acompanhando as cirurgias plásticas primárias. Argumenta-se que devido ao grau de invasividade cirúrgica na fissura alveolar, o enxerto em idade precoce compromete ainda mais o crescimento maxilar[3] e, portanto, hoje constitui exceção nos diversos centros de reabilitação em todo o mundo.

Quando realizado mais tarde, ao fim da dentadura mista, recebe a denominação de enxerto ósseo alveolar secundário (EOAS). É este procedimento que faz parte das condutas terapêuticas do HRAC-USP. Realizado preferencialmente antes da irrupção do canino permanente, entre 9 e 11 anos de idade, prima por garantir suporte periodontal para a irrupção e preservação dos dentes adjacentes à fissura, sem interferir no desenvolvimento facial, pois o crescimento maxilar já cessou à época.[4]

É provável que Boyne e Sands (1972)[5] tenham sido os primeiros a advogar a realização do enxerto ósseo alveolar secundário para permitir que o canino irrompesse mais medialmente, espontânea ou ortodonticamente tracionado, em meio à estrutura óssea ora estabelecida. Com isto, eliminava-se a necessidade da reabilitação protética futura.

Borstlap et al. (1990)[6] comentaram, inclusive, que seria importante que a coroa do canino estivesse completamente intraóssea para que se obtivesse o resultado periodontal desejado, ou, como Lilja (2009)[7] sugeriu, que pelo menos uma lâmina óssea ainda protegesse a coroa do incisivo lateral ou do canino adjacentes à fissura, no momento do enxerto ósseo.

Há ainda alguma discussão na literatura sobre realizar o enxerto ósseo um pouco mais precocemente, sem comprometer o crescimento facial, mas antes da irrupção de incisivos centrais e/ou laterais, quando presentes, por observarem melhores resultados clínicos periodontais para estes dentes.[8,9]

O enxerto ósseo na dentição permanente, realizado ainda como etapa para a completude do tratamento ortodôntico, é secundário tardio. Realizado após o término do tratamento ortodôntico corretivo, recebe o nome de enxerto ósseo tardio ou terciário. Está indicado principalmente para facilitar a reabilitação protética e periodontal, além de favorecer o fechamento de fístulas buconasais persistentes.

Turvey et al. (2009)[10] questionam o emprego de "alveolar" para o enxerto ósseo na área da fissura uma vez que o assoalho nasal e a abertura piriforme também são reconstruídos. Também "secundário" parece estar mal empregado visto que se refere ao primeiro procedimento de reconstrução alveolar. Mas ambos são termos consagrados pelo uso e seguem assim empregados na literatura internacional.

São objetivos do enxerto ósseo alveolar secundário criar estrutura alveolar onde antes era a fissura a fim de permitir movimentação dos dentes, espontânea ou mecanicamente induzida, eliminando em muitos casos a necessidade de prótese para a reabilitação final, ou possibilitar a colocação de implantes na área da fissura, quando não houver indicação para movimentar os dentes adjacentes a ela, estabilizar mecanicamente os segmentos maxilares, especialmente a pré-maxila nas fissuras bilaterais, facilitar a restauração estética final, pela melhora na aparência do tecido mole por vestibular, assegurar a saúde periodontal dos dentes adjacentes à fissura, fechar fístulas buconasais. Pode-se também acrescentar que o EOAS contribui para melhora na estética facial ao elevar a asa nasal do lado da fissura, quando houver assimetria.[11]

TRATAMENTO ORTODÔNTICO PRÉ E PÓS-ENXERTO ÓSSEO ALVEOLAR

O tratamento ortodôntico é de fundamental importância para o prognóstico da cirurgia e deve incluir, no período pré-operatório, a correção da morfologia do arco superior, permitindo o alinhamento e o nivelamento dos segmentos maxilares entre si, para que o enxerto seja interposto às paredes ósseas possíveis. O melhor posicionamento dos segmentos maxilares e, em alguns casos, dos dentes adjacentes à fissura, como nas retroinclinações de pré-maxila, também favorece o acesso cirúrgico.

São empregados aparelhos expansores, preferencialmente fixos, para as correções transversais, e instaladas contenções fixas para mantê-las, mesmo após a cirurgia. Quando necessárias também são instaladas mecânicas para nivelar os segmentos maxilares, sempre respeitando os limites do defeito ósseo.

A irrupção do canino permanente deve sempre ser monitorada, antes e após o enxerto ósseo alveolar. Pode ser necessário seu tracionamento ao rebordo alveolar previamente à cirurgia, para viabilizar o preenchimento do defeito ósseo.

Há casos em que é necessária expansão maxilar ortopédica após o enxerto ósseo alveolar, mesmo já tendo sido realizada em uma etapa terapêutica anterior. É o "teste final indicativo do sucesso desta cirurgia" do sucesso desta cirurgia: o diastema que se abre na sutura palatina, entre os incisivos centrais, quando empregada a força ortopédica. O reparo ósseo e a movimentação dentária espontânea subsequente seguem o padrão dos pacientes que não apresentam a fissura (Figs. 10-1 a 10-7).

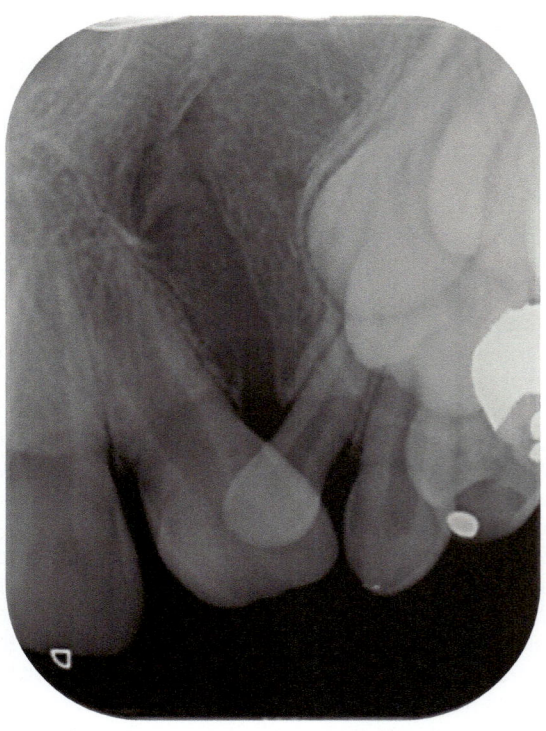

Fig. 10-1. Radiografia periapical evidenciando defeito ósseo alveolar.

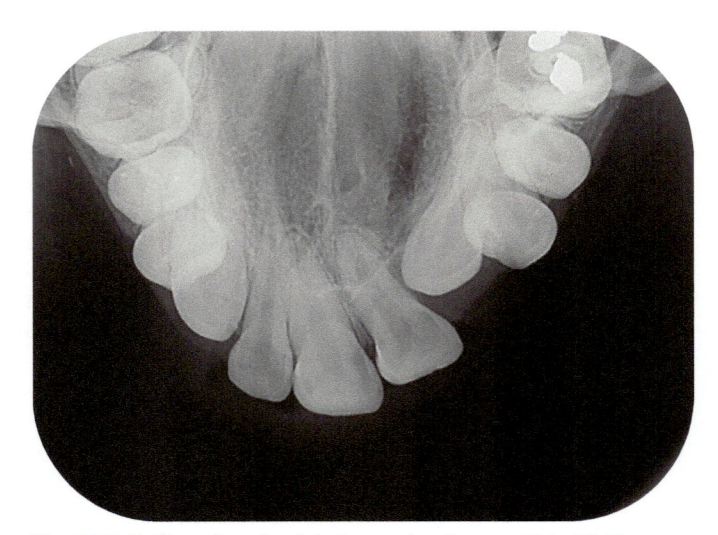

Fig. 10-2. Radiografia oclusal de 2 anos de pós-operatório EOAS.

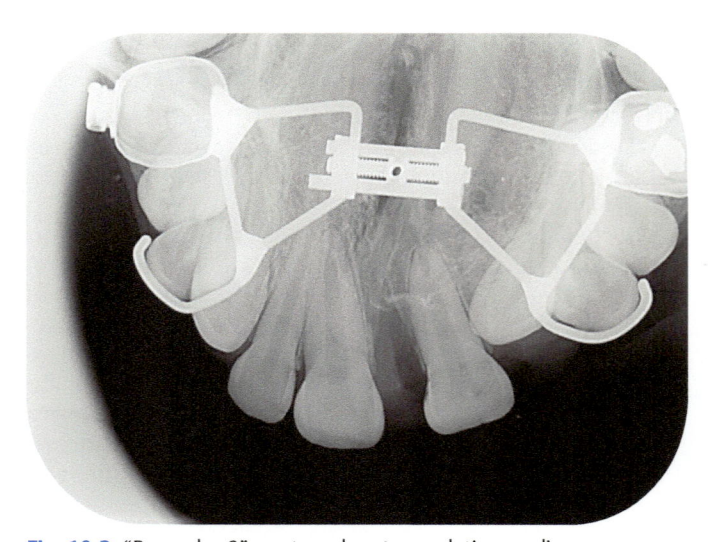

Fig. 10-3. "Prova dos 9": ruptura da sutura palatina mediana.

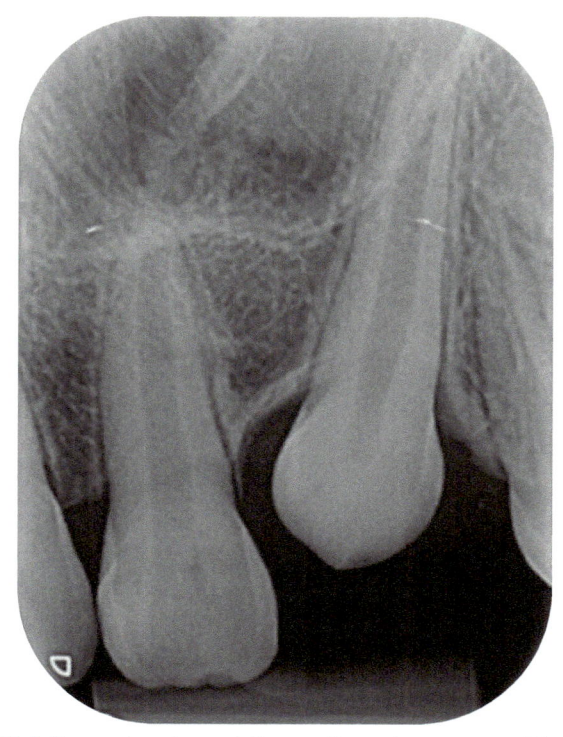

Fig. 10-4. Reparo da sutura palatina mediana; observa-se também a qualidade do septo ósseo formado na área enxertada.

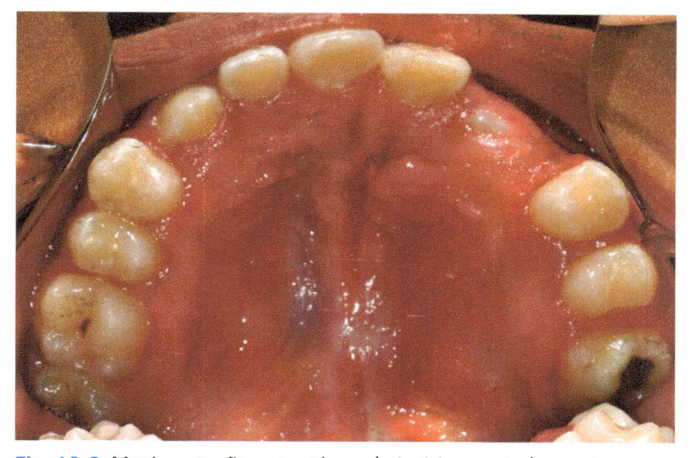

Fig. 10-6. Movimentação espontânea do incisivo central superior esquerdo, liberando a impacção do canino.

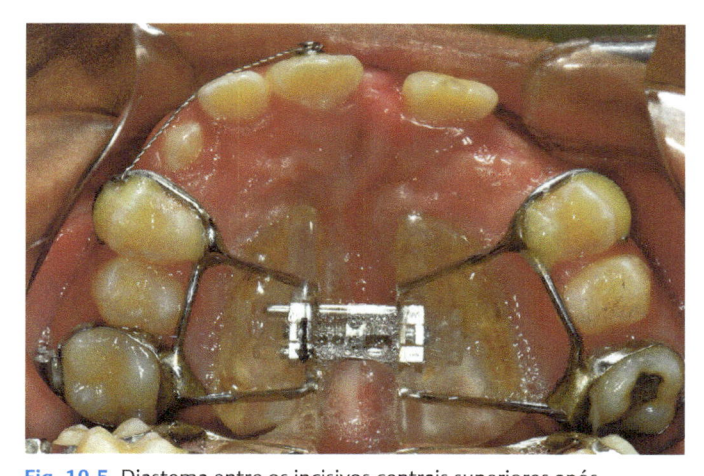

Fig. 10-5. Diastema entre os incisivos centrais superiores após expansão rápida de maxila.

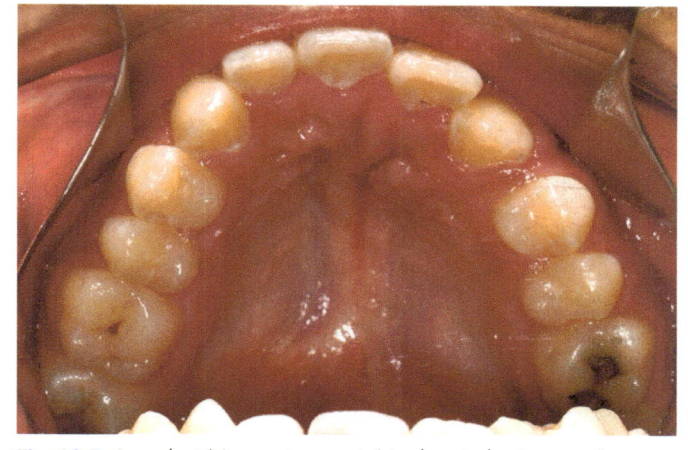

Fig. 10-7. Arco dentário pronto para início da ortodontia corretiva.

TÉCNICA CIRÚRGICA

A técnica cirúrgica empregada para a realização do EOAS no HRAC-USP é aquela difundida pela equipe de Oslo.[4,12]

Procede-se a uma incisão vestibular oblíqua à meia distância entre o centro da coroa do primeiro molar e sua papila gengival mesial; prossegue-se com uma incisão intrassulcular que se estende até a margem lateral da fissura, contorna seu limite gengival, atingindo o segmento contralateral da maxila, tendo seu fim na região intrassulcular do incisivo central oposto à fissura. Nas fissuras bilaterais, preserva-se do descolamento a papila entre os incisivos centrais, como cuidado à vascularização da pré-maxila. Ainda em fissuras unilaterais muito amplas, em que há também um *gap* em tecido mole, há que se considerar a incisão oblíqua bilateral, para permitir rotação de retalhos de ambos os lados, de modo a trazer a mucosa ceratinizada para a área da fissura.

A partir desta incisão oblíqua, descola-se a mucosa vestibular obtendo-se um retalho de espessura total. Logo em seguida procede-se ao descolamento e reposicionamento superior da mucosa de assoalho nasal e sua sutura, para o fechamento da fístula e criação do espaço físico onde o enxerto é cuidadosamente acomodado, ainda que sob condensação. Esse é um dos momentos mais importantes da cirurgia; conseguir a separação dos tecidos de assoalho nasal e mucosa palatina em boa extensão é o que permite preenchimentos em altura e espessura adequados, que resultarão, ao fim, em imagens radiográficas onde se visualiza septos ósseos interdentais bem formados.

As bordas da mucosa palatina são debridadas e suturadas previamente ao preenchimento do sítio receptor. Uma vez acomodado o enxerto ósseo, o retalho vestibular é reposicionado até seu total recobrimento e de toda extensão óssea divulsionada, sem tensão; suas bordas são debridadas e, por fim, realiza-se a sutura das incisões preferencialmente com pontos simples. É importante observar que um periodonto saudável estabelece-se principalmente quando o desenho do retalho prevê que mucosa ceratinizada recubra a área enxertada (Figs. 10-8 a 10-12).

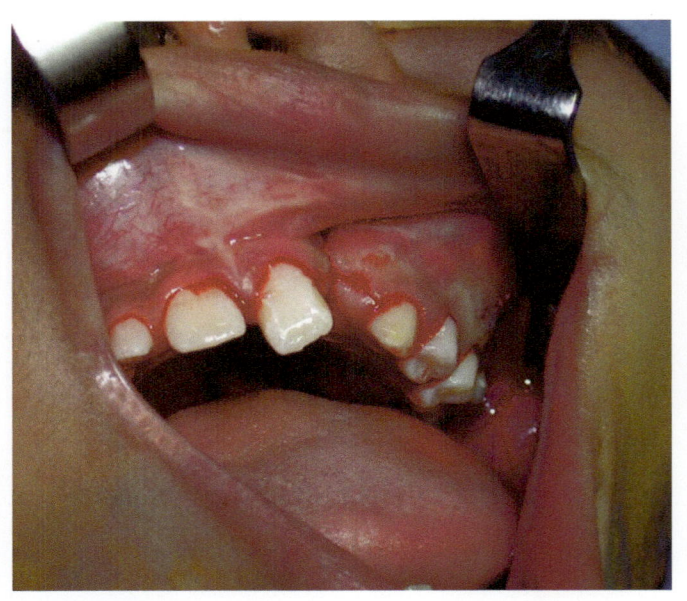

Fig. 10-8. Incisão intrassulcular desde a mesial do molar ao incisivo contralateral.

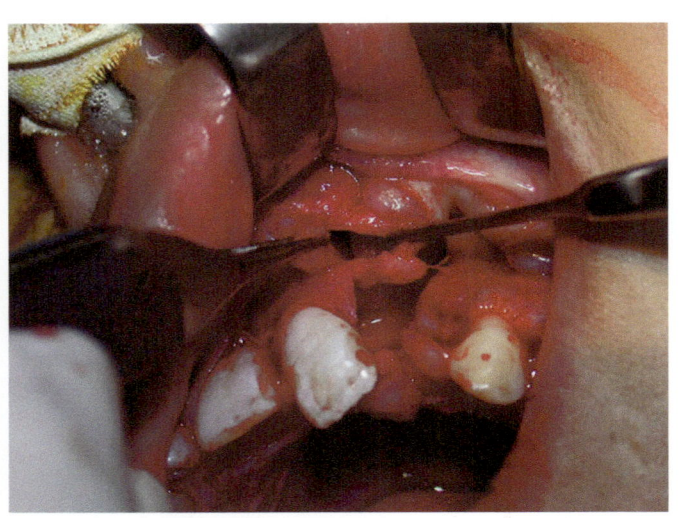

Fig. 10-10. Descolamento de assoalho nasal, evidenciando fístula buconasal, a qual deverá ser suturada para estabelecer o limite superior do sítio receptor.

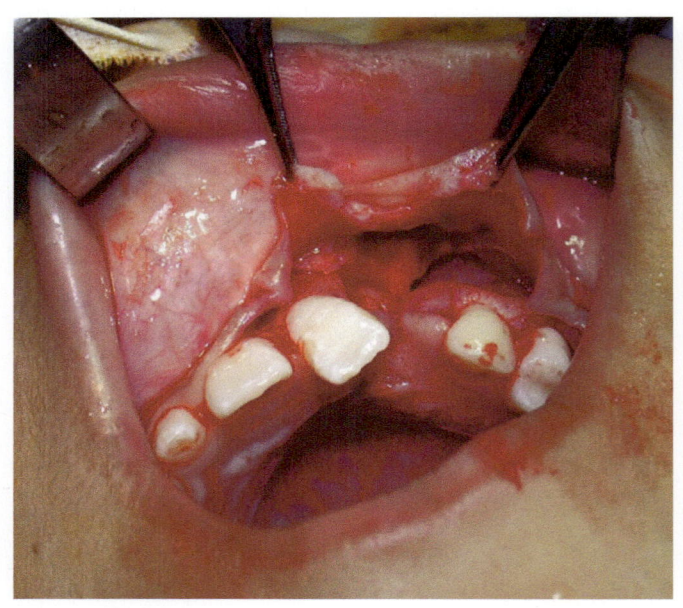

Fig. 10-9. Descolamento de retalho total.

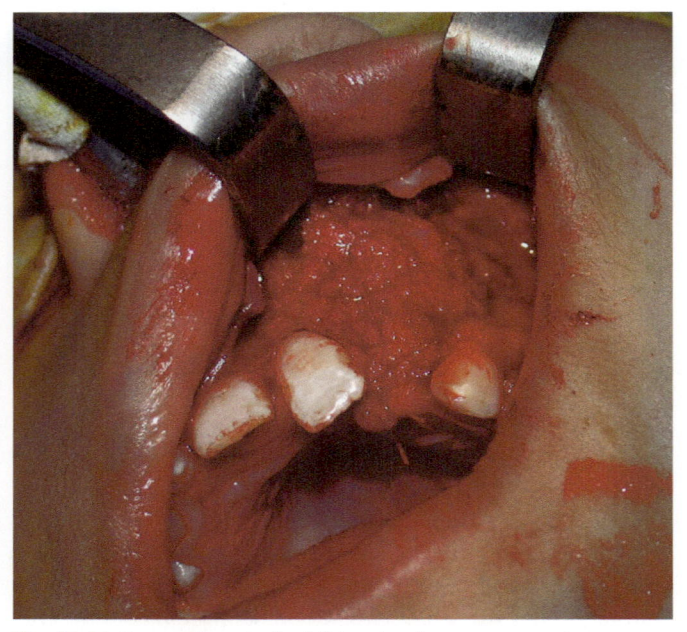

Fig. 10-11. Preenchimento do defeito alveolar por osso autógeno medular particulado.

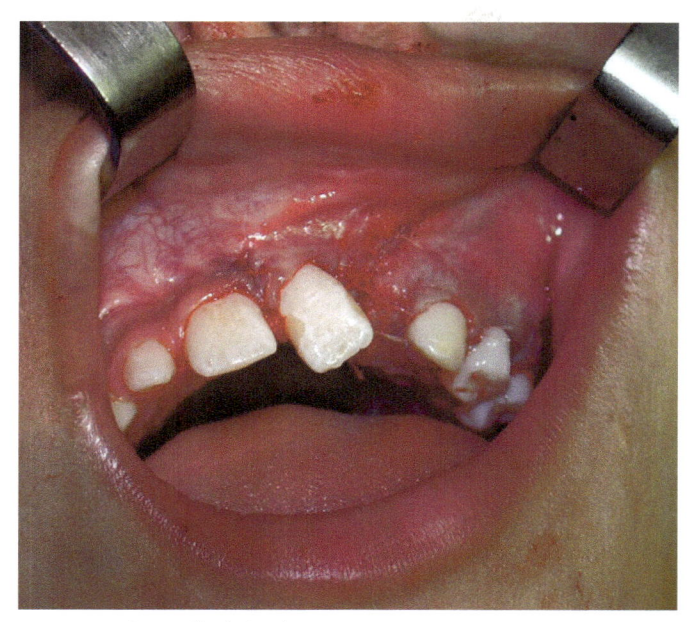

Fig. 10-12. Sutura final simples.

Área Doadora, Morbidade e Bioengenharia

Quanto ao material empregado, há três processos diferentes associados a um enxerto ósseo bem-sucedido: osteogênese, osteoindução e osteocondução.[13] Células osteogênicas estimulam a formação de osso em tecidos moles ou aceleram o crescimento ósseo nos próprios sítios ósseos. Materiais osteoindutores estimulam a osteogênese ao intensificar a regeneração óssea, e novo osso pode ser observado onde antes não havia. Na osteocondução fornece-se uma matriz ou um arcabouço para a aposição de novo osso; para levar ao crescimento ósseo em sua superfície, materiais osteocondutivos dependem da presença de osso no leito receptor ou de células mesenquimais diferenciadas.

O osso autógeno, há muito considerado padrão-ouro entre os materiais de enxertia, induz à formação óssea por osteogênese, osteoindução e osteocondução (são eventos que se sobrepõem). Entre as vantagens de sua utilização estão a qualidade do osso formado, o custo reduzido, antigenicidade e risco de contaminação cruzada também menores, e maior previsibilidade no reparo de defeitos mais amplos e/ou muito atróficos.[14]

É consenso há muito tempo que o enxerto ósseo autógeno é o material de escolha quando se realiza EOAS,[4,5,12] e, entre os sítios doadores, a medula da crista ilíaca é a mais comumente utilizada, por ser ricamente celularizada e permitir rápida vascularização, assim como pelo volume ósseo disponível.[15,16] Autores reportam índices de sucesso maiores que 90% quando da utilização do enxerto de ilíaco.[12]

Não se pode esquecer que fissuras são defeitos ósseos críticos, por suas características, o que valoriza ainda mais índices de sucesso tão satisfatórios. E assim, Trindade et al. (2005),[17] em uma amostra colhida no HRAC-USP, observaram índice de sucesso de 86% quando a cirurgia de enxerto ósseo alveolar foi realizada em indivíduos com fissura completa de lábio e palato unilateral antes da irrupção do canino permanente. Jia et al. (2006)[18] enfatizaram com seus resultados a importância de realizar EOAS previamente à irrupção do canino permanente (95% de sucesso); a maior amplitude da fissura comprometeu os resultados apenas quando o canino permanente já estava irrompido quando da realização do enxerto ósseo.

Rawashdeh (2008)[19] referiu que a utilização da crista ilíaca como área doadora era bem tolerada pela maioria dos pacientes; 91% já conseguiam caminhar após as primeiras 24 horas de pós-operatório.

Parecem consensuais estes resultados na literatura. Dawson et al. (1996),[20] Rudman (1997),[21] Falkensammer et al. (2009)[22] e Baqain et al. (2009)[23] acreditam que a morbidade da retirada de enxerto de crista ilíaca seja frequentemente superestimada. Mesmo que esteja presente, a dor pode ser controlada facilmente pelo uso de analgésicos e/ou anestésicos locais;[24-27] a maioria dos pacientes deambula após as primeiras 24 horas e em 2 semanas a marcha é normal, mesmo quando a técnica cirúrgica empregada para a coleta do enxerto é aberta, um pouco mais invasiva.

Mesmo com todos os relatos bem-sucedidos da retirada de enxerto da crista ilíaca sempre se está buscando uma alternativa a ela. Aqui no HRAC-USP, não temos experiência com calota craniana, tíbia ou costela para os enxertos ósseos alveolares.

Neste mesmo contexto de busca de alternativas de enxertia com menor morbidade trabalha a bioengenharia óssea.

As proteínas morfogenéticas ósseas (*bone morphogenetic proteins* – BMP) fazem parte da superfamília de fatores de crescimento e estão envolvidas no desenvolvimento embriológico e na formação do esqueleto. Foram identificadas e nomeadas por Urist (1965)[28] e Urist e Strates (1971)[29] por meio de extensa pesquisa laboratorial.

Mais tarde, a molécula rhBMP-2 (proteína morfogenética óssea recombinante humana) foi sequenciada e clonada,[30] e esta tecnologia permite agora sua produção em larga escala para que seja usada laboratorial e clinicamente.

Quando colocada em meio adequado, a rhBMP-2 induz formação óssea. O início do processo não se faz necessariamente pela introdução de células que formam osso. Ao contrário, a rhBMP-2 age localmente para concentrar as células mesenquimais hospedeiras ali e influenciar sua diferenciação em osteoblastos. Ela tem atividade mitogênica mas esta é seletiva.[31] Para que se tenha um efeito que possa ser observado clinicamente são necessárias doses "superfisiológicas", algo em torno de 200.000 vezes a concentração fisiológica estimada da BMP-2 natural, encontrada no osso.

A equipe do HRAC-USP teve a oportunidade de trabalhar com rhBMP-2 em membrana reabsorvível de colágeno nas cirurgias de enxerto ósseo alveolar por 5 anos, de 2011 a 2015. Mas o início desta história foi em 2008, quando dois grupos foram testados em tese de doutorado,[32] como segue: um deles composto por indivíduos submetidos ao enxerto ósseo alveolar com medular de ilíaco e outro com rhBMP-2 em membrana absorvível de colágeno. Os índices de sucesso, que avaliam qualidade de septo ósseo interdental, foram ótimos e equivalentes entre os dois grupos.[32] Até aquele momento (25 anos de enxertos ósseos sendo realizados no HRAC-USP) não havíamos tido nenhuma experiência em enxerto ósseo alveolar com material que não fosse o padrão-ouro (medular de crista ilíaca). E foram estes bons resultados da pesquisa que nos permitiram extrapolar o uso de BMP para a rotina das cirurgias de enxerto ósseo nos anos seguintes (Figs. 10-13 a 10-16).

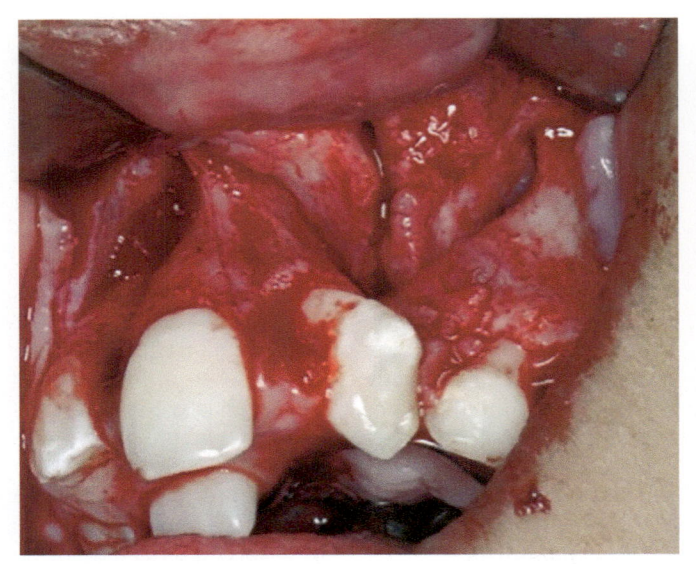

Fig. 10-13. Descolamento do assoalho nasal, evidenciando fístula buconasal.

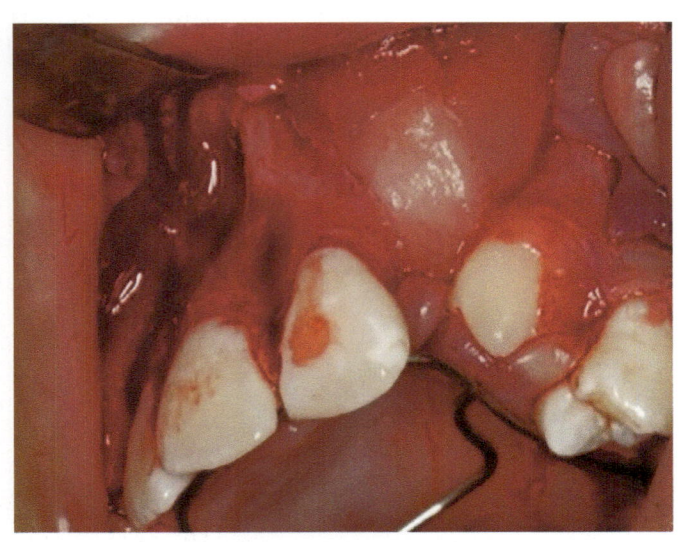

Fig. 10-15. Preenchimento do defeito ósseo alveolar por membranas absorvíveis de colágeno embebidas por rhBMP-2.

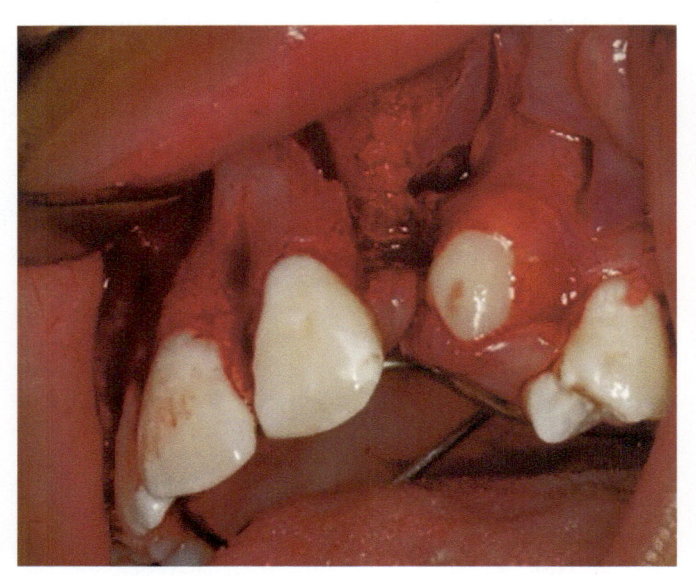

Fig. 10-14. Sutura do assoalho nasal.

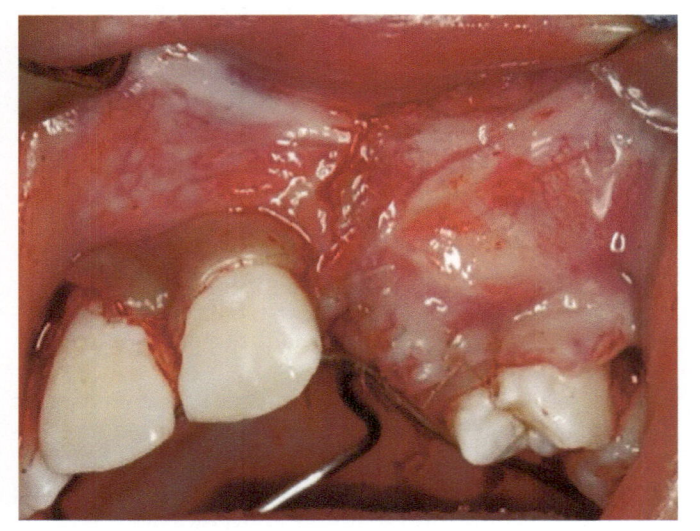

Fig. 10-16. Sutura final simples.

Ao avaliarem os resultados obtidos nas cirurgias de enxerto ósseo alveolar com rhBMP-2 em 90 desses pacientes, Leal et al. (2019)[33] apontaram que o tipo de fissura, sua amplitude, a irrupção do canino permanente e a habilidade do cirurgião influenciaram os índices de sucesso. O subgrupo em que os caninos permanentes não haviam irrompido na fissura apresentou melhores resultados que o dos caninos já irrompidos. O subgrupo com fissuras que envolviam apenas lábio e rebordo teve índices de sucesso melhores que o das fissuras completas de lábio e palato. Assim como, quanto mais ampla a fissura, mais reservado o prognóstico. São constatações em acordo com o que se encontra na literatura para o padrão-ouro (Figs. 10-17 a 10-20).

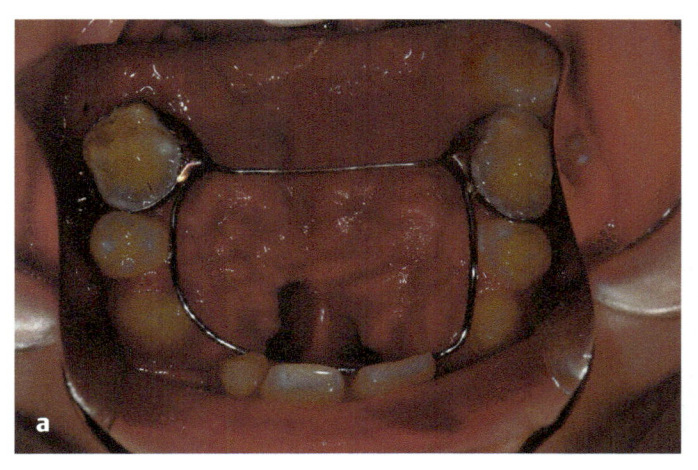

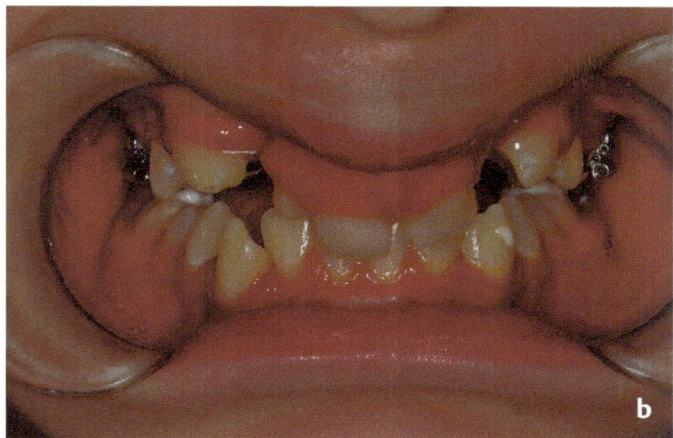

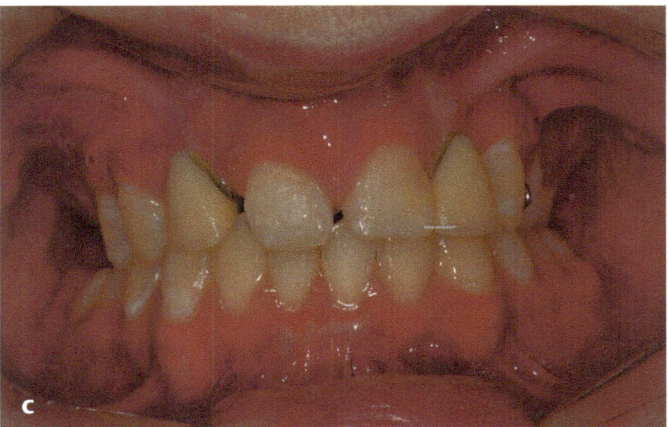

Fig. 10-17. (a-c) Defeitos amplos, com fístulas buconasais persistentes, foram abordados com melhor prognóstico pelo uso de rhBMP-2.

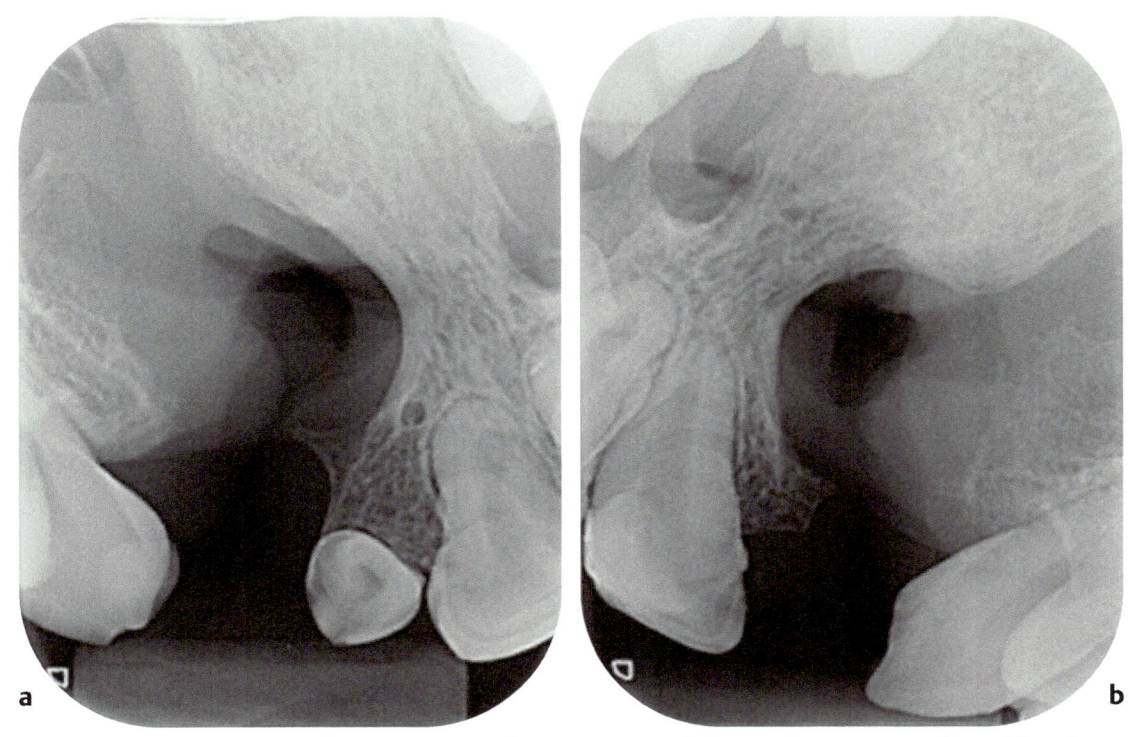

Fig. 10-18. (a,b) Radiografias periapicais mostram o defeito ósseo alveolar pré-enxerto ósseo nessa fissura labiopalatina completa bilateral.

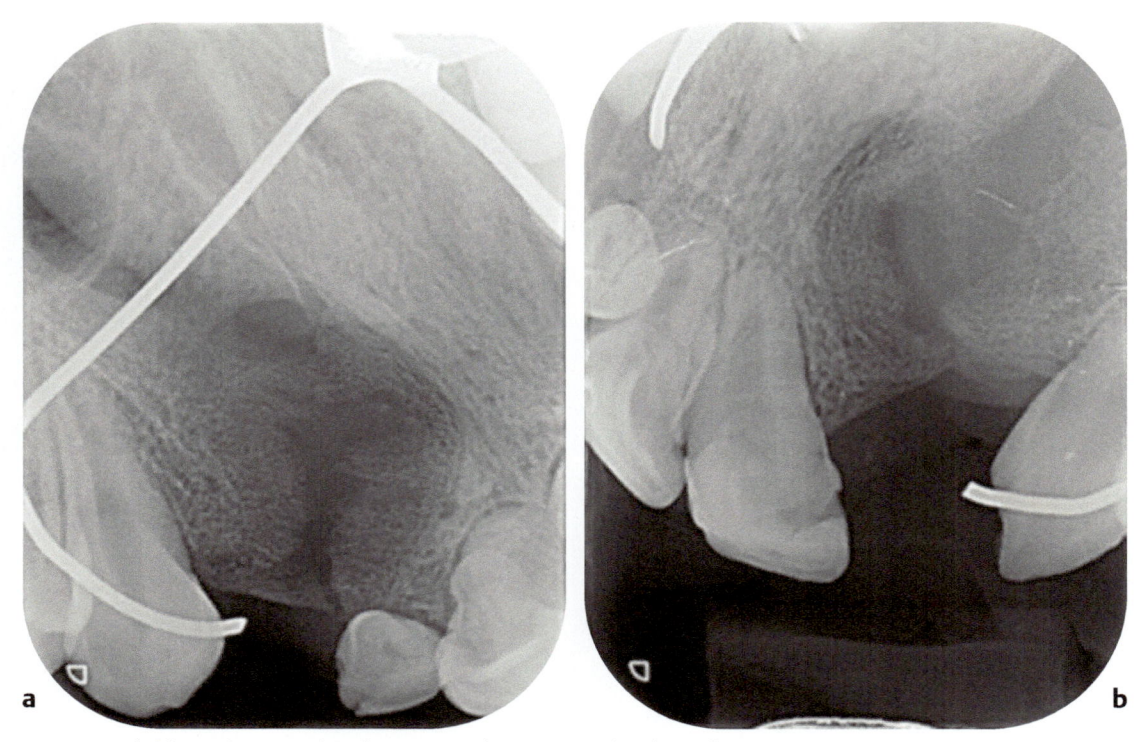

Fig. 10-19. (a,b) No pós-operatório de 3 meses, observa-se o início da neoformação óssea.

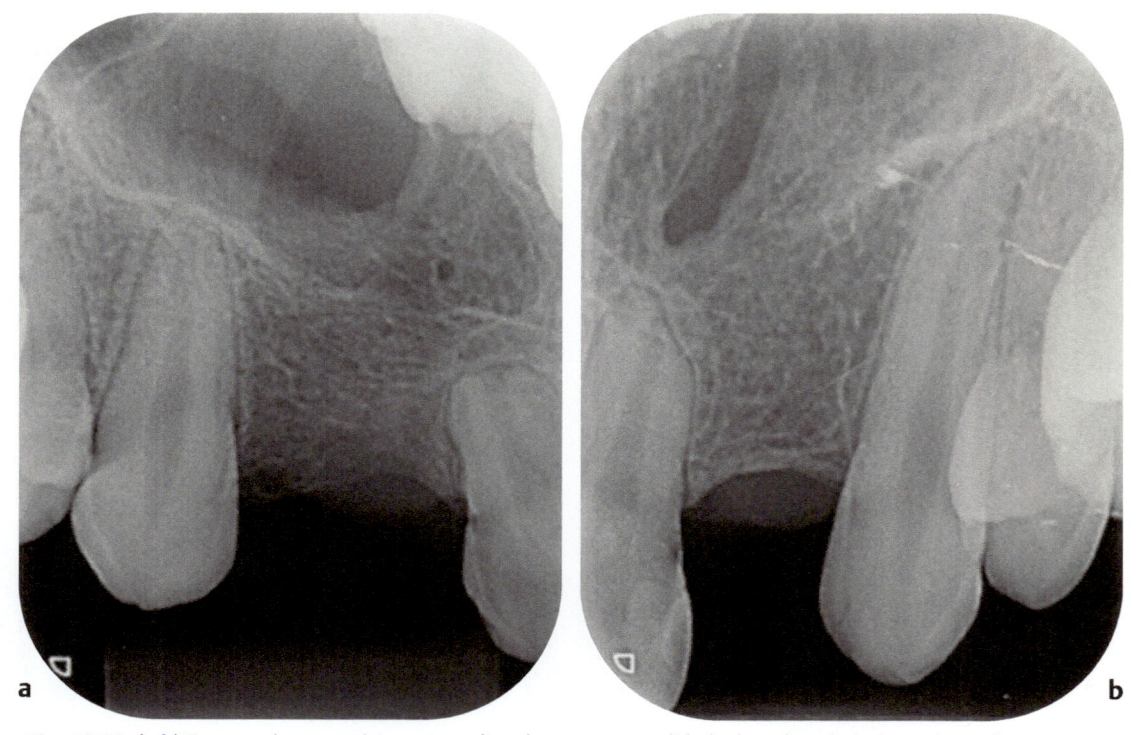

Fig. 10-20. (a,b) Em um pós-operatório mais tardio, observa-se a qualidade do trabeculado ósseo formado.

Em 2016, a equipe de cirurgia bucomaxilofacial do HRAC-USP introduziu na Instituição, com o apoio técnico e científico de W.A. Borstlap, da Radboud University Nijmegen Medical Centre, Holanda, o enxerto de mento como uma alternativa ao enxerto ósseo oriundo da crista ilíaca. Borstlap *et al.* (1990),[6] Mikoya *et al.* (2010)[34] e Weijs *et al.* (2010)[35] apresentaram bons resultados de preenchimento com enxerto de mento, mono ou bicortical, sem observar diferença estatisticamente significante no padrão de irrupção dos caninos adjacentes à fissura.

Sendo a área doadora intrabucal, o enxerto de mento é associado a uma hospitalização mais curta, dor reduzida e uma cicatriz "invisível". Sua principal desvantagem é o limitado osso disponível a ser coletado, o que torna a sínfise contraindicada como área doadora para defeitos amplos. Em limitados casos, podem ocorrer lesões aos dentes adjacentes, ao nervo mentoniano e aos tecidos moles. Questiona-se se enxertos corticomedulares podem ocasionar maior impacção de caninos permanentes no lado da fissura, mas, como "encaixamos" a cortical na face vestibular do defeito, não observamos esta complicação. Esta impressão clínica poderá ser traduzida em números num futuro próximo visto que há trabalho de pesquisa em andamento.

Ainda, retomando a técnica cirúrgica para o enxerto de mento, prepara-se o leito receptor exatamente como para os enxertos com ilíaco ou rhBMP-2. Procede-se a coleta do bloco monocortical de mento e de porções de osso medular que estejam nas adjacências, tendo como limites as nobres estruturas anatômicas ao redor. O bloco de enxerto é adaptado ao leito receptor sob pressão e o osso medular, condensado, para completar altura ou espessura. A sutura do leito doador é feita por planos, com pequeno "VY" no lábio inferior (Figs. 10-21 a 10-29).

Bastos Jr. (2019)[36] avaliou, em sua dissertação de mestrado, resultados dos enxertos ósseos alveolares com mento no HRAC-USP. Separou longitudinalmente a amostra de um mesmo cirurgião e comparou-a ao enxerto medular de ilíaco. Ambos os grupos apresentaram índices de sucesso superior a 80%, sendo que o teste (sínfise mandibular, ou mento) apresentou resultados estatisticamente melhores que o controle (95,8% × 83,3%). Há aqui dois fatores importantes a considerar. O primeiro é a própria curva de aprendizagem do cirurgião, pois foram cirurgias realizadas em períodos diferentes de sua atividade profissional. O segundo refere-se à qualidade das imagens radiográficas. Toda a amostra de medular de ilíaco foi avaliada por radiografias periapicais convencionais, processamento disponível à época, enquanto a de mento, digitais. E isto pode ter feito alguma diferença também.

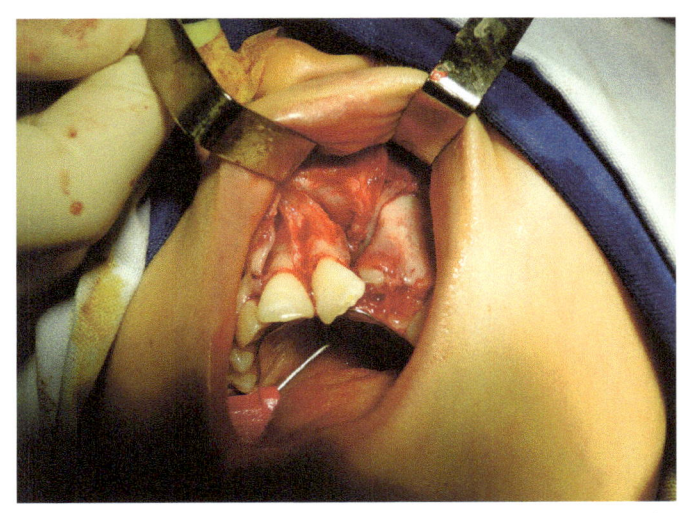

Fig. 10-21. Leito receptor pronto: assoalho nasal descolado e suturado.

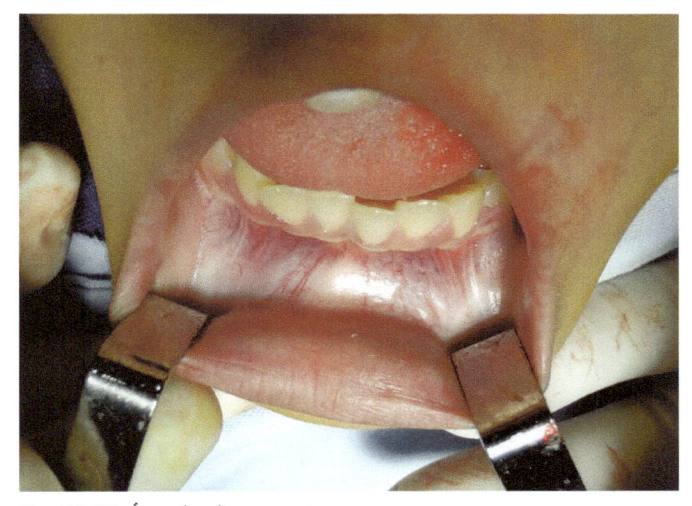

Fig. 10-22. Área doadora: mento.

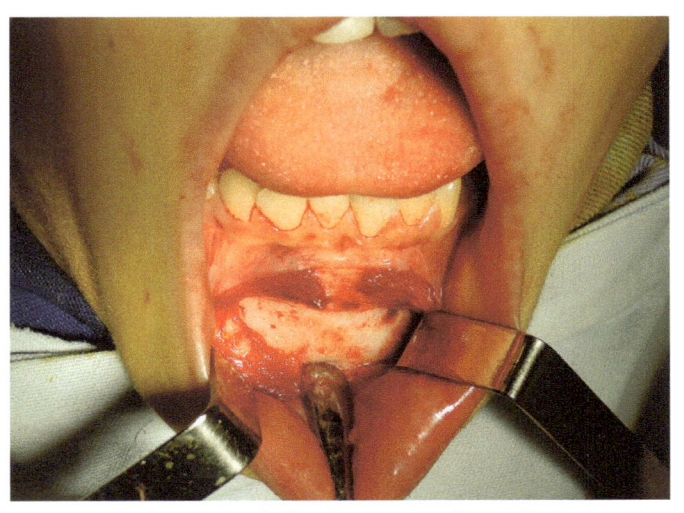

Fig. 10-23. Incisão em fundo de sulco, com retalho total.

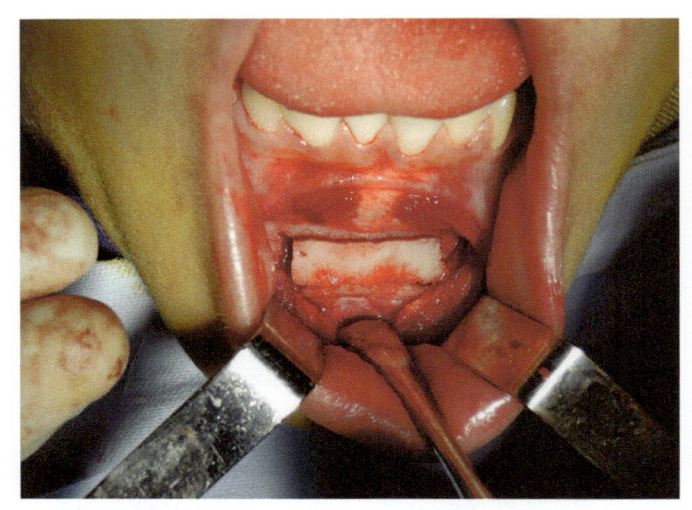

Fig. 10-24. Osteotomia para coleta de bloco monocortical.

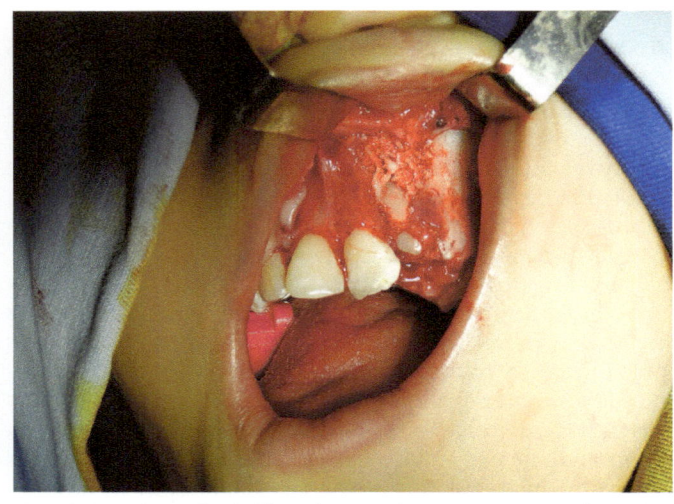

Fig. 10-26. Adaptação do bloco ósseo ao leito receptor e condensação do osso medular ao seu redor.

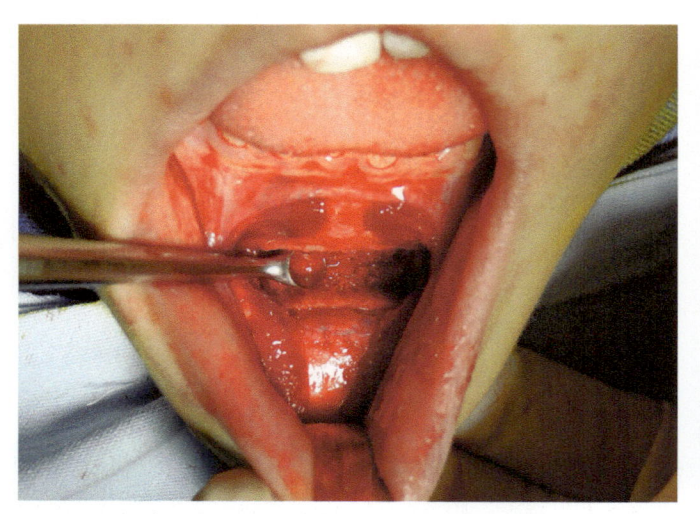

Fig. 10-25. Coleta de osso medular no mesmo leito doador.

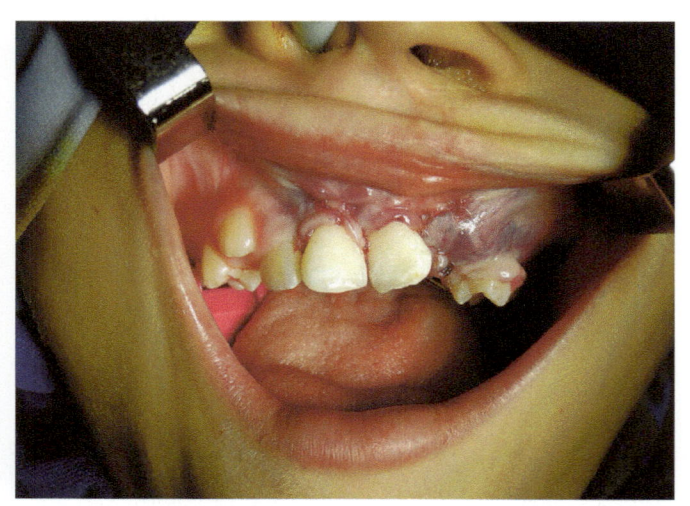

Fig. 10-27. Sutura final simples.

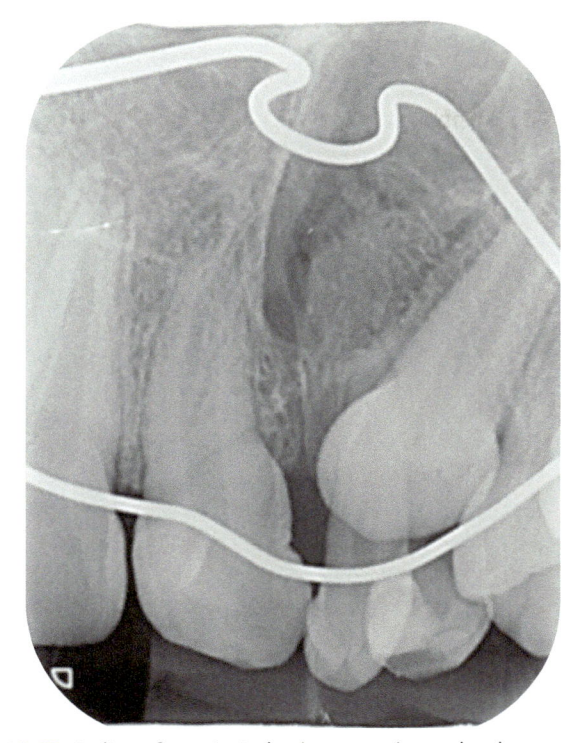

Fig. 10-28. Radiografia periapical pré-enxerto ósseo alveolar.

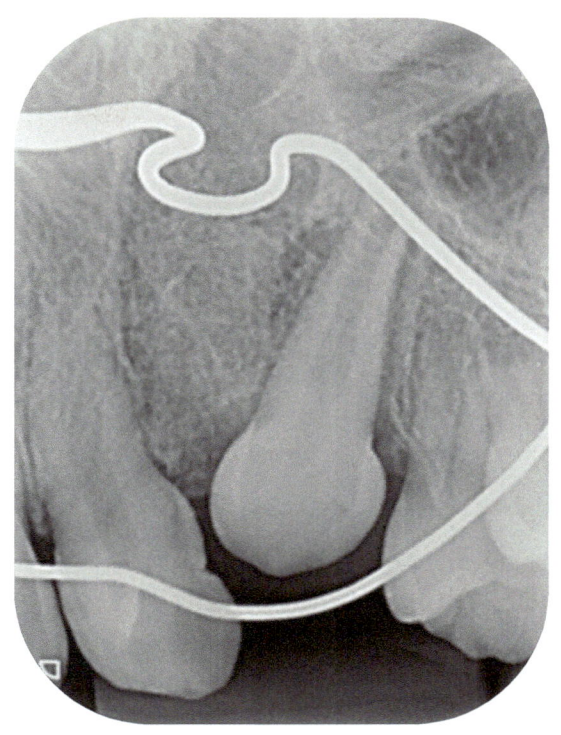

Fig. 10-29. Radiografia periapical pós-operatório de 2 meses.

AVALIAÇÃO DOS RESULTADOS

A avaliação dos enxertos ósseos alveolares é feita tradicionalmente por radiografias periapicais e várias escalas para classificar os índices de sucesso foram propostas ao longo do tempo. As escalas contemplam a altura do septo ósseo formado na área da fissura. Seu uso[12,37-39] é interessante porque associa-se facilmente o conceito à aplicabilidade clínica e, portanto, ao sucesso ou insucesso da cirurgia, por sua reprodutibilidade e também pela padronização nas publicações dos resultados.

As escalas podem ser extrapoladas para cortes tomográficos coronais em intervalos diferentes da espessura vestíbulo-lingual do rebordo alveolar (Figs. 10-30 e 10-31).

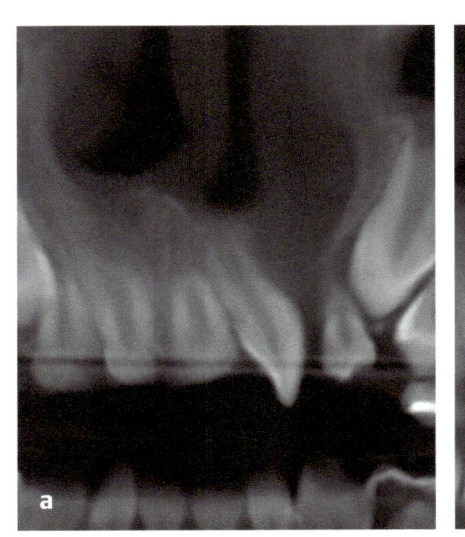

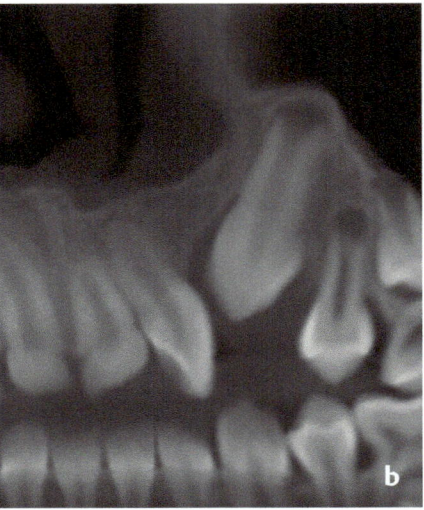

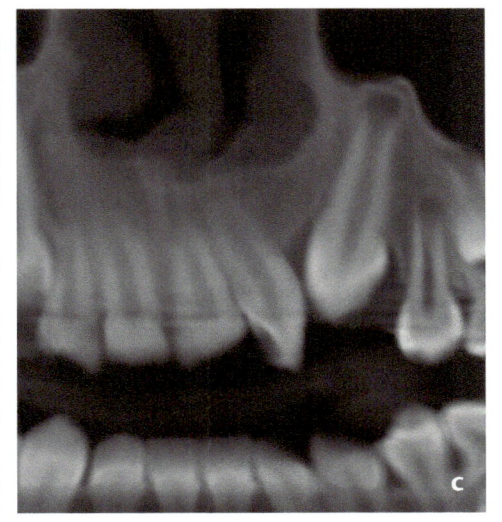

Fig. 10-30. Cortes tomográficos coronais no centro da espessura vestíbulo-lingual, para avaliação da altura do septo ósseo formado na área enxertada com medular de crista ilíaca: pré-operatório (**a**), pós-operatório de 6 meses (**b**) e pós-operatório de 1 ano (**c**).

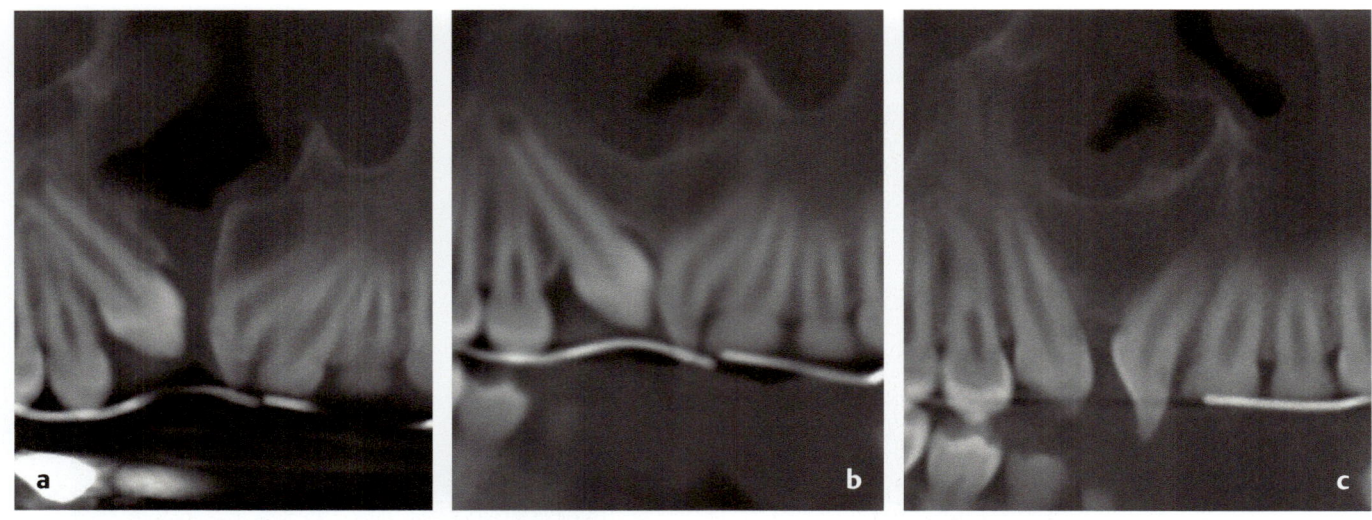

Fig. 10-31. Cortes tomográficos coronais no centro da espessura vestíbulo-lingual, para avaliação da altura do septo ósseo formado na área enxertada com rhBMP-2: pré-operatório (**a**), pós-operatório de 6 meses (**b**) e pós-operatório de 1 ano (**c**).

Radiografias bidimensionais parecem em geral superestimar o preenchimento ósseo. Estudos que usaram tomografia computadorizada tridimensional (3D CT) ou tomografia computadorizada tridimensional *cone-beam* (3D CBCT)[40-42] revelaram que, particularmente na dimensão vestíbulo-lingual, pode haver alguma perda do enxerto ósseo alveolar. É a perda em espessura do rebordo que se pode observar clinicamente. Mas ela é significativamente menor em pacientes cujo espaço protético foi fechado ortodonticamente. Daí a preferência no HRAC-USP por esta finalização do tratamento, sempre que exequível. Observa-se aumento do volume ósseo quando o canino irrompe no osso enxertado ou é movimentado ortodonticamente em direção a ele.[32,43]

O sucesso do enxerto ósseo alveolar é caracterizado clinicamente pela presença de uma ponte óssea suficiente para a movimentação ortodôntica, pela longevidade dos dentes adjacentes à fissura e pelo alinhamento do arco dentário de modo funcional e estético.

FATORES QUE INFLUENCIAM O SUCESSO DO ENXERTO ÓSSEO ALVEOLAR

Os resultados do enxerto ósseo alveolar ao fim da dentadura mista foram muito bons, com elevados índices de sucesso.[4,12,17,37,44,45] Todos os autores encontraram melhores resultados quando o enxerto ósseo foi realizado antes da irrupção do canino permanente. Como mencionado anteriormente, Leal *et al.* (2019),[33] numa análise de regressão logística, também concluíram que o tipo de fissura labiopalatina, sua amplitude e características individuais do cirurgião que realizou o procedimento influenciaram os resultados do enxerto ósseo alveolar (Figs. 10-32 e 10-33).

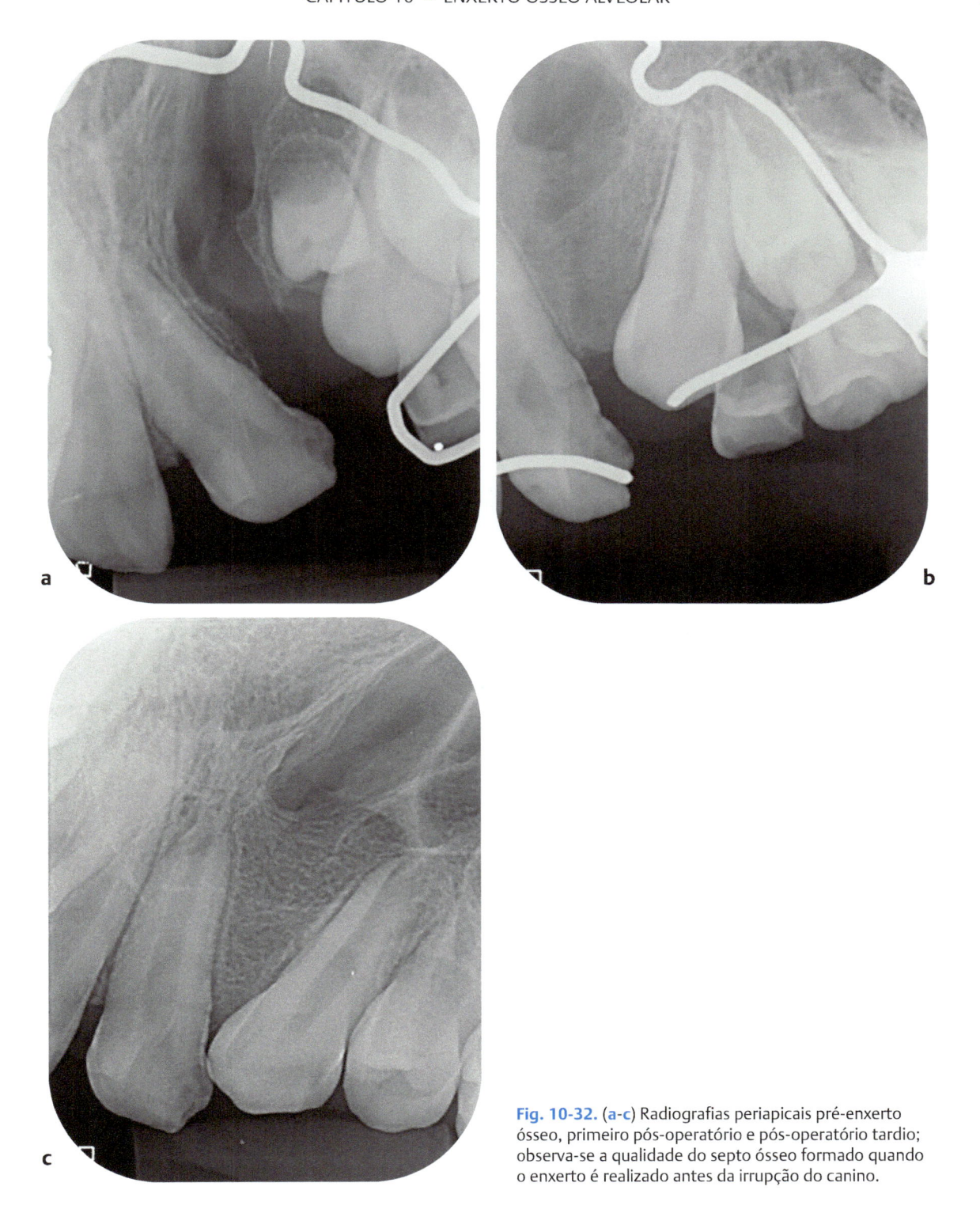

Fig. 10-32. (a-c) Radiografias periapicais pré-enxerto ósseo, primeiro pós-operatório e pós-operatório tardio; observa-se a qualidade do septo ósseo formado quando o enxerto é realizado antes da irrupção do canino.

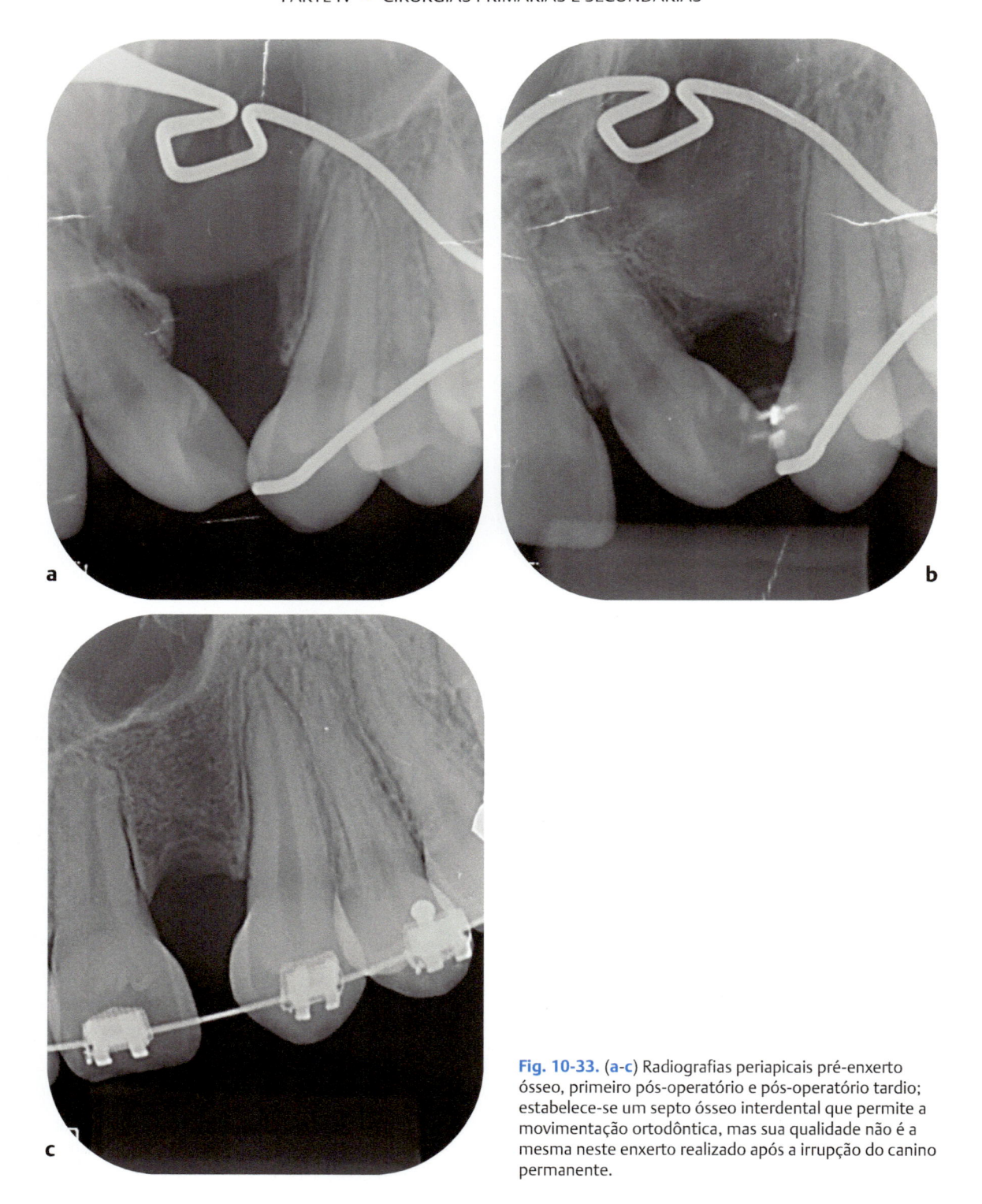

Fig. 10-33. (a-c) Radiografias periapicais pré-enxerto ósseo, primeiro pós-operatório e pós-operatório tardio; estabelece-se um septo ósseo interdental que permite a movimentação ortodôntica, mas sua qualidade não é a mesma neste enxerto realizado após a irrupção do canino permanente.

IMPACÇÃO DO CANINO

A impacção de caninos após o enxerto ósseo alveolar em pacientes com fissura é maior que em crianças sem fissura.[12,46] Mas Holz *et al.* (2018)[47] avaliaram uma amostra de enxertos alveolares com rhBMP-2 do HRAC-USP e observaram que caninos impactados no lado com fissura apresentavam maior angulação mesial e maior distância ao plano oclusal em fase prévia ao enxerto ósseo alveolar, provavelmente porque o próprio defeito ósseo da fissura esteja associado à impacção dos caninos e não somente à cirurgia de enxerto ósseo em si ou à época em que foi realizada.

MANEJO DO ESPAÇO NO ARCO DENTÁRIO

O tratamento ideal para a ausência do incisivo lateral na fissura é discutido amplamente na literatura.

O fechamento do espaço pelo tratamento ortodôntico tem como um dos principais benefícios o próprio término do tratamento dentário para a maioria dos pacientes. Reanatomizar o canino de modo a torná-lo mais próximo do incisivo lateral em sequência ao fechamento ortodôntico do espaço promove resultados de longo prazo tão bons ou superiores aos de reabilitações com próteses parciais fixas. As condições periodontais são significativamente melhores com o fechamento ortodôntico do espaço assim como a satisfação dos pacientes, maior.

Quando é mantido o espaço na área da fissura para futura reabilitação protética observam-se perda em altura e espessura do septo ósseo interdentário.

Infelizmente a região do incisivo lateral superior parece não ser a mais adequada para instalação de implantes unitários, com prognóstico reservado em longo prazo. Um enxerto ósseo adicional será necessário, mas a instalação do implante não deve ser imediata nem exceder a 6 meses da reenxertia.[48-50]

O FUTURO

Para a maioria dos centros de reabilitação de fissuras labiopalatinas, o enxerto ósseo alveolar é uma etapa fundamental no manejo daquelas que envolvem o rebordo alveolar. Sua introdução nas condutas terapêuticas significou um marco no tratamento destes pacientes.

A bioengenharia segue pesquisando materiais que possam substituir o osso autógeno com a mesma qualidade e sem a necessidade de uma área doadora. As BMPs mostraram este potencial e as células-tronco prometem igualmente bons resultados.[51]

REFERÊNCIAS BIBLIOGRÁFICAS

1. Silva Filho OG, Ozawa TO, Carvalho RM. Enxerto ósseo secundário. In: Trindade IEK, Silva Filho OG (org). Fissuras Labiopalatinas: Uma Abordagem Interdisciplinar. São Paulo, Brasil: Santos; 2007:239-260.
2. Silva Filho OG, Ferrari Júnior FM, Capelozza Filho L, Albuquerque MVP. Enxerto ósseo alveolar em pacientes fissurados: realidade e perspectiva. Ortodontia. 1995;28:34-45.
3. Friede H, Johanson B. Adolescent facial morphology of early bone-grafted cleft lip and palate patients. Scand J Plast Reconstr Surg. 1982;16:41-53.
4. Abyholm FE, Bergland O, Semb G. Secondary bone grafting of the alveolar clefts: a surgical orthodontic treatment enabling a non-prosthodontic rehabilitation in cleft lip and palate patients. Scand J Plast Reconstr Surg.1981;15:127-140.
5. Boyne PJ, Sands NR. Secondary bone grafting of the residual alveolar and palatal clefts. J Oral Surg. 1972;30:87-92.
6. Borstlap WA, Heidbuchel KL, Freihofer HP, Kuijpers-Jagtman AM. Early secondary bone grafting of alveolar cleft defects. A comparison between chin and rib grafts. J Craniomaxillofac Surg. 1990;18:201-205.
7. Lilja J. Alveolar bone grafting. Indian J Plast Surg. 2009;42:S110-S115.
8. Miller LL, Kauffmann D, St. John D, Wang D, Grant III JH, Waite PD. Retrospective review of 99 patients with secondary alveolar cleft repair. J Oral Maxillofac Surg. 2010;68:1283-1289.
9. Precious DS. A new reliable method for alveolar bone grafting at about 6 years of age. J Oral Maxillofac Surg. 2009;67:2045-2053.
10. Turvey TA, Ruiz RL, Tiwana PS. Bone graft construction of the cleft maxilla and palate. In: Losee JE, Kirschner RE. Comprehensive cleft care. New York: McGraw-Hill; 2009: 837-865.
11. Krimmel M, Schuck N, Bacher M, Reinert S. Facial surface changes after cleft alveolar bone grafting. J Oral Maxillofac Surg. 2011;69:80-83.
12. Bergland O, Semb G, Abyholm FE. Elimination of the residual alveolar cleft by secondary bone grafting and subsequent orthodontic treatment. Cleft Palate J. 1986;23:175-205.
13. Misch CE, Dietsh F. Bone grafting materials in implant dentistry. Implant Dent. 1993;2:158-167.
14. Misch CM. Autogenous bone: is it still the gold standard? Implant Dent. 2010;19:361.
15. Herford AS, Dean JS. Complications in bone grafting. Oral Maxillofac Surg Clin North Am. 2011;23:433-442.
16. Zouhary KJ. Bone graft harvesting from distant sites: concepts and techniques. Oral Maxillofac Surg Clin North Am. 2010;22:301-316.
17. Trindade IK, Mazzottini R, Silva Filho OG, Trindade IEK, Deboni MCZ. Long term radiographic assessment of secondary alveolar bone grafting outcomes in patients with alveolar cleft. Oral Surg Oral Med Oral Pathol Oral Radiol and Endod. 2005;100:271-277.
18. Jia YL, Fu MK, Ma L. Long-term outcome of secondary alveolar bone grafting in patients with various types of cleft. Br J Oral and Maxillofac Surg. 2006;44:308-312.
19. Rawashdeh MA. Morbidity of iliac crest donor site following open bone harvesting in cleft lip and palate patients. Int J Oral Maxillofac Surg. 2008;37:223-227.
20. Dawson KH, Egbert MA, Myall RWT. Pain following iliac crest bone grafting of alveolar clefts. J Craniomaxillofac Surg. 1996;24:151-154.
21. Rudman RA. Prospective evaluation of morbidity associated with iliac crest harvest for alveolar cleft grafting. J Oral Maxillofac Surg. 1997;55:219-223.
22. Falkensammer N, Kirmeier R, Arnetzl C, Wildburger A, Eskici A, Jakse N. Modified iliac bone harvesting - morbidity and patient's experience. J Oral Maxillofac Surg. 2009;67:1700-1705.
23. Baqain ZH, Anahtawi M, Karaky AA, Malkawi Z. Morbidity from anterior iliac crest bone harvesting for secondary alveolar bone grafting: an outcome assessment study. J Oral Maxillofac Surg. 2009;67:570-575.
24. Barkhuysen R, Meijer GJ, Soehardi A, Merkx MAW, Borstlap WA, Bergé SJ et al. The effect of a single dose of bupivacaine on donor site pain after anterior iliac crest bone harvesting. Int J Oral Maxillofac Surg. 2010;39:260-265.
25. Dashow JE, Lewis CW, Hopper RA, Gruss JS, Egbert MA. Bupivacaine administration and postoperative pain following

anterior iliac crest bone graft for alveolar cleft repair. Cleft Palate Craniofac J. 2009;46:173-178.
26. Ouaki J, Dadure C, Bringuier S, Raux O, Rochette A, Captier G et al. Continuous infusion of ropivacaine: an optimal postoperative analgesia regimen for iliac crest bone graft in children. Pediatric Anesthesia. 2009;19:887-891.
27. Sbitany H, Koltz PF, Waldman J, Girotto JA. Continuous bupivacaine infusion in iliac bone graft donor sites to minimize pain and hospitalization. Cleft Palate Craniofac J. 2010;47:293-296.
28. Urist MR. Bone: formation by autoinduction. Science. 1965;150:893-899.
29. Urist MR, Strates BS. Bone morphogenetic protein. J Dent Rest. 1971;50:1392-1406.
30. Wozney JM. Biology and clinical applications of rhBMP-2. In: Lynch SE, Genco RJ, Marx RE, eds. Tissue engineering - applications in maxillofacial surgery and periodontics. Chicago: Quintessence Books; 1999:103-123.
31. Chen D, Zhao M, Mundy GR. Bone morphogenetic proteins. Growth Factors. 2004;22:233-241.
32. Carvalho RM. Reparo do defeito alveolar com proteína morfogenética óssea (rhBMP-2) em pacientes com fissura labiopalatina. [Dissertação] Bauru, Brasil: Hospital de Reabilitação de Anomalias Craniofaciais da Universidade de São Paulo; 2011.
33. Leal CR, Carvalho RM, Ozawa TO, Almeida AM, Dalben GS, Bastos Jr JC et al. Outcomes of alveolar graft with rhBMP-2 in CLP: influence of cleft type and width, canine eruption, and surgeon. Cleft Palate Craniofac J. 2019;56:383-389.
34. Mikoya T, Inoue N, Matsuzawa Y, Totsuka Y, Kajii TS, Hirosawa T. Monocortical mandibular bone grafting for reconstruction of alveolar cleft. Cleft Palate Craniofac J. 2010;47:454-468.
35. Weijs WLJ, Siebers TJH, Kuijpers-Jagtman AM, Bergé SJ, Meijer GJ, Borstlap WA. Early secondary closure of alveolar clefts with mandibular symphyseal bone grafts and ß-tri calcium phosphate (ß-TCP). Int J Oral Maxillofac Surg. 2010;39:424-429.
36. Bastos Jr JC. Resultado de enxertos ósseos alveolares com osso autógeno de sínfise em fissuras completas de lábio e palato unilaterais. Bauru, Brasil: Hospital de Reabilitação de Anomalias Craniofaciais da Universidade de São Paulo; 2019. Dissertação.
37. Kindelan JD, Nashed RR, Bromige MR. Radiographic assessment of secondary autogenous alveolar bone grafting in cleft lip and palate patients. Cleft Palate Craniofac J. 1997;34:195-198.
38. Witherow H, Cox S, Jones E, Carr R, Waterhouse N. A new scale to assess radiographic success of secondary alveolar bone grafts. Cleft Palate Craniofac J. 2002;39:255-260.
39. Hynes PJ, Earley MJ. Assessment of secondary alveolar bone grafting using a modification of the Bergland grading system. Br Ass Plast Surg. 2003;56:630-636.
40. Rosenstein SW, Long Junior RE, Dado DV, Vinson B, Alder ME. Comparison of 2-D calculations from periapical and occlusal radiographs versus 3-D calculations from CAT - scans in determining bone support for cleft adjacent teeth following early alveolar bone grafts. Cleft Palate Craniofacial J. 1997;34:199-205.
41. Feichtinger M, Mossböck R, Kärcher H. Assessment of bone resorption after secondary alveolar bone grafting using three-dimensional computed tomography: a three year study. Cleft Palate Craniofac J. 2007;44:142-148.
42. Oberoi S, Chigurupati R, Gill P, Hoffman WY, Vargervik K. Volumetric assessment of secondary alveolar bone grafting using cone beam computed tomography. Cleft Palate Craniofac J. 2009;46:503-511.
43. Garcia MA, Yatabe M, Fuzer TU, Calvo AM, Trindade-Suedam IK. Ideal versus late secondary alveolar bone graft surgery: a bone thickness cone-beam computed tomographic assessment. Cleft Palate Craniofac J. 2018;55:369-374.
44. Long Jr RE, Spangler BE, Yow M. Cleft width and secondary alveolar bone graft success. Cleft Palate Craniofac J. 1995;32:420-427.
45. Trindade-Suedam IK, Silva Filho OG, Carvalho RM, Faco RAS, Calvo AM, Ozawa TO et al. Timing of alveolar bone grafting determines different outcomes in patients with unilateral cleft palate. J Craniofac Surg. 2012;23:1283-1286.
46. Matsui K, Echigo S, Kimizuka S, Takahashi M, Chiba M. Clinical study on eruption of permanent canines after secondary alveolar bone grafting. Cleft Palate Craniofac Surg. 2005;42:309-313.
47. Holz IS, Carvalho RM, Lauris JR, Lindauer SJ, Garib DG. Permanent canine eruption into the alveolar cleft region after secondary alveolar bone grafting: are there prediction factors for impaction? Am J Orthod Dentofacial Orthop. 2018;154:657-663.
48. Pena WA, Vargervik K, Sharma A, Oberoi S. The role of endosseous implants in the management of alveolar clefts. Pediatr Dent. 2009;31:329-333.
49. Härtel J, Pögl C, Henkel KO, Gundlach KKH. Dental implants in alveolar cleft patients: a retrospective study. J Craniomaxillofac Surg. 1999;27:354-357.
50. Matsui Y, Ohno K, Nishimura A, Shirota T, Kim S, Miyashita H. Long-term study of dental implants placed into alveolar cleft sites. Cleft Palate Craniofacial J. 2007;44:444-447.
51. Tanikawa DYS, Pinheiro CCG, Almeida MCA, Oliveira CRGCM, Coudry RA, Rocha DL et al. Deciduous dental pulp stem cells for maxillary alveolar reconstruction in cleft lip and palate patients. Stem Cells Int. 2020; 2020:1-9.

CIRURGIA ORTOGNÁTICA

Paulo Alceu Kiemle Trindade ▪ Gabriel Ramalho Ferreira
Rogério Almeida Penhavel ▪ Tiago Turri de Castro Ribeiro

A cirurgia bucomaxilofacial e a ortodontia exercem papel de protagonismo na reabilitação dos indivíduos com fissuras labiopalatinas ao atuarem no tratamento das deformidades dento-esqueléticas que acompanham as fissuras de lábio e palato. A sinergia entre essas duas especialidades da odontologia é essencial para um desfecho clínico ideal, principalmente com relação ao plano de tratamento ortocirúrgico das discrepâncias maxilomandibulares. Nesse sentido, apresentaremos neste capítulo considerações clínicas relevantes sobre o planejamento ortodôntico e a cirurgia ortognática nas fissuras labiopalatinas. Tal conhecimento é resultado de experiência clínica e pesquisa científica de alto nível realizadas pelos profissionais que fizeram e fazem a história do Hospital de Reabilitação de Anomalias Craniofaciais (HRAC-USP), desde sua fundação no ano de 1967, até os dias atuais.

CONSIDERAÇÕES GERAIS

As fissuras labiopalatinas acometem uma a cada 650 crianças nascidas no Brasil e constituem um problema de saúde pública importante.[1] A etiologia está relacionada com fatores ambientais, bem como herança genética.[2,3] O diagnóstico das fissuras que envolvem o lábio pode ser realizado ainda durante a gestação, por meio do exame de ultrassonografia. Já as fissuras de palato isoladas são usualmente diagnosticadas após o nascimento da criança. Assim que identificada a fissura, a família deve ser encaminhada a um centro de referência para que sejam feitas as orientações iniciais sobre a condição clínica e seu tratamento.

A primeira abordagem cirúrgica na criança com fissura labiopalatina inicia-se pela queiloplastia primária, a partir dos 3 meses de idade. A queiloplastia consiste na reconstrução da anatomia do lábio acometido pela fissura, devolvendo sua continuidade e estética. Por esse motivo, é uma das cirurgias mais esperadas pela família por aliviar o estigma inicial a que está exposto o paciente com fissura. Na sequência, o fechamento cirúrgico da fissura no palato é realizado aos 12 meses de idade. Ao fechar a comunicação oronasal, a palatoplastia promove uma melhora no desempenho da criança na sucção nutritiva, deglutição e no desenvolvimento da fala.

Todavia, existe um efeito adverso dessas cirurgias sobre o crescimento facial, principalmente no desenvolvimento da maxila nos indivíduos com fissura completa de lábio e palato.[4,5] Apesar do enorme ganho estético e funcional, a fibrose cicatricial resultante da reconstrução do lábio e do palato pode restringir o desenvolvimento pleno da maxila em relação à mandíbula, gerando alterações importantes da oclusão dentária. Frequentemente, a má-oclusão resultante das fissuras pode ser tratada pela ortodontia compensatória; no entanto, parte significativa dos indivíduos com fissuras labiopalatinas pode apresentar discrepâncias maxilomandibulares graves que necessitam da cirurgia ortognática como forma de tratamento.

A expressão dessas características clínicas pode variar de acordo com a técnica utilizada nas plásticas primárias, o tipo de fissura e a herança genética. No entanto, a patogênese da fissura costuma se sobrepor ao padrão facial hereditário do indivíduo, sendo o padrão facial tipo III o mais frequentemente encontrado nessa população.[6]

Além do aspecto dentoesquelético, as fissuras labiopalatinas afetam a qualidade da fala por alterarem o mecanismo velofaríngeo. As manifestações clínicas mais comuns são a hipernasalidade, o escape de ar nasal e erros articulatórios durante a fala, os quais representam uma limitação importante na comunicação e na inserção social do paciente com fissura. Somado a isso, otites recorrentes são frequentes na população com fissuras e podem estar associadas à deficiência auditiva.[7]

De fato, é evidente o impacto funcional e psicossocial que as fissuras de lábio e palato impõem sobre esses indivíduos, bem como a necessidade de um cuidado interdisciplinar desde a infância até a idade adulta. Por essa razão, a existência de centros especializados em fissuras labiopalatinas é essencial para que o paciente possa concluir o processo de reabilitação dentro de um contexto no qual as especialidades atuem em consonância, seguindo protocolos de tratamento sistematizados.

TRATAMENTO ORTODÔNTICO-CIRÚRGICO NO INDIVÍDUO COM FISSURA LABIOPALATINA

A literatura mostra que a indicação para tratamento ortodôntico-cirúrgico dos pacientes com fissura labiopalatina é bem maior do que nos pacientes sem fissura. A frequência dessa modalidade de tratamento está diretamente relacionada com o tipo da fissura e varia de 13,2% em pacientes com fissura isolada de palato,[8] podendo chegar a 48,3% em pacientes com fissura de lábio e palato unilateral,[9,10] e em até 65,1% nos pacientes com fissura de lábio e palato bilateral.[10]

Ao término do crescimento craniofacial, algumas características devem ser observadas para a definição da conduta entre a compensação ortodôntica ou a correção ortodôntico-cirúrgica. Os principais fatores a serem avaliados para a definição do plano de tratamento são a magnitude da discrepância maxilomandibular no sentido sagital e vertical, a presença ou não de compensações dentoalveolares[11] e a queixa estética do paciente.[12] No entanto, ao longo do desenvolvimento craniofacial, é possível predizer a necessidade de uma reabilitação que inclua o tratamento ortodôntico-cirúrgico no momento oportuno. Uma das formas de antever essa indicação, ainda na dentadura mista, é pela classificação do paciente utilizando o índice Goslon,[13] desenvolvido para indivíduos com fissura transforame incisivo unilateral, ou utilizando o índice bilateral[14] nos indivíduos com fissura transforame incisivo bilateral.

Pacientes classificados como índice 4 ou 5 (Fig. 11-1) certamente apresentam um prognóstico de tratamento ortodôntico-cirúrgico e devem ser conduzidos nesse sentido. Estes indivíduos não devem ser submetidos a tentativas de tratamentos compensatórios convencionais, como o uso de máscara facial para tração reversa da maxila, uma vez que a cirurgia ortognática é inevitável. Nesses casos, o tratamento ortodôntico compensatório pode representar um fardo desnecessário a pacientes que normalmente já requerem uma gama extensa de cuidados interdisciplinares.

A Figura 11-1 ilustra o caso clínico de uma paciente classificada com o índice Goslon 5 na dentadura mista. Todo o processo de preparo do arco maxilar para o enxerto ósseo alveolar deve ser executado visando às correções transversais ortopédicas e as correções dentárias verticais, de modo a melhorar o prognóstico da cirurgia. Contudo, tentativas de correções sagitais da discrepância maxilomandibular nesse tipo de paciente devem ser evitadas, uma vez que estas não apresentam estabilidade a longo prazo.

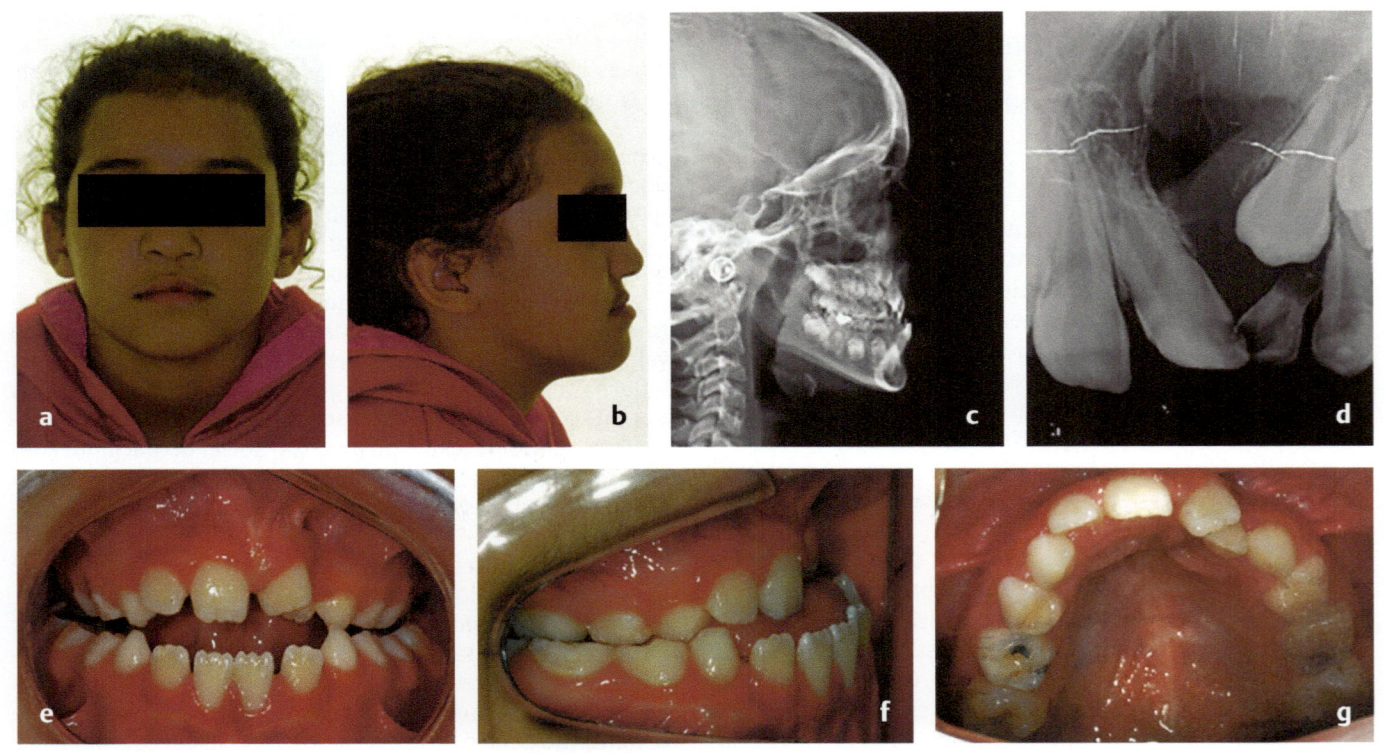

Fig. 11-1. (a-n) Paciente com fissura transforame incisivo unilateral do lado esquerdo, classificada como índice Goslon 5 aos 9 anos de idade. A indicação para cirurgia ortognática ao término do crescimento craniofacial não impediu que o preparo do arco superior para a cirurgia de enxerto ósseo alveolar fosse realizado. No caso apresentado, uma contenção fixa palatina foi instalada para evitar a recidiva transversal após a realização da expansão rápida da maxila com aparelho de Hyrax. Na sequência, o enxerto ósseo alveolar secundário com área doadora da crista ilíaca foi realizado aos 10 anos de idade. *(Continua)*

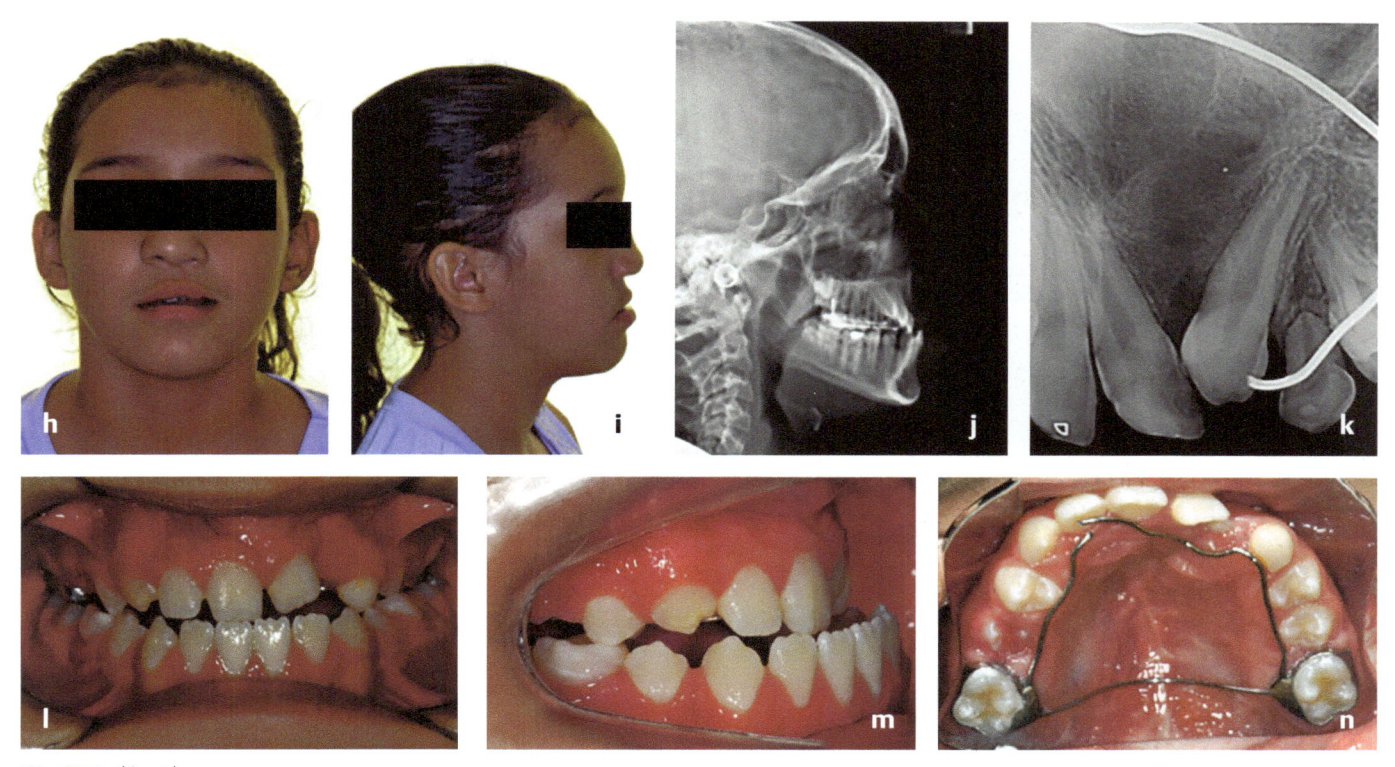

Fig. 11-1. *(Cont.)*

Diagnóstico Ortodôntico e Plano de Tratamento

Definida a necessidade de tratamento ortodôntico-cirúrgico, o preparo ortodôntico para a cirurgia ortognática do paciente com fissura labiopalatina tem diferenças consideráveis em relação ao preparo ortodôntico do paciente sem fissura.[15]

Em pacientes *sem* fissura labiopalatina, o preparo ortodôntico-cirúrgico da classe III visa a descompensação sagital por meio da retrusão dos incisivos superiores e da protrusão dos incisivos inferiores.[16] Isso é realizado com a intenção de expor a real discrepância esquelética para que, na cirurgia, as bases ósseas possam ser harmoniosamente levadas em posição ao mesmo tempo em que a oclusão é corrigida (Fig. 11-2).

Já, no paciente *com* fissura labiopalatina, os incisivos superiores apresentam uma inclinação normal ou até mesmo uma inclinação palatina devido à tensão do tecido cicatricial fibroso das cirurgias primárias[17-19] (Fig. 11-3). Portanto, quando há inclinação palatina dos incisivos superiores, esta deve ser corrigida no preparo ortodôntico cirúrgico, assim como a posição sagital dos incisivos inferiores, que devem ser protruídos, como nos pacientes sem fissura labiopalatina.

Outra diferença relevante é a deficiência no crescimento transverso da maxila dos pacientes com fissura labiopalatina e a consequente constrição do arco maxilar.[4,20,21] Isso ocorre em função da fibrose cicatricial remanescente das cirurgias plásticas primárias e também devido a agenesia ou malformação dos dentes adjacentes à área da fissura.[22] A magnitude dessa discrepância transversal deve ser mensurada simulando a correção sagital desejada na cirurgia ortognática nos modelos de estudo (Fig. 11-4).

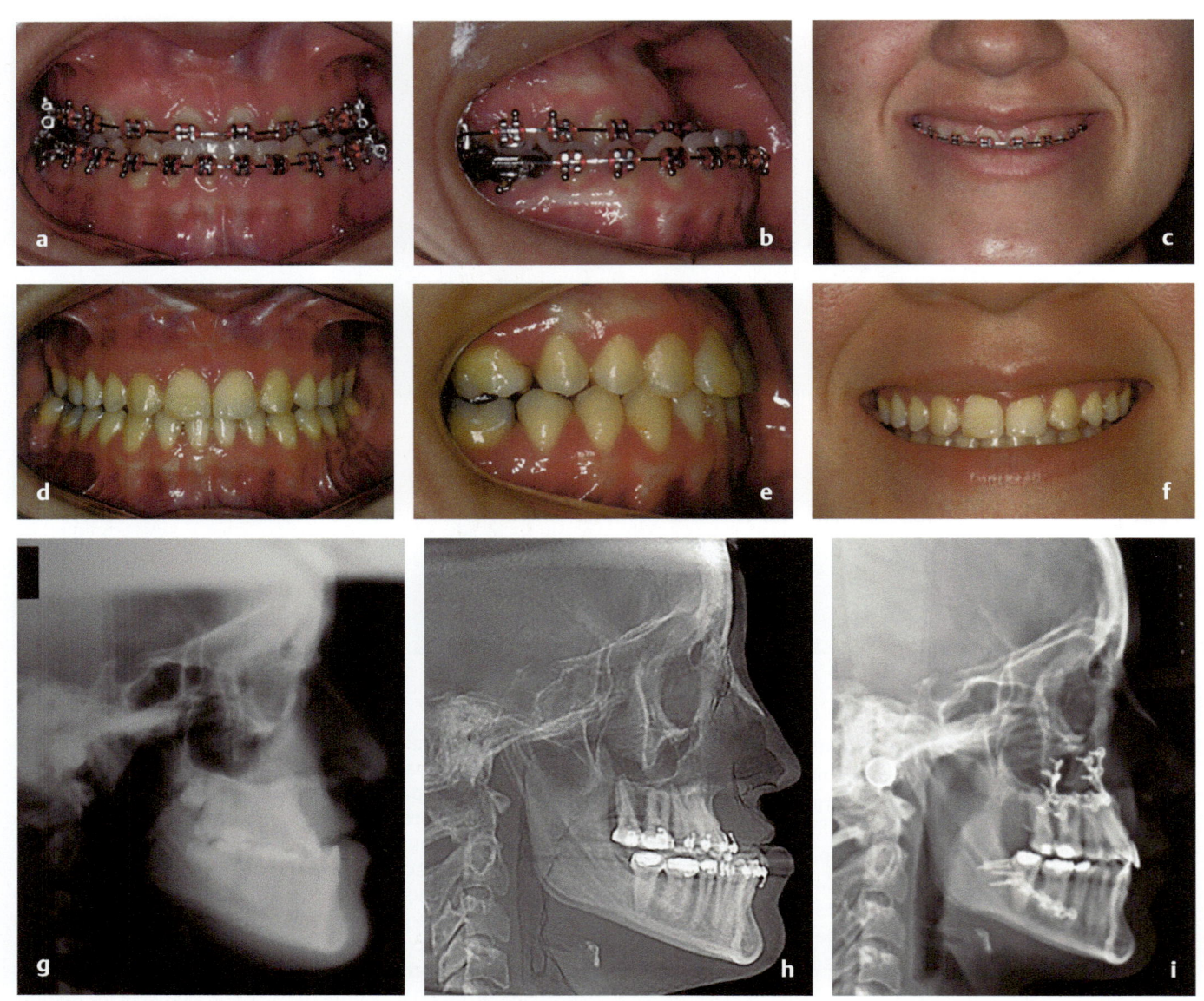

Fig. 11-2. (a-i) Descompensação ortodôntica sagital para cirurgia ortognática do paciente classe III sem fissura labiopalatina. Os incisivos superiores devem ser retraídos e os incisivos inferiores protruídos para exposição da real discrepância sagital esquelética, permitindo uma correção cirúrgica plena que contemple a estética e função oclusal.

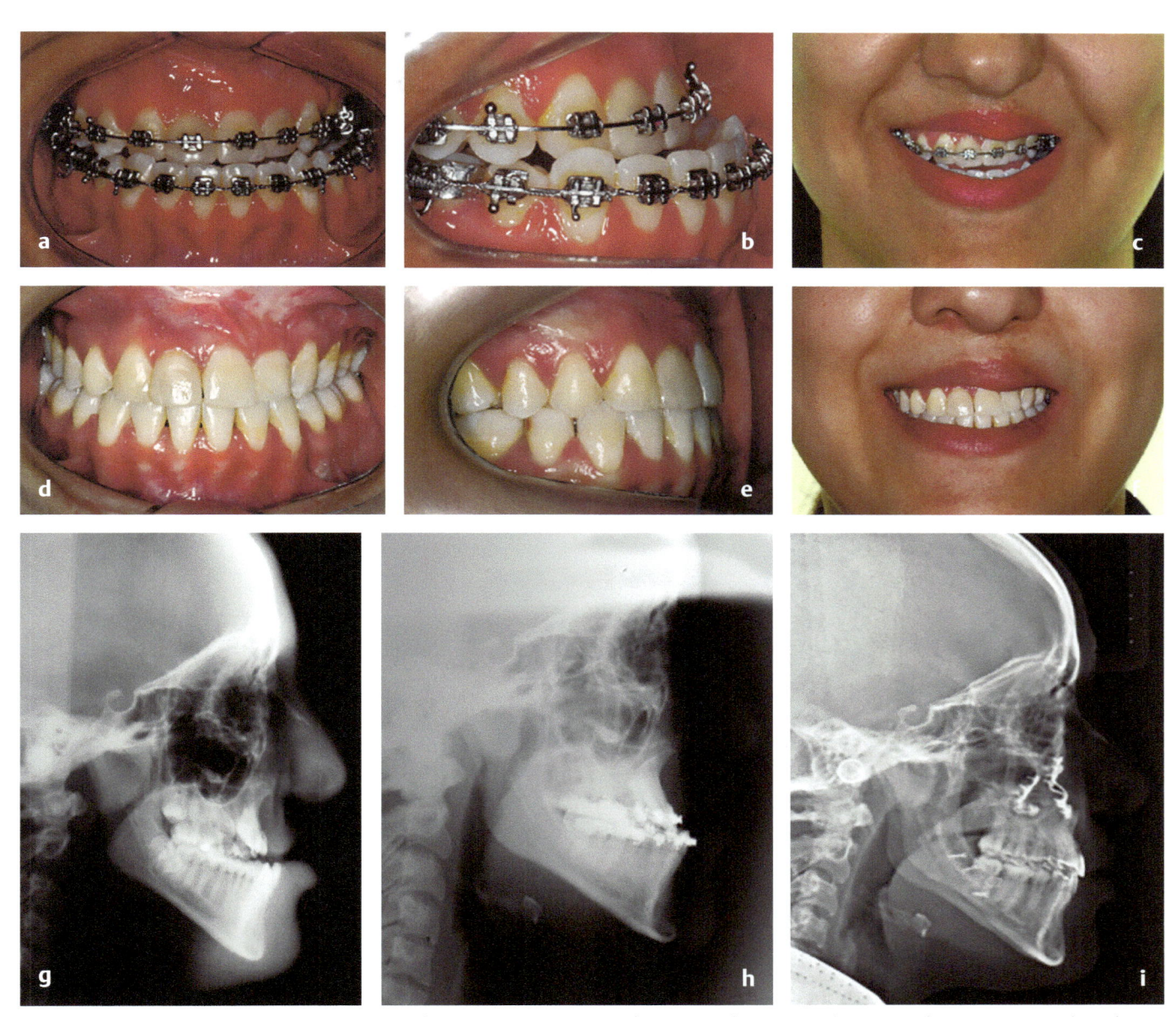

Fig. 11-3. (a-i) Descompensação ortodôntica sagital para cirurgia ortognática do paciente classe III com fissura transforame incisivo unilateral. A principal diferença em relação aos pacientes sem fissura labiopalatina é a posição sagital dos incisivos superiores, frequentemente retraídos devido à fibrose cicatricial do lábio superior. Neste caso, os incisivos superiores devem ser protruídos no preparo ortodôntico-cirúrgico, assim como os incisivos inferiores.

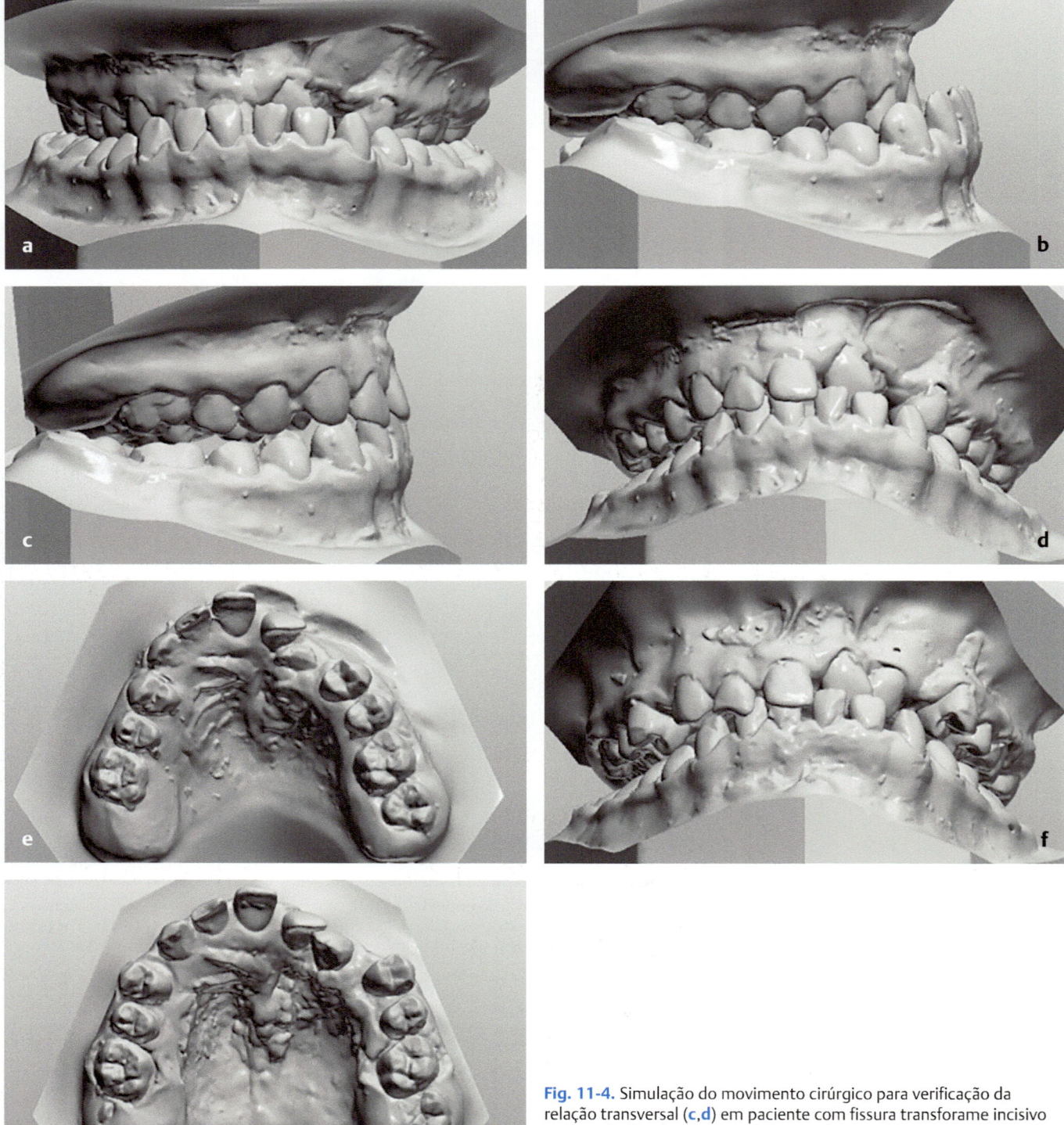

Fig. 11-4. Simulação do movimento cirúrgico para verificação da relação transversal (c,d) em paciente com fissura transforame incisivo unilateral, classificado como índice Goslon 4 (a,b). A correção sagital simulada no reposicionamento dos modelos em oclusão (d) revela a atresia do arco superior, o qual foi expandido até a sobrecorreção (f,g).

Idealmente, a correção transversal da arcada superior deve ser realizada antes do enxerto ósseo alveolar com o paciente ainda em crescimento. Isso se justifica, pois a maturação esquelética pode comprometer ou inviabilizar o efeito ortopédico da expansão maxilar. Em pacientes adultos, a adequação transversal da arcada superior pode requer uma expansão rápida da maxila assistida cirurgicamente durante o preparo ortodôntico-cirúrgico. Essa conduta é preferida em relação à segmentação da maxila durante a cirurgia ortognática por ser mais previsível e segura em uma estrutura já comprometida pela fissura.

Por fim, a principal diferença encontrada no paciente com fissura labiopalatina, principalmente na fissura transforame incisivo unilateral, é a forma do arco superior e a simetria entre os lados direito e esquerdo. Não é apenas a constrição maxilar que deve ser tratada no preparo ortodôntico-cirúrgico, mas também a simetria entre os dois lados, principalmente em relação aos seis dentes anterossuperiores.

A arcada superior do paciente com fissura transforame incisivo unilateral apresenta-se normalmente com um desvio da linha média dentária para o lado da fissura (Fig. 11-5). A magnitude dessa assimetria está relacionada com a severidade da atresia maxilar e com as alterações dentárias eventualmente presentes como dentes supranumerários, dentes ectópicos e as agenesias dentárias no segmento maxilar fissurado.

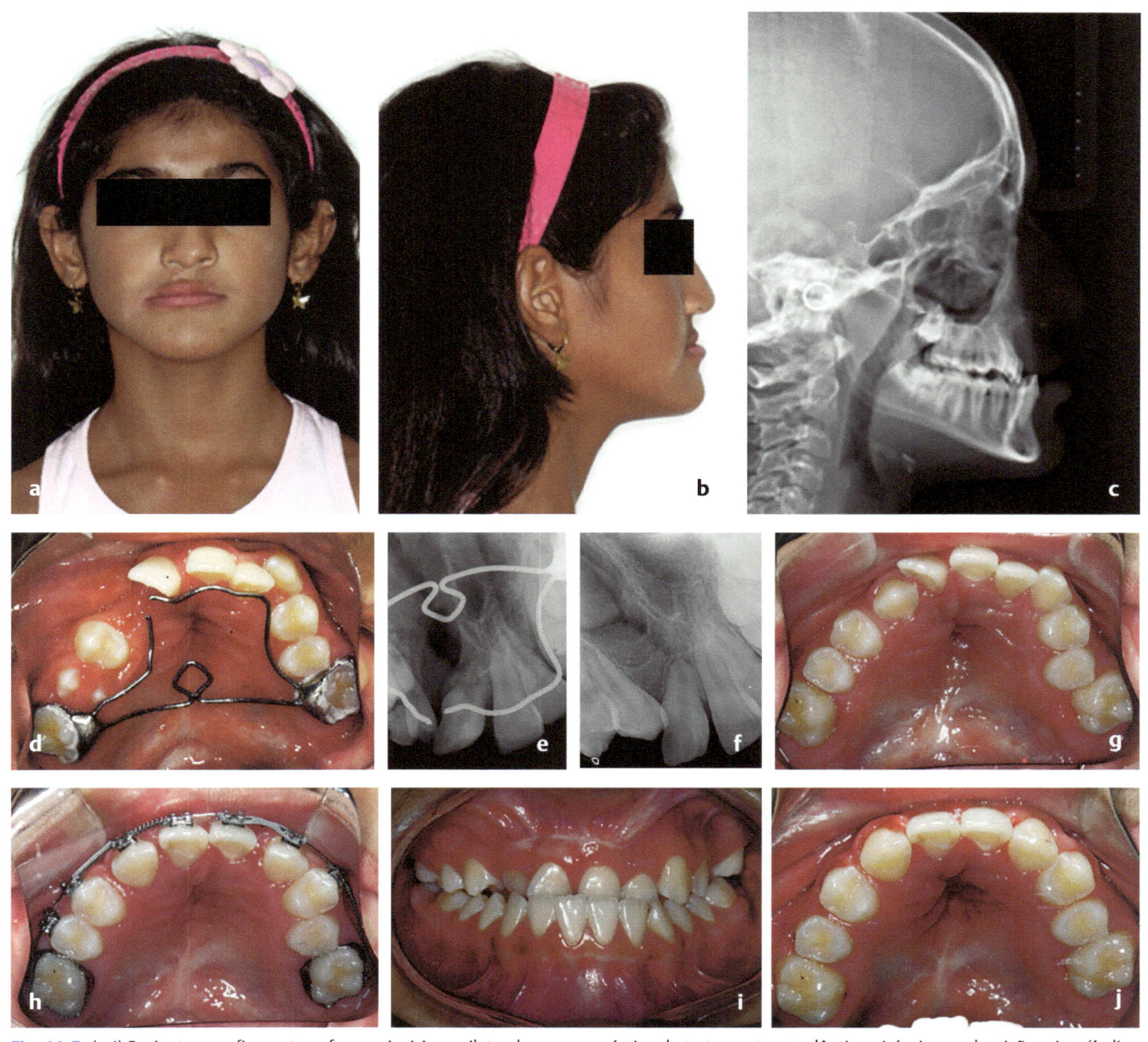

Fig. 11-5. (a-j) Paciente com fissura transforame incisivo unilateral com prognóstico de tratamento ortodôntico-cirúrgico na dentição mista (índice Goslon 4). O arco superior foi submetido à expansão rápida da maxila e uma contenção fixa foi utilizada como ancoragem para evitar recidiva transversal. Após o enxerto ósseo alveolar, o incisivo lateral superior esquerdo foi extraído para permitir a correção ortodôntica da linha média dentária e a melhora da simetria do arco superior, com os caninos ocupando o espaço dos incisivos laterais.

A forma da arcada superior e a simetria entre os lados direito e esquerdo devem ser corrigidas precocemente, idealmente antes do enxerto ósseo alveolar secundário. Isso evita que a arcada superior se desenvolva com uma forma assimétrica e facilita a posterior mecânica ortodôntica-cirúrgica, ao final do crescimento craniofacial. O paciente submetido à ortodontia corretiva em idade precoce deve ter o aparelho fixo removido após o término da mecânica e usar uma placa de contenção removível, por 1 ano. Após essa fase de contenção, o paciente deve ficar sem aparelho algum até o momento ideal para o início do tratamento ortodôntico visando a cirurgia ortognática (Fig. 11-6).

No entanto, é muito comum encontrar pacientes adultos que não receberam tratamento ortodôntico precoce para melhora da simetria da arcada superior. Nessas situações, o preparo para a cirurgia ortognática deve incluir a mecânica ortodôntica para correção das assimetrias entre os hemiarcos superiores, a descompensação sagital e a adequação transversal das arcadas superior e inferior.

Considerando o centro da maxila como o local em que deveria estar presente a rafe palatina mediana, o arco superior do paciente com fissura deve receber um tratamento ortodôntico pré-cirúrgico que estabeleça os seis dentes anterossuperiores simétricos entre si, sendo três dentes do lado direito da arcada e três dentes do lado esquerdo (Fig. 11-6). Não importa quais sejam estes seis dentes anterossuperiores, podendo ser o canino como lateral, o pré-molar como canino, ou mesmo um espaço protético a ser reabilitado posteriormente na área da fissura. Nessas situações, a oclusão posterior pode ficar com os molares em classe I, II ou III, ou, até mesmo, em superclasse II ou III. O planejamento da posição dos dentes anterossuperiores também deve considerar a existência de discrepâncias de tamanho dentário com relação aos dentes anteroinferiores.[23] Para este fim, a análise de Bolton se mostra um método simples, rápido e eficiente no qual a avaliação das medidas dentárias pode ser feita nos modelos de estudo. Com um compasso de ponta seca ou com um paquímetro digital, deve-se realizar a soma mésio-distal dos seis dentes anteroinferiores, multiplicá-la por 1,3, e comparar esse resultado com a soma do comprimento mésio-distal dos seis dentes anterossuperiores.[24] A diferença obtida, se existente, determina a discrepância de tamanho dentário entre os seis dentes anterossuperiores e inferiores (Fig. 11-7). Seguindo este raciocínio, os incisivos laterais na área da fissura com anomalia de forma devem ser reconstruídos no sentido mésio-distal de modo a compatibilizar a discrepância de Bolton e permitir uma oclusão com as linhas médias coincidentes e um trespasse vertical adequado.

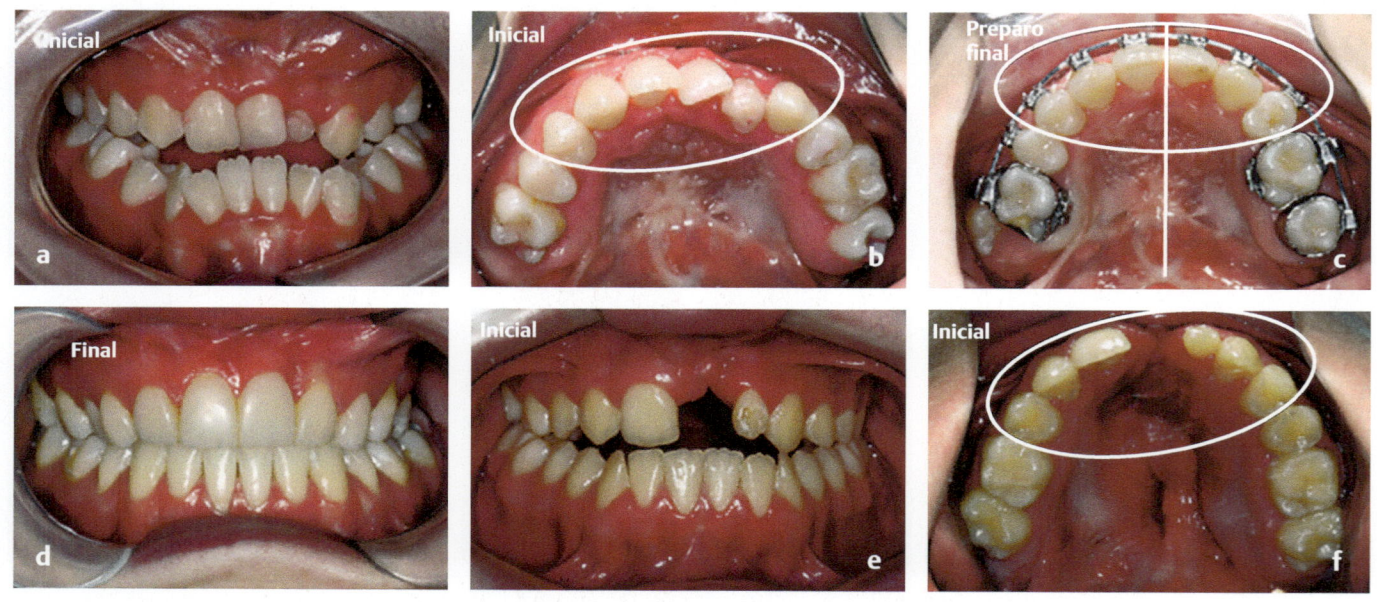

Fig. 11-6. (a-p) Sequência clínica de quatro indivíduos com fissura transforame incisivo unilateral. Paciente 1 (**a-d**), Paciente 2 (**e-h**), Paciente 3 (**i-l**) e Paciente 4 (**m-p**). As arcadas superiores desses pacientes apresentam uma assimetria relevante entre os lados direito e esquerdo. O preparo ortodôntico-cirúrgico deve promover a simetria entre os dentes das duas metades maxilares de modo que os dois incisivos centrais superiores fiquem posicionados no centro da maxila. Os dentes posicionados como incisivos laterais e caninos em um lado da arcada devem respeitar essa simetria com os dentes pares do hemiarco oposto. Ao final do preparo, os seis dentes anterossuperiores devem estar divididos pelo centro da maxila e simétricos entre si. *(Continua)*

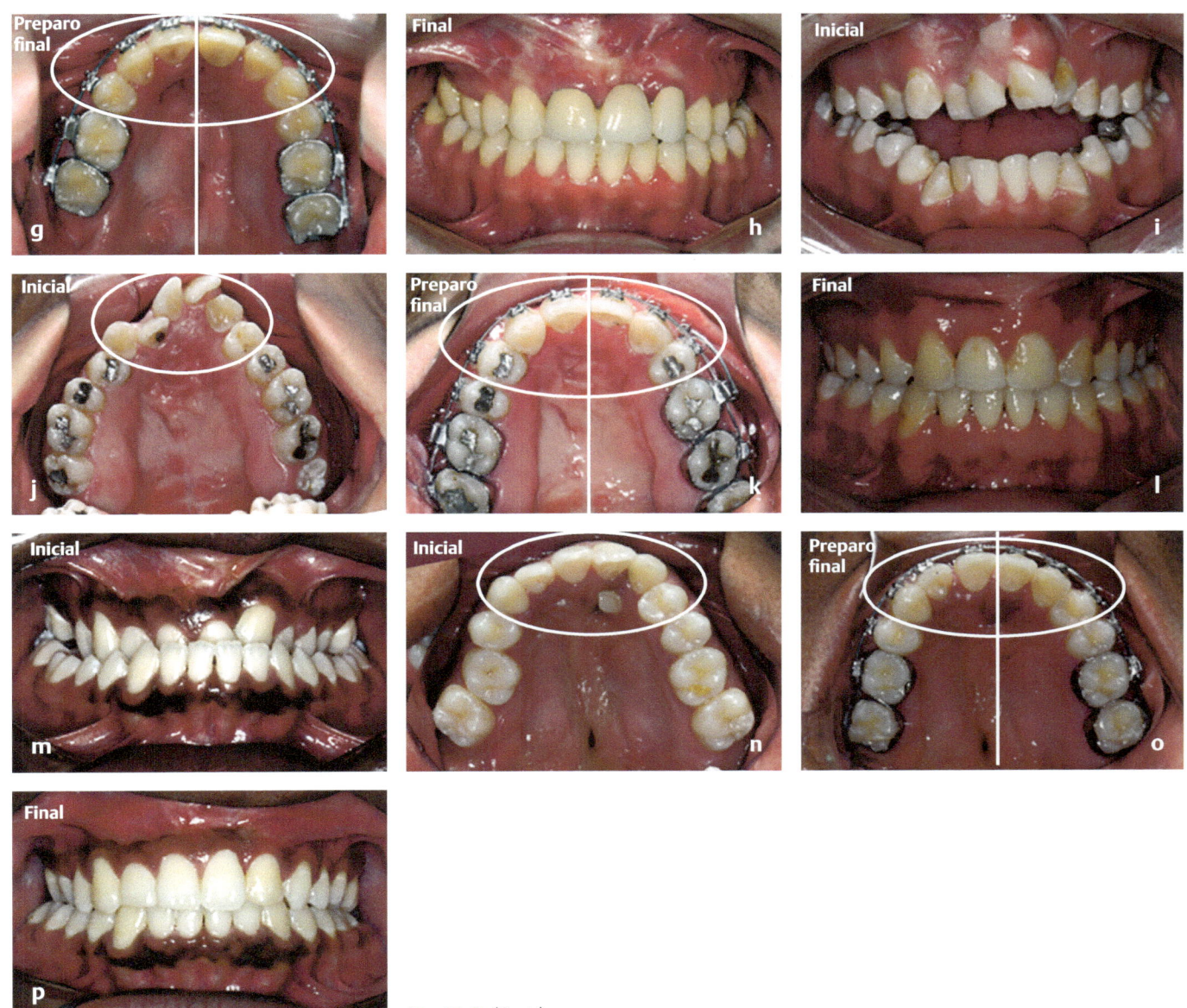

Fig. 11-6. *(Cont.)*

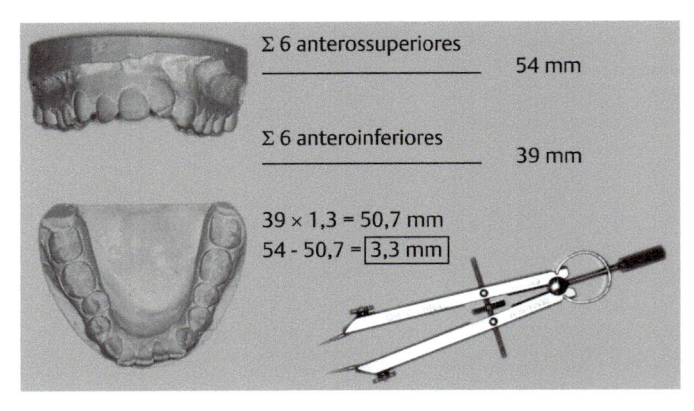

Fig. 11-7. Análise de Bolton simplificada. Neste caso clínico, a soma do comprimento mésio-distal dos seis dentes anteroinferiores multiplicada por 1,3 apresentou um resultado 3,3 mm menor do que a soma do comprimento mésio-distal dos seis dentes anterossuperiores. Sendo assim, pode-se presumir que existe um excesso de massa dentária dos dentes anterossuperiores ou uma falta de massa dentária dos seis dentes anteroinferiores quando a arcada se relaciona em classe I de caninos. Essa discrepância deve ser corrigida diminuindo esse volume com desgastes interproximais dos dentes anteriores da arcada superior ou aumentando esse volume dos seis dentes anteriores da arcada inferior com restaurações. Esse ajuste permite um trespasse horizontal e vertical adequado ao final do tratamento.

Σ 6 anterossuperiores
54 mm

Σ 6 anteroinferiores
39 mm

39 × 1,3 = 50,7 mm
54 − 50,7 = 3,3 mm

Tratamento Ortodôntico Pré-Cirúrgico

A escolha do aparelho ortodôntico fica a critério da técnica ou da prescrição de braquetes que o ortodontista esteja mais habituado na sua prática diária. Porém, é interessante atentar ao posicionamento dos braquetes dos caninos que ficarem na posição dos incisivos laterais e dos molares superiores que ficarem em classe II.

Os caninos posicionados como laterais devem receber braquetes de caninos invertidos para que estes tenham torque vestibular de coroa. Isso é interessante para que os mesmos apresentem estética e função adequadas, além da menor necessidade de desgaste palatino para remoção de toques prematuros. Os primeiros molares posicionados em classe II devem receber acessórios sem *off set* e angulação por estarem numa região mais estreita do arco dentário, reservada aos pré-molares.[25] Outro ponto importante é a inclusão dos segundos molares superiores e inferiores no nivelamento e alinhamento ortodôntico, além da extração dos terceiros molares antes da ortognática, visando à integridade óssea na região da osteotomia no momento da cirurgia.

É interessante que duas moldagens sejam realizadas durante o preparo ortodôntico pré-cirúrgico. A primeira moldagem pode ser feita na fase em que o tratamento ortodôntico estiver com arcos .018" de aço nas arcadas superior e inferior. Nesses modelos, o ortodontista deve verificar o posicionamento dos dentes em relação às cristas marginais, os giros e as angulações dentárias, para, então, realizar os reposicionamentos dos acessórios, se necessário.

Também é importante verificar a relação transversal entre os arcos e definir se há necessidade de abertura ou fechamento dos arcos de nivelamento. A segunda moldagem deve ser realizada quando o tratamento ortodôntico estiver com arcos .019"x .025" de aço. Nesses modelos, deve-se verificar novamente a relação transversal entre as arcadas e, principalmente, realizar os ajustes oclusais necessários para permitir a melhor intercuspidação possível. Após o ajuste oclusal nos modelos de gesso, as áreas desgastadas devem ser pintadas com lápis cópia para marcação e os ajustes devem ser repetidos nos dentes do paciente imediatamente. Após 2 meses de ação dos arcos retangulares e dos últimos ajustes oclusais, o paciente estará pronto para cirurgia ortognática (Fig. 11-8).

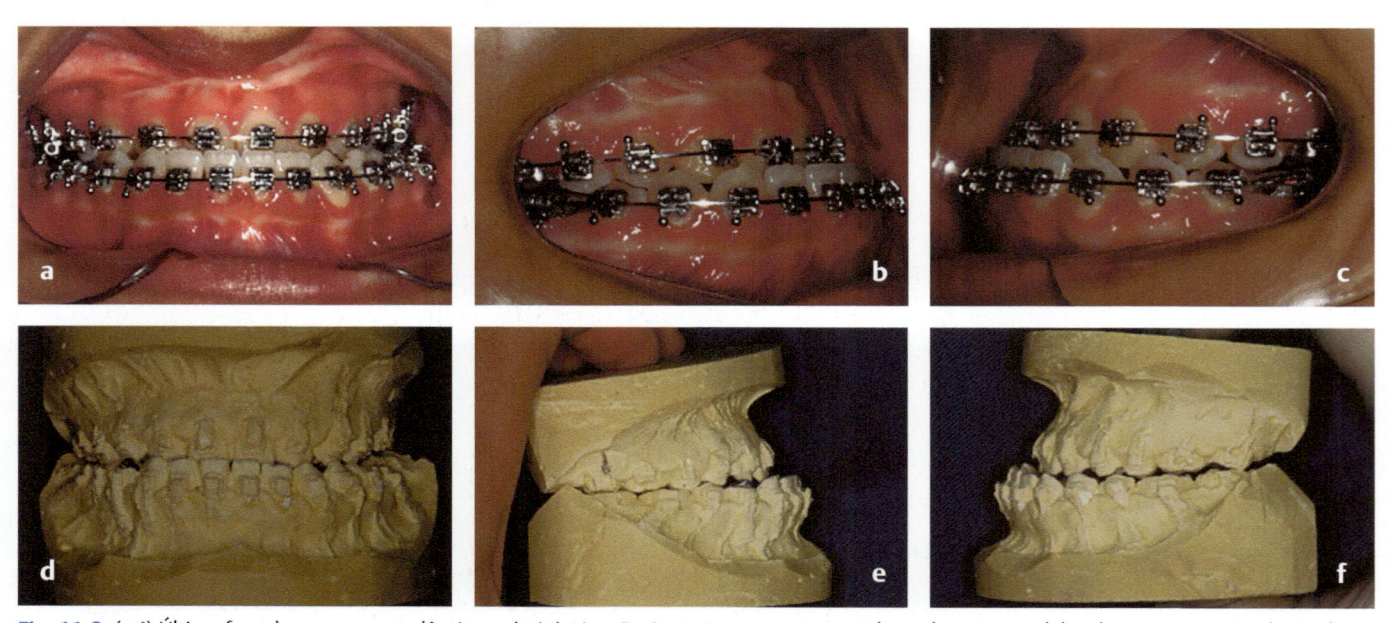

Fig. 11-8. (a-j) Última fase do preparo ortodôntico pré-cirúrgico. Paciente com arcos retangulares de aço e modelos de gesso para simulação do avanço de maxila e verificação das áreas oclusais com contato prematuro. O ajuste oclusal deve ser realizado nessa etapa, antes do paciente ser submetido à cirurgia ortognática. Tal conduta melhora a qualidade da intercuspidação durante a cirurgia e a estabilidade da oclusão dentária no pós-operatório. *(Continua)*

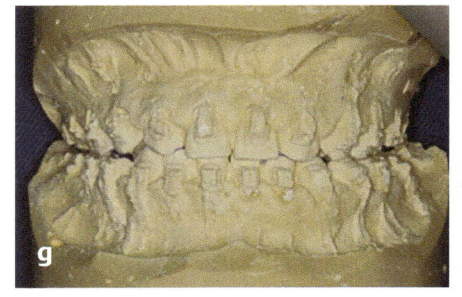

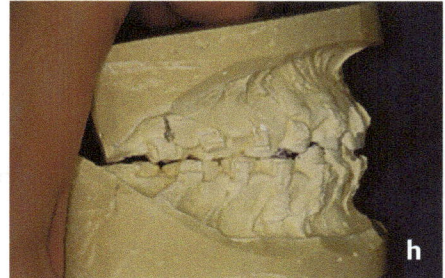

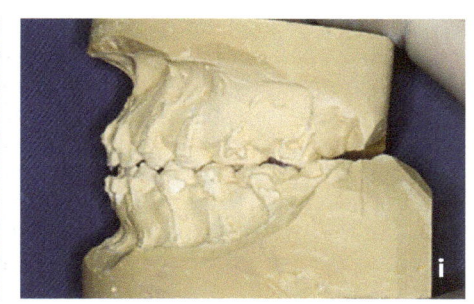

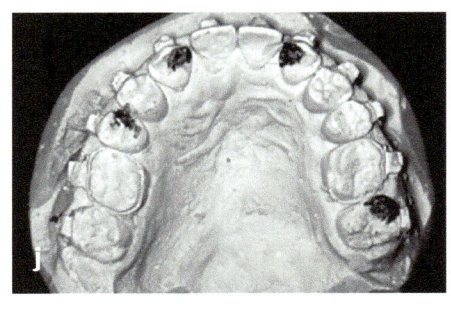

Fig. 11-8. (Cont.)

Anamnese Pré-Operatória

Após o término do preparo ortodôntico, o paciente é encaminhado pelo ortodontista para uma avaliação clínica com o cirurgião na qual é verificada a relação oclusal dos modelos de gesso na simulação da movimentação cirúrgica. Caso a oclusão esteja adequada, o paciente tem sua cirurgia solicitada, devendo permanecer com o aparelho ortodôntico passivo até o momento da internação hospitalar. Quando o paciente é chamado para realizar a cirurgia ortognática, o mesmo deve ser submetido a uma rotina de avaliações multidisciplinares que visam eliminar possíveis acidentes no transoperatório ou complicações pós-operatórias. Essas avaliações multidisciplinares permitem analisar os impactos positivos e negativos da cirurgia ortognática e ajudam a refinar o tratamento.

Após realizar os exames laboratoriais na rotina de internação, o paciente passa pela avaliação pré-anestésica com o médico anestesista e por uma avaliação odontológica geral para verificar alguma alteração sistêmica ou condição dentária que exija algum cuidado especial. Além disso, o paciente é submetido à avaliação psicológica, fonoaudiológica, nutricional, bem como outras que se fizerem necessárias. Uma vez estabelecido que o paciente está em boas condições clínicas para a cirurgia, algumas informações são indispensáveis para que se possa realizar um planejamento cirúrgico de qualidade.

Em primeiro lugar, destaca-se a queixa principal do paciente, registrando exatamente as suas próprias palavras sobre o que mais lhe incomoda, o que mais deseja mudar com a cirurgia. Na maioria das vezes é possível solucionar as queixas principais do paciente, mas, frequentemente, as expectativas sobre a cirurgia ortognática não condizem com a realidade clínica. Nesses casos, é preciso explicar o que a cirurgia ortognática consegue trazer de benefícios estéticos e funcionais em uma linguagem simples e objetiva, a qual o paciente possa entender. A empatia é fundamental, pois muitos dos indivíduos com deformidades dentofaciais associadas às fissuras trazem traumas psicológicos ou feridas emocionais que eventualmente podem ser amenizadas com o tratamento ortocirúrgico, especialmente nos pacientes jovens. Fatores inerentes ao pós-operatório devem também ser esclarecidos, bem como o risco de sequelas cirúrgicas como parestesia e fala hipernasal.

Na sequência, deve-se perguntar o tipo de respiração do paciente; se ela é bucal ou nasal. Quando a respiração é bucal, é importante identificar o local da obstrução que o leva a esse padrão. Se a obstrução é nasal, plastias no septo e conchas nasais inferiores podem ser indicadas. Porém, o próprio avanço da maxila pode corrigir essas obstruções endonasais e/ou retropalatais, melhorando a qualidade da respiração do paciente sem qualquer outro procedimento associado. Obstruções retrolinguais estão associadas à deficiência mandibular, em especial nas síndromes que envolvem hipoplasia mandibular, como a de Treacher Collins, por exemplo. A obstrução pode ser mais grave nos pacientes obesos ou acima do peso ideal, devendo o cirurgião estar atento a sintomas de apneia obstrutiva do sono.[26]

Outro fator importante a ser investigado é a função da articulação temporomandibular (ATM); se existe queixa de dor, dificuldade de abertura bucal ou qualquer ruído como estalidos e crepitações durante a função mastigatória e fonoarticulatória. Se considerarmos a cirurgia ortognática como um edifício, sem dúvida alguma a ATM é seu alicerce, sua fundação. Na comunidade dos cirurgiões bucomaxilofaciais, há os que indicam frequentemente as cirurgias da ATM e há os que indicam as intervenções articulares com menor frequência.[27,28] Todavia, existe um senso comum de que a cirurgia articular se torna indispensável nos casos de anquilose temporomandibular, hiperplasias e neoplasias condilares ou nas patologias que levam a uma destruição progressiva da ATM. Nessas situações, a reconstrução articular com enxerto autógeno costocondral ou clavicular tem sido a técnica cirúrgica classicamente preconizada.[29] No entanto, com o surgimento da tecnologia do planejamento cirúrgico virtual e da prototipagem, as próteses customizadas da ATM têm se mostrado um recurso importante na reabilitação dos indivíduos com disfunção temporomandibular e deformidades dentoesqueléticas.[30] A maior desvantagem da reconstrução autógena é a morbidade cirúrgica, especialmente com os enxertos costocondrais, os quais também apresentam um risco potencial de crescimento tardio nos pacientes mais jovens, levando a alterações oclusais e assimetrias de face desenvolvidas ao longo do período pós-cirúrgico.[29] Quanto às próteses customizadas da ATM, a principal desvantagem é de ordem financeira. Devido a seu alto custo, o acesso a esse tipo de tecnologia ainda é bastante restrito, tanto no SUS quanto nos planos de saúde, geralmente exigindo um longo processo burocrático ou até mesmo judicialização para que o paciente tenha acesso ao tratamento. Em trabalho retrospectivo de mais de 20 anos, Wolford et al. (2015)[31] não relatou fadiga ou falha com necessidade de substituição das próteses de ATM. Contudo, infecções pós-cirúrgicas podem ocorrer tanto nas reconstruções protéticas autógenas quanto nas aloplásticas.

Análise Facial Clínica

A análise facial clínica é parte essencial no tratamento das deformidades dentofaciais. Por meio dela, o cirurgião faz a leitura da face do paciente ao identificar as assimetrias ou deformidades que necessitam de correção cirúrgica, guiando o tratamento em direção a um padrão facial equilibrado, o padrão I.[32] O que se busca na cirurgia ortognática é uma face simétrica com adequada projeção dos lábios e do mento, bem como uma adequada exposição dos dentes em relação ao lábio superior no sorriso e um selamento labial passivo.

A literatura é bastante ampla quanto às diversas análises cefalométricas e clínicas no âmbito da ortodontia e cirurgia ortognática. Tal fato pode gerar certa indecisão no clínico pelo excesso de informação, induzindo a erros de interpretação e planejamento. De maneira sucinta, é importante destacar as análises essenciais para o planejamento das movimentações esqueléticas, visando atingir o melhor resultado estético e funcional possível.

Para a análise facial frontal, o paciente deve estar em pé ou sentado diante do profissional, com a cabeça no mesmo nível dele. Os lábios devem estar relaxados e a coluna em postura adequada, com a cabeça na posição natural, olhando na linha do horizonte sem projetar o mento para frente ou para trás.[33] Da mesma maneira, o paciente deve ser avaliado na norma lateral e em 3/4. Para compor o planejamento cirúrgico, fotografias na posição frontal, perfil e em 3/4 devem ser realizadas com o paciente com os lábios relaxados (em repouso) e no sorriso. A filmagem do paciente durante a fala e ao sorrir pode auxiliar no diagnóstico clínico, sendo uma avaliação complementar dinâmica e bastante útil.

Os instrumentos básicos necessários para a realização da análise facial são uma régua milimetrada flexível transparente, um paquímetro e um quadro específico para análise da simetria da face e do sorriso (Fig. 11-9). Tal quadro é composto por uma moldura retangular vazada que apresenta uma linha no sentido horizontal, na região do plano bipupilar, e uma linha vertical, na região do plano médio facial. Ao alinhar esse plano horizontal do quadro com o plano bipupilar do paciente e o plano vertical do quadro com o plano médio facial, é possível checar se há algum desvio das linhas médias dentárias e do mento em relação à linha média facial. Contudo, não é incomum observarmos nos pacientes com fissura o desnivelamento entre as órbitas, conhecido como distopia, bem como assimetrias nasais, especialmente nas fissuras unilaterais. Assim sendo, o mais seguro é determinar o plano horizontal de acordo com a órbita menos afetada e "construir" o plano médio facial do paciente unindo dois pontos, o centro da glabela e o centro do filtro do lábio superior.

A seguir, são destacadas as medidas usadas rotineiramente. Ao coletar e interpretar essas medidas, boa parte do planejamento estará definido (Fig. 11-10):

- *Linha média dentária da maxila em relação ao plano médio facial:* anotar se há coincidência ou não da linha média dentária maxilar com a linha média facial (utilizar o quadro e o prumo).
- *Linha média dentária da mandíbula em relação ao plano médio facial:* anotar se há coincidência ou não da linha média dentária da mandíbula com a linha média facial (utilizar o quadro e o prumo).
- *Linha média do mento em relação ao plano médio facial:* anotar se há desvio da linha média do mento em relação à linha média facial (utilizar o quadro e o prumo).
- *Exposição dentária em relação ao lábio superior no repouso:* a exposição vertical dos incisivos e demais dentes superiores em relação ao lábio superior deve ser aferida com uma régua milimetrada, podendo ser positiva (quando há exposição visível da incisal) ou negativa (quando a incisal dos dentes superiores não é observada com o lábio em repouso).

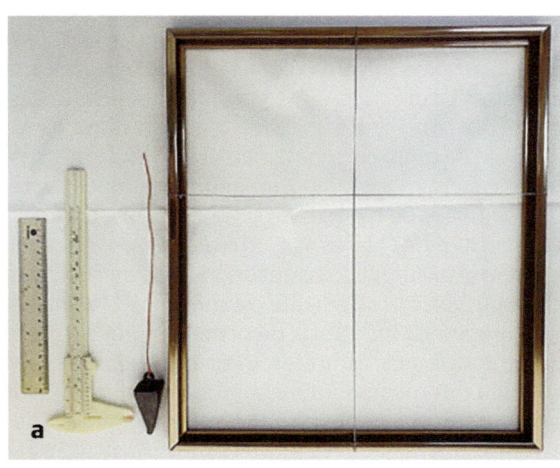

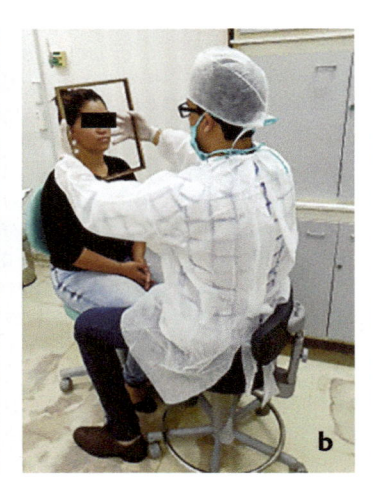

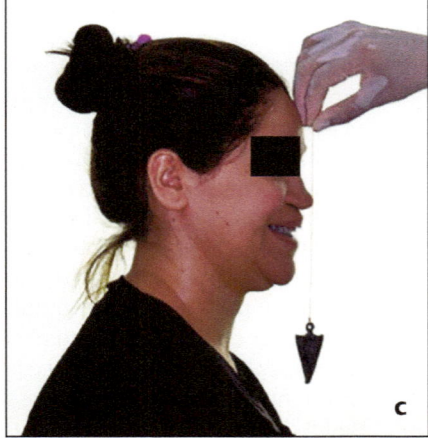

Fig. 11-9. (a) Instrumentos básicos para análise facial: quadro e prumo. (b,c) Análise facial clínica pré-operatória para quantificação do desvio das linhas médias dentárias em relação à face.

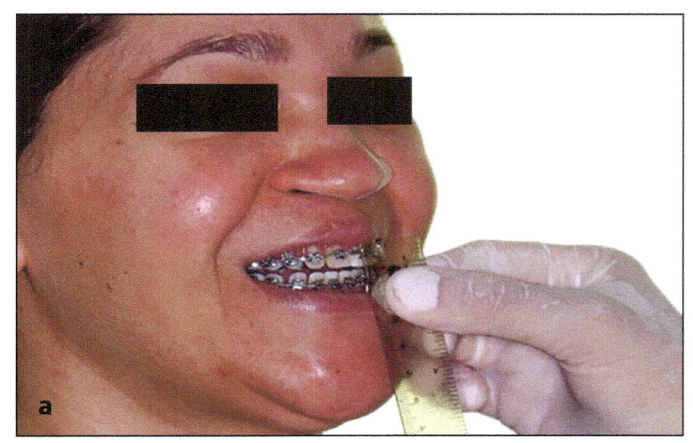

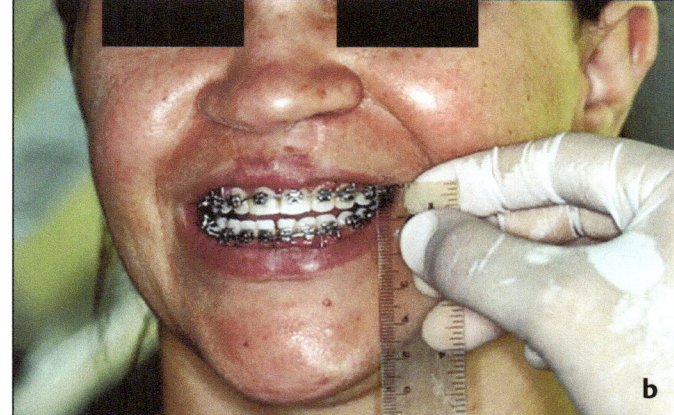

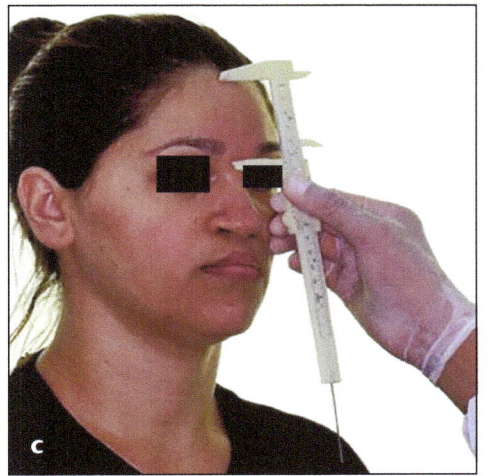

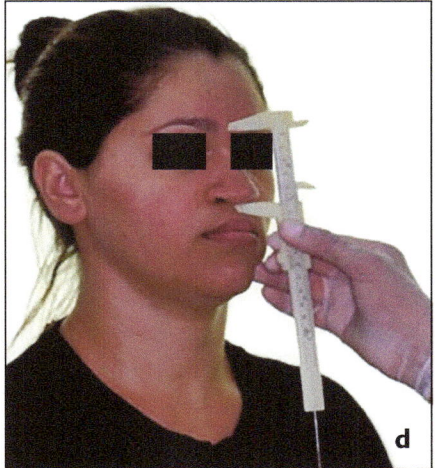

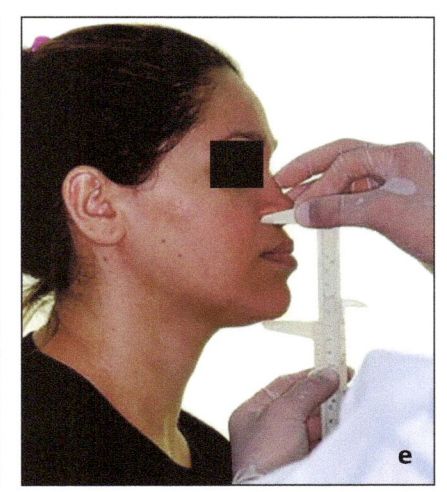

Fig. 11-10. (a,b) Aferição da exposição dos incisivos e dos dentes posteriores em relação ao lábio superior. (c-e) Aferição dos terços superior, médio e inferior da face.

- *Espaço interlabial:* também medido com régua milimetrada, o espaço entre os lábios superior e inferior em repouso pode estar aumentado em casos de excesso vertical de maxila, zerado quando há selamento labial passivo ou até mesmo haver compressão labial, como nos casos de deficiência vertical da maxila.
- *Distância intercantal:* a distância entre o ligamento cantal medial das órbitas direita e esquerda deve ser registrada com um paquímetro, tendo como referência de normalidade medidas entre 28 e 32 mm.[33]
- *Distância entre bases alares:* a dimensão transversal da base alar deve coincidir com a distância intercantal para um resultado estético ideal. A equivalência entre essas medidas deve ser obtida durante a ativação da sutura da base alar na cirurgia ortognática.
- *Comprimento do lábio superior (CLS):* com um paquímetro digital, fazer o registro da distância entre o ponto subnasal (Sn) e o estômio (Sto) (referência para homens: 22 ± 2 mm; referência para mulheres: 20 ± 2 mm).[33]
- *Comprimento do lábio inferior (CLI):* com um paquímetro digital, fazer o registro da distância entre o estômio (sto) e o ponto mentoniano linha (Me') (referência para homens: 48 ± 4 mm, mulheres: 44 ± 4 mm.[33]
- *Relação CLS/CLI:* a partir do comprimento do lábio superior, podemos definir a altura final do mento desejada, respeitando uma proporção de 1/2 da relação CLS/CLI nas mulheres e uma proporção de 1/2,2 para os homens. Na presença de um lábio superior encurtado pela fissura, é possível aceitar uma discreta alteração dessa proporção entre o CLS/CLI.[33]
- *Medida do 1/3 superior:* aferir com um paquímetro digital a distância entre o ponto tríquio (Tr) e a glabela (Gl).
- *Medida do 1/3 médio da face:* aferir com um paquímetro digital a distância entre a glabela (Gl) e o ponto subnasal (Sn).
- *Medida do 1/3 inferior da face:* aferir com um paquímetro digital a distância entre o ponto subnasal (Sn) e o ponto mentoniano (Me').
- *Medida do canto interno do olho direito ao braquete ou ponta de cúspide dos caninos superior e inferior direito:* aferir com paquímetro digital e checar o nivelamento com o lado oposto, tendo o cuidado de não confundir possíveis desnivelamentos dentários com desnivelamentos esqueléticos, e, também, com possíveis desnivelamentos orbitários.
- *Medida do canto interno do olho esquerdo ao braquete ou ponta de cúspide dos caninos superior e inferior esquerdo:* aferir com paquímetro digital e checar o nivelamento com o lado oposto, tendo o cuidado de não confundir possíveis desnivelamentos dentários com desnivelamentos esqueléticos, e, também, com possíveis desnivelamentos orbitários.

Análise do Sorriso

Um sorriso agradável e com características de jovialidade é aquele em que o paciente expõe completamente os dentes superiores, apresentando uma exposição gengival de 1 mm a 3 mm.[34-36] Levando em consideração que o lábio superior dos homens é mais longo, considera-se aceitável uma exposição de, pelo menos, 3/4 dos dentes durante o sorriso. Nas mulheres, a exposição total da coroa no sorriso é desejada. Quando há exposição de gengiva, o valor é anotado como positivo (+), e quando não, como negativo (–).

Complementando a análise da exposição dentária em relação ao lábio superior no repouso, seguem abaixo as medidas da exposição gengival no sorriso:

- *Exposição anterior de gengiva ao sorriso:* aferir com a régua milimetrada a quantidade de exposição gengival na região correspondente a cada elemento dentário anterior (referência para homens: 0 a 2 mm; referência para mulheres: 2 ± 2 mm);
- *Exposição posterior de gengiva ao sorriso:* aferir com a régua milimetrada a quantidade de exposição gengival na região correspondente a cada elemento dentário posterior, bilateralmente (referência para homens: 0 ± 2 mm; referência para mulheres: 2 ± 2 mm)

Ao interpretar os dados da análise facial e do sorriso, é possível determinar clinicamente a posição final desejada dos incisivos superiores e inferiores em relação à linha média da face, além da posição vertical dos incisivos e molares superiores. Em outras palavras, as linhas médias dentárias, a inclinação do plano oclusal e a proporção entre os terços faciais são determinadas, clinicamente, na análise facial. Em particular, a altura final do terço inferior da face deve ser definida pela relação entre o comprimento do lábio superior ao comprimento do lábio inferior, que é de 1/2,2.[33] Como exemplo, uma pessoa com um lábio superior de 20 mm deve ter um lábio inferior de 44 mm. No entanto, é importante lembrar que muitos pacientes com fissura apresentam o lábio superior encurtado em relação aos indivíduos sem fissura. Nesses casos, é possível aceitar alturas discretamente maiores na região mentoniana proporcionalmente ao lábio superior, o que reforça a questão de individualização do plano de tratamento. A redução vertical do mento para a compatibilização da relação CLS/CLI deve ser reservada aos casos com grandes discrepâncias verticais, geralmente presentes nos pacientes com face longa e incompetência labial. Desta maneira, conclui-se que, após uma análise facial precisa e objetiva, resta definir a posição anteroposterior final do incisivo superior, do mento e o *"yaw"*, estabelecidos numa etapa posterior.

Análise do Perfil Facial

A análise da vista do perfil facial complementa, qualitativamente, a análise da vista frontal. Assim como na vista frontal, o registro fotográfico deve ser realizado com o paciente em repouso e sorrindo, na posição natural da cabeça. A relação sagital entre o lábio superior, lábio inferior e pogônio mole é realizada, bem como a análise da linha de implantação nasal em relação à pálpebra inferior no sentido anteroposterior. A linha mentocervical e a proporção vertical entre os lábios superior e inferior também são verificadas nessa análise.

Todas essas referências são importantes para guiar o sentido em que as correções das bases ósseas devem ocorrer, aumentando a segurança do profissional e do paciente quanto ao tratamento proposto (Fig. 11-11).

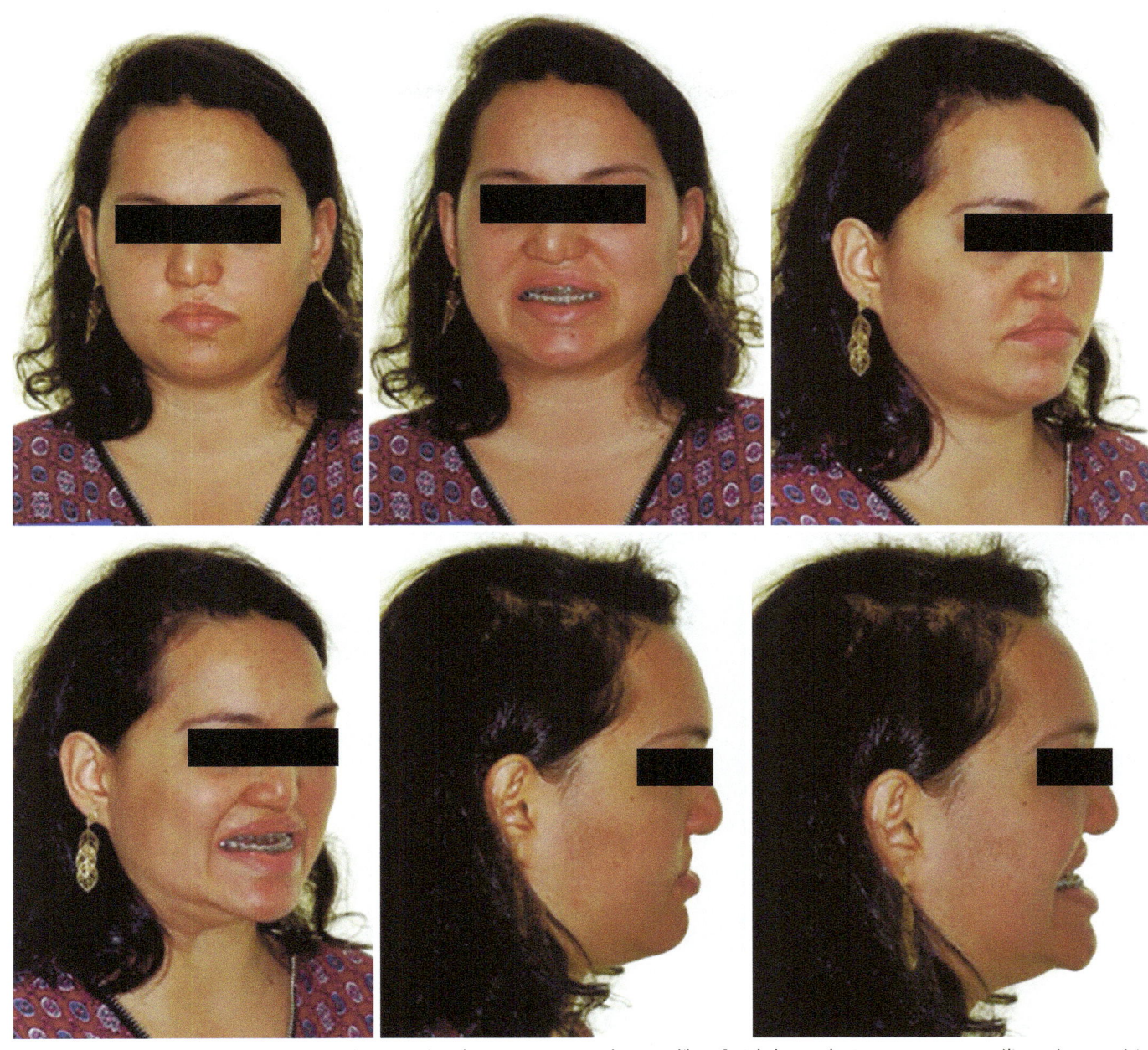

Fig. 11-11. Análise facial pré-operatória e pós-operatória de 3 anos, mostrando o equilíbrio facial alcançado. Note-se que, na análise pré-operatória do perfil em repouso, a deficiência anteroposterior da maxila era tão acentuada que o lábio superior praticamente não era observado. *(Continua)*

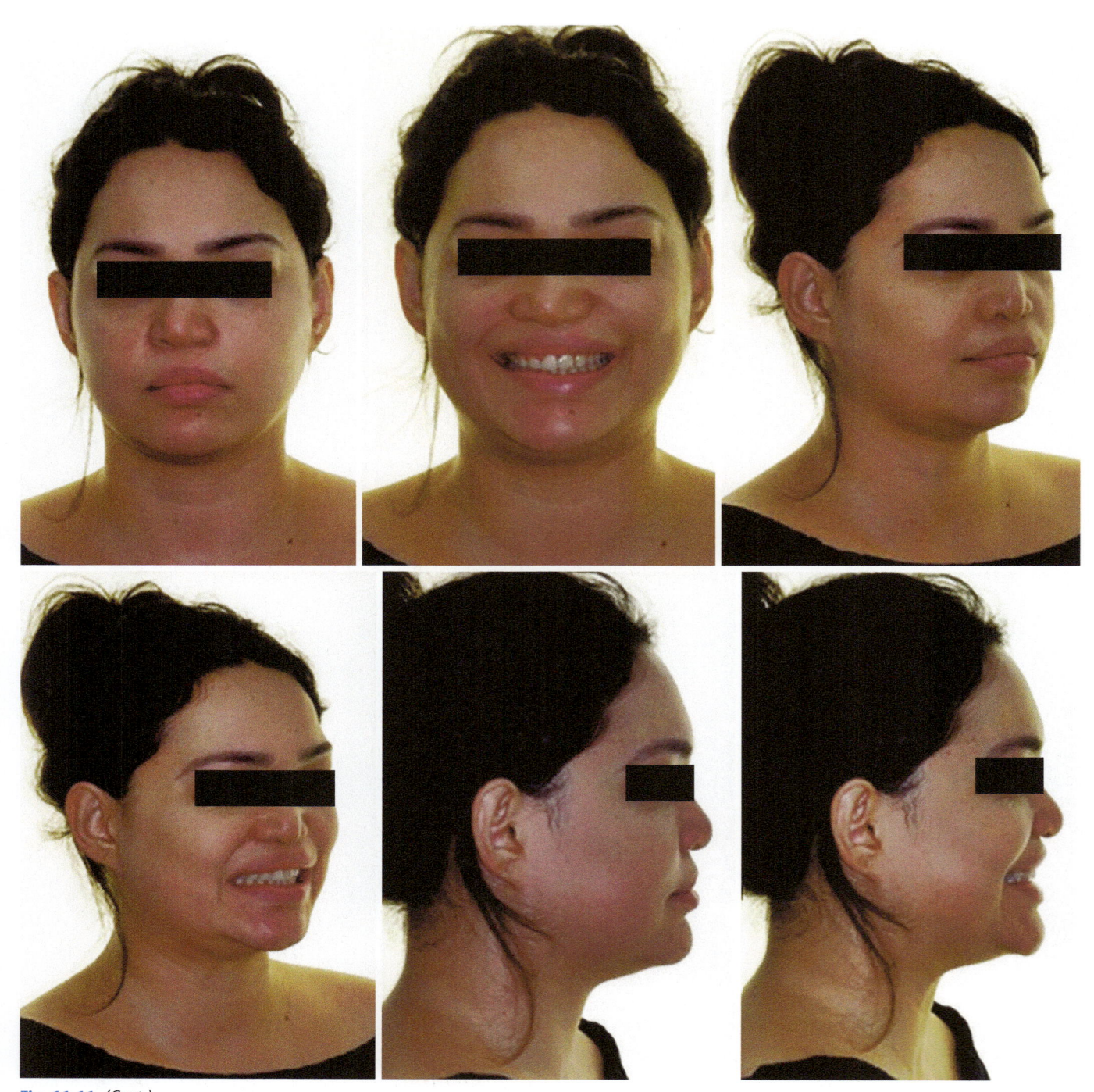

Fig. 11-11. (Cont.)

Análise da Posição Anteroposterior dos Incisivos, Lábios e Pogônio Mole

Existe na literatura acalorada discussão a respeito de qual deve ser a posição anteroposterior ideal dos incisivos superiores e qual deve ser a referência clínica e cefalométrica mais confiável. Alguns autores utilizam referências intracranianas,[37,38] outros uma referência vertical de tecido mole que passa pelo ponto subnasal.[39] Contudo, em maior ou menor grau, tanto referências internas como externas poderão estar distorcidas nos pacientes com anomalias craniofaciais uma vez que estes apresentam alterações anatômicas que divergem dos padrões cefalométricos de indivíduos não sindrômicos ou não fissurados. Nos casos de deficiência anteroposterior de maxila em que a base do crânio e o ponto subnasal estão alterados, McNamara (1984)[38] e Arnett et al. (1999)[39] preconizaram a adaptação da referência vertical para um diagnóstico cefalométrico mais fidedigno, visando um planejamento cirúrgico compatível com a realidade do paciente. Em outras palavras, os autores avançavam suas referências verticais intencionalmente alguns milímetros, de maneira subjetiva, no sentido de expressar mais enfaticamente a deficiência maxilar em relação às suas referências cefalométricas, N-perp e vertical verdadeira.[38,39]

Já Andrews, em artigo clássico publicado em 2008, correlacionou a projeção ideal dos incisivos superiores com o tecido mole da testa, o que parece ser mais reprodutível considerando que a referência da testa permanece inalterada no pré e pós-operatório, facilitando a comparação dos resultados obtidos.[40]

Sendo assim, como definir a posição dos incisivos de modo mais seguro? Sem dúvida, é preciso levar em consideração dois fatores de importância crucial: a qualidade das vias aéreas do paciente e o conhecimento sobre a estabilidade dos movimentos cirúrgicos. Com esses dados em mente, o universo da posição final dos incisivos já fica restrito a uma faixa mais limitada. Desta forma, são evitados ou minimizados os recuos de mandíbula nos pacientes com apneia do sono ou ronco, assim como os avanços maxilares exagerados, propensos à recidiva.[26] Nos casos de grandes avanços maxilares (maiores que 12 mm, na realidade do HRAC-USP), a enxertia da maxila é desejável para preenchimento dos espaços da osteotomia, diminuindo as chances de pseudoartrose. Nos avanços maxilares mais extremos (maiores que 20 mm), comuns nos pacientes sindrômicos, a distração osteogênica se mostra, do ponto vista biológico, a opção de tratamento mais adequada, uma vez que tanto o tecido mole quanto o tecido ósseo são progressivamente alongados até a posição desejável.[41]

Podemos inferir, portanto, que nem sempre o ideal do ponto de vista funcional coincide com o ideal do ponto de vista estético e vice-versa. Na dúvida, deve-se sempre priorizar a função em detrimento da estética, mas, evidentemente, o paciente deve ser sempre alertado sobre os motivos das decisões tomadas. A chave para a satisfação está no sincero diálogo entre profissional e paciente. O resultado ideal é, com certeza, corrigir função e estética com movimentos cirúrgicos equilibrados das bases ósseas.

É possível avaliar subjetivamente os incisivos superiores na vista em perfil ao pedir para o paciente sorrir na posição natural da cabeça, utilizando um prumo como referência vertical na região tangente à glabela mole. No entanto, para quantificar milimetricamente a retrusão dos incisivos de maneira mais exata, faz-se necessária a análise cefalométrica na telerradiografia em norma lateral ou nas tomografias computadorizadas da face, por meio dos *softwares* para planejamento cirúrgico virtual. Importante lembrar que alguns autores utilizam referências verticais passando por pontos externos ao terço inferior da face, os quais não sofrem alteração no pré e no pós-operatório, como o centro da testa e o násio mole, como descrito por Andrews (2008)[40] e Hernández-Alfaro (2010).[42]

Referências externas ao terço inferior da face alinhadas à posição natural da cabeça, de fato, conferem mais segurança na avaliação da posição anteroposterior do incisivo no pré e pós-operatório. Foi pensando nisso que Andrews (2008)[40] e Hernández-Alfaro (2010)[42] propuseram suas análises faciais com verticais perpendiculares à posição natural da cabeça, muito próximas uma da outra. Essas verticais passam pelo ponto násio mole, no caso de Hernández-Alfaro, e pelo centro da testa, no caso de Andrews. Este último autor tece, ainda, algumas considerações acerca de como identificar e assinalar o ponto da testa do paciente, de acordo com sua forma. Quando se trata de mulheres leucodermas com faces esteticamente agradáveis, em 93% dos casos, os incisivos superiores estão alinhados com a vertical que passa pelo ponto da testa, ou, no máximo, alinhados com a glabela. Portanto, há uma relação entre o terço superior da face e a projeção dos incisivos superiores que pode tornar as faces mais esteticamente agradáveis. Quando os incisivos estão muito posteriores à vertical que passa pelo ponto da testa de Andrews (comum nos pacientes fissurados), ou anteriores em relação a uma vertical que passa pela glabela mole, as faces tendem a estar esteticamente desagradáveis (Figs. 11-12a,b e 11-13).

A literatura científica apresenta muitas alternativas cefalométricas para avaliar o tecido mole do terço inferior da face e os incisivos, sendo a maioria baseada em referências esqueléticas sujeitas a distorções de acordo com a disposição da base do crânio.[43,44] No entanto, Spradley et al. (1981)[45] propuseram um método de diagnóstico bastante útil e simples para o posicionamento sagital do esqueleto facial e dentes, baseado nos elementos do tecido mole do terço inferior da face. Trata-se de um plano de referência perpendicular ao plano horizontal verdadeiro e ao solo, com os pacientes na posição natural da cabeça (PNC). Nessa análise, o plano vertical perpendicular ao plano horizontal verdadeiro passa pelo ponto subnasal. Na Figura 11-12a,b, o plano é mostrado na imagem de perfil, como uma linha denominada 'linha vertical subnasal verdadeira'. Dessa maneira, avalia-se o posicionamento dos lábios superior, inferior e pogônio mole em relação a esta linha.

Nos casos em que há adequada projeção das estruturas, observa-se na análise do perfil facial que:

1) A projeção do lábio superior se encontra ligeiramente à frente do lábio inferior e anteriormente à linha vertical subnasal verdadeira.
2) O lábio inferior encontra-se alinhado à linha vertical subnasal verdadeira ou ligeiramente posterior à mesma.
3) O pogônio mole encontra-se alinhado à linha vertical subnasal verdadeira ou ligeiramente posterior à mesma.

O trespasse dentário horizontal influencia diretamente a relação do lábio superior com o lábio inferior, podendo estar acentuadamente positiva ou invertida de acordo com o tipo de deformidade dentofacial presente. O lábio superior é afetado pelo posicionamento dos incisivos superiores e pela espessura do tecido mole.[39,45] Nos pacientes com fissuras labiopalatinas, o volume do lábio superior tende a ser menor do que dos pacientes sem fissura. Consequentemente, mesmo com a maxila bem posicionada no sentido anteroposterior, o lábio superior pode estar mais retraído do que o desejado.[39,45] Por sua vez, a inclinação do incisivo inferior e a espessura do tecido mole também influenciam na projeção do lábio inferior, assim como a posição do incisivo superior quando existe um trespasse horizontal positivo bastante acentuado. Nesses casos, o lábio inferior sofre uma deflexão pelo contato com estes dentes anterossuperiores, o que projeta o lábio inferior e acentua o sulco mentolabial.[33]

Os pacientes com lábios finos tendem a apresentar maior mudança facial em relação ao movimento dentário quando comparados com indivíduos com lábios espessos.[46] Idealmente, a espessura do tecido mole do lábio superior, do lábio inferior e do pogônio deve manter a proporção de 1:1:1. Da mesma maneira, o pogônio mole deve estar alinhado com o lábio inferior e com a linha vertical subnasal verdadeira. A projeção do pogônio deve ser avaliada em relação ao lábio inferior, ao lábio superior e ao nariz, sendo normalmente mais anteriorizado nos homens do que nas mulheres.[45] A alteração da projeção mentual é uma característica comum nos casos classificados como desagradáveis, e, portanto, alteram a percepção estética da face de um indivíduo.[47]

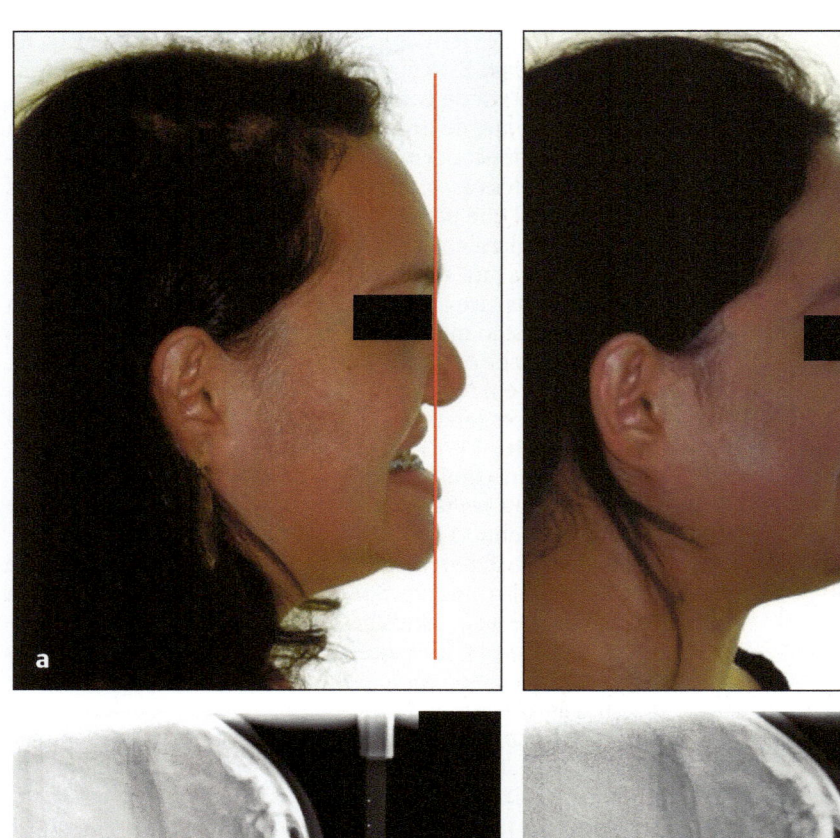

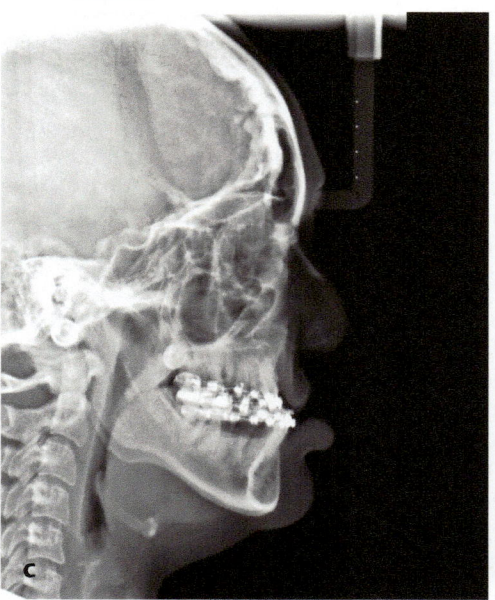

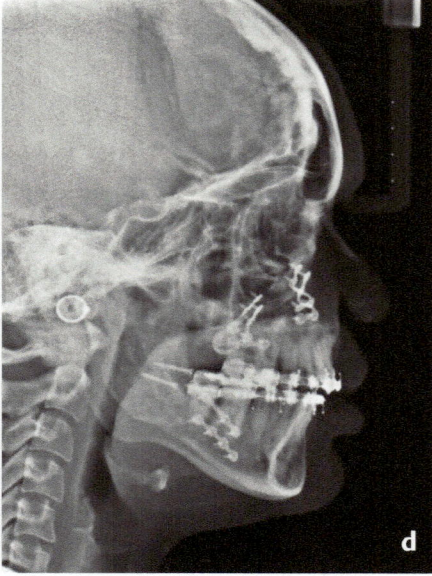

Fig. 11-12. (a,b) O plano vertical passando pelo násio mole na vista lateral confirma que a face tende a ter uma projeção agradável quando os incisivos estão verticalmente alinhados numa região entre o centro da testa e a glabela mole. (c,d) Telerradiografia em norma lateral pré e pós-operatória de 2 meses. É possível notar a relação adequada entre as partes que compõem o plano de tecido mole da face após a ortognática (glabela, nariz, lábio superior, lábio inferior e pogônio mole). Além do ganho estético, destaca-se o aumento das vias aéreas nas regiões retropalatal e retrolingual após o avanço maxilomandibular, importantíssimo para evitar o desenvolvimento de apneia obstrutiva do sono no longo prazo.

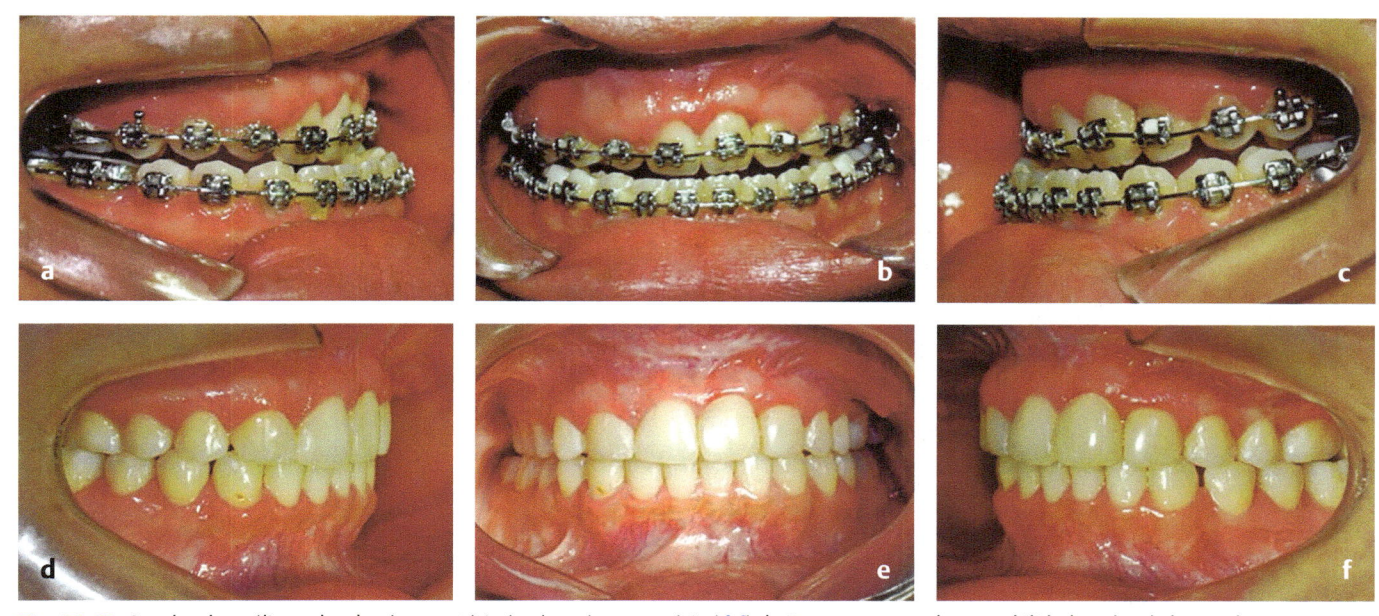

Fig. 11-13. Quadro da análise oclusal pré-operatória (a-c) e pós-operatória (d-f) de 3 anos mostrando a estabilidade oclusal alcançada.

Contudo, uma ressalva deve ser feita: a linha vertical subnasal verdadeira sempre é alterada pelo avanço da maxila, portanto, não se apresenta como uma referência estável. Certamente ela é útil para o diagnóstico inicial do caso e a avaliação dos resultados obtidos, no entanto, deve sofrer ajustes baseados no senso clínico e experiência do cirurgião quando utilizada no planejamento.

Análise da Oclusão Dentária e dos Modelos

Após a análise facial e do sorriso, avalia-se também a má-oclusão que o paciente apresenta na clínica e nos modelos, bem como a relação entre as arcadas no sentido sagital, transversal e vertical. Ao simular a movimentação cirúrgica nos modelos, o cirurgião deve verificar se a oclusão permanece estável e sem báscula. Eventualmente, as limitações encontradas no preparo ortodôntico para a cirurgia podem exigir desgastes dentários oclusais para promover uma maior estabilidade oclusal no pós-operatório.

PLANEJAMENTO DA CIRURGIA ORTOGNÁTICA NO INDIVÍDUO COM FISSURA LABIOPALATINA

Além da análise facial clínica, o fluxo de trabalho para o planejamento da cirurgia ortognática envolve uma série de procedimentos clínicos e laboratoriais que culminam na confecção do guia cirúrgico, responsável pela determinação espacial da maxila ou mandíbula operada. A falha em qualquer uma dessas etapas pode resultar em alterações do planejamento proposto, gerando um efeito "dominó" com um desfecho clínico potencialmente desfavorável. O fluxo de trabalho convencional é o método classicamente utilizado para a confecção dos guias cirúrgicos, o qual envolve a utilização de telerradiografias para o traçado preditivo manual. Se bem executado, os resultados cirúrgicos tendem a ser bastante favoráveis, muito embora o fluxo de trabalho digital tenha uma maior precisão, sendo uma realidade que veio para substituir o processo convencional. Resumidamente, as etapas clínicas e laboratoriais do fluxo de trabalho convencional e digital são as seguintes:

1. Fluxo de trabalho convencional:
    1.1. Adequação do aparelho ortodôntico para a cirurgia
    1.2. Registro fotográfico da face e da oclusão dentária
    1.3. Análise facial clínica
    1.4. Moldagem das arcadas superior e inferior
    1.5. Obtenção do registro de mordida em relação cêntrica
    1.6. Registro com arco facial e montagem dos modelos de gesso em articuladores semi-ajustáveis
    1.7. Obtenção da telerradiografia em norma lateral para traçado preditivo com o registro de mordida na relação cêntrica em posição
    1.8. Realização do traçado preditivo cirúrgico (baseado na análise facial clínica)
    1.9. Realização da cirurgia de modelos, reproduzindo as movimentações executadas no traçado preditivo, e confecção dos guias cirúrgicos intermediário e final, quando necessário (Fig. 11-14).
2. Fluxo de trabalho digital:
    2.1. Adequação do aparelho ortodôntico para a cirurgia
    2.2. Registro fotográfico da face e da oclusão dentária
    2.3. Análise facial clínica
    2.4. Moldagem ou escaneamento das arcadas superior e inferior
    2.5. Escaneamento dos modelos físicos das arcadas superior e inferior separadamente e em oclusão final, quando presentes
    2.6. Obtenção do registro de mordida em relação cêntrica
    2.7. Realização da tomografia computadorizada com o registro de mordida em posição;

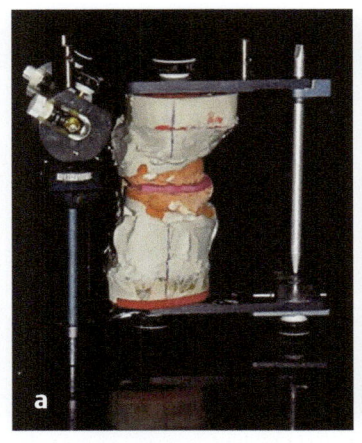

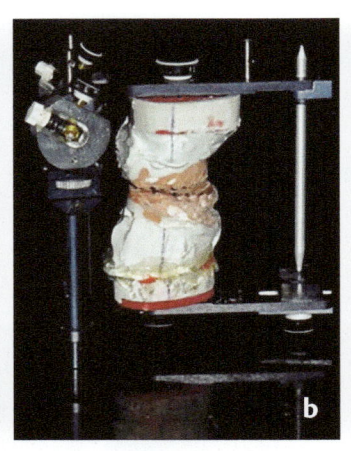

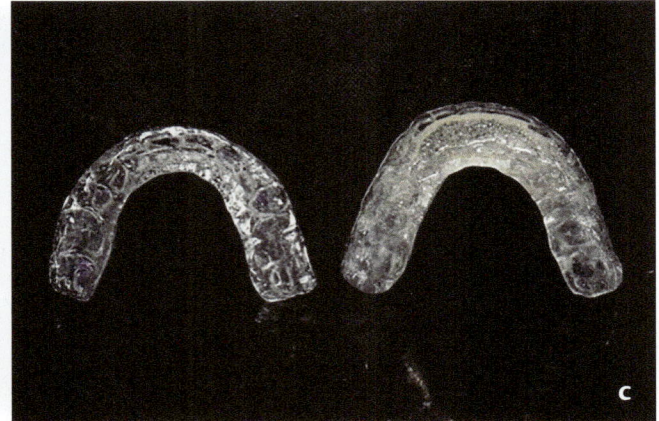

Fig. 11-14. Articulador cirúrgico antes (a) e depois (b) da cirurgia de modelos, iniciada pelo reposicionamento mandibular. Confecção dos guias cirúrgicos intermediário (à direita) e final (à esquerda) (c).

2.8. montagem do caso clínico no *software* de planejamento cirúrgico virtual utilizando os arquivos digitais dos cortes tomográficos, fotografias da face e do escaneamento das arcadas dentárias
2.9. simulação dos movimentos cirúrgicos pelo *software*
2.10. elaboração dos guias cirúrgicos, gerando um arquivo STL para impressora 3D

Após a impressão dos guias cirúrgicos, estes devem ter sua adaptação testada na arcada do paciente em consulta prévia ao dia da cirurgia. Caso haja alguma báscula ou desadaptação dos guias, todo o processo descrito acima deve ser repetido do início.

A CIRURGIA ORTOGNÁTICA NO INDIVÍDUO COM FISSURA LABIOPALATINA

A cirurgia ortognática é capítulo indispensável na vida de muitos indivíduos com fissuras labiopalatinas e representa um desafio para toda a equipe cirúrgica.

O entendimento das alterações anatômicas e funcionais decorrentes da maxila segmentada pela fissura é essencial para que o planejamento e a execução da cirurgia ortognática sejam feitos com segurança.

A experiência clínica advinda das primeiras cirurgias ortognáticas, ainda na década de 1970, foi de grande importância para o desenvolvimento técnico e científico do tratamento das fissuras de lábio e palato. Nesse sentido, o histórico da cirurgia ortognática em pacientes com fissuras labiopalatinas no Brasil está intimamente ligado à trajetória do Prof. Dr. Reinaldo Mazzottini, cirurgião bucomaxilofacial do HRAC-USP e grande pioneiro da especialidade no Brasil *(in memorian)*.

Os primeiros casos de cirurgia ortognática foram operados no ano de 1978, quando o cirurgião americano Larry Wolford, referência mundial de nossa especialidade, veio ao HRAC-USP, à época chamado de Centrinho, compartilhar seu conhecimento e sua significativa experiência clínica. O Dr. Mazzottini o auxiliava nessas cirurgias e, em uma dessas ocasiões, operou seu primeiro caso de ortognática, dando início a uma série de milhares de pacientes operados e reabilitados ao longo de toda sua carreira como cirurgião.

Naquela época, ainda não havia placas e parafusos de titânio, sendo a osteossíntese realizada com fios de aço. A anestesia geral era um desafio, principalmente no aspecto da manutenção da pressão arterial em níveis adequados para o controle do sangramento transoperatório. Eram necessários enxertos ósseos da crista ilíaca para estabilizar a maxila operada, seguidos de bloqueio maxilomandibular por até 60 dias. Portanto, não é difícil imaginar que as cirurgias eram mais longas, mais invasivas e com maior morbidade quando comparadas com as cirurgias atuais.

Ao longo das décadas, com o avanço das técnicas de anestesia geral e de osteossíntese, a cirurgia ortognática se tornou mais segura e os resultados, mais estáveis. Além disso, a incorporação do enxerto ósseo alveolar no protocolo de atendimento levou ao aprimoramento do preparo ortodôntico e tornou as cirurgias ortognáticas menos complexas e mais previsíveis.

Osteotomias Maxilomandibulares: Histórico e Considerações Clínicas

As primeiras osteotomias maxilares para correção da oclusão dentária datam do início do Século XIX. Os resultados, em sua maioria, eram insatisfatórios e com altos índices de complicações como recidiva, infecção, pseudoartrose e complicações neurovasculares.[48] A primeira cirurgia para correção da má-oclusão dentária foi realizada em 1849 e ficou conhecida como *Hullihen's procedure*, em homenagem ao cirurgião que realizou o procedimento.[49] Tratava-se de uma osteotomia subapical anterior em mandíbula para tratamento de uma sequela de trauma de face. No entanto, o berço da cirurgia ortognática, em seu estágio inicial, foi em St. Louis-Missouri – EUA, onde o ortodontista Edward Angle e o cirurgião plástico Vilray Blair trabalhavam juntos. Ambos estiveram envolvidos na primeira osteotomia para correção de um caso de prognatismo mandibular, publicado em 1898. O procedimento ficou conhecido como "St. Louis Operation".[50]

Em 1901, René Le Fort publicou um estudo descrevendo os padrões das fraturas maxilares decorrentes de trauma contuso num experimento em cadáveres, classificando-as em Le Fort I, II e III.[51] Mais tarde, Wassmund utilizou essa classificação para descrever a osteotomia maxilar tipo Le Fort I no tratamento das deformidades dento-esqueléticas.[52]

Somente a partir da década de 1950 é que efetivamente se deu o desenvolvimento da cirurgia ortognática como ciência, devido, em boa parte, à experiência adquirida pelos cirurgiões com o trauma de face na Segunda Guerra Mundial. Através dos anos, o reposicionamento cirúrgico mandibular evoluiu de um procedimento de alto risco para uma cirurgia bastante segura pelo refinamento da técnica e desenvolvimento de instrumental cirúrgico específico.

Em 1955, Obwegeser e Trauner descreveram a osteotomia sagital do ramo mandibular para o tratamento de prognatismo mandibular, por meio de uma osteotomia executada por via intraoral, preservando a estrutura do feixe alveolar inferior.[53] O conceito da osteotomia sagital, descrito nesse trabalho pioneiro, tornou-se a base dos procedimentos cirúrgicos atuais, incorporando modificações propostas ao longo dos anos.

Contudo, foi somente a partir dos estudos de William Bell, nos anos 1960 e 1970, que as bases biológicas da revascularização da maxila após a osteotomia Le Fort I foram estabelecidas.[54,55] Por meio de análises angiográficas e microscópicas em macacos Rhesus, verificou-se que as mucosas do palato associadas à gengiva vestibular proviam um pedículo nutriente adequado para a maxila submetida a osteotomia e mobilização. Ao entenderem como o mecanismo de circulação colateral compensava a isquemia transitória após a osteotomia maxilar, os cirurgiões e a comunidade científica passaram a indicar com mais confiança esse procedimento sem o receio de complicações isquêmicas graves.

Spiessl, nos anos 1970, foi o primeiro a descrever na literatura o uso da fixação interna rígida nas osteotomias mandibulares, o que se concretizou como um grande marco na história da ortognática.[56] O advento das técnicas de osteossíntese com fixação interna rígida tornou a recuperação pós-operatória mais segura e confortável. Anteriormente, os únicos recursos eram a osteossíntese com fios de aço, associados a longos períodos de bloqueio maxilo-mandibular.

Na mesma década, Bruce Epker propôs uma modificação da osteotomia sagital do ramo mandibular de Obwegeser e Trauner, a qual se tornou uma das técnicas mais populares entre os cirurgiões devido a versatilidade dos movimentos cirúrgicos, boa superfície de contato entre os segmentos ósseos e capacidade de utilização da fixação interna rígida pelo acesso intraoral.[57] Na década de 1980, o avanço dos sistemas de osteossíntese propiciou o reposicionamento maxilar na posição desejada pelo cirurgião com maior previsibilidade e estabilidade. A cirurgia combinada de maxila e mandíbula popularizou-se e os resultados cirúrgicos tornaram-se mais refinados no sentido estético e funcional.

Nessa época, a cirurgia ortognática em indivíduos com fissura teve um grande salto qualitativo com a incorporação do enxerto ósseo alveolar secundário no protocolo de atendimento.[58] Além disso, o avanço das técnicas de osteossíntese associado às cirurgias combinadas de maxila e mandíbula diminuíram sensivelmente as complicações relacionadas com a recidiva dos movimentos cirúrgicos, bastante comuns na época da osteossíntese com fios de aço.

Finalmente, talvez o grande avanço na cirurgia ortognática no início do século XXI tenha sido o desenvolvimento de *softwares* para o planejamento cirúrgico virtual, os quais permitiram a execução do plano de tratamento e confecção dos guias cirúrgicos sem as distorções e limitações características do processo laboratorial convencional. Com o surgimento dessa tecnologia, a simulação tridimensional dos movimentos cirúrgicos facilitou e aprimorou o refinamento dos resultados clínicos, além de abrir campo para o desenvolvimento das próteses e placas de osteossíntese customizadas, bem como as guias de osteotomia, populares atualmente.[59]

Princípios Técnicos em Cirurgia Ortognática

Os movimentos cirúrgicos executados na ortognática são planejados de acordo com o diagnóstico clínico na análise facial e têm como objetivo corrigir a má-oclusão dentária e o perfil facial. Como mencionado anteriormente, o indivíduo com fissura completa de lábio e palato submetido às plásticas primárias geralmente apresenta um perfil facial côncavo associado à deficiência anteroposterior da maxila. Para corrigir esse tipo de deformidade dentoesquelética, o avanço de maxila associado ao recuo mandibular tem sido frequentemente preconizado, podendo estar associado às osteotomias para mentoplastia.

A cirurgia ortognática combinada de maxila e mandíbula requer a utilização de um guia cirúrgico intermediário, o qual determina a posição do maxilar já mobilizado em relação ao maxilar não mobilizado, ou não operado. Esse guia intermediário é o resultado da cirurgia de modelos, executada para reproduzir as movimentações cirúrgicas planejadas no traçado preditivo.

Uma das técnicas cirúrgicas mandibulares mais utilizadas atualmente é a osteotomia sagital descrita por Epker, em 1977,[57] a qual incorporou modificações da técnica pioneira descrita por Obwegeser e Trauner, em 1955.[53] A técnica se tornou popular ao permitir movimentos de avanço, recuo e rotação mandibular nos três planos do espaço, sendo o acesso cirúrgico e a osteossíntese realizados por via intraoral, sem a necessidade de acessos externos.

A osteotomia Le Fort I, descrita por Wassmund, em 1927,[52] é a técnica de escolha na maxila também por sua versatilidade de movimentos cirúrgicos, podendo ser realizada em bloco único ou em segmentos.

Já as osteotomias para mentoplastia são executadas de maneira isolada ou complementares às osteotomias na maxila e mandíbula, descritas anteriormente. Geralmente são indicadas para o tratamento das deficiências ou excessos anteroposteriores do mento, nas deformidades verticais da sínfise (deficiência ou excesso vertical) e para correção do lateromentonismo. Além do caráter estético, as mentoplastias podem auxiliar na melhora do selamento labial passivo e no ganho de volume das vias aéreas superiores.[60]

A sequência cirúrgica na ortognática bimaxilar em pacientes com fissuras envolve primeiramente a mobilização e a fixação da mandíbula, seguida da mobilização e da fixação da maxila e do mento, quando necessárias. É recomendado iniciar a cirurgia pela mandíbula pois esta se mostra uma referência mais estável do que a maxila segmentada pela fissura, diminuindo a chance de erros no posicionamento maxilomandibular e alterações indesejadas da oclusão dentária. No entanto, alterações nessa sequência cirúrgica são aceitas e viáveis, ficando a critério do cirurgião a decisão de iniciar a ortognática pela maxila ou mandíbula, de acordo com a particularidade de cada caso.

Sequência Cirúrgica

As intervenções em cirurgia ortognática são realizadas sob anestesia geral, por meio da intubação nasotraqueal. A cânula nasotraqueal deve ser estabilizada por um turbante para que não haja risco de extubação ou compressão excessiva da asa nasal durante a manipulação cirúrgica. A antissepsia da face e da cavidade oral deve ser realizada antes da colocação dos campos cirúrgicos estéreis, sendo estes dispostos de modo que toda a face e região cervical estejam visíveis. Um tampão orofaríngeo deve ser colocado em posição para que não haja deglutição ou aspiração de corpos estranhos ou secreção durante a cirurgia.

A instalação do fio de Kirschner na glabela é realizada para que a aferição da dimensão vertical dos incisivos centrais superiores seja feita antes da mobilização cirúrgica da maxila, bem como a aferição da dimensão transversal da base alar.

Do mesmo modo, desgastes dentários oclusais podem ser realizados nessa etapa para que não haja interferências e básculas na adaptação do guia cirúrgico ou na oclusão final. A infiltração de anestésico local com vasoconstrictor é realizada no fundo de vestíbulo maxilar e mandibular visando auxiliar o controle da dor e da hemostasia. Um abridor de boca deve ser colocado entre os dentes no lado oposto ao primeiro acesso cirúrgico na mandíbula, juntamente com um afastador de língua, para facilitar a visualização do ramo mandibular.

A incisão para osteotomia sagital pode ser realizada com bisturi elétrico ou com uma lâmina 15 logo medialmente ao bordo anterior do ramo mandibular e à linha oblíqua externa, desde a região retromolar até a mesial do primeiro molar inferior.

O descolamento mucoperiosteal é realizado por todo aspecto vestibular do corpo mandibular até a base da mandíbula na região dos molares inferiores. Superiormente, o descolamento se entende pelo ramo mandibular até o processo coronoide, sendo a inserção do músculo temporal retraída com o auxílio de um afastador de ramo em "V". Na sequência, o aspecto interno ou medial do ramo é descolado com o objetivo de se identificar a língula e, consequentemente, o feixe vasculonervoso alveolar inferior.

Após a identificação e retração do feixe vasculonervoso alveolar inferior, a osteotomia horizontal no aspecto medial do ramo inicia-se a cerca de 3 mm acima do forame mandibular com uma broca troncocônica e estende-se logo posteriormente ao mesmo até o rompimento da cortical óssea interna.

Na sequência, a osteotomia sagital do ramo mandibular é realizada com uma serra reciprocante a partir da osteotomia medial e estende-se até a mesial do segundo molar inferior. A serra deve romper apenas a cortical óssea para que não haja lesão iatrogênica do nervo alveolar inferior. Essa osteotomia deve correr logo medialmente ao bordo anterior do ramo e à linha oblíqua externa, preservando uma cortical óssea com espessura mínima suficiente para permitir a separação da osteotomia e a fixação sem risco aumentado para fratura errada, conhecida como *bad split*.

Uma vez realizada a osteotomia sagital do ramo, deve-se prosseguir com a osteotomia vertical no aspecto vestibular do corpo da mandíbula. Essa osteotomia se inicia a partir da osteotomia sagital do ramo entre o primeiro e segundo molar e se estende até a base da mandíbula. Na sequência, é necessário retirar o abridor de boca para se conseguir um acesso mais amplo, expondo o aspecto vestibular e lingual da base mandibular com o auxílio de um afastador. Nessa etapa, é necessário se certificar do envolvimento de toda cortical da base da mandíbula para que a separação da osteotomia ocorra como programado. Cuidado deve ser tomado para que a serra reciprocante não ultrapasse além da cortical óssea, evitando lesões no nervo alveolar inferior.

Toda a sequência cirúrgica descrita anteriormente é repetida no lado oposto da mandíbula para que, então, a separação da osteotomia seja feita e a mandíbula possa ser mobilizada na posição planejada. Com um cinzel reto, inicia-se a separação dos segmentos ósseos de maneira gradativa, ao longo de toda extensão da osteotomia. Durante esta fase, o auxiliar deve apoiar a base da mandíbula para que não haja edema excessivo intra-articular ou até mesmo hemartrose na ATM pelo trauma cirúrgico decorrente do uso dos cinzeis e martelo.

A separação da osteotomia é finalizada com o auxílio do separador de cavidade de Smith na região do ângulo mandibular, pela osteotomia sagital, e de um separador sagital apoiado na base da mandíbula, pela osteotomia do corpo mandibular. A ativação dos separadores deve ser sincronizada e realizada com um movimento de força de dilatação controlado, visualizando se há o envolvimento do feixe vasculonervoso entre os segmentos ósseos. Caso seja identificada a adesão do nervo alveolar inferior no segmento ósseo proximal, este deve ser cuidadosamente descolado do seu trajeto no canal mandibular para que não haja o seu rompimento durante a mobilização mandibular, evitando uma parestesia permanente. Nessa fase, deve-se certificar se a separação dos segmentos ósseos acontece sem o uso de força excessiva para que não haja um padrão de fratura desfavorável. Caso seja identificada uma resistência aumentada durante a separação dos segmentos ósseos, deve ser checado se algum ponto da cortical não foi envolvido na osteotomia.

Uma vez concluída a separação da osteotomia mandibular bilateralmente, o guia cirúrgico intermediário deve ser adaptado em posição para que a mandíbula seja posicionada em relação à maxila não operada conforme o determinado no planejamento cirúrgico. Na sequência, o bloqueio maxilomandibular transoperatório é realizado com fios de aço apoiados sobre os ganchos bola instalados no aparelho ortodôntico, mantendo o guia intermediário adaptado em posição.

Nos movimentos de recuo mandibular, o excesso de tecido ósseo no segmento proximal deve ser removido para que a redução da fratura seja feita de maneira passiva. Da mesma maneira, desgastes no aspecto interno da osteotomia podem ser realizados caso haja alguma interferência óssea impedindo a redução dos segmentos, principalmente nos movimentos para correção de laterognatismo com alteração da linha média dentária inferior.

A osteossíntese da fratura pode ser realizada com uma miniplaca reta do sistema 2 mm com quatro parafusos monocorticais (dois parafusos de cada lado do traço da fratura), associada a um parafuso bicortical aposicional na região retromolar. Cuidado deve ser tomado para que durante a redução da fratura o côndilo mandibular esteja posicionado na fossa glenoide em relação cêntrica. Com isso, alterações no posicionamento mandibular em relação ao que foi determinado no planejamento cirúrgico são evitadas, uma vez que o registro radiográfico utilizado no traçado preditivo e a montagem dos modelos das arcadas no articulador são realizados na relação cêntrica.

Durante a instalação do parafuso bicortical, deve-se certificar se não há afastamento ou compressão entre os segmentos ósseos. O afastamento dos segmentos significa que o parafuso bicortical não se engajou com a perfuração realizada pela broca na cortical lingual do segmento distal. Por sua vez, a compressão entre os segmentos ósseos induzida pela ativação do parafuso pode resultar em um torque condilar indesejável. Uma vez concluída a osteossíntese bilateralmente, o bloqueio maxilomandibular é removido para que seja iniciada a osteotomia Le Fort I na maxila.

A incisão para osteotomia Le Fort I estende-se horizontalmente pelo vestíbulo maxilar, cerca de 5 mm acima da junção mucogengival. Ela tem início na região periapical do primeiro molar superior direito e segue de maneira horizontal e continua até o primeiro molar superior esquerdo.

O descolamento mucoperiosteal é realizado no sentido de expor toda maxila, desde a abertura piriforme até processo pterigoide. Antes de se iniciar a osteotomia maxilar, é necessário realizar o descolamento da mucosa do assoalho e da parede lateral nasal, bem como identificar o forame infraorbitário.

Com uma serra reciprocante, a osteotomia se inicia na abertura piriforme e se estende até a parte mais posterior da tuberosidade maxilar, respeitando uma distância vertical de cerca de 5 mm acima do ápice dos dentes superiores e abaixo do nervo infraorbitário. Durante essa etapa cirúrgica, é importante que o afastamento e a proteção da mucosa da parede lateral nasal sejam feitos para que não haja ruptura da cânula nasotraqueal ou sangramento importante secundário ao uso da serra.

Na sequência, são realizadas as osteotomias em septo nasal, parede lateral nasal e do processo pterigoide com cinzéis específicos para cada situação. A osteotomia do processo pterigoide deve ser realizada com especial cautela, evitando direcionar o cinzel curvo numa inclinação mais superior, devido a risco de hemorragia pela ruptura dos vasos do plexo venoso pterigoideo. Da mesma maneira, cuidado deve ser tomado para que o cinzel curvo não induza uma laceração da mucosa palatina na região correspondente ao hâmulo pterigóideo, o que pode comprometer a vascularização da maxila. Uma vez completadas essas osteotomias, a separação da fratura e a mobilização inferior da maxila podem ser realizadas com segurança. Nesse momento, o cirurgião deve verificar com o médico anestesista a possibilidade de hipotensão induzida, já que o sangramento decorrente dessa manobra cirúrgica costuma ser significativo.

Após sua mobilização inferior (*downfracture*), a maxila deve ser mobilizada anteriormente para que esta seja levada em sua posição desejada, tendo como guia a oclusão dentária obtida na cirurgia de modelos.

Uma vez estabelecida a oclusão dentária final, o bloqueio maxilomandibular é novamente realizado, agora com a maxila mobilizada ocluindo com a mandíbula já operada. O refinamento durante essa etapa cirúrgica é essencial para que uma boa intercuspidação seja obtida logo no pós-operatório imediato. Para tanto, é necessário que a maxila esteja plenamente mobilizada e que a intercuspidação dos dentes da maxila com a mandíbula seja estabilizada adequadamente com auxílio dos fios de aço e elásticos ortodônticos. Nesse sentido, a instalação dos ganchos bola antes da cirurgia deve ser feita para viabilizar uma boa ancoragem do bloqueio maxilomandibular transoperatório, além de permitir o uso dos elásticos ortodônticos com vetor desejado no pós-operatório.

Antes de se proceder com a osteossíntese da maxila, é necessário verificar se a dimensão vertical da maxila e os pontos de contato ósseo nos pilares caninos e zigomático-maxilares estão adequados. Frequentemente, o assentamento passivo da maxila reposicionada cirurgicamente requer desgastes ósseos para se alcançar um adequado ponto de contato nos pilares de reforço. Nesse momento, a dimensão vertical dos incisivos superiores é mensurada com um paquímetro para que a fixação da maxila seja feita de acordo com o planejamento cirúrgico.

Na sequência, a osteossíntese na maxila é realizada com quatro miniplacas em "L" do sistema 2 mm nos pilares caninos e zigomático-maxilares. A dobra das placas deve seguir a anatomia do degrau ósseo, gerando uma adaptação passiva para que a instalação dos parafusos seja feita de maneira ideal. No entanto, o modelo das placas de osteossíntese pode ser modificado de acordo com a necessidade de cada caso, à critério do cirurgião.

Após essa etapa, o bloqueio maxilomandibular é removido e a oclusão dentária verificada. Caso haja alguma alteração oclusal importante, todo o processo de osteossíntese da maxila deve ser repetido, verificando se o complexo maxilomandibular está sendo fixado com os côndilos na relação cêntrica e com pontos de contato ósseo adequados e sem báscula.

A sutura da base alar precede o fechamento do acesso cirúrgico na maxila e é realizada tendo como referência a dimensão transversal planejada no pré-operatório. Para o fechamento dos acessos cirúrgicos em maxila e mandíbula, utilizam-se fios reabsorvíveis por meio de suturas contínuas.

Finalmente, a incisão para o acesso cirúrgico na mentoplastia é realizada sobre a mucosa labial entre os caninos inferiores, sendo o descolamento mucoperiosteal feito por toda a sínfise até a base da mandíbula. A musculatura inserida no processo geniano não deve ser descolada para que seja preservado o suprimento sanguíneo do segmento osteotomizado do mento após sua mobilização. Antes de proceder com a osteotomia horizontal basilar, uma osteotomia superficial vertical na linha média mentoniana deve ser feita para criar uma referência no reposicionamento do mento após sua mobilização, evitando assim assimetrias laterolaterais indesejáveis. A osteotomia basilar do mento é realizada com uma serra reciprocante e deve envolver toda a extensão da cortical vestibular e lingual da sínfise mandibular. Uma distância vertical de 5 mm abaixo dos ápices dentários e dos forames mentonianos deve ser preservada no sentido de evitar a perda da vitalidade pulpar dos dentes anteroinferiores e danos ao nervo mentoniano. Nos casos de redução vertical, uma faixa de osso é removida, bem como nos casos de constrição laterolateral. Nas cirurgias de aumento vertical ou laterolateral, é possível trabalhar com a interposição de enxerto ósseo ou biomaterial entre os traços das osteotomias. Por sua vez, os avanços mentonianos podem ser feitos com uma osteotomia linear horizontal simples ou em degrau duplo quando há necessidade de um ganho aumentado de projeção anterior, como nos casos de retrognatismo graves.

A fixação das mentoplastias pode ser feita com dois parafusos longos bicorticais, dispostos paralelamente entre os segmentos ósseos, ou com miniplacas pré-moldadas do sistema 2 mm. A sutura deve ser realizada por planos, iniciando-se no plano muscular e finalizando superficialmente na mucosa labial com fios reabsorvíveis.

Desafios Clínicos na Cirurgia Ortognática nos Indivíduos com Fissura Labiopalatina

Algumas características anatômicas singulares às fissuras labiopalatinas podem representar um desafio clínico importante, devendo o cirurgião, o ortodontista e toda equipe envolvida no tratamento ponderar o risco de complicações e o benefício de cada procedimento cirúrgico (Quadro 11-1).

As grandes discrepâncias maxilomandibulares presentes nas fissuras labiopalatinas demandam avanços maxilares de grande proporção, clinicamente desafiadores e sujeitos a maior risco de recidiva. A presença de fístulas oronasais e a fibrose tecidual decorrente das alterações cicatriciais aumentam o risco de complicações isquêmicas pós-cirúrgicas.

Por sua vez, alterações na fala como a hipernasalidade podem acontecer como consequência do avanço cirúrgico da maxila nos indivíduos com fissura. Somado a isso, alterações da anatomia dentária, dos lábios e do nariz podem representar desafios estéticos relevantes e exigem um repertório clínico diferenciado e individualizado para cada paciente.

Nesse contexto, o conhecimento das limitações e dificuldades técnicas da cirurgia ortognática nas fissuras é primordial para minimizar o risco de complicações e atingir um desfecho clínico ideal (Quadro 11-2).

Quadro 11-1. Fatores de Risco na Cirurgia Ortognática em Indivíduos com Fissura Labiopalatina

- Fibrose cicatricial das cirurgias plásticas primárias em lábio e palato com risco aumentado de recidiva anteroposterior e transversal da maxila
- Grandes discrepâncias maxilomandibulares que demandam grandes avanços maxilares, tecnicamente desafiadores
- Ausência de enxerto ósseo alveolar previamente à cirurgia ortognática com instabilidade dos segmentos maxilares e risco de isquemia, principalmente na pré-maxila de pacientes com fissura transforame bilateral
- Oclusão dentária instável para a cirurgia ortognática resultante de limitações técnicas no preparo ortodôntico pré-operatório
- Risco aumentado de isquemia após a ortognática na maxila fissurada, principalmente nas segmentações e nos grandes avanços maxilares em que há presença de fístulas oronasais ou tecido fibroso cicatricial
- Risco de insuficiência velofaríngea após avanço maxilar
- Tendência à uma relação interlabial desfavorável, com projeção diminuída do lábio superior em relação ao inferior, mesmo após a cirurgia ortognática
- Necessidade frequente de cirurgias plásticas reparadoras devido a estética inadequada em lábio superior e em nariz, mesmo após a cirurgia ortognática

Quadro 11-2. Métodos para Minimizar os Riscos da Cirurgia Ortognática na Fissura Labiopalatina

- Realizar o enxerto ósseo alveolar antes da cirurgia ortognática
- Evitar cirurgia ortognática quando a oclusão for muito instável pelo risco de recidiva e pseudoartrose
- Controlar o uso dos elásticos ortodônticos com vetor de classe III para evitar recidiva oclusal, principalmente nos primeiros 3 meses após a cirurgia
- Reconhecer e eliminar a presença de contatos oclusais prematuros e parafunção, ainda no pós-operatório imediato
- Considerar cirurgia combinada de maxila e mandíbula para evitar avanços maxilares excessivos
- Considerar enxerto de ilíaco no gap da osteotomia Le Fort I nos avanços mais extensos que 12 mm associados à extrusão maxilar
- Preservar a integridade da mucosa palatina por meio de uma técnica cirúrgica atraumática, principalmente nas segmentações da maxila
- Buscar o equilíbrio entre o contato ósseo após fixação da maxila e a exposição vertical ideal dos dentes superiores em relação ao lábio superior

Comprometimento Vascular da Maxila com Fissura

A maxila acometida pela fissura apresenta uma perda da continuidade óssea na região afetada e geralmente está associada a fístulas oronasais. Além de uma eventual instabilidade óssea dos segmentos maxilares separados pela fissura, há também um comprometimento vascular secundário à qualidade e à quantidade de tecido mole palatino que deve ser considerado no planejamento cirúrgico.

Algumas situações clínicas podem inviabilizar a cirurgia ortognática na maxila fissurada pelo risco de isquemia e necrose tecidual. Pacientes adultos com fissuras palatinas não operadas durante a infância são exemplos de como a falta de tecido mole viável no palato pode impedir a realização da ortognática na maxila. Isso acontece, pois o fluxo sanguíneo da maxila submetida à osteotomia Le Fort I é majoritariamente proveniente da mucosa do palato. Sendo assim, a ausência de um tecido mole de qualidade representa um risco real de complicações isquêmicas graves. A palatoplastia tardia é uma opção de tratamento para restabelecer a continuidade da mucosa palatina, no entanto, dependendo da extensão da fissura, o fechamento da fístula oronasal pode ser impraticável pela ausência de tecido mole.

Mesmo nos pacientes submetidos às cirurgias plásticas primárias em idade ideal, é comum a presença de fístulas oronasais residuais que podem comprometer a vascularização da maxila na cirurgia ortognática. Tal situação é mais crítica nas fissuras transforame bilaterais onde a pré-maxila encontra-se separada dos segmentos maxilares posteriores. Por conta do defeito ósseo alveolar e das fístulas oronasais, a vascularização da pré-maxila é comprometida pelo aspecto palatino, sendo o fluxo sanguíneo proveniente, em sua maioria, das mucosas labial e gengival no aspecto vestibular. Nesses casos, o desenho da incisão para a osteotomia maxilar na ortognática deve ser modificado, preservando o retalho vestibular aderido à pré-maxila. Tal manobra diminui o risco de necrose avascular, porém, torna o acesso cirúrgico mais complexo quando necessária a osteotomia do vômer para mobilização

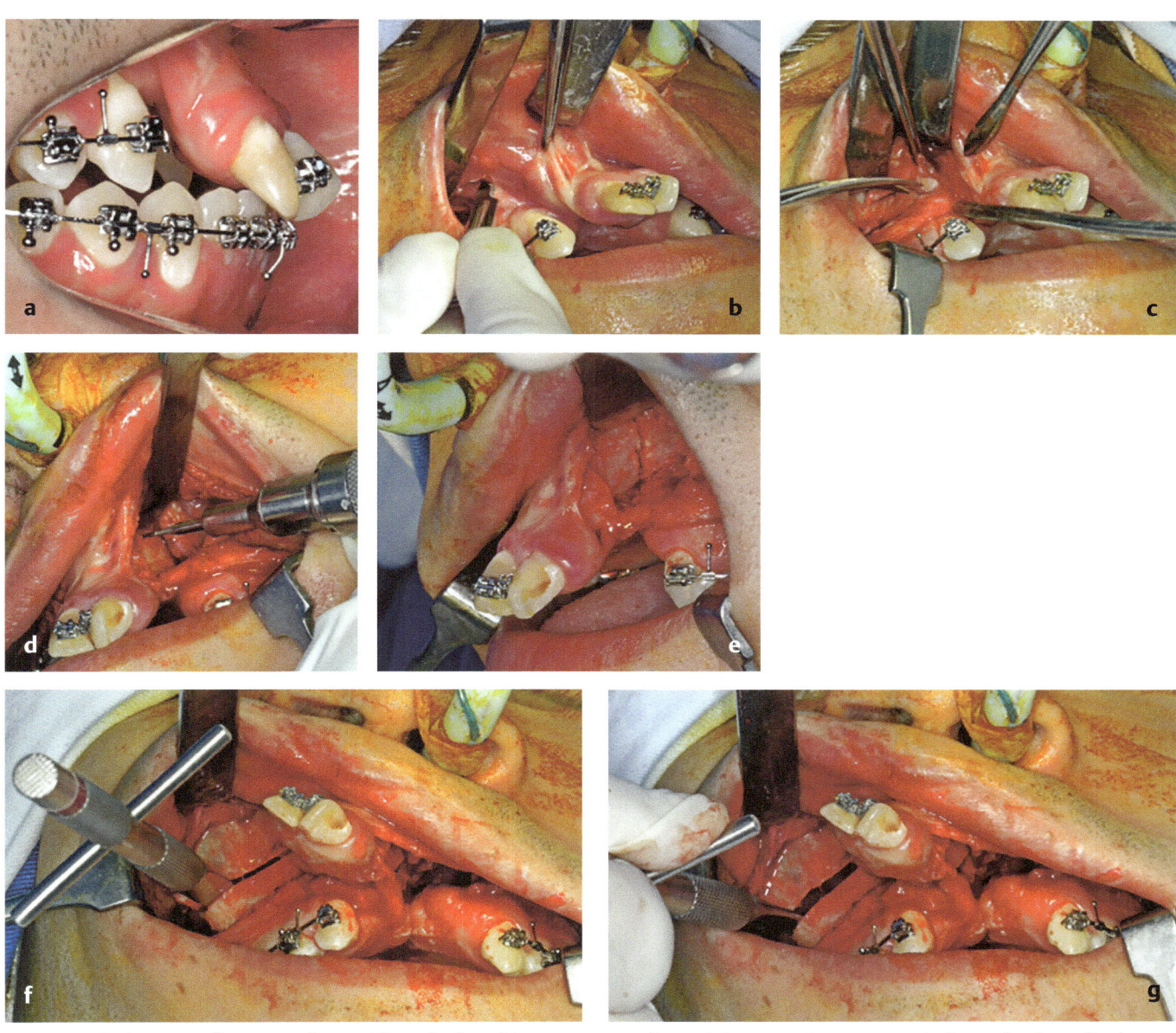

Fig. 11-15. Paciente com fissura transforame bilateral submetido ao avanço maxilar em três segmentos, sem enxerto ósseo alveolar realizado previamente à cirurgia ortognática. A pré-maxila encontra-se projetada anteriormente e desnivelada em relação aos segmentos maxilares posteriores. (a-c) Incisão para acesso à pré-maxila preservando o pedículo de tecido mole por vestibular. (d-e) Descolamento mucoperiosteal, exposição e osteotomia do vômer. (f-g) Osteotomia tipo Le Fort I e mobilização inferior dos segmentos maxilares posteriores.

da pré-maxila (Fig. 11-15). Como o acesso palatino é feito por tunelização, a fixação com placas e parafusos da pré-maxila é bastante dificultada. Devido a esta restrição, o uso de *splints* oclusais de resina acrílica pode ser necessário para a estabilização imediata da pré-maxila até que a mesma seja incluída no nivelamento ortodôntico, logo nos primeiros controles pós-operatórios (Figs. 11-16 e 11-17).

Todavia, o enxerto ósseo alveolar realizado previamente à cirurgia ortognática possibilita o refinamento do tratamento ortodôntico e diminui sensivelmente o risco de complicações por isquemia tecidual pós-cirúrgica. Ao promover o fechamento das fístulas oronasais e a formação óssea na fissura, a cirurgia do enxerto ósseo alveolar melhora a estabilidade dos segmentos maxilares e a mobilidade excessiva da pré-maxila. Presente no protocolo de reabilitação do HRAC-USP desde a década de 1990, o sucesso do enxerto ósseo alveolar está relacionado com o refinamento técnico do cirurgião bem como a um adequado preparo ortodôntico pré-cirúrgico, o qual deve promover o alinhamento e o nivelamento dos rebordos alveolares e dos dentes adjacentes à fissura. A idade na qual o paciente é submetido ao enxerto, bem como a qualidade do tecido mole adjacente à fissura, também são fatores que influenciam o sucesso clínico do enxerto ósseo alveolar. Com maior detalhamento, a técnica cirúrgica do enxerto ósseo alveolar e sua importância clínica são descritas no capítulo "Enxerto Ósseo Alveolar" deste livro.

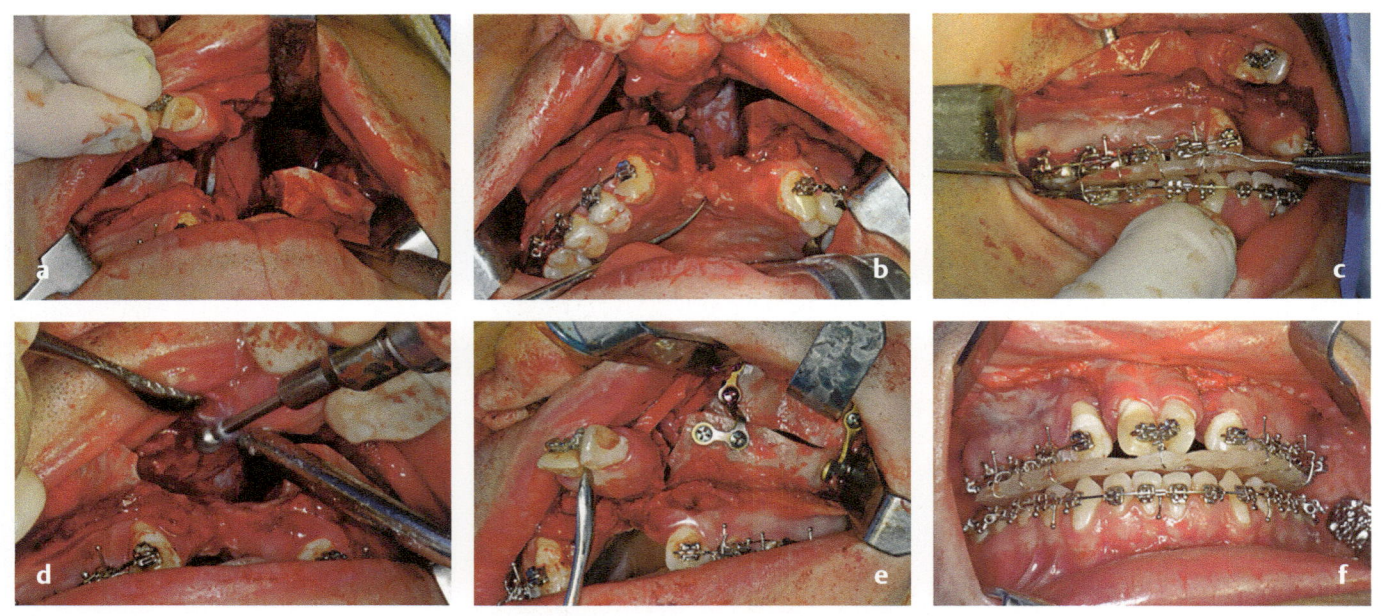

Fig. 11-16. (**a**) Segmentos maxilares posteriores após a *downfracture* (pré-maxila ainda aderida ao pedículo labial vestibular). (**b**) Fechamento e sutura da fístula palatina e da laceração na mucosa do assoalho nasal. (**c**) Bloqueio maxilomandibular transoperatório em oclusão final com o *splint* de resina acrílica em posição. (**d**) Remoção das interferências de tecido mole e duro para inclusão da pré-maxila no nivelamento. (**e**) Osteossíntese dos segmentos posteriores da maxila com placas em "L" do sistema 2 mm. (**f**) Inclusão da pré-maxila no nivelamento e fixação com fio de aço passando pelos acessórios ortodônticos e pelos orifícios confeccionados no *splint* de resina acrílica. Sua função é estabilizar inicialmente a pré-maxila até que o fio ortodôntico contínuo seja instalado no pós-operatório de 60 dias, momento no qual o *splint* é removido.

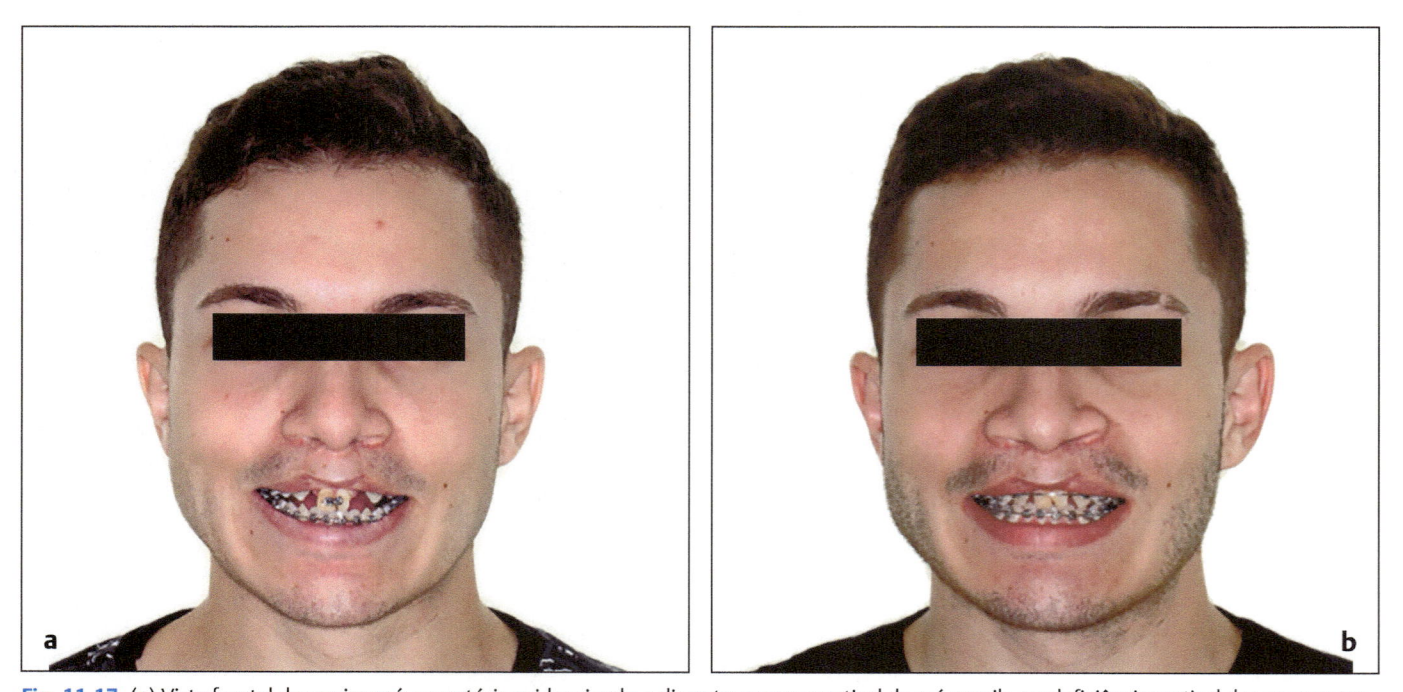

Fig. 11-17. (**a**) Vista frontal do sorriso pré-operatória evidenciando o discreto excesso vertical da pré-maxila e a deficiência vertical dos segmentos maxilares posteriores. (**b**) Vista frontal do sorriso pós-operatória com uma linha de sorriso agradável. *(Continua)*

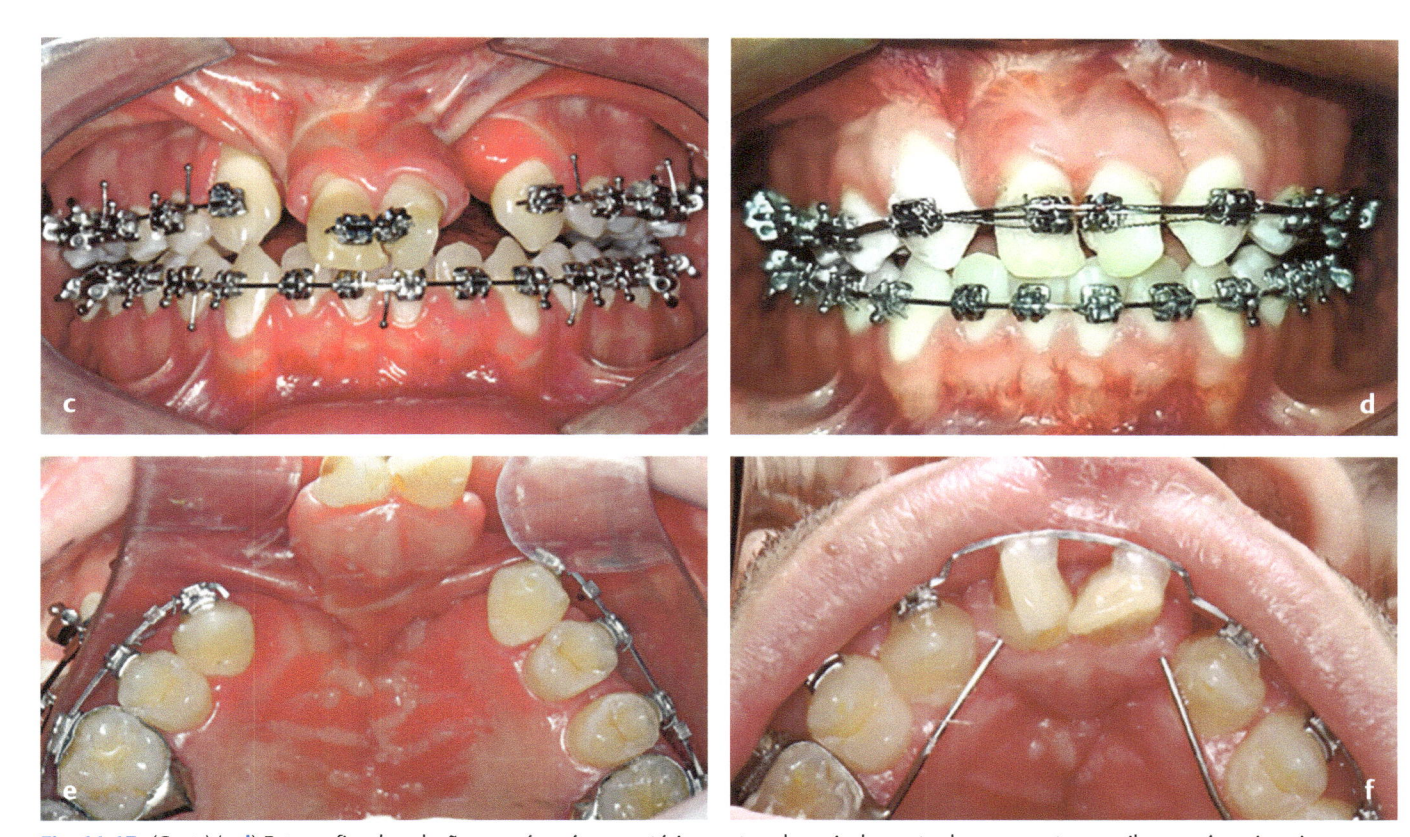

Fig. 11-17. *(Cont.)* **(c,d)** Fotografias da oclusão no pré e pós-operatório mostrando o nivelamento dos segmentos maxilares após a cirurgia, com os caninos assumindo a posição dos incisivos laterais ausentes na fissura. É possível observar o início da mecânica para correção dos incisivos centrais girovertidos. **(f,g)** Aspecto intraoral do palato no pré e pós-operatório de 60 dias no qual se vê o alinhamento da pré-maxila com os segmentos maxilares posteriores e o fechamento das fístulas oronasais.

Controle da Recidiva após Cirurgia Ortognática

Devido ao efeito restritivo das cirurgias plásticas primárias no desenvolvimento da maxila, é frequente a necessidade de grandes avanços maxilares para compensar o trespasse dentário negativo. Por conta da instabilidade desse tipo de movimento, é recomendada a utilização de materiais de osteossíntese mais rígidos, com placas e parafusos do sistema 2 mm (Fig. 11-18). Apesar da maior dificuldade para sua modelagem em relação aos sistemas mais delicados, o uso das placas e parafusos do sistema 2 mm se justifica também pela maior fragilidade da estrutura óssea da maxila segmentada pela fissura, principalmente nas ortognáticas realizadas sem o enxerto ósseo alveolar prévio.

A combinação do avanço da maxila com o recuo mandibular apresenta-se como um recurso para diminuir a extensão do avanço maxilar, além de permitir alterações de plano oclusal para obtenção de um melhor resultado estético facial. Não obstante, grandes recuos mandibulares devem ser evitados nos indivíduos com fissura, de modo a impedir o consequente desenvolvimento de apneia obstrutiva do sono (AOS), especialmente nos pacientes obesos. Isso é fato, uma vez que as vias áreas superiores dos indivíduos com fissura têm um volume menor quando comparadas com as de indivíduos com mesmo padrão facial, porém sem fissura.[61,62]

Além dos grandes avanços maxilares, é comum a necessidade da expansão cirúrgica da maxila para corrigir a atresia transversal, bem como a extrusão maxilar para amenizar a deficiência vertical nesses indivíduos. Os movimentos de expansão e extrusão maxilar são classificados como os mais instáveis na hierarquia da estabilidade em cirurgia ortognática proposta por Profitt *et al.* (1996).[63] Assim sendo, o controle da recidiva na ortognática em pacientes com fissuras é sempre uma preocupação a ser considerada no planejamento cirúrgico e no controle pós-operatório.[63,64]

No que diz respeito aos movimentos cirúrgicos para correção da atresia maxilar, aumentos transversais maiores que 4 mm devem ser evitados na cirurgia ortognática pela resistência aumentada imposta pela mucosa palatina fissurada e já operada. Como esse tipo de movimento está sujeito a um risco maior de recidiva, nos casos em que uma expansão mais extensa é necessária, a expansão maxilar cirurgicamente assistida deve ser considerada antes da ortognática, idealmente com algum grau de sobrecorreção.

Em todos os cenários, é primordial que o preparo ortodôntico promova uma boa coordenação e uma intercuspidação estável entre as arcadas dentárias, uma vez que eventuais falhas nesse preparo podem representar um fator importante para recidiva oclusal. Da mesma maneira, o uso correto dos elásticos ortodônticos intermaxilares durante os primeiros meses de pós-operatório é essencial para que a intercuspidação obtida durante a cirurgia seja mantida até o início da ortodontia de refinamento pós-cirúrgico.

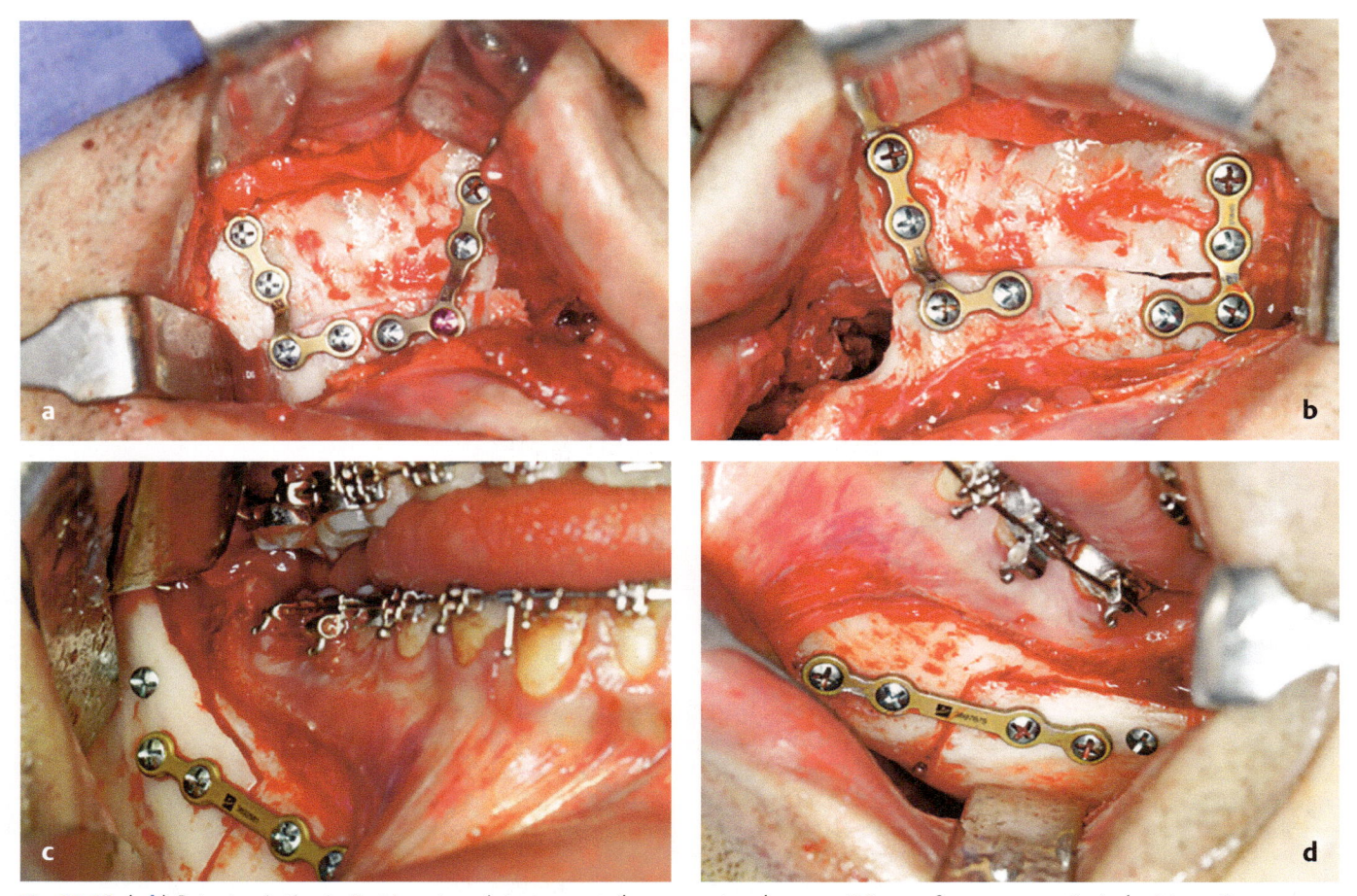

Fig. 11-18. (a,b) Osteotomia tipo Le Fort I e osteossíntese em maxila com quatro placas em "L" e parafusos monocorticais do sistema 2 mm nos pilares caninos e zigomáticos. (c,d) Osteotomia sagital do ramo mandibular bilateral utilizando o método de fixação híbrido, constituído por uma placa reta com dois parafusos instalados de cada lado da osteotomia associada a um parafuso posicional bicortical na região retromolar. Tal sistema confere ótima estabilidade dos segmentos ósseos, sendo sua instalação por acesso intraoral, sem necessidade de acessos externos.

Segmentações Maxilares na Ortognática no Indivíduo com Fissura Labiopalatina

Apesar das limitações existentes para ganhos transversais, as segmentações maxilares são recursos importantes na cirurgia ortognática. Quando a fissura envolve o rebordo alveolar, é comum que esta afete a região dos incisivos laterais. Por conta disso, a agenesia dos incisivos laterais é bastante frequente, bem como a presença de dentes anômalos ou supranumerários na fissura. Tal situação pode exigir que o cirurgião realize segmentações na maxila para promover o fechamento do espaço edêntulo na fissura. Nessas condições, o segmento maxilar fissurado é avançado cirurgicamente, levando o canino ou o dente mais adjacente à fissura a assumir a posição do incisivo lateral ausente (Figs. 11-19 e 11-20). Para que isso seja possível, o arco retangular ortodôntico pode ser seccionado e os segmentos maxilares estabilizados com um *splint* de resina acrílica palatino ou oclusal, de acordo com a necessidade de cada caso. Cuidado deve ser tomado ao planejar esse tipo de movimentação, pois, muitas vezes, as interferências ósseas e o tecido mole na fissura podem impedir o fechamento pleno do diastema entre o canino e o incisivo central superior, gerando resultados oclusais insatisfatórios. Atenção deve ser dada aos avanços assimétricos que esse tipo de movimento cirúrgico pode causar nas fissuras unilaterais. Com efeito, o segmento fissurado pode sofrer um avanço maior em relação ao segmento maxilar não fissurado, podendo repercutir em assimetrias faciais indesejáveis, dependendo da quantidade do avanço e das características da face do paciente.

A estética gengival na região dos caninos pode, também, representar um problema quando o canino é avançado na posição de incisivo lateral. Mesmo após a reanatomização destes dentes, a arquitetura gengival geralmente difere da encontrada na região dos incisivos laterais. Nessas situações, a manutenção do espaço referente ao incisivo lateral ausente pode ser planejada visando uma reabilitação protética ao final do tratamento ortodôntico. Em todas as situações, a intercuspidação adequada do segmento fissurado com a arcada inferior deve ser prioridade para evitar a recidiva oclusal (Fig. 11-21).

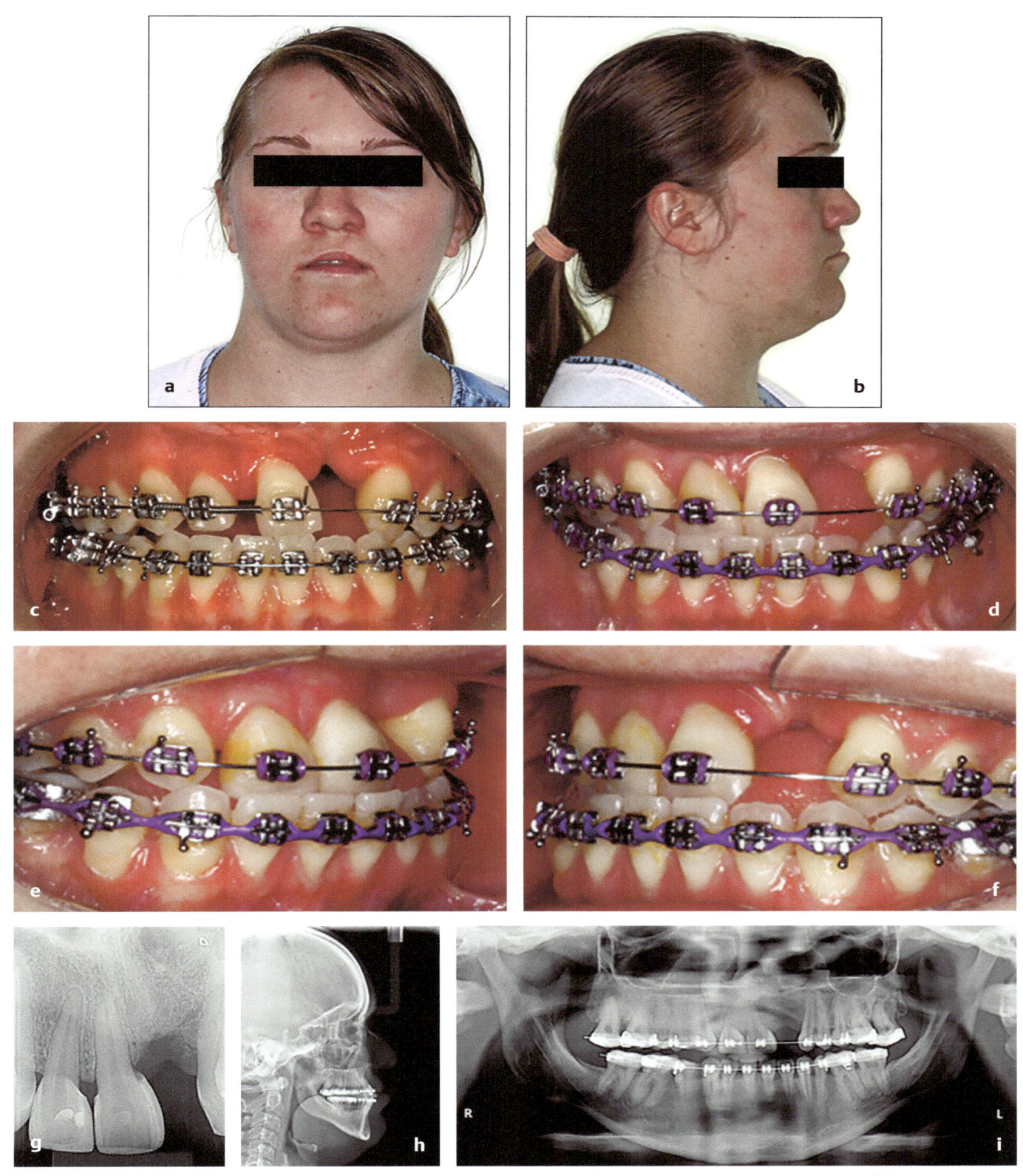

Fig. 11-19. (a,b) Paciente com fissura transforame unilateral esquerda, apresentando deficiência anteroposterior da maxila e perfil facial côncavo. (c) Ausência do dente 21 e agenesia do incisivo lateral na região da fissura esquerda. (d-f) Reanatomização do incisivo lateral superior direito como incisivo central para amenizar a discrepância de Bolton. Planejamento cirúrgico envolvia avanço e segmentação maxilar para o fechamento do espaço edêntulo na região do incisivo lateral na fissura e na correção do trespasse horizontal negativo. Os caninos assumem a posição dos incisivos laterais após o avanço da maxila. (g) Neoformação óssea da fissura esquerda submetida previamente ao enxerto ósseo alveolar secundário. (h,i) Perfil facial com falta de projeção anterior do terço médio associado à má-oclusão dentária.

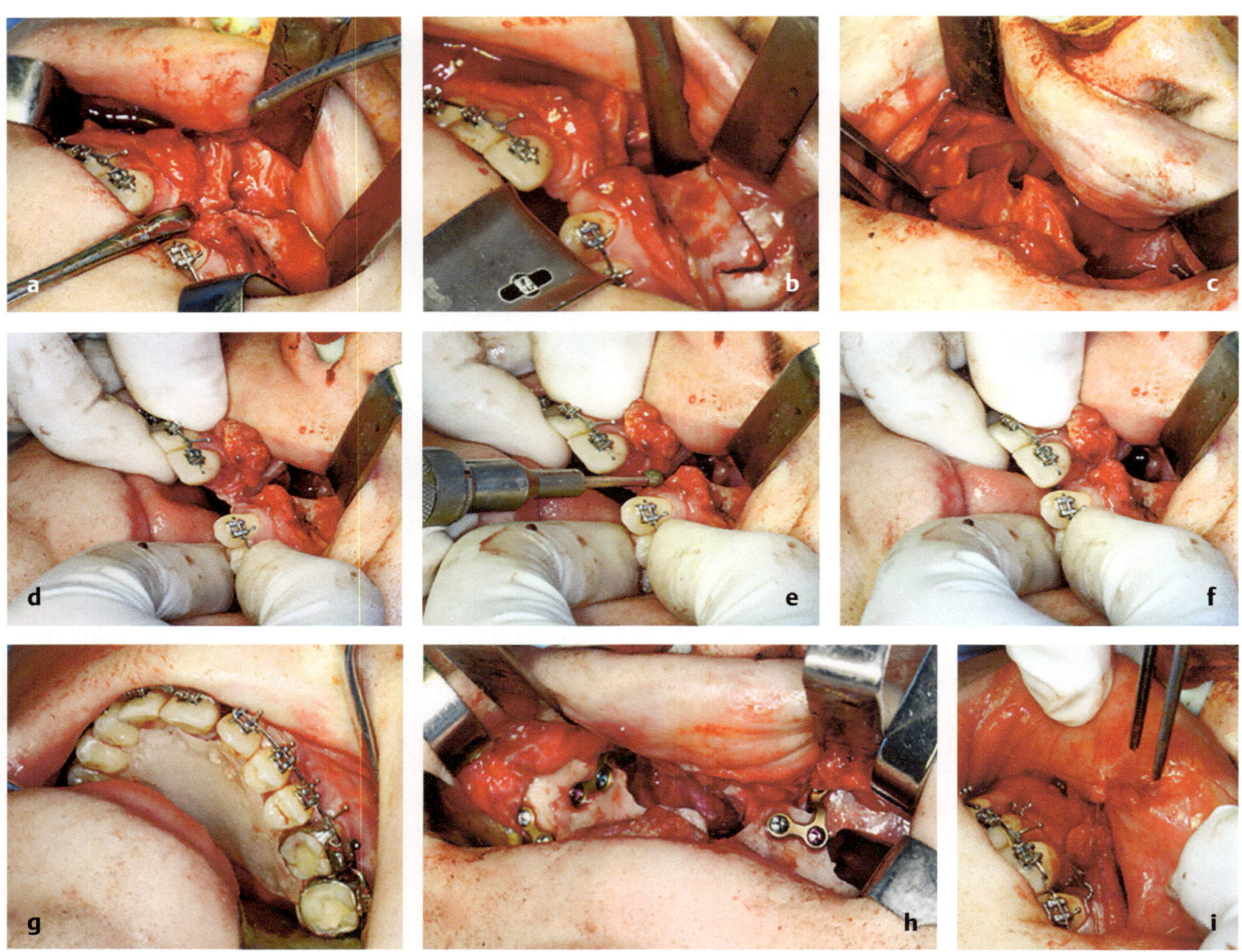

Fig. 11-20. Cirurgia ortognática de avanço e segmentação maxilar para fechamento de espaço edêntulo em paciente com fissura labiopalatina. (**a**) Segmentação do fio ortodôntico e osteotomia vertical no rebordo alveolar na região da fissura para fechamento de espaço edêntulo. (**b**) Osteotomia Le Fort I modificada com degrau para maior projeção da região paranasal. (**c**) *Downfracture* sendo realizada para mobilização maxilar. (**d-f**) Aproximação dos segmentos maxilares e remoção das interferências de tecido ósseo e tecido mole na região da fissura. (**g**) Adaptação do *splint* palatino de resina acrílica para a estabilização dos segmentos maxilares mobilizados. (**h**) Osteossíntese com quatro placas em "L" e parafusos monocorticais do sistema 2 mm nos pilares caninos e zigomáticos. (**i**) Sutura V-Y para ganho de projeção e volume do vermelhão de lábio superior com fio reabsorvível monofilamentar.

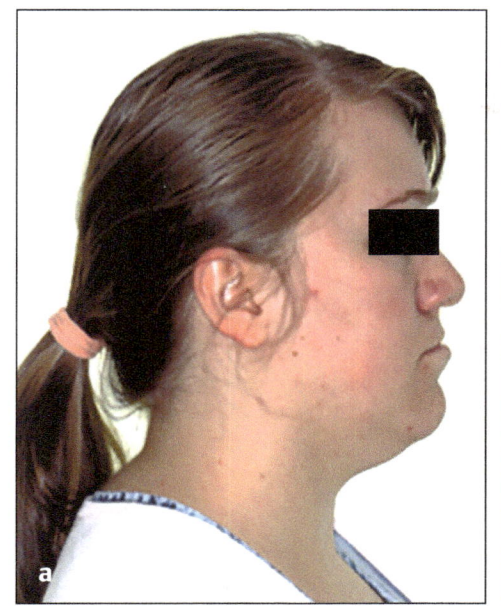

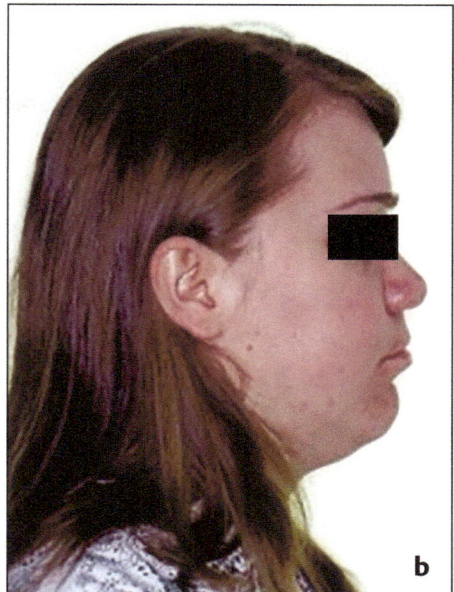

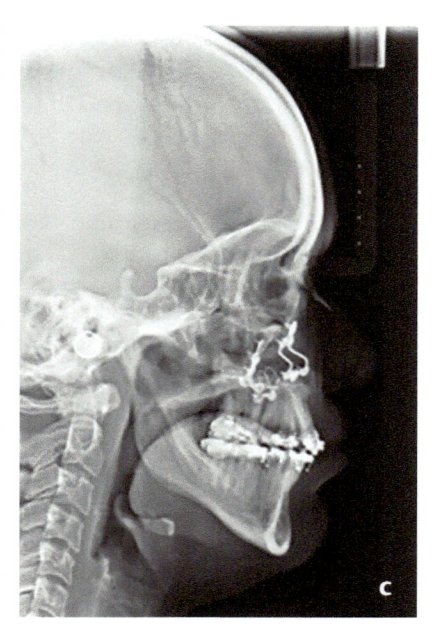

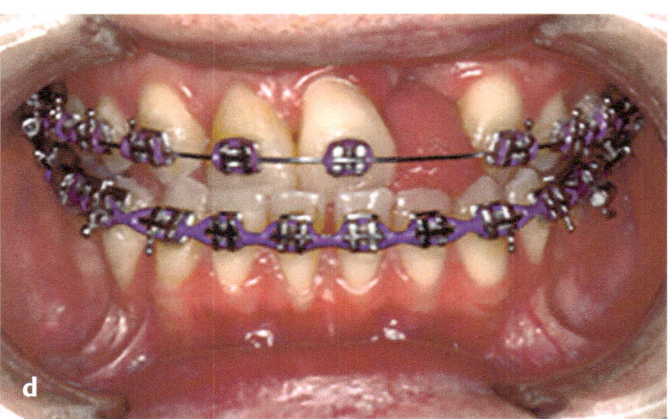

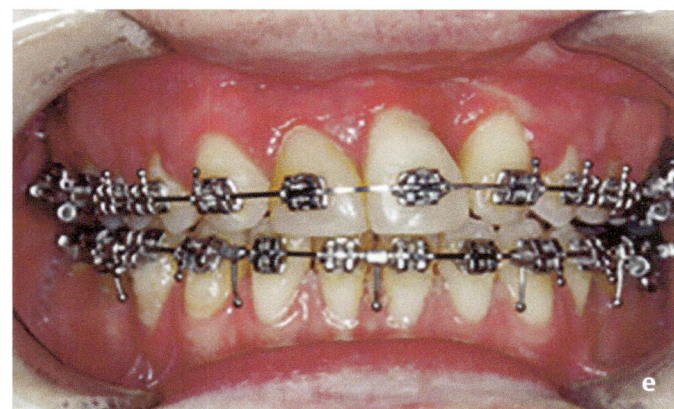

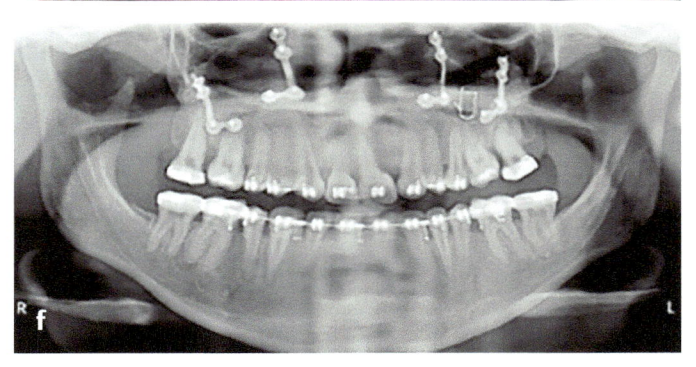

Fig. 11-21. (a-f) Pós-operatório de 3 meses de avanço maxilar: paciente em finalização ortodôntica, tendo retornado à função mastigatória normal após retirada do *splint* palatino e verificação clínica da estabilidade maxilar. Perfil facial pós-cirúrgico agradável, sem sinais de recidiva oclusal. Cicatrização gengival adequada na área da segmentação e fechamento do espaço edêntulo na fissura sem a necessidade de reabilitação protética. Imagens radiográficas pós-operatórias mostram a extensão do avanço maxilar pelas dobras acentuadas nas placas em "L", além da estabilização com fio de aço do enxerto ósseo advindo do septo nasal no *gap* da osteotomia à esquerda.

Considerações Clínicas Sobre os Grandes Avanços Maxilares no Indivíduo com Fissura Labiopalatina

A mobilização plena da maxila após a *downfracture* é importante para que a intercuspidação das arcadas dentárias seja alcançada passivamente durante o bloqueio maxilomandibular na cirurgia ortognática. Frequentemente, o cirurgião pode encontrar uma resistência aumentada ao mobilizar a maxila nos grandes avanços; seja pela ação da fibrose tecidual ou pela falha em se completar adequadamente a osteotomia. Cuidado especial deve ser tomado para eliminar a resistência imposta pelo tecido mole antes da mobilização total da maxila, principalmente na região da fissura onde a mucosa palatina se encontra fusionada à mucosa do assoalho nasal. A divulsão da mucosa palatina em relação ao assoalho nasal deve ser realizada no plano correto para evitar a abertura de fístulas oronasais iatrogênicas. A utilização do fórceps de Rowe para mobilização maxilar não é recomendada uma vez que o instrumental pode gerar compressão excessiva da mucosa palatina afetada pela fissura, aumentando o risco de complicações por isquemia. Para tanto, a mobilização anterior da maxila deve ser feita com instrumental específico apoiado na região da tuberosidade maxilar, controlando a intensidade da força aplicada para evitar fraturas indesejadas do pilar zigomático-maxilar ou hiperextensão da coluna cervical do paciente. Com relação aos grandes avanços maxilares, cuidado deve ser tomado ao planejar avanços maiores que 12 mm associados à extrusão para aumento da exposição dos incisivos superiores. Quando se prevê que o contato ósseo da maxila pode ser pobre, principalmente nos pilares caninos, o uso do enxerto em bloco da crista do ilíaco pode ser indicado para aumentar a superfície de contato ósseo no *gap* da osteotomia, evitando situações de pseudoartrose (Fig. 11-22).

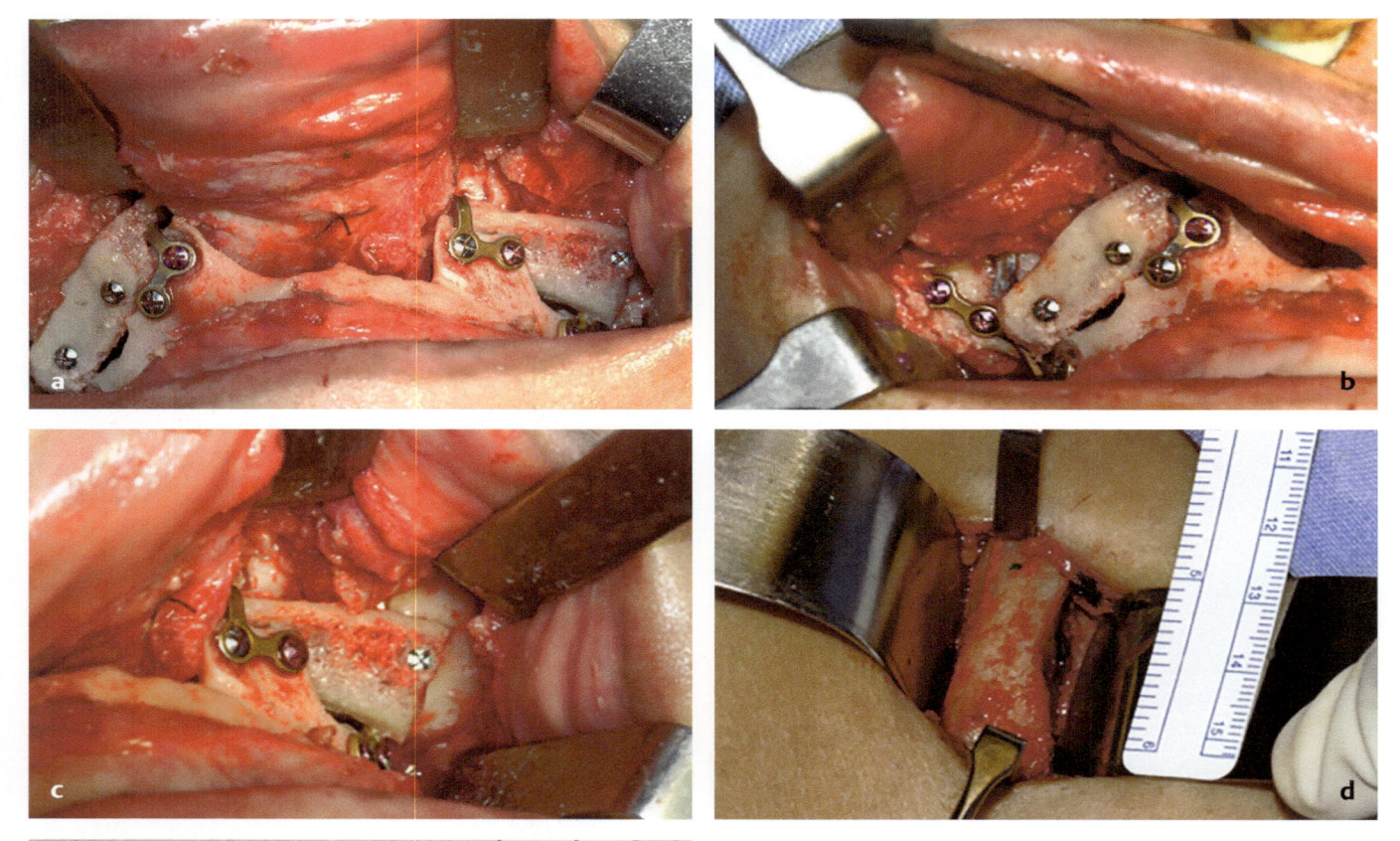

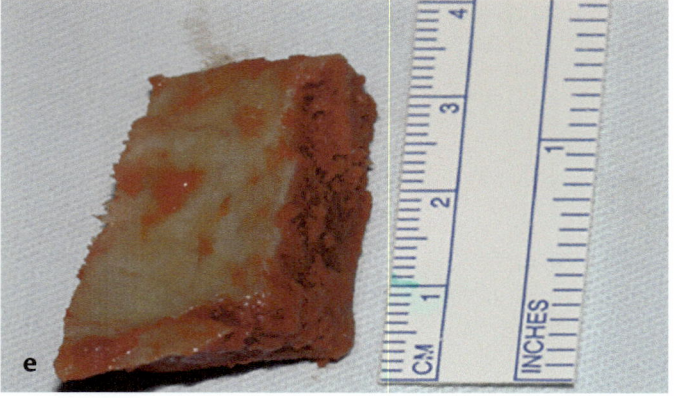

Fig. 11-22. (a-e) Paciente submetida à reintervenção cirúrgica por uma pseudoartrose pós-avanço maxilar de grande extensão. A paciente apresentava mobilidade óssea na maxila durante a mastigação por não ter seguido as recomendações de dieta pastosa durante o pós-operatório imediato. Fixação da maxila com placas em "L" do sistema 2 mm em pilares caninos e zigomáticos maxilares. O *gap* na osteotomia decorrente do avanço maxilar foi preenchido com enxerto corticomedular da crista do ilíaco. A fixação do enxerto promove uma maior superfície de contato ósseo, melhorando a estabilidade da maxila após o período de reparo.

Manejo das Vias Aéreas na Cirurgia Ortognática e o Risco de Insuficiência Velofaríngea (IVF)

A cirurgia ortognática representa uma oportunidade ímpar para se abordar alguns aspectos anatômicos das vias aéreas superiores, principalmente nos indivíduos que apresentam algum sintoma de obstrução nasal. De fato, a cirurgia ortognática na maxila pode proporcionar uma melhora expressiva na qualidade da respiração nasal, bem como eliminar ou diminuir o hábito da respiração bucal.[65] Após a realização da osteotomia Le Fort I, com a maxila mobilizada inferiormente, o cirurgião tem acesso pleno às estruturas da cavidade nasal e seios maxilares. Neste momento, a plastia da cartilagem septal, a turbinectomia inferior e a plastia da abertura piriforme podem ser executadas caso seja reconhecido algum sítio de obstrução, tecido hiperplásico ou interferência indesejada durante a fixação da maxila. Tal situação é mais frequente nos movimentos de intrusão maxilar, nos quais o não reconhecimento destas interferências anatômicas pode gerar um desvio de septo ou obstrução nasal iatrogênica. A mucosa do assoalho nasal deve ser suturada quando houver seu rompimento durante a mobilização maxilar ou quando houver indicação da ressecção parcial dos cornetos inferiores hiperplásicos. O cirurgião deve ser o mais conservador possível nessas plastias pela possibilidade da síndrome do nariz vazio, uma complicação de difícil resolução decorrente das remoções radicais dos cornetos nasais inferiores.[66] Da mesma maneira, a remoção da cartilagem septal deve ser realizada de maneira conservadora, uma vez que o tecido cartilaginoso do septo nasal pode ser utilizado nas rinoplastias após as cirurgias ortognáticas.

Somado a isso, o avanço maxilar pode alterar a fisiologia do mecanismo velofaríngeo, principalmente nos indivíduos com hipomobilidade do palato mole.[67,68] Com o avanço da maxila, o palato mole é deslocado anteriormente, o que pode comprometer o fechamento do esfíncter velofaríngeo, e, portanto, a qualidade da fala. A avaliação fonoaudiológica junto ao Laboratório de Fisiologia desses pacientes no pré-operatório é protocolo no HRAC e considerado de suma importância para identificar o risco potencial de hipernasalidade por IVF após a ortognática. O paciente deve ser orientado sobre a possibilidade de desenvolver algum grau de hipernasalidade na fala após o avanço, ou, do agravamento da hipernasalidade já existente (Quadros 11-1 e 11-2).

CONSIDERAÇÕES ESTÉTICAS NA CIRURGIA ORTOGNÁTICA NO INDIVÍDUO COM FISSURA LABIOPALATINA

Para se atingir um resultado estético satisfatório na cirurgia ortognática é necessário saber escutar e entender a queixa do paciente, realizando o planejamento cirúrgico amparado por uma boa análise facial. Além disso, alguns fatores técnicos na cirurgia podem contribuir para a obtenção do resultado almejado no plano de tratamento.

Análise do Sorriso e Adequação do Perfil e Altura Facial

A chave para se conseguir um bom resultado estético começa na obtenção do equilíbrio entre os terços faciais no sentido vertical. O norte do planejamento consiste em alcançar uma adequada exposição dos dentes em relação ao lábio superior visando uma linha de sorriso agradável. Os incisivos devem estar centrados e coincidentes com a linha média facial, bem como adequadamente posicionados no sentido vertical. Entende-se como agradável uma discreta exposição da incisal dos dentes superiores em relação ao vermelhão do lábio no repouso.

No sorriso, o limite inferior do vermelhão do lábio superior deve tangenciar o limite cervical da coroa dos dentes superiores ou mostrar discretamente a gengiva no sorriso forçado. Para tanto, é necessária a utilização de alguma referência fixa na face durante a cirurgia ortognática para que o cirurgião possa medir, com um paquímetro, a quantidade de intrusão ou extrusão dos incisivos superiores antes de fixar definitivamente a maxila. O edema transoperatório secundário à manipulação cirúrgica pode alterar a percepção da relação dos dentes com o lábio superior, sendo necessário aferir se a dimensão vertical está de acordo com o que foi planejado no pré-operatório. A utilização do fio de Kirschner na glabela é uma solução rápida e segura, a qual evita falhas na obtenção de uma adequada dimensão vertical. Entende-se como falha uma pobre exposição dos incisivos superiores, característica das faces envelhecidas, ou o excesso de exposição gengival no sorriso.

Atenção especial deve ser dada ao tamanho das coroas dos dentes anterossuperiores no planejamento cirúrgico. Não é incomum a presença de coroas encurtadas ou hiperplasias gengivais que acabam induzindo o cirurgião a um planejamento inadequado da exposição dos dentes superiores em relação ao lábio superior. Nessas situações, o posicionamento vertical da maxila deve levar em consideração o tamanho ideal da coroa após os procedimentos periodontais de gengivoplastia.

A adequação vertical dos terços faciais é importante não somente para a determinação da linha de sorriso em relação ao lábio superior como também para a obtenção da altura facial dentro dos padrões estéticos agradáveis. Os terços faciais superior, médio e inferior devem ser equivalentes em altura, sendo o comprimento do lábio superior aproximadamente a metade do lábio inferior. A osteotomias Le Fort I e a sagital do ramo mandibular bilateral permitem a realização de movimentos cirúrgicos nos três planos do espaço visando a correção das deformidades dentoesqueléticas. Além disso, as mentoplastias podem compatibilizar a proporção adequada entre o comprimento dos lábios superior e inferior, bem como melhorar a projeção anterior do mento. Todos esses fatores somados auxiliam na obtenção de uma proporção ideal entre os terços faciais e do selamento labial passivo.

Para a obtenção de um perfil facial agradável, o lábio superior deve ficar discretamente mais projetado anteriormente em relação ao lábio inferior, com selamento passivo ao repouso. A projeção sagital do pogônio mole deve buscar tangenciar o lábio inferior, podendo ficar discretamente recuado nas mulheres. Nesse sentido, as rotações cirúrgicas do plano oclusal devem buscar o equilíbrio entre a adequação da linha do sorriso em relação ao lábio superior e à projeção ideal do pogônio.

Nos pacientes com fissura, o avanço maxilar associado ao recuo mandibular tende a ser o movimento mais frequente por aumentar a projeção do terço médio facial e suavizar a projeção anterior do mento. A rotação horária do plano oclusal pode também suavizar o perfil facial côncavo, típico dos indivíduos com fissura submetidos às plásticas primárias (Figs. 11-23 e 11-24).

Alterações Anatômicas do Lábio Superior e a Linha do Sorriso

Nos pacientes com fissuras unilaterais, a presença de algum entalhe ou o encurtamento do vermelhão do lábio na região dos incisivos laterais são frequentes e acontecem pela própria natureza da fissura ou secundariamente às cicatrizes das cirurgias plásticas reparadoras (Fig. 11-23a). Nos pacientes com fissuras bilaterais, os entalhes e as cicatrizes estão presentes bilateralmente com a porção central do vermelhão do lábio mais encurtada, logo acima dos incisivos centrais (Fig. 11-17).

A determinação da quantidade de exposição dos dentes superiores deve ser feita de acordo com a região do vermelhão do lábio menos afetada pela fissura, uma vez que os pacientes normalmente são submetidos a plásticas reparadoras no lábio e no nariz após a cirurgia ortognática. O paciente deve ser esclarecido de que na região da fissura os dentes podem ficar mais visíveis e que, após a revisão da queiloplastia, essa situação será amenizada.

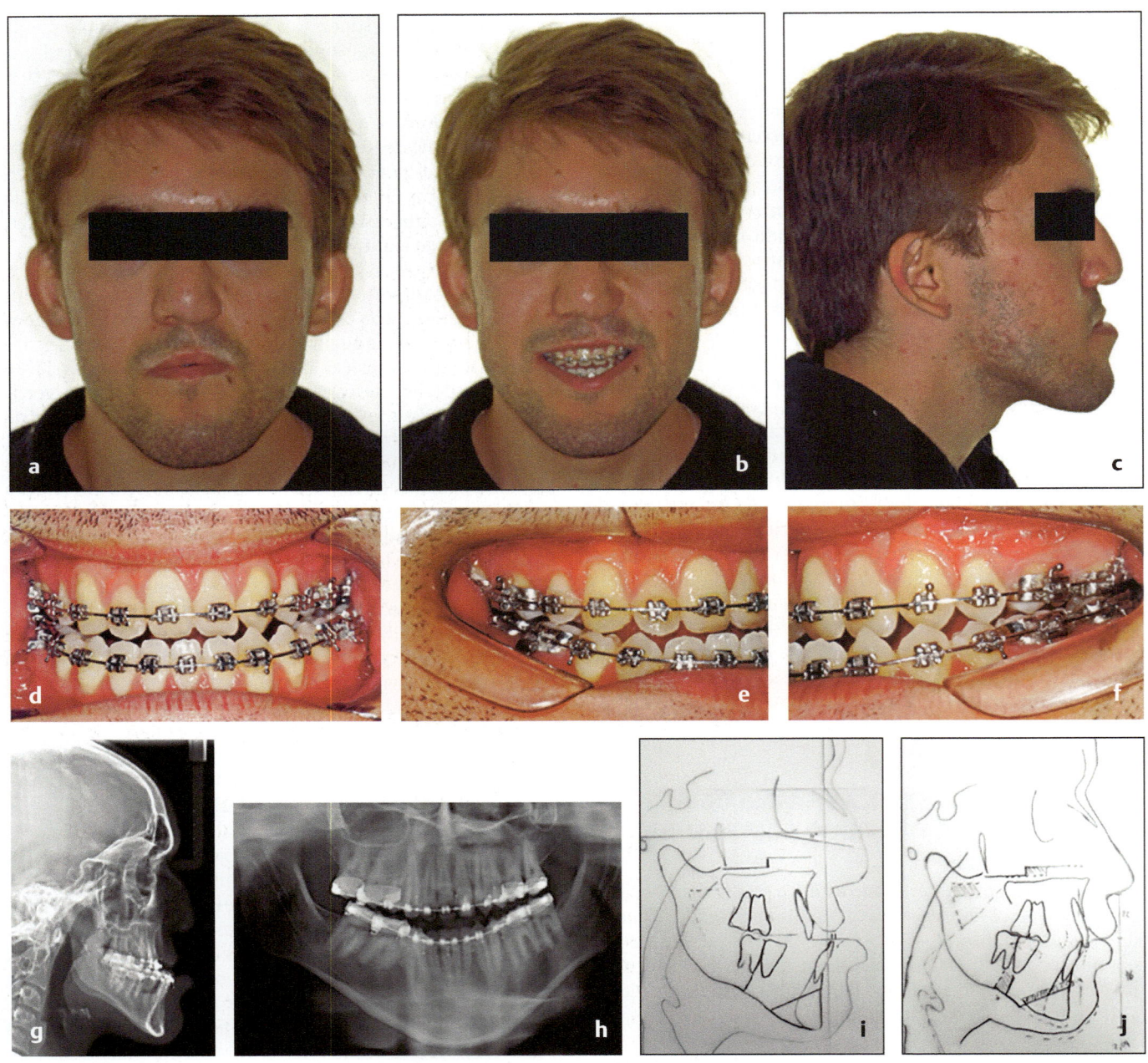

Fig. 11-23. (a-c) Paciente com fissura transforame unilateral esquerda, deficiência anteroposterior maxilar, prognatismo mandibular e excesso vertical na região mentoniana, caracterizando uma face longa com perfil côncavo. (d-f) Mordida cruzada anterior e posterior esquerda associada a desvio da linha média mandibular para direita. (g,h) Análise radiográfica mostra a deficiência no terço médio facial e o trespasse horizontal negativo. (i,j) O planejamento cirúrgico envolveu um avanço maxilar de 11 mm sem alteração relevante do plano oclusal e um recuo mandibular de 7 mm associado à correção das linhas médias dentárias em relação a face, com uma mentoplastia para redução vertical de 4 mm.

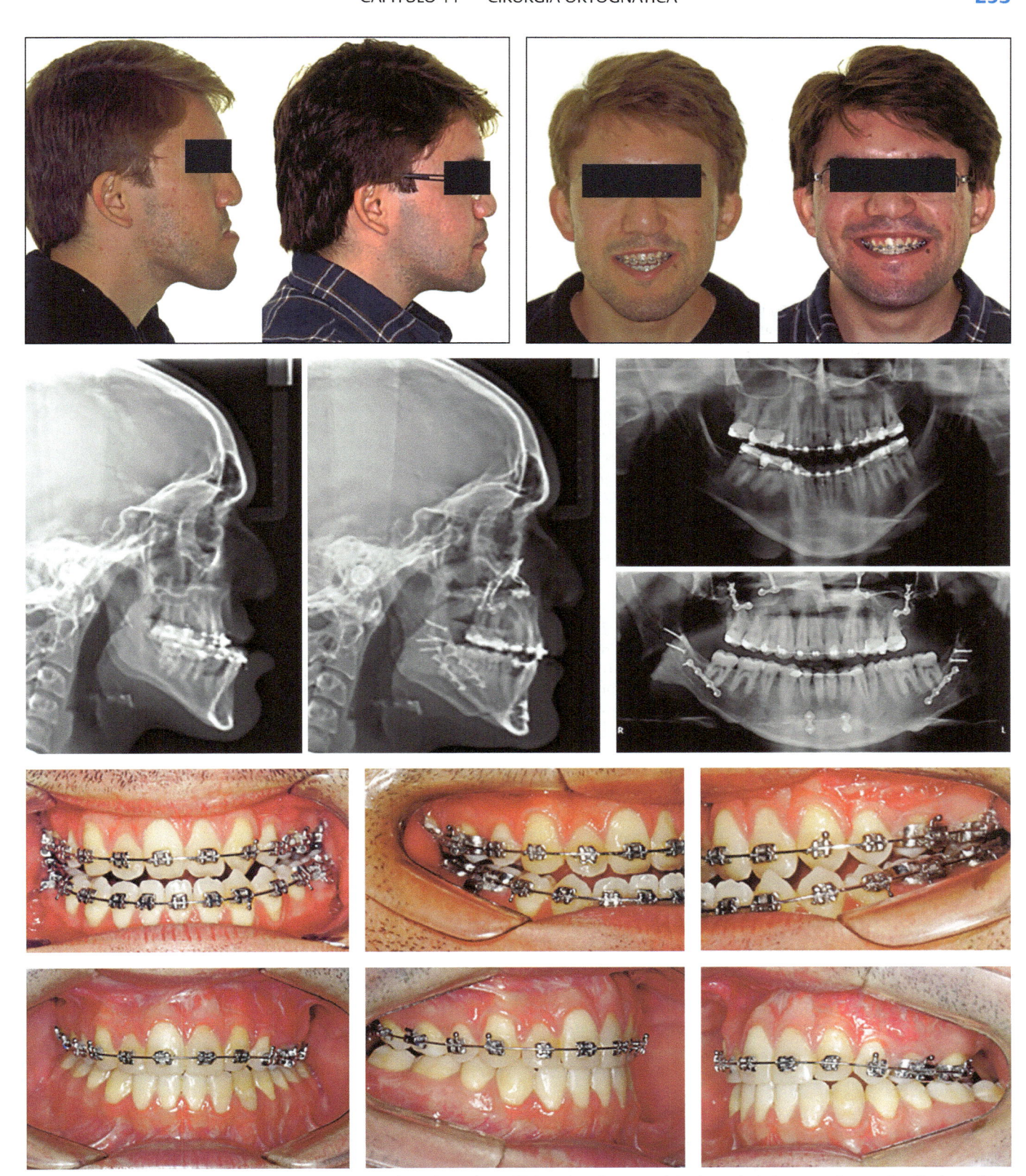

Fig. 11-24. No pós-operatório de 10 meses, comparando as fotos de perfil do pré e pós-operatório, é possível observar a harmonização do perfil facial e a melhora da proporção entre os terços faciais, principalmente na região do mento submetida à osteotomia para redução vertical. Na análise frontal pós-operatória, observa-se adequada exposição vertical dos incisivos superiores e a correção do desvio da linha média mandibular associada ao laterognatismo. Nas fotografias intrabucais, verifica-se a correção das bases ósseas, da mordida cruzada posterior e do *overjet* negativo promovida pela cirurgia ortognática. A reanatomização do canino superior esquerdo em incisivo lateral auxiliou na otimização do resultado estético e oclusal. Na radiografia pós-operatória, é possível observar a disposição das placas e parafusos do sistema 2 mm, o adequado alinhamento dos segmentos osteotomizados e a melhora da relação entre os lábios superior e inferior.

Alterações Anatômicas do Nariz e Determinação da Linha Média Dentária em Relação à Face

O nariz do indivíduo com fissura é sempre afetado, tanto em sua estética como eventualmente em sua função. Nas fissuras unilaterais, o achatamento da asa nasal no lado fissurado é frequente e revela uma assimetria antiestética importante. A columela e a ponta do nariz tendem a desviar para o lado fissurado, gerando um desalinhamento do nariz com a linha média facial. Como consequência, existe uma dificuldade em se determinar a posição desejada da linha média dentária no planejamento cirúrgico pois, ao alinhar os incisivos superiores à linha média facial, haverá, possivelmente, um desvio dentário em relação ao nariz, o que pode vir a ser desagradável. Nas fissuras bilaterais, o encurtamento da columela é frequente e se traduz no achatamento da ponta nasal, característica que interfere negativamente na estética facial.

Entender as limitações anatômicas impostas pela fissura é importante para que o cirurgião possa antecipar certos desfechos clínicos após a ortognática. A questão sobre a definição espacial da linha média dentária superior deve levar em consideração a quantidade da assimetria nasal e o seu desvio em relação à face. Quando se antecipa a indicação da rinoplastia após a ortognática, deve-se priorizar o alinhamento dos dentes superiores com a linha média facial. Isso se justifica, pois, eventuais desvios da linha média dentária superior em relação a base do nariz poderão ser amenizados pela rinoplastia após a ortognática. Quando se prevê a impossibilidade da plástica nasal, o equilíbrio entre o alinhamento dos incisivos centrais superiores com o nariz e a linha média facial deve ser determinado empiricamente, de acordo com o senso clínico do cirurgião. Em todas as situações, tanto o paciente quanto o ortodontista devem estar envolvidos no processo de decisão.

Somado a isso, outras alterações importantes na estética do nariz acontecem após a cirurgia ortognática. Com o avanço maxilar, existe uma tendência de ocorrer o alargamento da base do nariz. Isso acontece pois, durante cirurgia ortognática na maxila, a musculatura responsável pela dimensão transversal da base do nariz é descolada para que o cirurgião tenha o acesso necessário para a realização da osteotomia tipo Le Fort I. Como consequência, existe um alargamento do nariz que deve ser corrigido por meio de suturas da base alar, uma vez que a dimensão transversal da base nasal deve ser equivalente à distância intercantal.

A técnica de sutura da base alar varia de acordo com a preferência do cirurgião, assim como o fio de sutura utilizado. Classicamente, a sutura da base alar é realizada pelo acesso intraoral com o fio repousando no plano interno muscular. O fio de sutura deve ser capaz de suportar a tração exercida pelo edema pós-operatório até que haja a reinserção da musculatura responsável pela estabilização da asa nasal. Uma variação da técnica clássica preconiza a utilização de uma agulha hipodérmica 40 × 12 mm como guia de passagem da agulha do fio de sutura do plano interno muscular para a pele na base do nariz. A agulha do fio de sutura é capturada no plano externo e reintroduzida pelo mesmo orifício de sua saída na pele, de volta ao plano muscular intraoral. O processo é repetido no outro lado e o nó é ativado no plano interno, de acordo com a dimensão transversal planejada. Para essa técnica, utiliza-se o fio de *nylon* 2.0 com agulha 3/8 de 19 mm, uma vez que este é não reabsorvível, tem boa estabilidade e não gera reação inflamatória tecidual importante. A utilização da agulha hipodérmica como guia facilita a determinação do vetor de ação da sutura na base alar, evitando assimetrias indesejadas após a ativação do nó.

Além do controle da dimensão transversal da base alar, a ativação dessa sutura promove uma maior projeção anterossuperior da ponta nasal que, somada ao próprio avanço maxilar, melhora sobremaneira a projeção do terço médio facial. No entanto, essa sutura não elimina as assimetrias e achatamento da asa nasal nos pacientes com fissura unilateral, assim como não corrige o encurtamento da columela nos bilaterais (Fig. 11-25). Por conta disto, as rinoplastias secundárias normalmente são postergadas para após a ortognática, evitando assim alterações indesejadas no resultado cirúrgico desses procedimentos.

Relação Interlabial

Em pacientes com o perfil facial equilibrado, o lábio superior apresenta-se ligeiramente à frente do lábio inferior no sentido sagital. No paciente com a fissura labiopalatina operada, essa relação entre os lábios superior e inferior frequentemente é invertida devido à deficiência anteroposterior da maxila. Mesmo após a cirurgia ortognática, existe uma tendência de que essa relação interlabial seja desfavorável, a despeito da correção cirúrgica das bases ósseas e da oclusão dentária.[69] O lábio superior fissurado submetido à queiloplastia normalmente apresenta algum grau de fibrose cicatricial, sendo deficiente em altura e espessura. Além disso, o lábio inferior nos indivíduos com fissura geralmente é mais protruso, espesso e evertido em relação aos indivíduos sem fissura. Acredita-se que esse comportamento do lábio inferior se deve ao fato de o músculo orbicular da boca segmentado ter a sua fisiologia alterada em relação a de um músculo íntegro.[70] Clinicamente, isso se traduz numa maior projeção anterior do lábio inferior em relação ao lábio superior fissurado, o que torna a harmonização do perfil tegumentar na cirurgia ortognática um desafio nessa população.

Para compensar a relação interlabial desfavorável, o cirurgião tem como recurso as suturas em "VY" para ganho de espessura do vermelhão do lábio em associação com a sutura da base alar, a qual ajuda a projetar anteriormente o lábio superior e a ponta do nariz. Além disso, as rotações horárias do plano oclusal nas cirurgias bimaxilares auxiliam no ganho de projeção do lábio superior, especialmente na região da espinha nasal anterior, ao mesmo tempo que suavizam a projeção anterior do mento e pogônio mole.

De maneira complementar, a terapia voltada para a motricidade orofacial pode auxiliar na melhora da hipotonicidade do lábio inferior e, consequentemente, amenizar uma eventual relação interlabial desfavorável no pós-operatório.

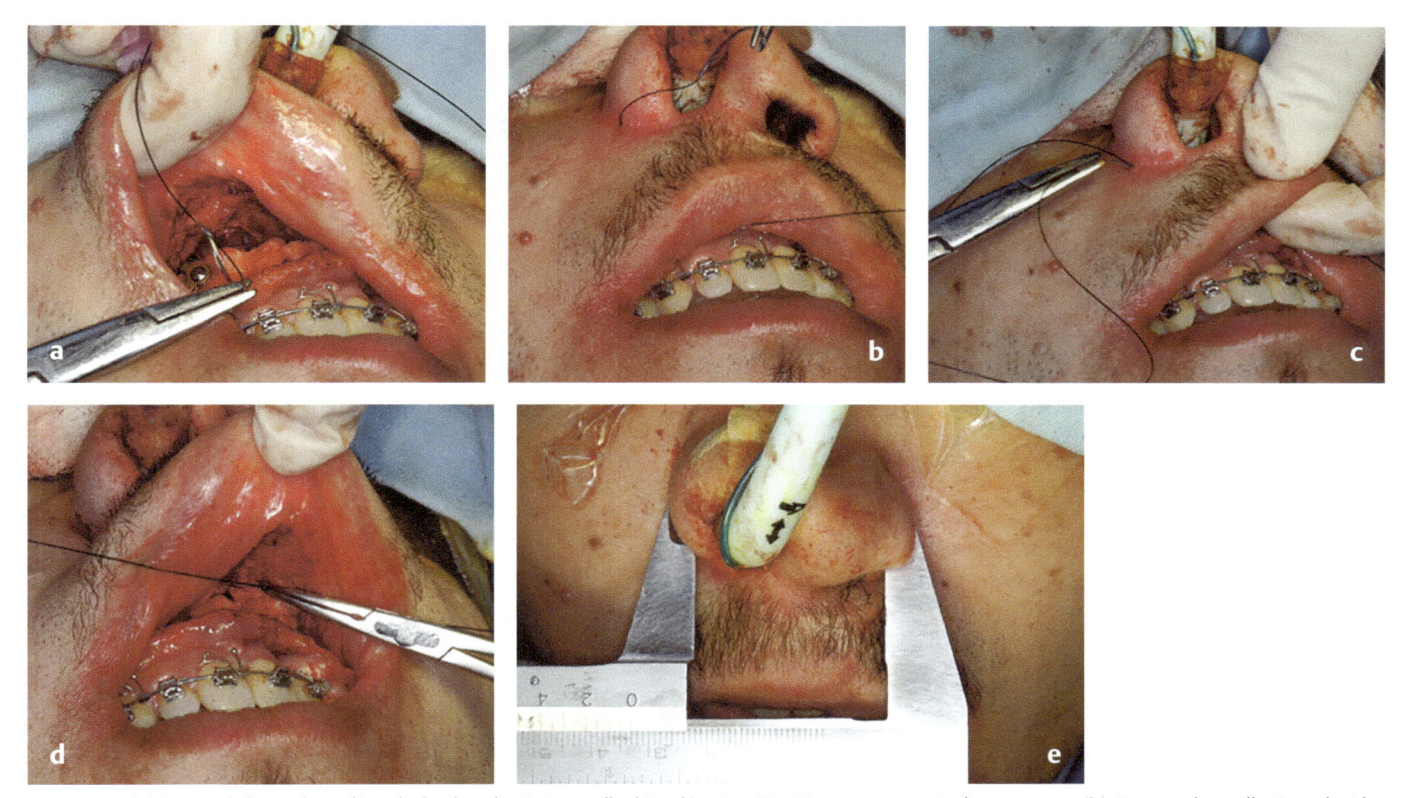

Fig. 11-25. (a) Sutura da base alar utilizando fio de *nylon* 2.0 e agulha hipodérmica 40 x 12 mm como guia de passagem. **(b)** Captura da agulha introduzida pelo acesso intraoral na pele da base do nariz. **(c)** Reintrodução da agulha pelo mesmo orifício em pele para dentro do acesso intraoral. **(d,e)** Após repetição do mesmo processo do outro lado, o nó é ativado e fixado com reparo com pinça hemostática para aferição da dimensão da base alar com paquímetro. O nó é finalizado após adequação da base alar de acordo com o planejamento cirúrgico.

Controle Pós-Operatório

O pós-operatório da cirurgia ortognática representa fator de grande preocupação dos pacientes e deve ser conduzido pelo cirurgião e o ortodontista de maneira a tranquilizar o paciente e monitorar situações de risco e potenciais complicações.

Antes da cirurgia, é essencial que haja uma conversa franca entre a equipe cirúrgica e o paciente para que se possa dosar as expectativas quanto ao resultado da cirurgia e explicar com detalhamento qual será a rotina no pós-operatório.

Fatores como parestesia, edema, sangramento, náusea, controle da dor, restrição da dieta e importância do uso correto dos elásticos ortodônticos devem ser discutidos com o paciente e sua família, de modo a esclarecer todas as dúvidas e evitar situações de estresse desnecessárias no pós-operatório. Além da avaliação da condição sistêmica, o fator psicológico deve ser considerado ao se indicar a cirurgia. A motivação para realizar a cirurgia deve ser espontânea por parte do paciente, que deve ter um mínimo de condições cognitivas e psicomotoras para seguir adequadamente os cuidados no pós-operatório.

O controle do edema pós-cirúrgico é mandatório para que o paciente tenha um retorno mais rápido dos movimentos mandibulares e um pós-operatório mais tranquilo. Além do uso dos anti-inflamatórios esteroidais, a fisioterapia exerce um papel importante na modulação do edema ao utilizar a crioterapia e a drenagem linfática como ferramentas para melhorar a qualidade de vida e acelerar o processo de recuperação desses pacientes.

A manutenção da patência das vias aéreas no pós-operatório imediato é outro fator fundamental, uma vez que os pacientes geralmente se encontram com os elásticos ortodônticos em posição quando liberados da recuperação pós-anestésica. A utilização de cânulas nasofaríngeas e vasoconstritores nasais tópicos são recursos auxiliares para manter a permeabilidade das vias aéreas e para coibir sangramentos nasais persistentes. Dependendo da evolução do caso, as cânulas podem ser removidas logo no primeiro dia de pós-operatório, antes da alta hospitalar.

O uso contínuo dos elásticos ortodônticos é recomendado até que haja remissão do edema facial e até que o paciente consiga guiar sua oclusão de maneira autônoma, sem auxílio dos elásticos. Isso pode ser difícil para o paciente no pós-operatório imediato devido ao edema e à memória muscular. O paciente deve ser orientado quanto ao manuseio correto dos elásticos, de modo que possa retirá-los para se alimentar e realizar a higiene oral por conta própria.

Ainda no pós-operatório imediato, o paciente deve receber orientação quanto ao suporte nutricional para que possa se alimentar adequadamente sem colocar em risco sua saúde e a estabilidade da cirurgia. O uso de suplementos alimentares e a elaboração de um cardápio compatível deve ser realizado por um nutricionista em consonância com o cirurgião responsável pelo caso. Como critério para a liberação e alta hospitalar, o paciente deve estar em bom estado geral de saúde e apto a realizar a troca dos elásticos e a higiene oral, adequadamente.

O paciente não deve retornar à dieta geral até que haja o pleno reparo ósseo nas osteotomias, geralmente verificado pelo cirurgião na análise clínica e radiográfica aos 3 meses de pós-operatório. A frequência dos controles ambulatoriais pós-operatórios deve ser programada de acordo com a peculiaridade de cada caso, levando em consideração o local onde o paciente mora e a viabilidade de seu retorno ao hospital.

Numa situação ideal, os retornos para controle pós-cirúrgico devem ser realizados semanalmente até a liberação da mecânica ortodôntica pelo cirurgião. No entanto, pacientes que dependem de transporte público ou aqueles que residem em locais muito distantes podem não conseguir retornar ao hospital como idealmente preconizado. Nessas situações, o cirurgião e o ortodontista devem adequar esse acompanhamento de acordo com a realidade do paciente e tentar minimizar o risco de complicações.

O seguimento do paciente operado deve ser rigoroso e sua importância não deve ser subestimada. A identificação precoce de contatos dentários prematuros, uso incorreto dos elásticos e a presença de parafunção, como o apertamento dentário, pode evitar complicações maiores como pseudoartrose ou a não união óssea.

Uma vez superado o pós-operatório imediato, o paciente pode ser liberado, a critério do cirurgião, para dar sequência ao refinamento ortodôntico pós-cirúrgico. Além disso, o paciente deve seguir com as terapias complementares visando melhora da função fonoarticulatória, principalmente nos casos de insuficiência velofaríngea, hipotonicidade labial, interposição lingual e restrição de abertura bucal.

Ortodontia Pós-Cirúrgica

Após a cirurgia ortognática, os primeiros controles pós-operatórios são realizados pelo cirurgião de acordo com a necessidade de cada caso. O tratamento ortodôntico, por sua vez, costuma ser retomado no primeiro ou nosegundo mês após o procedimento, mediante a liberação da mecânica ortodôntica pelo cirurgião.

A primeira consulta ortodôntica é muito importante para promover a estabilidade pós-cirúrgica, sendo recomendada a execução dos seguintes procedimentos:

1. Reparar possíveis acessórios ortodônticos que tenham fraturado durante a cirurgia.
2. Realizar ajustes oclusais.
3. Remover bandas de segundos molares que já estejam bem intercuspidados, permitindo, assim, a melhora da condição periodontal local.
4. Remover ganchos soldados que possam estar traumatizando os lábios do paciente e dificultando a higienização.
5. Manter os arcos retangulares de aço e o uso dos elásticos na direção da correção sagital obtida com uso apenas noturno, por mais 1 mês.

A partir do terceiro mês pós-cirurgia ortognática, o tratamento ortodôntico volta a ser realizado da maneira convencional, sem qualquer particularidade em relação ao fato de o paciente ter sido operado. De acordo com a evolução de cada caso, pode-se proceder com o reposicionamento de acessórios, com o retorno a arcos mais leves, além de realizar mudanças no sentido de uso dos elásticos, dobras para correção de altura, giros ou angulações.

Após a finalização ortodôntica, o aparelho fixo pode ser removido desde que se tenham passado 6 meses da realização da cirurgia. As contenções pós-tratamento ortodôntico são as usadas convencionalmente, como a placa de Hawley no arco superior e a contenção fixa 3 × 3 no arco inferior.

Uma boa documentação deve ser realizada ao término do tratamento ortodôntico para que os controles pós-tratamento tenham uma referência de comparação, caso ocorram recidivas. Um mês após a remoção do aparelho fixo, o paciente deve retornar para o ajuste da placa de Hawley, verificação das guias oclusais, ajuste oclusal e remoção de excessos de resina, se necessário. O paciente ainda deverá passar por controles ortodônticos semestrais até completar 1 ano e 6 meses de cirurgia. A partir daí, o paciente é orientado a usar a placa de Hawley apenas para dormir, tendo seu uso suspenso após completados 2 anos da cirurgia, momento no qual o paciente tem a alta da ortodontia.

REFERÊNCIAS BIBLIOGRÁFICAS

1. Nagem Filho H, Moraes N, Rocha RGF. Contribuição para o estudo da prevalência das más formações congênitas lábio-palatais na população escolar de Bauru. Rev Fac Odontol São Paulo. 1968;6:111-128.
2. Capelozza Filho L, Alvares ALG, Rossato C, Vale DMV, Janson GRP, Beltrami LER. Conceitos vigentes na etiologia nas fissuras labiopalatinas. Revista Brasileira de Cirurgia. 1988;78:233-240.
3. Garib DG, da Silva Filho OG, Janson GRP, Pinto JHN. Etiologia das más oclusões: perspectiva clínica (parte III) - fissuras labiopalatinas. Revista Clínica de Ortodontia Dental Press. 2010;9:30-36.
4. Normando AD, da Silva Filho OG, Capelozza Filho L. Influence of surgery on maxillary growth in cleft lip and/or palate patients. J Craniomaxillofac Surg. 1992;20:111-118.
5. Capelozza Filho L, Normando AD, da Silva Filho OG. Isolated influences of lip and palate surgery on facial growth: comparison of operated and unoperated male adults with UCLP. Cleft Palate Craniofac J. 1996;33:51-56.
6. Ross RB. Treatment variables affecting facial growth in complete unilateral cleft lip and palate. Cleft Palate J. 1987;24:5-77.
7. Arnold WH, Nohadani N, Koch KHH. Morphology of the auditory tube and palatal muscles in a case of bilateral cleft palate. Cleft Palate Craniofac J. 2005;42:197-201.
8. Antonarakis GS, Watts G, Daskalogiannakis J. 2015. The need for orthognathic surgery in nonsyndromic patients with repaired isolated cleft palate. Cleft Palate Craniofac J. 2015;52:8-13.
9. Good PM, Mulliken JB, Padwa BL. Frequency of Le Fort I osteotomy after repaired cleft lip and palate or cleft palate. Cleft Palate Craniofac J. 2007;44:396-401.
10. Daskalogiannakis J, Mehta M. The need for orthognathic surgery in patients with repaired complete unilateral and complete bilateral cleft lip and palate. Cleft Palate Craniofac J. 2009;46:498-502.
11. Linton JL. Comparative study of diagnostic measures in borderline surgical cases of unilateral cleft lip and palate and noncleft Class III malocclusions. Am J Orthod Dentofacial Orthop. 1998;113:526-537.
12. Yim S, Baek SH. Difference in degrees of satisfaction with orthognathic surgery and orthodontic treatment between skeletal class III and cleft patients. J Craniofac Surg. 2019;30:985-991.

13. Mars M, Plint DA, Houston WJ, Bergland O, Semb G. The Goslon Yardstick: a new system of assessing dental arch relationships in children with unilateral clefts of the lip and palate. Cleft Palate J. 1987;24:314-322.
14. Ozawa TO, Shaw WC, Katsaros C, Kuijpers-Jagtman, AM, Hagberg C, Rønning E et al. A new yardstick for rating dental arch relationship in patients with complete bilateral cleft lip and palate. Cleft Palate Craniofac J. 2011;48:167-172.
15. Baik HS. Presurgical and postsurgical orthodontics in patients with cleft lip and palate. J Craniofac Surg. 2009;20 Suppl 2:1771-1775.
16. Kim SJ, Kim KH, Yu HS, Baik HS. Dentoalveolar compensation according to skeletal discrepancy and overjet in skeletal Class III patients. Am J Orthod Dentofacial Orthop. 2014;145:317-324.
17. Baik HS, Han HK, Kim DJ, Proffit WR. 2000. Cephalometric characteristics of Korean Class III surgical patients and their relationship to plans for surgical treatment. Int J Adult Orthodon Orthognath Surg. 2000;15:119-128.
18. Doğan S, Onçağ G, Akin Y. 2006. Craniofacial development in children with unilateral cleft lip and palate. Br J Oral Maxillofac Surg. 2006;44:28-33.
19. Lin Y, Fu Z, Ma L, Li W. Cone-beam computed tomography-synthesized cephalometric study of operated unilateral cleft lip and palate and noncleft children with Class III skeletal relationship. Am J Orthod Dentofacial Orthop. 2016;150:802-810.
20. Silva Filho OG, Ramos AL, Abdo RC. The influence of unilateral cleft lip and palate on maxillary dental arch morphology. Angle Orthod. 1992;62:283-290.
21. Silva Filho OG, de Castro Machado FM, de Andrade AC, de Souza Freitas, JA, Bishara SE. Upper dental arch morphology of adult unoperated complete bilateral cleft lip and palate. Am J Orthod Dentofacial Orthop. 1998;114:154-161.
22. Dentino KM, Peck S, Garib DG. Is missing maxillary lateral incisor in complete cleft lip and palate a product of genetics or local environment? Angle Orthod. 2012;82:959-963.
23. Othman SA, Harradine NW. Tooth-size discrepancy and Bolton's ratios: a literature review. J Orthod. 2006;33:45-51.
24. Wolford LM, Stevo ELL, Alexander CM, Gonçalves JR, Rodrigues DB. Orthodontics for orthognathic surgery. In: Miloro M, Ghali GE, Larsen P, Waite P, eds. Peterson's Principles of Oral and Maxillofacial Surgery. Shelton, Connecticut: People's Medical Publishing House-USA; 2012: 1263-1294.
25. Capelozza Filho L, da Silva Filho OG, Ozawa TO, Cavassan AO. Individualização de braquetes na técnica de Straight-Wire: revisão de conceitos e sugestão de indicações para uso. Rev Dental Press Ortodon Ortop Facial. 1999;4:87-106.
26. Suguimoto RM, Ramalho-Ferreira G, Faverani LP. Síndrome da apneia obstrutiva do sono (SAOS): considerações gerais sobre etiologia, diagnóstico e tratamento. Rev Dental Press Ortodon Ortop Facial. 2013;12:8-16.
27. Wolford LM. Concomitant temporomandibular joint and orthognathic surgery. J Oral Maxillofac Surg. 2003;61:1198-1204.
28. Stavropoulos F, Dolwick MF. Simultaneous temporomandibular joint and orthognathic surgery: the case against. J Oral Maxillofac Surg. 2003;61:1205-1206.
29. Wolford LM, Cottrell DA, Henry C. Sternoclavicular grafts for temporomandibular joint reconstruction. J Oral Maxillofac Surg. 1994;52(2):119-128.
30. Wolford LM. Computer-assisted surgical simulation for concomitant temporomandibular joint custom-fitted total joint reconstruction and orthognathic surgery. Atlas Oral Maxillofac Surgery Clin North Am. 2016;24(1):55-66.
31. Wolford LM, Mercuri LG, Schneiderman ED, Movahed R, Allen W. Twenty-year follow-up study on a patient-fitted temporomandibular joint prosthesis: the Techmedica/TMJ Concepts device. J Oral Maxillofac Surg. 2015;73:952-960.
32. Capelozza Filho L. Padrão I. In: Capelozza Filho L. Diagnóstico em Ortodontia. Maringá: Dental Press Editora; 2012: 86-98.
33. Arnett GW, McLaughlin RP. Planejamento facial e dentário para ortodontistas e cirurgiões bucomaxilofaciais. São Paulo: Artes Médicas; 2004:47-89.
34. Arnett GW, Bergman RT. Facial keys to orthodontic diagnosis and treatment planning. Part I. Am J Orthod Dentofacial Orthop. 1993;103:299-312.
35. Sarver DM. The importance of incisor positioning in the esthetic smile: the smile arc. Am J Orthod Dentofacial Orthop. 2001;120:98-111.
36. Garber DA, Salama MA. The aesthetic smile: diagnosis and treatment. Periodontol 2000. 1996;11:18-28.
37. Steiner CC. The use of cephalometrics as na aid to planning and assessing orthodontic treatment. Am J Orthod Dentofacial Orthop. 1960;46:721-735.
38. McNamara Jr JA. A method of cephalometric evaluation. American J Orthod. 1984;86:449-469.
39. Arnett GW, Jelic JS, Kim J, Cummings DR, Beress A, Worley CM Jr et al. Soft tissue cephalometric analysis: diagnosis and treatment planning of dentofacial deformity. Am J Orthod Dentofacial Orthop. 1999;116:239-253.
40. Andrews WA. AP relationship of the maxillary central incisors to the forehead in adult white females. Angle Orthod. 2008;78:662-669.
41. Cheung LK, Chua HDP. A meta-analysis of cleft maxillary osteotomy and distraction osteogenesis. Int J Oral Maxillofac Surg. 2006;35:14-24.
42. Hernandez-Alfaro F. Upper incisor to Soft Tissue Plane (UI-STP): a new reference for diagnosis and planning in dentofacial deformities. Med Oral Patol Oral Cir Bucal. 2010;15:e779-e781.
43. Holdaway RA. Changes in relationship of points A and B during orthodontic treatment. Amer J Orthod. 1956;42:176-193.
44. Ricketts RM. Planning treatment on the basis of facial pattern and an estimate of its growth. Angle Orthod. 1957;27:14-37.
45. Spradley FL, Jacobs JD, Crowe DP. Assessment of the anteroposterior soft-tissue contour of the lower facial third in the ideal young adult. Amer J Orthod. 1981;79:316-325.
46. Freitas RZ. Avaliação das mudanças do perfil mole em indivíduos com fissura labiopalatal submetidos à avanço de maxila. Estudo cefalométrico. [Dissertação] Faculdade de Odontologia de Araçatuba - Universidade Estadual "Júlio de Mesquita Filho". 2001.
47. Reis SAB, Abrão J, Capelozza LF, Claro CAA. Análise facial subjetiva. R Dental Press Ortodon Ortop Facial. 2006;11:159-172.
48. Steinhäuser EW. Historical development of orthognathic surgery. J Craniomaxillofac Surg. 1996;24:195-204.
49. Hullihen SP. Case of elongation of the under jaw and distortion of the face and neck, caused by a burn, successfully treated. Am J Dent Sci. 1849;9:157-165.
50. Angle EH. Double resection of the lower maxilla. Dent Cosmos. 1898.
51. Le Fort R. Etude experimentale sur les fractures de la machoire superieure. Revue Chirurgio. 1901;23:208.
52. Wassmund M. Frakturen Und Luxationen Des Gesichtsschädels: Unter Besonerer Berücksichtigung Der Komplikationen Des Hirnschädels; Ihre Klinik Und Therapie; Praktisches Lehrbuch. Berlin: Editora H. Meusser; 1927.
53. Obwegeser H, Trauner R. Zur operationstechnik bei der progenie und anderen unterkieferanormalien. Dtsch Zahn Mund Kieferheilk. 1955;23:1-26.
54. Bell WH. Revascularization and bone healing after anterior maxillary osteotomy: a study using adult rhesus monkeys. J Oral Surg. 1969;27:249-255.

55. Bell WH, Fonseca RJ, Kenneky JW, Levy BM. Bone healing and revascularization after total maxillary osteotomy. J Oral Surg. 1975;33:253-260.
56. Spiessl B. Ostéosynthèses bei sagittaler osteotomie nach obwegwser-dal pont. Fortschr Kiefer Gesichtschir. 1974;18:145-148.
57. Epker BN. Modifications in the Sagittal Osteotomy of the Mandible. J Oral Surg. 1977;35:157-159.
58. Boyne PJ, Sands NR. Secondary bone grafting of residual alveolar and palatal clefts. J Oral Surg. 1972;30:87-92.
59. Alkhayer A, Piffkó J, Lippold C, Segatto E. Accuracy of virtual planning in orthognathic surgery: a systematic review. Head Face Med. 2020;16:34.
60. Trindade PAK, Bueno PM, Scomparin L, Marzano-Rodrigues MN, Trindade-Suedam IK. The role of double-step advancement genioplasty and bilateral coronoidectomy in Nager Syndrome: a case report. Spec Care Dentist. 2021;41:512-518.
61. Trindade-Suedam IK, Lima TF, Campos LD, Yaedú RYF, Nary Filho H, Trindade IEK. Tomographic pharyngeal dimensions in individuals with unilateral cleft lip/palate and Class III malocclusion are reduced when compared with controls. Cleft Palate Craniofac J. 2017;54:502-508.
62. Campos LD, Trindade IEK, Yatabe M, Trindade SHK, Pimenta LA, Kimbell J et al. Reduced pharyngeal dimensions and obstructive sleep apnea in adults with cleft lip/palate and Class III malocclusion. Cranio. 2019;39:484-490.
63. Proffit WR, Turvey TA, Phillips C. Orthognathic surgery: a hierarchy of stability. Int J Adult Orthodon Orthognath Surg. 1996;11:191-204.
64. Proffit WR, Turvey TA, Phillips C. The hierarchy of stability and predictability in orthognathic surgery with rigid fixation: an update and extension. Head Face Med. 2007;3:21.
65. Wang Z, Wang P, Zhang Y, Shen G. Nasal airway evaluation after le fort i osteotomy combined with septoplasty in patients with cleft lip and palate. J Craniofac Surg. 2017;28:207-211.
66. Chhabra N, Houser SM. The diagnosis and management of empty nose syndrome. Otolaryngol Clin North Am. 2009;42:311-330.
67. Trindade IEK, Yamashita RP, Suguimoto RM, Mazzottini R, Trindade Jr AS. Effects of orthognathic surgery on speech and breathing of subjects with cleft lip and palate: acoustic and aerodynamic assessment. Cleft Palate Craniofac J. 2003;40:54-64.
68. Medeiros-Santana MNL, Perry JL, Yaedú RYF, Trindade-Suedam IK, Yamashita RP. Predictors of velopharyngeal dysfunction in individuals with cleft palate following surgical maxillary advancement: clinical and tomographic assessments. Cleft Palate Craniofac J. 2019;56:1314-1321.
69. Park HM, Kim PJ, Kim HG, Kim S, Baek SH. Prediction of the need for orthognathic surgery in patients with cleft lip and/or palate. J Craniofac Surg. 2015;26:1159-1162.
70. Szyszka-Sommerfeld L, Woźniak K, Matthews-Brzozowska T, Kawala B, Mikulewicz M. Electromyographic analysis of superior orbicularis oris muscle function in children surgically treated for unilateral complete cleft lip and palate. J Craniomaxillofac Surg. 2017;45:1547-1551.

PARTE V DIAGNÓSTICO E INTERVENÇÕES CLÍNICAS MULTI E INTERDISCIPLINARES

DESORDENS OCLUSAIS E ESQUELÉTICAS – INTERVENÇÕES ORTODÔNTICAS

CAPÍTULO 12

Daniela Gamba Garib Carreira ▪ Omar Gabriel da Silva Filho
Tiago Turri de Castro Ribeiro ▪ Rita de Cássia Moura Carvalho Lauris
Silvia Maria Graziadei ▪ Terumi Okada Ozawa

O tratamento ortodôntico em indivíduos com fissuras labiopalatinas tem importância indiscutível. É centrado na maxila e visa resolver os problemas decorrentes da segmentação maxilar frente a presença da fissura, sendo esta a principal diferença em relação ao tratamento ortodôntico executado no paciente sem fissuras.

A primeira especificidade do paciente com fissura labiopalatina completa refere-se à deficiência progressiva de crescimento maxilar nos três sentidos do espaço, com repercussão na oclusão e na face, ilustradas nas Figuras 12-1, 12-2 e 12-3. Esse comportamento restritivo está relacionado com os efeitos pós-cirurgias plásticas primárias impostas ao terço médio da face e ao arco dentário superior nas fissuras transforame incisivo, em especial as unilaterais, e apontam um paradoxo do processo terapêutico. As deficiências maxilares variam em magnitude e são influenciadas por uma superposição de fatores, incluindo a amplitude da fissura, a presença de bandeleta de Simonart, o número de cirurgias plásticas, a experiência do cirurgião, e, finalmente, o padrão de crescimento facial.[1-3]

A segunda especificidade do paciente com fissura labiopalatina refere-se à fissura alveolar, que interrompe a continuidade do processo alveolar nas fissuras pré-forame incisivo com envolvimento alveolar (Fig. 12-4) e nas fissuras transforme incisivo (Fig. 12-5). O defeito ósseo, mesmo que parcial, nas fissuras pré-forame incisivo incompletas, quando se estende ao rebordo impõe deficiência na largura, altura e espessura do osso alveolar, que, por consequência, limita ou contraindica a movimentação ortodôntica dos dentes adjacentes em direção ao defeito ósseo e impede a instalação do implante dentário no momento da reabilitação protética. Em síntese, o planejamento ortodôntico na reabilitação das fissuras labiopalatinas é guiado por duas variantes maiores: a deficiência de crescimento maxilar e a presença do defeito ósseo alveolar.

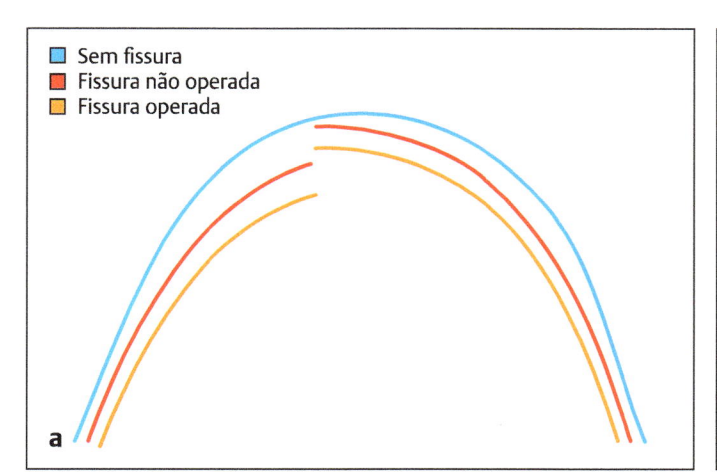

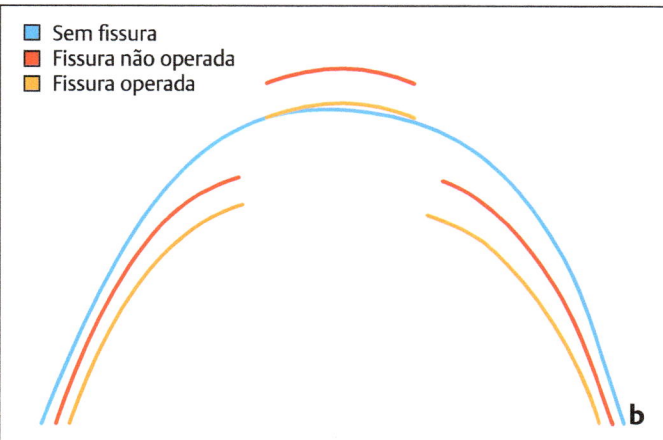

Fig. 12-1. Representação esquemática do comportamento do arco dentário superior. (**a**) Comparação entre o padrão normativo (linha azul) e a maxila segmentada na fissura transforame incisivo unilateral (linhas vermelha e laranja), em adultos. A linha vermelha representa a forma do arco dentário com fissura, sem tratamento prévio, sob a influência exclusivamente da presença da fissura. A linha laranja representa a forma do arco dentário com fissura, operado do lábio e do palato em idade convencional (na infância). A linha laranja revela a aproximação dos segmentos palatinos depois das cirurgias plásticas primárias. (**b**) Representação da morfologia do arco dentário superior na fissura transforame incisivo bilateral. A linha azul representa o padrão normativo. A linha vermelha representa a forma do arco dentário com fissura, sem tratamento prévio, sob a influência exclusivamente da presença da fissura. A linha laranja representa a forma do arco dentário com fissura, operado do lábio e do palato em idade convencional (na infância). O comportamento dos três segmentos maxilares, os dois laterais e a pré-maxila, denuncia a ação restritiva das cirurgias primárias, queiloplastia e palatoplastia. Esse comportamento impacta tanto a relação interarcos dentários quanto o desenho do perfil facial.

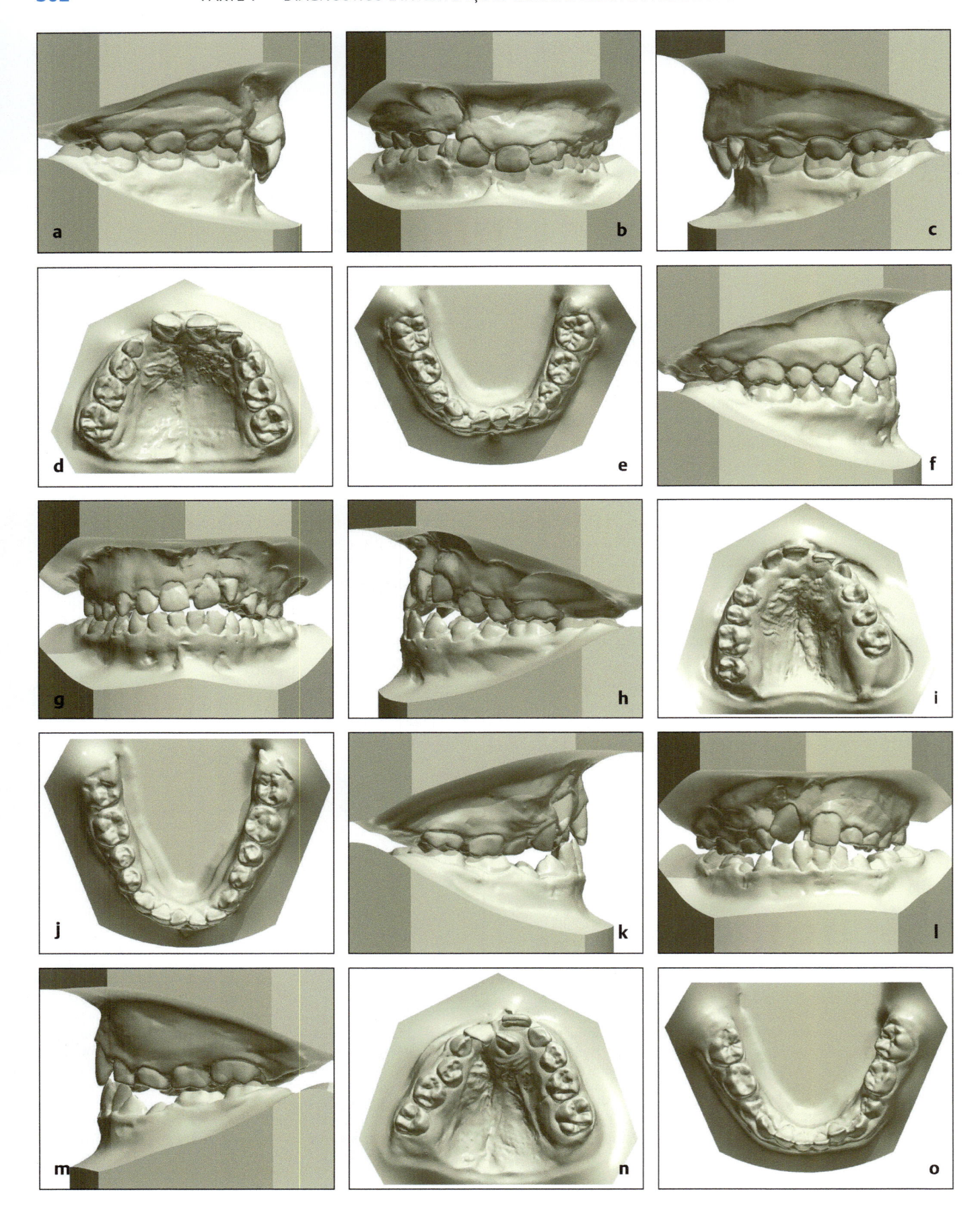

302 PARTE V ■ DIAGNÓSTICO E INTERVENÇÕES CLÍNICAS MULTI E INTERDISCIPLINARES

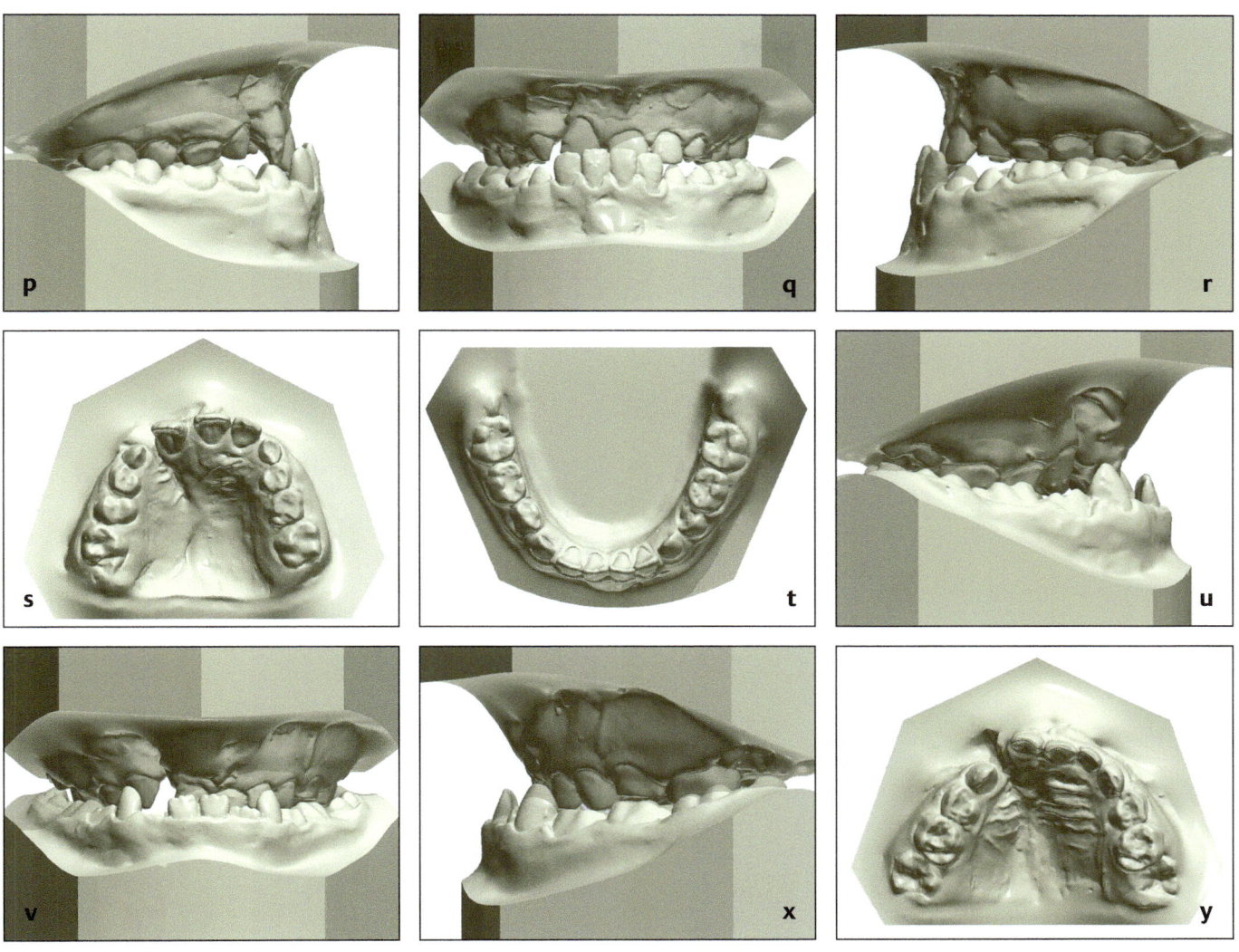

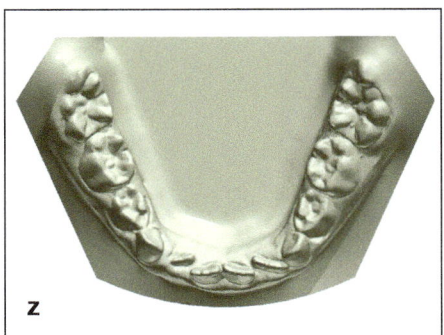

CAPÍTULO 12 ■ DESORDENS OCLUSAIS E ESQUELÉTICAS – INTERVENÇÕES ORTODÔNTICAS 303

Fig. 12-2. Os modelos digitais ilustram a relação interarcos dentários na fissura transforame incisivo unilateral que refletem os índices Goslon, numerados de 1 a 5. Os índices representam, em ordem crescente, uma deterioração da relação interarcos e um pior prognóstico de tratamento em longo prazo. (**a-e**) Índice Goslon 1: trepasses vertical e horizontal positivos, inclinação normal ou inclinação dos incisivos superiores para palatino, ausência de mordida cruzada posterior e anterior, com prognóstico excelente de tratamento. (**f-j**) Índice Goslon 2: trepasse horizontal positivo com inclinação normal ou inclinação dos incisivos para vestibular, mordida cruzada posterior unilateral e tendência à mordida aberta adjacente à fissura, com prognóstico bom para tratamento. (**k-o**) Índice Goslon 3: relação de topo entre os incisivos ou mordida cruzada anterior com os incisivos superiores inclinados para lingual e tendência à mordida aberta adjacente à fissura com prognóstico regular. (**p-t**) Índice Goslon 4: trepasse horizontal negativo, mordida cruzada uni ou bilateral e tendência à mordida aberta na região da fissura, como prognóstico ruim em longo prazo. (**u-z**) Índice Goslon 5: trepasse horizontal exageradamente negativo, mordida cruzada uni/bilateral e morfologia do arco dentário superior severamente alterada, com prognóstico muito ruim. Parece não haver dúvida que os índices Goslon 1 e 2 são favoráveis à finalização ortodôntica sem cirurgia ortognática. No índice 3, a deficiência sagital da maxila começa a expressar-se e o prognóstico é regular. Os índices 4 e 5 demonstram deficiências maxilares severas no sentido anteroposterior e estão fadados à complementação ortodôntica com cirurgia ortognática para a obtenção de uma oclusão e face aceitáveis.

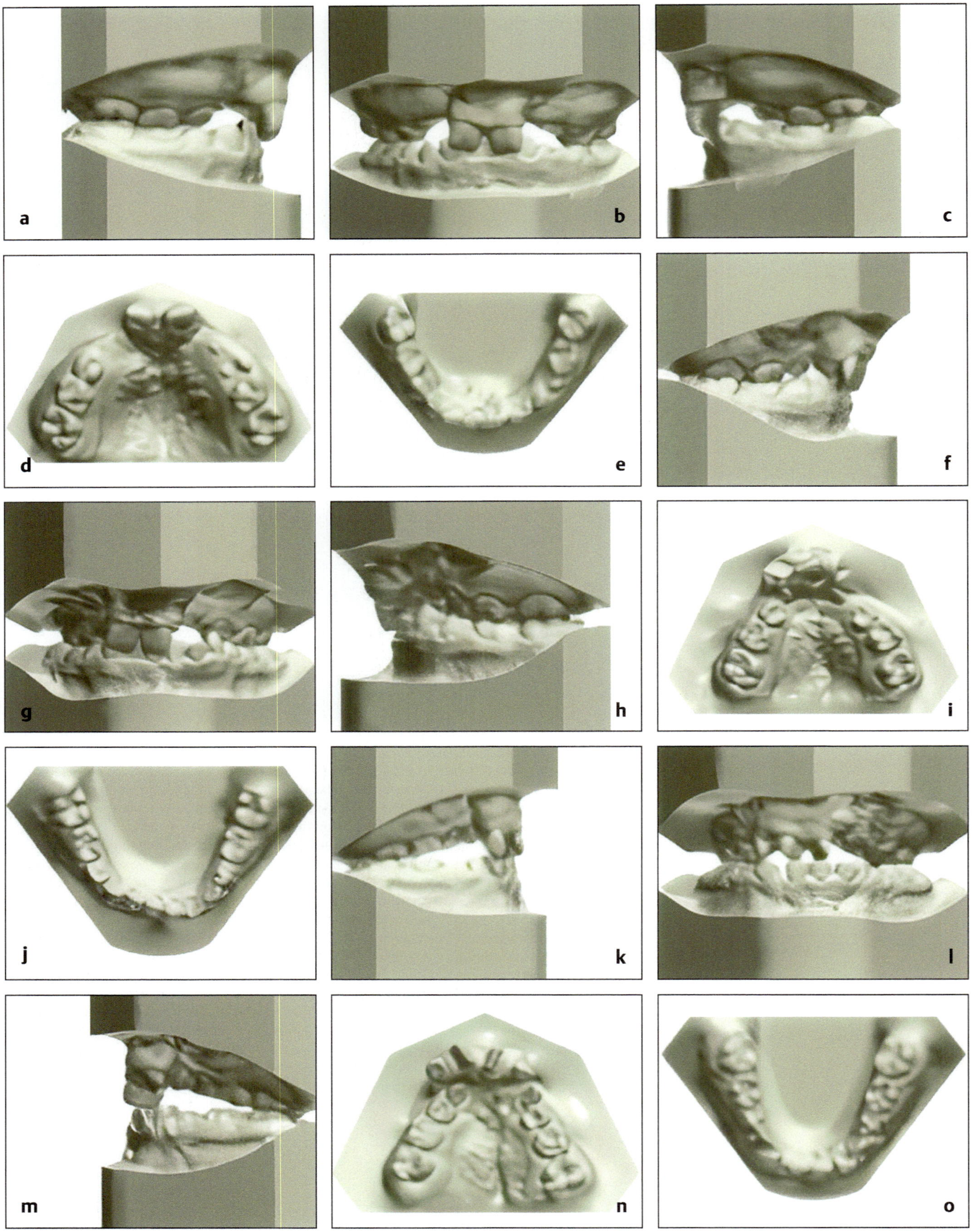
a
b
c
d
e
f
g
h
i
j
k
l
m
n
o

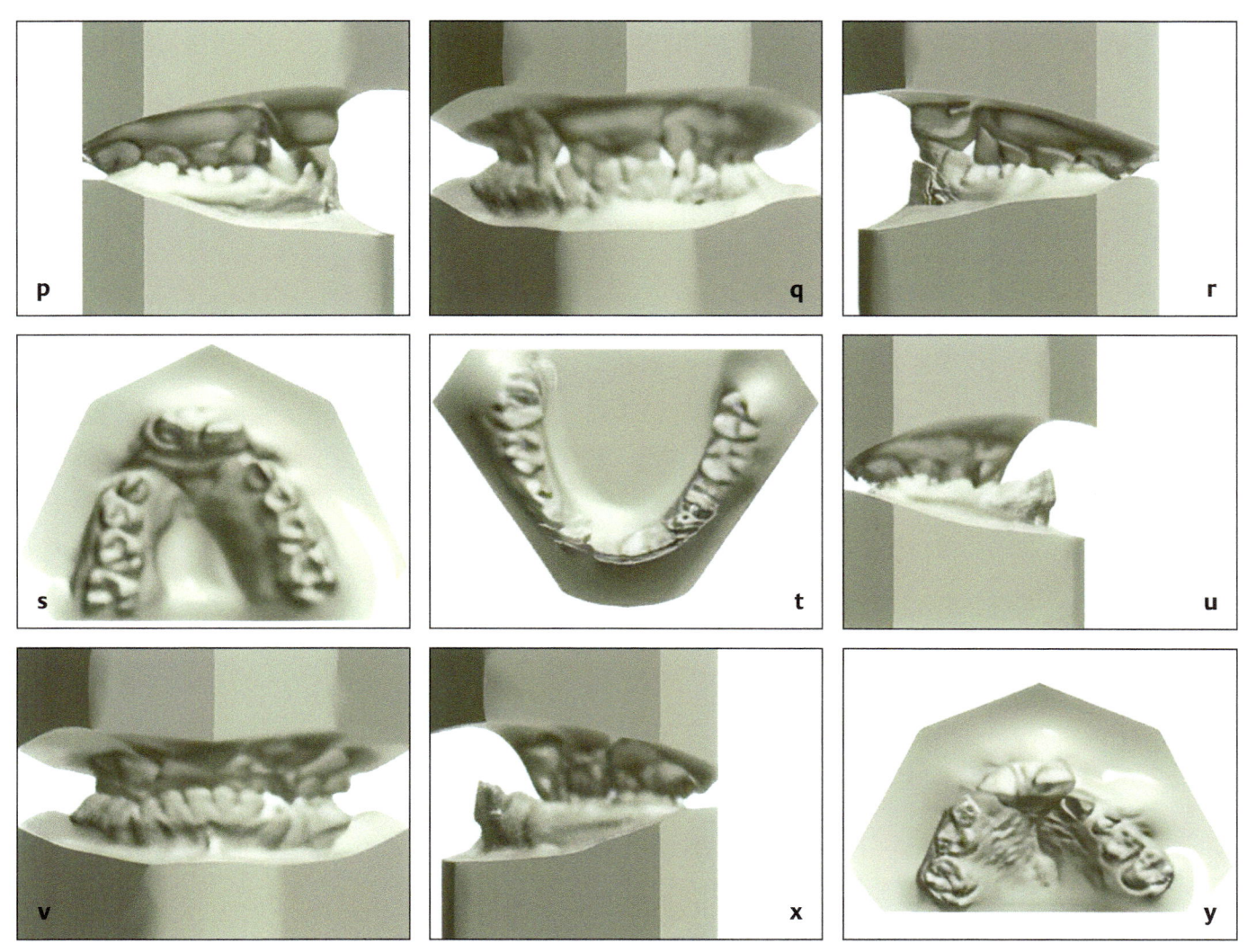

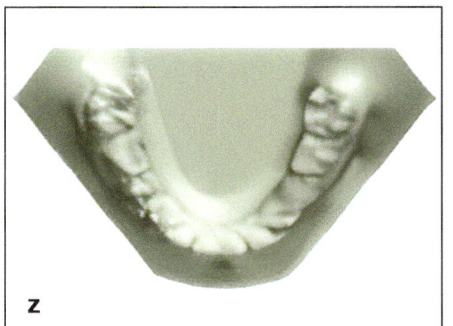

CAPÍTULO 12 ▪ DESORDENS OCLUSAIS E ESQUELÉTICAS – INTERVENÇÕES ORTODÔNTICAS

Fig. 12-3. Os modelos digitais ilustram a relação interarcos dentários na fissura transforame bilateral (índice bilateral) numerados de 1 a 5. Os índices representam, em ordem crescente, uma deteriorização da relação interarcos e um pior prognóstico de tratamento em longo prazo. (**a-e**) Índice 1: trepasses vertical e horizontal positivos, inclinação normal ou inclinação dos incisivos superiores para palatino, ausência de mordida cruzada posterior e anterior (excluindo-se os incisivos laterais), com prognóstico excelente de tratamento. (**f-j**) Índice 2: trespasse horizontal e vertical positivos com inclinação dos incisivos superiores normal ou para palatino, mordida cruzada posterior uni ou bilateral e morfologia do arco superior satisfatório, com prognóstico bom para tratamento. (**k-o**) Índice 3: relação de topo a topo entre os incisivos ou mordida cruzada anterior com os incisivos superiores inclinados para palatino e mordida cruzada uni ou bilateral, com prognóstico regular. (**p-t**) Índice 4: trespasse horizontal negativo com os incisivos superiores com inclinação normal ou inclinação vestibular, mordida cruzada uni ou bilateral, como prognóstico ruim em longo prazo. (**u-z**) Índice 5: trespasse horizontal acentuadamente negativo, mordida cruzada uni/bilateral e morfologia do arco dentário superior severamente alterada, com prognóstico muito ruim. Os índices 1 e 2 são favoráveis à finalização ortodôntica sem cirurgia ortognática. No índice 3, a deficiência sagital da maxila começa a expressar-se e o prognóstico é regular. Os índices 4 e 5 demonstram deficiências maxilares severas no sentido anteroposterior e a previsibilidade da necessidade de cirurgia ortognática é clara.

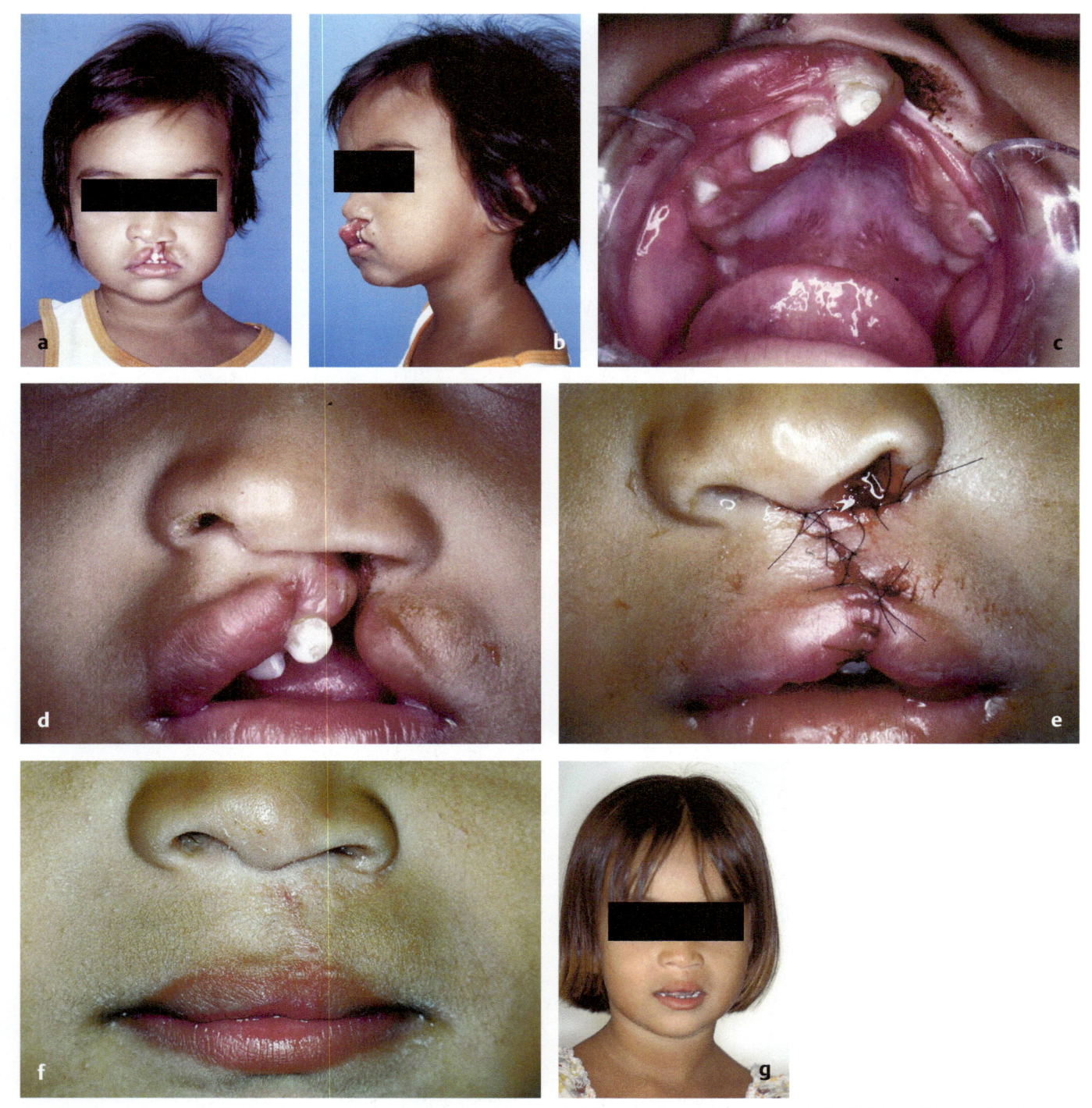

Fig. 12-4. Tratamento ortodôntico de um paciente com fissura pré-forame incisivo completa do lado esquerdo. (**a-d**) Fotografias pré-cirúrgicas. (**e**) Queiloplastia realizada com 1 ano e 3 meses, (**f,g**) com um adequado resultado estético. *(Continua)*

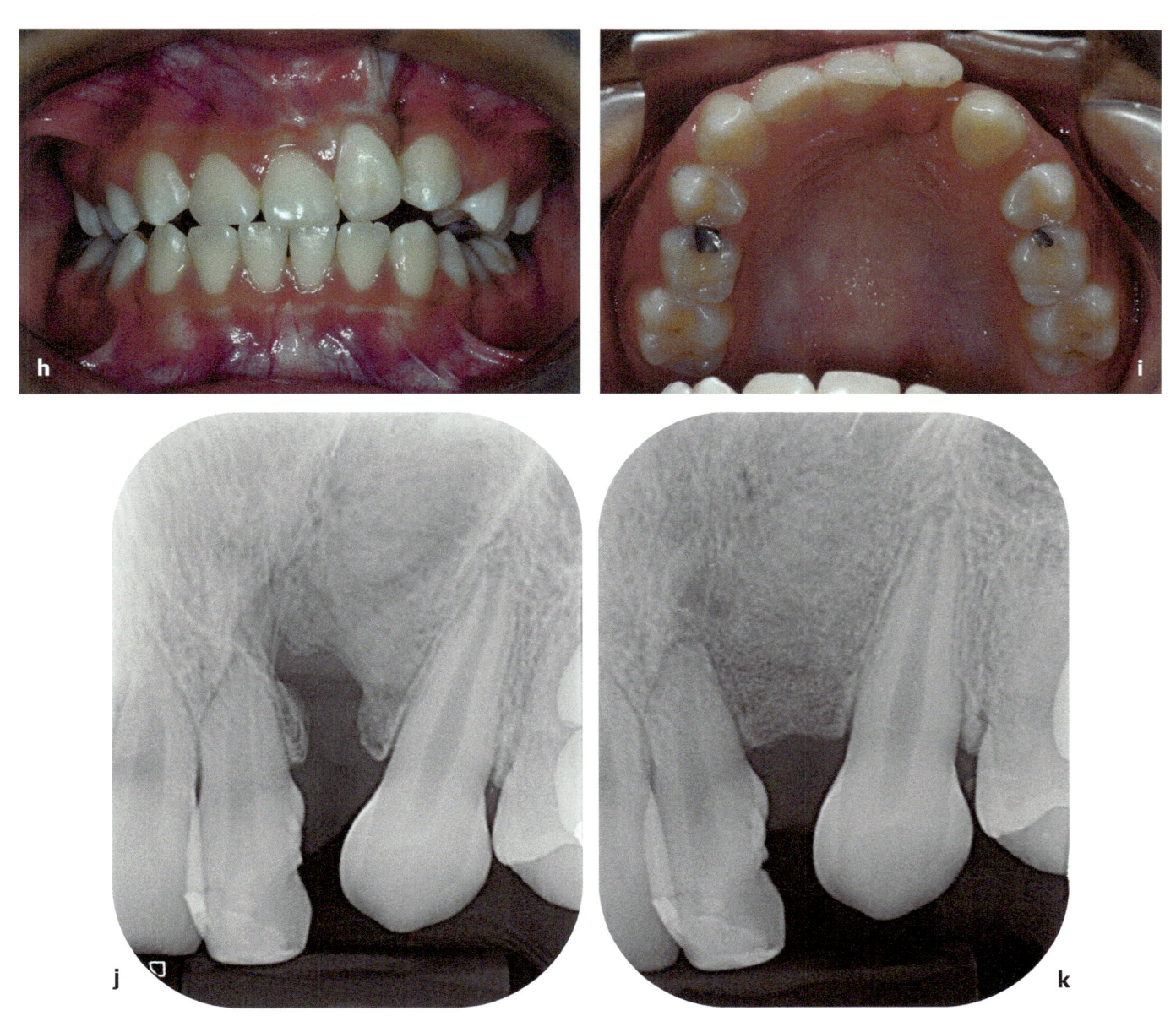

CAPÍTULO 12 ▪ DESORDENS OCLUSAIS E ESQUELÉTICAS – INTERVENÇÕES ORTODÔNTICAS

Fig. 12-4. *(Cont.)* **(h-k)** Ao final da dentadura mista o arco superior demonstrava uma adequada morfologia. O enxerto ósseo alveolar foi realizado sem necessidade de preparo ortodôntico do arco dentário superior. *(Continua)*

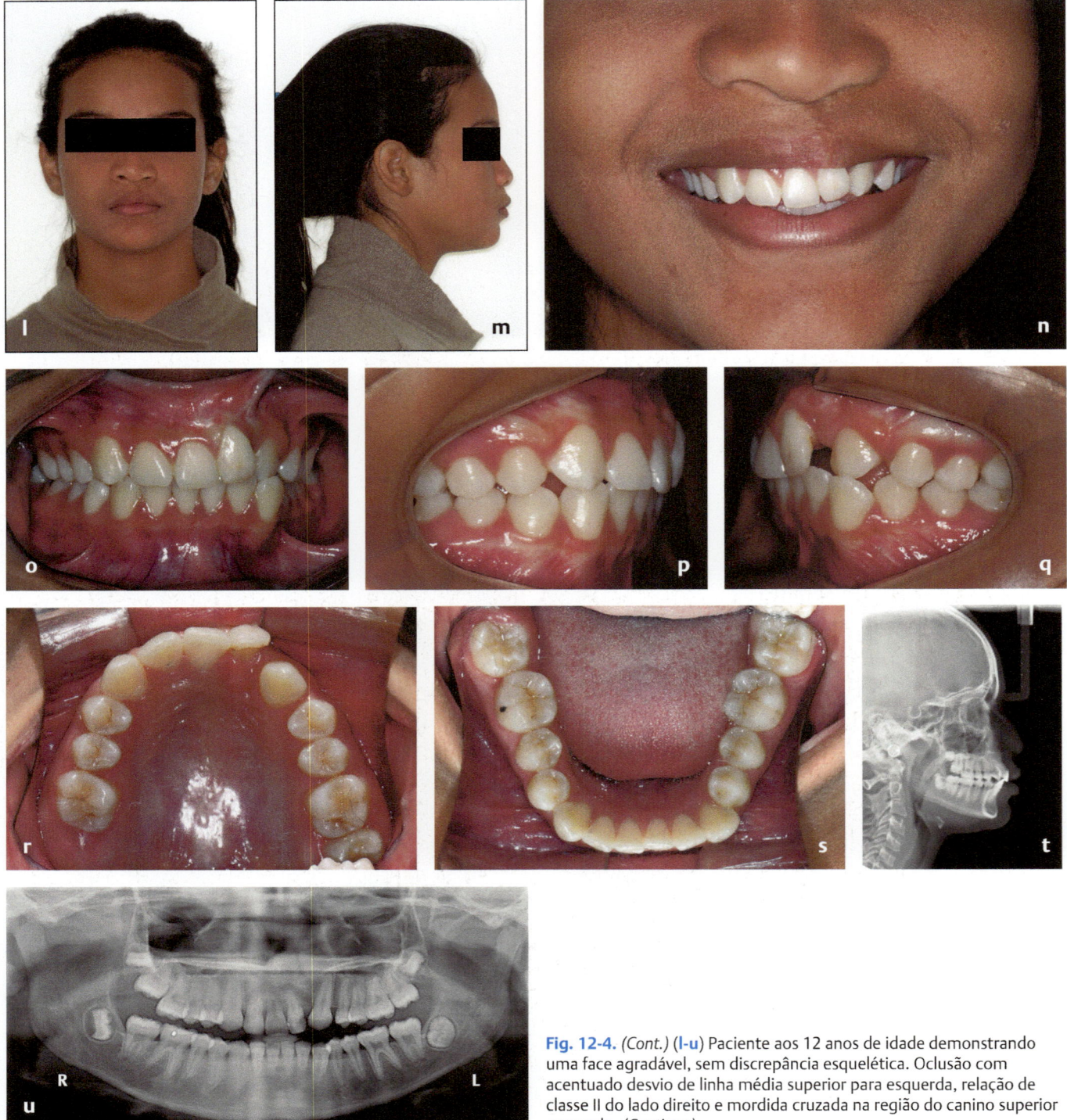

Fig. 12-4. *(Cont.)* **(l-u)** Paciente aos 12 anos de idade demonstrando uma face agradável, sem discrepância esquelética. Oclusão com acentuado desvio de linha média superior para esquerda, relação de classe II do lado direito e mordida cruzada na região do canino superior esquerdo. *(Continua)*

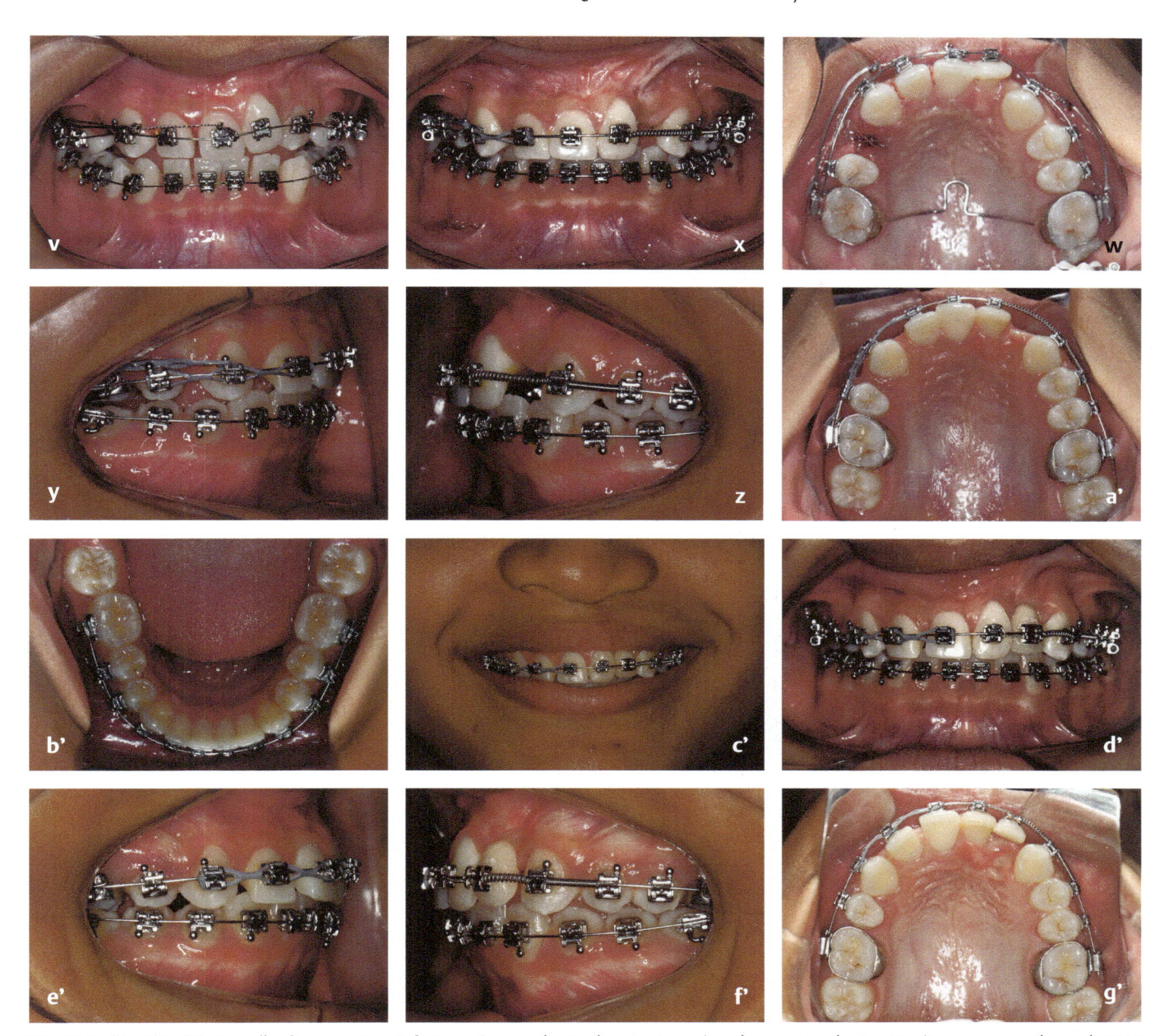

CAPÍTULO 12 ■ DESORDENS OCLUSAIS E ESQUELÉTICAS – INTERVENÇÕES ORTODÔNTICAS 309

Fig. 12-4. *(Cont.)* (**v-b'**): Aparelho fixo superior e inferior após a exodontia do primeiro pré-molar superior direito. Mecânica com *cantilevers* de TMA ancorados na barra transpalatina para correção da linha média superior e para movimentar o canino superior esquerdo para distal e vestibular. Evolução da mecânica ortodôntica com mesialização posterior do lado direito, após a remoção da barra transpalatina. (**c'-g'**) Colocação de dente de estoque na área do incisivo lateral esquerdo. O tratamento ortodôntico alcançava a fase de finalização. *(Continua)*

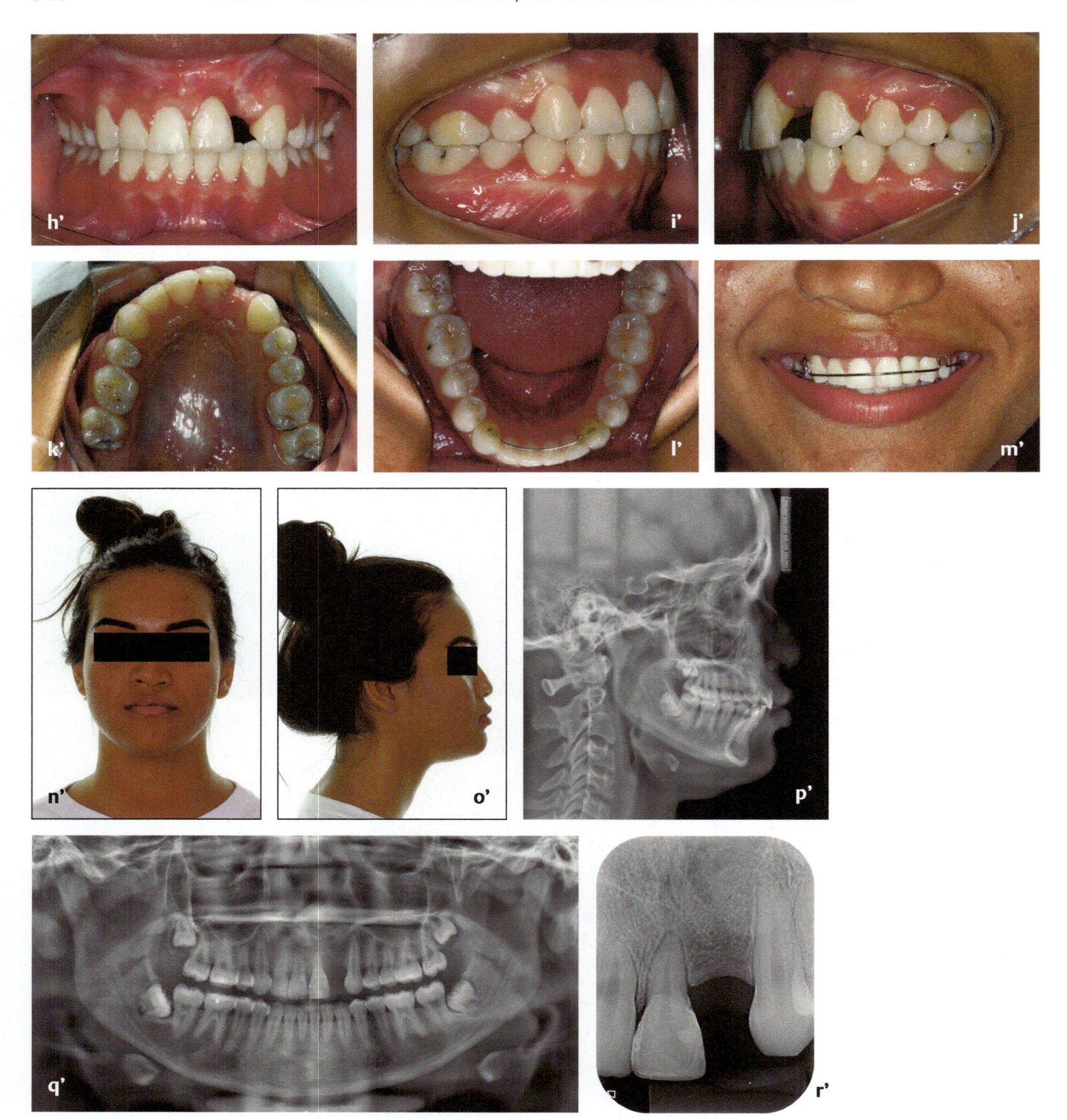

Fig. 12-4. *(Cont.)* (**h'-r'**) Fotografias finais. Espaço para reabilitação protética estabelecido na região do incisivo lateral esquerdo. Instalou-se uma placa de Hawley com dente de estoque até que a reabilitação protética seja realizada. As radiografias revelam a ausência de discrepância esquelética, a melhora das relações dentárias, um espaço adequado e com uma boa qualidade óssea para reabilitação com implante na região da fissura enxertada.

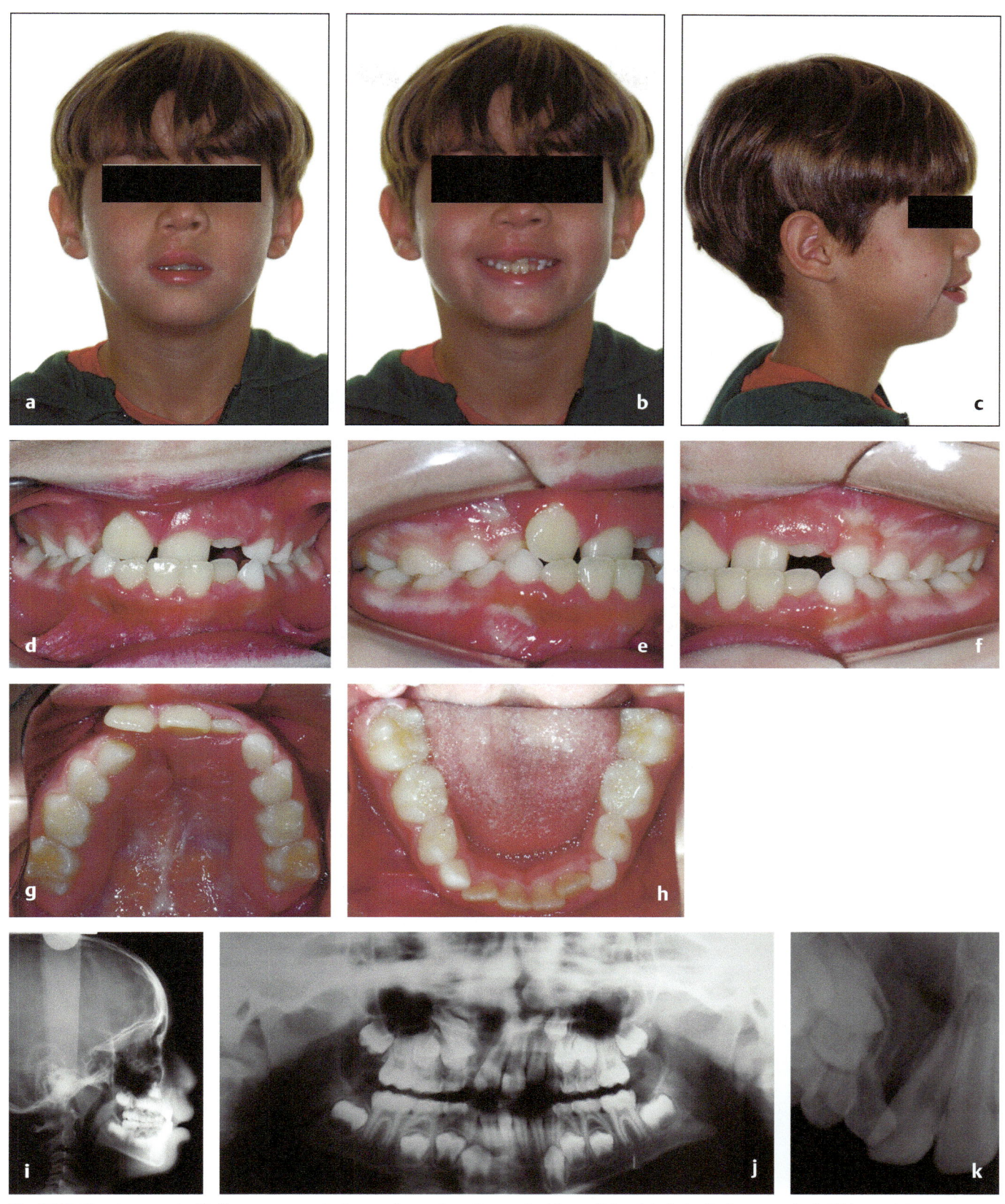

Fig. 12-5. Abordagem ortodôntica em um paciente com fissura transforame incisivo unilateral do lado direito operado de lábio e palato. (**a-k**) Imagens pré-tratamento ortodôntico na fase da dentadura mista. O paciente apresentava uma face aceitável. Observe a presença de mordida cruzada anterior, atresia do arco superior localizada mais anteriormente na área da fissura e ausência do incisivo lateral superior direito. *(Continua)*

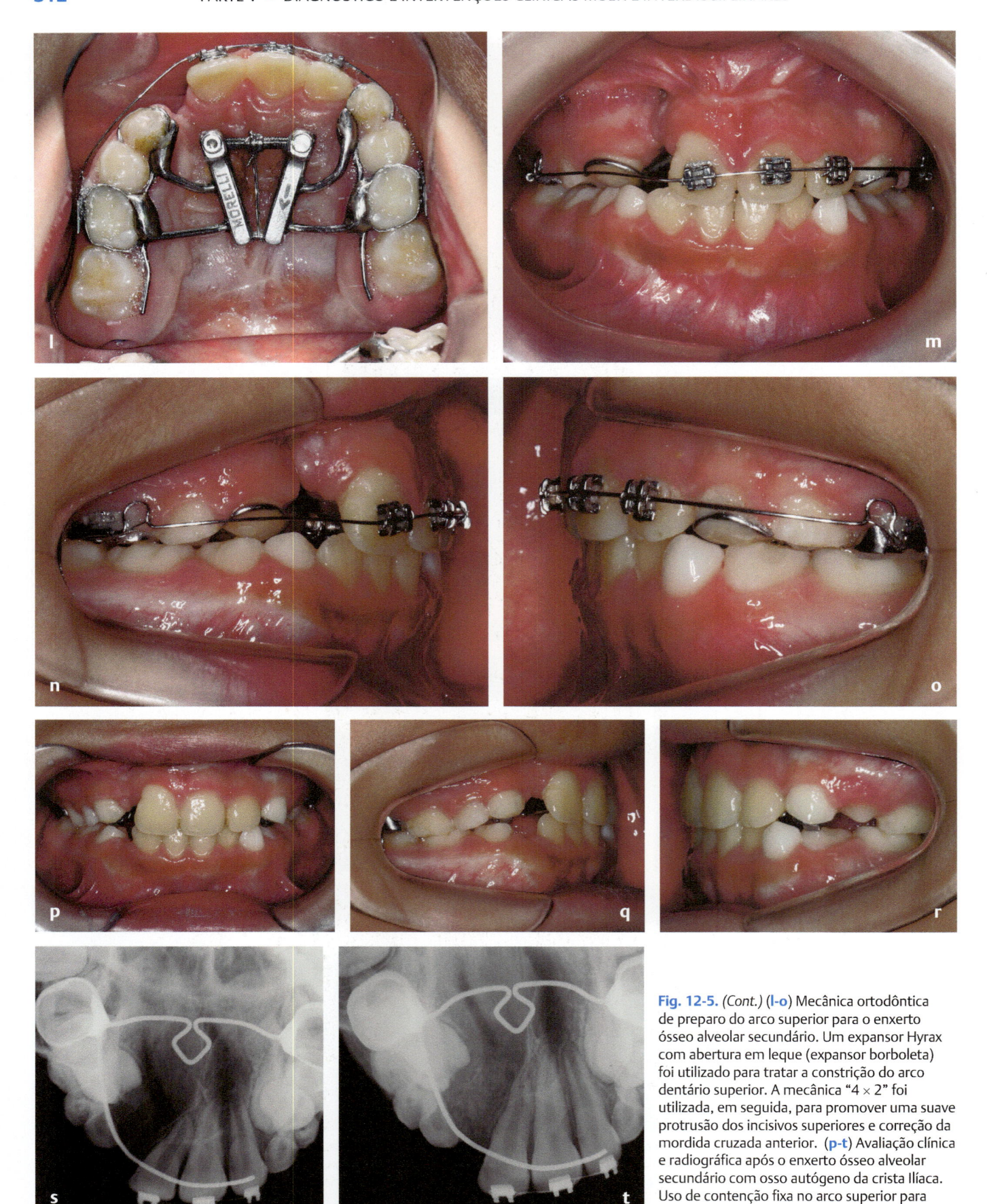

Fig. 12-5. *(Cont.)* **(l-o)** Mecânica ortodôntica de preparo do arco superior para o enxerto ósseo alveolar secundário. Um expansor Hyrax com abertura em leque (expansor borboleta) foi utilizado para tratar a constrição do arco dentário superior. A mecânica "4 × 2" foi utilizada, em seguida, para promover uma suave protrusão dos incisivos superiores e correção da mordida cruzada anterior. **(p-t)** Avaliação clínica e radiográfica após o enxerto ósseo alveolar secundário com osso autógeno da crista Ilíaca. Uso de contenção fixa no arco superior para contenção transversal pós-expansão. *(Continua)*

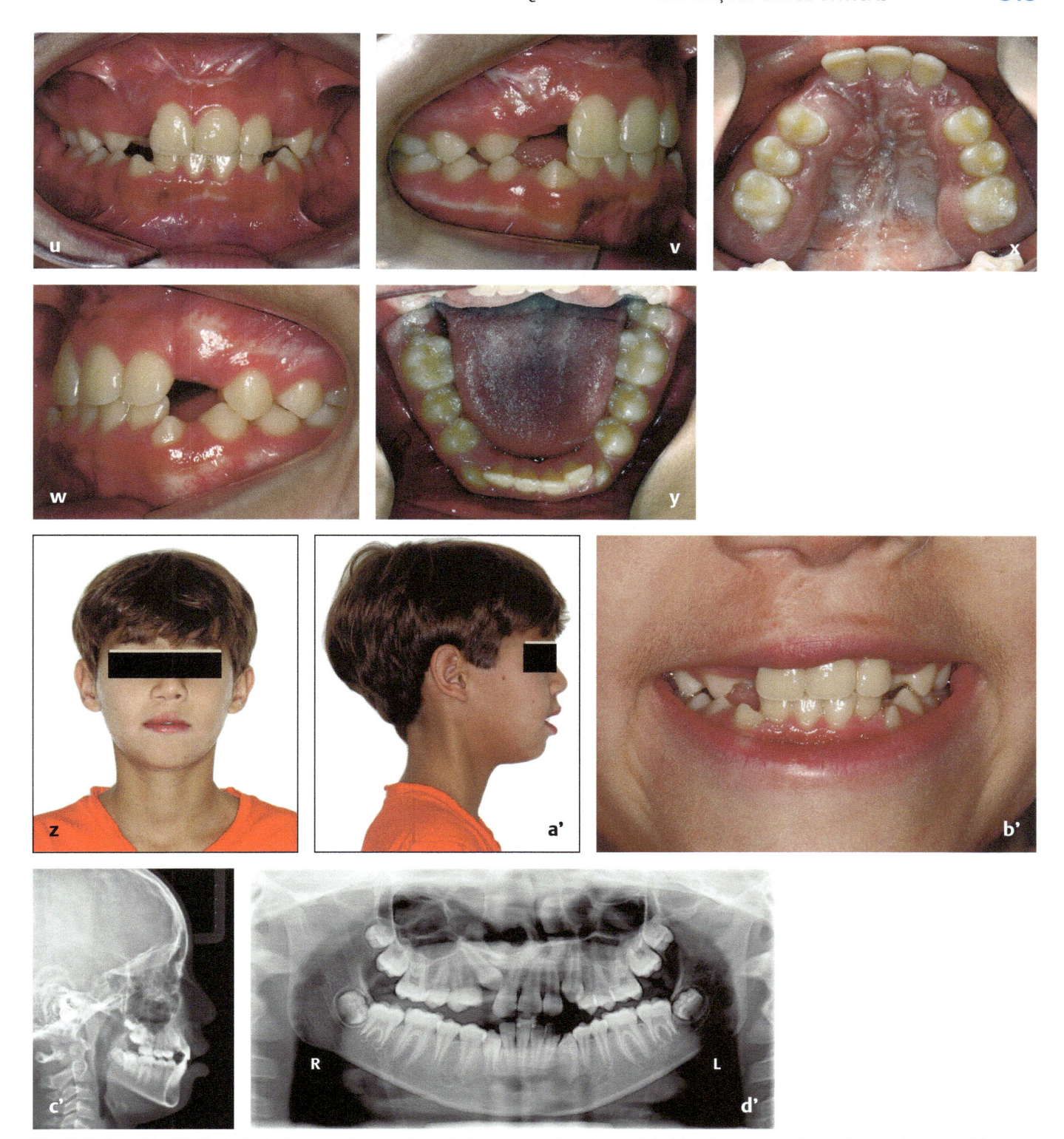

CAPÍTULO 12 ■ DESORDENS OCLUSAIS E ESQUELÉTICAS – INTERVENÇÕES ORTODÔNTICAS 313

Fig. 12-5. *(Cont.)* **(u-d')**: Controle do desenvolvimento da dentição e do crescimento craniofacial após o enxerto ósseo alveolar. A face aceitável, o desvio da linha média superior para direita, a ausência de espaço para irrupção do canino superior direito, o apinhamento anteroinferior e a biprotrusão dentária com ausência de selamento labial passivo resultaram na opção pelo tratamento ortodôntico compensatório com exodontias dos primeiros pré-molares inferiores e do primeiro pré-molar superior esquerdo. *(Continua)*

Fig. 12-5. *(Cont.)* (**e'-i'**) Ortodontia pós-enxerto após a exodontia dos primeiros pré-molares, com o objetivo de corrigir a linha média superior para esquerda, abrir espaço para irrupção do canino superior direito, que assume o lugar do incisivo lateral, correção do apinhamento inferior e dos trespasses horizontal e vertical. *(Continua)*

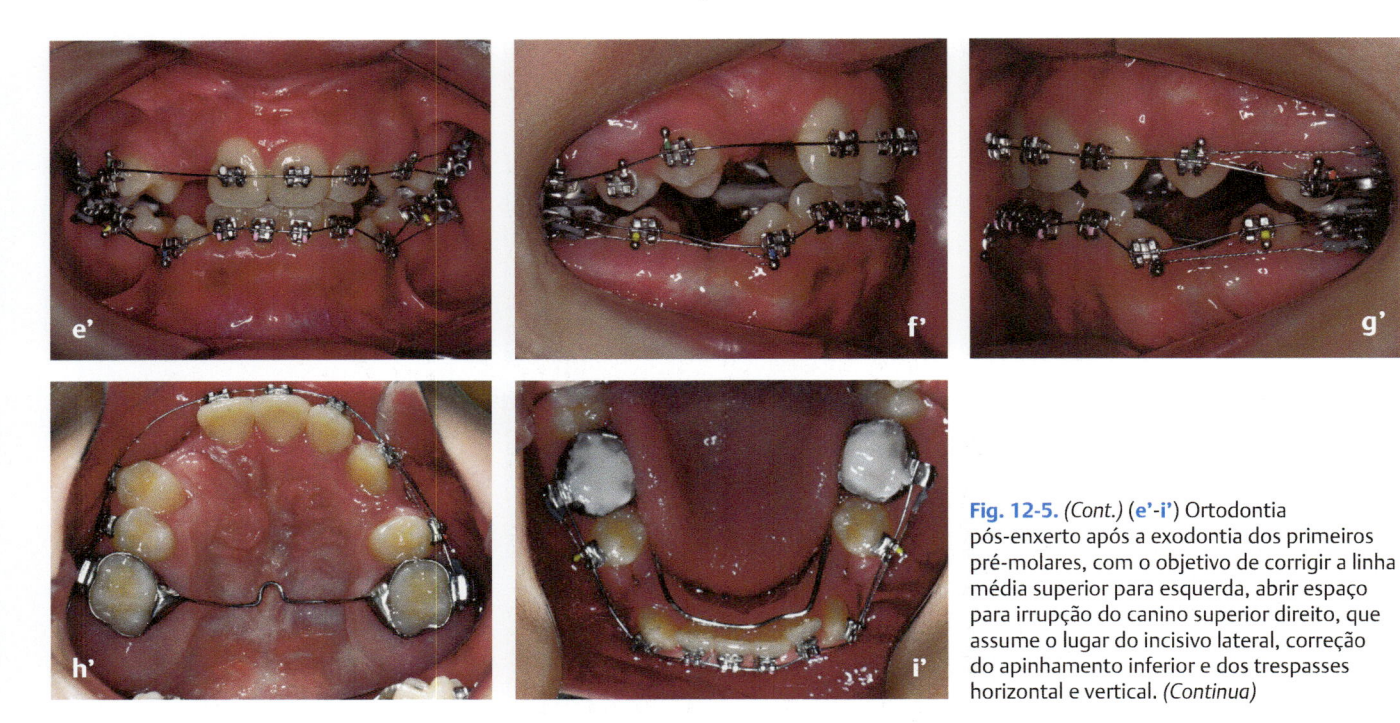

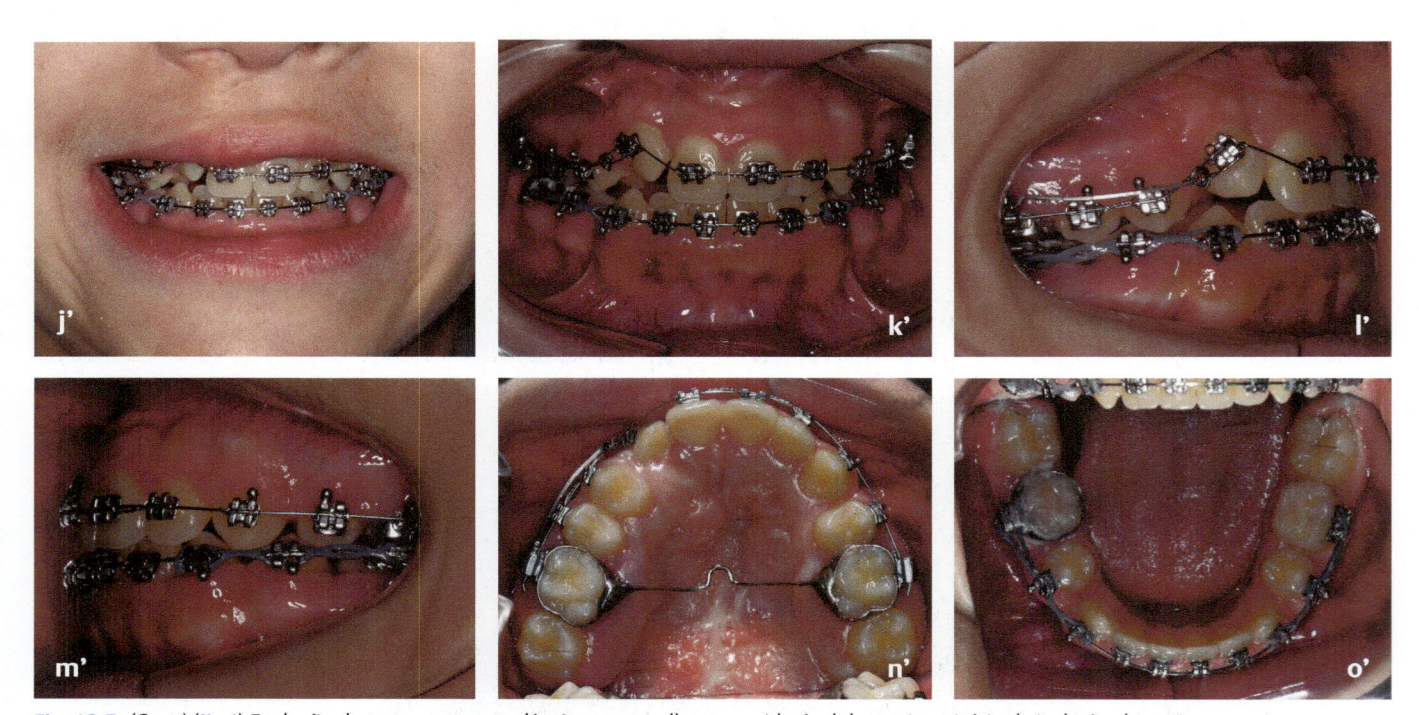

Fig. 12-5. *(Cont.)* (**j'-o'**) Evolução do tratamento ortodôntico com melhora considerável do sorriso e início da inclusão do canino superior no nivelamento. Um *cantilever* de TMA foi incluído do lado direito, ancorado na barra transpalatina para favorecer o nivelamento do canino superior direito com diminuição dos efeitos colaterais nos dentes adjacentes. *(Continua)*

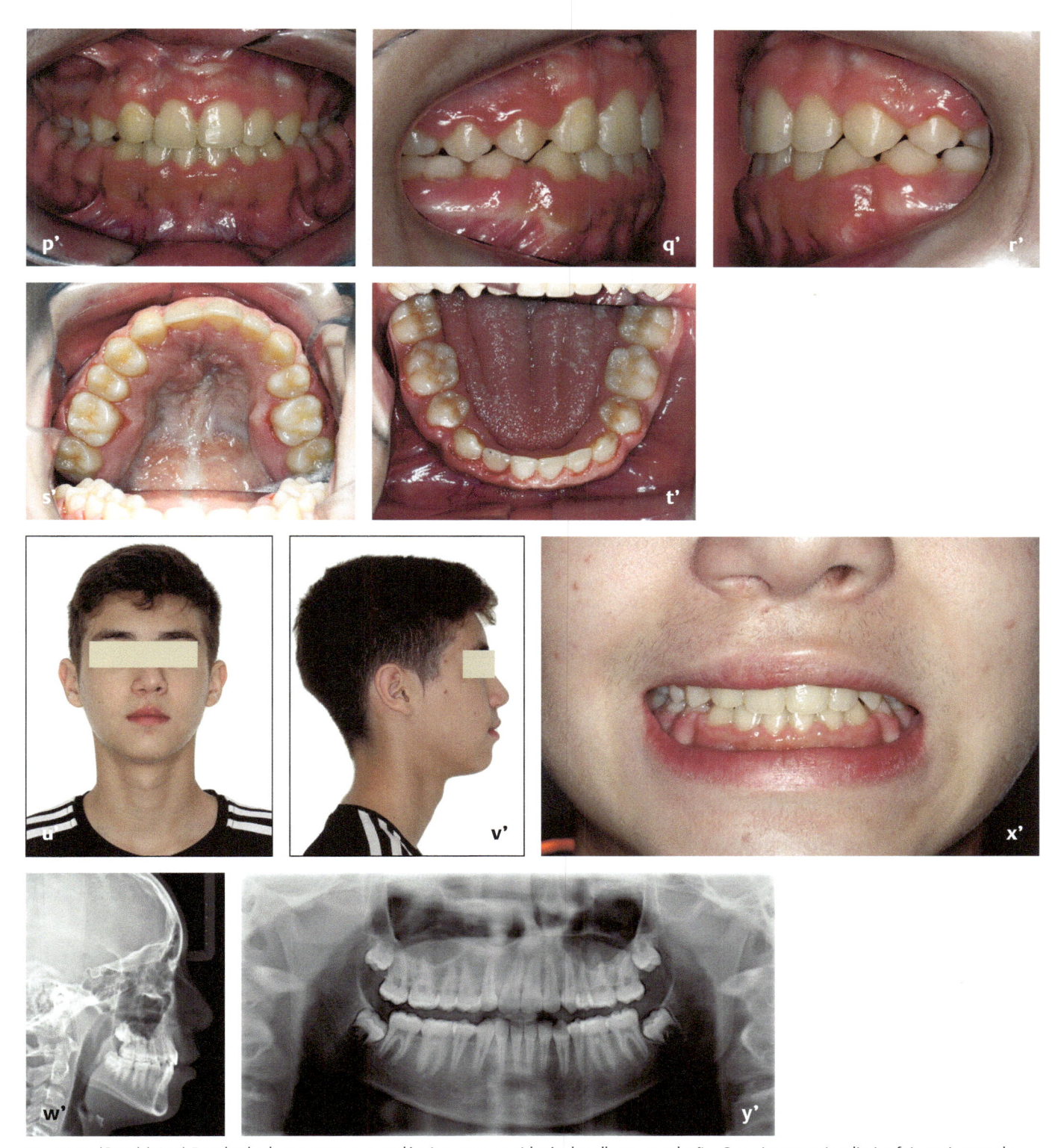

Fig. 12-5. *(Cont.)* (**p'-y'**) Resultado do tratamento ortodôntico com considerável melhora na oclusão. O canino superior direito foi movimentado em direção à fissura alveolar enxertada. Ao longo do tratamento ortodôntico corretivo, o canino superior ao lado da fissura teve a ponta de cúspide progressivamente desgastada e a coroa recebeu torque vestibular para substituir o incisivo lateral ausente com adequada qualidade estética e funcional.

Se o possível efeito negativo das cirurgias plásticas primárias, queiloplastias e palatoplastias,[4] a longo prazo continua representando um desafio na reabilitação do paciente com fissura transforame incisivo, uma evolução importante no tratamento das fissuras labiopalatinas foi a eliminação do defeito ósseo alveolar com o enxerto de osso autógeno, que resgata a continuidade do rebordo alveolar.[5,6] Passou-se, então, nas décadas de 1980 e 1990, a trabalhar com a arco dentário superior contínuo, e o tratamento ortodôntico passou a ser executado antes e após o enxerto ósseo alveolar secundário.[7] A ortodontia pré-enxerto é realizada na dentição mista, preparando o leito alveolar para a realização do enxerto ósseo secundário. A ortodontia pós-enxerto é geralmente conduzida na fase da dentadura permanente e representa a clássica ortodontia corretiva. Portanto, os procedimentos ortodônticos são planejados em duas épocas estratégicas: pré e pós-enxerto ósseo secundário.

Somada às duas principais especificidades, previamente debatidas, as anomalias dentárias apresentam-se de modo mais frequente nas fissuras labiopalatinas comparativamente à população sem fissura, elevando a complexidade das abordagens ortodônticas. A ausência do incisivo lateral é usual nas fissuras que comprometem o rebordo alveolar,[8] mas as especialidades odontológicas, em especial a ortodontia e a prótese são totalmente capazes de solucionar essa condição. De fato, com o advento do enxerto ósseo, a agenesia na área da fissura passou a ser um problema de menor magnitude. É possível mover dentes através do rebordo alveolar enxertado, deslocando os dentes contíguos em direção ao dente ausente, assim como é possível a instalação de próteses implanto-suportadas no osso enxertado, substituindo o dente ausente.[9] Obviamente, a decisão por ocupar o espaço da agenesia do incisivo lateral superior com movimentação dentária depende da discrepância dente-osso e da posição do canino permanente adjacente. Em contrapartida, a região da fissura alveolar costuma abrigar um incisivo lateral distal à fissura alveolar[8] e sua presença é importante como preservador de osso alveolar na superfície mesial do canino, motivo pelo qual não deve ser extraído em idade precoce.

Na história da reabilitação das fissuras labiopalatinas, a ortodontia como abordagem terapêutica tem sido aplicada desde o período neonatal, com o desenvolvimento do conceito da ortopedia precoce pré e pós-cirurgias plásticas primárias[10] no caso das fissuras transforame incisivo. Atualmente, muitos centros de reabilitação reavivaram os procedimentos de ortopedia precoce com a introdução do NAM, *nasoalveolar modeling*, objetivando aproximar as bordas da fissura e melhorar a simetria nasal previamente à queiloplastia.[11] No protocolo de tratamento do Hospital de Reabilitação de Anomalias Craniofaciais da Universidade de São Paulo (HRAC-USP) não se aplica a ortopedia precoce no tratamento das fissuras, tampouco o NAM, devido aos seus resultados controversos. O efeito irrisório em longo prazo sobre a estética nasolabial e o crescimento dentofacial não justifica essa intervenção demasiada precoce. No que se refere, então, à ortopedia extraoral de reposicionamento da pré-maxila, nas fissuras bilaterais, a sua contraindicação está mais que substanciada na literatura,[12] uma vez que potencializa a rotação da pré-maxila para palatino, já ocasionada pela força gerada pela cinta muscular pós-queiloplastia primária. O índice oclusal Bauru, idealizado para a fissura transforame incisivo bilateral, deixa muito clara a vulnerabilidade da pré-maxila no sentido sagital, mesmo sem a ortopedia maxilar precoce. Outra limitação para o uso do contemporâneo NAM que se deve pesar consiste na logística limitada, já que o NAM exige controles frequentes, o que se torna uma missão difícil quando os pacientes residem em cidades distantes do centro de reabilitação.

Diante do exposto, fica justificado o protocolo de tratamento do HRAC-USP, onde a ortodontia entra em ação a partir da dentição mista. A rotina tenta não iniciar a mecanoterapia durante a dentição decídua. A Organização Mundial da Saúde[13] recomenda que o *burden of care* da reabilitação seja minimizado, evitando intervenções que não tenham impacto positivo em longo prazo. Desta forma, a abordagem ortodôntica no paciente com fissura labiopalatina deve ser enxuta, privilegiando somente os procedimentos que realmente contribuam para a qualidade final da reabilitação. Uma exceção para intervir um pouco mais precocemente, na dentadura mista precoce, seria o diagnóstico da irrupção ectópica dos primeiros molares superiores, com prevalência de 20% dos pacientes com fissuras labiopalatinas,[14] no intento de prevenir a perda precoce dos segundos molares decíduos e a redução no perímetro do arco dentário. A intenção de aproveitamento do incisivo lateral mesial à fissura também pode flexibilizar, tanto a ortodontia pré-enxerto como a cirurgia de enxerto ósseo alveolar secundário, para fases mais precoces da dentadura mista.

Se o tratamento ortodôntico começa a ser aplicado preferencialmente a partir da dentição mista, preparando o arco dentário superior para o enxerto ósseo secundário, a participação do ortodontista na equipe de reabilitação começa de fato mais cedo, desde o diagnóstico da anomalia, logo após o nascimento. No HRAC-USP, o ortodontista juntamente com o cirurgião-plástico e o fonoaudiólogo, compõe o tripé da equipe de diagnóstico, e participa na definição de condutas terapêuticas. Parte-se do princípio que a reabilitação máxima do paciente com fissuras orofaciais não se define pela contribuição isolada da cirurgia plástica, ortodontia e fonoaudiologia. Há um ponto capital que deve ser mantido em mente: o sucesso terapêutico aumenta com uma equipe interdisciplinar atada a uma filosofia unívoca que encerre ética e responsabilidade compartilhada, reconhecendo as deficiências e lutando para superá-las com atitudes racionais e positivas.

CARACTERIZAÇÃO MORFOLÓGICA DO ARCO DENTÁRIO SUPERIOR NA FISSURA TRANSFORAME INCISIVO UNILATERAL

A fissura transforame incisivo unilateral caracteriza-se por dividir a maxila em dois segmentos distintos, na região do incisivo lateral: o segmento maior (não fissurado) e o segmento menor (fissurado), quase sempre distanciados um do outro ao nascimento. Esse distanciamento entre os processos palatinos causa um aumento nas dimensões transversais da maxila, ao mesmo tempo em que a falta de contenção labial favorece a projeção da extremidade anterior do segmento maior para anterior, provocando também um aumento na dimensão sagital da arcada dentária.[15,16] Resumindo, no neonato, as dimensões transversais e sagital do arco alveolar superior excedem as mesmas dimensões no arco alveolar não fissurado. Com o crescimento, e sem a interferência das cirurgias plásticas, os segmentos palatinos tendem irrefutavelmente a se aproximar (Fig. 12-1a), com maior deslocamento do segmento menor em direção ao maior, traduzindo numa maxila com dimensões transversais reduzidas.[16]

No entanto, os procedimentos terapêuticos iniciam-se cedo, com a reconstituição do lábio, a partir dos 3 meses de idade, e do palato, a partir dos 12 meses. A partir de então, as cirurgias plásticas primárias, a queiloplastia e a palatoplastia, passam a influenciar a posição dos segmentos palatinos, potencializando a aproximação entre eles e, com a passagem do tempo, essa morfologia inicial alargada vai cedendo lugar a um arco dentário paulatinamente mais estreito (Fig. 12-1), influenciada principalmente pela cirurgia de lábio, capaz de reduzir todas as dimensões transversais e sagital da maxila,[17] e secundariamente pela cirurgia do palato.[18]

Podemos concluir, então, que o arco dentário fissurado de um adulto não operado se caracteriza por uma atresia transversal que se agrava em direção à região média e anterior, como consequência do deslocamento dos segmentos palatinos para medial, principalmente o segmento menor.[19-21] Quando operado, esse deslocamento dos segmentos para medial é potencializado, somado ainda à importante restrição do crescimento anteroposterior da maxila. Já, aos 4 anos de idade, 90% dos pacientes apresentam-se com os segmentos palatinos em contato na região alveolar, com ou sem o colapso dos segmentos. Essas alterações morfológicas, consequentes à complexa interação fissura e cirurgias plásticas primárias, conduzem a uma má oclusão típica dos pacientes com fissura: as mordidas cruzadas posteriores com diferentes magnitudes;[18-20,22-24] como se identifica na Figura 12-6. Esse comportamento prenuncia a mecânica expansionista aplicada nesses pacientes.[25,26]

O crescimento maxilar pós-cirurgias plásticas primárias pode ser caracterizado pela relação interarcos dentários, ou em outras palavras, pela oclusão dentária. Com a intenção de qualificar as características oclusais de pacientes operados em idade convencional, identificando os impactos dos procedimentos cirúrgicos primários sobre a maxila, foi desenvolvido no final dos anos 1980[27] um índice sistemático de avaliação usando como referência a relação interarcadas diagnosticada em modelos de gesso. Esse índice ficou conhecido como "Goslon Yardstick" (Fig. 12-2), a partir da letra inicial dos nomes: Great Ormond Street, Oslo e London. O sistema de classificação, aplicado ao final da dentição mista e da dentição permanente, tem graduação de 1 a 5, onde os índices 1 e 2 representam oclusão excelente e boa, com prognóstico bom para tratamento ortodôntico. Os índices 4 e 5 aplicam-se a uma deficiência maxilar extrema, representando uma relação oclusal muito ruim, com previsão certeira de tratamento ortodôntico-cirúrgico futuro. O índice 3 necessita de um tratamento ortodôntico mais complexo, mas ainda com possibilidade de tratamento ortodôntico sem auxílio cirúrgico. Esse sistema identifica a condição oclusal instantânea e sinaliza para o futuro, insinuando o prognóstico de tratamento. Utilizando a mesma metodologia, Atack *et al.*, em 1997,[28] desenvolveram um índice semelhante voltado aos estágios mais precoces do desenvolvimento da oclusão, mais especificamente aos 5 anos de idade, na dentição decídua. Nas crianças tratadas no HRAC-USP, a distribuição do índice Goslon 1 a 5 na dentição mista equivaleu a 4,5%, 25%, 37,9%, 24,3% e 8,3%, respectivamente.[1]

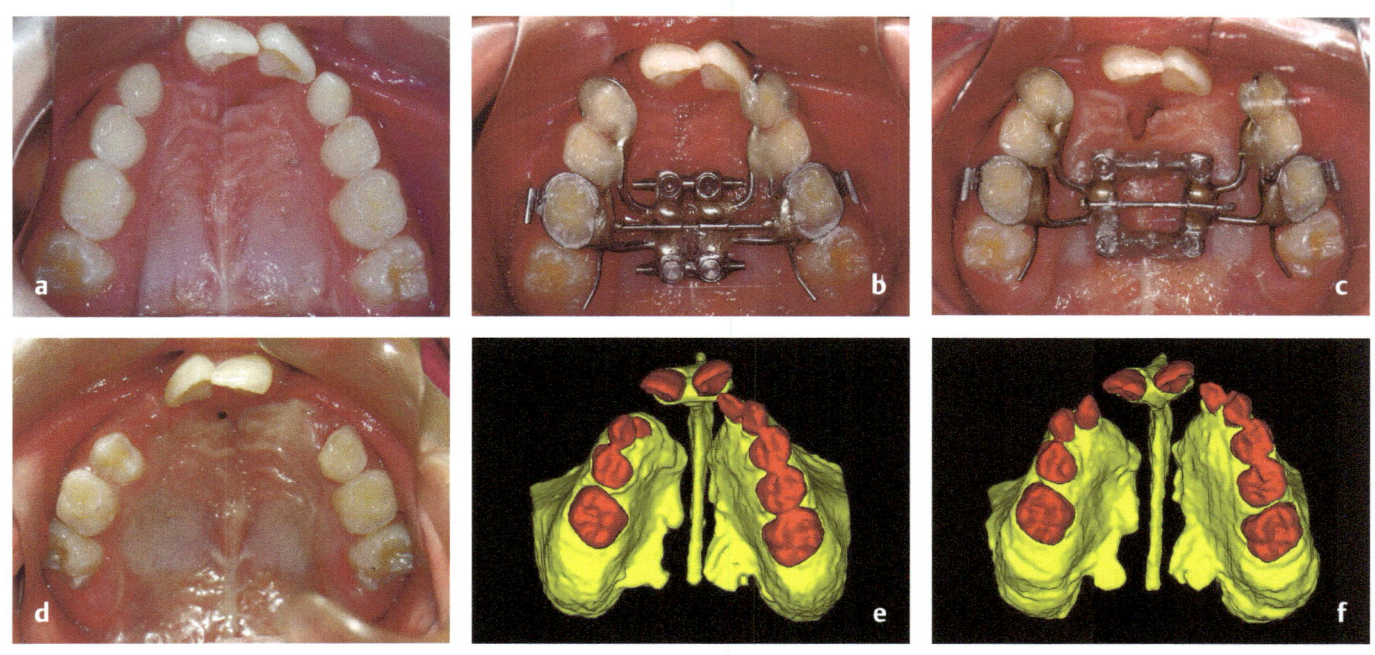

Fig. 12-6. Expansor maxilar com abertura diferencial. A presença de dois parafusos provê que o ortodontista tenha a liberdade de expandir mais a região intercaninos, severamente afetada pela constrição maxilar, que a região intermolares, na fissura transforame bilateral. (**a**) Fotografia oclusal pré-expansão demonstrando a morfologia triangular do arco dentário superior. (**b**) Expansor diferencial cimentado. (**c**) Fase pós-expansão com maior expansão na região anterior do segmento posterior. Observe que as hastes do expansor ficam divergentes para anterior após a ativação. (**d**) Após a remoção do expansor, observa-se uma adequada morfologia do arco dentário superior. (**e-f**) imagem de tomografia computadorizada pré e pós-expansão, respectivamente (créditos da segmentação: Dra. Lucia Cevidanes e Dra. Rita Lauris). Observe o alargamento da fissura palatina e das fissuras alveolares, após a expansão, demonstrando o efeito ortopédico do expansor diferencial.

CARACTERIZAÇÃO MORFOLÓGICA DA ARCADA DENTÁRIA SUPERIOR NA FISSURA TRANSFORAME INCISIVO BILATERAL

A fissura transforame incisivo bilateral segmenta a maxila em três partes: duas laterais, simétricas, os processos palatinos, e uma central, a pré-maxila, projetada para anterior. Qual é a influência que a fissura bilateral desempenha sobre a morfologia da maxila? Essa pergunta pode ser respondida pela esquematização da forma do arco dentário superior em crianças e em adultos não operados. A Figura 12-1b é representativa do comportamento do arco dentário superior segmentado pela fissura transforame incisivo bilateral em comparação com o padrão normativo. A Figura 12-1 demonstra o comportamento espontâneo do arco dentário superior ao longo do crescimento facial, ou seja, a influência imposta unicamente pela presença da fissura, sem as cirurgias plásticas reconstrutivas. A comparação entre a morfologia da arcada dentária superior não operada, nos estágios neonatal e adulto, reforça a persistência da característica mais marcante na fissura bilateral completa, a proeminência da pré-maxila, e demonstra que o efeito do tempo sobre a conformação do arco dentário superior se manifesta principalmente no sentido transversal, com a aproximação dos segmentos palatinos.[29] Nota-se uma tendência espontânea à atresia da arcada dentária superior e à preservação do prognatismo pré-maxilar, muito embora em quantidade proporcionalmente menor àquele observado no período neonatal.

Porém, por motivos óbvios, raramente o arco dentário superior se desenvolve sem a interferência dos procedimentos reabilitadores. As cirurgias plásticas primárias promovem o deslocamento centrípeto dos segmentos maxilares, aproximando os três segmentos ósseos separados pela fissura (Fig. 12-1). Seu efeito predominante de retroposicionamento da pré-maxila, com importante redução no comprimento da arcada dentária superior, faz-se acompanhar de agravamento da aproximação dos processos palatinos, os quais giram para medial em torno de um centro de rotação próximo à região da tuberosidade da maxila, como sugere a Figura 12-1. Esse comportamento leva às deficiências transversal e sagital da maxila, com gravidades variáveis, justificando o alto índice de mordidas cruzadas posterior e anterior. Nas fissuras transforame bilaterais, a deficiência maxilar pode ser qualificada pelo índice bilateral[30] (Fig. 12-3), uma adaptação do índice Goslon[27] e do índice de Atack.[28] O comportamento da maxila, depois da reabilitação cirúrgica, evoca a participação do ortodontista, de preferência a partir da dentição mista, com intenção de regularizar a relação interarcos dentários.

CARACTERIZAÇÃO FACIAL DA FISSURA TRANSFORAME INCISIVO UNILATERAL

A diferença entre os padrões cefalométrico e facial de adultos não operados e pacientes adultos operados em idade convencional representa a demonstração eloquente do potencial inibidor que as cirurgias exercem sobre o crescimento da face média.[31] O adulto com fissura não operada exibe trespasse horizontal aumentado, atribuído à posição sagital de classe II entre os arcos dentários.[32,33] A maxila nesses pacientes projeta-se para anterior em relação à base do crânio. Em contraste, no paciente adulto operado, a maxila encontra-se retroposta determinando um padrão esquelético de classe III, com redução progressiva do ângulo ANB ao longo do crescimento craniofacial.[32]

Definitivamente, a estrutura anatômica vulnerável aos possíveis efeitos negativos das cirurgias plásticas é a maxila. O retrognatismo do complexo nasomaxilar, que se agrava em razão diretamente proporcional à idade,[34,35] corrobora essa vulnerabilidade e, em regra, conduz o planejamento ortodôntico para complementação com cirurgia ortognática, que pode alcançar aproximadamente 30% dos pacientes com fissura transforame incisivo unilateral.[1,3] A morfologia da base do crânio, assim como a morfologia e a posição espacial da mandíbula, são inerentes à fissura e mostram-se insensíveis aos procedimentos terapêuticos.[36]

CARACTERIZAÇÃO FACIAL DA FISSURA TRANSFORAME INCISIVO BILATERAL

Do ponto de vista cefalométrico, o paciente com fissura transforame incisivo bilateral, não operado, apresenta uma projeção anterossuperior da pré-maxila e do pró-lábio, que leva a um trespasse horizontal acentuadamente aumentado; um perfil ósseo excessivamente convexo; uma mandíbula menor e girada para baixo em relação à base do crânio e uma consequente discrepância do padrão II entre as bases apicais.

Nos pacientes operados, a morfologia craniofacial esperada é distinta. A projeção da pré-maxila, exuberante ao nascimento, reduz-se depois das cirurgias primárias,[37,38] descrevendo um percurso em direção palatina. O perfil facial ainda se mantém convexo na infância e aproxima-se dos valores normativos sem fissura, na adolescência.[38-40] Na fase adulta, o perfil tende a assumir um desenho menos convexo que o normal compatível com o padrão III.[37] De tal forma que a característica facial do adulto com fissura transforame bilateral operada é o retrognatismo maxilar, a rotação da mandíbula no sentido horário, com ângulo goníaco aumentado e altura facial anterior inferior (AFAI) aumentada.[38,39,41] O comportamento sagital da pré-maxila, durante o crescimento facial, por si só contraindica o uso de qualquer ortopedia precoce com a intenção de retroposicionar a pré-maxila antes da queiloplastia primária. A força da cinta muscular reconstruída incumbe-se de reduzir o prognatismo pré-maxilar. Por isso, o protocolo de tratamento do HRAC-USP para as fissuras bilaterais não inclui a ortopedia precoce pré-cirurgias plásticas primárias. A Figura 12-1 ilustra bem a tendência de comportamento da pré-maxila, depois das cirurgias primárias.

FISSURA ALVEOLAR

As cirurgias primárias realizadas no HRAC-USP incluem manipulação apenas de tecido mole: queiloplastia e palatoplastia, na infância. Não se realiza o enxerto ósseo primário ou a periogengivoplastia, o que significa que, após as cirurgias plásticas reconstrutoras, persiste a descontinuidade óssea no processo alveolar, na altura do incisivo lateral superior. O exame radiográfico revela a magnitude do defeito ósseo alveolar (Figs. 12-4j e 12-5k), de fato sempre maior do que aparenta na avaliação clínica. Esse aspecto ganha importância na reabilitação do paciente com fissura, já que a descontinuidade alveolar impede a movimentação ortodôntica dos dentes adjacentes, limitando o alinhamento dentário nos segmentos alveolares separados para evitar qualquer comprometimento do periodonto dos dentes adjacentes à fissura.

Nos últimos decênios, nenhum procedimento terapêutico trouxe tanto benefício prático no tratamento da fissura quanto o preenchimento do defeito ósseo alveolar com enxerto de osso autógeno ou aloplástico;[5,42] procedimento esse batizado de enxerto ósseo secundário, por ser executado na dentição mista. Com o preenchimento do defeito ósseo alveolar, os dentes adjacentes irrompem e são movimentados em periodonto saudável e abundante[5] (Fig. 12-4k). Na ausência do incisivo lateral, quando o planejamento ortodôntico prevê o movimento mesial do canino permanente adjacente, o adequado periodonto dos dentes adjacentes à fissura atestam em definitivo os benefícios do procedimento de enxerto ósseo alveolar secundário (Fig. 12-5).[43-45]

ORTODONTIA PRÉ-ENXERTO

Fazendo apelo à lógica, o alvo da mecanoterapia ortodôntica é a deficiência maxilar,[46-48] enfrentando as sequelas morfológicas pós-cirúrgicas. O prognóstico de tratamento do problema transversal tende a ser favorável, tendo em vista que o objetivo visa à oclusão. Os procedimentos de expansão têm sido adotados imediatamente antes da cirurgia de enxerto ósseo alveolar secundário, com o objetivo de preparar a morfologia maxilar para a reconstrução alveolar.

A mecânica expansionista, via de regra, com expansores fixos com parafusos expansores, visa melhorar as relações intra e interarcos dentários. No tocante à relação intraarcos, a movimentação lateral dos segmentos palatinos melhora a morfologia da arcada dentária superior, alinha os segmentos e aumenta a amplitude da área da fissura alveolar para a colocação do enxerto ósseo. Na relação interarcos, a expansão objetiva ajustar a relação transversa entre os arcos superior e inferior.

O tratamento ortodôntico inicia-se frequentemente, na dentadura mista tardia, com o procedimento de expansão rápida da maxila. Os expansores utilizados centram-se geralmente nos clássicos expansores fixos tipo Haas ou Hyrax.[25,49] O expansor em leque ou borboleta também pode ser indicado quando se deseja privilegiar a expansão na região dos caninos sem alterar contundentemente a relação transversal dos molares permanentes, já adequada (Fig. 12-5). Nos pacientes com fissura transforame bilateral, o expansor diferencial[25] (Fig. 12-6) mostra-se mais adequado por permitir a expansão na região dos molares, acentuando, logo em seguida, a magnitude de ativação na região dos caninos, onde os déficits transversais se mostram sempre mais graves.

A velocidade de ativação é a mesma respeitada em pacientes sem fissuras. A sobrecorreção é sempre desejada e o arco inferior, em regra, é usado como referência. Uma exceção são os pacientes com severa deficiência sagital da maxila e prognóstico cirúrgico, que por oclüírem em uma região mais larga do arco dentário inferior, demandam cuidado para evitar uma expansão exagerada da maxila. Após a fase ativa, o expansor é mantido na boca como contenção, e então substituído por uma contenção fixa tipo arco palatino.

Em virtude da fissura, os efeitos da expansão diferem em alguns pontos no arco fissurado: (1) o efeito ortopédico se dá pelo reposicionamento lateral dos segmentos palatinos, aumentando a amplitude da fissura alveolar e palatina. Não ocorre o rompimento sutural e tampouco ganho real de tecido ósseo, já que a sutura palatina mediana está ausente; (2) consequentemente, não abre o diastema interincisivos centrais. A abertura de espaço ocorre lateralmente, entre os dentes adjacentes à fissura; (3) a instabilidade é significante, o que exige contenção ao longo de toda mecânica subsequente e principalmente após o término do tratamento ortodôntico; e (4) mesmo sem sutura palatina mediana, a resistência ao distanciamento dos processos maxilares aumenta com o avanço da idade, à semelhança do que acontece na maxila íntegra. Esse comportamento não surpreende, considerando-se a presença das demais articulações na face média e na base do crânio.

As mordidas cruzadas anteriores poderiam ser abordadas durante a ortodontia pré-enxerto. Estas são preferencialmente tratadas na fase de ortodontia pós-enxerto, por meio da ortopedia de protração maxilar com ancoragem esquelética ou, por meio da cirurgia ortognática. Exceção se faz em dois cenários. Na fissura transforame bilateral, quando a mordida cruzada anterior é acompanhada por clara retroinclinação dos incisivos superiores, em uma face com adequada convexidade. Nesses casos, o aparelho expansor ou a contenção fixa acrescida de molas digitais podem constituir a terapia de escolha. Uma outra situação clínica em que a mordida cruzada anterior poderia ser abordada, na fase de ortodontia pré-enxerto, seria uma relação interarcos Goslon 3, com deficiência maxilar suave, em pacientes com fissura transforame unilateral. Neste caso, o clássico protocolo de protração maxilar com máscara facial[50] poderia ser, com muito critério, cogitado. Esta abordagem ortopédica, em pacientes com fissuras labiopalatinas, demonstra uma marcante limitação: a instabilidade em longo prazo. Considerando-se que a trajetória do HRAC-USP tem demonstrado que a maior parte dos pacientes tratados com a máscara facial são, mais tarde, preparados para cirurgia ortognática,[51] a terapia com máscara facial poderia constituir um *burden of care* ou sobrecarga de tratamento, podendo somente ser implementada se o paciente e a família tiverem completa ciência dos custos e dos benefícios meramente temporários observados na oclusão, na face e na estética do sorriso.

ORTODONTIA PÓS-ENXERTO

Após a realização do enxerto ósseo secundário, o ortodontista deve monitorar o desenvolvimento da dentição, especialmente a irrupção dos caninos superiores adjacentes à fissura. A mesioangulação e impacção dos caninos superiores ocorre em 24% dos casos de fissuras transforame unilateral, principalmente na ausência dos incisivos laterais.[52] Diante dessa ocorrência, o canino superior deve ser exposto cirurgicamente e tracionado através da região enxertada (Fig. 12-7). Quando a dentadura permanente se completa, o tratamento ortodôntico corretivo pode iniciar-se, principalmente nos casos com intenção de tratamento ortodôntico compensatório. O tempo mínimo recomendado entre a cirurgia de enxerto e o início do tratamento ortodôntico varia de 3 a 6 meses. Após a expansão rápida da maxila, os arcos de nivelamento abertos, associados à contenção fixa tipo arco palatino, tentam manter a estabilidade dos segmentos palatinos reposicionados enquanto nivelam e alinham os dentes em seus respectivos segmentos alveolares. O espaço da agenesia do incisivo lateral, no lado da fissura, pode ter dois destinos: 1) o fechamento do espaço, às expensas de movimento mesial dos dentes posteriores e substituição pelo canino (Figs. 12-5 e 12-7); ou 2) a manutenção do espaço para futura reabilitação protética (Fig. 12-4).[53] Ambos os caminhos terapêuticos conduzem a adequados resultados. A mecânica conduzida no arco dentário inferior, sem grandes diferenças em relação ao paciente sem fissura, prevê o nivelamento e o alinhamento dos dentes na base alveolar inferior. Cabe aqui considerar a possibilidade de redução do comprimento do arco dentário inferior, com a extração de dentes, no intuito de coordená-lo ao arco dentário superior, sobretudo nos tratamentos compensatórios, sem cirurgia ortognática.

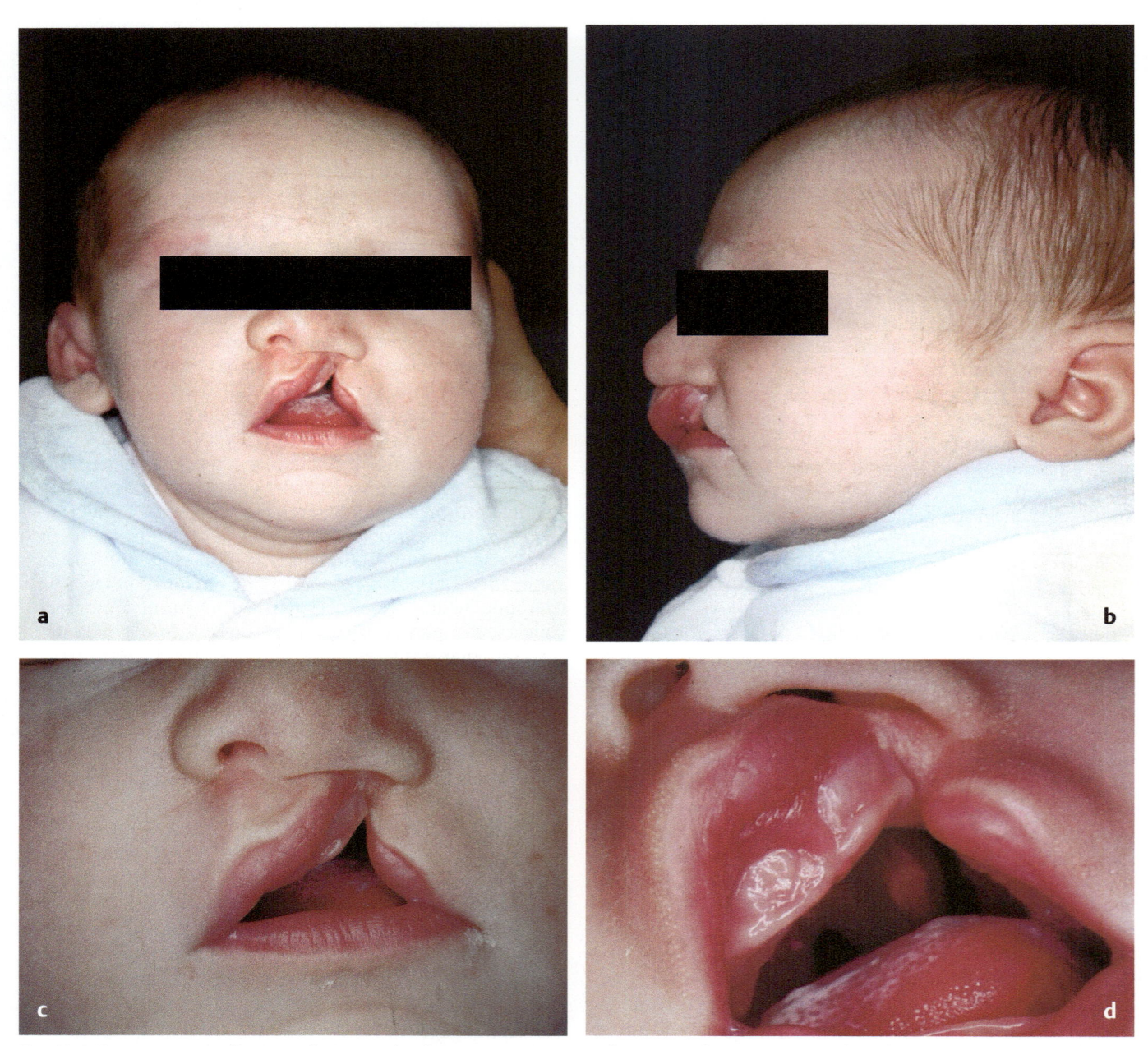

Fig. 12-7. Tratamento ortodôntico-cirúrgico conduzido em um paciente com fissura transforame incisivo unilateral esquerdo. (a-d) Fotografias pré-cirurgias primárias. Observe a presença da bandeleta de Simonart. *(Continua)*

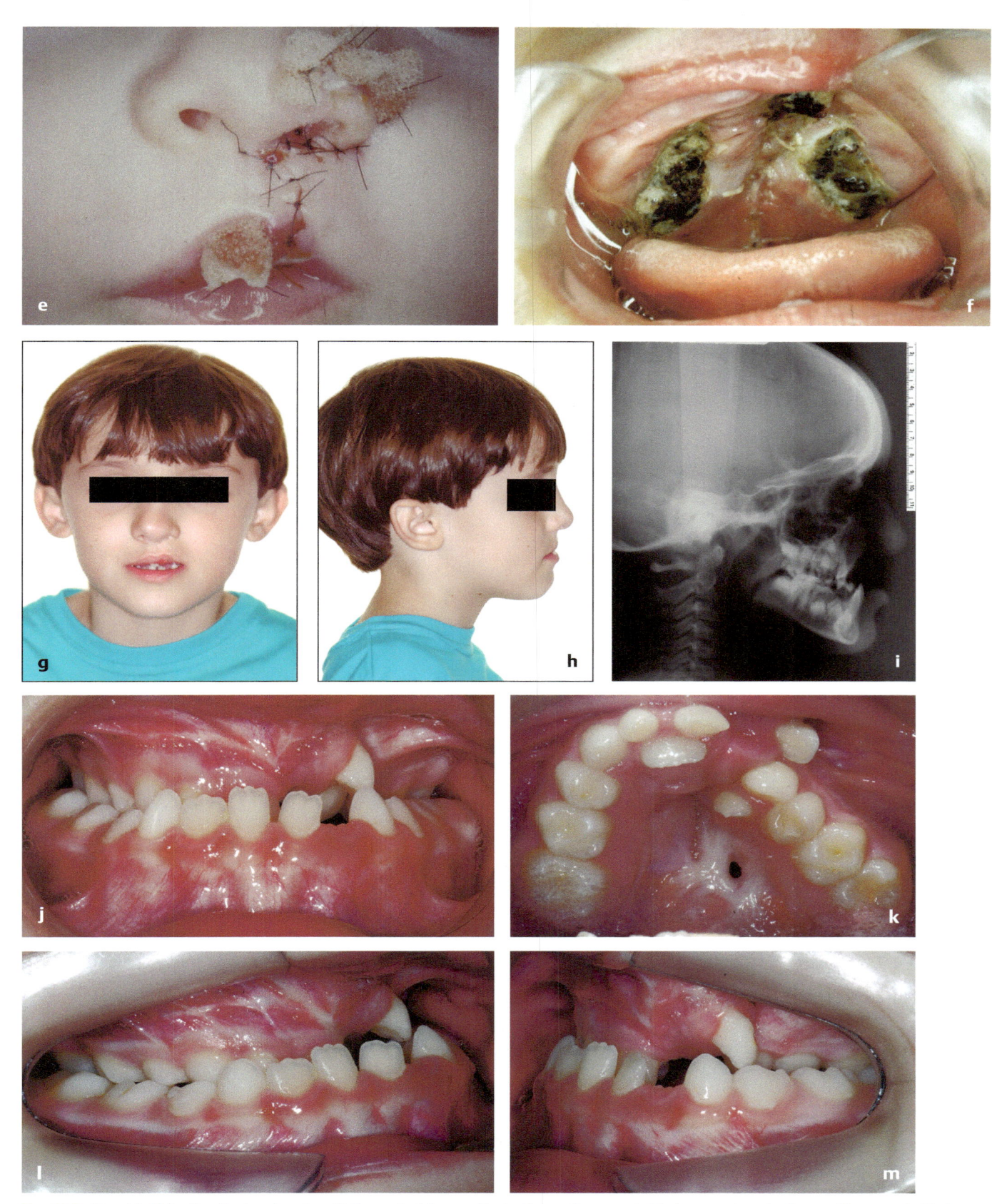

CAPÍTULO 12 ■ DESORDENS OCLUSAIS E ESQUELÉTICAS – INTERVENÇÕES ORTODÔNTICAS

Fig. 12-7. *(Cont.)* **(e-f)** Realização das cirurgias plásticas primárias, queiloplastia, aos 3 meses de idade, e a palatoplastia, aos 12 meses de idade. **(g-m)** Paciente aos 8 anos de idade em acompanhamento do desenvolvimento da dentição e do crescimento craniofacial. Nesta fase, a relação interarcos com índice Goslon 5 já prenunciava a necessidade de cirurgia ortognática no futuro. O arco superior foi expandido antes da cirurgia de enxerto ósseo alveolar. *(Continua)*

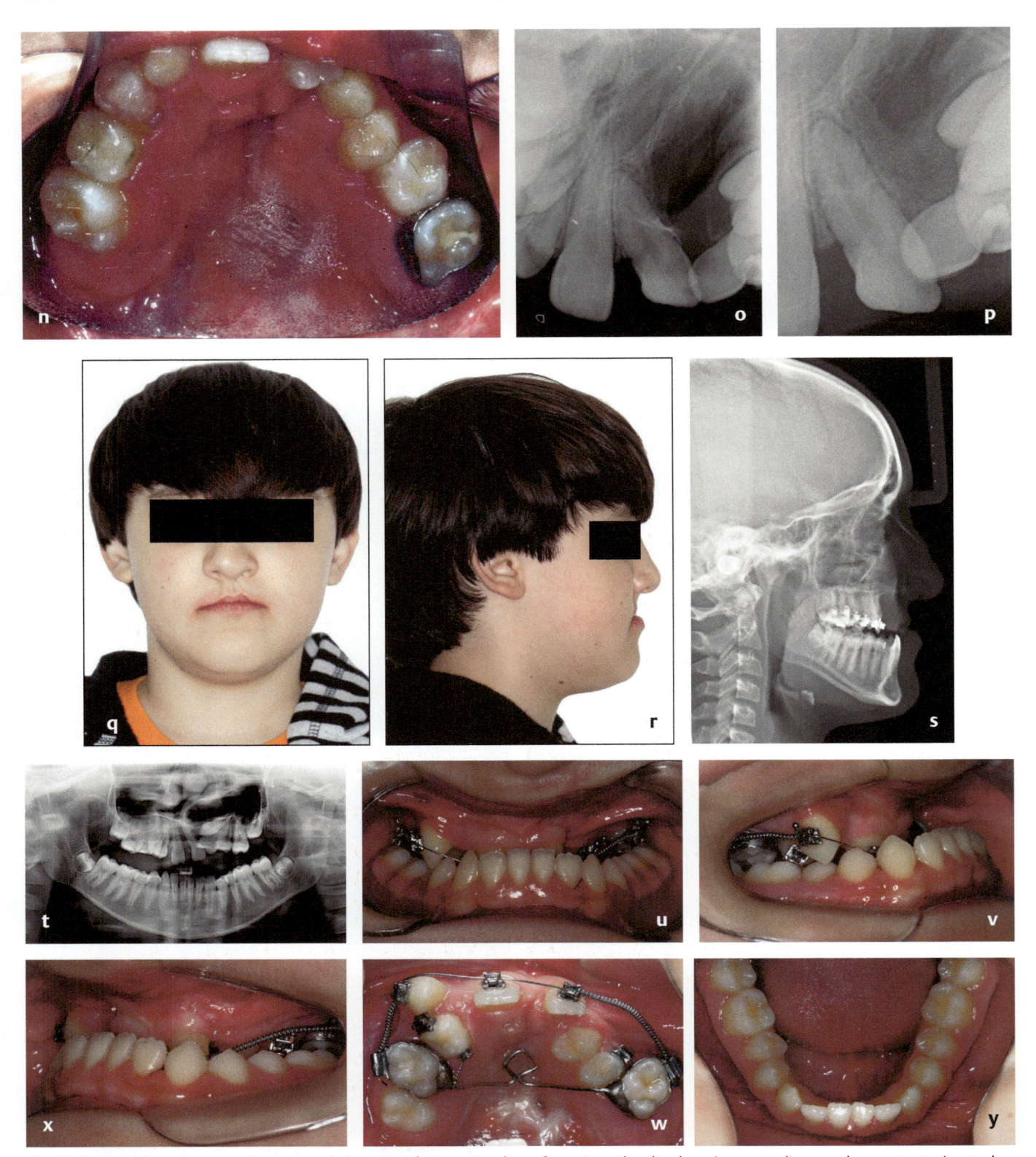

Fig. 12-7. *(Cont.)* **(n-p)** Arco superior preparado transversalmente. A radiografia periapical realizada após o procedimento de enxerto autógeno da crista ilíaca revela a excelente qualidade do osso enxertado. A ortodontia pós-enxerto foi postergada para a fase final do crescimento craniofacial. **(q-y)** Aos 15 anos de idade, iniciou-se o preparo ortodôntico pré-cirúrgico. O objetivo do tratamento ortodôntico foi alinhar e nivelar os dentes superiores e inferiores, posicionando os caninos superiores como incisivos laterais e melhorando a simetria do arco superior. No arco inferior, foi realizada a exodontia de segundos pré-molares, para evitar a protrusão excessiva dos incisivos inferiores na correção da curva de Spee e para prover uma maior compatibilidade de massa dentária, considerando a redução considerável de dentes no arco superior. *(Continua)*

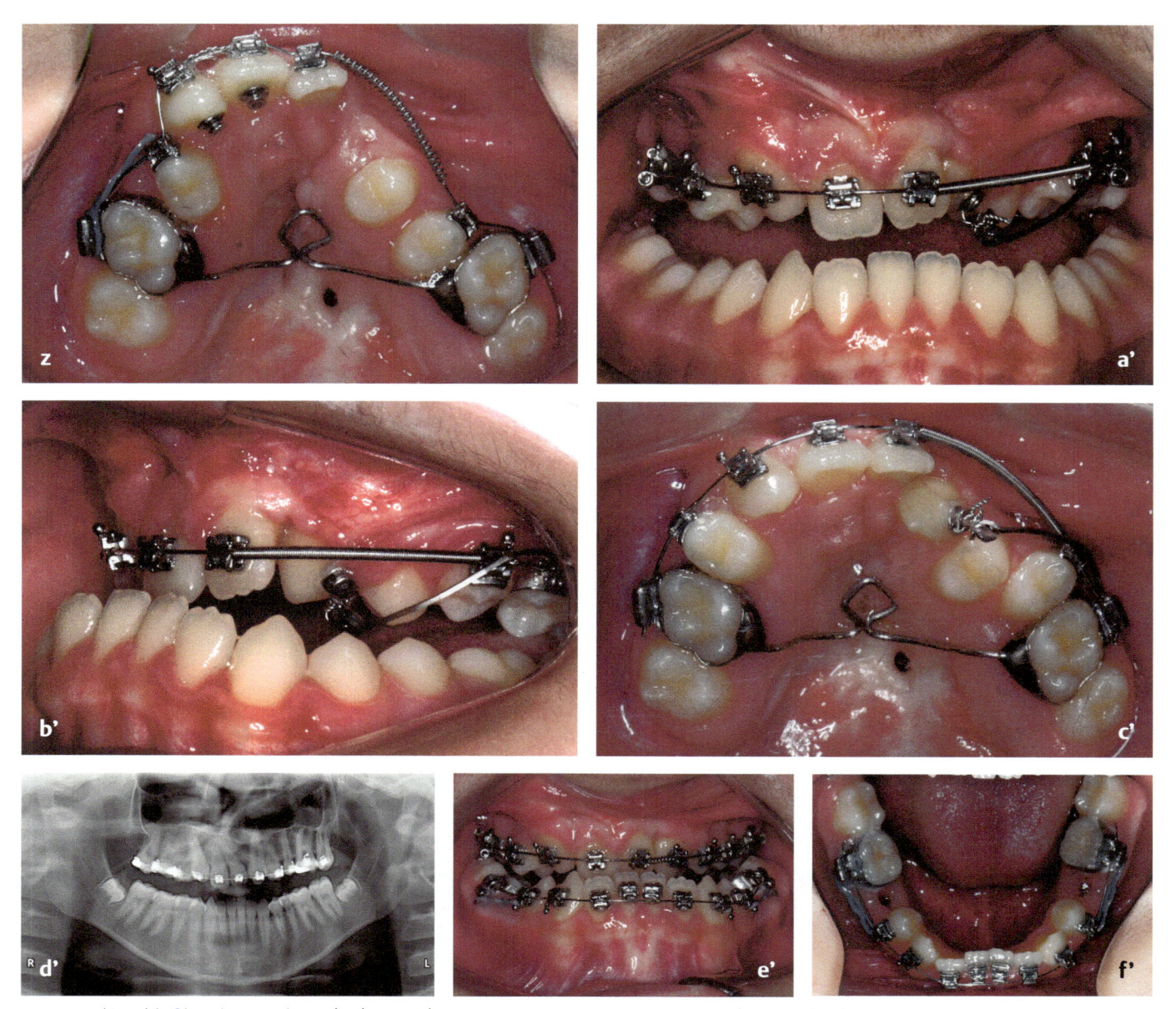

Fig. 12-7. *(Cont.)* **(z-f')** Após a mecânica de abertura de espaço para o canino superior esquerdo, foi realizado acesso cirúrgico para o tracionamento ortodôntico com *cantilever* de TMA ancorado na barra transpalatina. Ao fim do tracionamento, a exodontia dos segundos pré-molares inferiores realizada e a instalação do aparelho fixo inferior. *(Continua)*

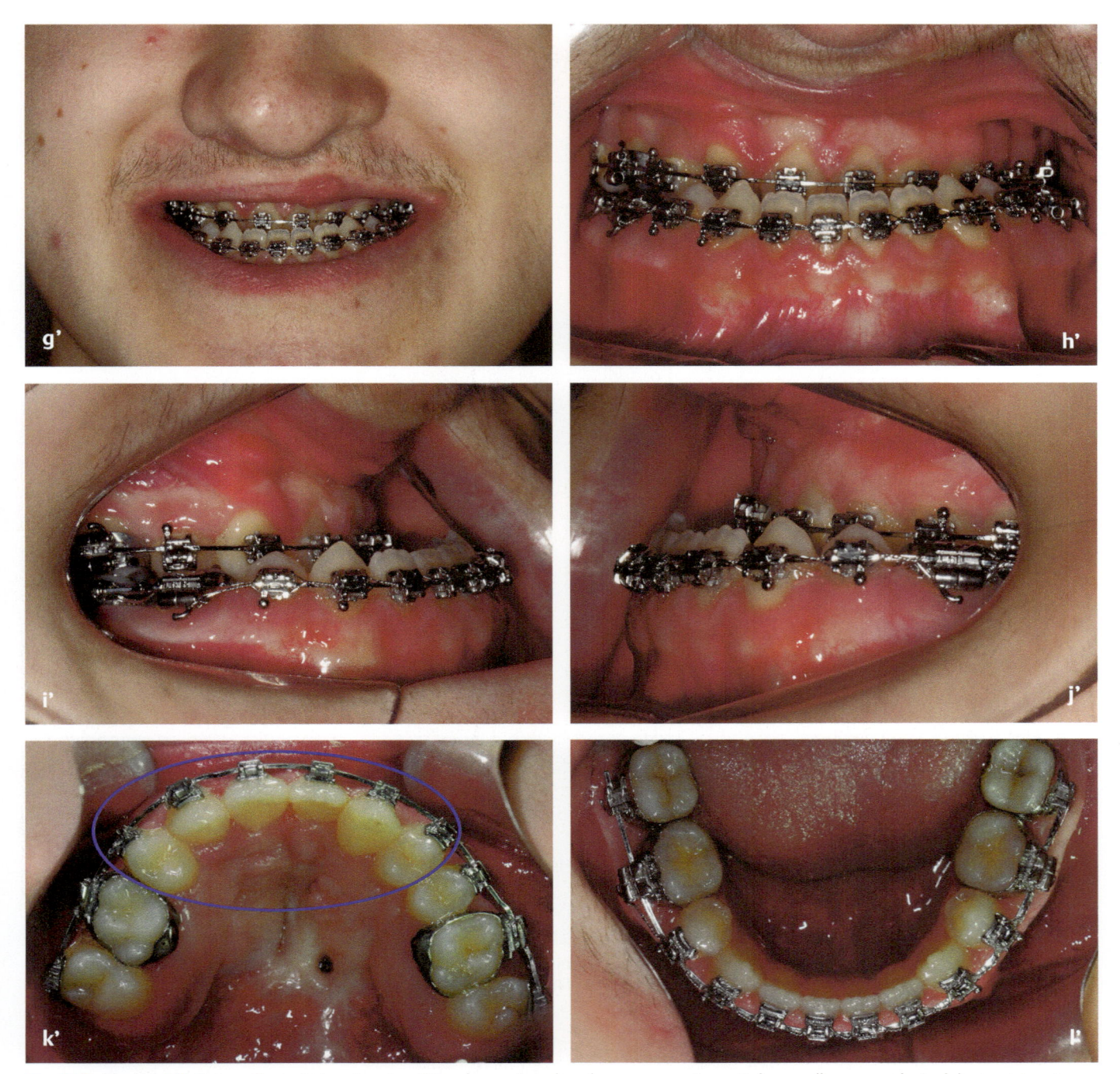

Fig. 12-7. *(Cont.)* **(g'-l')** Fotografias pré-cirurgia ortognática demonstrando a descompensação sagital e a melhora considerável da simetria entre do arco superior, como destacado na figura k'. Nesta fase, os arcos retangulares de aço foram mantidos por no mínimo 2 meses antes da cirurgia ortognática para leitura final do torque. *(Continua)*

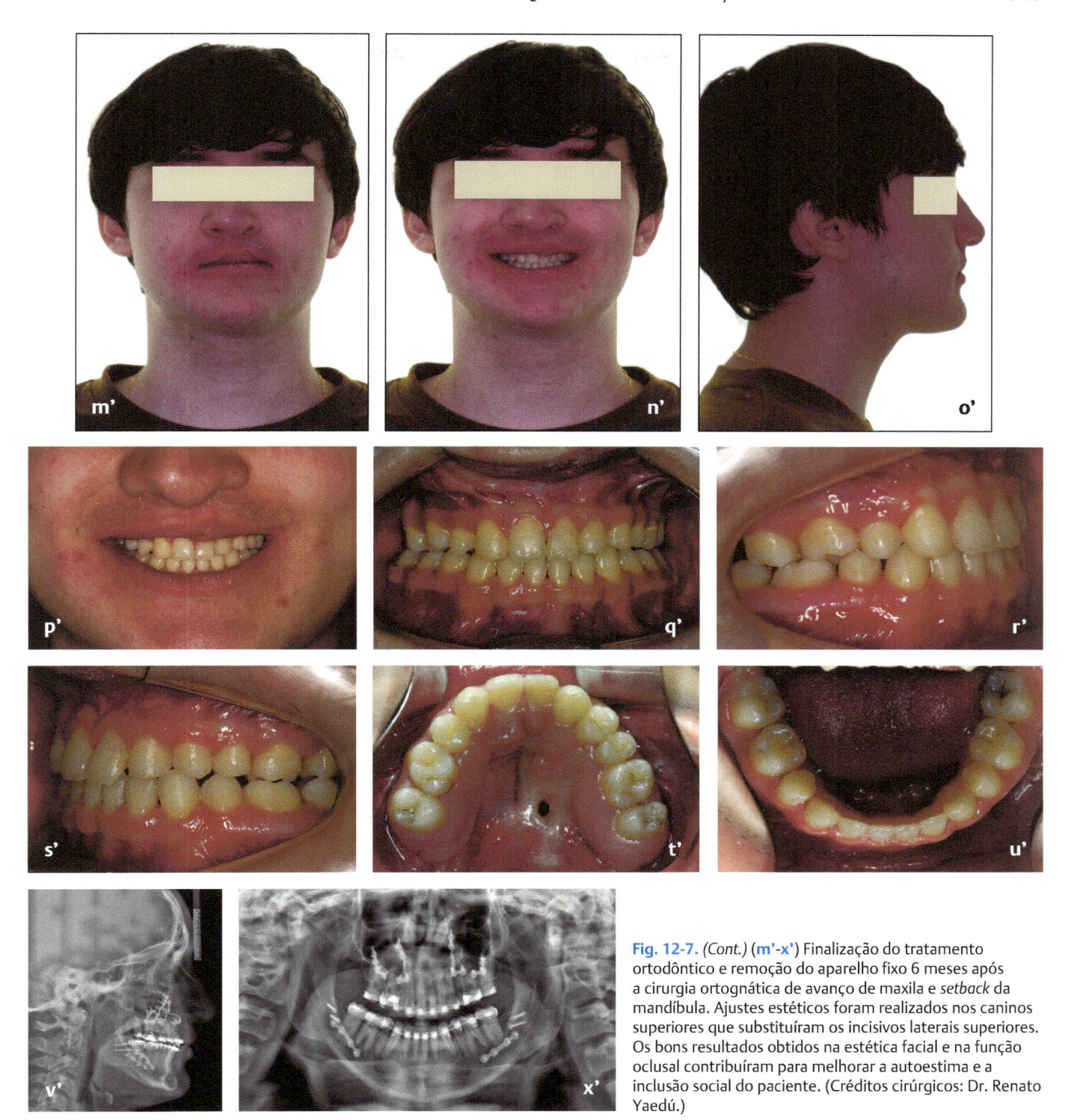

CAPÍTULO 12 ▪ DESORDENS OCLUSAIS E ESQUELÉTICAS – INTERVENÇÕES ORTODÔNTICAS   325

Fig. 12-7. *(Cont.)* (**m'-x'**) Finalização do tratamento ortodôntico e remoção do aparelho fixo 6 meses após a cirurgia ortognática de avanço de maxila e *setback* da mandíbula. Ajustes estéticos foram realizados nos caninos superiores que substituíram os incisivos laterais superiores. Os bons resultados obtidos na estética facial e na função oclusal contribuíram para melhorar a autoestima e a inclusão social do paciente. (Créditos cirúrgicos: Dr. Renato Yaedú.)

A fraca correlação entre o tratamento ortodôntico e a melhora na aparência facial justifica a alta frequência de pacientes com fissura que são preparados ortodonticamente para a cirurgia ortognática.[3] Nos casos com moderada a severa deficiência maxilar atada a uma face esteticamente desagradável, o avanço maxilar por meio da cirurgia ortognática consiste na terapia padrão-ouro,[54] como atesta a Figura 12-7. Com a recente introdução da terapia de protração maxilar ancorada em miniplacas (terapia BAMP – *bone anchored maxillary protraction*),[55] e os bons resultados observados em pacientes com fissuras labiopalatinas[56-58] despontou a oportunidade de manejo ortopédico das deficiências maxilares na fase de ortodontia pós-enxerto, no intento de prevenir a cirurgia ortognática e de antecipar a estética facial. A Figura 12-8 ilustra a terapia BAMP aplicada à fissura transforame unilateral.

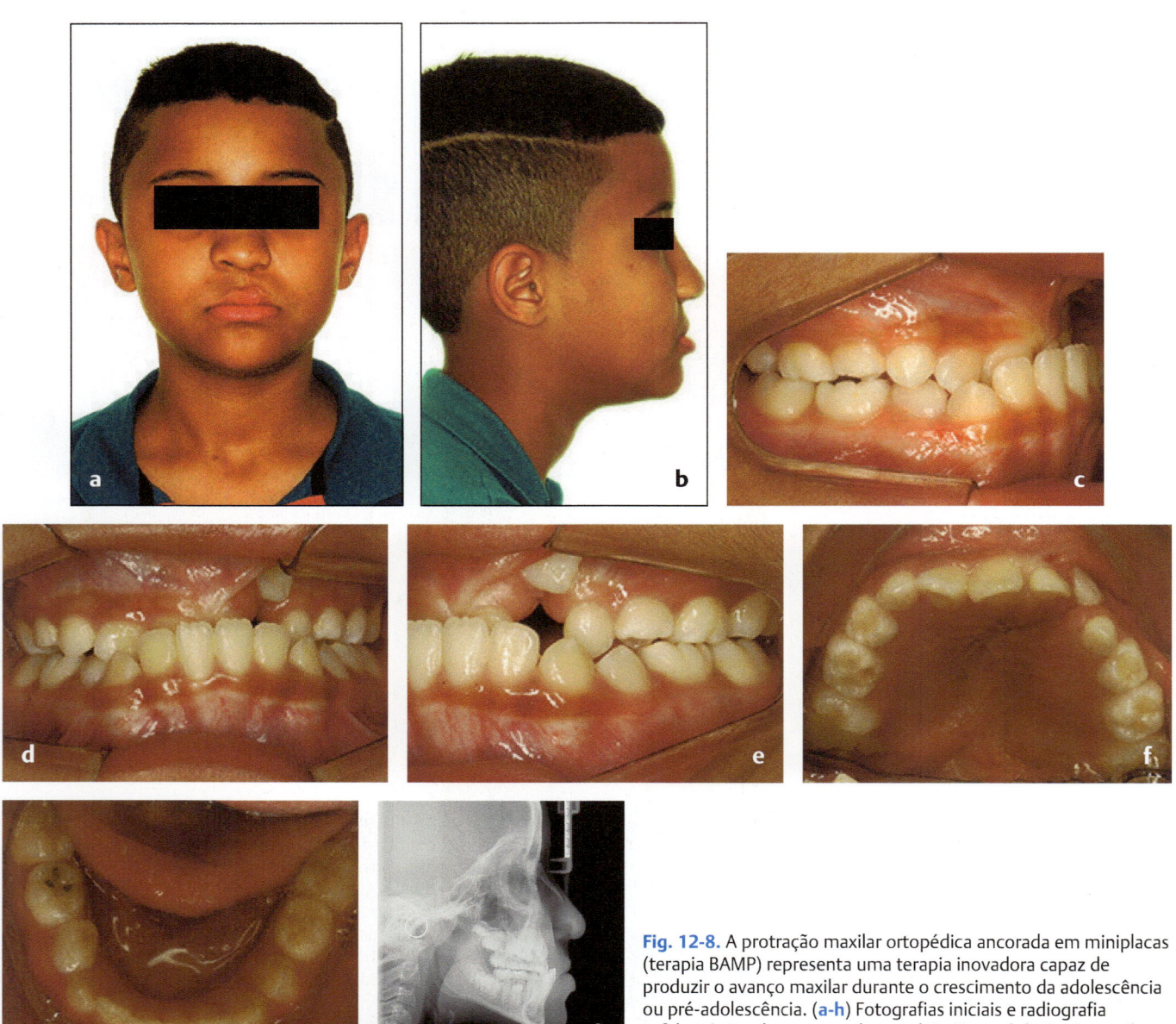

Fig. 12-8. A protração maxilar ortopédica ancorada em miniplacas (terapia BAMP) representa uma terapia inovadora capaz de produzir o avanço maxilar durante o crescimento da adolescência ou pré-adolescência. (**a-h**) Fotografias iniciais e radiografia cefalométrica demonstrando o padrão III por deficiência maxilar e uma relação interarcos Goslon 5. *(Continua)*

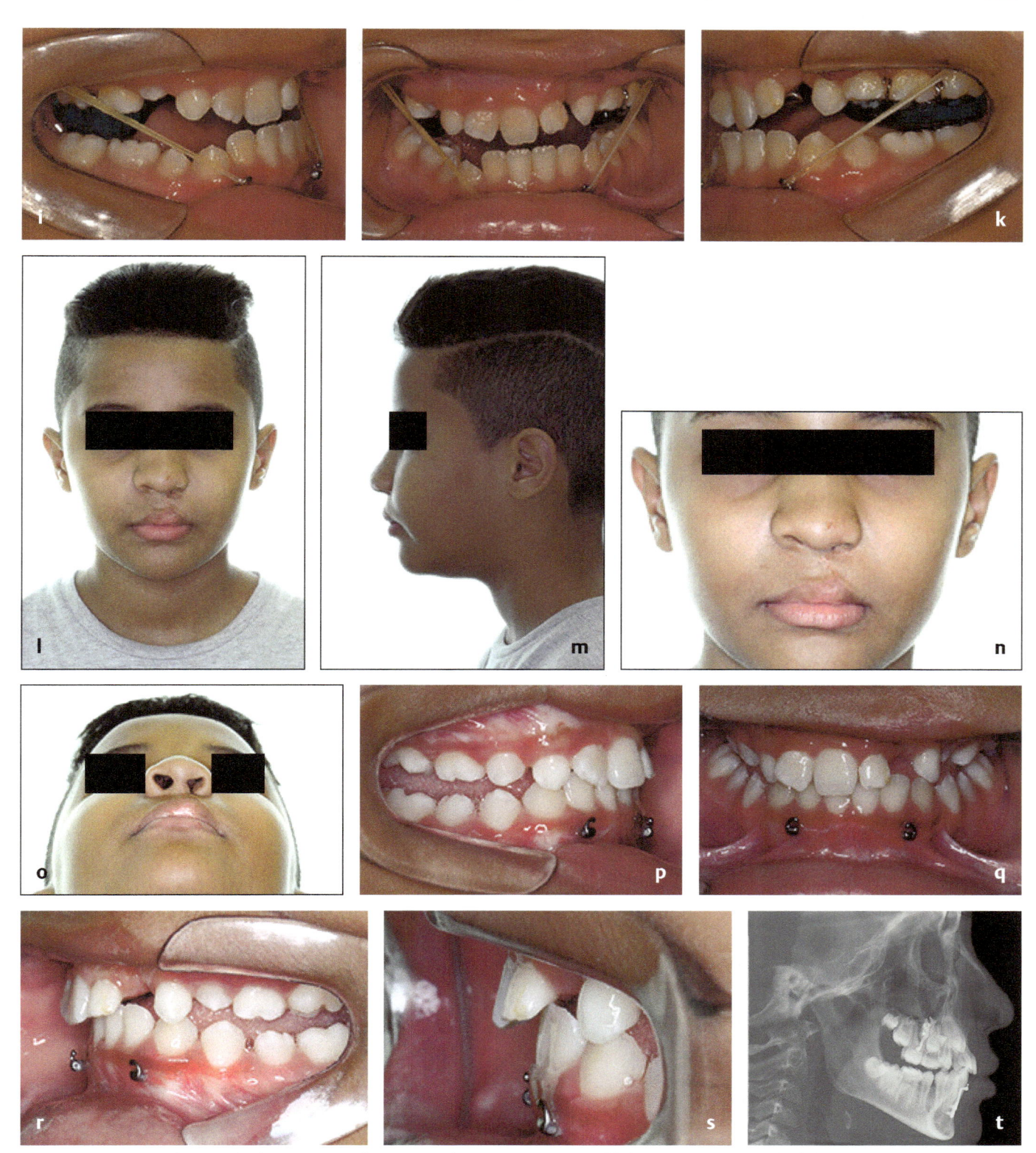

Fig. 12-8. *(Cont.)* **(i-k)** Elásticos de classe III ancorados nas miniplacas maxilares e mandibulares são recomendados *full-time*. A placa de levantamento de mordida foi usada no arco superior para evitar a influência do *overbite* no resultado da terapia. **(l-t)** Fotografias após a terapia BAMP. Observe o impacto facial com preenchimento da face média devido ao avanço maxilar. A mordida cruzada anterior foi corrigida por mudanças ortopédicas. A partir desse momento, os elásticos são usados somente para dormir (8 h) até o final do crescimento, e a mecânica corretiva pode ser iniciada.

O tratamento ortodôntico demonstra tendência à recidiva (Fig. 12-9). A contenção definitiva, defendida por alguns autores, constitui a única garantia de estabilidade permanente. Nos casos em que o espaço da agenesia dentária foi mantido no arco dentário, é de praxe a placa de Hawley conter um incisivo lateral do lado fissurado, o qual devolve a estética e garante o uso ininterrupto da placa de contenção, até que o implante ou a prótese convencional na região do incisivo lateral superior se concretize. No arco inferior, a clássica contenção fixa tipo barra 3 × 3 deve ser instalada.

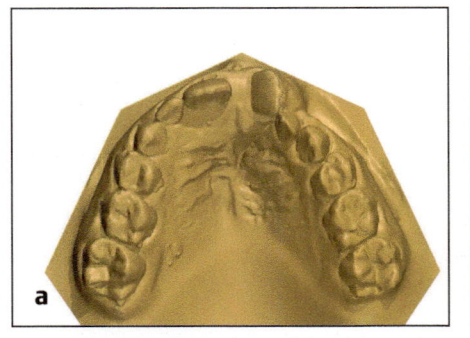

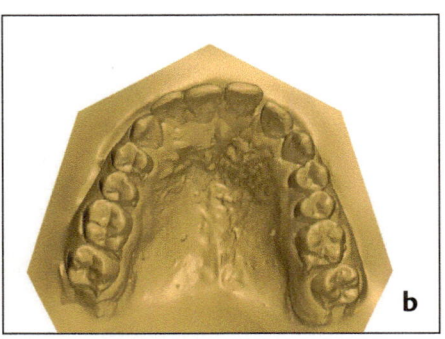

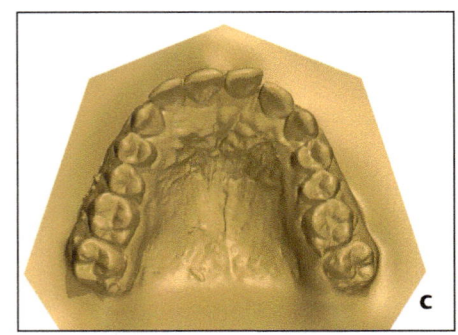

Fig. 12-9. A sequência de modelos digitais de um paciente com fissura transforame unilateral reforçam a necessidade do uso de contenções eficientes e longevas após a terapia ortodôntica. (a) Vista oclusal do modelo superior previamente ao tratamento ortodôntico. (b) Após o tratamento ortodôntico completo. (c) Após 24 meses da finalização da terapia ortodôntica corretiva, observe a recidiva parcial da rotação do incisivo central superior adjacente à fissura. (Créditos: Dra. Jessica Huanca Sánchez.)

REFERÊNCIAS BIBLIOGRÁFICAS

1. Ozawa TO, Dutka JCR, Garib D, Lauris RCMC, Almeida AM, Brosco TVS et al. Influence of surgical technique and timing of primary repair on interarch relationship in UCLP: A randomized clinical trial. Orthod Craniofac Res. 2021;24:288-295.
2. Ross RB. Treatment variables affecting facial growth in complete unilateral cleft lip and palate. Part I. Treatment affecting growth. Cleft Palate J. 1987;24:5-23.
3. Ross RB. Treatment variables affecting facial growth in complete unilateral cleft lip and palate. Part VII. An overview of treatment and facial growth. Cleft Palate J. 1987;24:71-77.
4. Normando ADC, Silva Filho OG, Capelozza Filho L. Influence of surgery on maxillary growth in cleft lip and/or palate patients. J Craniomaxillofac Surg. 1992;20:111-118.
5. Bergland O, Semb G, Abyholm FE. Elimination of the residual alveolar cleft by secondary bone grafting and subsequent orthodontic treatment. Cleft Palate J. 1986;23:175-205.
6. Boyne PJ, Sands NR. Combined orthodontic surgical management of residual alveolar cleft defects. Am J Orthod. 1976;70:20-37.
7. Enemark H, Sindet-Pedersen S, Bundgaard M. Long term results after secondary bone grafting of alveolar clefts. J Oral Maxillofac Surg. 1987;45:913-919.
8. Garib DG, Rosar JP, Sathler R, Ozawa TO. Dual embryonic origin of maxillary lateral incisors: clinical implications in patients with cleft lip and palate. Dental Press J Orthod. 2015;20:118-125.
9. Keams G, Perrott DH, Sharma A, Kaban LB, Vargervik K. Placement of endosseous implants in grafted alveolar clefts. Cleft Palate Craniofac J. 1997;34:520-525.
10. Georgiade NG, Latham RA. Maxillary arch alignment in the bilateral cleft lip and palate infant, using pinned coaxial screw appliance. Plast Reconstr Surg. 1975;56:52-60.
11. Rubin MS, Clouston SAP, Esenlik E, Shetye PR, Flores RL, Grayson BH. Midface Growth in Patients With Unilateral Cleft Lip and Palate Treated With a Nasoalveolar Molding Protocol. J Craniofac Surg. 2019;30:1640-1643.
12. Gnoinski WM. Early maxillary orthopaedics as a supplement to conventional primary surgery in complete cleft lip and palate cases: long term results. J Maxillofac Surg. 1982;10:165-172.
13. World Health Organization. Possibilities for improving the treatment of CFA. Global strategies to reduce the health-care burden of craniofacial anomalies. In: Report of WHO meetings on international collaborative research on craniofacial anomalies. World Health Organization, 2002.
14. Silva Filho OG, Albuquerque MVP, Kurol J. Ectopic eruption of maxillary first permanent molars in children with cleft lip. Angle Orthod. 1996;66:373-380
15. Mazaheri M, Athanasiou AE, Long RE, Kolokitha OG. Evaluation of maxillary dental arch form in unilateral clefts of lip, alveolus, and palate from one month to four years. Cleft Palate Craniofac J. 1993;30:90-93.
16. Silva Filho OG, Ramos AL, Abdo RCC. The influence of unilateral cleft lip and palate on maxillary dental arch morphology. Angle Orthod. 1992;62:283-290.
17. Pruzansky S, Aduss H. Cleft lip and palate. J Clin Orthod. 1976;10:380-395.
18. Silva Filho OG, Capelozza Filho L, Ramos AL. Influence of palatoplasty on the upper dental arch shape and dimensions of unilateral complete cleft lip and palate patients. Braz J Dysmorphol Speech Dis. 1997;1:41-54.
19. Huddart AG, Bodenham RS. The evaluation of arch form and occlusion in unilateral cleft palate subjects. Cleft Palate J. 1972;9:194-209.
20. Huddart AG, Maccauley FJ, Davis, MEH. Maxillary arch dimensions in normal and unilateral cleft palate subjects. Cleft Palate J. 1969;6:471-487.
21. Mccance AM, Roberts-Harry D, Sherriff M, Mars M, Houston WJ. Study model analysis of adult unoperated Sri Lankans with unilateral cleft lip and palate. Cleft Palate J. 1990;27:146-154.
22. Mazaheri M, Harding RL, Cooper JA, Meier JA, Jones TS. Changes in arch form and dimensions of cleft patients. Am J Orthod. 1971;60:19-32.
23. Athanasiou AE, Mazaheri M, Zarrinnia K. Frequency of crossbite in surgically treated cleft lip and/or palate children. J Pedod. 1986;10:340-351.
24. Athanasiou AE, Mazaheri M, Zarrinnia K. Dental arch dimensions in patients with unilateral cleft lip and palate. Cleft Palate J. 1988;25:139-145.

25. Garib D, Lauris RC, Calil LR, Alves AC, Janson G, Almeida AM et al. Dentoskeletal outcomes of a rapid maxillary expander with differential opening in patients with bilateral cleft lip and palate: A prospective clinical trial. Am J Orthod Dentofacial Orthop. 2016;150:564-574.
26. Nicholson PT, Plint DA. A long-term study of rapid maxillary expansion and bone grafting in cleft lip and palate patients. Europ J Orthod. 1989;11:186-192.
27. Mars M, Plint DA, Houston WJB, Bergland O, Semb G. The Goslon Yardstick: a new system of assessing dental arch relationships in children with cleft lip and palate. Cleft Palate J. 1987;24:314-322.
28. Atack N, Hathorn I, Mars M, Sandy J. Study models of 5 year old children as predictors of surgical outcome in unilateral cleft lip and palate. Eur J Orthod. 1997;19:165-170.
29. Silva Filho OG, de Castro Machado FM, de Andrade AC, de Souza Freitas JA, Bishara SE. Upper dental arch morphology of adult unoperated complete bilateral cleft lip and palate. Am J Orthod Dentofac Orthop. 1998;114:154-161.
30. Ozawa TO, Shaw WC, Katsaros C, Kuijpers-Jagtman AM, Hagberg C, Rønning E et al. A new yardstick for rating dental arch relationship in patients with complete bilateral cleft lip and palate. Cleft Palate Craniofac J. 2011;48:167-172.
31. Capelozza Filho L, Normando ADC, Silva Filho OG. Isolated influences of lip and palate surgery on facial growth: comparisons of operated and unoperated male adults with UCLP. Cleft Palate Craniofac J. 1996;3:51-56.
32. Capelozza Filho L, Taniguchi SM, Silva Filho OG. Craniofacial morphology of adult unoperated complete unilateral cleft lip and palate patients. Cleft Palate Craniofac J. 1993;30:376-381.
33. Ross RB. The clinical implications of facial growth in cleft lip an palate. Cleft Palate J. 1970;7:37-47.
34. Bishara SE, Sierk DL, Huang, KS. A longitudinal cephalometric study on unilateral cleft lip and palate subjects. Cleft Palate J. 1979;16:59-71.
35. Semb G. A study of facial growth in patients with unilateral cleft lip and palate treated by the Oslo CLP Team. Cleft Palate Craniofac J. 1991;28:1-21.
36. Silva Filho OG, Normando ADC, Capelozza Filho L, Mandibular morphology and spatial position in patients with clefts: intrinsic or iatrogenic? Cleft Palate Craniofac J. 1992;29:369-375.
37. Vargervik K. Growth characteristics of the premaxilla and orthodontic treatment principies in bilateral cleft lip and palate. Cleft Palate J. 1983;20:289-302.
38. Friede H, Pruzansky S. Longitudinal study of growth in bilateral cleft lip and palate from infancy to adolescence. Plast Reconstr Surg. 1972;29:392-403.
39. Narula JK, Ross RB. Facial growth in children with complete bilateral cleft lip andpalate. Cleft Palate J. 1970;7:239-248.
40. Gaggl A, Schultes G, Kärcher H. Aesthetic and functional outcome of surgical and orthodontic correction of bilateral clefts of lip, palate and alveolus. Cleft Palate Craniofac J. 1999;36:407-412.
41. Semb G. A study of facial growth in patients with bilateral cleft lip and palate treated by the Oslo CLP Team. Cleft Palate Craniofac J. 1991;28:22-39.
42. Leal CR, Carvalho RM, Ozawa TO, Almeida AM, Dalben GS, Bastos Júnior JCC et al. Outcomes of alveolar graft with rhBMP-2 in CLP: influence of cleft type and width, canine eruption and surgeon. Cleft Palate Craniofac J. 2019;56:383-389.
43. Yatabe MS, Ozawa TO, Janson G, Faco RAS, Garib D. Are there bone dehiscences in maxillary canines orthodontically moved into the grafted alveolar cleft? Am J Orthod Dentofacial Orthop. 2015;147:205-213.
44. Yatabe M, Natsumeda G M, Miranda F, Janson G, Garib D. Alveolar bone morphology of maxillary central incisors near grafted alveolar clefts after orthodontic treatment. Am J Orthod Dentofacial Orthop. 2017;152:501-508.
45. Garib D, Massaro C, Yatabe M, Janson G, Lauris JR. Mesial and distal alveolar bone morphology in maxillary canines moved into the grafted alveolar cleft: computed tomography evaluation. Am J Orthod Dentofacial Orthop. 2017;151:869-877.
46. Wada T, Miyazaki T. Growth and changes in maxillary arch form in complete unilateral cleft lip and cleft palate children. Cleft Palate J. 1975;12:115-130.
47. Vargervik K. Orthodontic management of unilateral cleft lip and palate. Cleft Paleta J. 1981;18:256-270.
48. Silva Filho OG, Normando ADC, Capelozza Filho L. Mandibular growth in patients with cleft lip and/or cleft palate - the influence of the cleft type. Am J Orthod Dentofac Orthop. 1993;104:269-275.
49. Almeida AM, Ozawa TO, Alves ACM, Janson G, Lauris JRP, Ioshida MSY, Garib DG. Slow versus rapid maxillary expansion in bilateral cleft lip and palate: a CBCT randomized clinical trial. Clin Oral Investig. 2017;21:1789-1799.
50. Rygh P, Tindlund R. Orthodontic expansion and protraction of the maxilla in cleft palate patients: a new treatment rationale. Cleft Palate J. 1982;19:104-112.
51. Ozawa TO, Costa DS, Lima BO, Baessa G, Sathler R, Garib D. Efficacy of Rapid maxillary expansion associated with maxillary protraction in patients with unilateral complete cleft lip and palate. Cleft Palate Craniof J. 2020; 57:872-876.
52. Holz IS, Carvalho RM, Lauris JR, Lindauer S, Garib D. Permanent canine eruption into the alveolar cleft region after secondary alveolar bone grafting: Are there prediction factors for impaction? Am J Orthod Dentof Orthop. 2018;154:657-663.
53. Freitas JA, Garib DG, Oliveira TM, Lauris RCMC, Almeida ALPF, Neves LT et al. Rehabilitative treatment of cleft lip and palate: experience of the Hospital for Rehabilitation of Craniofacial Anomalies - USP (HRAC-USP) - Part 2: Pediatric Dentistry and Orthodontics. J Appl Oral Sci. 2012;20:268-281.
54. Ribeiro TTC, Feitosa MCP, Penhavel RA, Sathler-Zanda RS, Janson G, Mazzottini R et al. Extreme maxillomandibular discrepancy in unilateral cleft lip and palate: Longitudinal follow-up in a patient with mandibular prognathism. Am J Orthod Dentofacial Orthop. 2018;154:294-304.
55. De Clerck HJ, Cornelis MA, Cevidanes LH, Heymann GC, Tulloch CJ. Orthopedic Traction of the Maxilla with Miniplates: A New Perspective for Treatment of Midface Deficiency. J Oral Maxillof Surg. 2009;67:2123-2129.
56. Garib D, Yatabe M, Faco RAS, Gregório L, Cevidanes L, de Clerck H. Bone-Anchored Maxillary Protraction in a Patient with Complete Cleft Lip and Palate: A Case Report. Am J Orthod Dentofac Orthop. 2018;153:290-297.
57. Faco R, Yatabe M, Cevidanes LHS, Timmerman H, de Clerck H, Garib D. Bone-Anchored Maxillary Protraction in Unilateral Cleft Lip and Palate: A Cephalometric Appraisal. European J Orthod 2019;41:537-543.
58. Garib D, Pugliese F, Kato RM, Yatabe M, Timmerman H, de Clerck H. Bone-Anchored Maxillary Protraction Long-Term Outcomes In UCLP: A Case Report. The Angle Orthod 2020;90:734-741.

IMPLANTES OSSEOINTEGRADOS E FISSURA LABIOPALATINA

CAPÍTULO 13

Ana Lúcia Pompéia Fraga de Almeida ▪ Flavio Monteiro Amado ▪ Luis Augusto Esper

A reabilitação oral envolve todas as especialidades odontológicas e é parte essencial do tratamento das fissuras labiopalatinas.[1] Nos dias atuais ainda observamos altos índices de cárie nesses pacientes[2] e, como consequência, o edentulismo parcial ou total.

Durante décadas, os pacientes edêntulos foram reabilitados com próteses convencionais.[3] Com advento dos implantes osseointegrados, a partir da década de 1960, a reabilitação protética desses pacientes passou a ser mais conservadora, com bom prognóstico desta modalidade de tratamento em longo prazo, observando-se melhora na função mastigatória, na estética do sorriso e consequente aumento da autoestima e qualidade de vida.[1,4,5]

Idealmente, os pacientes com fissura pré-forame e transforame incisivo, são submetidos ao enxerto ósseo alveolar secundário (EOAS) com o objetivo de criar estrutura alveolar para permitir a movimentação dentária, espontânea ou mecanicamente induzida, na área da fissura.[6] O sucesso do procedimento foi relatado por Freitas *et al.* (2012)[7] com sendo de 80% a 90%. Entretanto, em cerca de 10% a 15% dos casos não há indicação de fechamento do espaço do incisivo lateral superior com a movimentação dos dentes em direção à área da fissura, devido à impossibilidade de um bom posicionamento do canino em relação ao incisivo central superior.[8,9] Nestes casos o EOAS propiciará a futura instalação de implantes osseointegrados. Quando o enxerto não é incluído no plano de tratamento do paciente, a área edêntula poderá ser reabilitada com prótese sobre dentes.[3,6,10]

A reabilitação da área da fissura com implantes osseointegrados representa uma excelente opção de tratamento, pois se trata de um procedimento seguro, com bom prognóstico, baixa morbidade[1] e preservação da estrutura dos dentes adjacentes.[3] Em nada difere a técnica de instalação de implantes em pacientes com fissura labiopalatina, desde que os aspectos anatômicos de interesse para garantir o sucesso do tratamento reabilitador sejam levados em consideração.

O primeiro relato de implantes osseointegrados na região da fissura foi publicado por Keller e colaboradores, em 1987.[11] Desde a década de 1990, pesquisadores têm demonstrado que a instalação de implantes na maxila de indivíduos com fissura é viável.[12] No HRAC-USP, a implantodontia teve seu início em 1989, com a visita do Professor Lars Kristersson da Universidade de Malmö da Suécia, quando foram instalados os primeiros implantes.

Os implantes unitários e múltiplos têm se tornado alternativas viáveis na reabilitação das fissuras enxertadas, com taxas de sobrevivência similares àquelas encontradas em pacientes sem fissura, variando de 80% a 96% na maxila.[13-15]

Este capítulo abordará a utilização dos implantes osseointegrados em áreas edêntulas na reabilitação de pacientes com fissura labiopalatina. Apresentaremos as particularidades e os fatores que devem ser considerados para o seu sucesso e longevidade.

ENXERTOS ÓSSEOS PARA INSTALAÇÃO DE IMPLANTE

O EOAS na área de fissura é realizado na fase de dentadura mista para promover estabilização do segmento maxilar e suporte ósseo para a base alar, geralmente concomitante à fase de tratamento ortodôntico,[16] permitindo, também, a movimentação de dentes para a área da fissura enxertada.[17]

Atualmente, a conduta ortodôntica padrão-ouro é movimentar o canino permanente adjacente à fissura, para o espaço do incisivo lateral ausente, logo após o EOAS. Desta forma, além de se evitar a perda do enxerto ósseo por ausência de estímulo funcional, coloca-se o canino em região edêntula anterior, o que se torna esteticamente muito favorável em longo prazo.

O implante tornou-se uma opção viável para a reabilitação da região da fissura. Pode ser instalado na região do incisivo lateral ou em região posterior. Quando instalado em região posterior ocorrerá menor probabilidade de complicações estéticas, quer seja por escurecimento da mucosa ou, ainda, por crescimento residual da maxila (Figs. 13-1 e 13-2).

Recomenda-se que os implantes sejam instalados na região da fissura de 3 a 6 meses após a enxertia,[8,14,16,18,19] sendo que depois desse período nota-se perda de volume do enxerto.[20] Dado o lapso temporal entre tal enxertia e o momento da reabilitação protética final, frequentemente o volume ósseo na região é limítrofe para a instalação de implante dentário na reabilitação dos incisivos laterais (Fig. 13-3).

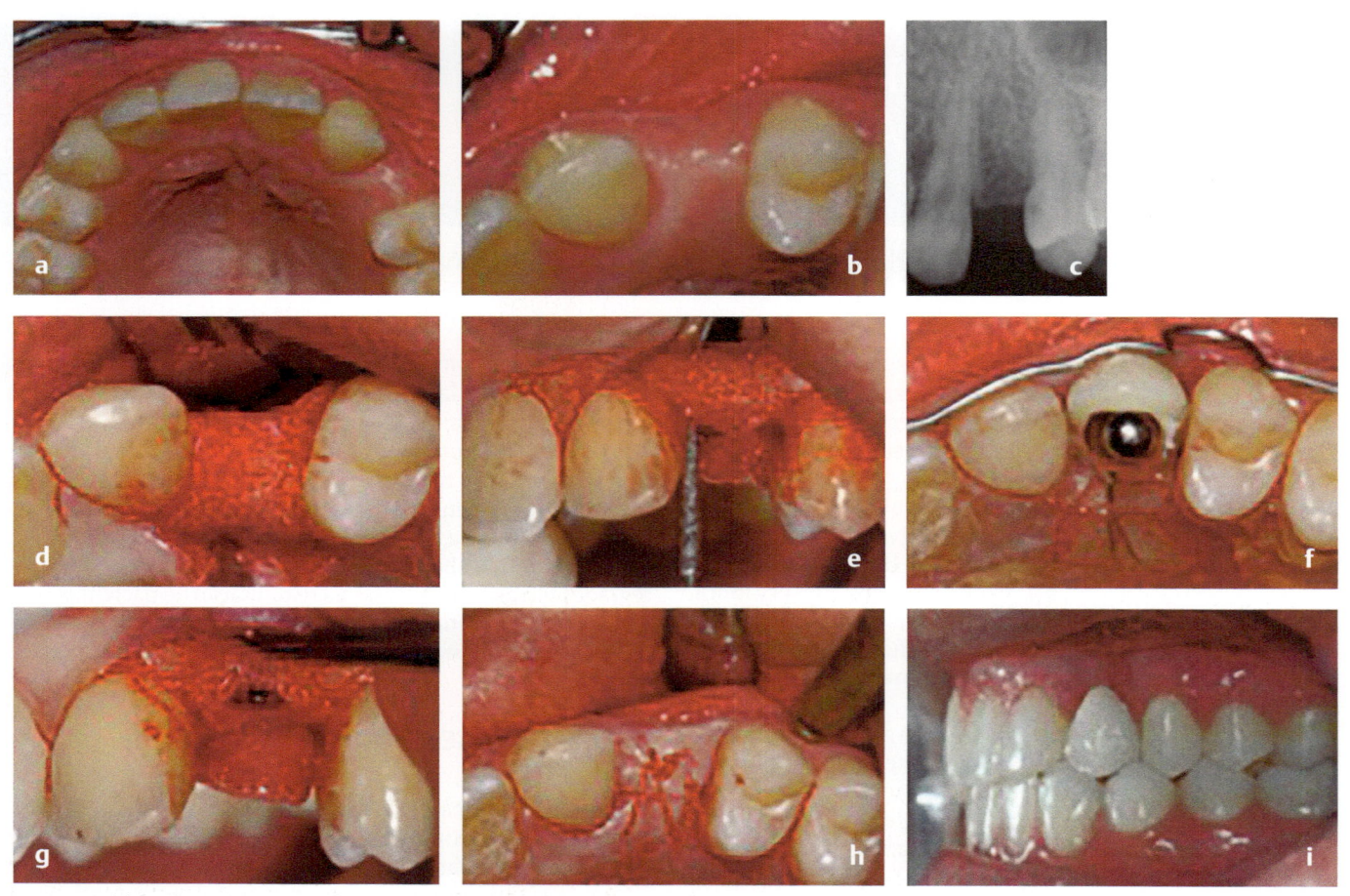

Fig. 13-1. (a) Dente 23 na posição de 22. Sequência de reabilitação de região 23 com implante dentário. **(b)** Vista oclusal da área a ser reabilitada. **(c)** Radiografia periapical da região. **(d)** Retalho aberto. **(e)** Desgaste dos dentes adjacentes para adequação do espaço. **(f)** Pino-guia em posição com o guia cirúrgico. **(g)** Implante instalado. **(h)** Retalho suturado. **(i)** Prótese 23 instalada.

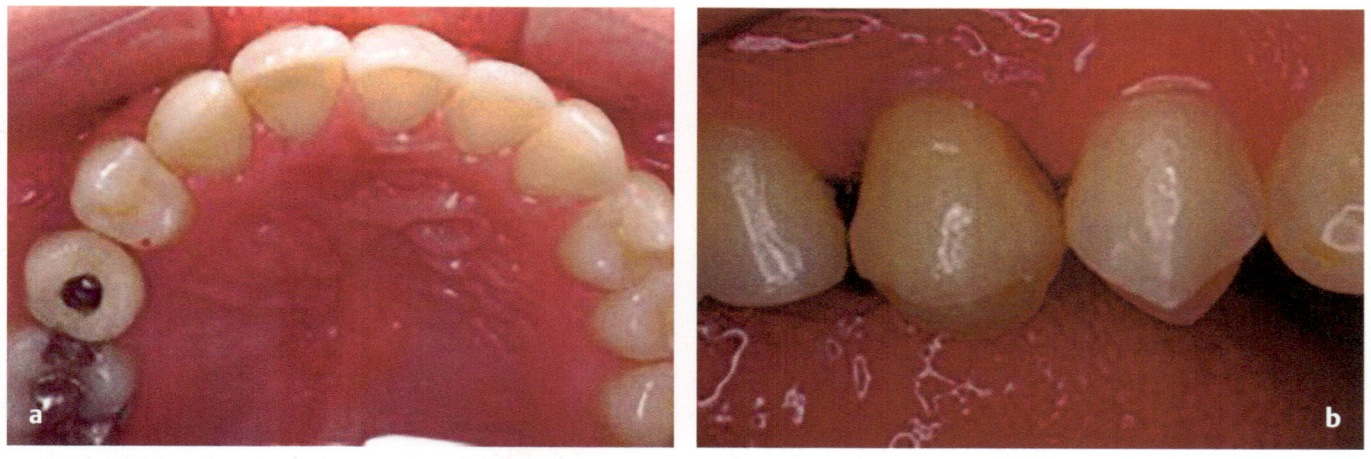

Fig. 13-2. (a,b) Tratamento realizado levando o canino para a posição de incisivo lateral, e pré-molar para posição (13), deixando o espaço a ser reabilitado com prótese dentária, neste caso com implante instalado na região posterior.

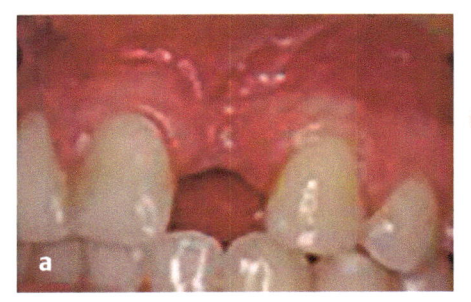

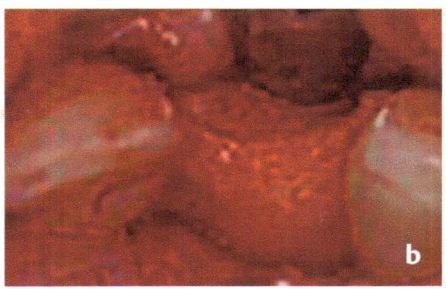

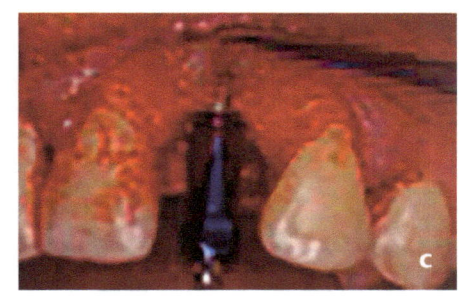

Fig. 13-3. (a) Espaço edêntulo 12, vista frontal. (b) Retalho aberto para instalação de implante, evidenciando espessura óssea não ideal.

Reabsorção significativa do osso enxertado na fissura tem início em 4 a 6 meses após o procedimento cirúrgico.[21,22] Ainda assim, mesmo diante de rebordos não ideais, o planejamento pode identificar a possibilidade de resolução apropriada sem a necessidade de reconstrução de tecidos duros, apenas com manipulações de tecido mole.

Aproximadamente 47,8% dos pacientes necessitam de novo enxerto (reenxerto) visando obtenção de altura e espessura ósseas adequadas na área da fissura,[8,18,23] para instalação de implantes osseointegrados após o término do crescimento ósseo.[3,14,24,25]

Em algumas situações, o volume ósseo permite a instalação do implante; entretanto, as deficiências em espessura podem levar a um resultado estético-funcional pobre. Desta forma, a reenxertia da área deve ser realizada com o intuito de: (a) permitir a instalação de implante em posição ideal, (b) devolver volume tecidual para que se alcance a melhor resolução estética possível para cada caso, e (c) permitir instalação de implante em comprimento adequado. Como a quantidade óssea necessária nessas áreas é pequena, por se tratar de reabilitações unitárias, áreas doadoras intrabucais, como a sínfise mentoniana, a área retromolar ou o ramo mandibular, são suficientes.[26]

O enxerto ósseo autógeno em bloco, para complementação da espessura e altura, apresenta altas taxas de sucesso, que se situam em torno de 85%,[27-29] e oferece grandes benefícios, como: acesso convencional cirúrgico, proximidade das áreas doadora e receptora, menor tempo operatório, mínimo desconforto e menor morbidade para os pacientes, quando comparado com o enxerto extraoral. Implantes em áreas enxertadas apresentam maiores taxas de sucesso, variando de 94,3% a 96,9% com perda mínima de osso marginal.[13,30]

Os procedimentos de enxertia em áreas de fissura seguem os mesmos princípios das enxertias ósseas convencionais. Vale lembrar que os enxertos nada mais são do que matrizes que serão, ao longo de meses ou até mesmo anos, revascularizadas e repovoadas por células formadoras de osso. Assim, atenção aos princípios biológicos é essencial para o sucesso dos procedimentos (Fig. 13-4).

A utilização de osso intramembranoso de origem intrabucal oferece a vantagem de manutenção de suas ótimas qualidades biomecânicas durante o processo de reparo, favorecendo futuramente a osteointegração.[31] Contudo, justamente devido a sua qualidade mecânica superior e pouco trabeculado, possui um processo de revascularização mais lento. Implantes são instalados em torno de 4 a 6 meses pós-enxerto para que se tenha um aproveitamento de seu volume, visto que a espera por períodos maiores de reparo leva à perda de volume. Isto faz com que os implantes sejam instalados em um osso ainda não completamente remodelado e revascularizado.[32] Desta forma, deve ser dada atenção especial para que a interface entre enxerto-leito receptor não seja sobrecarregada no momento da instalação do implante, o que levaria à soltura do enxerto e fracasso na instalação do implante.

A realização de reenxertos em área de fissura deve ser rotina na prática para reabilitação com implantes, dada a frequência com que estas áreas se apresentam atróficas. Os resultados, desde que bem planejados e executados, são excelentes (Figs. 13-5 e 13-6).

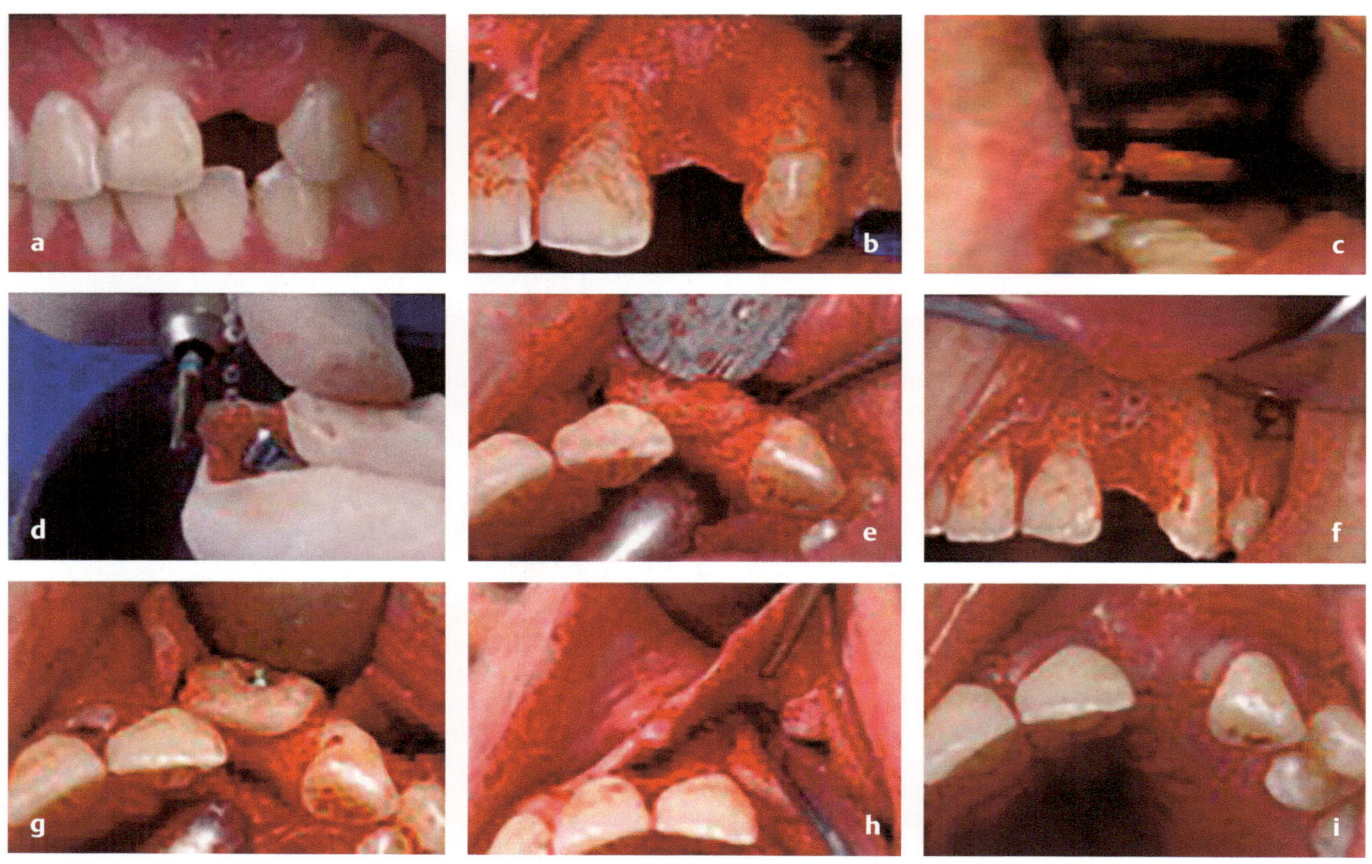

Fig. 13-4. Sequência básica de reenxertos ósseos em espessura para instalação de implantes. (**a**) Vista frontal do espaço edêntulo 12. (**b**) Acesso à área de enxertia e acesso à área doadora. (**c**) Com remoção de bloco ósseo de linha oblíqua da mandíbula. (**d**) Desgaste para adequação do bloco. (**e**) Prova do bloco e constatação de boa adaptação do mesmo ao leito receptor. (**f**) Decorticalização do leito feita com broca esférica 1/4 para nutrição do enxerto. (**g**) Bloco adaptado e parafusado. (**h**) Incisão do periósteo para maior mobilidade do retalho, com o objetivo de fazer um recobrimento sem tensão; região suturada.

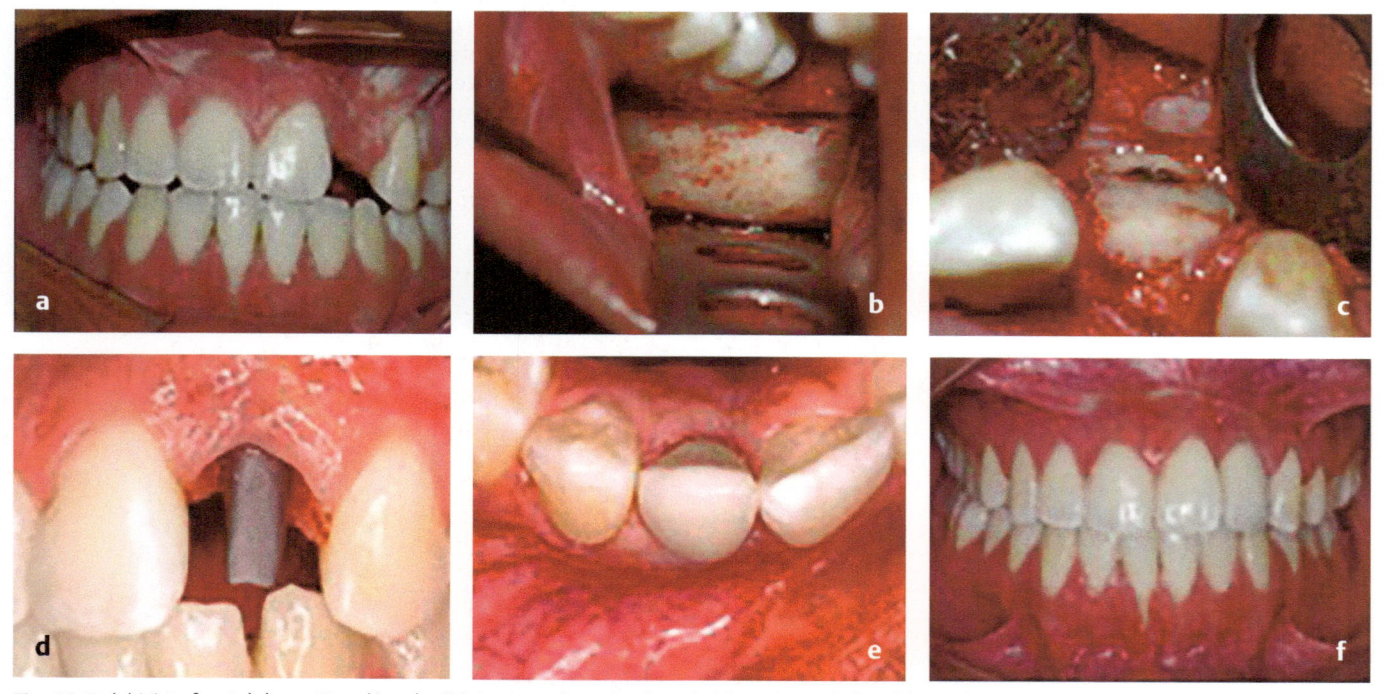

Fig. 13-5. (**a**) Vista frontal da região edêntula. (**b**) Acesso a área doadora do bloco óssea, linha oblíqua da mandíbula. (**c**) Bloco adaptado e parafusado ao leito; fase protética. (**d**) Prova do pilar de cimentação. (**e**) Prótese cimentada, vista oclusal. (**f**) Aspecto final do caso.

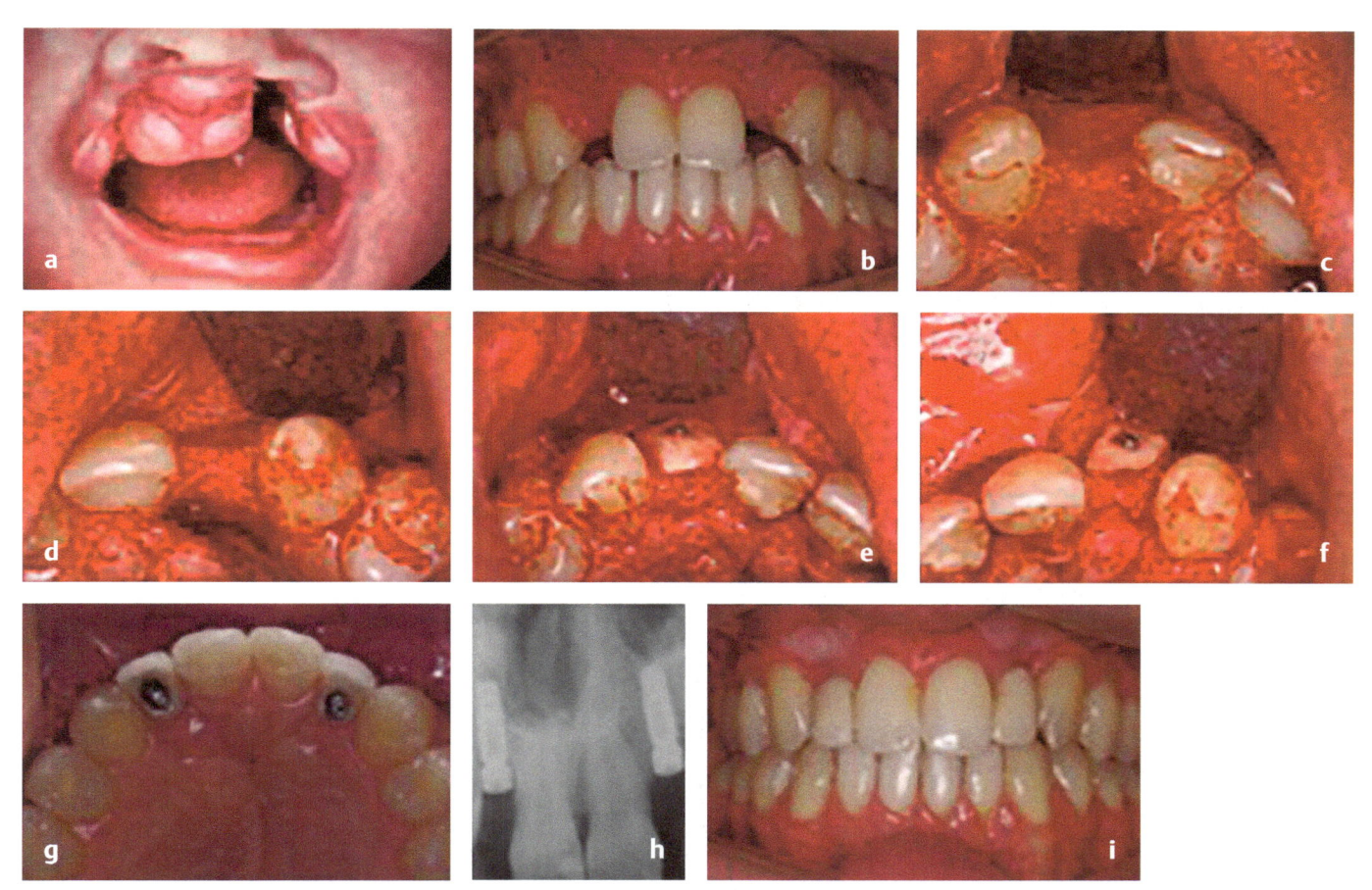

Fig. 13-6. (**a**) Aspecto do paciente ao dar entrada como paciente do HRAC-USP. (**b**) Aspecto após tratamento ortodôntico, antes de dar início ao tratamento reabilitador protético. (**c**) Acesso ao leito cirúrgico referente ao espaço do dente 22. (**d**) Acesso ao leito cirúrgico referente ao espaço do dente 12. (**e**,**f**) Blocos ósseos adaptados e parafusados. (**g**) Vista palatina da finalização protética. (**h**) Radiografia periapical com os implantes já instalados após o período de reparo ósseo. (**i**) Vista frontal das coroas metalocerâmicas sobre implantes instaladas.

A cavidade nasal representa uma grande limitação para a reabilitação na região da pré-maxila;[33] algumas vezes, a ponte óssea estabelecida após os EOAS não é suficiente em altura para que se instalem implantes dentários,[34] tornando-se necessários procedimentos complementares.[18] Caso o implante dentário seja indicado e a crista do rebordo encontre-se em posição adequada, mas, ainda assim, há pouca altura para instalação do implante, uma opção é a elevação do assoalho nasal ou sinusal com enxertos ósseos *inlay* em regiões previamente enxertadas com EOAS, o que não é exceção na rotina diária reabilitadora do paciente com fissura labiopalatina.

Tecnicamente, a elevação do assoalho nasal é mais fácil do que a elevação dos seios maxilares, por oferecer uma mucosa espessa e resistente. O descolamento da mucosa é realizado após o acesso à abertura piriforme, com curetas para levantamento de seio maxilar, cureta de Lucas ou sindesmótomos. O descolamento da mucosa nasal pode ser feito apenas para permitir a instalação, com segurança, de um pino de fixação bicorticalmente (Fig. 13-7).

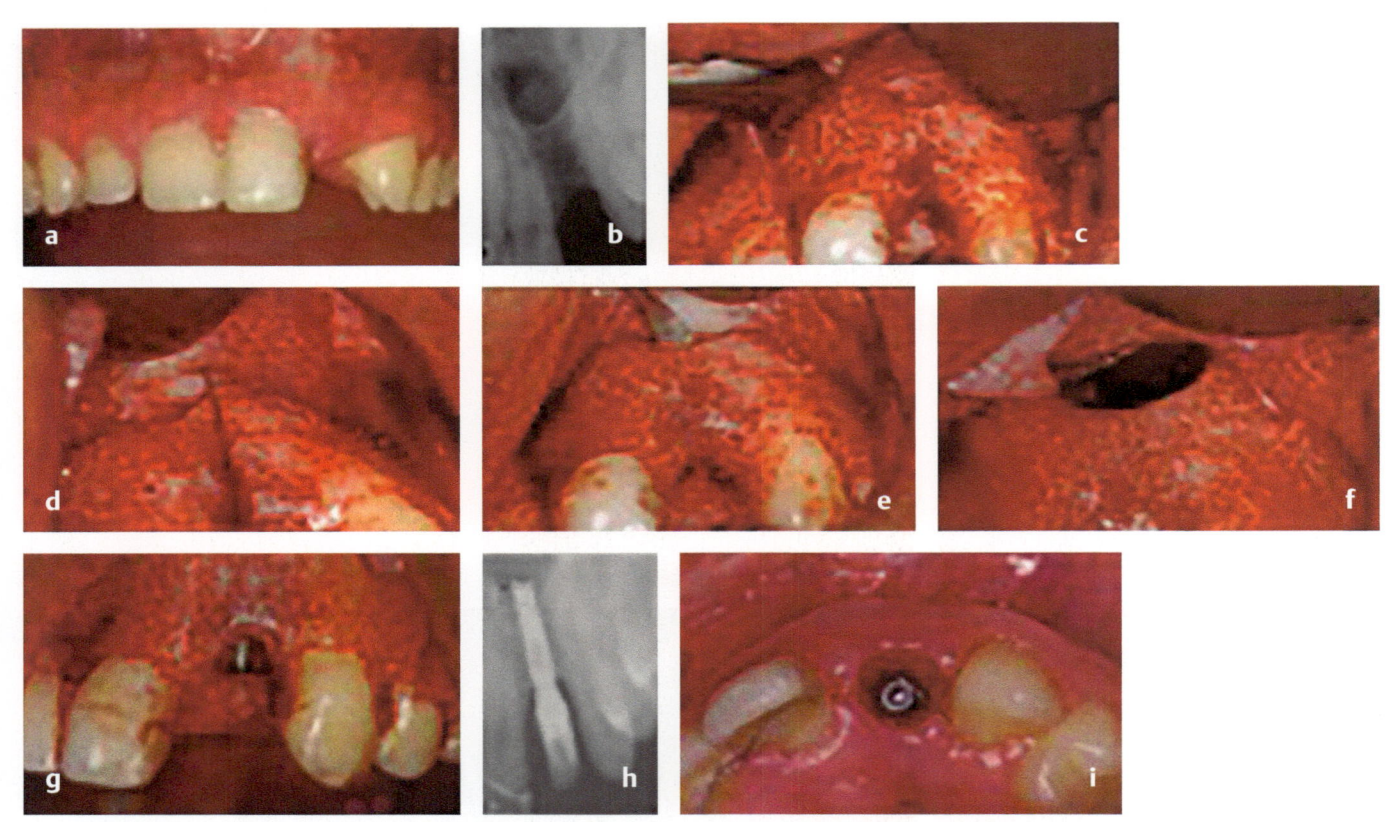

Fig. 13-7. (**a**) Aspecto intrabucal. (**b**) Radiográfico da região 22. (**c**) Amplo retalho mucoperiósteo para acesso da região da abertura piriforme. (**d**) Complementação anestésica. (**e**) Início do descolamento da mucosa nasal. (**f**) Mucosa completamente deslocada para trabalho com brocas via alveolar, sem risco de perfuração desta mesma mucosa. (**g**) Implante dentário instalado. (**h**) Vista oclusal do pilar de cimentação, fase de condicionamento gengival com provisório. (**i**) Radiografia periapical mostrando a instalação fina da prótese e travamento bicortical do implante.

Dependendo da altura óssea presente, pode ser indicado o descolamento da mucosa nasal, sem preenchimento com enxertos, para que seja possível a instalação de implante dentro da fossa nasal, sem que os limites da cavidade nasal, representados pela sua mucosa, sejam rompidos, com o que se geraria uma consequente comunicação buconasal. A manutenção do espaço abaixo da mucosa é feita pelo próprio implante e pela formação de coágulo sanguíneo. Atualmente, tem-se intensificado o uso de diversos tipos de membranas e malhas associados a biomateriais ósseos com o objetivo de ganhar volume ósseo, evitando-se a remoção de blocos autógenos. No HRAC-USP tem-se utilizado a malha de titânio por ser considerado um material extremamente biocompatível, com resultados favoráveis na reconstrução e no aumento ósseo em defeitos na região oral e maxilofacial. É um material rígido, que mantém o espaço necessário para permitir o crescimento de osso novo.[35] A estabilidade da membrana é uma característica que permite manter o volume do enxerto durante a cicatrização. Este material apresenta, ainda, rigidez ideal para aumento vertical e horizontal e, apresenta-se como alternativa promissora em ganho de tecido ósseo (Fig. 13-8).

Em pacientes com fissuras labiopalatinas, a realização de reenxertos ou enxertos ósseos em bloco complementares aumenta a possibilidade de reabilitar proteticamente áreas que possuíam deficiência óssea e não poderiam ser receptoras de implantes dentários, em arcos que perante um planejamento multidisciplinar não puderam ser finalizados por meio apenas da movimentação ortodôntica e/ou próteses convencionais. Os procedimentos possuem boas taxas de sucesso, com grande sobrevida dos implantes instalados nestas áreas, e podem ser conduzidos de forma segura, utilizando-se dos mesmos princípios e técnicas envolvendo enxertia convencional para ganho de espessura em rebordos atróficos.

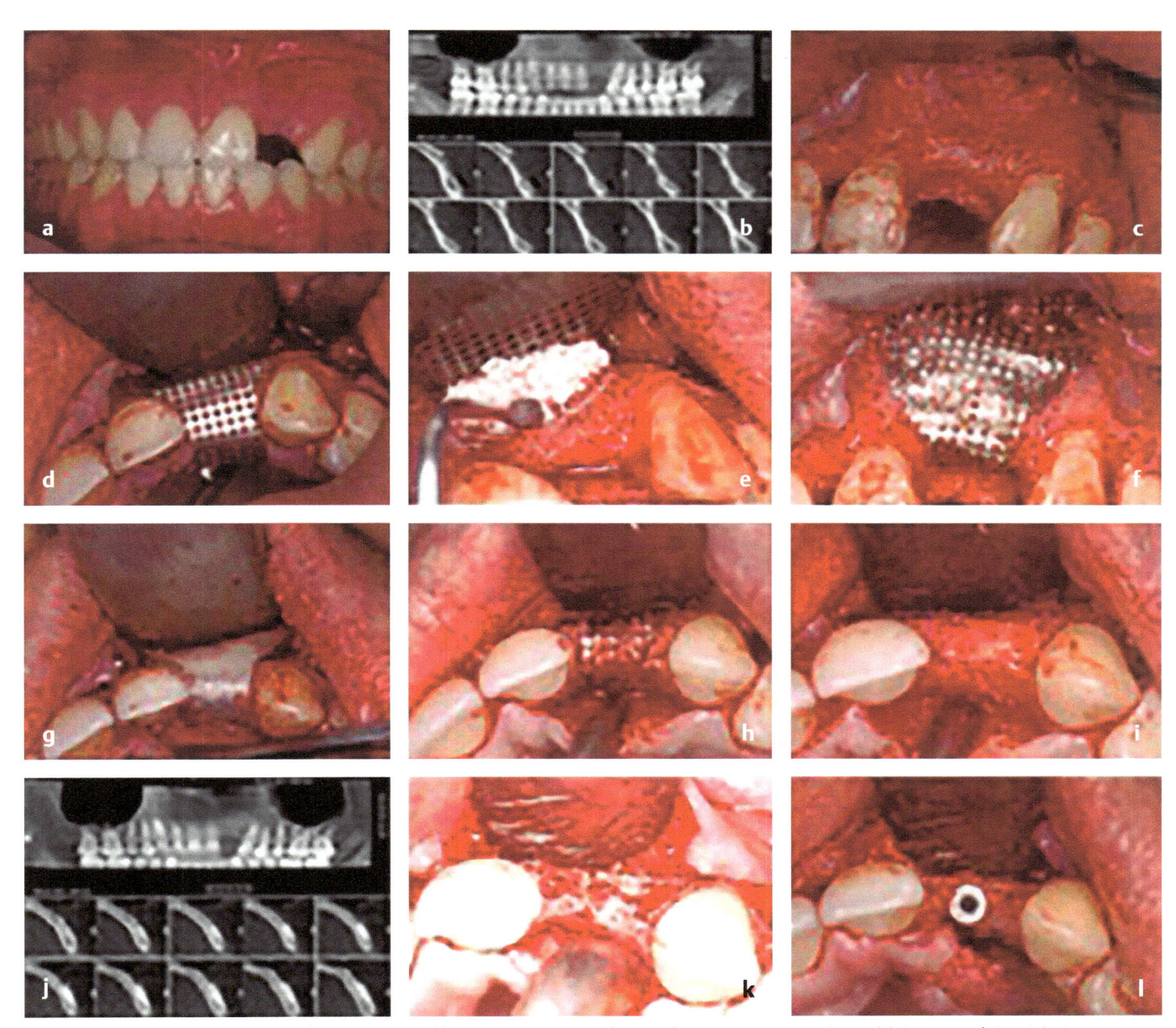

Fig. 13-8. (**a**) Região edêntula 22. (**b**) Cortes tomográficos parassagitais evidenciando pouca espessura óssea. (**c**) Acesso ao leito cirúrgico. (**d**) Recorte e prova da malha de titânio. (**e**) Adaptação do enxerto particulado xenogênico. (**f**) Recobrimento do enxerto com a malha e com membrana reabsorvível. (**g**) Aspecto do leito antes da remoção da malha. (**h**) Vista oclusal após a remoção da membrana. (**i**) Cicatrização após 2 meses. (**j**) Aspecto tomográfico mostrando o ganho em espessura óssea após 10 meses de cicatrização. (**k**) Vista oclusal do rebordo reconstruído. (**l**) Implante instalado.

IMPLANTES UNITÁRIOS

A reabilitação de espaços edêntulos unitários requer planejamento minucioso do caso, com avaliação cuidadosa da área. Deve-se considerar as dimensões do espaço edêntulo, altura interoclusal, altura e espessura do tecido ósseo e gengival, com o intuito de evitar deformidades estéticas, como dentes alongados e ausência de papilas interproximais.[36]

Em muitos casos a estética final (rosa) pode estar prejudicada pela presença de bridas cicatriciais e espaços negros, o que não influencia o grau de satisfação do paciente[25,37] e pode ser justificado pela altura do sorriso, pois 55,19% dos pacientes apresentam linha de sorriso baixa.[38]

A ausência do incisivo lateral permanente adjacente à fissura pode ocorrer por agenesia, hipodontia ou exodontia do mesmo, devido a alterações morfológicas ou mal posicionamento dentário. Tereza et al. (2018)[39] observaram que, no HRAC-USP, a maioria dos incisivos laterais adjacentes à fissura foram extraídos (76%), sendo que o principal motivo da exodontia foi seu posicionamento inadequado, que impossibilitava o tratamento reabilitador.

Na reabilitação da região do incisivo superior permanente ausente, devem ser considerados aspectos importantes do leito receptor para instalação de implantes,[36,40,41] como:

1. Utilização de guia cirúrgico para correto posicionamento tridimensional do implante (Fig. 13-9).
2. Distância da crista óssea ao ponto de contato.
3. Fenótipo periodontal adequado.
4. Espessura mínima de 8 mm do rebordo (vestíbulo-palatino) avaliada por tomografia.
5. Distância mínima do centro do implante à crista óssea vestibular de 3 mm.
6. Distância clínica entre a superfície mesial e distal de dentes adjacentes ao espaço protético de 6 mm a 7 mm.
7. Altura óssea mínima de 10 mm avaliada por tomografia.
8. Altura do sorriso.
9. Arco côncavo gengival.

Todos esses aspectos devem ser considerados e respeitados. O resultado final da reabilitação pode ser comprometido quando um ou mais destes parâmetros não forem seguidos. Um estudo realizado no HRAC-USP por Fiamengui Filho e Almeida (2013)[36] demonstrou que a melhora na estética gengival pode influenciar a qualidade de vida do paciente.

O correto posicionamento do implante no sentido mesiodistal, dimensões da coroa protética satisfatórias e similares ao dente contralateral (região não fissurada), presença da papila preenchendo o espaço interproximal, arco côncavo regular, altura e espessura de mucosa queratinizada, resultando em equilíbrio entre estética branca e rosa.

Esse equilíbrio entre as estéticas branca e rosa pode não ser alcançado em regiões anteriores; entretanto, os pacientes com fissura apresentam em sua grande maioria sorriso baixo (Fig. 13-10).

O comprimento do implante dependerá do sucesso do EOAS e do tipo de cicatrização obtida. Observam-se dois padrões de formação óssea distintos: forma de ponte óssea, que une os segmentos maxilares e não impede a instalação de implantes ou, reabsorção em espessura, que requer reenxerto na área (Fig. 13-11).

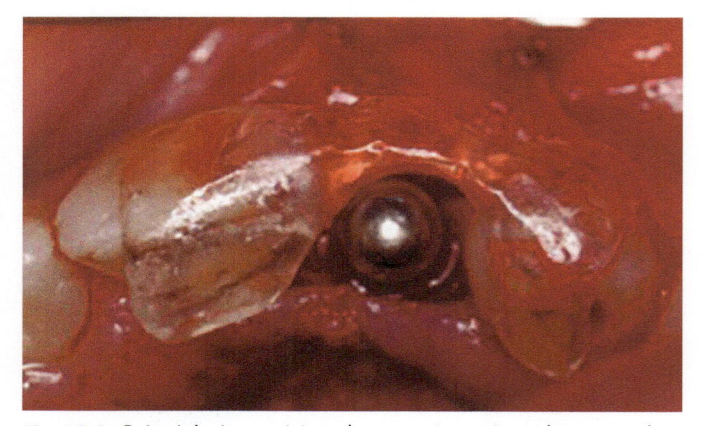

Fig. 13-9. Guia cirúrgico posicionado para orientação tridimensional no momento da instalação do implante.

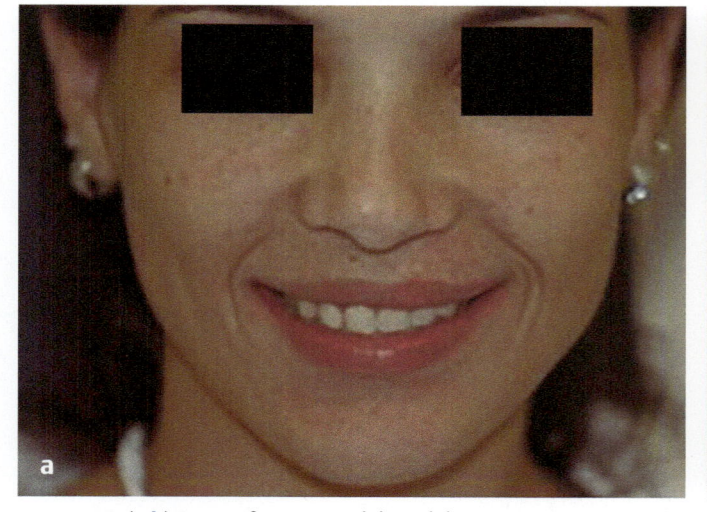

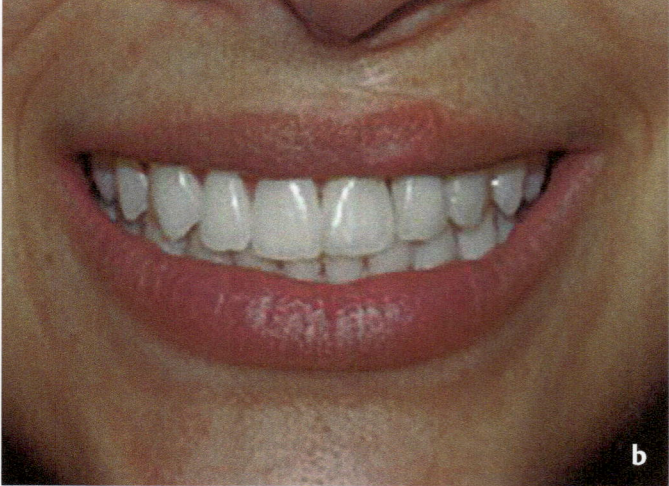

Fig. 13-10. (a,b) Fotografias extraoral da reabilitação com coroa metalocerâmica sobre implantes na região do 22 em paciente com sorriso baixo.

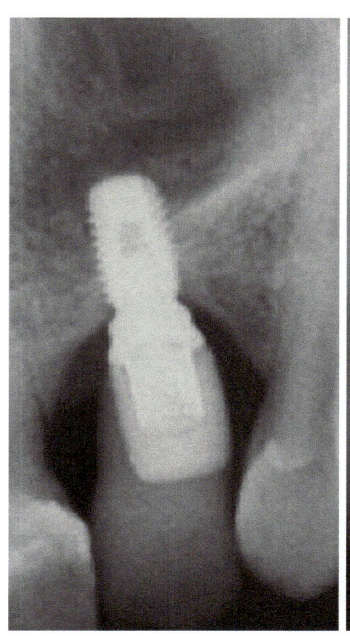

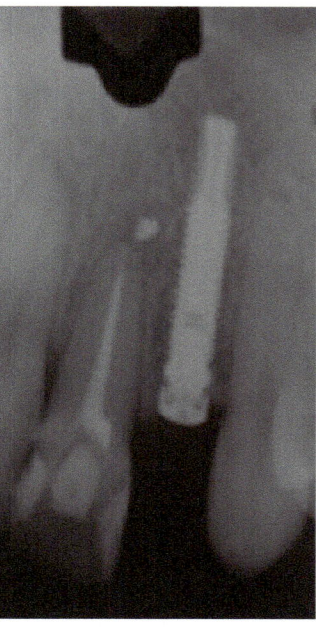

Fig. 13-11. Radiografias periapicais do incisivo lateral superior. (**a**) Implante instalado em região de fissura enxertada, com padrão de formação óssea em ponte. Radiografia periapical da região do dente 22. (**b**) Instalação de implante após reenxertia para ganho de espessura na região do dente 22.

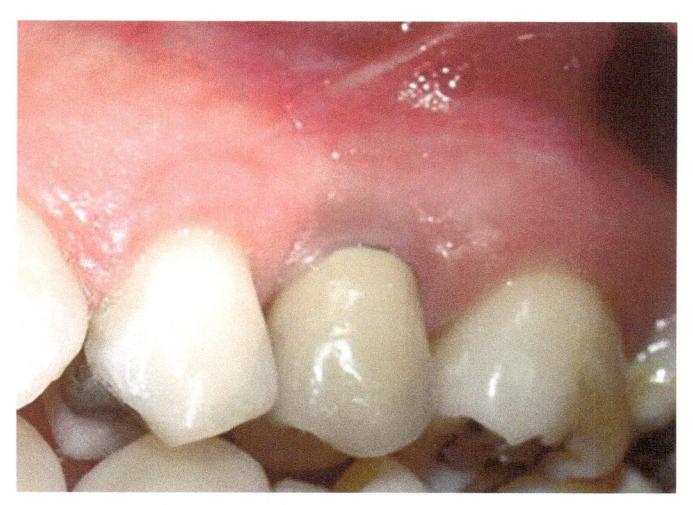

Fig. 13-12. Implante instalado em área posterior, após tratamento ortodôntico finalizado. Presença de espaço interoclusal adequado, o que permitiu a reabilitação da região do 24 com implante osseointegrado.

Apesar do elevado índice de sucesso com o EOAS[3] existem relatos de reabsorção dentária externa em dentes adjacentes à fissura, após a realização do enxerto. Em alguns casos, pode ser necessária a extrusão ortodôntica lenta, respeitando os princípios de exodontia minimamente invasiva, para favorecer a estética do tratamento reabilitador. Assim procedendo, a técnica de implantes unitários alcança sucesso e taxa de sobrevivência do implante semelhante àqueles encontrados em pacientes sem fissura. Ferreira Jr *et al.* (2010),[13] avaliando implantes em área de fissura, relataram taxa de sobrevivência de 94,3% após 34 meses da instalação de implantes.

Nos casos em que os implantes são instalados na região posterior, todos os aspectos anteriormente citados também devem ser considerados, além do respeito aos conceitos já estabelecidos em reabilitação com próteses dentárias, como, por exemplo, oclusão, espaço intermaxilar, corredor bucal (Fig. 13-12).[3]

Os implantes osseointegrados podem ser indicados para espaços edêntulos parciais e/ou totais. A reabilitação oral de pacientes com fissura labiopalatina e edentulismo total representa um grande desafio. As particularidades dessa modalidade de tratamento serão discutidas a seguir.

IMPLANTES MÚLTIPLOS

Os pacientes com fissura e edentulismo total no arco superior, geralmente apresentam atrofia maxilar, dificultando a retenção das próteses totais convencionais. Nestes casos, os implantes osseointegrados também são utilizados com sucesso.[3]

Para que próteses totais exerçam adequadamente seu papel reabilitador, com estabilidade e função adequadas, alguns requisitos devem ser preenchidos. Funcionalmente deve haver retenção, suporte e estabilidade, enquanto fisicamente se necessitam de boa extensão, recorte muscular adequado, selamento periférico e áreas de compressão e alívio[42] Diversos destes requisitos relacionam-se aos aspectos anatômicos do paciente, como volume ósseo ou de fibromucosa e sua resiliência, relação interdental e posicionamento dos dentes quanto ao rebordo.

Os pacientes com fissura, mesmo após as cirurgias reparadoras, possuem alterações anatômicas graves, levando a dificuldades tanto para o planejamento como execução das próteses totais superiores. Os arcos apresentam-se frequentemente atrésicos, recobertos por uma fibromucosa irregular e muitas vezes com comunicação buconasal (Fig. 13-13). Devido ao posicionamento das bases ósseas, a relação entre os arcos e o mal posicionamento dentário favorece o deslocamento das próteses.

As cirurgias plásticas reparadoras podem levar a graves alterações do crescimento craniofacial.[43] A palatoplastia pode restringir o crescimento transversal da arcada superior[31] e também levar à presença de um palato quase plano. A queiloplastia em muitos casos ocasiona grande deficiência nasomaxilar, decorrente da fibrose presente onde os segmentos labiais foram unidos.[44]

Vale ressaltar que a necessidade de confecção de próteses totais para pacientes com fissura labiopalatina não é uma consequência direta da fissura em si, visto que a agenesia dentária é frequente apenas na região da própria fissura. Contudo, com a perda dos dentes pelos mais diversos fatores, dificuldades maiores irão se interpor entre o profissional mais habilidoso e o resultado desejado, pois a perda dentária em pacientes com fissura amplifica as alterações maxilares já presentes.[3] Nestes casos, próteses do tipo sobredentadura tornam-se mais favoráveis do que próteses fixas implantossuportadas, pois proporcionam adequado suporte labial. Esta é uma avaliação imprescindível para a escolha do tipo de prótese que será planejada, se fixa ou removível com retenção (Fig. 13-14).

As próteses tipo protocolo de Branemark, ficam praticamente reservadas a casos em que há condição óssea favorável, comprimento de lábio adequado e boa relação entre as bases ósseas (Fig. 13-15). As próteses do tipo sobredentadura

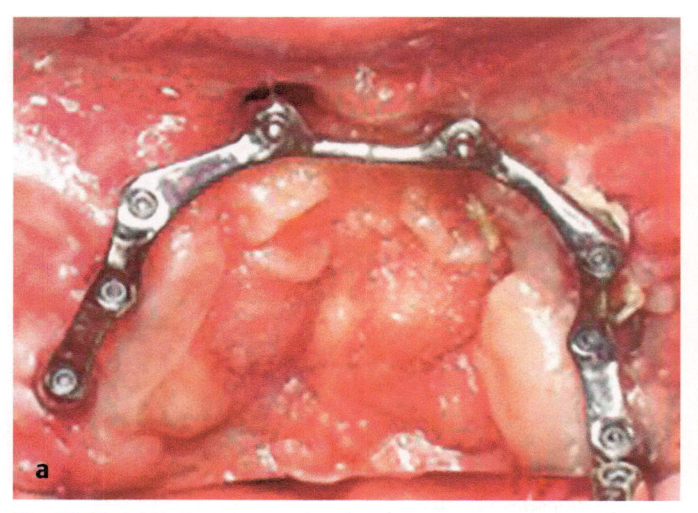

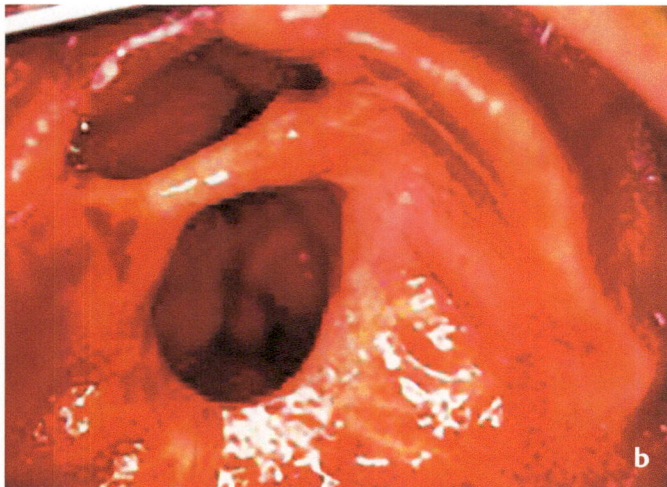

Fig. 13-13. (a) Paciente com palato recoberto por mucosa irregular e com comunicação buconasal. (b) Extensa comunicação buconasal, inoperável, com necessidade de obliteração por meio de prótese.

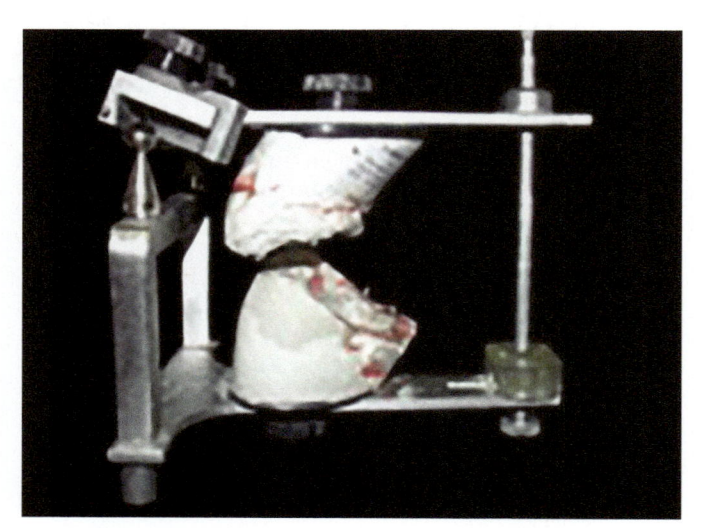

Fig. 13-14. Relação desfavorável entre os maxilares levada ao extremo, o que impossibilita o uso de prótese fixa sobre implantes no arco superior, dada a evidente necessidade de suporte tecidual, biomecânica protética desfavorável e dificuldade de higienização.

são preferencialmente indicadas frente a casos mais extremos de perdas ósseas, associadas a relações maxilomandibulares muito desfavoráveis. Sua indicação se faz necessária quando outros tipos de próteses fixas sobre implantes, como a prótese do tipo protocolo ou próteses fixas metalocerâmicas, levam à necessidade de realizar compensações exageradas, que, por sua vez, levam a um mal comportamento biomecânico, dificuldades de higienização e desarmonias no perfil facial pela eventual ausência de suporte labial e dos músculos orbiculares.[45] Evidentemente, estas são orientações gerais, que sofrem alterações de acordo com a avaliação de cada paciente.

Caso ocorra falha nesta etapa do planejamento, a consequência é a ausência de espaço para componentes, barra e dentes, como relatado previamente, podendo levar ao aumento da dimensão vertical de oclusão para que a prótese possa ser confeccionada. Outra consequência possível é que no intuito de mascarar a transição prótese/rebordo, a flange protética precise ser levada apicalmente à altura do sorriso, gerando uma prótese em sela, impossível de ser higienizada (Fig. 13-16).

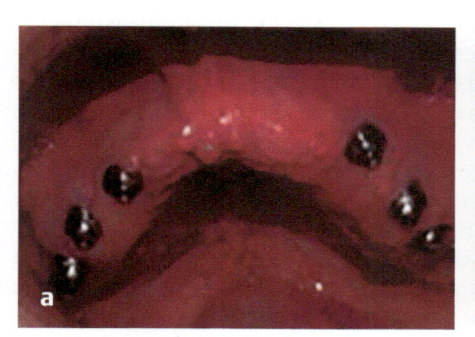

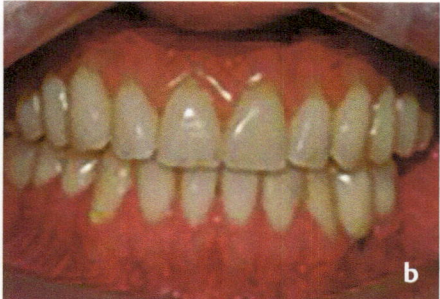

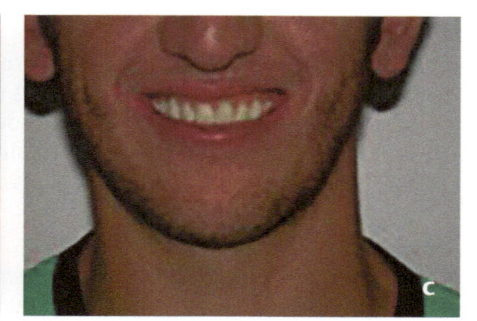

Fig. 13-15. (a) Paciente com fissura de palato reparada, boas condições ósseas e boa relação entre os arcos. (b) Reabilitação com prótese protocolo superior e implantes unitários inferiores. (c) Vista frontal, evidenciando bom comprimento labial e adequado resultado final.

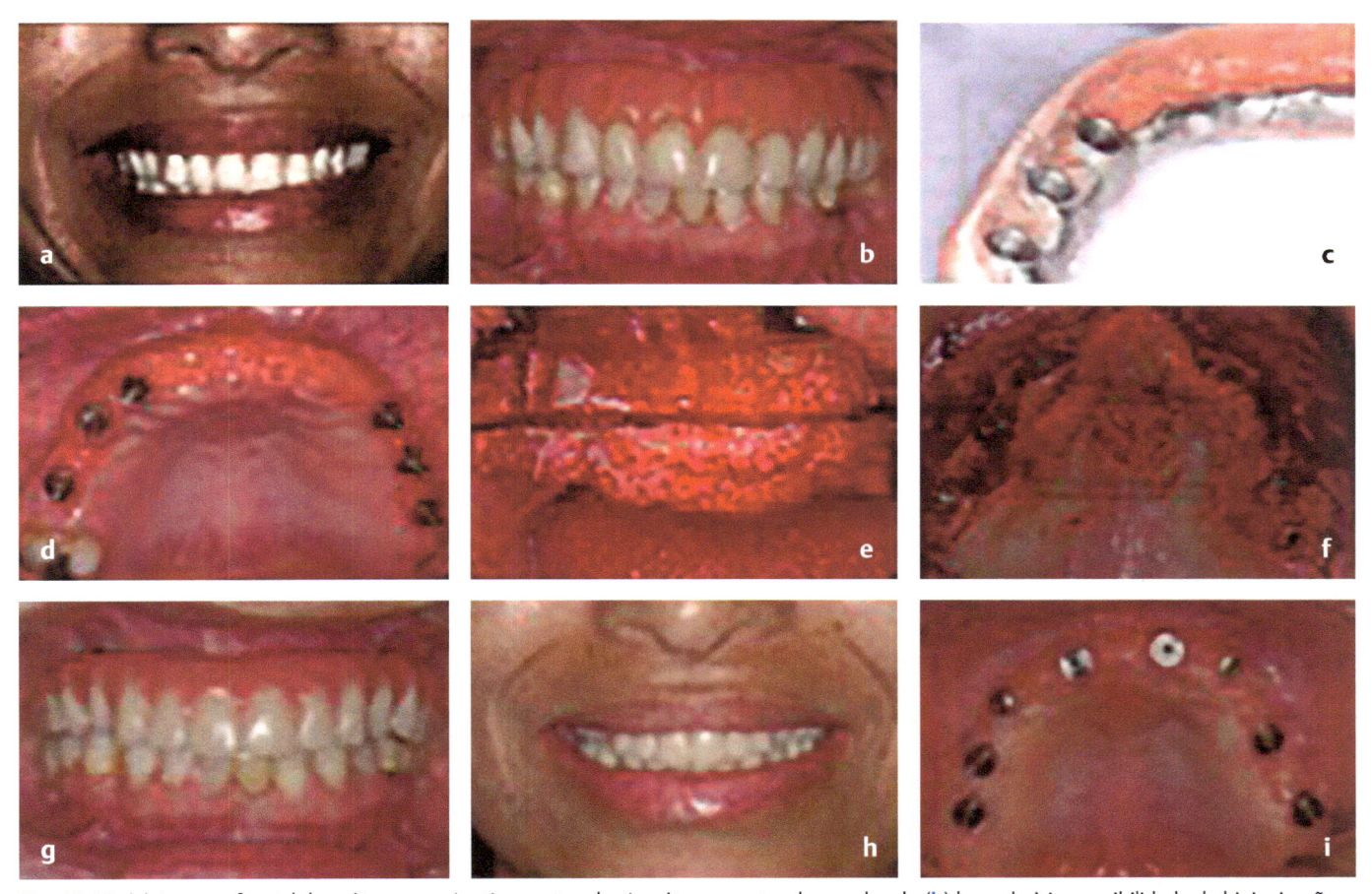

Fig. 13-16. (a) Aspecto frontal de prótese superior tipo protocolo. A prótese se estende ao rebordo **(b)** levando à impossibilidade de higienização **(c)**. Nota-se grande inflamação da mucosa **(d)** dada a presença contínua de biofilme. Os implantes foram removidos e o rebordo foi reduzido em altura **(e)** para melhorar o espaço interoclusal e permitir uma melhora na transição prótese-rebordo, facilitando a higienização. Novos implantes foram instalados **(f)** e a prótese foi confeccionada com transição convexa junto ao rebordo **(g)**, ao invés da transição côncava que havia anteriormente, com resultado estético final agradável **(h)** e melhora na qualidade da mucosa sob a prótese **(i)**.

Uma opção para a solução de casos como este é a instalação de implantes, e posterior reposicionamento das bases ósseas através de osteotomias segmentares.[46] Tais osteotomias possibilitam uma melhor posição da maxila tanto no sentido horizontal quanto vertical, proporcionando uma menor exposição do rebordo ao sorrir e uma maior distância interoclusal, reduzindo deste modo, a compensação protética para estas discrepâncias.[45]

O principal fator que altera o posicionamento de implantes para sobredentaduras em pacientes com fissura é a presença da descontinuidade do rebordo; sua amplitude pode limitar a instalação de implantes nas posições ideais, e resultar em desenhos de barras e componentes de retenção em posições menos favoráveis. A presença da fissura no rebordo alveolar sem reconstrução impede o posicionamento dos implantes nas posições biomecanicamente favoráveis à dissipação de forças, o que pode levar à fratura de componentes protéticos e soltura de parafusos, bem como a perda óssea ao redor dos implantes.

Outro aspecto importante é a comunicação buconasal, comum nesses pacientes, os quais, ainda que operados, possuem fístulas residuais ou até mesmo comunicações amplas. Em alguns casos, pode haver fissura palatina extensa, muitas vezes não passível de reparação cirúrgica (caso de pacientes que procuram o tratamento já na idade adulta). No intuito de obliterar tais comunicações, a indicação de sobredentadura, ao invés de prótese fixa híbrida (prótese fixa associada à prótese de palato), também é mais assertiva.

O número de implantes e a distribuição dos mesmos são mais importantes que o seu tamanho, mas uma dimensão mínima de 9 mm de comprimento e 3,5 mm de diâmetro é recomendada.[47] Deve ser permitido que a prótese se mova levemente na região incisiva durante a função, a fim de rotacionar em direção ao tecido mole posterior, ao redor de um fulcro localizado na posição canina ou de pré-molar. Os benefícios são retenção e estabilidade, e o suporte é obtido a partir do tecido mole.

Requisitos biomecânicos desejáveis são a ausência de *cantilever* na barra, e clipes de retenção anterior paralelos ao plano coronal, permitindo a rotação adequada da prótese neste mesmo eixo. Exceção a esse posicionamento se faz em casos onde diversos clipes são utilizados para próteses do tipo sobredentadura implantossuportada. Implantes independentes, em casos de sobredentaduras superiores, não são uma opção viável, devido à pobre qualidade óssea e direção das forças incidentes.[47] Nestes tipos de reabilitação, pelas mesmas razões, também não são recomendadas as barras em *cantilever*.⁴⁸,⁴⁹ Para solucionar proteticamente os casos com comprometimento anterior do rebordo, existem algumas alternativas.

A primeira é a confecção de uma barra única, ainda que apresente extenso *cantilever* anterior devido à ausência de implante na região da fissura. A barra pode ser confeccionada mais espessa que o convencional, para que resista aos estresses biomecânicos produzidos durante a mastigação, e para que diminua o índice de fraturas na região onde não há suporte de implantes (Fig. 13-17a). Este desenho permite a instalação de um clipe na região anterior, promovendo um eixo de rotação da prótese ao longo do plano sagital quando em função.

A segunda opção é a confecção de duas barras distintas (Fig. 13-17b). Tal situação evita o excesso de força transmitida aos implantes posicionados mais anteriormente. Contudo, a não união dos implantes pode levar à sobrecarga devido à incidência de forças no sentido lateralateral. Esta conformação, de barras distintas, também torna impossível o posicionamento de um clipe anterior, paralelo ao plano frontal, como geralmente recomendado. A disposição diagonal dos clipes sobre as barras promove uma restrição dos movimentos das sobredentaduras, culminando com a perda do eixo de rotação deste tipo de prótese, tornando-se uma prótese implantossuportada ao invés de mucossuportada, podendo sobrecarregar os implantes.

Para que clipes possam ser utilizados, é necessário que os implantes sejam instalados a uma distância entre si de aproximadamente 15 mm, visto que distâncias menores podem requerer diminuição da dimensão original dos mesmos. Em pacientes com fissura labiopalatina, a disponibilidade óssea no arco superior nem sempre é suficiente para cumprir este requisito, devido à presença de seio maxilar pneumatizado e defeito ósseo do rebordo alveolar. Assim, quando não se consegue um espaço mínimo de 15 mm entre implantes, torna-se necessária a confecção de uma extensão anterior da barra a fim de posicionar os clipes ou *o'rings* (Fig. 13-17c-e). Mesmo que a extensão anterior do *cantilever* seja menor do que no caso de barra única, o monitoramento do nível ósseo ao redor dos implantes é imprescindível.

A alternativa possível quando da confecção de duas barras distintas é a utilização de micro *o'rings* fundidos para a retenção. Estes componentes permitem a movimentação da prótese em todas as direções, com menor sobrecarga aos implantes, porém também com menor retenção.

Tais desenhos de barras, contudo, não ajudam a resolver a deficiência na distância interoclusal. A extrusão do rebordo desdentado, associada ao curto comprimento do lábio superior, facilita a exposição dos dentes protéticos e o acrílico da prótese, desfavorecendo e prejudicando a obtenção de adequada dimensão vertical de oclusão e estética.

A ausência do espaço interoclusal de 12 a 15 mm em rebordos onde a regularização óssea não foi realizada ou não foi possível devido à pouca altura óssea para a instalação dos implantes, leva à dificuldade de posicionamento dos componentes de retenção das sobredentaduras. Preconizamos o posicionamento dos componentes de retenção palatinamente e apicalmente à barra, alterando seu desenho convencional (Fig. 13-17d)

Os implantes podem estar posicionados medialmente em relação ao arco dentário da prótese a ser confeccionada, devido a uma discrepância óssea maxilar no sentido transversal. Esta situação, associada ao palato raso frequentemente observado nesses pacientes, impossibilita a localização dos componentes, como *micro-o'rings* por palatino, como exemplificado anteriormente. A única opção neste caso é o posicionamento mais vestibularizado (Fig. 13-17e).

Esse deslocamento dos componentes de retenção das sobredentaduras para palatino ou vestibular pode gerar um estresse biomecânico nos implantes, com forças incidindo no sentido lateral, gerando sobrecarga. A união das barras no sentido transpalatino pode minimizar e neutralizar forças oblíquas. Ainda que as condições reabilitadoras não sejam as ideais, a indicação de sobredentaduras resolve casos impossíveis de serem reabilitados não fosse a ancoragem por meio de implantes. Em nossa casuística a taxa de sucesso de implantes para sobredentaduras em um período de 22 anos foi de 88,7%. A maior parte das indicações para confecção de novas próteses é o desgaste dentário, com perda de dimensão vertical e fratura da base acrílica.

Os implantes constantemente são instalados de acordo com a disponibilidade óssea, desde que a possibilidade de confecção da sobredentadura seja vislumbrada. Este aspecto pode gerar inconvenientes biomecânicos. Em muitas situações, a barra deve ser reforçada para suportar o esforço mecânico extra que é exigido (Fig. 13-17f).

Não é incomum receber pacientes que na consulta de manutenção da prótese se apresentam com a barra da sobredentadura fraturada. Nestes casos, pode ser realizada apenas a solda, a troca da barra por uma mais espessa, ou a separação da barra em duas metades. Ainda que falhas sejam percebidas, as soluções propostas favorecem o planejamento e possibilitam a confecção de próteses totais mucoimplantossuportadas para pacientes com fissura

A utilização de implantes osteointegrados em pacientes com fissura labiopalatina traz grandes benefícios, porém, com maiores dificuldades de resolução protética. A deficiência óssea maxilar, associada ao palato raso e presença de fístulas buconasais limita muito a obtenção de próteses convencionais com boa retenção. Os implantes permitem a utilização de componentes que tornam a estabilidade e a retenção das próteses muito maiores. Limitações anatômicas podem tornar necessárias adaptações nos desenhos protéticos convencionais; mesmo que não sejam ideais, tais soluções ajudam a confeccionar próteses antes inviáveis para pacientes com limitações tão evidentes.

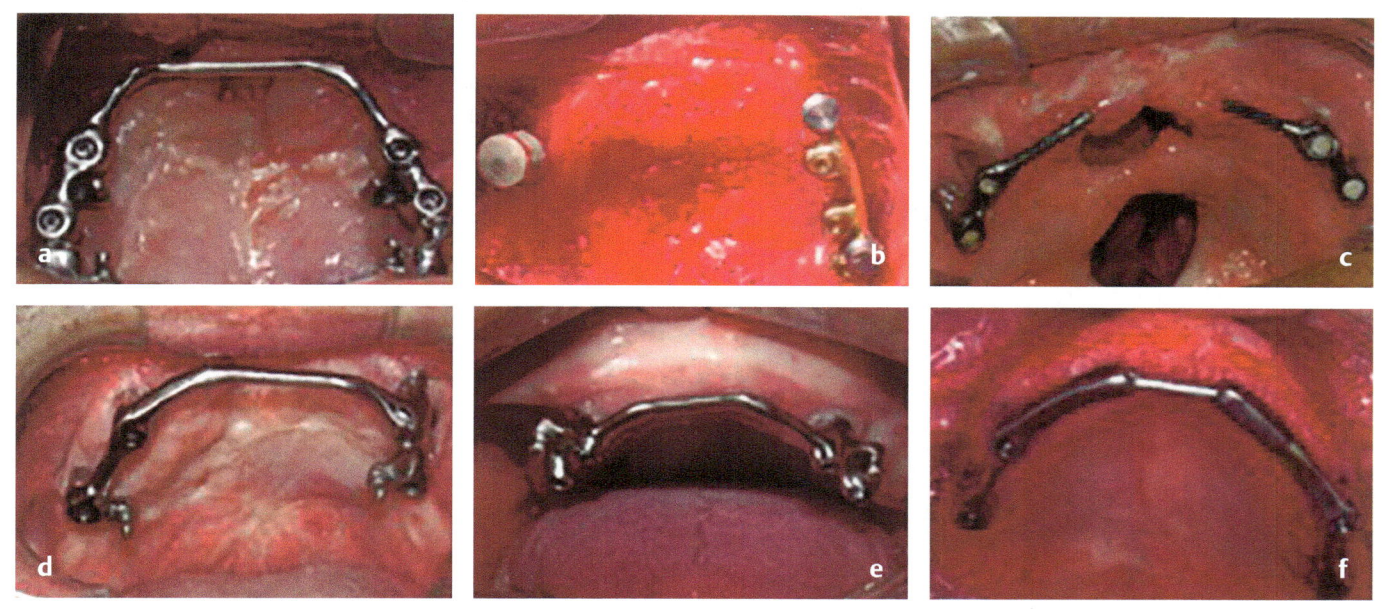

Fig. 13-17. (**a**) Impossibilidade de instalação de implantes mais anteriores devido à presença da fissura óssea, e confecção de barra única com *cantilever* anterior. (**b**) Duas condições indesejáveis para próteses do tipo sobredentadura superior, mas possíveis soluções para casos de extrema limitação óssea e perda de implantes. Presença de barra em apenas um dos lados que, apesar de ancorada em três implantes, sofre por cargas laterais decorrentes da ausência de um polígono que favoreça a biomecânica. Do outro lado, implante isolado com retenção tipo *o'ring*. Este implante isolado irá receber sozinho cargas provenientes de todas as direções, em um osso de baixa qualidade. (**c**) Extrema limitação óssea, com dois implantes instalados em cada lado da maxila. Foi decidido por não unir com barra os dois lados para não gerar *cantilever* ainda maior. As extensões anteriores das barras recebem clipes para retenção das próteses. Biomecânica extremamente desfavorável. (**d**) Posicionamento de *o'rings* fundidos à barra, por palatino e lateralmente à mesma, devido a limitações de espaço interoclusal. (**e**) Rebordo alveolar atrésico, com os componentes de retenção tipo *o'ring* fundidos por vestibular à barra, devido à deficiência de espaço interoclusal. (**f**) Barra com *cantilever* anterior, gerando sobrecarga. Realizado reforço em espessura na região do *cantilever* para dar mais resistência à barra.

MANEJO DE TECIDO MOLE

A maxila geralmente apresenta cicatrizes e fibroses, bem como bridas, vestíbulo raso e ausência de mucosa queratinizada, resultantes de diversos procedimentos cirúrgicos realizados, principalmente na região da fissura.[3,50,51]

A condição e a forma do tecido mole peri-implantar parece ser o principal critério para a aparência estética oral, por melhorar a estética dos tecidos moles, beneficiar a autopercepção do paciente bem como impactar na qualidade de vida.[37]

As características na região adjacente à área da fissura, como profundidade de vestíbulo e faixa de mucosa queratinizada adequados, garantem a saúde dos tecidos moles, necessários para o sucesso do tratamento, independentemente do tipo de reabilitação a ser empregada.[3] Essas características geralmente são obtidas nos momentos previamente ao EOAS ou mesmo antes da instalação de implantes osseointegrados. Em alguns casos, ainda se faz necessário realizar tais procedimentos no momento da reabertura dos implantes.

Apesar das discussões quanto a altura mínima (2 mm) de tecido queratinizado ao redor de implante para garantir a homeostasia da área[52] e sua relação com a taxa de sobrevivência de implantes unitários[53,54] e múltiplos, clinicamente se observa um melhor controle de biofilme, estabilidade do tecido marginal e manutenção da saúde quando um tecido com boa qualidade está presente.[54,55]

Além da altura da mucosa queratinizada, o fenótipo (largura) deste tecido também está diretamente relacionado com o sucesso funcional e estético da reabilitação. Existem relatos na literatura de que maior espessura de rebordo está associada a menor recessão mucosa ao redor de implantes (Fig. 13-18).[56]

Procedimentos plásticos peri-implantares são geralmente necessários em implantes unitários ou múltiplos. Apesar de diversas discussões quanto ao melhor momento das cirurgias de tecido mole durante o processo reabilitador,[57] vale ressaltar que as áreas de fissuras já apresentam deficiências de tecido mole previamente à instalação de implantes. Essas deficiências podem ser corrigidas antes do EOAS, de modo a obter tecido de qualidade, evitando, assim a deiscência de sutura, após o EOAS, aprofundando o vestíbulo e obtendo mucosa queratinizada suficiente[50] antes da instalação dos implantes ou, ainda, após a instalação dos implantes (Fig. 13-19).

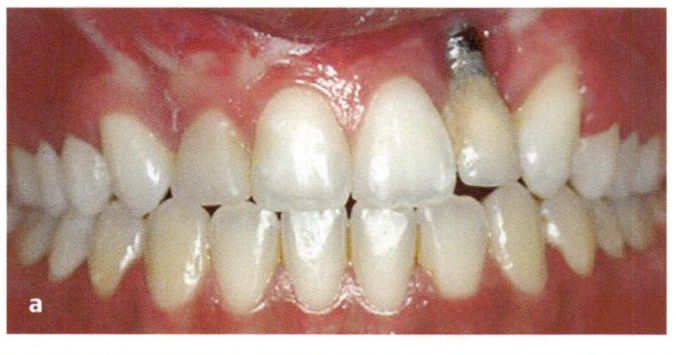

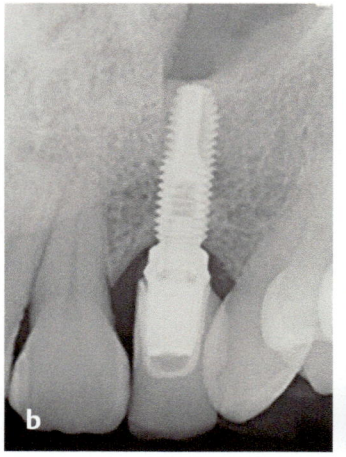

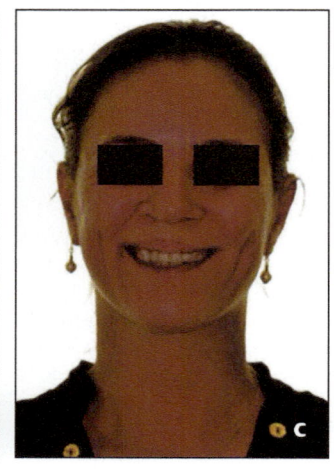

Fig. 13-18. (a-c) Presença de recessão marginal em área de mucosa queratinizada delgada na região do implante do 22. Apesar da delgada faixa de mucosa queratinizada há pouca remodelação óssea marginal na radiografia periapical, imagem-padrão em implantes de conexão externa.

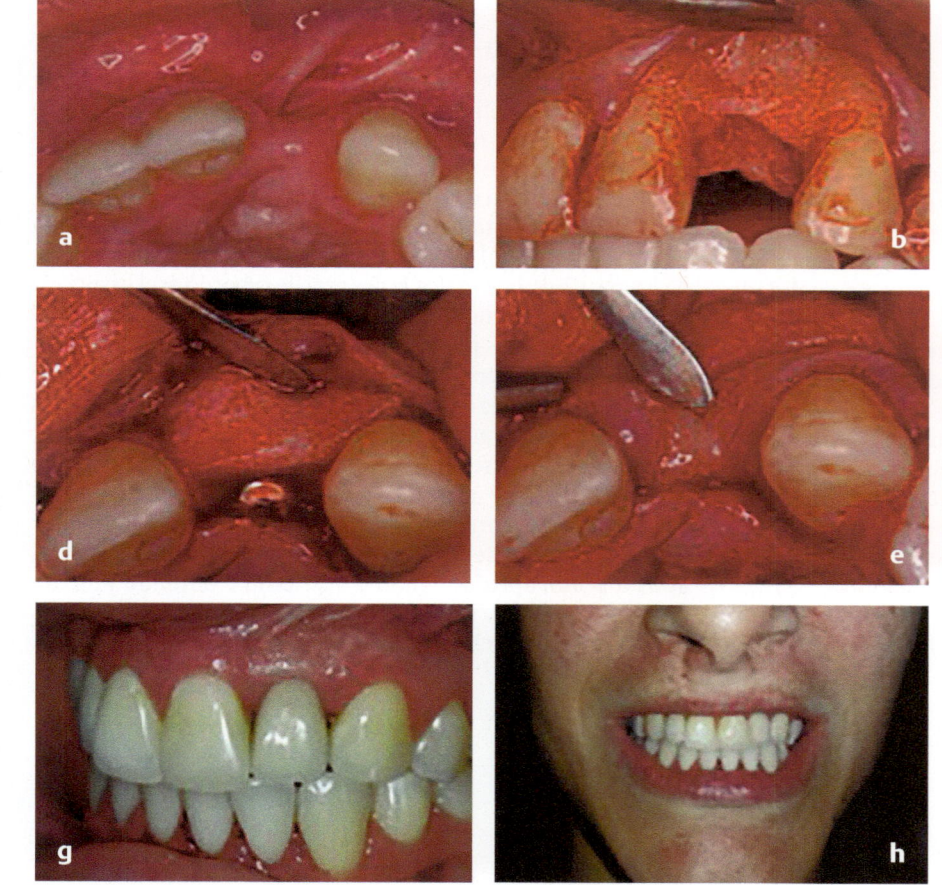

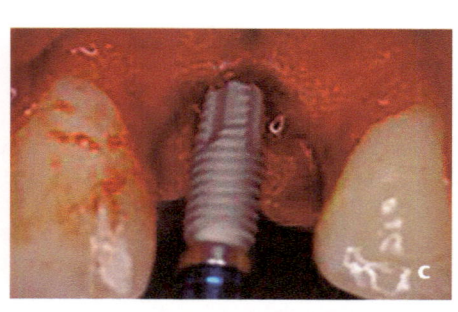

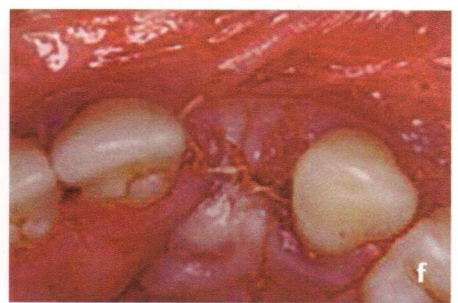

Fig. 13-19. (a-h) Caso clínico de reabilitação em área de fissura com deformidade de rebordo e escaras cicatriciais previamente à instalação do implante. As deformidades de rebordo e espessura/largura teciduais foram corrigidas com uso do enxerto de tecido conjuntivo na área. Notamos presença de papila preenchendo os espaços interproximais, presença de arco côncavo regular indicando perfeito perfil de emergência da prótese definitiva.

A manipulação dos tecidos deve ser cuidadosa, independente da etapa que será realizada, durante a cirurgia de enxerto ósseo, a instalação dos implantes e também durante a instalação dos cicatrizadores ou coroas provisórias. Enxerto gengival livre, seja de epitélio ou epitélio/conjuntivo, ou, ainda, pediculado, podem ser utilizados. Quando o enxerto de conjuntivo é realizado no momento da instalação do implante, aproximadamente 40% do volume tecidual pode ser perdido nos primeiros 3 meses, e estudos futuros são necessários para determinar o melhor momento para a realização do procedimento[57] (Figs. 13-20 a 13-22).

Independentemente do momento em que é realizado o manejo do tecido mole, um tecido de boa qualidade é desejável para diminuir o biofilme e a inflamação marginal, e, assim, proteger o tecido ósseo interproximal,[58] com a presença de papila interproximal garantindo um bom perfil de emergência na área.

Procedimentos de aumento de tecido queratinizado em fissuras com envolvimento de rebordo, seja ósseo ou de tecido mole, sempre serão necessários, pela própria condição anatômica da área e por se tratar de uma área edêntula prévia e com comprometimento tecidual pela presença de cicatrizes e fibroses.

Outro fator a ser considerado nas etapas para instalação de implantes e reabilitação protética na região da fissura é o fenótipo gengival. O fenótipo adequado pode favorecer a presença de papila interproximal, e, assim, garantir aspectos estéticos e funcionais desejáveis na reabilitação com implantes em área de fissura (Fig. 13-23).

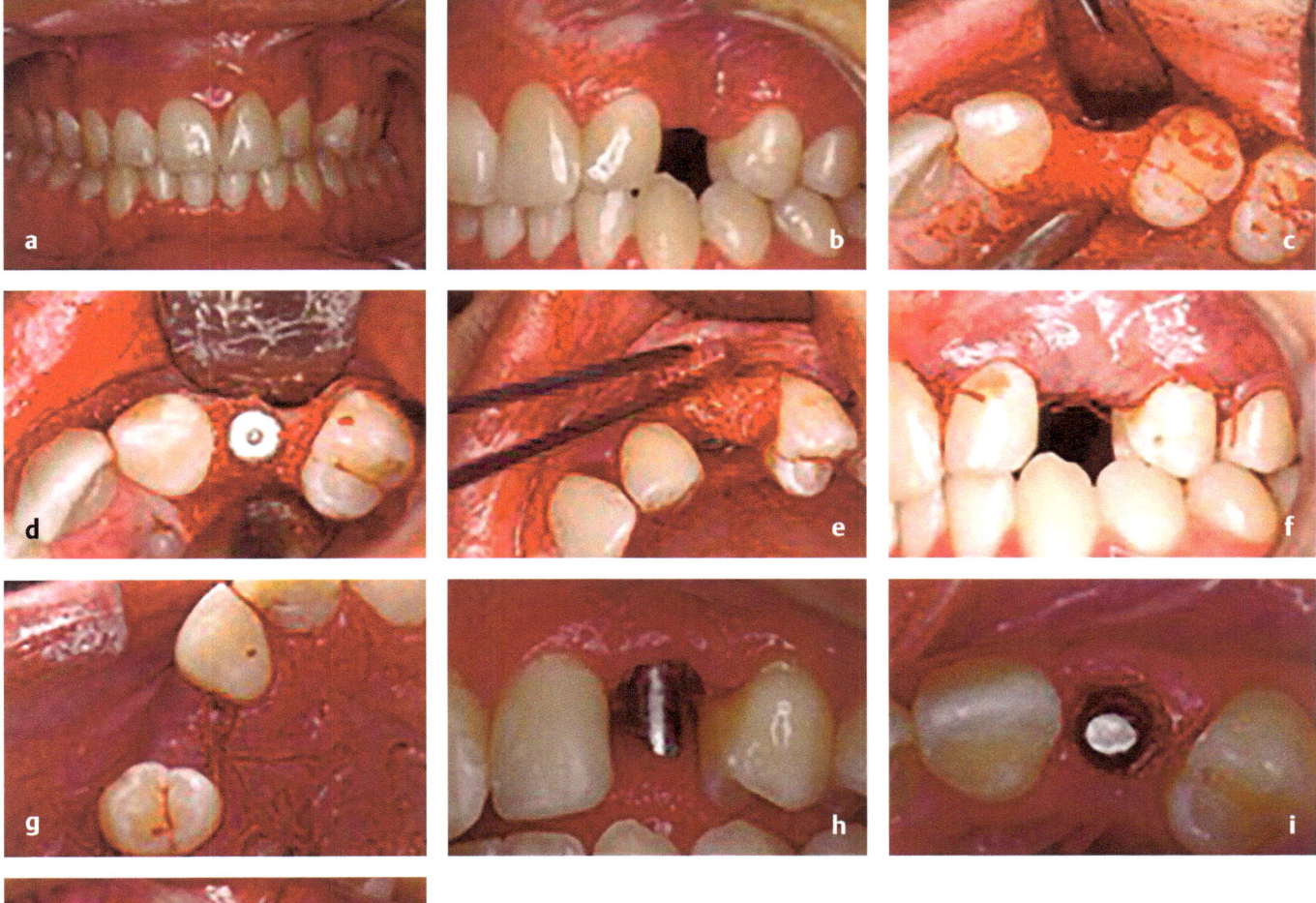

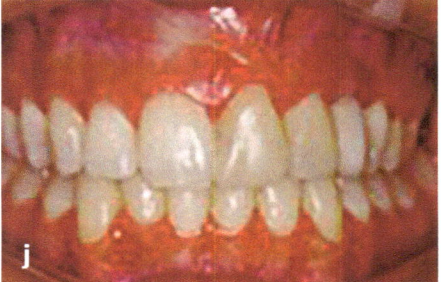

Fig. 13-20. (**a**) Vista frontal da região adjacente à fissura com perda de volume. (**b**) Vista lateral da área adjacente à fissura. Observa-se que o canino foi movimentado ortodonticamente para a região do incisivo lateral e o implante será instalado na região do canino. (**c**) Retalho de espessura total foi deslocado para a instalação do implante. (**d**) Implante instalado, sem fenestração apesar de pouca espessura óssea. (**e**) Para aumento de volume e visando melhora na estética final do caso, realizou-se um enxerto de tecido conjuntivo. (**f**) Vista frontal da região após a sutura. (**g**) Vista oclusal da sutura. (**h**) Vista frontal após cicatrização e instalação do pilar protético. (**i**) Vista oclusal demonstrando aumento da espessura tecidual. (**j**) Caso finalizado com sucesso estético.

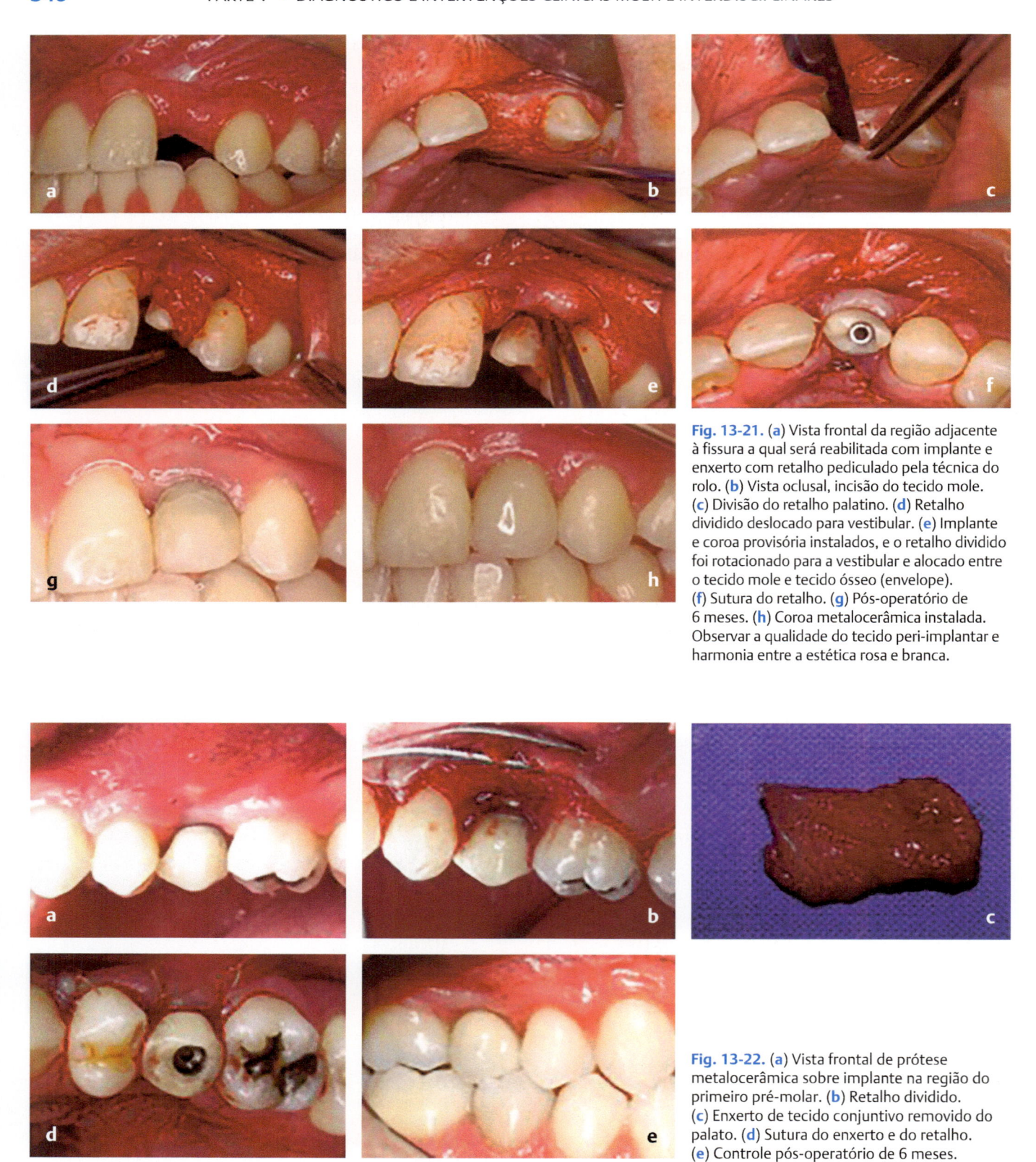

Fig. 13-21. (**a**) Vista frontal da região adjacente à fissura a qual será reabilitada com implante e enxerto com retalho pediculado pela técnica do rolo. (**b**) Vista oclusal, incisão do tecido mole. (**c**) Divisão do retalho palatino. (**d**) Retalho dividido deslocado para vestibular. (**e**) Implante e coroa provisória instalados, e o retalho dividido foi rotacionado para a vestibular e alocado entre o tecido mole e tecido ósseo (envelope). (**f**) Sutura do retalho. (**g**) Pós-operatório de 6 meses. (**h**) Coroa metalocerâmica instalada. Observar a qualidade do tecido peri-implantar e harmonia entre a estética rosa e branca.

Fig. 13-22. (**a**) Vista frontal de prótese metalocerâmica sobre implante na região do primeiro pré-molar. (**b**) Retalho dividido. (**c**) Enxerto de tecido conjuntivo removido do palato. (**d**) Sutura do enxerto e do retalho. (**e**) Controle pós-operatório de 6 meses.

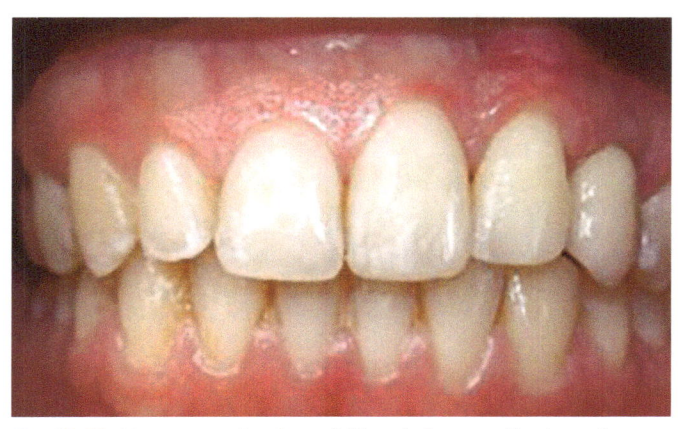

Fig. 13-23. Neste caso o implante foi instalado na região do canino (23). Observe a qualidade do tecido peri-implantar. O tecido não apresenta características de inflamação, presença de mucosa queratinizada.

CONSIDERAÇÕES FINAIS

Desde 1993, os implantes osseointegrados têm sido utilizados para a reconstrução após o EOA nos indivíduos com fissura labiopalatina. A técnica de instalação de implantes não difere daquela utilizada para instalar implantes em indivíduos sem fissura, e, também, quanto à sobrevivência destes implantes. Para tanto, devem ser seguidos todos os procedimentos, biológicos e mecânicos, necessários para obtenção de sucesso, em qualquer tratamento reabilitador a ser realizado, seja com próteses sobre dentes ou implantes unitários/múltiplos. O principal objetivo a ser alcançado é a reabilitação destes indivíduos, levando à longevidade do tratamento e melhora na qualidade de vida.

REFERÊNCIAS BILIOGRÁFICAS

1. Sales PHH, Oliveira-Neto OB, Torres TS, de Lima FJC. Effectiveness of dental implants placed in bone graft area of cleft patients. Int J Oral Maxillofac Surg. 2019;48:1109-1114.
2. Bastos RS, Pinto ECH, Pinto EG, Almeida ALPF, Soares S, Oliveira TM. Perfil Epidemiológico de cárie dentária em indivíduos com fissura labiopalatina. Rev Paulista Odonto. 2013;35:6-10.
3. Freitas JAS, Almeida ALPF, Soares S, Neves LT, Garib DG, Trindade-Suedam IK et al. Rehabilitative treatment of cleft lip and palate: experience of the Hospital for Rehabilitation of Craniofacial Anomalies/USP (HRAC/USP) - Part 4: Oral Rehabilitation. J Appl Oral Sci. 2013;21:284-292.
4. Tannyhill RJ, Troulis MJ. Implant therapy in alveolar cleft sites. Oral Maxillofacial Surg Clin N Am. 2019;31:207-217.
5. Papi P, Giardino R, Sassano P, Amodeo G, Pompa G, Cascone P. Oral health related quality of life in cleft lip and palate patients rehabilitated with conventional prostheses or dental implants. J Int Soc Prevent Community Dent. 2015;5:482-487.
6. Dalben GS, Lauris RCMC, Almeida ALPF. Dental Rehabilitation of cleft lip and palate in the different stages of life. In: Jaso N, D'Cruz AM (eds). Cleft Lip and Palate: Etiology, Surgery & Repair and Sociopsychological Consequences. New York: Nova Science Publisher; 2013:55-92.
7. Freitas JAS, Garib DG, Trindade-Suedam IK, Carvalho RM, Oliveira TM, Lauris RCMC et al. Rehabilitative treatment of cleft lip and palate: experience of the Hospital for Rehabilitation of Craniofacial Anomalies-USP (HRAC-USP) - Part 3: Oral and Maxillofacial Surgery. J Appl Oral Sci. 2012;20:673-679.
8. Wang F, Wu Y, Zou D, Wang G, Kaigler D. Clinical outcomes of dental implant therapy in alveolar cleft patients: a systematic review. Int J Oral Maxillofac Implants. 2014;29:1098-1105.
9. Vuletic M, Knezevic P, Jovik D, Rebic J, Zabarovic D, Macan D. Alveolar bone grafting in cleft patients: from bone defect to dental implants. Acta stomatol Croat 2014;48:250-257.
10. Arshad M, Ameri N, Heidari A, Shirani G. Dental rehabilitation of a cleft lip and palate patient by implant-supported overdenture: A case report. Clin Case Rep. 2020;8:1932-1936.
11. Keller EE, Van Rockel NB, Desjardans RP, Tolman DE. Prosthetic-surgical reconstruction of the severely resorbed maxilla with iliac bone grafting and tissue-integrated prosthesis. Int J Oral Maxilofac Implants. 1987;2:155-165.
12. Verdi Jr FJ, Lanzi GL, Cohen SR, Powell R. Use of the Branemark implant in the cleft palate patient. Cleft Palate Craniofac J. 1991;28:301-304.
13. Ferreira Jr SB, Esper LA, Sbrana MC, Ribeiro IWJ, Almeida ALPF. Survival of dental implants in the cleft area - a retrospective study. Cleft Palate Craniofac J. 2010;47:586-590.
14. Wermker K, Jung S, Joos U, Kleinheinz J. Dental implants in cleft lip, alveolus, and palate patients: a systematic review. Int J Oral Maxillofac Implants. 2014:29:384-390.
15. Zanolla J, Amado FM, da Silva WS, Ayub B, de Almeida AL, Soares S. Success rate in implant-supported overdenture and implant-supported fixed denture in cleft lip and palate patients. Ann Maxillofac Surg. 2016;6:223-227.
16. Kramer FJ, Baethge C, Swennen G, Bremer B, Schwestka-Polly R, Dempf R. Dental implants in patients with orofacial clefts: A long-term follow-up study. Int J Oral Maxillofac Surg. 2005;34:715-721.
17. Freitas JAS, Garib DG, Oliveira TM, Lauris RCMC, Almeida ALPF, Neves LT et al. Rehabilitative treatment of cleft lip and palate: experience of the Hospital for Rehabilitation of Craniofacial Anomalies-USP (HRAC-USP) - Part 2: Pediatric Dentistry and Orthodontics. J Appl Oral Sci. 2012;20:272-285.
18. Kearns G, Perrott DH, Sharma A, Kaban LB, Vargervik K. Placement of endosseous implants in grafted alveolar clefts. Cleft Palate Craniofac J. 1997;34:520-525.
19. Härtel J, Pögl C, Henkel K-O, Gundlach KKH. Dental implants in alveolar cleft patients: A retrospective study. J Craniomaxillofac Surg. 1999;27:354-357.
20. Carmichael RP, Sándor GKB. Use of dental implants in the management of cleft lip and palate. Atlas Oral Maxillofacial Surg Clin N Am. 2008;16:61-82.
21. Turvey TA, Vig K, Moriarty J, Hoke J. Delayed bone grafting in the cleft maxilla and palate: a retrospective multidisciplinary analysis. Am. J. Orthod. 1984;86:244-256.
22. Bergland O, Semb G, Abyholm FE. Elimination of the residual alveolar cleft by secondary bone grafting and subsequent orthodontic treatment. Cleft Palate J. 1986;23:175-205.
23. Landes CA. Implant-borne prosthetic rehabilitation of bone grafted cleft versus traumatic anterior maxillary defects. J Oral Maxillofac Surg. 2006;64:297-307.
24. Al-Ruwaithi MM, Al-Fraidi AA, Al-Tamimi TS, Al-Shehri AS. Interdisciplinary treatment of an adult with a unilateral cleft lip and palate. J Orthod Sci. 2014;3:17-24.
25. Alberga JM, Stellingsma K, Meijer HJA, Oostenbrink HA, Vissink A, Raghoebar GM. Dental implant placement in alveolar cleft patients: a retrospective comparative study on clinical and aesthetics outcomes. Int J Oral Maxillofac Surg. 2020;49:952-959.
26. Collins TA, Brown GK, Johnson N, Massey JA, Nunn BD. Team management of atrophic edentulism with autogenous inlay, veneer, and split grafts and endosseous implants: case reports. Quintessence Int. 1995;26:79-93.

27. Takahashi T, Fukuda M, Yamaguchi T, Kochi S. Use of endosseous implants for dental reconstruction of patients with grafted alveolar cleft. J Oral Maxillofac Surg. 1997;55:576-583.
28. Laine J, Vahatalo K, Peltola J, Tammisla T, Happonen RP. Rehabilitation of patients with congenital unrepaired cleft palate defects using free iliac crest bone grafts and dental implants. Int J Oral Maxillofac Implants. 2002;17:573-580.
29. Duskova M, Kotova M, Sedlackova K, Leamerova E, Horak J. Bone reconstruction of the maxillary alveolus for subsequent insertion of a dental implant in patients with cleft lip and palate. J Craniofac Surg. 2007;18:630-638.
30. Levin L, Nitzan D, Schwartz-Arad D. Success of dental implants placed in intraoral block bone grafts. J. Periodontol. 2007;78:18-21.
31. Karsten A, Larson M, Larson O. Dental occlusion after Veau-Wardill-Kilner versus minimal incision technique repair of isolated clefts of the hard and soft palate. Cleft Palate Craniofac J. 2003;40:504-510.
32. Silva Filho OG, Valladares Neto J, Capelloza Filho L, de Souza Freitas JA. Influence of lip repair on craniofacial morphology of patients with complete bilateral cleft lip and palate. Cleft Palate Craniofac J. 2003;40:144-153.
33. Blomqvist JE, Alberius P, Isaksson S. Retrospective analysis of one-stage maxillary sinus augmentation with endosseous implants. Int J Oral Maxillofac Implants. 1996;11:512-521.
34. Triplett RG, Schow SR, Laskin DM. Oral and Maxillofacial Surgery advances in implant dentistry. Int J Oral Maxillofac Implants. 2000;15:47-55.
35. Jung G-U, Jeon J-Y, Hwang K-G, Park C-J. Preliminary evaluation of a three-dimensional, customized, and preformed titanium mesh in peri-implant alveolar bone regeneration. J Korean Assoc Oral Maxillofac Surg. 2014;40:181-187.
36. Fiamengui Filho J, Almeida ALPF. Aesthetic analysis of an implant-supported denture at the cleft area. Cleft Palate Craniofac J. 2013;50:597-602.
37. Stelzle F, Rohde M, Oetter N, Krug K, Riemann M, Adler W et al. Gingival esthetics and oral health-related quality of life in patients with cleft lip and palate. Int J Oral Maxillofac Surg. 2017;46:993-999.
38. Esper LA, Sbrana MC, Cunha MJ, Moreira GS, de Almeida AL. Esthetic composition of smile in individuals with cleft lip, alveolus, and palate: visibility of the periodontium and the esthetics of smile. Plast Surg Int. 2012;2012:563734.
39. Tereza GPG, Santos MACD, Winckler VPSV, Almeida ALPF, Dalben GDS. The maxillary lateral incisor in the rehabilitation of cleft lip and palate. J Appl Oral Sci. 2018;26:e20170125.
40. Kawai ES, Almeida ALPF. Evaluation of the presence or absence of papilla between tooth and implant. Cleft Palate Craniofac J. 2008;45:399-406.
41. Pucciarelli MGR, Lopes ACO, Lopes JFS, Soares S. Implant placement for patients with cleft lip and palate: A clinical report and guidelines for treatment J Prosthet Dent. 2019;121:9-12.
42. Genari Filho H. Requisitos Funcionais e Físicos em Próteses Totais. Rev Odontológica de Araçatuba. 2005;26:36-43.
43. Trindade IEK, Silva Filho OG. Fissuras Labiopalatinas: Uma Abordagem Interdisciplinar. São Paulo: Santos; 2007.
44. Bardach J, Eisbach KJ. The influence of primary unilateral cleft lip repair on facial growth. Cleft Palate Craniofac J. 1977;14:88-97.
45. Nary Filho H, Padovan LEM. Fixação Zigomática - Uma Alternativa para Reabilitação em Maxilas Atróficas. São Paulo: Santos; 2008.
46. Isaksson S, Ekfeldt A, Alberius P, Blomqvist JE. Early results from reconstruction of severely atrophic (Class VI) maxillas by immediate endosseous implants in conjunction with bone grafting and Le Fort I osteotomy. Int J Oral Maxillofac Surg. 1993;22:144-148.
47. Misch CE. Planos de Tratamento com Implantes na maxila Parcial e Completamente Edêntula: Próteses Fixas e Overdentures. In: Prótese sobre Implantes. São Paulo: Santos; 2007: 281-308.
48. Kramer A, Weber H, Benzing UR. Implant and prosthetic treatment of the edentulous maxilla using a bar supported prosthesis. Int J Oral Maxillofac Implants. 1992;7:251-255.
49. Benzing UR, Gail H, Webber H. Biomechanical aspects of 2 different implant-prosthetic concepts for the edentulous maxilla. Int J Oral Maxilofac Implants. 1995;10:188-198.
50. Almeida ALPF, Pereira T, Siqueira AF, Carrilho GPB, Greghi SLA, Resende DRB. Periodontal health re-establishment in cleft lip and palate patients through vestibuloplasty associated with free gingival graft. Perio. 2005;2:23-29.
51. Almeida ALPF, Esper LA, Kaizer ROF, Fernandes JS, Greghi SLA, Carrilho GPB. Surgical treatment of mucogingival alterations in cleft lip and palate patients: a clinical report. Perio. 2006;3:31-35.
52. Gennaro G, Alonso FR, Teixeira W, Lopes JFS, Almeida ALPF. A importância da mucosa ceratinizada ao redor de implantes osseointegrados. Salusvita. 2007;27:393-401.
53. Salvi GE, Lang NP. Diagnostic parameters for monitoring peri-implant conditions. Int J Oral Maxillofac Implants. 2004;19(Suppl):116-127.
54. Esper LA, Ferreira Jr SB, Kaizer ROF, Almeida ALPF. the role of keratinized mucosa in peri-implant health. Cleft Palate Craniofac J. 2012;49:167-170.
55. Nemcovsky CE, Moses O. Rotated palatal flap. A surgical approach to increase keratinized tissue width in maxillary implant uncovering: technique and clinical evaluation. Int J Periodontics Restorative Dent. 2002;22:607-612.
56. Zigdon H, Machtei EE. The dimensions of keratinized mucosa around implants affect clinical and immunological parameters. Clin Oral Implants Res. 2008;19:387-392.
57. Poskevicius L, Sidlauskas A, Galindo-Moreno P, Juodzbalys G. Dimensional soft tissue changes following soft tissue grafting in conjunction with implant placement or around present dental implants: a systematic review. Clin Oral Impl Res. 2017;28:1-8.
58. Tavelli WVL, McGuire MK, Zucchelli G, Rasperini G, Feinberg SE, Wang HL et al. Biologics-based regenerative technologies for periodontal soft tissue engineering. J Periodontol. 2020;91:147-154.

REABILITAÇÃO ORAL – PROTOCOLOS TERAPÊUTICOS

CAPÍTULO 14

João Henrique Nogueira Pinto ■ José Fernando Scarelli Lopes ■ Rafael D'Aquino Tavano
Regina Magrini Guedes de Azevedo ■ Simone Soares

ASPECTOS GERAIS

A presença das fissuras labiopalatinas e das alterações anatômicas e funcionais associadas, levam à indicação de próteses dentárias e/ou de palato em muitos casos. De acordo com a literatura, cerca de 60% dos indivíduos com fissuras labiopalatinas necessitam de algum tipo de prótese dentária, e esse percentual tende a aumentar se a fissura envolver o rebordo alveolar.[1]

Atualmente, a evolução dos conhecimentos e disseminação dos tratamentos odontológicos preventivos, ortodônticos e cirúrgicos (enxertos ósseos e cirurgias ortognáticas), os quais se aplicados adequadamente, podem reduzir ou eliminar a necessidade de prótese dentária. Todavia, observa-se que mesmo após os tratamentos acima mencionados, nem sempre é possível considerar o paciente reabilitado sem a atuação final dos especialistas em prótese dentária. Por essa razão, o protesista desempenha um papel importante na reabilitação desses pacientes, e deve trabalhar em perfeita sintonia com a equipe multidisciplinar, em especial com o ortodontista, o cirurgião-plástico, o fonoaudiólogo e o técnico de laboratório de prótese.[2-4]

A reabilitação oral do indivíduo com fissura labiopalatina envolve um tratamento complexo e longo. A localização, a amplitude e a extensão das fissuras, de modo geral, seguem um padrão, o que permitiu sua classificação. Contudo, podem ser identificadas variações desse padrão que implicam em mudança no planejamento. Além disso, os tratamentos previamente executados também definem o tipo e a extensão das necessidades protéticas para o restabelecimento do sistema estomatognático de cada indivíduo.

O contexto socioeconômico, no qual alguns pacientes estão inseridos, pode ser um agravante quanto ao tratamento oferecido. Alguns pacientes têm pouca instrução, falta de hábitos de higiene oral, carência de acesso a profissionais da área de saúde, e, o que é mais grave, muitos têm baixa autoestima,[5-9] fatores que prejudicam a adesão ao tratamento e aos resultados obtidos.

Especificamente quanto à dentição, nas fissuras labiopalatinas podem ser observados dentes supranumerários, agenesias, microdontias, giroversões, apinhamentos, inclinações desfavoráveis, erupções incompletas e localização inadequada dos dentes. Tudo isso dificulta ainda mais a higiene oral e facilita o desenvolvimento de cáries e doenças periodontais, o que pode causar a perda precoce dos dentes.[10,11]

A deficiência de lábio, osso e mucosa queratinizada na área da fissura causam sérios problemas estéticos, além do comprometimento da estabilidade e retenção das próteses. Sempre que possível, a manutenção dos dentes naturais deve ser um dos objetivos do tratamento.[12,13]

A condição esquelética pode ser outro fator desfavorável, determinada não apenas pelo tipo e gravidade da fissura, mas também pelas cirurgias plásticas primárias, que, embora imperativas, podem contribuir para a deficiência do desenvolvimento do terço médio da face.[14] Quando isso ocorre, o tratamento ortodôntico passa a ser primordial para corrigir ou minimizar a discrepância maxilomandibular.[15] Atresias maxilares, discrepâncias maxilomandibulares, redução da dimensão vertical de oclusão e falta de tecido ósseo são condições que também requerem tratamento ortodôntico, além de enxertos ósseos e, em algumas situações, a cirurgia ortognática.[14,16]

Desta forma, todos os tratamentos que antecedem o momento da reabilitação oral protética são fundamentais para a resolução das deformidades dentoesqueléticas, na busca de resultados mais estéticos e harmônicos, tanto quanto possível. Idealmente, o tratamento reabilitador com prótese deve ser realizado na fase final de todo o processo, com a colocação de dentes em eventuais espaços protéticos persistentes. Desta forma, o paciente estaria pronto para receber o tratamento com prótese apenas por volta dos 18 anos, em uma das últimas etapas da reabilitação, na qual deposita muitas expectativas, esperanças e anseios. Por essas razões, o planejamento deve ser discutido com o paciente para atendê-lo em suas necessidades estéticas e funcionais, visando melhora na qualidade de sua vida.[17]

O arsenal de possibilidades disponíveis para o tratamento reabilitador protético é considerável. Todavia, todas as abordagens estão profundamente vinculadas às expectativas do paciente e suas limitações. A reabilitação oral padrão-ouro em um indivíduo com fissura labiopalatina inicia-se com as cirurgias primárias, de forma menos agressiva possível, realizadas em idade apropriada e com técnicas adequadas, passando pelas áreas de odontopediatria e dentística, de forma preventiva. Concluídos esses procedimentos, inicia-se a ortodontia, com alinhamento, correção dos dentes maxilares e colocação do enxerto ósseo, entre 9 e 12 anos de idade.[17] Dessa forma, em caso de agenesia do incisivo lateral, pode-se tracionar o canino para a área enxertada, ou instalar um implante na região.

350 PARTE V ▪ DIAGNÓSTICO E INTERVENÇÕES CLÍNICAS MULTI E INTERDISCIPLINARES

As imagens do caso clínico apresentadas nas Figuras 14-1 a 14-3 mostram a condição ideal de tratamento reabilitador protético com implantes, realizados pela equipe de cirurgia bucomaxilofacial do HRAC-USP.

Os implantes osseointegrados compõem o arsenal de possibilidades do protesista para o tratamento. As próteses ditas "convencionais" têm seu espaço e indicação bem amplas e definidas. Sob o ponto de vista semântico, o termo prótese convencional deveria ser reconsiderado. Após tantos anos, a consagração, a aplicabilidade e as indicações das próteses sobre implantes se tornaram tão comuns que, considerá-las numa classificação a parte das chamadas "convencionais", pode ser um "contrassenso". Todavia, essa nomenclatura pode ser ainda utilizada sob o ponto de vista meramente didático ou para melhor elucidar o suporte protético que se propõe.

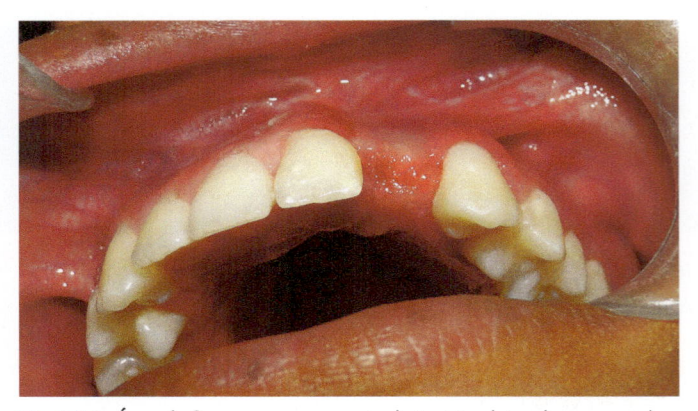

Fig. 14-1. Área da fissura com agenesia do incisivo lateral e preparada para receber implante e prótese.

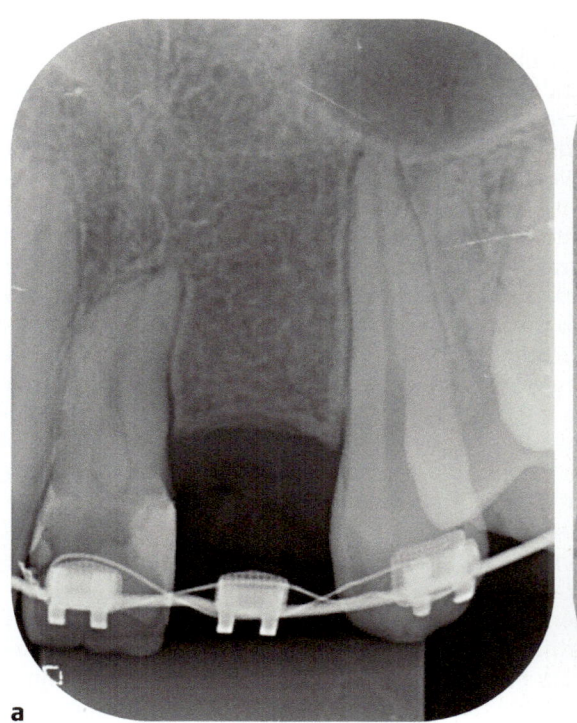

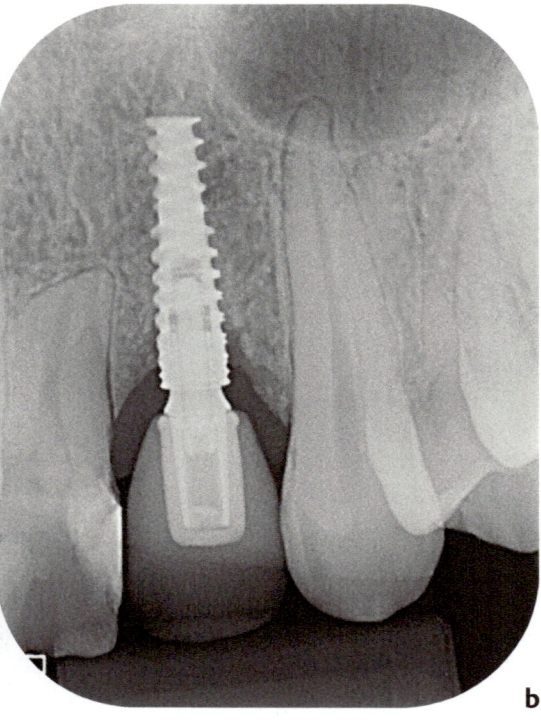

Fig. 14-2. (a) Espaço protético obtido. (b) Instalação de implante.

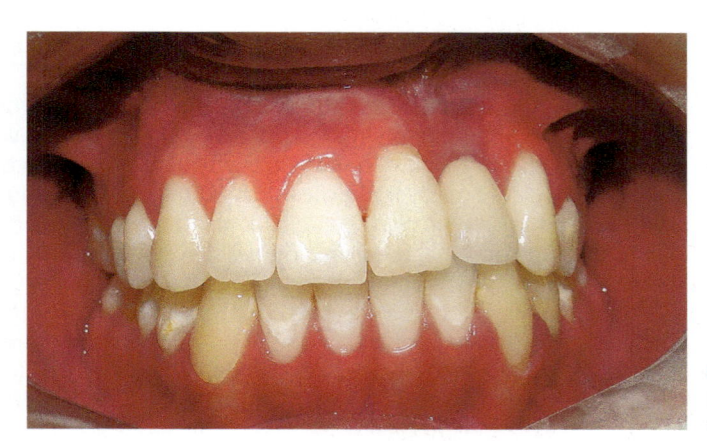

Fig. 14-3. Caso concluído, mostrando uma possibilidade de tratamento após a ortodontia, com implantes.

Talvez a denominação mais adequada e justa seria, *prótese fixa sobre dentes e prótese fixa sobre implantes*.

É importante ressaltar que, nos indivíduos com fissuras labiopalatinas reparadas ou não, a indicação dos implantes osseointegrados tornou-se um procedimento comum, que deve ser discutido sob o ponto de vista custo-benefício. Há que se considerar todas as vantagens que os implantes podem agregar, ainda mais em situações de possível preservação tecidual e de reabilitações com pouco ou nenhum suporte dentário ou ósseo para estabilidade e retenção das próteses. Muitos indivíduos, que no passado estavam condenados a viver sem dentes, hoje podem ter uma dentição fixa, graças às modernas técnicas de implantes dentários e cirurgias regenerativas de tecido ósseo ou, pela busca de osso cortical em "áreas não convencionais" como o osso zigomático, pirâmide pterigoide ou pterigomaxilar. O estudo e o uso dos implantes dentários em indivíduos com fissuras labiopalatinas tornou-se tão importante e amplo que, no presente livro, o tema é abordado em um capítulo específico (ver Capítulo 13).

De fato, sejam quais forem os suportes e a forma de retenção a serem utilizados, a confecção das próteses dentárias para indivíduos com fissura labiopalatina requer conhecimentos específicos. As próteses dentárias devem preencher todas as necessidades estéticas, funcionais e de conforto para o paciente. Logicamente, esses fatores se apresentarão facilitados ou limitados em função da localização e do número de dentes presentes, bem como do tipo e extensão da fissura existente.[4] Cada tipo de fissura apresenta, de acordo com a sua configuração e abrangência, diferentes tipos de reparo. Um paciente com fissura unilateral restrita, submetido a tratamentos prévios adequados, poderá receber um tratamento protético simples e objetivo, com plena capacidade de reparação, como visto nas Figuras de 14-1 a 14-3. Todavia, nem sempre essas condições ideais quanto à posição de dentes, alinhamento dentário, relação maxilomandibular e enxerto ósseo são possíveis, inviabilizando à indicação de implantes.[18] Em indivíduos com fissuras labiopalatinas bilaterais, as condições são usualmente bem mais complexas. Tratamentos adequados em termos de idade, de técnica e enxertia óssea bem-sucedidas podem levar a resultados resolutivos. Casos complexos de fissura labiopalatina bilateral que chegam tardiamente (idade adulta) para tratamento com a pré-maxila deslocada para a frente, móvel, isolada entre os dois segmentos desalinhados, muitas vezes agravados por limitação e localização inadequada dos dentes,[19] limitam as possibilidades da reabilitação protética, pois, previamente, deveriam ser realizados tratamentos com enxerto, na tentativa de evitar a remoção da pré-maxila, que é totalmente contraindicada em bebês e crianças, porém, em adultos, pode ser uma alternativa para casos mais graves, sem tratamento prévio adequado. Nessas situações, a prótese removível pode ser o tratamento de eleição (Fig. 14-4).

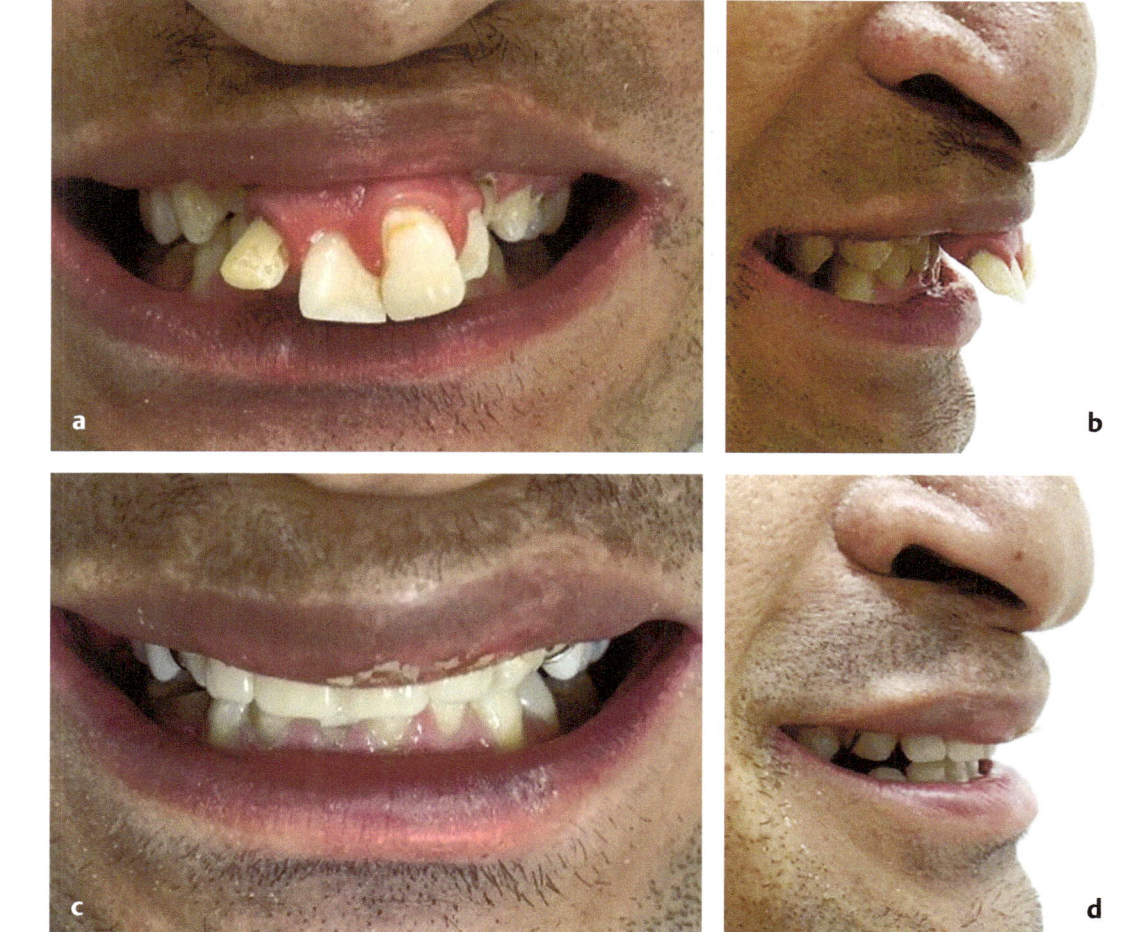

Fig. 14-4. (**a**) Paciente adulto com a pré-maxila, fase pré-operatória (vista frontal). (**b**) Condição desfavorável para adequação protética (vista sagital). (**c**) Conclusão do tratamento após remoção cirúrgica da pré-maxila e instalação de prótese removível (vista frontal). (**d**) Caso concluído (vista sagital).

Dentre as etapas intermediárias para a confecção de próteses dentárias em indivíduos com fissuras labiopalatinas, uma das mais críticas é, sem dúvida, a moldagem.[20] A seleção dos materiais e a escolha da técnica merecem atenção especial. O paciente que foi operado do palato e do rebordo pode apresentar pequenas ou grandes comunicações entre as cavidades oral e nasal. Essas comunicações são chamadas de fístulas, e são consequências da deficiência ou ausência de nutrição sanguínea na área operada, condição que pode causar a necrose dos tecidos e a comunicação entre as cavidades oral e nasal, podendo ser perceptíveis ou não pelo paciente.[2] O profissional deve investigar minuciosamente toda área operada, palato e regiões de fundo de sulco à procura dessas fístulas e, também, perguntar ao paciente se ele percebe sua existência e localização. Quando identificada a fístula (Fig. 14-5), essa deve ser obstruída com material que não cause prejuízo à anatomia dos tecidos, como gaze vaselinada (Fig. 14-6), papel alumínio ou o próprio material de moldagem, como o silicone pesado. Se isso não for feito, poderá ocorrer a penetração de materiais de moldagem no interior da cavidade nasal através da fístula. Isso pode ocorrer porque materiais de consistência mais fluídas podem atravessar a fístula e tornar-se, dentro da cavidade nasal, mais volumosos que a própria fístula, dificultando o refluxo. A remoção do material pode ser trabalhosa e o resultado imprevisível, o que leva uma sensação desagradável para o paciente e estressante para o profissional.[4] A retirada da moldeira da boca do paciente, por sua vez, pode causar ferimentos e sangramento. Também pode ocorrer fratura e o aprisionamento de parte desse material de impressão na cavidade nasal. A retirada pode ser pela cavidade nasal ou faringe, sendo esse procedimento muito desconfortável ou, ainda pior, pode ser necessária uma intervenção cirúrgica para a remoção do material. Desta forma, o exame físico e investigativo na procura por fístulas é imprescindível no indivíduo com fissura labiopalatina reparada (Fig. 14-5).

O tratamento reabilitador em indivíduos com fissura labiopalatina deve basear-se em princípios básicos observados para as próteses dentárias em geral, tais como: fisiologia (função), estabilidade, retenção, estética, condições de higienização, conforto e aspectos psicológicos.[4] As funções fisiológicas da mastigação, fala e deglutição devem ser reparadas por meio do equilíbrio oclusal e articular, e, ainda, pela adequada separação entre as cavidades bucal e nasal. A estabilidade e retenção da prótese deve promover a contenção e a estabilização dos segmentos ósseos. A função estética deve ser alcançada pelo correto alinhamento, localização, tamanho, forma e cor dos dentes, de modo a oferecerem adequado suporte labial e nasal.

O paciente com fissura labiopalatina, principalmente os que não têm suporte oclusal em dentes posteriores, apresenta-se com o terço médio da face diminuído e prognatismo mandibular. A estabilidade oclusal é obtida com os dentes posteriores estabelecendo a dimensão vertical de oclusão (DVO) adequada. Todavia, quando não há estabilidade oclusal, também há comprometimento da dimensão vertical de oclusão. Quando isto ocorre, o prognatismo mandibular se acentua e a concavidade do terço inferior da face se revela.

A reabilitação oral deve buscar estabelecer uma posição espacial dos maxilares, e, consequentemente, do côndilo mandibular, que deve ocupar uma posição mais anterossuperior na cavidade articular (relação central). Da mesma forma, no sentido vertical da face, também se deve buscar uma posição adequada da mandíbula, a *dimensão vertical de oclusão* (DVO). A escolha dessa localização está baseada em conceitos amplamente discutidos e estudados na odontologia.[21,22] A *dimensão vertical de repouso* (DVR) não depende da presença de dentes e trata-se de uma posição de relaxamento muscular da face, quando o indivíduo se encontra com os lábios superiores e inferiores selados sem pressão, porém, sem contato entre os dentes. Essa posição de suporte da mandíbula é garantida apenas pelo tônus muscular da face. Outro conceito necessário para formar essa equação, e que foi observado nos indivíduos dentados, é que há uma distância entre a DVO e DVR de 2 a 4 mm, o *espaço funcional livre* (EFL). Assim, quando não há estabilidade oclusal, como nos pacientes totalmente desdentados, para que seja atingida a dimensão vertical de oclusão, basta subtrair 2 a 4 mm da dimensão vertical de repouso (DVO = DVR-EFL). Logicamente, essa variabilidade em milímetros deve ser avaliada dentro do perfil individual de cada paciente. Outra referência a ser observada é a proporção facial, pois os terços da face devem apresentar harmonia entre si. Todas essas informações, em algum momento, serão transferidas para o articulador semiajustável, seja no momento de estudo do caso (estudo da oclusão e estética), seja no momento de envio do caso ao técnico de laboratório. O articulador é o instrumento no qual os

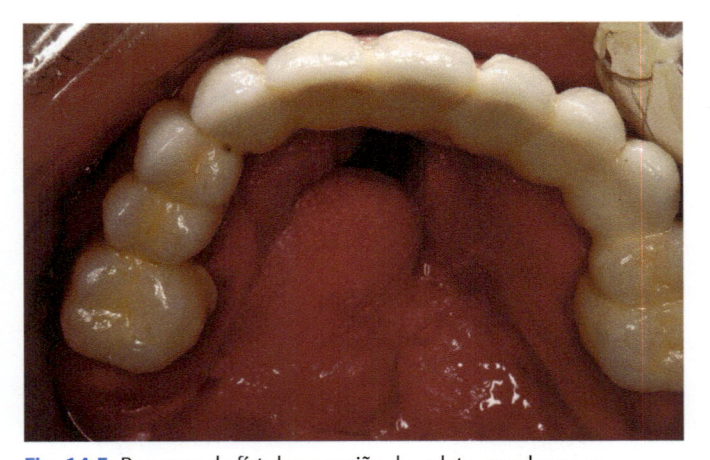

Fig. 14-5. Presença de fístula na região do palato que deve ser cuidadosamente investigada.

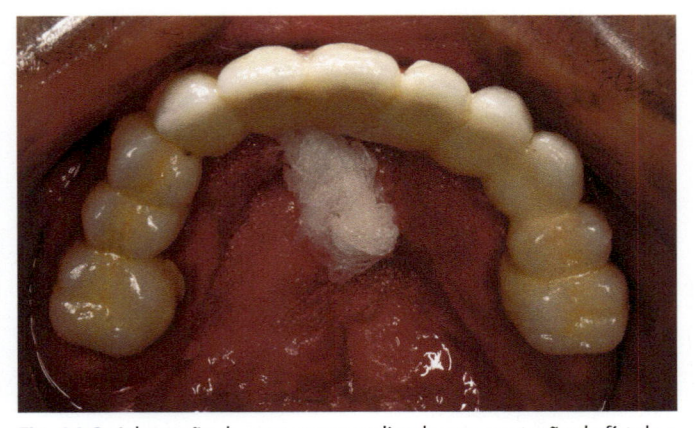

Fig. 14-6. Adaptação de uma gaze vaselinada para proteção da fístula e moldagem da área.

modelos superior e inferior são montados e visa reproduzir os movimentos mandibulares, com limitações inerentes ao instrumento, mas passíveis de compensações. A montagem no articulador semiajustável facilita os ajustes funcionais e estéticos previamente à prova clínica.

Para a montagem dos modelos no articulador semiajustável, inicialmente, monta-se o modelo superior através do arco facial. O arco facial possibilita o posicionamento espacial da maxila em relação ao crânio e particulariza a distância do eixo terminal de rotação do côndilo da mandíbula, em relação à oclusão.[23] Após a montagem do modelo superior no articulador, para a montagem do modelo inferior, é importante o uso de um registro oclusal entre os modelos, que permita a estabilidade da relação obtida nos sentidos vertical e horizontal.[24]

O estudo da oclusão em pacientes com fissura labiopalatina merece atenção especial. As evidências clínicas têm mostrado condições específicas e frequentes em pacientes adultos como: traumas oclusais, ausência de guia anterior, dimensão vertical de oclusão diminuída e falta de estabilidade oclusal. Muitos desses aspectos podem se perpetuar, mesmo após a reabilitação, devido às limitações dos casos. O objetivo é sempre a redução desses aspectos mais graves, melhorando a estética, o conforto e a função.[25] A eficiência mastigatória nos indivíduos com fissuras labiopalatinas pode apresentar-se reduzida devido às alterações morfológicas das arcadas dentárias e respectivas bases ósseas, notadamente na maxila.[20,26,27] Entretanto, a capacidade mastigatória, a duração e a quantidade de ciclos mastigatórios nos indivíduos com fissura labiopalatina[20] ainda carecem de mais estudos, para se compreender melhor o comportamento mastigatório obtido nos diversos tipos de reabilitação protética.

PRÓTESE PARCIAL FIXA

O planejamento do tratamento depende das particularidades de cada caso clínico e da idade do paciente. Quando tratamentos cirúrgicos com implantes não podem ser realizados, a substituição dos dentes ausentes, por meio da reabilitação protética, é a única opção.[28-30]

Na reabilitação oral de pacientes com fissura labiopalatina, é importante a montagem em articulador semiajustável, para estudo do caso e a realização do encerramento diagnóstico e avaliação do espaço protético.[20,30] Nesses pacientes, os espaços protéticos nem sempre permitem a adequação correta dos dentes ausentes, tanto no sentido horizontal quanto no vertical.[31,32] Devido à falha na fusão dos processos faciais no período embriológico, pode existir uma deficiência óssea, via de regra na região do incisivo lateral, com variabilidade de forma e amplitude, ou seja, pode haver uma grande variação nos espaços tridimensionais dessa região. Em muitas situações, o espaço protético horizontal existente na área da fissura é amplo para a colocação de um dente e insuficiente para a colocação de dois.[4] Da mesma forma, a deficiência de tecido ósseo no sentido vertical, pode ser muito grande e necessitar de formas de compensação com enxertos ósseos, biomateriais, ou próteses que consigam repor a região do rebordo e da gengiva. Dentes artificiais de resina acrílica podem compor esse cenário de estudo no articulador, objetivando o prognóstico do caso clínico, e poderão servir de modelos para a confecção das coroas provisórias. Durante as fases de estudo e encerramento de cada caso, também deverão ser avaliadas as imagens e os aspectos clínicos de cada dente e raiz, observando a necessidade de cirurgias periodontais, enxertos ou extrações.[20]

Quanto ao dente pilar, deve apresentar características de saúde com o periodonto saudável, boa implantação óssea, vitalidade pulpar ou tratamento endodôntico adequado, além de uma relação coroa raiz favorável.[33] Na avaliação clínica e radiográfica, e no estudo dos modelos, tais parâmetros são fundamentais para definição da conduta protética. A princípio, a extração de dentes próximos à área da fissura não é interessante, pois poderá agravar a precária condição do nível ósseo. Todavia, o agravamento de condições como a relação coroa raiz, problemas periodontais e a própria malformação do dente poderão sugerir uma possível exodontia. Como mencionado no item "Aspectos gerais", o planejamento deverá ser visto de forma ampla, todas as possibilidades, como próteses fixas sobre dentes, implantes e removíveis, devem ser consideradas. Por mais discrepantes e específicas que pareçam essas indicações, para a maioria dos pacientes com fissuras que envolvam o rebordo, tal decisão pode não ser tão evidente. A princípio, pode-se imaginar que o *tratamento com implantes* seja a opção mais atual e conservadora; porém, a deficiência óssea na área da fissura pode torná-lo complexo, com a necessidade prévia de enxertos ósseos ou a colocação de biomateriais em várias etapas. Os riscos e a morbidade desses procedimentos devem ser considerados. Logicamente, a presença de tecido ósseo suficiente na área, dispensando a colocação de enxerto, favorece sua indicação[20] (Fig. 14-7).

Na outra extremidade do planejamento estão as próteses removíveis e seriam a alternativa para aqueles casos em que as próteses fixas estariam contraindicadas, pela amplitude da fissura e pelo tamanho do espaço protético. Algumas vezes, as condições estéticas dos casos anteriores podem ser mais bem resolvidas com próteses fixas "convencionais" do que com implantes.

Frente à deficiência óssea na região estética anterior, a possibilidade de colocação de gengiva em cerâmica na prótese fixa convencional deve ser considerada, principalmente porque a opção de uma prótese parcial removível pode não agradar os pacientes, especialmente os mais jovens. Desta forma, a opção a ser utilizada precisa ser aprovada previamente pelo paciente, se possível com orientações e imagens, para que ele possa participar da decisão no planejamento, e, discutir as vantagens e limitações de cada procedimento.

A prótese parcial fixa sobre dentes tem sua indicação na impossibilidade de colocação de implantes e na presença de condições favoráveis nos dentes pilares e tecidos adjacentes. O adequado tratamento reabilitador prévio, envolvendo enxerto ósseo e ortodontia, pode favorecer essa condição.[28,29,34]

Particularmente na área da fissura, é muito comum a ocorrência de dentes mal posicionados e de anomalias dentárias de forma, posição e número. Em muitos casos, é possível corrigir eventuais mal posicionamentos apenas com o preparo dentário; mas, em outros, torna-se necessário o tratamento endodôntico de um dente vital com finalidade protética. Assim, pode-se aumentar o desgaste da estrutura dentária para corrigir inclinações extremamente acentuadas. Essa condição, muitas vezes, exige a confecção de núcleos metálicos ou de fibras (vidro ou carbono) para possibilitar a inclinação correta, frente ao plano de inserção da prótese. Quando possível,

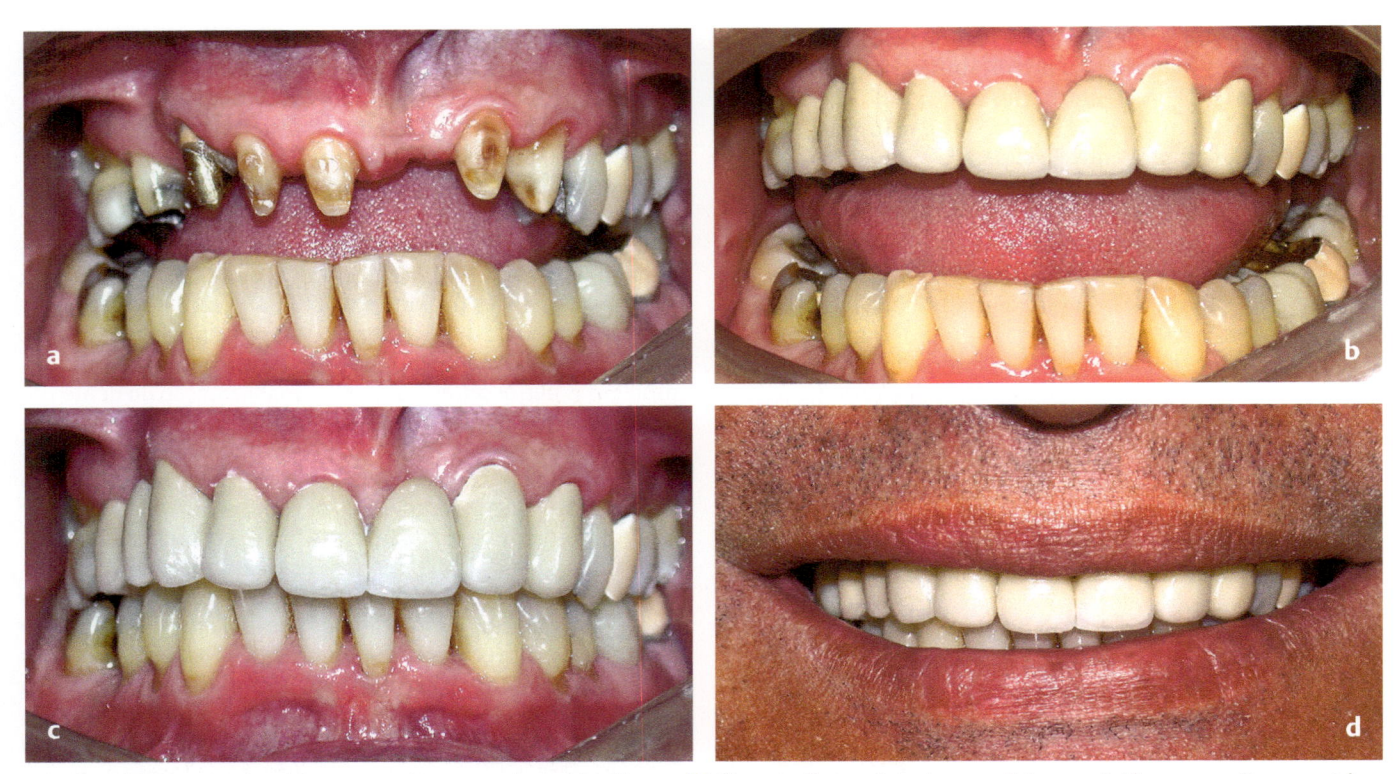

Fig. 14-7. (**a**) Preparos dentários executados com a técnica da silhueta. (**b**) Cimentação imediata do caso clínico concluído com a prótese parcial fixa. (**c**) Oclusão final imediata, pós-reabilitação superior. (**d**) Estética final.

deve-se evitar o tratamento endodôntico, e o preparo dentário deve seguir a técnica da silhueta, baseada em princípios biomecânicos, capaz de oferecer espaço adequado ao material restaurador (conhecimento do diâmetro e formato das pontas diamantadas) e segurança aos tecidos biológicos, tornando possível o mais absoluto controle do preparo.[35]

A busca pela estética do sorriso, tão amplamente desejada por todos, também compõe o anseio e a expectativa dos indivíduos com fissuras labiopalatinas. A evolução dos materiais cerâmicos e sistemas adesivos têm proporcionado a indicação de facetas e laminados cerâmicos para dentes anteriores, e de *onlays* e *inlays* para dentes posteriores, incrementando o arsenal de possibilidades de tratamentos com próteses parciais fixas (Figs. 14-8, 14-9 e 14-10). Todavia, como comentado anteriormente, possíveis desgastes excessivos para a correção de inclinações, nos dentes próximos à área da fissura, podem comprometer tais indicações. Isso porque esse desgaste pode remover uma grande quantidade de esmalte e sabe-se que o dueto, cerâmica e sistema adesivo, têm no esmalte seu maior poder de adesão.[36] Outra consideração importante é que devido à amplitude da fissura, posições dentárias desfavoráveis levam à indicação de uma prótese metalocerâmica, ao invés de cerâmicas puras. Porém, o planejamento é primordial para alcançar o objetivo proposto (Fig. 14-10).

A evolução dos sistemas adesivos revolucionou completamente a prática da odontologia restauradora, modificando os conceitos de preparo cavitário e ampliando as possibilidades do tratamento restaurador, como, por exemplo, por meio de

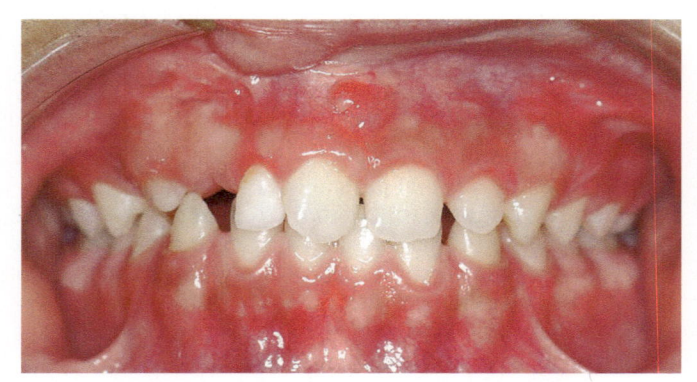

Fig. 14-8. Dentes com anomalias de forma, posição e agenesia dentária requerem, do profissional, indicações de tratamento que alie estética e função.

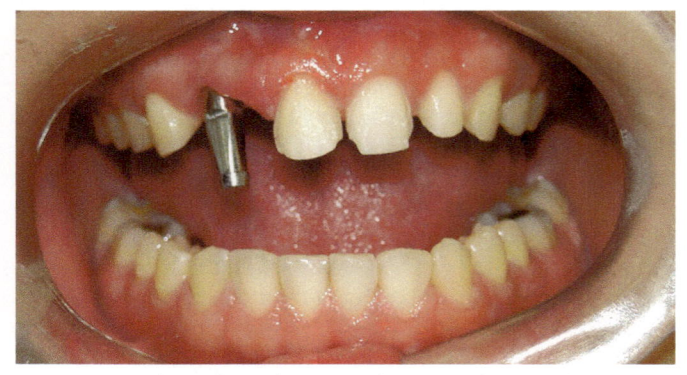

Fig. 14-9. Instalação de implante, *cantilever* apoiado no implante na região de incisivo lateral, preparo para facetas laminadas de porcelana.

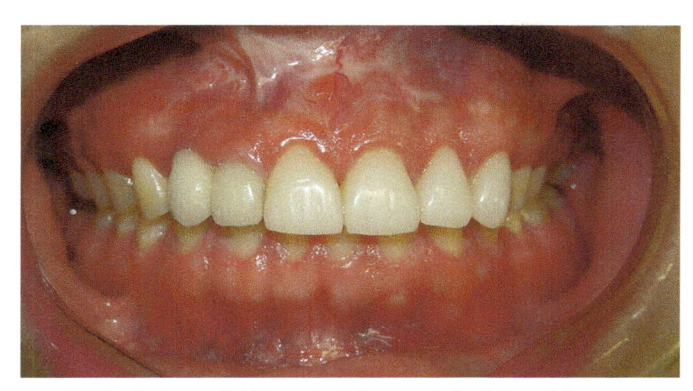

Fig. 14-10. Caso concluído com excelente resolução protética e atingindo as expectativas do paciente.

restaurações adesivas diretas e indiretas e unindo materiais estéticos e infraestruturas metálicas e cerâmicas ao esmalte. Facetas e laminados cerâmicos também compõem o arsenal de tratamento que pode ser oferecido ao indivíduo com fissura labiopalatina (Figs. 14-9 e 14-10).

A possibilidade da cirurgia periodontal deve ser considerada com o objetivo de aumentar a coroa clínica do dente anterior. O aumento desse dente por aplicação de cerâmica na incisal, sem a cirurgia, pode causar um prejuízo estético para o caso. O sorriso esteticamente almejado, pressupõe forma, cor e tamanho dos dentes adequados, e, isso, só é possível com a harmonia da linha incisal compatível com o lábio inferior e a idade do paciente. Dessa forma, a possibilidade do aumento do dente no sentido gengival deve ser avaliada. Um sorriso belo e agradável sempre é desafiador a qualquer tratamento dentário reabilitador e, principalmente no caso dos indivíduos com fissura labiopalatina, com tantas limitações existentes, sempre deve ser o foco de atenção. Para próteses fixas faz-se necessário o estabelecimento de parâmetros, tais como: trespasses vertical e horizontal, presença de espaços e dentes pilares, com esmalte suficiente para realização de preparos adequados. Logicamente, a especificidade e sensibilidade da técnica de cimentação devem ser profundamente estudadas e rigorosamente aplicadas nesses casos.

Na área da fissura labiopalatina, a possível agenesia do incisivo lateral pode ser tratada com uma prótese sobre implante, sendo esse o tratamento mais adequado, ou por uma prótese fixa convencional com dois pilares ou um pilar, nesse caso chamado de *cantilever* (Figs. 14-9 e 14-10). Essa indicação é específica para áreas pequenas, restritas ao incisivo lateral com oclusão favorável, ou seja, sem sobrecarga ou alavanca ao(s) dente(s) pilar(es). Deve-se observar a possibilidade de deixar esse *cantilever* sem contato oclusal e sem participação nos guias de excursão da mandíbula. Tais aspectos podem ser estudados e analisados durante a fase de coroas provisórias. Usualmente, o dente indicado para ser pilar da prótese parcial fixa é o canino adjacente ao espaço protético da agenesia. Isso ocorre devido a razões estéticas; todavia, se os dois incisivos centrais estiverem comprometidos e o canino preservado esteticamente, esse suporte poderá ser alterado para os incisivos. Se o dente pilar for único, poderá ser realizada uma canaleta axial na proximal do preparo, melhorando, desta forma, a inserção e a estabilidade da prótese do incisivo lateral.

PRÓTESE PARCIAL REMOVÍVEL

A prótese parcial removível (PPR) é uma modalidade de tratamento protético versátil, indicada para arcos parcialmente desdentados, substituindo não apenas os dentes ausentes, mas também o rebordo e a gengiva, devolvendo as funções estética, fonética e mastigatória. Além disso, pode ser removida, sem causar danos às partes constituintes e às estruturas de suporte.[37]

Atualmente, a longevidade da população tem levado ao aumento da indicação das PPRs para os indivíduos em idade avançada. Doenças como diabetes, problemas cardíacos, fibromialgias e problemas renais costumam ser frequentes nesta população, assim como a osteoporose e os acidentes vasculares cerebrais, que envolvem o uso de medicamentos como bisfosfonatos e anticoagulantes. Outra situação observada entre os idosos é o uso de próteses articulares no fêmur, causadas por quedas e limitações motoras. Tanta fragilidade, nessa fase da vida, implica em tratamentos simplificados que permitam devolver a qualidade de vida, sem comprometer função e estética.[38]

O fato de pacientes terem sido tratados com implantes aos 50 ou 60 anos de idade e com perda dos mesmos aos 70, 80 anos, pode ser um fator complicador do tratamento. Sabe-se que essa possibilidade aumenta quando os pacientes não realizam adequada manutenção e higiene oral. É comum os pacientes desconhecerem o fato de que os implantes dentários, assim como os dentes naturais, necessitam de uma rigorosa higienização e manutenção feitas por um profissional habilitado.[39] A situação se agrava no caso de limitação motora e outras morbidades nos pacientes idosos. A perda óssea e as condições clínicas podem não ser mais favoráveis para uma nova reabilitação oral com implantes. Independente da indicação da prótese, os controles são importantes, bem como a manutenção da higiene oral para a preservação dos tecidos e longevidade do trabalho realizado.[40] Existem algumas condições clínicas específicas para a indicação de uma PPR que, por sua versatilidade e relativa simplicidade de confecção, colocam-na como uma indicação assertiva[20] (Figs. 14-11 e 14-14). Ocorre que nem todos os pacientes com anomalias craniofaciais têm condições de receber um tratamento prévio ideal, como enxertos, ortodontia e cirurgia ortognática.[41-44]

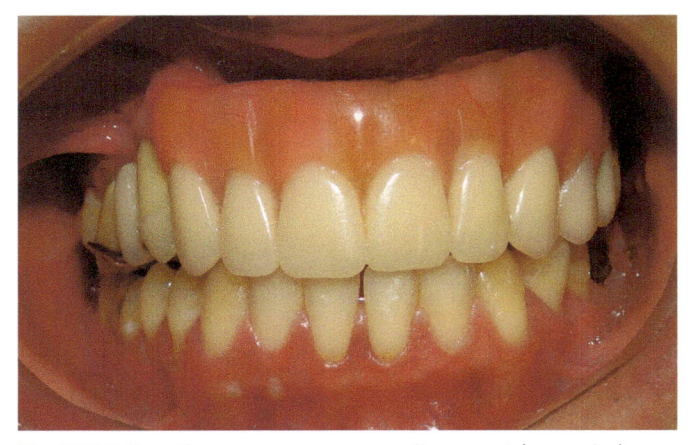

Fig. 14-11. Caso típico que apenas uma prótese parcial removível possibilitou a reabilitação do paciente.

Nesses casos, configura-se uma condição limitada para a confecção de uma prótese parcial fixa sobre dentes ou sobre implantes. Deve-se considerar, ainda, que pacientes submetidos a tratamento ortodôntico, mas que permaneceram com grandes defeitos e discrepâncias ósseas, serão beneficiados com o uso de uma prótese com a versatilidade e a estrutura de uma PPR[45,46] (Figs. 14-12 e 14-13).

Outra condição específica do indivíduo com fissura labiopalatina diz respeito à grande deficiência de tecido ósseo na região do terço médio da face, que prejudica o adequado suporte de lábio e nariz.[47] A eventual deficiência do crescimento, no terço médio da face, faz com que o perfil visível seja de uma falsa classe III de Angle. Isso pode ocorrer quando a maxila não atingiu seu crescimento ideal, ficando a mandíbula

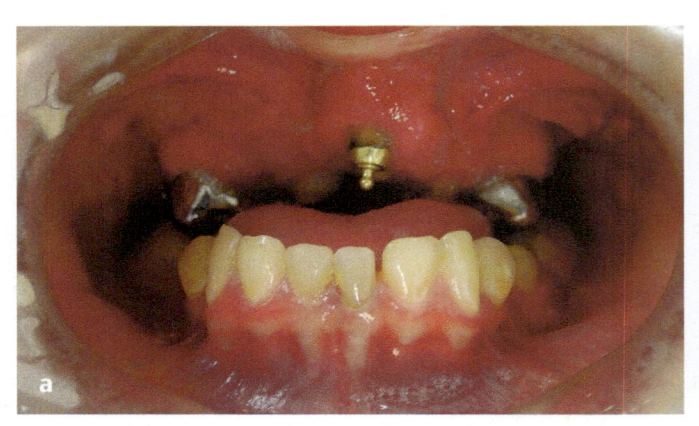

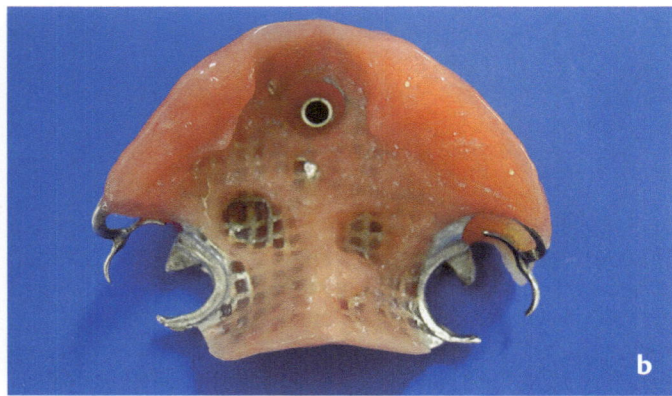

Fig. 14-12. (**a**) Prótese parcial removível associada ao sistema de retenção anterior (*o'ring*) e preservação de remanescentes dentários. (**b**) Prótese parcial removível com seus componentes e o sistema de retenção (fêmea) anterior.

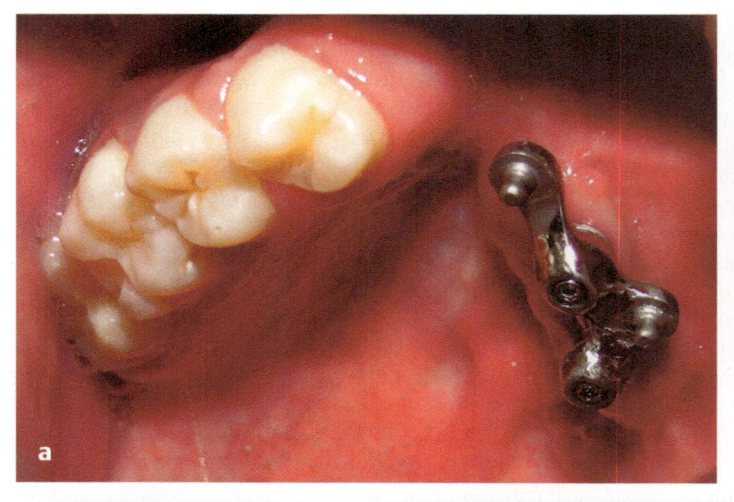

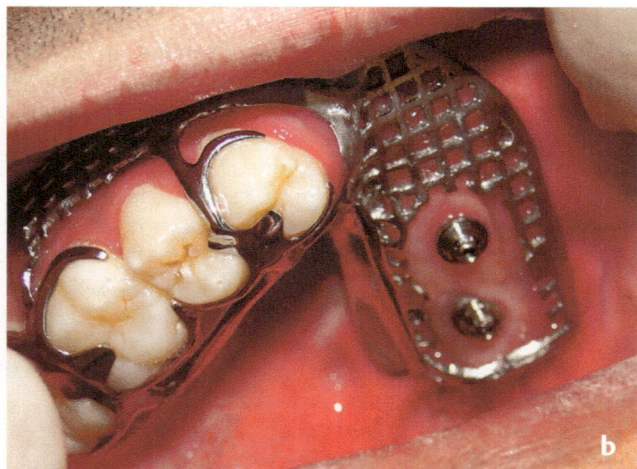

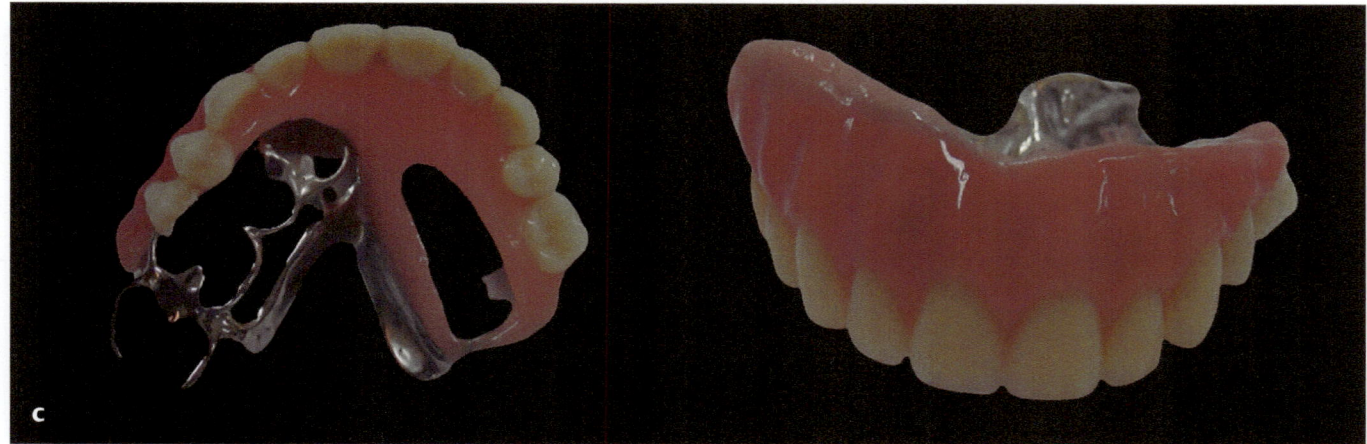

Fig. 14-13. (**a**) Caso limítrofe de ausência dentária em hemiarco. (**b**) Conjugação de implantes para apoio e retenção da PPR. (**c**) Conclusão e aspecto da PPR antes da instalação.

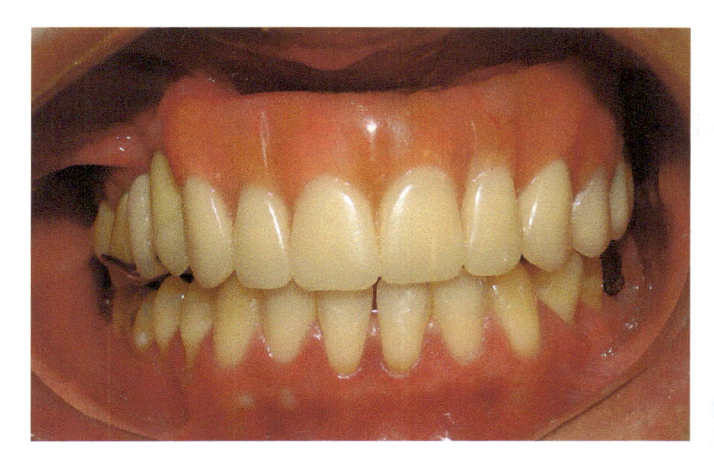

Fig. 14-14. Caso concluído com resultado possível e satisfatório.

numa posição mais protrusiva.[47] Toda essa condição predispõe o indivíduo com fissura labiopalatina à disfunção orofacial, podendo afetar ainda mais as atividades vitais como respiração, fala, deglutição e mastigação, já comprometidas pela fissura labiopalatina em si, o que, em conjunto, pode afetar diretamente a qualidade de vida dessa população.[48]

Caso a fissura tenha determinado um defeito ósseo amplo, poderá não haver suporte labial, fazendo com que o lábio superior também fique sem suporte. Nesses casos, agravados pela ausência de dentes na região, as PPRs podem levar a resultados estéticos e funcionais adequados.[49]

As PPRs também podem ser utilizadas, como um guia cirúrgico para facilitar o planejamento de queiloplastias e rinosseptoplastias pelo cirurgião plástico. Nesse sentido, o cirurgião poderá fazer uma avaliação prévia do suporte que o paciente necessite, facilitando o planejamento da remoção de freios, bridas, suporte nasal e a quantidade de vermelhão do lábio, que necessita ser reposto.

O planejamento da PPR deve ser feito em conjunto com o exame físico, radiográfico e dos modelos em um delineador. É necessário seguir uma sequência de planejamento lógica: preparo prévio, obtenção dos modelos para estudo em delineador, análise da necessidade de modificação da anatomia dentária, análise da oclusão e da estabilidade oclusal, determinação do tipo e localização dos suportes, determinação do tipo e localização dos retentores, determinação do tipo e localização dos conectores maiores e menores, análise e seleção dos tipos de selas, bases e dentes artificiais.[50]

O estudo dos modelos para que se possa definir o plano de inserção e a quantidade de retenção oferecida pelos dentes pilares deve ser, obrigatoriamente, feito no delineador. Considera-se satisfatório quando a ponta ativa do braço do retentor se situar numa região de 0,25 mm de retenção no dente pilar,[37] devidamente analisados pelas pontas calibradoras. Essa localização do retentor no dente é considerada segura por oferecer a necessária retenção, sem causar danos ao ligamento periodontal e sem danificar a liga de cobalto-cromo (Co-Cr).

Eventuais modificações anatômicas que o dente necessite, deverão ser realizadas com resina composta fotopolimerizável, nos retentores que apresentarem necessidade. Tal condição é observada no delineador, modificada no modelo de estudo, e transferida para o dente, com auxílio de uma matriz de resina composta fotopolimerizável, flexível e transparente. A matriz atuará como guia e o dente será modificado anatomicamente, determinando a forma e a quantidade de resina composta a ser acrescida, ou desgastado, para obtenção da retenção necessária.[37]

Nos pacientes com fissuras labiopalatinas, a oclusão das PPRs é uma condição de extrema importância e requer versatilidade. A PPR deverá restabelecer os contatos oclusais com os dentes posteriores e a manutenção da dimensão vertical de oclusão. Essa avaliação deve ser bem criteriosa, pois alguns pacientes necessitam do aumento desse espaço (DVO) para a colocação dos dentes, com resultados positivos quanto à estética e à função, bem como a obtenção dos guias canino e incisivo, durante os movimentos de lateralidade e protrusão da mandíbula, respectivamente.[4]

Especificamente, no indivíduo com fissura no palato, as PPRs também podem constituir um excelente método de fechamento do palato que, por alguma razão, não pode ser tratado cirurgicamente.[51] Sempre que possível, a manutenção de dentes, ainda que poucos, é importante para retenção e estabilidade de uma PPR que obtura o palato. Dessa forma, esse fechamento impede a contínua comunicação entre a boca e o nariz, melhorando a ressonância da fala, regulada pelo fechamento velofaríngeo.[3,52] É possível, também, aliar coroas metalocerâmicas e PPRs, com implantes, que, além de favorecer a estética, devolvem ao paciente a função, estabilidade e conforto.[53]

As PPRs são uma importante modalidade de tratamento para pacientes com fissuras labiopalatinas, apresentando poucos dentes remanescentes ou com grandes defeitos ósseos, e, para pacientes submetidos a ressecções teciduais por tumores[20] (Figs. 14-11 e 14-14).

PRÓTESE REMOVÍVEL DE RECOBRIMENTO (*OVERLAY*)

A prótese de recobrimento *overlay* é um tipo de PPR que segue os mesmos princípios da PPR convencional; porém, apresenta uma sela que se estende pela região vestibular do rebordo alveolar, recobrindo os dentes naturais do indivíduo. E sobre a sela, os dentes artificiais são alinhados. Em indivíduos com fissuras labiopalatinas, esse tipo de prótese visa compensar discrepâncias maxilomandibulares, onde normalmente a maxila está atrésica e menor que a mandíbula, e restaura a estética e a função nos casos de grande retrusão maxilar. Para corrigir essa deficiência do arco superior, a prótese removível de recobrimento posiciona os dentes artificiais a vestibular do que seria a linha dos dentes superiores, na região anterior da maxila do paciente. Nesse tipo de condição clínica, normalmente os dentes são malformados, mal posicionados e a pré-maxila pode apresentar mobilidade. A prótese de recobrimento é um tipo de tratamento compensatório das deficiências que, como citado anteriormente, deveriam ter sido corrigidas em idades adequadas, com tratamentos de enxerto, ortodontia e cirurgia ortognática. Todavia, limitações como idade, tempo e contraindicações gerais podem impedir os tratamentos ideais.[20] Em casos de discrepância muito grave, essa compensação pode nem ser possível no formato ideal, porém pode ajudar, restabelecendo a dimensão vertical de oclusão e o suporte labial.[20,46,54]

As próteses de recobrimento, quando apresentam estabilidade e retenção,[54] promovem melhora na qualidade de vida, por determinarem estética e função adequadas. Assim sendo, os dentes remanescentes são fundamentais para dar apoio e retenção aos grampos, de acordo com cada planejamento, o qual deve se basear nos princípios de uma PPR convencional. A armação metálica da PPR de recobrimento deve ser planejada para que a sela fique a vestibular do rebordo anterossuperior, compensando a discrepância maxilomandibular. Dessa forma, a base de resina será presa à sela (vestibularizada), garantindo o suporte labial necessário e suportando os dentes numa posição mais adequada possível, em relação aos dentes da mandíbula (trespasse horizontal e vertical), ainda que, para isso, uma segunda fileira de dentes seja necessária[20] (Figs. 14-15 a 14-18).

Para um melhor prognóstico e adaptação do paciente a esse tipo de prótese, pode-se confeccionar uma PPR de recobrimento provisória, somente em acrílico, sem a armação metálica, desde que a retenção e a estabilidade permitam seu uso pelo paciente.[20]

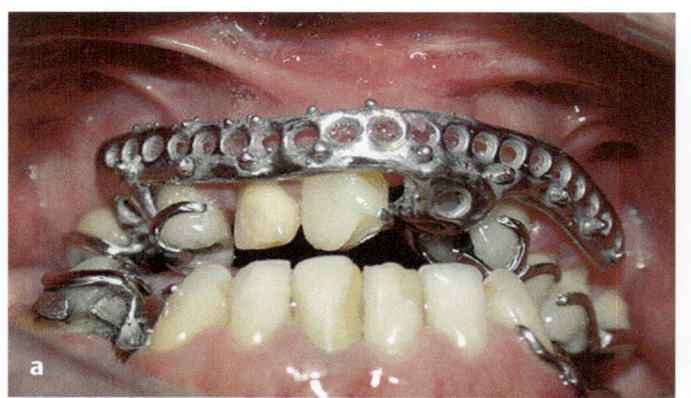

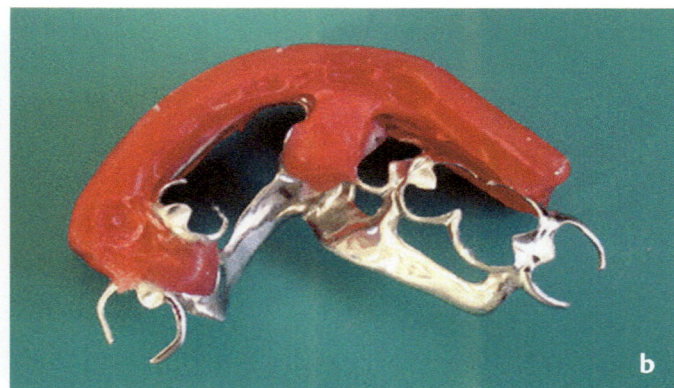

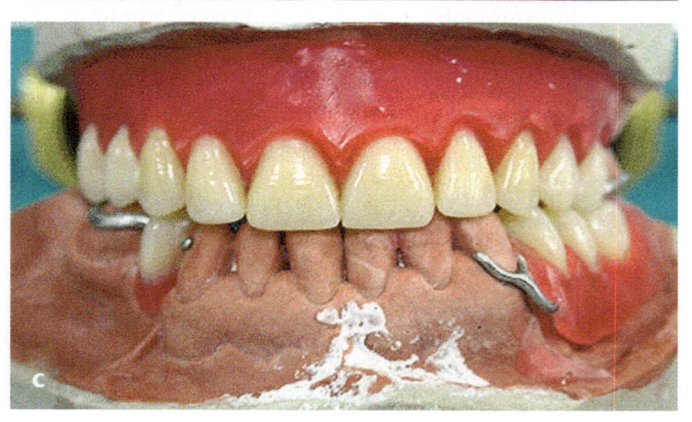

Fig. 14-15. (**a**) Prótese de recobrimento para devolver função e estética em maxila atrésica. (**b**) Aspecto da prótese de recobrimento em fase de ajuste estético e funcional, observar a quantidade de material para dar suporte ao lábio do paciente. (**c**) Dentes montados em cera para prova funcional.

CAPÍTULO 14 ■ REABILITAÇÃO ORAL – PROTOCOLOS TERAPÊUTICOS

Fig. 14-16.
(**a**) Observar o perfil do terço inferior da face e a falta de suporte labial. (**b**) Discrepância maxilomandibular. (**c**) Correção da discrepância e suporte de lábio superior com a instalação da prótese de recobrimento. (**d**) Prótese em posição na boca, observar a relação oclusal obtida.

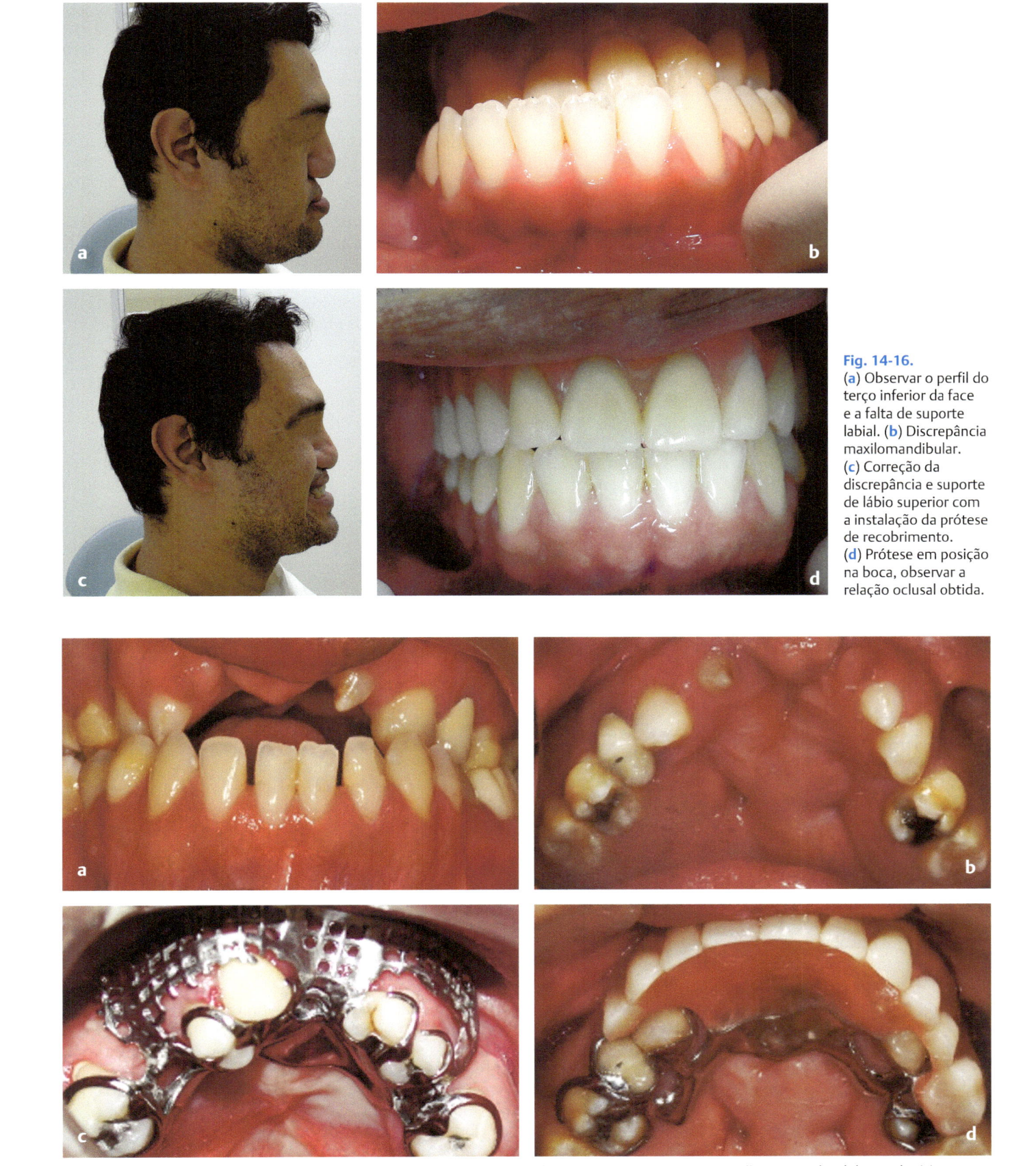

Fig. 14-17. (**a**) Condição inicial do paciente, vista da relação maxilomandibular previamente ao tratamento. (**b**) Visão oclusal da maxila. (**c**) Prova da armação metálica. (**d**) Instalação da prótese de recobrimento.

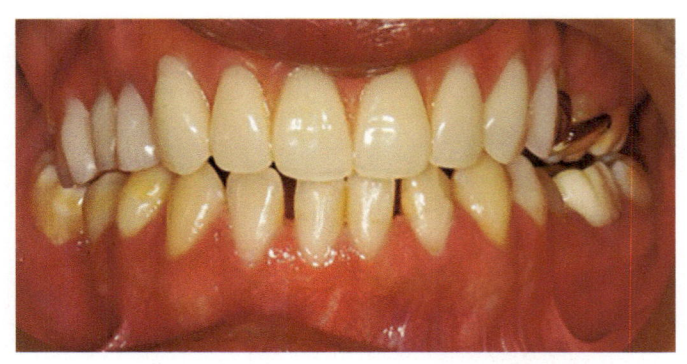

Fig. 14-18. Caso concluído, com restabelecimento da DVO e relação maxilomandibular adequada.

PRÓTESE TOTAL

A reabilitação protética de pacientes totalmente desdentados e com fissuras labiopalatinas é um grande desafio, uma vez que a anatomia do rebordo alveolar no arco superior se apresenta com diversas alterações anatômicas, em relação aos indivíduos sem fissura. As principais dificuldades a serem enfrentadas estão relacionadas com a retenção e a estabilidade dessas próteses, sendo que os fatores físicos de retenção, como adesão, coesão e tensão superficial se encontram comprometidos.

Para o adequado desempenho das funções de mastigação, deglutição e fonação pelos usuários de prótese total, os fatores de retenção e estabilidade são de suma importância. Essas funções necessitam da integridade do rebordo e adequada separação das cavidades oral e nasal.[55] A presença de fístulas e fissuras abertas (não operadas) prejudicam o correto vedamento do palato pela prótese. Dentro desse contexto, é possível identificar três situações distintas nos pacientes totalmente desdentados e com fissura labiopalatina.[56,57] São elas:

1. *Pacientes não operados:* situação em que o paciente apresenta o palato aberto e não operado. Nesses casos, além de suas funções normais, a prótese total também tem a função de fechar (obturar) a fissura, provendo conforto e melhorando a fala e a autoestima do paciente (Fig. 14-19).[58,59]

2. *Pacientes operados sem fístula:* a ausência de fístulas no palato fechado cirurgicamente pode melhorar o prognóstico do caso; isto porque não existe a passagem de ar pelo palato duro e, a princípio, a prótese total poderá apresentar estabilidade. Todavia, deve ser observada a presença de irregularidades no rebordo alveolar e no palato duro, provocadas por alterações teciduais e anatômicas decorrentes de uma ou várias cirurgias. Quanto mais o paciente se submeter a cirurgias, mais irregularidades existirão, prejudicando a estabilidade da prótese total. Por vezes, uma prótese total confeccionada em um paciente com palato aberto pode ser mais estável que uma prótese sobre um palato operado, com tecido cicatricial alterado e irregular.

3. *Pacientes operados com fístula:* essa condição tem sido observada com relativa frequência. Pequenas fístulas podem perpetuar-se, causadas por necroses teciduais em regiões submetidas a tentativas de fechamento cirúrgico. Nessas fístulas, a estabilidade da prótese total fica comprometida pela contínua passagem de ar entre a boca e o nariz.[60] Nesses casos, devem ser obturadas durante as moldagens.

Quando possível, os implantes dentários podem melhorar a retenção e a estabilidade das próteses totais, seja por meio de próteses do tipo *overdenture (sobredentaduras)*, quando da colocação de poucos implantes, ou, por meio da instalação de uma prótese do tipo protocolo (fixa), quando muitos implantes puderem ser instalados e o rebordo anterior se mostrar favorável.[61]

Nos indivíduos desdentados com fissuras labiopalatinas, as moldagens anatômicas e funcionais são procedimentos com certo grau de complexidade, especialmente no arco superior, devido a variabilidade anatômica, presença de fístulas ou fissuras. No arco inferior, as moldagens devem ser realizadas da mesma forma que nos indivíduos sem fissura. Nesse contexto, cuidados preliminares devem ser tomados antes da realização dos procedimentos de moldagem. A fissura aberta e ampla do palato não causa dificuldade durante as moldagens; isto porque não há o risco de aprisionamento do material de moldagem dentro da cavidade nasal (Fig. 14-19). Apenas se deve tomar cuidado com a quantidade de material utilizado, para que não seja exagerada, considerando que a área a ser reproduzida é menor do que a do paciente sem fissura. Assim, o excesso de material de moldagem, além de não contribuir para o procedimento, pode causar desconforto ao paciente, como dificuldade de respiração e náusea.[62]

A moldagem anatômica deve ser realizada, preferencialmente, com moldeira de estoque de borda baixa (HDR) para permitir o extravasamento do material de moldagem e a consequente cópia de toda área chapeável. Os materiais de moldagem devem apresentar algumas características, de acordo com o tipo de rebordo. Para os casos de palato aberto, o material de eleição deve ser elástico para favorecer sua remoção, sem causar danos à mucosa do paciente. O material não deve ser rígido, como a godiva, pois pode ferir as bordas da fissura, e nem fluido como o silicone de consistência leve, porque, nesse caso, pode escorrer pela garganta do paciente e causar náuseas. Idealmente, o material deve copiar apenas uma pequena porção do lado interno da fissura. Logicamente, a prótese não precisa avançar muito (em altura) no interior da cavidade nasal. Apenas as bordas internas da prótese devem levemente penetrar na fissura, buscando sua vedação e retenção. Os materiais de eleição são o alginato ou os silicones de consistência pesada. Esse também deverá ser o material de escolha para quando o palato for fechado e apresentar fístula, porque, nessas condições, existe o risco do material penetrar pela fístula e ficar aprisionado na cavidade nasal. É importante lembrar que, havendo a presença de fístula, a mesma deverá ser fechada com gaze vaselinada ou qualquer material que possa ser usado como obturador. Nas moldagens anatômicas, de palatos operados e sem fístulas, podem ser utilizados a godiva, o alginato ou mesmo os silicones.[4,20]

Em qualquer tipo de moldagem anatômica pode haver um refinamento com um material de consistência leve, para maior fidelidade dos reparos anatômicos intraorais, como freios e bridas. Isto pode facilitar a visualização de toda área

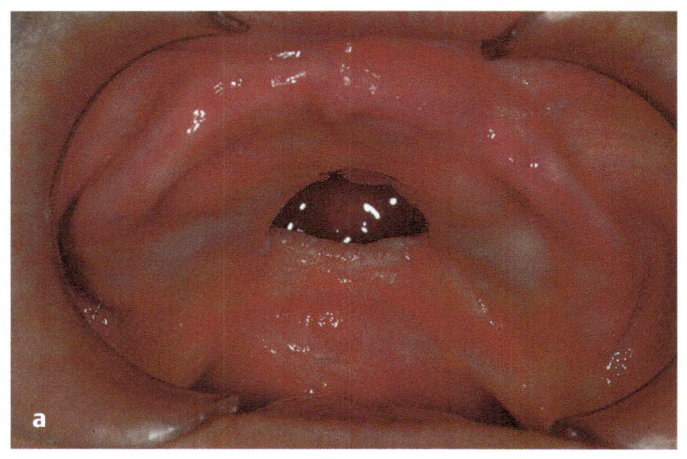

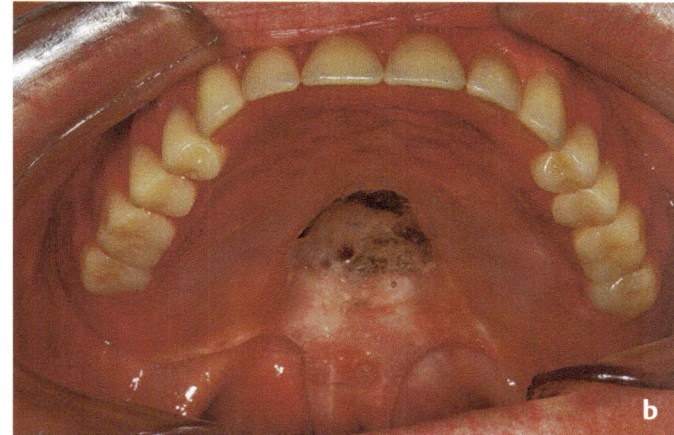

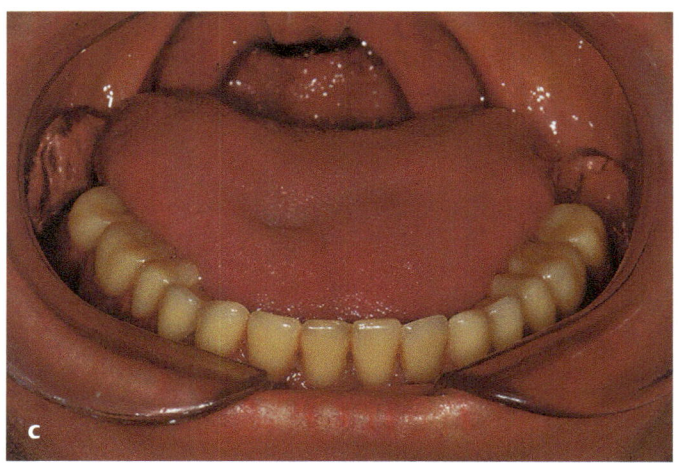

Fig. 14-19. (a) Palato aberto e totalmente desdentado. (b) Prótese total instalada para fechar o palato aberto. (c) Prótese total inferior.

chapeável e a confecção de uma moldeira individual adequada, nos casos de palatos operados e sem fístula.

Após a remoção do molde, o mesmo será vazado com gesso pedra para obtenção do modelo anatômico, a partir do qual será confeccionada uma moldeira individual de resina acrílica incolor, ativada quimicamente. Alívios com cera nº 7 deverão ser realizados no modelo nas áreas de rafe, região vestibular anterior, rebordo anterior e rugosidades palatinas e nas regiões de fístulas e fissuras, cujas retenções podem prejudicar as moldagens.

A moldeira individual acrílica deverá ser provada na boca, antes da moldagem funcional, para ajustes nas áreas de pressão excessiva, especialmente na região de freios e bridas. A técnica da moldagem funcional inicia-se pelo selado periférico. A moldeira deve permitir espaço suficiente para acomodar o material de moldagem na região do selado periférico, que poderá, num primeiro momento, ser realizado com materiais de consistência pesada como godiva em bastão, silicone pesado ou cera. Uma pequena quantidade desse material deve ser colocada sobre a borda da moldeira e o conjunto levado à cavidade bucal. Devem-se tracionar as bochechas e lábios contra a moldeira. Desta forma, o selado periférico, que corresponde à delimitação entre as mucosas oral e alveolar, será moldado para que os fenômenos físicos de adesão, coesão e tensão superficial atuem. Áreas com excesso de pressão deverão ser identificadas e aliviadas.

Antes da moldagem funcional propriamente dita, deve-se observar a presença de fístulas para que possam ser fechadas. Após a realização do selado periférico, a moldagem funcional será concluída com um material elástico, como polissulfeto, poliéter ou mesmo silicone de consistência leve. O profissional deve conhecer bem o material a ser utilizado, isto porque alguns têm particularidades como a necessidade de adesivos, incompatibilidade com as luvas e cuidados específicos de manipulação. Para o vazamento dos moldes, superior e inferior, deverá ser realizada a dicagem ou debrum e, na sequência, o encaixotamento dos moldes. Esse procedimento visa à proteção do selado periférico e promove seu vedamento, garantindo, assim, a estabilidade e a retenção das próteses totais.

Os procedimentos de registros oclusais, determinação da dimensão vertical de oclusão, posicionamento da relação central e eventual correção de discrepâncias maxilomandibulares foram discutidos anteriormente, no item que aborda "aspectos gerais".

As etapas subsequentes seguem os mesmos passos das próteses totais convencionais em indivíduos sem fissura labiopalatina, conforme se observa na Figura 14-19.

DISPLASIA ECTODÉRMICA (EEC)

As fissuras labiopalatinas podem compor ou ser uma das manifestações de diversas síndromes ou sequências descritas na literatura,[63] como é o caso de *síndrome de ectrodactilia, displasia ectodérmica e fissura labiopalatal*, conhecidas na língua inglesa como *ectrodactyly, ectodermal dysplasia and clefting syndrome (EEC)*, descrita por Cockayne (1936).[64] A síndrome representa um grupo de condições herdadas dos pais e ligadas ao cromossomo X, na qual duas ou mais estruturas derivadas do ectoderma não se desenvolvem. Apresenta uma frequência estimada de 7 casos para 10.000 nascimentos.[65] Embora, seja considerada uma doença autossômica rara, o número de indivíduos afetados que apresentam, além da displasia ectodémica, a presença de fissura de lábio e/ou palato e ectrodactilia tem se mostrado com uma frequência considerável.[66,67] Especificamente na reabilitação oral com próteses dentárias, a síndrome tem sido motivo de grandes desafios, por apresentar os tecidos ectodermais gravemente afetados.

Mais de 170 subtipos diferentes da síndrome já foram descritos e podem ser classificados com base na capacidade de sudorese, que divide a displasia ectodérmica em hidrótica, quando as glândulas sudoríparas do indivíduo estão em normalidade, ou, hipo-hidrótica, quando essas glândulas estão em número reduzido ou ausentes, sendo essa considerada a forma mais severa da síndrome. Além de alterações nas glândulas sudoríparas, outras características podem ser observadas como ectrodactilia ou sindactilia, que são ausência ou fusão de um ou mais dedos das mãos ou dos pés, condição que já foi comparada, devido a semelhança, às presas de uma lagosta. Outras características são a pele fina e seca, escassez de pelos, malformação e redução do número de dentes, prejudicando o desenvolvimento do terço médio da face, principalmente devido à presença da fissura labiopalatina (presente em cerca de 60% a 70% dos casos).[68,69] Os indivíduos afetados apresentam, também, um perfil esquelético de falsa classe III, causado pelo subdesenvolvimento do terço médio da face e diminuição da dimensão vertical de oclusão, por múltiplas ausências dentárias, o que leva esses indivíduos a apresentarem um aspecto permanentemente senil.[67,70,71] Dessa forma, embora um percentual específico seja descrito na literatura, o número de indivíduos com displasia ectodérmica que necessitam de próteses dentárias é altíssimo.

Um aspecto a ser considerado nos atendimentos clínicos desses casos é que, devido à pouca presença de cílios e escassa lubrificação lacrimal, a luz do refletor odontológico, nos olhos do paciente, é absolutamente incômoda, sendo imprescindível o uso de óculos escuros para proteção.

A reabilitação oral com próteses dentárias em indivíduos com displasia ectodérmica requer um tratamento de alta complexidade. Preconiza-se a manutenção dos dentes naturais, sempre que possível. A síndrome pressupõe alterações dentárias de número, como hipodontia e, em casos mais severos, anodontia. Quando presentes, os dentes são muitas vezes cônicos, podem apresentar malformações do tipo amelogênese imperfeita e hipoplasia de esmalte e/ou dentina e ainda ter alteração na cronologia de erupção.[66,67,72,73] A condição de muitas e frequentes agenesias, levam à indicação de próteses removíveis, utilizando como pilares os dentes naturais presentes ou a colocação de implantes. São raros os casos cuja reabilitação pode ser feita apenas com próteses fixas; normalmente será necessária a conjugação de próteses fixas com algum tipo de prótese removível. A má formação do esmalte, invariavelmente presente na síndrome, determina a confecção de próteses fixas sobre os dentes pilares, para possibilitar um adequado suporte para as próteses removíveis. Deve-se ter muito cuidado durante o preparo desses dentes, porque a má formação do esmalte faz com que o mesmo se decomponha ao simples toque da ponta diamantada. Assim, os preparos devem ser feitos com cautela, para que desgastes excessivos, inclinações indesejáveis ou fraturas não ocorram durante o preparo. As próteses fixas também protegem os dentes de cáries dentárias e lesões causadas pela falta ou deficiência de lubrificação salivar. A complexidade do planejamento está relacionada com as agenesias, bem como atresia maxilar e deficiência óssea existentes. O uso de próteses fixas com coroas fresadas e unidas por barras para suporte da PPR podem ser consideradas. Quando o suporte dentário (número de dentes) for muito pequeno, o planejamento deve incluir a possibilidade da colocação de implantes osseointegrados nas poucas áreas onde se encontre uma quantidade e qualidade de osso adequados. Quando possíveis, os implantes podem ser suporte para diversos tipos de próteses. Podem compor junto com os dentes naturais para dar suporte às PPRs, suporte de *overdentures* ou como próteses do tipo protocolo, que seria a prótese total fixa sobre implantes.[74,75] Nos casos de síndrome EEC, a condição limitante da reabilitação oral com prótese envolve, não apenas a maxila, mas também a mandíbula, onde as condições de má formação dos tecidos ectodérmicos igualmente se apresentam. Por isso, essa condição é mais grave que os casos de fissuras sem a síndrome, onde a princípio, apenas a maxila é geneticamente comprometida.

O tratamento reabilitador de pacientes acometidos por malformações, especialmente as faciais, é complexo e de extrema importância, pois esses indivíduos apresentam problemas funcionais (mastigação, fala, deglutição) e estéticos gravíssimos e enfrentam grandes desafios sociais. Com a autoestima comprometida, relatam isolamento social, baixo desempenho escolar e quadros graves de depressão, o que torna necessário o acompanhamento de profissionais qualificados, como psicólogos e psiquiatras,[72] além daqueles das áreas técnicas específicas.

A reabilitação oral com prótese dentária é fundamental no indivíduo com displasia ectodérmica, porque leva à reposição de dentes, correção da discrepância maxilomandibular, suporte labial e condições que favoreçam a função mastigatória, a fala e a estética. Desta forma, o paciente reabilitado tem sua autoestima restaurada, o que permite uma convivência social mais segura e digna (Fig. 14-20).

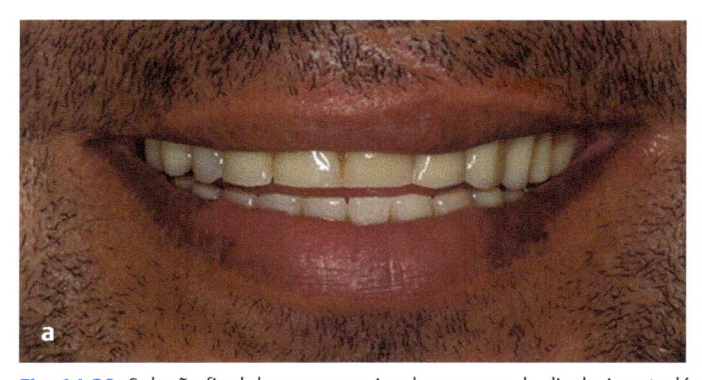

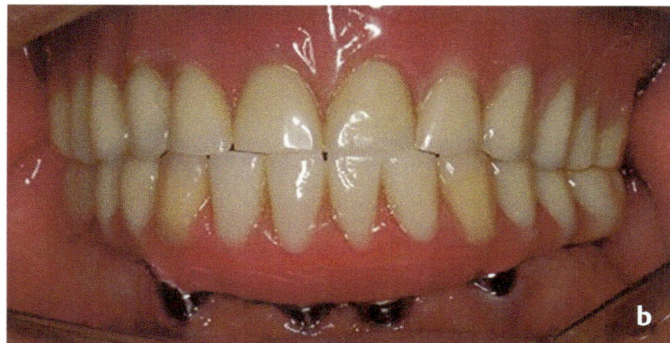

Fig. 14-20. Solução final do arco superior de um caso de displasia ectodérmica.

CONSIDERAÇÕES FINAIS

O tratamento dos indivíduos com anomalias craniofaciais, particularmente os que apresentam as fissuras labiopalatinas, depende da cooperação de uma equipe interdisciplinar para o alcance de melhores resultados estéticos e funcionais, incluindo o sorriso, a fala e a mastigação. Atualmente, a comunidade técnico-científica atingiu um padrão de conhecimento e experiência clínica capaz de levar a resultados com a excelência necessária para a inserção desses indivíduos na sociedade, promovendo a dignidade e as condições socialmente aceitáveis. As pessoas que nascem com alguma deficiência podem ter sido vítimas de uma falha da natureza, mas não podem ser vítimas do descaso, principalmente quando se tem o conhecimento para reabilitá-los. Compete aos clínicos fazê-lo, com o amparo da comunidade científica.

REFERÊNCIAS BIBLIOGRÁFICAS

1. Mazaheri M. Indications and contraindications for prosthetic speech appliances in cleft palate. Plast Reconstr Surg Transplant Bull. 1962;30:663-669.
2. Reisberg DJ. Dental and prosthodontic care for patients with cleft or craniofacial conditions. Cleft Palate Craniofac J. 2000;37:534-537.
3. Pinto JHN, Pegoraro-Krook MI. Evaluation of palatal prosthesis for the treatment of velopharyngeal dysfunction. J Appl Oral Sci. 2003;11:192-197.
4. Freitas JAS, Almeida ALPF, Soares S, Neves LT, Garib DG, Trindade-Suedam IK et al. Rehabilitative treatment of cleft lip and palate: experience of the Hospital for Rehabilitation of Craniofacial Anomalies/USP (HRAC/USP) - Part 4: Oral Rehabilitation. J Appl Oral Sci. 2013;21:284-292.
5. Hunt O, Burden D, Hepper P, Johnston C. The psychosocial effects of cleft lip and palate: a systematic review. Eur J Orthod. 2005;27:274-285.
6. Nicholls W, Harper C, Selvey LA, Robinson S, Hartig G, Persson M. Body esteem in a western australian cleft lip and/or palate cohort across 3 age groups. Cleft Palate Craniofac J. 2018;55:487-498.
7. Nguyen VT, Nguyen HL, Nguyen T, Jagomägi T. Oral health status of patients with repaired cleft lip and palate in central Vietnam. Oral Health Prev Dent. 2019;17:457-463.
8. Rios Moura J, Andrade APEN, Silva CAL, Santos PPA, Freitas VS, Mercês EC. Perfil clínico-epidemiológico das fissuras orofaciais em um centro de referência do nordeste do Brasil. Rev Salud Publica 2019;21:209-216.
9. Rodrigues R, Fernandes MH, Monteiro AB, Furfuro R, Silva CC, Vardasca R et al. Are there any solutions for improving the cleft area hygiene in patients with cleft lip and palate? A systematic review. Int J Dent Hyg. 2019;17:130-141.
10. Sá J, Mariano LC, Canguçu D, Coutinho TSL, Hoshi R, Medrado AP et al. Dental anomalies in a Brazilian cleft population. Cleft Palate Craniofac J. 2016;53:714-719.
11. Cakan DG, Yilmaz RBN, Bulut FN, Aksoy A. Dental anomalies in different types of cleft lip and palate: is there any relation? J Craniofac Surg. 2018;29:1316-1321.
12. Almeida ALPF, Esper LA, Kaizer ROF, Fernandes JS, Greghi SLA, Carrilho GPB. Surgical treatment of mucogingival alterations in cleft lip and palate patients: a clinical report. Perio. 2006;3:31-35.
13. Narayanan PV, Adenwalla HS. Unfavourable results in the repair of the cleft lip. Indian J Plast Surg. 2013;46:171-182.
14. Freitas JAS, Garib DG, Oliveira M, Lauris RCMC, Almeida ALPF, Neves LT et al. Rehabilitative treatment of cleft lip and palate: experience of the Hospital for Rehabilitation of Craniofacial Anomalies - USP (HRAC-USP) -Part 2: Pediatric Dentistry and Orthodontics. J Appl Oral Sci. 2012;20:268-281.
15. Kuijpers-Jagtman AM. The orthodontist, an essential partner in CLP treatment. B-ENT. 2006;2 Suppl 4:57-62.
16. Freitas JAS, Garib DG, Trindade-Suedam IK, Carvalho RM, Oliveira TM, Lauris RCMC et al. Rehabilitative treatment of cleft lip and palate: experience of the Hospital for Rehabilitation of Craniofacial Anomalies - USP (HRAC-USP) - Part 3: Oral and Maxillofacial Surgery. J Appl Oral Sci. 2012;20:673-679.
17. Sinko K, Jagsch R, Prechtl V, Watzinger F, Hollmann K, Baumann A. Evaluation of esthetic, functional, and quality-of-life outcome in adult cleft lip and palate patients. Cleft Palate Craniofac J. 2005;42:355-361.
18. Pucciarelli MGR, Lopes ACO, Lopes JFS, Soares S. Implant placement for patients with cleft lip and palate: A clinical report and guidelines for treatment. J Prosthet Dent. 2019;121:9-12.
19. Tuna SH, Pekkan G, Keyf F. A method for positioning the premaxilla during impression making for a patient with bilateral cleft lip and palate: a clinical report. J Prosthet Dent. 2006;96:233-236.
20. Pinto JHN, Lopes JFS. Reabilitação oral com prótese dentária. In: Trindade IEK, Silva Filho OG, organizadores. Fissuras Labiopalatinas: Uma Abordagem Interdisciplinar. São Paulo, Brasil: Livraria Santos Editora Ltda; 2007:261-274.
21. Abduo J, Lyons K. Clinical considerations for increasing occlusal vertical dimension: a review. Aust Dent J. 2012;57:2-10.
22. Calamita M, Coachman C, Sesma N, Kois J. Occlusal vertical dimension: treatment planning decisions and management considerations. Int J Esthet Dent. 2019;14:166-181.
23. Farias-Neto A, Dias AHM, de Miranda BFS, de Oliveira AR. Face-bow transfer in prosthodontics: a systematic review of the literature. J Oral Rehabil. 2013;40:686-692.

24. Squier RS. Jaw relation records for fixed prosthodontics. Dent Clin North Am. 2004;48:471-486.
25. Marcusson A, Paulin G. Changes in occlusion and maxillary dental arch dimensions in adults with treated unilateral complete cleft lip and palate: a follow-up study. Eur J Orthod. 2004;26:385-390.
26. Tavano RA. Avaliação da eficiência e capacidade mastigatória em pacientes com fissura labiopalatina reabilitados com prótese de recobrimento. [Dissertação] Bauru, São Paulo: Hospital de Reabilitação de Anomalias Craniofaciais - Universidade de São Paulo; 2011.
27. Miura S, Ueda H, Iwai K, Medina CC, Ishida E, Kunimatsu R et al. Masticatory function assessment of adult patients with cleft lip and palate after orthodontic treatment. Cleft Palate Craniofac J. 2022;59:390-398.
28. Bidra AS. Esthetic and functional rehabilitation of a bilateral cleft palate patient with fixed prosthodontic therapy. J Esthet Restor Dent. 2012;24:236-244.
29. Bhandari S. Clinical outcome of tooth-supported fixed partial dentures in unilateral cleft lip and palate patients: A case series. J Indian Prosthodont Soc. 2017;17:68-73.
30. Cumerlato CBF, Santos CS, Santos MBF, Bergoli CD, Boscato N. Multidisciplinary approach for reestablishing function and aesthetic of unilateral cleft lip defect: a case report. Cleft Palate Craniofac J. 2021;58:396-399.
31. Antonarakis GS, Tsiouli K, Christou P. Mesiodistal tooth size in non-syndromic unilateral cleft lip and palate patients: a meta-analysis. Clin Oral Investig. 2013;17:365-377.
32. De Saboia TM, Küchler EC, Tannure PN, Granjeiro JM, Vieira AR. Mesio-distal and buccal-lingual tooth dimensions are part of the cleft spectrum: a pilot for future genetic studies. Cleft Palate Craniofac J. 2013;50:678-683.
33. Pegoraro LF, Bonachela V. Exame do paciente. In: Pegoraro LF, Valle AL, Araujo CRP, Bonfante G, Conti PCR. Prótese Fixa: Bases Para o Planejamento em Reabilitação Oral. São Paulo: Artes Médicas; 2013:13-49.
34. Abreu A, Londono J, Torosian A, Yu J, Levy-Bercowski D. Aesthetic concepts and interdisciplinary approach in a patient with bilateral cleft lip and palate and missing premaxilla: a case report. Cleft Palate Craniofac J. 2021;58:1056-1062.
35. Pegoraro LF. Preparos de Dentes com finalidade Protética. In: Pegoraro LF. Prótese Fixa: Bases Para o Planejamento em Reabilitação Oral. São Paulo: Artes Médicas; 2013, p.75-112.
36. Malgaj T, Plut A, Eberlinc A, Drevenšek M, Jevnikar P. Anterior esthetic rehabilitation of an alveolar cleft using novel minimally invasive prosthodontic techniques: a case report. Cleft Palate Craniofac J. 2021;58:912-918.
37. Porto VC. Prótese Parcial Removível. São Paulo: Santos Publicações; 2017.
38. Sarmento HR, Rodigues PB, Marcello-Machado RM, Pinto LR, Faot F. Prosthetic rehabilitation of an edentulous patient with cleft palate. Gen Dent. 2014;62:e32-35.
39. Schwarz F, Derks J, Monje A, Wang HL. Peri-implantitis. J Periodontol. 2018;89 Suppl 1:S267-S290.
40. Almeida ALPF, Catalani DT, Oliveira PCG, Soares S, Tunes FSM, Neppelenbroek KH. Assessment of periodontal and hygiene conditions of removable partial dentures in individuals with clefts. Cleft Palate Craniofac J. 2016;53:727-731.
41. Pisek P, Manosudprasit M, Wangsrimongkol T, Jinaporntham S, Wiwatworakul O. Orthodontic treatment combined with orthognathic surgery and simultaneous alveolar bone graft of a unilateral complete cleft lip and palate patient: a case report. J Med Assoc Thai. 2015;98 Suppl 7:S225-233.
42. Weissler EH, Paine KM, Ahmed MK, Taub PJ. Alveolar bone grafting and cleft lip and palate: a review. Plast Reconstr Surg. 2016;138:1287-1295.
43. Tsichlaki A, O'Brien K, Johal A, Fleming PS. A scoping review of outcomes related to orthodontic treatment measured in cleft lip and palate. Orthod Craniofac Res. 2017;20:55-64.
44. Roy AA, Rtshiladze MA, Stevens K, Phillips J. Orthognathic Surgery for Patients with Cleft Lip and Palate. Clin Plast Surg. 2019;46:157-171.
45. Mese A, Ozdemir E. Removable partial denture in a cleft lip and palate patient: a case report. J Korean Med Sci. 2008;23:924-927.
46. Alves MLM, Lopes JFS, Lopes MMW, Pinto JHN, Soares S. Alternatives for rehabilitation of cleft patients with severe maxillomandibular discrepancy. J Craniofac Surg. 2015;26:e204-206.
47. Yu D, Xing G, Nie P, Zhang X, Shen GS. Multidimensional esthetic evaluation of patients with a cleft lip and palate wearing a maxillary partial removable dental prosthesis: A 5-year retrospective study. J Prosthet Dent. 2016;115:456-461.
48. Mariano NCR, Sano MN, Curvêllo VP, Almeida ALPF, Neppelenbroek KH, Oliveira TM et al. Impact of orofacial dysfunction on the quality of life of adult patients with cleft lip and palate. Cleft Palate Craniofac J. 2018;55:1138-1144.
49. Ozdemir SA, Esenlik E. Three-Dimensional Soft-Tissue Evaluation in Patients with Cleft Lip and Palate. Med Sci Monit. 2018;24:8608-8620.
50. Silva PMB, Pinto LR, Porto VC. Princípios biomecânicos das próteses parciais removíveis. In: Porto VC. Prótese Parcial Removível. Quintessence Publishing Brasil: São Paulo; 2017, p.66-83.
51. Lopes JFS, Pinto JHN, Almeida ALPF, Lopes MMW, Dalben GS. Cleft palate obturation with Brånemark protocol implant-supported fixed denture and removable obturator. Cleft Palate Craniofac J. 2010;47:211-215.
52. Pinto JHN, Dalben GS, Pegoraro-Krook MI. Speech intelligibility of patients with cleft lip and palate after placement of speech prosthesis. Cleft Palate Craniofac J. 2007;44:635-641.
53. Palmeiro MRL, Piffer CS, Brunetto VM, Maccari PC, Shinkai RSA. Maxillary rehabilitation using a removable partial denture with attachments in a cleft lip and palate patient: a clinical report. J Prosthodont. 2015;24:250-253.
54. Alves MLM, Lopes JFS, Almeida ALPF, Neppelenbroek KH, Oliveira TM, Soares S. Orthognathic Surgery or Overlay Prosthesis: Quality of Life in Bilateral Cleft Lip and Palate Patients. Ann Maxillofac Surg. 2017;7:176-179.
55. Khalil W, Silva HL, Serafim KT, Volpato LER, Casela LFP, Aranha AMF. Recovering the personal identity of an elderly patient with cleft lip: a case report. Spec Care Dentist. 2012;32:218-222.
56. Harkins CS. Role of the prosthodontist in the rehabilitation of cleft palate patients. J Am Dent Assoc. 1951;43:29-33.
57. Adisman IK. Cleft palate prosthetics. In: Grabb WC, Rosenstein SW, Bzoch KR (eds). Cleft Lip and Palate; Surgical, Dental, and Speech Aspects. Boston: Little Brown; 1971, p.617-642.
58. Yenisey M, Cengiz S, Sankaya I. Prosthetic treatment of congenital hard and soft palate defects. Cleft Palate Craniofac J. 2012;49:618-621.
59. Gupta L, Aparna IN, Dhanasekar B, Khanna G, Lingeshwar D, Agarwal P. Functional and aesthetic rehabilitation of a geriatric patient with cleft palate: a case report. Cleft Palate Craniofac J. 2015;52:363-368.
60. Lin FH, Wang TC. Prosthodontic rehabilitation for edentulous patients with palatal defect: report of two cases. J Formos Med Assoc. 2011;110:120-124.
61. Zanolla J, Amado FM, Silva WS, Ayub B, Almeida ALPF, Soares S. Success rate in implant-supported overdenture and implant-supported fixed denture in cleft lip and palate patients. Ann Maxillofac Surg. 2016;6:223-227.
62. Bhat AM. Prosthetic rehabilitation of a completely edentulous patient with palatal insufficiency. Indian J Dent Res. 2007;18:35-37.

63. Dalben, GS. Condições bucais de pacientes com craniossinostoses múltiplas sindrômicas e síndrome Treacher Collins. [Dissertação] Bauru, SP: Hospital Reabilitação de Anomalias Craniofaciais; 2004.
64. Cockayne EA. Cleft palate, hare lip, dacryocystitis, and cleft hand and feet. Biometrika. 1936;28:60.
65. Neville BW, Damm DD, Allen CM, Chi AC. Patologia Oral e Maxilofacial. Rio de Janeiro: Elsevier Editora Ltda; 2016:798.
66. Grecchi F, Zingari F, Bianco R, Zollino I, Casadio C, Carinci F. Implant rehabilitation in grafted and native bone in patients affected by ectodermal dysplasia: evaluation of 78 implants inserted in 8 patients. Implant Dent. 2010;19:400-408.
67. Minatel L. Possibilidade de reabilitação oral com prótese tipo overlay em pacientes com síndrome ECC - relato de caso clínico. [Monografia] Bauru, São Paulo: Hospital de Reabilitação de Anomalias Craniofaciais; 2017.
68. Marques I, Afonso P, Castro S. Síndrome EEC - ectrodactilia, displasia ectodérmica, fenda lábio-palatina. Acta Pediátrica Portuguesa 2013;44:274-275.
69. Dhar RS, Bora A. Ectrodactyly-ectodermal dysplasia-cleft lip and palate syndrome. J Indian Soc Pedod Prev Dent. 2014;32:346-349.
70. Yavuz I, Baskan Z, Ulku R, Dulgergil TC, Dari O, Ece A et al. Ectodermal dysplasia: retrospective study of fifteen cases. Arch Med Res. 2006;37:403-409.
71. Wojcicki P, Wysocki M, Wojcicka K. Ectrodactyly-ectodermal dysplasia-clefting syndrome-plastic surgeon's considerations. J Craniofac Surg. 2010;21:1388-1392.
72. Hickey AJ, Salter M. Prosthodontic and psychological factors in treating patients with congenital and craniofacial defects. J Prosthet Dent. 2006;95:392-396.
73. Ritto FG, Medeiros PJ, Mussel RLO, de-Sá-Silva E. Rehabilitation of an adolescent with ectodermal dysplasia. Two-stage orthognathic, graft, and implant surgery: case report. Implant Dent. 2009;18:311-315.
74. De Rezende MLR, Amado FM. Osseointegrated implants in the oral rehabilitation of a patient with cleft lip and palate and ectodermal dysplasia: a case report. Int J Oral Maxillofac Implants. 2004;19:896-900.
75. Capelas MP. Displasia Ectodérmica: Reabilitação Oral com Sobredentaduras. [Dissertação] Porto, Portugal: Faculdade de Medicina Dentária da Universidade do Porto; 2012.

DIAGNÓSTICO PERCEPTIVO-AUDITIVO E INSTRUMENTAL DA DISFUNÇÃO VELOFARÍNGEA

CAPÍTULO 15

Renata Paciello Yamashita ▪ Ana Paula Fukushiro
Cristina Guedes de Azevedo Bento Gonçalves ▪ Inge Elly Kiemle Trindade

MECANISMO VELOFARÍNGEO: ASPECTOS MORFOLÓGICOS E FUNCIONAIS

O palato é formado por uma porção óssea - o palato duro, e, uma porção fibromuscular – o palato mole ou véu palatino, o qual, do ponto de vista anatômico, compõe uma cinta muscular formada pelos músculos levantador do palato, tensor do palato, palatoglosso e palatofaríngeo e músculo da úvula. Do ponto de vista fisiológico, a ação sincronizada do levantador do palato e dos demais pares de músculos leva ao fechamento do orifício velofaríngeo – região de transição entre a nasofaringe e a orofaringe.

O levantador do palato responde, como o próprio nome sugere, pela elevação do palato na produção da fala e também no sopro, na sucção, na deglutição e no vômito. O palatoglosso e o palatofaríngeo são músculos pares, superficiais, situados na face oral do palato mole, que respondem, respectivamente, pela aproximação das paredes laterais e pelo abaixamento do palato mole. O tensor do véu do palato, por sua vez, tensiona e rebaixa o palato mole, ao mesmo tempo em que abre a tuba auditiva, para o que também contribui o levantador do palato. Posicionado na profundidade desses músculos, encontra-se o músculo da úvula, que ao se contrair, traz a úvula para cima e para a frente. Esse conjunto de músculos tem uma ação esfinctérica que oclui o orifício velofaríngeo, daí o nome "esfíncter velofaríngeo".

O padrão do fechamento velofaríngeo depende da participação relativa dos músculos, acima citados, e pode ser classificado em transverso ou coronal, sagital, circular e circular com prega de Passavant (Fig. 15-1). O comportamento desses músculos, em cada um dos padrões de fechamento velofaríngeo, será detalhado mais adiante neste capítulo.

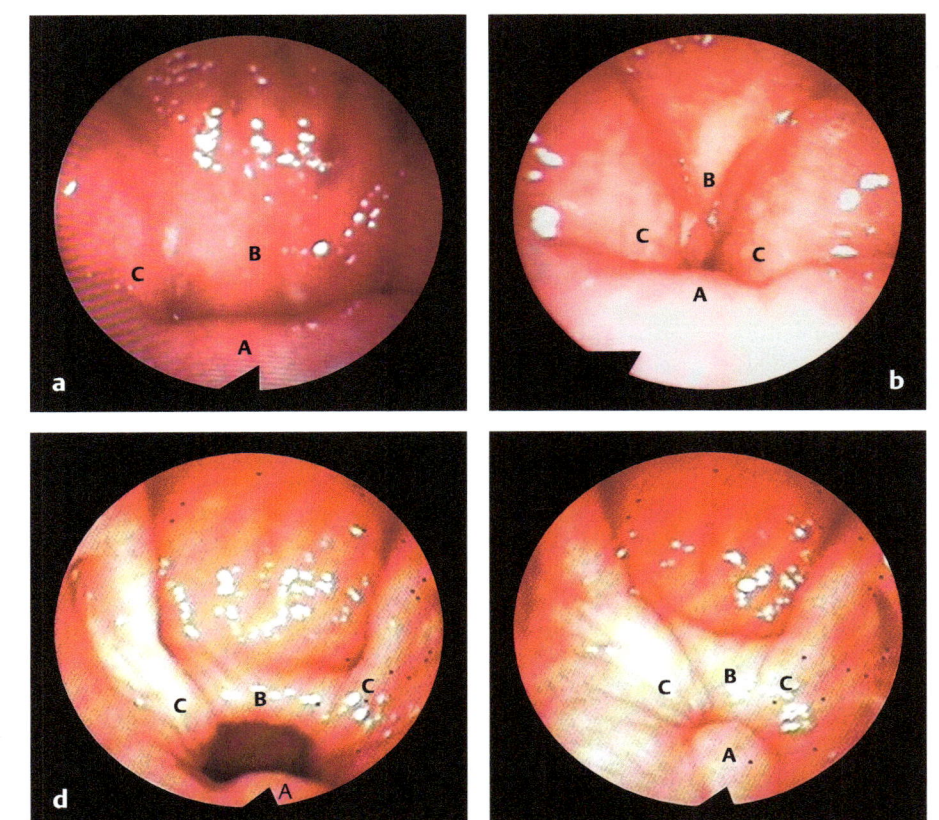

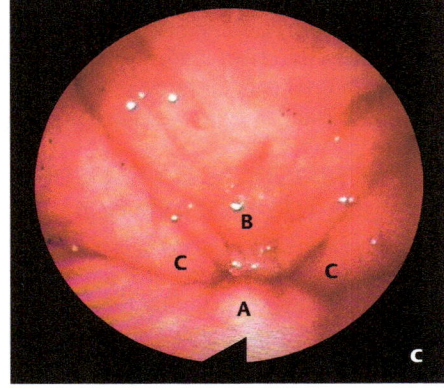

Fig. 15-1. (**a**) Padrão de fechamento velofaríngeo transverso ou coronal. (**b**) Padrão de fechamento velofaríngeo sagital. (**c**) Padrão de fechamento velofaríngeo circular. (**d,e**) Padrão de fechamento velofaríngeo circular com prega de Passavant. (**d**) Ilustra um *gap* velofaríngeo. (**e**) Ilustra o fechamento velofaríngeo completo. *A*, Palato mole; *B*, Parede posterior da faringe; *C*, Paredes laterais da faringe.

DISFUNÇÃO VELOFARÍNGEA

O comprometimento das estruturas velofaríngeas, individualmente ou como um todo, pode levar ao fechamento incompleto da velofaringe, uma condição à qual se dá o nome genérico de *disfunção velofaríngea (DVF)*, e que causa um significativo comprometimento da fala e das outras funções orgânicas associadas. Especificamente com relação à fala, a comunicação entre as cavidades oral e nasal na produção dos sons orais, faz com que parte da corrente aérea seja desviada para a cavidade nasal, o que leva à ocorrência de sintomas característicos, que serão descritos neste capítulo.

O termo *disfunção velofaríngea* é um termo mais genérico, que engloba a *insuficiência velofaríngea*, condição na qual existe um defeito estrutural na velofaringe, a *incompetência velofaríngea*, resultante de uma disfunção neurológica, e, em menor frequência, a *disfunção por erro de aprendizado*.

Em indivíduos com fissura palatina, predomina a *insuficiência velofaríngea*, que se caracteriza pela ausência do fechamento velofaríngeo, devido à fissura em si (aberta ou submucosa), presença de um palato curto, desproporção nasofaríngea, pouca mobilidade das estruturas velofaríngeas pela presença de hipertrofia tonsilar ou como consequência da palatoplastia primária (cicatriz cirúrgica, desalinhamento dos músculos levantadores do palato, fístula) e, ainda, como resultado de adenoidectomia, que aumenta o espaço velofaríngeo e, assim, compromete o fechamento velofaríngeo.

A *incompetência velofaríngea* se dá por injúria neurológica ou musculoesquelética, traumas cranianos, derrame cerebral, miopatia, distrofia muscular, neuropatia, entre outras condições, como *miastenia gravis* e paralisia cerebral. E, por fim, a *disfunção velofaríngea por erro de aprendizado*, que se caracteriza pelo uso habitual do direcionamento incorreto da corrente aérea para a cavidade nasal, como acontece, por exemplo, nos casos de emissão de ar nasal para fonemas específicos ou, ainda, na presença de hipernasalidade, em casos de deficiência auditiva.

CARACTERÍSTICAS DA FALA DE INDIVÍDUOS COM DISFUNÇÃO VELOFARÍNGEA

Alterações da ressonância e da articulação podem interferir na naturalidade da fala e em alguns casos comprometer, consideravelmente, a inteligibilidade. A literatura atual utiliza o termo "características de fala da fissura palatina" para se referir, de maneira genérica, aos sintomas de fala influenciados pela presença da fissura e da DVF. A comunicação entre as cavidades oral e nasal compromete a produção dos sons da fala que exigem alta pressão intraoral e, portanto, são mais vulneráveis. Essas características são divididas em passivas e ativas.

As características passivas (ou erros passivos) são aquelas que ocorrem como consequência da comunicação entre as cavidades oral e nasal causada pela DVF, e, também, são conhecidas como sintomas de fala obrigatórios. São eles, a hipernasalidade, a emissão de ar nasal audível, a turbulência ou ronco nasal e a fraca pressão intraoral.[1]

A *hipernasalidade* é o principal desvio de ressonância decorrente da fissura labiopalatina ou da DVF. Importante lembrar que a ressonância é um fenômeno acústico complexo observado quando uma fonte sonora vibra, gerando ondas sonoras que, à medida em que progridem no trato vocal, colocam em vibração todas as cavidades que contêm ar, como a faringe, a cavidade oral e a cavidade nasal. No caso da fala, para que haja ressonância, é necessária a vocalização e, portanto, ocorre apenas em vogais ou consoantes sonoras/vozeadas, não ocorrendo durante a produção de consoantes surdas ou não vozeadas.[2]

A hipernasalidade, na presença da fissura, é caracterizada como uma sensação auditiva gerada pelo excesso de ressonância nasal durante a produção de sons orais, sendo o sintoma mais representativo da DVF. Especialistas no assunto afirmam que, dentre todos os parâmetros que podem diferenciar uma voz normal de uma voz atípica, nenhum é mais difícil de ser julgado, de forma confiável, do que a hipernasalidade.[3] Essa dificuldade pode ser explicada pela natureza psicofísica da hipernasalidade, a qual é processada como um estímulo que difere quanto ao grau ou quantidade, sendo denominado, portanto, um "estímulo protético".[4,5] De acordo com Stevens (1975),[6] existem duas classes de percepção de estímulos, "protético" e "metatético", sendo que os ouvintes podem julgar tanto a qualidade quanto a quantidade de um estímulo. Por exemplo, pode-se julgar a tonalidade de um som como alta ou baixa (qualidade do estímulo) e a intensidade de um som em forte ou fraca (quantidade do estímulo). Um estímulo é considerado protético, quando o aspecto relevante percebido pelo ouvinte é a quantidade, ou seja, a magnitude,[7] como ocorre no julgamento da nasalidade, em leve, moderada ou grave. O termo protético deriva do vocábulo grego *prosthetic* que significa "adicionar".[8]

Outro sintoma, ou erro passivo, também característico da DVF é a *emissão de ar nasal*. Trata-se de um fenômeno acústico, que ocorre principalmente em consoantes não vozeadas. É também definido como qualquer escape de ar nasal que acompanha a produção de consoantes de pressão, levando a emissões de ar inaudíveis ou a emissões de ar audíveis, em diferentes graus (magnitudes). A detecção do escape de ar nasal é feita, por meio do teste do espelho. Trata-se de um exame que, idealmente, deve ser realizado durante a avaliação perceptivo-auditiva da fala utilizando-se, para tanto, o espelho de Glatzel ou, ainda, um espelho odontológico. O espelho deve ser posicionado logo abaixo das narinas do paciente, a fim de captar a presença do escape de ar nasal, durante a produção de sons isolados, vocábulos e sentenças, identificada pelo embaçamento do espelho.[2,9]

A *turbulência (ronco) nasal* é descrita como um ruído de ar nasal, decorrente de uma pequena abertura do esfíncter velofaríngeo na fase de fechamento. Há autores que acreditam que o ronco nasal seja resultante de borbulha das secreções acima do orifício velofaríngeo[10,11] e, outros, à turbulência ocasionada pela vibração velar, decorrente da presença de tecido velar mais fino.[12] Independentemente de sua definição, a turbulência nasal é uma forma de emissão nasal que, facilmente, distrai o interlocutor e pode ser mais perceptível do que a emissão de ar nasal audível.[9]

A *fraca pressão intraoral*, também conhecida como fraca pressão consonantal ou pressão consonantal reduzida, é definida como a redução ou ausência da pressão intraoral durante a produção das consoantes de pressão e está associada à presença de DVF grave.[2] Trata-se de uma produção fraca e imprecisa que pode estar presente na fala do indivíduo com fissura de palato, mesmo na ausência de qualquer outra alteração articulatória.[13] De acordo com Zajac e Vallino (2017),[2] a fraca pressão intraoral é um sintoma passivo diretamente relacionado com a emissão de ar nasal. Quando a falha velofaríngea é grande, a corrente aérea, durante a produção de uma consoante plosiva, é desviada para o nariz, o que resulta em emissão de ar nasal audível e pressão aérea intraoral reduzida. Esta perda de energia aerodinâmica pode alterar a acústica da produção da consoante e prejudicar a inteligibilidade da fala.

A *mímica facial* é também considerada um sintoma passivo. Caracteriza-se como um comportamento compensatório e não intencional de contrair as narinas ou, ainda, em alguns casos, sobrancelhas e testa, na tentativa de evitar a emissão de ar nasal. Em última análise, conforme definido por Kummer (2014),[14] a mímica nasal ocorre numa tentativa de alcançar o fechamento velofaríngeo. Independentemente de sua definição, este sintoma também pode ser um indicador clínico de uma possível disfunção velofaríngea.[15-17] A mímica facial pode ser graduada de acordo com as estruturas da face envolvidas, conforme proposto por Scarmagnani *et al.* (2022).[18]

Indivíduos com fissura labiopalatina podem apresentar, também, *hiponasalidade* causada por obstrução nasal, provocada, de modo geral, por alterações anatômicas, tais como, desvio de septo e hipertrofia dos cornetos ou, ainda, por alterações funcionais. É possível, também, ocorrer a ressonância mista. Neste caso, observa-se tanto a hiponasalidade quanto a hipernasalidade, quando também há a DVF, o que requer maior atenção por parte do avaliador.

A fala dos indivíduos com fissura de palato apresenta, ainda, *características ativas (ou erros ativos)*, que se referem a consoantes produzidas em local de articulação diferente do usual, sendo classificadas como ativas orais e ativas não orais. As *orais* são aquelas em que uma consoante-alvo – labial, dental ou alveolar – é produzida em um ponto de articulação mais posterior da cavidade oral (palatal, velar ou uvular) do que a consoante alvo. São subdivididas em: oral-anterior (dentalização/interdentalização anterior ou lateral) e oral-posterior (produção palatal, velar e uvular).

As articulações compensatórias que são produzidas em pontos localizados na região posterior da cavidade oral, incluindo, o golpe de glote, a fricativa faríngea, a fricativa nasal posterior e a fricativa velar são consideradas *características ativas não orais*. São características frequentemente presentes na fala de indivíduos com fissura palatina e são desenvolvidas como uma resposta à fraca pressão aérea intraoral, inadequada para a produção articulatória.

A falha no fechamento velofaríngeo leva o indivíduo a buscar pontos articulatórios alternativos para a produção das consoantes de pressão, os quais levam à produção de sons que não são reconhecidos como fonemas em determinados idiomas. Por essa razão, são consideradas consequências indiretas da DVF.

PROTOCOLO DE ROTINA PARA AVALIAÇÃO DA FALA

A Associação Americana de Fissura Labiopalatina e Anomalia Craniofacial (American Cleft Palate Association – ACPA), em sua última edição revisada do documento "Parâmetros para avaliação e tratamento de pacientes com fissura de lábio/palato ou outras anomalias craniofaciais", de janeiro de 2018,[19] recomenda que a avaliação perceptivo-auditiva da fala, inclua informações sobre as habilidades de comunicação do indivíduo, os progressos obtidos e a melhor abordagem de tratamento das alterações da fala, de acordo com a idade e as necessidades individuais.

Considerando essas recomendações, um protocolo de avaliação da fala foi elaborado pela Seção de Fonoaudiologia do Hospital de Reabilitação de Anomalias Craniofaciais (HRAC-USP), de alta demanda, que contempla a inspeção das estruturas orais, a avaliação perceptivo-auditiva, os aspectos mais relevantes das funções orofaciais e o teste de estimulabilidade (Fig. 15-2).

Um dos principais aspectos da avaliação perceptivo-auditiva é a identificação de sinais de DVF na fala do paciente, tais como os erros ativos e/ou passivos que, juntamente com os aspectos identificados ao exame intraoral, possibilitam o diagnóstico da DVF.[20]

Na inspeção intraoral, devem ser avaliados os aspectos morfológicos e funcionais do palato e da parede posterior e paredes laterais da faringe. São de especial interesse, a classificação da extensão do palato em *longo, regular* ou *curto*; a classificação da mobilidade do véu palatino em *ausente, pouca, regular ou boa* e a classificação da inserção da musculatura do palato em *anterior, média ou posterior*. Quanto às paredes laterais e posterior da faringe, é importante identificar a *presença* ou *ausência* de movimento das mesmas e, ainda, a presença da prega de Passavant, que se caracteriza por uma saliência na parede posterior da faringe, que se forma na tentativa de auxiliar o fechamento velofaríngeo.

É importante, ainda, verificar se há sinais clínicos da fissura submucosa, como a presença de diástase muscular, caracterizada por uma zona translúcida no palato mole, mais visível com iluminação direta, e a presença de úvula bífida ou sulcada. Quando a diástase muscular não é muito evidente, deve ser realizada a palpação do palato com o dedo indicador, a fim de confirmar a ausência da espinha nasal posterior e a separação dos músculos do véu palatino.

A presença de fístulas, tanto anteriores quanto posteriores ao forame incisivo, tem uma relação importante com a fala. As fístulas localizadas anteriormente ao forame incisivo, ou seja, na região vestibular, geralmente não interferem na fala, mas podem provocar escape nasal de líquidos ou alimentos pastosos. Porém, quando as fístulas estão localizadas posteriormente ao forame incisivo e, na dependência do seu tamanho, podem causar emissão de ar nasal audível nas consoantes produzidas no local da fístula, além do escape nasal de alimentos. Para determinar se a emissão de ar nasal audível está ocorrendo devido à presença da fístula ou se é decorrente da DVF, recomenda-se vedar a fístula, utilizando fita adesiva para fixar próteses odontológicas. A presença de emissão de ar nasal durante a produção da fala com a fístula vedada indica que este sintoma é decorrente da DVF. Fístulas mínimas ou puntiformes não têm repercussão na fala.

É importante ressaltar que a inspeção intraoral do véu palatino e das paredes da faringe não permite a definição da conduta de tratamento da DVF, considerando que a tentativa ou o fechamento velofaríngeo ocorre na face nasal do véu, na altura ou acima do plano palatino. Contudo, o exame intraoral é de fundamental importância, uma vez que auxilia na identificação das condições do véu palatino, usualmente curto, quanto à assimetria da elevação velar durante a produção da vogal [a] prolongada e quanto à presença de fístulas, deiscências cirúrgicas e sinais de fissura submucosa.

AVALIAÇÃO PERCEPTIVO-AUDITIVA

RG nº ☐☐☐☐☐ ☐☐

Nome:_____ Idade:_____

Finalidade da Avaliação:_____ Tempo de pós-cirúrgico ____a____ m

Examinador:_____ Data: ____/____/____

O paciente encontra-se em condições ideais para avaliação? ( ) Sim ( ) Não_____

Fonoterapia: ( ) Sim - Desde:_____ Frequência:_____

               Enfoque:_____

          ( ) Não - [ ] Sem recursos [ ] Somente acompanhamento [ ] Alta

I - EXAME ORAL

1 - MORFOLOGIA DOS LÁBIOS.

[ ] n.a.   ( ) íntegros   [ ] tecido cicatricial à esquerda   [ ] "fístula" no lábio inferior
                                   [ ] tecido cicatricial à direita

Limitação para a fala: ( ) sim ( ) não

Obs:...

2 - POSTURA HABITUAL DE LÁBIOS.

[ ] n.a.   ( ) selamento labial   ( ) lábios entreabertos

Obs:...

3 - POSTURA HABITUAL DE LÍNGUA.

[ ] n.a. ( ) na papila palatina   ( ) projetada   ( ) no assoalho   ( ) retroposicionada

Obs:...

4 - FRÊNULO DA LÍNGUA.

Fixação na face sublingual: I

[ ] n.a.   ( ) no terço médio   ( ) entre o terço médio e o ápice   ( ) no ápice

Fixação no assoalho da cavidade oral:

[ ] n.a.   ( ) visível a partir das carúnculas sublinguais   ( ) visível a partir da crista alveolar inferior

Limitante para a fala: ( ) sim ( ) não

Obs:...

5 - OCLUSÃO.

Mordida cruzada

[ ] n.a.   ( ) ausente   ( ) presente

Mordida aberta.

[ ] n.a.   ( ) ausente   ( ) presente

[ ] em tratamento ortodôntico

Obs:...

6- MORFOLOGIA DO PALATO.

[ ] n.a.   ( ) íntegro
          ( ) não operado   [ ] fissura submucosa   [ ] diástase muscular   [ ] entalhe ósseo
          ( ) operado   [ ] fibrose acentuada   [ ] deiscente   [ ] retalho faríngeo

Obs:...

Fig. 15-2. Protocolo de avaliação perceptivo-auditiva da fala, elaborado pela Seção de Fonoaudiologia do HRAC-USP. *(Continua)*

7 - EXTENSÃO DO VÉU PÁLATINO
[ ] n.a.   ( ) curto   ( ) regular   ( ) longo
Obs:..

8 - ÚVULA.
[ ] n.a.   ( ) operada   [ ] sulcada   [ ] hipoplástica   [ ] deiscente
          ( ) não operada [ ] bífida   [ ] hiperplásica   [ ] desviada - [ ] D   [ ] E
Obs:..

9 - FÍSTULA.
[ ] n.a.   ( ) ausente
          ( ) presente   [ ] anterior ao forame incisivo...
                         [ ] palato duro (posterior ao forame incisivo)..............................
                         [ ] transição...
                         [ ] palato mole..
Com prejuízo na fala: ( ) não   ( ) sim   Com refluxo nasal: ( ) não   ( ) sim
Obs:..

10 - MOBILIDADE DO VÉU.
[ ] n.a.   ( ) ausente   [ ] boa   [ ] simétrico   [ ] desvio para direita
          ( ) presente [ ] regular   [ ] assimétrico [ ] desvio para esquerda
                        [ ] pouca
Obs:..

11 - INSERÇÃO DOS MÚSCULOS LEVANTADORES.
[ ] n.a.   ( ) anterior   ( ) média   ( ) posterior   ( ) indefinida
Obs:..

12 - PAREDES LATERAIS DA FARINGE.
[ ] n.a.   Direita: ( ) presença de movimento   ( ) ausência de movimento
          Esquerda: ( ) presença de movimento   ( ) ausência de movimento
Movimento simétrico de ambas as paredes?   ( ) sim   ( ) não   ( ) não observável
Obs:..

13 - PAREDE POSTERIOR DA FARINGE.
[ ] n.a.   ( ) presença de movimento   ( ) ausência de movimento   ( ) movimento não observável
          ( ) prega de Passavant
Obs:..

14 - TONSILAS PALATINAS.
[ ] n.a.   Direita: ( ) nos pilares ( ) além dos pilares ( ) toca linha média ( ) não observável ( ) ausente
          Esquerda: ( ) nos pilares ( ) além dos pilares ( ) toca linha média ( ) não observável ( ) ausente
Obs:..

15 - TONSILA FARÍNGEA.
[ ] n.a.   ( ) observável
          ( ) não observável
Obs:..

Fig. 15-2. *(Cont.)*

II - PRODUÇÃO DE FALA.　　　　　　　RG nº ☐☐☐☐☐☐ ☐☐

1 - INTELIGIBILIDADE.
[ ] n.a.　　( ) adequada　　( ) prejuízo leve　　( ) prejuízo moderado　　( ) prejuízo grave
Obs:..

2 - RESSONÂNCIA.
[ ] n.a.　　( ) equilibrada
　　　　　　( ) hipernasal　　[ ] leve aceitável　　[ ] leve não aceitável　　[ ] moderada　　[ ] grave
　　　　　　( ) hiponasal
　　　　　　( ) mista
Obs:..

3 - TESTE DE ESCAPE DE AR NASAL (espelho).　　　Total =_____ /10
[ ] n.a.　　[ ] papai　　[ ] papel　　[ ] piupiu　　[ ] pepe　　[ ] popô
　　　　　　[ ] babá　　　[ ] bebê　　[ ] bobi　　　[ ] boba　　[ ] bibi
　　　　　　[ ] fifi　　　　[ ] saci　　 [ ] Xuxa　　 [ ] caqui　 [ ] tatu
　　　　　　[ ] vovô　　　[ ] Ziza　　 [ ] Juju　　　[ ] Guga　　[ ] dedo
　　　　　　[ ] sopro　　 [ ] /f/　　　[ ] /s/　　　 [ ] /ʃ/　　　[ ] lula
Obs:..

4 - OBSTRUÇÃO NASAL
[ ] n.a.　Narina direita:　( ) sem obstrução　( ) parcialmente obstruído　( ) totalmente obstruído
　　　　　Narina esquerda: ( ) sem obstrução　( ) parcialmente obstruído　( ) totalmente obstruído
Obs:..

5 - MÍMICA FACIAL.
[ ] n.a.　( ) presente　( ) ausente
Obs:..

6 - ASPECTOS FONOLÓGICOS.
[ ] n.a.　　( ) adequado　　[ ] simplificações esperadas para a idade
　　　　　　( ) inadequado

7 - DISTORÇÃO RELACIONADA A ALTERAÇÕES DENTO-OCLUSAIS.
[ ] n.a.　　( ) ausente
　　　　　　( ) presente　[ ] ceceio anterior [ ] ceceio lateral [ ] projeção de língua
　　　　　　　　　　　　　[ ] alteração do ponto articulatório
　　　　　　　　　　　　　[ ] outros:_____

8 - ARTICULAÇÃO COMPENSATÓRIA.
[ ] n.a.　　( ) ausente
　　　　　　( ) presente　[ ] GG　[ ] PDMP　[ ] PF　[ ] FF　[ ] FNP　[ ] FN　[ ] FV
　　　　　　　　　　　　　[ ] outros:_____

Fig. 15-2. *(Cont.)*

9 - OUTROS ACHADOS.

Ronco Nasal:	( ) presente	( ) ausente
Fraca Pressão:	( ) presente	( ) ausente
Emissão Nasal Audível:	( ) presente	( ) ausente
Tipo Articulatório:	( ) preciso	( ) impreciso	( ) travado
Velocidade de Fala:	( ) adequada	( ) aumentada	( ) diminuída

Obs:..

10 - SINAIS SUGESTIVOS DE ALTERAÇÃO DE LINGUAGEM.

[ ] n.a.   ( ) ausente   ( ) presente

Obs:..

III - PRODUÇÃO VOCAL.

1 - QUALIDADE VOCAL.

[ ] na.   ( ) adequada
             ( ) não adequada   [ ] soprosa   [ ] rouca   [ ] áspera
                                  [ ] grave   [ ] aguda   [ ] outra

2 - INTENSIDADE VOCAL.

[ ] n.a.   ( ) adequada   ( ) aumentada   ( ) diminuída   [ ] instável

IV- OUTROS ASPECTOS RELACIONADOS À COMUNICAÇÃO E FUNÇÕES ESTOMATOGNÁTICAS.

1- REFLUXO NASAL.

[ ] n.a.   ( ) não
             ( ) sim   [ ] líquido   [ ] pastoso   [ ] sólido   [ ] quando abaixa a cabeça

Obs:..

2- RESPIRAÇÃO.

[ ] n.a.   ( ) nasal   ( ) oronasal

	Resp. Oral:	[ ] n.a.	Diurno:	( ) não	( ) sim	( ) às vezes
			Durante Sono:	( ) não	( ) sim	( ) às vezes
	Sono:	[ ] n.a.	Ronco:	( ) não	( ) sim	( ) às vezes
			Agitado:	( ) não	( ) sim	( ) às vezes
			Obstrução:	( ) não	( ) sim	( ) às vezes

3 - HABITOS DELETÉRIOS.

[ ] n.a.   ( ) ausente   [ ] sucção digital   [ ] chupeta   [ ] onicofagia   [ ] bruxismo

Obs:..

4 - QUEIXAS AUDITIVAS/ PRESENÇA DE ALTERAÇÕES AUDIOLÓGICAS.

[ ] n.a.   ( ) ausente   ( ) presente

Obs:..

Fig. 15-2. *(Cont.)*

5 - QUEIXA ESCOLAR.   RG nº

[ ] n.a.   ( ) ausente   ( ) presente

Obs:..

V - CLASSIFICAÇÃO DA FUNÇÃO VELOFARÍNGEA

[ ] n.a.   ( ) adequada   ( ) marginal   ( ) inadequada

VI - QUADRO FONÉTICO-FONOLÓGICO.

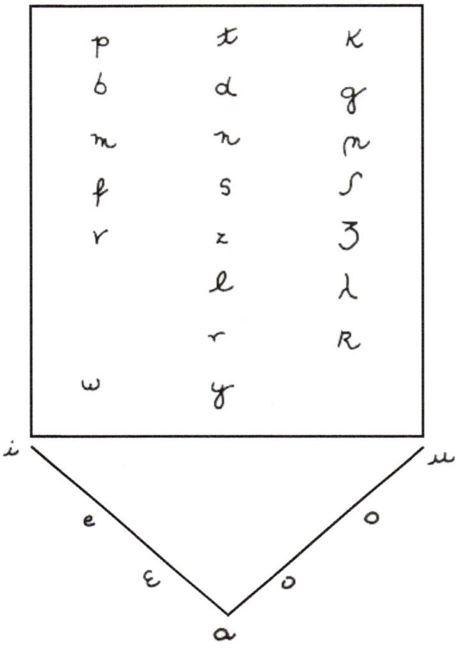

p	t	k
b	d	g
m	n	ɲ
f	s	ʃ
v	z	ʒ
	l	ʎ
	r	R
w	y	

Vogais: i, e, ɛ, a, ɔ, o, u

Africadas

/tʃ/ /_____
/dʒ/ /_____

Arquifonemas

{R}_____
{S}_____

grupos consonantais

/r/_____
/l/_____

LEGENDA.

→	Substituição sistemática	FV	Fricativa Velar	MF	Mímica Facial
→	Substituição assistemática	FNP	Fricativa Nasal Posterior	RN	Ronco Nasal
O	Omissão sistemática	FN	Fricativa Nasal		
O	Omissão assistemática	AF	Africada Faríngea	Outros:_____	
GG	Golpe de Glote	COART	Coarticulação		
PDMP	Plosiva dorso médio palatal	CEA	Ceceio Anterior		
PF	Plosiva Faríngea	CEL	Ceceio Lateral		
FF	Fricativa Faríngea	EAN	Emissão de ar nasal audível		
FL	Fricativa Laríngea	PROJ	Projeção de Língua		

Fig. 15-2. *(Cont.)*

VII - CONDUTAS.

Fonoterapia	Av. instrumental FVF	Encaminhamentos	Controle	Alta
( ) AC	( ) Nasoendoscopia	( ) Cirurgia plástica [ ] palatoplastia [ ] fístula/deiscência [ ] frênulo [ ] outros:	( ) 1 ano	( )
( ) Sistemat. FVF	( ) Videofluoroscopia	( ) Otorrinolaringologia [ ] audição [ ] respiração [ ] tonsilas [ ] outros:	( ) 2 anos	
( ) Fonológico	( ) Fisiologia	( ) Avaliação audiológica	( ) Outro:	
( ) MO	( ) Def. conduta cirúrg.	( ) Odontologia		
( ) Intervenção global		( ) Psicologia ( ) Neuropsicologia ( ) Psicopedagogia		
( ) Outros:		( ) Outros:		

VIII - GRAVAÇÃO DA FALA.

( ) Não   ( ) Sim - Data:_____/_____/_____

IX - OBSERVAÇÕES:

....
....
....
....

VII - PROVA TERAPÊUTICA.

Fonemas Estimulados	Pistas Utilizadas	Níveis Estimulados	Níveis Alcançados	Observação

Fig. 15-2. *(Cont.)*

Outros aspectos importantes a serem investigados são:

a) A presença de *tonsilas palatinas hipertr*óficas, ou seja, com tamanho que excede os limites dos pilares das fauces, o que pode restringir o espaço orofaríngeo e prejudicar a elevação velar e a ressonância da fala.
b) A presença de tonsila faríngea que, de modo geral, na população sem fissura palatina, não é visível na inspeção intraoral, devido a sua localização na nasofaringe, acima do nível do palato. No entanto, em indivíduos com fissura palatina e com véu palatino curto, geralmente é possível visualizar a porção inferior da tonsila faríngea na inspeção oral.
c) A morfologia e a postura dos lábios, a fixação do frênulo da língua, bem como sua classificação em limitante ou não para a fala e, ainda, a relação dento-oclusal.
d) O modo respiratório, o relato de obstrução nasal diurna e de sintomas noturnos como ronco, pausas respiratórias, sensação de obstrução respiratória e, despertares frequentes, sugestivos de apneia obstrutiva do sono.
e) A presença de queixa auditiva, uma vez que são frequentes as alterações de orelha média em indivíduos com fissura labiopalatina, sendo importante a avaliação audiológica nas várias etapas do tratamento.
f) A presença de hábitos orais como sucção digital, uso de chupeta, onicofagia e bruxismo; neste caso, o fonoaudiólogo deverá dar as orientações e fazer os devidos encaminhamentos, quando necessário (avaliação psicológica e/ou odontológica).
g) A presença de sinais de atraso de linguagem na avaliação perceptivo-auditiva; neste caso, a criança deve ser encaminhada para fonoterapia.
h) A presença de soprosidade e rouquidão vocal, decorrente de hiperfunção laríngea, na tentativa de compensar a DVF; neste caso, o paciente deve ser encaminhado para exame vocal específico.

Avaliação Perceptivo-Auditiva da Fala

A avaliação perceptivo-auditiva da fala pode ser considerada o fator decisivo na definição da conduta de tratamento das fissuras de palato, pois permite inferir as condições do mecanismo velofaríngeo na fala, identificar a presença e os tipos de alterações existentes, indicar ou não a terapia fonoaudiológica e avaliar o resultado de cirurgias secundárias para a disfunção velofaríngea.[14,21]

No que se refere à avaliação da ressonância da fala, considera-se, não apenas a identificação da presença da hipernasalidade, mas também a classificação da sua gravidade em *leve aceitável* (não havendo, portanto, indicação de intervenção), *leve não aceitável*, *moderada* e *grave*. Esta avaliação é realizada tanto durante a fala dirigida quanto na espontânea.

A presença de emissão de ar nasal durante a fala é avaliada utilizando o teste de espelho de Glatzel.[22] Com o espelho posicionado abaixo das narinas do paciente, solicita-se a produção de 10 vocábulos dissílabos orais, de modo a detectar a emissão de ar nasal, observando o embaçamento do espelho. Utiliza-se, para tanto, teste adaptado para o Português Brasileiro,[23] que inclui os seguintes vocábulos orais com as consoantes "p" e "b": "papai", "papel", "piupiu", "pepe", "popô", "babá", "bebê", "bobi", "boba", "bibi", além do sopro e consoantes isoladas "f", "s" e "ch".

A interpretação do resultado do teste é feita da seguinte maneira: a ausência de embaçamento no espelho (teste negativo) ou a presença de embaçamento em 1 ou 2 vocábulos (positivo) sugerem a presença de fechamento velofaríngeo na fala. Já, a presença de embaçamento em 3 a 10 vocábulos (teste positivo) é indicativo de DVF.[23] Ressalte-se que esses resultados devem ser interpretados com cuidado, pois se sabe que a observação de um leve embaçamento, ou seja, de uma leve emissão de ar, pode ocorrer em indivíduos com ressonância de fala equilibrada. Portanto, a avaliação perceptivo-auditiva do fonoaudiólogo deverá sempre prevalecer em relação ao teste complementar de emissão de ar nasal (Fig. 15-3). Mais recentemente, foram incluídas pelos fonoaudiólogos do HRAC-USP, os seguintes vocábulos dissílabos orais: "fifi", "saci", "Xuxa", "vovô", "Ziza", "Juju", "caqui", "tatu", "Guga" e "dedo".

Atualmente, além da avaliação da ressonância, faz parte do protocolo de avaliação de fala de indivíduos com fissura labiopalatina, a impressão global do fonoaudiólogo sobre a função velofaríngea do paciente. Ainda que seja uma avaliação subjetiva, é muito importante o profissional identificar todos os aspectos que podem causar a DVF.[24]

Utilizando essa abordagem, atribuem-se os seguintes escores:

0 = *Competência velofaríngea*: corresponde à função velofaríngea adequada.
1 = *Competência velofaríngea marginal*: corresponde a pequenas alterações que não comprometem substancialmente a função velofaríngea e que não levam à indicação de outras intervenções.
2 = *Incompetência velofaríngea*: alterações significativas que requerem intervenções físicas (cirurgias secundárias do palato ou adaptação de prótese de palato).

Na avaliação articulatória de pacientes com fissura palatina ou DVF, é fundamental testar todas as consoantes e identificar o tipo de erro produzido, que poderá estar relacionado com a DVF (como os erros ativos), à alteração dento-oclusal, à presença de fístula no palato (que pode levar à substituição por plosiva dorso médio palatal) ou aos erros do desenvolvimento fonológico. A identificação e a classificação dos tipos de erros articulatórios auxiliarão a definir o enfoque terapêutico apropriado.

É parte do protocolo de avaliação de fala, ainda, a classificação da inteligibilidade de fala. Para tanto, considera-se o grau de compreensão da fala pelo ouvinte, de acordo com o critério proposto por Henningsson *et al.* (2008):[25]

- *Adequada*: quando a fala é sempre compreendida.
- *Levemente prejudicada*: quando a fala é ocasionalmente difícil de compreender.
- *Moderadamente prejudicada*: quando a fala é geralmente difícil de entender.
- *Gravemente prejudicada*: quando a fala é difícil de entender na maioria das vezes ou, ainda, é ininteligível.

O teste de *estimulabilidade*, também conhecido como *prova terapêutica ou terapia diagnóstica*, é um componente fundamental na avaliação perceptiva da fala, uma vez que os erros ativos podem causar a emissão de ar nasal audível e, até mesmo, a hipernasalidade.[20] O fonoaudiólogo deverá sempre realizar a prova terapêutica durante a avaliação perceptivo-auditiva

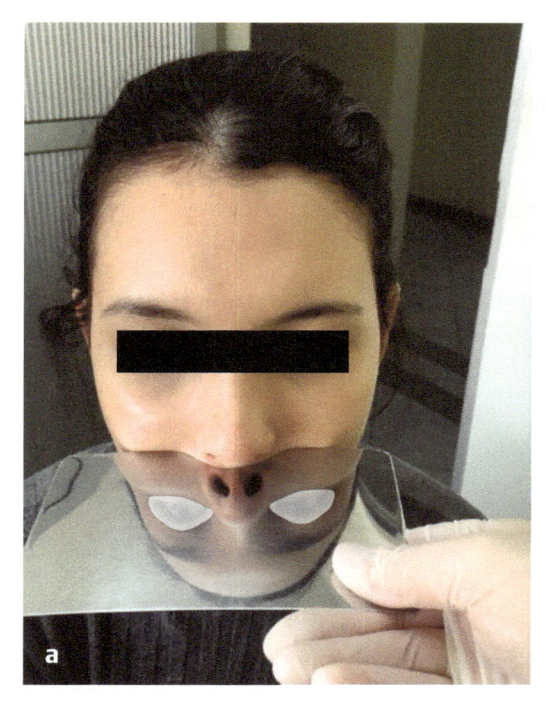

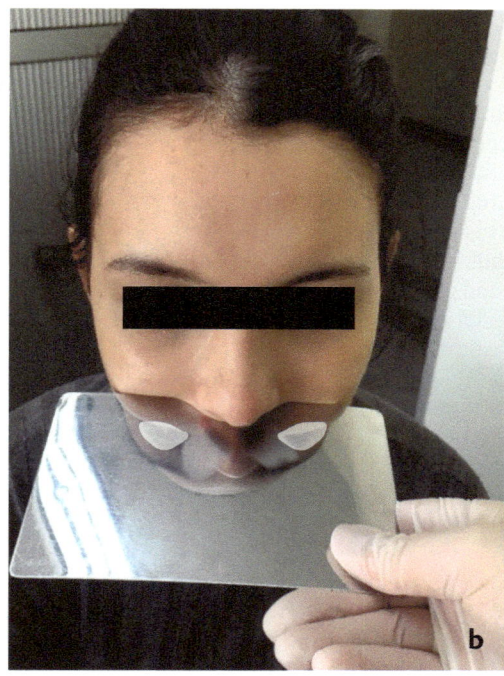

Fig. 15-3. (**a**) Teste negativo para emissão de ar nasal no espelho, durante a produção do som isolado "s". (**b**) Teste positivo para emissão de ar nasal no espelho, durante a produção do vocábulo "bebê".

utilizando pistas facilitadoras (ver Capítulo 16), a fim de possibilitar a produção de uma ou mais consoantes sem o erro ativo ou sem a emissão de ar nasal audível pelo paciente.

Um exemplo da eficácia da prova terapêutica é o que ocorre com indivíduos que apresentam a emissão de ar nasal para fonema específico. Nesse tipo de alteração, a emissão de ar nasal pode ocorrer na produção das consoantes "s" e "z", mas a ressonância é equilibrada e observa-se boa pressão aérea intraoral na produção das demais consoantes orais. O emprego da prova terapêutica bem direcionada, nesses casos, possibilita eliminar a emissão nasal nessas consoantes, até mesmo em sílabas e vocábulos, excluindo a suspeita de DVF. A prova terapêutica também auxilia no prognóstico da fonoterapia, pois permite ao fonoaudiólogo verificar o grau de dificuldade do paciente em eliminar o erro na produção da consoante, ainda que na emissão isolada e com pistas facilitadoras.

Na presença de DVF, o teste de estimulabilidade permite identificar a possibilidade de *suficiência velofaríngea* e caracterizar o contexto fonético no qual o fechamento ocorre ou pode ocorrer.[26]

Com base nos achados de fala pelo fonoaudiólogo, chega-se a um diagnóstico preliminar da função velofaríngea. Quando a mesma está inadequada, há indicação para a avaliação instrumental, de modo a comprovar e complementar os achados da avaliação perceptivo-auditiva e definir o tratamento apropriado.

NOVAS ABORDAGENS NA AVALIAÇÃO PERCEPTIVO-AUDITIVA

A avaliação perceptivo-auditiva continua sendo a principal ferramenta para a tomada de decisões quanto ao tratamento da fala de indivíduos com fissura labiopalatina e, como é de conhecimento geral, é considerada o método padrão-ouro na avaliação da fala desses indivíduos. Trata-se, portanto, do principal indicador da significância clínica dos sintomas de fala.[27,28] Quando realizada por profissional experiente, a avaliação perceptivo-auditiva permite identificar alterações de fala e de ressonância sugestivas da disfunção velofaríngea (DVF), como discutido acima, o que possibilita compreender as condições de funcionamento do mecanismo velofaríngeo.

Até hoje, não existe técnica instrumental que possa substituir o julgamento perceptivo de um avaliador experiente.[4,21,29] No entanto, a despeito de sua importância no processo de diagnóstico e no acompanhamento dos resultados cirúrgicos de pacientes com fissura palatina e DVF, existem diversos fatores que podem interferir na confiabilidade e reprodutibilidade do julgamento perceptivo. O mais importante deles é o *padrão interno* do avaliador, que é individual e instável e pode sofrer mudanças com o tempo. O padrão interno de um avaliador é desenvolvido ao longo dos anos de experiência e convívio com determinadas características de fala e seus diferentes níveis de gravidade e, essas representações mentais da qualidade e gravidade desses estímulos ficam armazenadas em sua memória. A classificação de um estímulo externo é, portanto, feita por meio da comparação do que foi ouvido com o padrão interno armazenado.[3,30] Considerando que o grau de experiência quanto a determinadas características de fala difere de profissional para profissional, é compreensível que diferentes avaliadores apresentem diferentes padrões internos, até mesmo entre profissionais experientes e de um mesmo centro.

Outros fatores que podem interferir na confiabilidade da avaliação perceptivo-auditiva já definidos por pesquisadores e clínicos da área são: a experiência dos avaliadores no campo da fissura labiopalatina e disfunção velofaríngea, o treinamento prévio e calibração de avaliadores, o tipo de amostra de fala julgada, o tipo de escala de classificação utilizada, o padrão articulatório do paciente, a gravidade dos sintomas de fala, o modo de apresentação do estímulo de fala, entre outros.[3,5,31-34]

Recursos Tecnológicos

No Setor de Fonoaudiologia do HRAC-USP, a gravação em áudio é feita de rotina em todos os pacientes agendados para controle. Uma das estratégias introduzidas para minimizar a subjetividade da avaliação perceptivo-auditiva das características de fala e aumentar a confiabilidade de seus resultados tem sido o uso de sistemas de áudio e/ou vídeo para a captura e armazenamento de amostras de fala. A vantagem destes procedimentos, além da possibilidade de documentação dos dados, é a facilidade de acesso após o atendimento presencial do indivíduo. Isso permite o julgamento perceptivo de uma mesma amostra de fala por diferentes avaliadores, assim como a reavaliação de uma amostra de fala tantas vezes quantas forem necessárias. Esses recursos dão maior confiabilidade à avaliação perceptivo-auditiva e permitem a análise da concordância e da confiabilidade entre os diferentes avaliadores (interavaliadores) e entre vários julgamentos de um mesmo avaliador (intra-avaliador). O resultado final, de modo geral, é representado pela média dos resultados de cada avaliador e pela média dos resultados dos diferentes avaliadores.[34-36]

Treinamento e Calibração do Ouvinte

Outra estratégia que reduz a variabilidade da avaliação perceptiva e aumenta sua confiabilidade é o treinamento e a calibração dos avaliadores. Para tanto, é comum a utilização de amostras de referência (modelos em áudio e/ou vídeo) para cada sintoma a ser avaliado, a fim de estabilizar o padrão interno de cada avaliador e uniformizar o padrão interno entre os avaliadores quanto ao tipo e à gravidade do sintoma.

Padrões internos estáveis armazenados na memória são altamente desejáveis, pois, favorecem a confiabilidade da avaliação perceptiva, reduzindo sua variabilidade, tanto no contexto da prática clínica quanto em pesquisas.[33,34]

Tipos de Escala de Avaliação Perceptivo-Auditiva

Várias escalas de classificação dos sintomas de fala, tais como, a escala numérica com intervalos iguais, a escala ordinal, a escala de estimativa de magnitude direta e a escala visual analógica, são utilizadas para classificar as características de fala, na tentativa de reduzir a variação entre os julgamentos perceptivos.[9,27,37]

A escala mais comumente utilizada na prática clínica é a *escala numérica com intervalos iguais*, sendo que a quantidade de valores nesse tipo de escala pode variar entre os diversos serviços. É uma escala mais apropriada ao contexto clínico e as classificações obtidas são relativamente fáceis de serem comparadas entre diferentes avaliadores. Contudo, esse tipo de escala é criticado por estudiosos da área, quando empregada para a classificação da hipernasalidade.[4,5,38,39] Estudos recentes sugerem que maiores índices de confiabilidade no julgamento deste sintoma são alcançados usando escalas baseadas em proporção, como a *escala visual analógica* e a *escala de magnitude direta*. A explicação para isto é a natureza psicofísica da nasalidade. Resumidamente, para um sintoma como a nasalidade, os ouvintes não percebem os intervalos entre as categorias como iguais, especialmente aquelas localizadas no extremo inferior da escala, como no caso da categoria leve. Assim sendo, para a classificação da nasalidade, os ouvintes tendem a subdividir a categoria hipernasalidade leve em intervalos menores, quando comparados com a categoria hipernasalidade grave, por exemplo.[4,5]

Recentemente, uma escala baseada em proporção combinada a categorias verbais, denominada *escala de Borg*,[40] foi introduzida por Yamashita et al. (2018)[5] para a avaliação da hipernasalidade. A escala, originalmente criada para avaliação de esforço físico, apresentou excelentes resultados intra e interavaliadores no julgamento da hipernasalidade da fala, demonstrando ser uma escala confiável para a avaliação da hipernasalidade.

A escala de Borg permite a fragmentação da classificação da hipernasalidade, de modo que um dado estímulo de fala, usualmente classificado como "hipernasal leve", pode também ser considerado como "leve aceitável" ou "leve quase normal". Na escala ordinal, esse mesmo estímulo seria classificado como "hipernasal leve", sem a possibilidade de diferenciação. A escala de intervalos, como é o caso da escala ordinal e da escala de intervalos iguais, não permite que os avaliadores expressem plenamente sua percepção auditiva, limitando as possibilidades de classificação.[5,28]

Amostra de Fala e Estratégias de Elicitação

O material de fala também é um aspecto importante a ser considerado na avaliação perceptivo-auditiva. São diversos os estímulos utilizados para a classificação dos sintomas de fala, dentre eles: fala espontânea, repetição de vocábulos e frases, contagem numérica, e outros automatismos, como os dias da semana e os meses do ano, repetição de sentenças, nomeação de figuras, recontagem de história e o uso de um conjunto de palavras produzidas em sequência.

Há autores que defendem o uso de amostra de fala espontânea para a classificação da hipernasalidade por julgarem que, nesse contexto, o sintoma é mais facilmente identificado, além de permitir que o falante não dirija tanta atenção para a produção da fala, como em uma leitura ou repetição. Além disso, a fala espontânea pode fornecer informações importantes sobre a consistência e a gravidade dos distúrbios de articulação. Contudo, a experiência clínica mostra que, em alguns casos, a hipernasalidade pode ser julgada como de maior gravidade nesse tipo de amostra, quando comparada com a repetição de sentenças, por exemplo. Isto significa que um mesmo indivíduo pode apresentar diferentes graus de hipernasalidade, na dependência da amostra de fala que está sendo analisada, reforçando o fato de que o julgamento de avaliadores só é comparável quando utilizada a mesma amostra de fala.

O julgamento perceptivo de um determinado sintoma de fala como a hipernasalidade, em conversa espontânea, pode tornar-se difícil devido à influência de sintomas de fala coexistentes, tais como emissão de ar nasal, fraca pressão consonantal, articulações compensatórias e frequência e intensidade da voz atípicas, o que torna complexo para o ouvinte isolar o sintoma-alvo, levando, muitas vezes, à sua classificação como mais grave do que realmente é de fato.[21,41]

Alguns especialistas recomendam o uso de estímulos mais curtos de fala, como a sequência de nove vocábulos (*9-word string*) empregada em projetos de pesquisa multicêntricos internacionais, como o Projeto *Scandcleft*[24] e o Projeto *TOPS-Timing of Primary Surgery in Cleft Palate*,[42] a fim de evitar cansaço e lapsos de atenção que podem levar a erros durante a análise de amostras de fala.

Por outro lado, amostras de fala compostas por sentenças possibilitam ao avaliador o controle do conteúdo fonético da fala. Pesquisadores da área recomendam que cada língua deve ter uma amostra de fala padronizada nacionalmente, que contemple um conjunto de sentenças elaboradas com base nos princípios fonéticos da língua.[13] Quando se utiliza a repetição de sentenças, o material de fala é padronizado e o avaliador reconhece o som-alvo. Além disso, a estratégia utilizada para desencadear a fala é a mesma para todos os pacientes, o que não é o caso da leitura e da fala espontânea.[36,43]

Independentemente do tipo de amostra de fala, a literatura é unânime em sugerir a padronização da amostra que fará parte da avaliação perceptivo-auditiva da fala de indivíduos com fissura labiopalatina. Foi o que motivou um grupo de fonoaudiólogas brasileiras do HRAC-USP, a criar uma força-tarefa, em 2013, denominada *BrasilCleft*, que teve como objetivo elaborar uma amostra de fala única e padronizada, com base em critérios internacionais, para fins de coleta e análise dos resultados de fala após a palatoplastia primária, em todos os centros de atendimento a pacientes com fissura labiopalatina no Brasil. A escolha dos estímulos de fala do protocolo *BrasilCleft* seguiram os princípios propostos por Henningsson *et al*. (2008), de modo a avaliar a presença da hipernasalidade, emissão de ar nasal e/ou ronco nasal e os erros na produção das consoantes.

O protocolo *BrasilCleft* é formado por 23 sentenças contendo consoantes plosivas e fricativas vozeadas e não vozeadas, consoantes nasais e líquidas, combinação de sons orais e nasais e arquifonemas,[26] conforme apresentado no Quadro 15-1. A elaboração das sentenças seguiu critérios como a escolha de um tipo de som-alvo por sentença e em diferentes posições na palavra, presença de vogais altas para identificar hipernasalidade, sentenças com consoantes nasais para identificar hiponasalidade, sendo que foram incluídas, também, consoantes distintas do som-alvo, mas com o mesmo ponto articulatório ou próximo ao som-alvo. Também faz parte do protocolo, a contagem de números de 1 a 20, finalizando com amostra de fala espontânea, por meio do relato das atividades diárias do paciente. Para as crianças menores, em vez dos estímulos descritos, são apresentadas figuras para a nomeação e são feitas perguntas diretas como: "Do que você gosta de brincar?" "Quais são seus desenhos favoritos na TV ou na internet?". No HRAC-USP, os estímulos de fala do BrasilCleft são utilizados tanto para a avaliação perceptivo-auditiva inicial e de controle, quanto para a documentação dos casos pós-palatoplastia primária, antes e após cirurgia para correção da DVF, e antes e após terapia fonoaudiológica. A gravação da fala é realizada em todas as etapas do tratamento.

Transcrição Fonética

A transcrição fonética da produção de uma consoante-alvo possibilita a classificação desta consoante de acordo com a natureza do erro, principalmente em relação ao ponto de articulação.[37] Da mesma forma, as características de fala típicas da fissura labiopalatina podem ser identificadas e agrupadas de acordo com o ponto de articulação (anteriores, posteriores e não orais) e, ainda, de acordo com sua categoria, em ativas e passivas.[24] Apesar disso, há controvérsias em relação à confiabilidade e concordância dos resultados entre diferentes avaliadores, os quais podem ser influenciados pela severidade do distúrbio de fala, experiência do avaliador, amostra de fala, posição do vocábulo na frase e nível de especificidade da transcrição.[27] Segundo Gooch *et al*. (2001),[44] existe diferença entre identificar um erro articulatório e transcrevê-lo. A explicação para isto é que alguns profissionais não foram treinados em suas habilidades de transcrição fonética, especialmente de articulações compensatórias ou não deram continuidade a essa prática na vida profissional, o que não os deixa confiantes o suficiente para fazê-lo. Ainda assim, é um método utilizado com frequência em centros internacionais.

Novo Instrumento de Classificação da Função Velofaríngea

Com o objetivo de facilitar a classificação da função velofaríngea com base nos sintomas de fala, e considerando a existência de correlação entre a gravidade da DVF e dos sintomas de fala, foi desenvolvido por Yamashita *et al*. (2019),[45] junto ao Laboratório de Fisiologia do HRAC-USP, um instrumento denominado CLAVE, que permite predizer o grau de fechamento velofaríngeo, com base na combinação entre características da fala decorrentes da DVF, aferidas na avaliação perceptivo-auditiva, e a medida objetiva do orifício velofaríngeo determinada pela avaliação aerodinâmica – a técnica fluxo-pressão.

Para tanto, três fonoaudiólogos classificaram os sintomas de fala mais característicos da DVF (hipernasalidade, emissão de ar nasal, ronco nasal, fraca pressão consonantal, mímica facial e articulações compensatórias) e, com base nas informações colhidas, o grau de competência velofaríngea foi determinado e correlacionado ao grau de fechamento velofaríngeo obtido pela medida da área do orifício velofaríngeo na avaliação aerodinâmica (técnica fluxo-pressão). Com base nos achados, foi desenvolvido um modelo estatístico descritivo exploratório que mostrou forte correlação entre todos os sintomas de fala e a classificação instrumental do fechamento velofaríngeo. Em outras palavras, o modelo classificou corretamente

Quadro 15-1. Sentenças Utilizadas para Avaliação Perceptivo-Auditiva da Fala (BrasilCleft)

- Papai olha a pipa
- O tatu é teu
- O cuco caiu aqui
- A Bibi babou
- O dedo da Duda doeu
- O Gugu é legal
- A Fifi é fofa
- O saci saiu
- A Xuxa achou o chá
- O vovô viu a vela
- A rosa é azul
- A Juju é joia
- Lili olhou a lua
- Rui é o rei
- Lulu olhou a arara
- Amanda tem uma moto
- A massa é macia
- A mala é marrom e amarela
- O nenê mama na mamãe
- A meia é minha
- Aninha é minha mãe
- Titia tira o leite
- A rede é do Didi

o fechamento velofaríngeo em 88,7% dos casos, sendo a sensibilidade igual a 96,2% e a especificidade igual a 94,4%, indicando elevada eficácia do CLAVE na previsão do fechamento velofaríngeo e viabilizando seu uso na prática clínica.

AVALIAÇÃO MIOFUNCIONAL OROFACIAL

A avaliação miofuncional orofacial é também de grande importância nos casos com fissura labiopalatina, uma vez que as alterações estruturais resultantes da própria fissura, bem como dos tratamentos cirúrgicos, podem influenciar no desempenho das funções de respiração, mastigação, deglutição e fala. Particularmente, os casos de deformidades dentofaciais, com indicação para tratamento ortodôntico-cirúrgico, devem ser periodicamente acompanhados e a intervenção fonoaudiológica deve ocorrer, com base nos achados da avaliação miofuncional orofacial.

Para tanto, a avaliação deve ser realizada por meio de protocolos validados, como o MBGR[46] e o protocolo de avaliação miofuncional orofacial para indivíduos com fissura labiopalatina, denominado PROTIFI,[47] o qual abrange, de forma detalhada, os aspectos morfológicos e funcionais do sistema estomatognático, característicos desta população. O uso do PROTIFI auxilia profissionais menos experientes em fissura labiopalatina no diagnóstico dos distúrbios miofuncionais orofaciais, além de permitir comparações pré e pós-intervenções e resultados intercentros.

O protocolo inclui a análise morfológica de lábios, bochechas, língua, dentes, oclusão, tonsilas palatinas, palato duro, véu palatino e úvula. A mobilidade de lábios, língua e véu palatino, bem como o tônus muscular e a sensibilidade das estruturas orofaciais também são avaliadas. A respiração é verificada quanto ao tipo, modo, possibilidade de uso nasal e fluxo nasal ao espelho de Glatzel.

Quanto à fala, além da análise da função velofaríngea, descrita neste capítulo, devem ser investigados aspectos fonéticos/fonológicos, precisão articulatória, coordenação pneumofonoarticulatória, inteligibilidade, velocidade, movimento mandibular e labial. As funções de mastigação e deglutição devem ser realizadas, de acordo com o protocolo MBGR.

AVALIAÇÃO INSTRUMENTAL DA DISFUNÇÃO VELOFARÍNGEA

A Associação Americana de Fissura Palatina orienta que a avaliação instrumental da função velofaríngea é necessária para todos os pacientes com alteração de ressonância e/ou emissão de ar nasal audível. E acrescenta que os principais exames instrumentais são: videofluoroscopia, nasofaringoscopia, avaliação aerodinâmica (técnica fluxo-pressão), nasometria, além da gravação de fala. A avaliação instrumental é fundamental para a confirmação do diagnóstico, para auxiliar na definição do tratamento a ser realizado e, ainda, para a avaliação objetiva dos resultados do tratamento.

A literatura divide os métodos instrumentais para avaliação da função velofaríngea em métodos diretos e indiretos. Os *métodos diretos* são aqueles que permitem a visualização das estruturas que compõem o mecanismo velofaríngeo e, assim, avaliar o seu funcionamento. Os *métodos indiretos* são aqueles que fornecem informações acústicas e aerodinâmicas, as quais permitem inferências sobre a função velofaríngea.

Nasofaringoscopia
Princípios da Técnica

A nasofaringoscopia é um exame endoscópico, minimamente invasivo, que permite a visualização e a análise das estruturas que compõem o mecanismo velofaríngeo durante a fala. O exame permite identificar os aspectos anátomo-funcionais que justificam a disfunção velofaríngea, sendo, portanto, de grande importância na definição do tratamento apropriado.

Instrumentação

A nasofaringoscopia é realizada utilizando um endoscópio flexível com tubo de inserção longo e de pequeno diâmetro (entre 2 e 3 mm), o que facilita sua passagem pela cavidade nasal até a nasofaringe, sendo, por esta razão, bem tolerado, na maioria dos casos. A extremidade distal flexível permite ao examinador mover a ponta do tubo, proporcionando uma visão global da nasofaringe. A outra extremidade é acoplada a uma microcâmera e a uma fonte de luz fria. Ainda compõem o sistema, um microfone de cabeça, monitor de TV, *notebook* e impressora (Fig. 15-4). O exame é registrado em imagens fotográficas e em vídeo, por meio de um *software* específico acoplado a um *notebook*. O laudo e os registros são impressos e anexados ao prontuário do paciente.

Procedimento

Cerca de 4 a 6 horas antes do exame, a mãe do paciente ou o próprio paciente é orientado a fazer limpeza nasal repetidas vezes, utilizando soro fisiológico, para eliminar o excesso de secreção e, assim, favorecer a visualização das estruturas no momento do exame. Embora seja um procedimento invasivo, de modo geral, é bem tolerado, até mesmo por crianças, especialmente quando preparadas previamente por um psicólogo, idealmente em atendimento individual, no qual são explicados, em detalhes, os procedimentos que serão realizados, com apresentação de imagens do equipamento e informações sobre as amostras de fala a serem utilizadas. A criança é informada que, ao final do exame, receberá uma recompensa por sua colaboração.

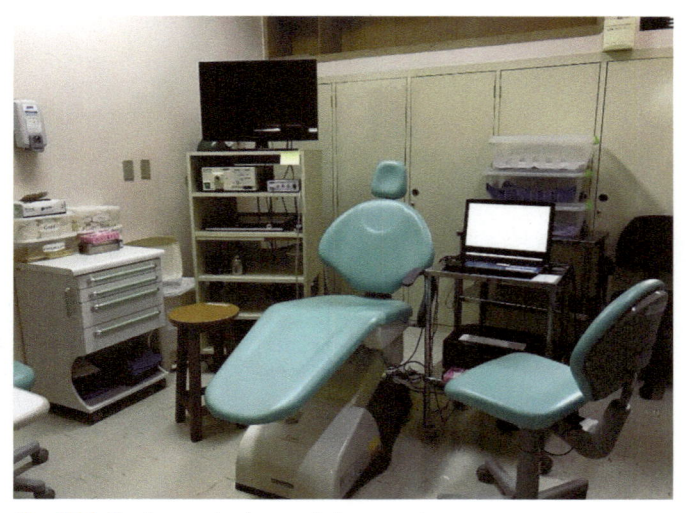

Fig. 15-4. Equipamento de nasofaringoscopia.

De modo geral, a nasofaringoscopia para avaliação da função velofaríngea é realizada por cirurgião plástico, com acompanhamento de um(a) fonoaudiólogo(a), que participa de todo o procedimento e da tomada de decisão quanto ao tratamento a ser realizado. O exame é conduzido, idealmente, sob anestesia tópica em *spray* (solução aquosa de neotutocaína 2%), instilada na narina onde será introduzido o endoscópio. Para minimizar, ainda mais, qualquer desconforto com a intubação, é recomendável cobrir a ponta do aparelho com uma camada de xilocaína em gel.

Durante o exame, o paciente permanece sentado em uma cadeira do tipo odontológica. Tanto os profissionais quanto o próprio paciente e seu acompanhante podem acompanhar todo o procedimento no monitor de TV, ao mesmo tempo em que é gravado. O médico introduz o endoscópio na narina de maior permeabilidade, dirigindo o aparelho pelo meato médio até a nasofaringe, o que possibilita uma visão ampla do orifício velofaríngeo.

Amostras de Fala e Interpretação dos Resultados

A primeira conduta é avaliar as estruturas do mecanismo velofaríngeo em repouso. A observação da face nasal do palato em repouso permite identificar, por exemplo, sinais anatômicos de uma fissura de palato submucosa, como a diástase da musculatura do palato (Fig. 15-5) e a úvula bífida, quando presentes.

Na nasofaringoscopia é possível, também, identificar sinais de fissura submucosa oculta, como o achatamento da face nasal do palato ou, até mesmo, concavidade, onde deveria haver convexidade, o que é um indicativo de hipoplasia ou ausência do músculo da úvula. Na parede posterior da faringe, é possível observar a presença da tonsila faríngea e fazer uma estimativa do volume que a estrutura ocupa na nasofaringe (Fig. 15-6).

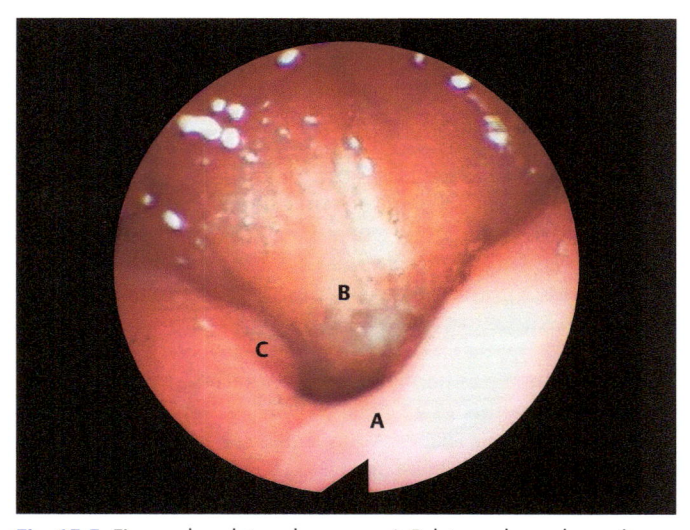

Fig. 15-5. Fissura de palato submucosa. *A.* Palato mole, onde se vê a diástase da musculatura do véu palatino. *B.* Parede posterior da faringe. *C.* Parede lateral da faringe.

É possível ainda identificar, em alguns casos, a presença de tonsilas palatinas hipertróficas, que podem, por vezes, ocupar quase que totalmente o espaço da nasofaringe. Existem, também, casos nos quais as tonsilas palatinas se tocam durante a produção dos sons, interferindo negativamente no fechamento velofaríngeo. Em outros, as tonsilas aumentadas podem avançar na região entre o palato mole e a parede posterior da faringe impedindo, assim, o movimento do palato e, consequentemente, o fechamento velofaríngeo. Ainda durante o repouso, a observação da parede posterior da faringe permite identificar a presença de pulsação das artérias carótidas, deslocadas para a posição mediana, condição comum em indivíduos com a síndrome velocardiofacial.

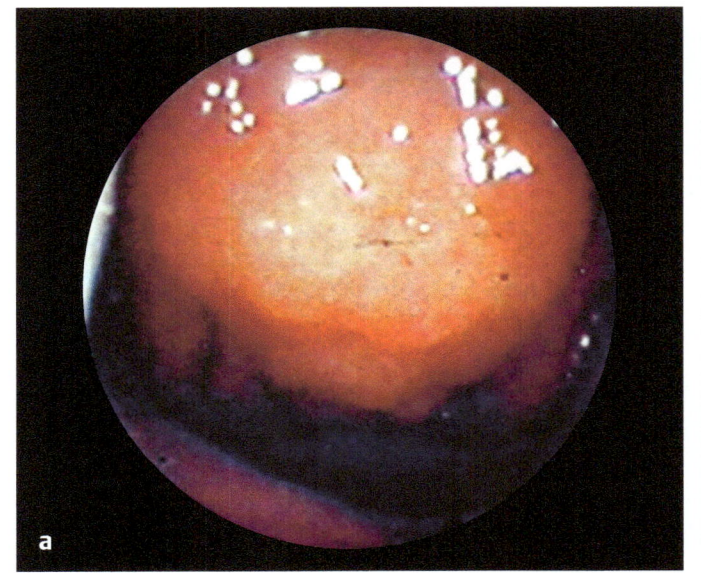

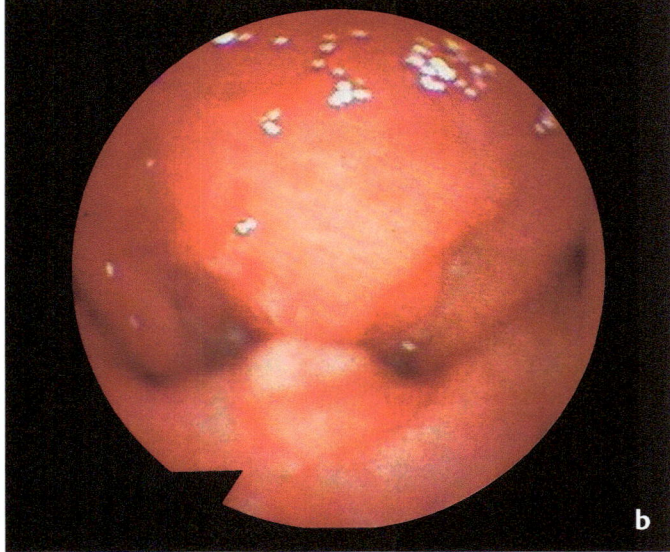

Fig. 15-6. (**a**) Tonsila faríngea hipertrófica no repouso. (**b**) Fechamento velofaríngeo com participação da tonsila faríngea hipertrófica (veloadenoideano): permanece *gap* velofaríngeo lateralmente.

A amostra de fala a ser utilizada na nasofaringoscopia deve ser a mais completa possível, composta por vocábulos e sentenças contendo todos os fonemas de alta pressão do português-brasileiro, contagem de 1 a 10, emissão de fonemas fricativos isolados não vozeados e sopro. O ideal é avaliar o funcionamento da velofaringe na melhor produção de fala, ou seja, sem erro ativo. Entretanto, isso nem sempre é possível e na presença de muitos erros ativos em consoantes de alta pressão, a repetição da sílaba "la" (consoante líquida) deve ser solicitada.

Durante a produção da fala, o principal objetivo é avaliar o grau de movimento do palato e das paredes laterais e posterior da faringe, a fim de classificar o padrão de fechamento velofaríngeo e estimar o tamanho da falha velofaríngea (gap velofaríngeo), conforme ilustra a Figura 15-7. O padrão de fechamento é determinado com base na quantidade relativa do movimento de cada estrutura que compõe o mecanismo velofaríngeo.

Existem quatro diferentes padrões de fechamento velofaríngeo descritos na literatura: *fechamento transverso ou coronal*, quando há o predomínio do movimento do palato mole (Fig. 15-1a); *fechamento sagital*, quando há o predomínio do movimento das paredes laterais da faringe (Fig. 15-1b); *fechamento circular*, quando há movimento equivalente de todas as estruturas, à semelhança de um esfíncter (Fig. 15-1c) e *fechamento circular com prega de Passavant*, quando, além do movimento das estruturas velofaríngeas, ocorre, ainda, uma projeção da parede posterior da faringe denominada prega de Passavant, conforme ilustrado na Figura 15-1d.[48] Na prática clínica, também observamos o fechamento do tipo veloadenoideano, predominante em crianças, quando o fechamento é alcançado por meio do contato do palato mole na tonsila faríngea hipertrófica.

A nasofaringoscopia permite, ainda, identificar a causa da disfunção velofaríngea, termo genérico utilizado para descrever uma falha no fechamento velofaríngeo que, na maioria das vezes, leva ao prejuízo da fala. Nesses casos, ocorre a comunicação entre as cavidades oral e nasal e parte da corrente aérea é desviada para a cavidade nasal durante a produção dos sons orais da fala, o que leva à ocorrência de sintomas característicos, já descritos neste capítulo.

Como mencionado anteriormente, a falha velofaríngea pode ser de origem estrutural, ou seja, o palato mole não é longo o suficiente para realizar o fechamento velofaríngeo (*insuficiência velofaríngea*) ou de origem funcional, como em casos neurológicos (*incompetência velofaríngea*), existindo, ainda, os *erros de aprendizagem*, que se caracterizam pelo direcionamento habitual (e incorreto) da corrente aérea para a cavidade nasal, como nos casos de emissão de ar nasal para fonemas específicos ou nos casos de hipernasalidade em indivíduos com deficiência auditiva.[49]

A importância de se identificar o padrão de fechamento velofaríngeo do indivíduo no pré-operatório é que esta informação pode determinar o tipo de cirurgia corretiva a ser realizada no caso de insuficiência velofaríngea residual, tema mais bem abordado no Capítulo 8.

A visualização direta da atividade velofaríngea durante a fala pode, também, definir a indicação de outras intervenções, como o uso de prótese de palato (obturador faríngeo) e/ou fonoterapia. Neste caso, a nasofaringoscopia pode ser utilizada, ainda, como *feedback* visual durante a terapia de fala. O *feedback* visual é, também, muito útil durante o teste de estimulabilidade (ou prova terapêutica), já mencionado. Quando constatado que o paciente consegue o fechamento velofaríngeo completo em algumas emissões, a melhor indicação de tratamento será a fonoterapia.

Vantagens e Limitações da Técnica

A nasofaringoscopia tem a vantagem de ser um exame que permite a visualização detalhada da anatomia das estruturas do mecanismo velofaríngeo e do seu funcionamento durante a fala, o que permite determinar a presença do *gap*, seu tamanho (mesmo os bem pequenos), sua localização e sua configuração. Em casos com indicação de faringoplastia com retalho faríngeo, o exame possibilita determinar a largura do retalho e a melhor localização (altura).

Há que se ressaltar, entretanto, que todos os resultados deste exame são subjetivos e não padronizados.[2,50] Em outras palavras, trata-se de um exame intrinsecamente qualitativo. Vários autores propuseram diferentes abordagens para o registro dos achados dos exames nasofaringoscópicos, dentre elas, escalas descritivas sem medidas quantitativas, escalas equidistantes de classificação e traçados diretos.[50] A principal crítica a essas abordagens é não terem sido avaliadas quanto à sua confiabilidade. Além disso, podem ocorrer distorções das imagens geradas a partir do endoscópio, como consequência da angulação das lentes do aparelho.

Videofluoroscopia
Princípio da Técnica

A videofluoroscopia é um exame radiológico dinâmico que permite a visualização das estruturas velofaríngeas durante a fala, por meio de múltiplas projeções e, portanto, é considerado um exame direto, importante para o gerenciamento da DVF. Por meio das imagens radiográficas dinâmicas, a videofluoroscopia possibilita a avaliação das anormalidades anatômicas e funcionais que podem causar a DVF.[51-53] Além da avaliação da função velofaríngea, a videofluoroscopia é utilizada também para a análise da deglutição e da articulação dos sons da fala.

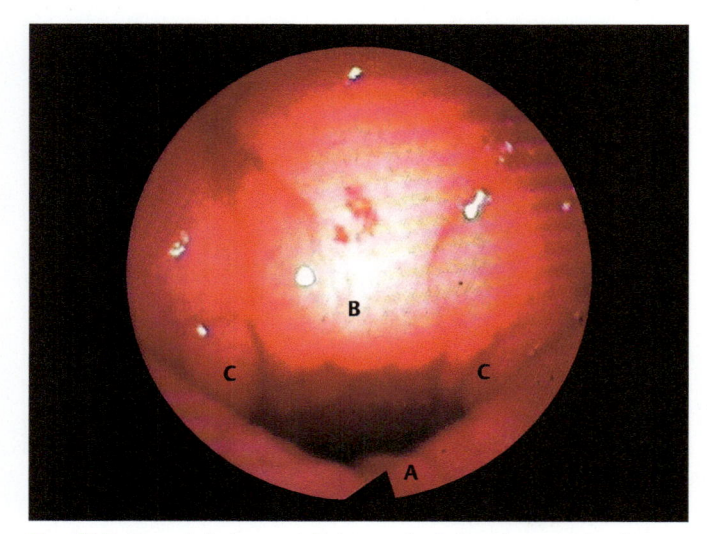

Fig. 15-7. *Gap* velofaríngeo. *A.* Palato mole. *B.* Parede posterior da faringe. *C.* Parede lateral da faringe.

Instrumentação

O equipamento é do tipo arcoscópio, composto por um sistema de raios X acoplado a um intensificador de imagem, um circuito fechado de TV e um sistema de vídeo-gravação para o registro simultâneo da imagem e da fala do paciente. Também faz parte do equipamento um cefalostato para a fixação da cabeça do paciente, em posição constante e neutra (Fig. 15-8).

O exame é realizado pelo fonoaudiólogo, acompanhado de um técnico em radiologia que opera o equipamento de raios X. O fonoaudiólogo coordena toda a execução do exame com instruções e apresentação da amostra de fala para o paciente, e orienta o técnico quanto à obtenção da melhor imagem possível. Portanto, o fonoaudiólogo é o profissional que possui a perspectiva da correlação entre a função velofaríngea e a produção da fala.[20]

Por se tratar de um procedimento que utiliza radiação ionizante e expõe a glândula tireoide, as glândulas salivares e os olhos durante a avaliação da velofaringe, o uso de equipamentos de proteção, tanto para os profissionais quanto para o paciente, é condição obrigatória para a execução do exame. Para isso, devem ser utilizados o protetor de chumbo para a tireoide e o protetor para o tórax e abdômen. Quando necessário corrigir a posição da cabeça do paciente durante o exame, o profissional usa luvas de chumbo e óculos de proteção. A fixação da cabeça do paciente com o cefalostato é importante, pois impede sua movimentação durante o exame, que não deve exceder 2 minutos de exposição à radiação.[54]

Para agilizar o procedimento é necessário que o fonoaudiólogo utilize uma amostra de fala padronizada, com uma sequência de estímulos já testada com o paciente previamente ao exame, e que haja boa integração entre os profissionais, a fim de se reduzir o tempo de exposição e manter dose de radiação dentro de parâmetros seguros.[55] É recomendado que os profissionais permaneçam protegidos atrás de um biombo de chumbo durante o exame.

Procedimento

Para a adequada visualização dos tecidos moles da velofaringe e da língua, é utilizado o contraste com sulfato de bário, uma substância que se torna opaca na presença de radiação ionizante, permitindo melhor visualização do contorno das estruturas e dos espaços a serem analisados.[51] O contraste deve ser aplicado na cavidade nasal com uma seringa pequena (1 mL em cada narina), sem necessidade de sonda, com a cabeça do paciente flexionada para trás, para permitir o completo delineamento da face nasal do véu palatino e das paredes laterais e posterior da faringe. É recomendado que o paciente faça a ingestão do contraste também por via oral (5 mL), para a melhor visualização dos movimentos da língua na fala. Embora o sulfato de bário, quando introduzido nas narinas, possa causar algum desconforto, de modo geral, o exame é bem tolerado por crianças. Entretanto, quando a criança não permite a colocação do contraste, é possível, ainda assim, realizar o exame, embora não seja a condição ideal. A ausência do contraste dificulta a visualização de pequenas falhas no fechamento ou quando o mesmo é do tipo marginal. Nesse caso, recomenda-se aguardar maior colaboração da criança para a realização do exame com o contraste.

Para se ter a perspectiva de todas as estruturas do mecanismo velofaríngeo ao exame videofluoroscópico na fala, é necessária a análise das projeções lateral e frontal. Atualmente, com o acesso mais fácil à nasofaringoscopia, não é mais preciso realizar a projeção basal (craniocaudal), onde se visualiza todo o esfíncter velofaríngeo em um único plano. As projeções lateral e frontal são suficientes para a avaliação do mecanismo velofaríngeo e a definição da conduta de tratamento e, quando necessário, a nasofaringoscopia deve ser realizada.

Projeção Lateral

Para a visualização da imagem na projeção lateral, o paciente deve permanecer sentado, perpendicular aos raios X, com a cabeça em posição neutra e olhando para a frente. Nesta projeção é possível visualizar o palato mole, a parede posterior da faringe e a língua no plano sagital. Todas as estruturas devem ser observadas primeiramente no repouso e depois na fala. Uma régua de metal com orifícios distantes entre si em 10 mm é utilizada para a correção da imagem, durante as medidas das estruturas e espaços da velofaringe. A régua fica posicionada no cefalostato e bem visível durante o exame.

Projeção Frontal

Também conhecida como projeção anteroposterior, a projeção frontal permite a visualização das paredes laterais da faringe. Para tanto, o paciente permanece sentado e tubo de raios X é posicionado à sua frente, enquanto o intensificador de imagem é posicionado atrás da cabeça, que deverá estar centralizada com o septo nasal, posicionado na linha média da imagem.[20] Essa projeção permite observar a extensão, a simetria das paredes laterais da faringe no repouso e o movimento de medialização das paredes laterais durante a fala.

Projeção Basal

Para a captura da imagem na projeção basal, o paciente permanece sentado com a cabeça hiperextendida para trás e o tubo de raios X é posicionado verticalmente através da base do queixo. Nesta imagem, é possível visualizar todo o orifício velofaríngeo e observar a contribuição de cada estrutura para o fechamento velofaríngeo. Contudo, é uma projeção difícil de ser avaliada e alguns fatores podem influenciar sua confiabilidade, como a presença de tonsila faríngea hipertrófica, a sobreposição de estruturas ou, ainda, os movimentos da língua em direção à faringe.[50]

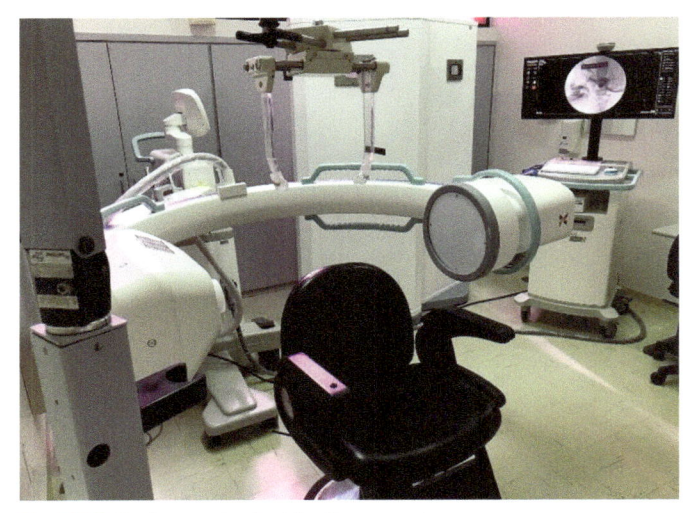

Fig. 15-8. Equipamento de videofluoroscopia.

Amostra de Fala e Interpretação dos Resultados

A amostra de fala utilizada na videofluoroscopia deve ser padronizada. Conforme recomendação de Golding-Kushner *et al.* (1990),[54] deve conter as seguintes emissões: repetição de uma sílaba com um fonema plosivo não vozeado e outra sílaba com plosivo vozeado, dependendo da melhor emissão (Ex: /pa pa pa/, /bi bi bi/), repetição das sequências "pa-ta-ka" "fa-sa-cha", "papai-mamãe-papai-mamãe" (contraste entre produção oral e nasal), repetição de frases orais com fonemas plosivos e fricativos ("papai olha a pipa"; " o tatu é teu", "o saci saiu", "a rosa é azul"), uma frase com fonemas orais e nasais ("Meu pai não tá falando"), contagem de 1 a 10 e produção de sopro e consoantes "s" e "ch" isoladas. O fonoaudiólogo deve estar atento à solicitação de sons que não apresentem erros ativos, para que o mecanismo velofaríngeo seja avaliado em seu melhor desempenho. Se necessário, o profissional deverá realizar a prova terapêutica, antes de iniciar o exame, para eliciar a produção de consoantes sem os erros ativos.

A *projeção lateral* permite avaliar todo o contorno e deslocamento do véu palatino na fala, além da realização das medidas das estruturas e espaços, como a extensão e a espessura do véu palatino, a profundidade da nasofaringe e o tamanho da falha no fechamento velofaríngeo, como mostra a Figura 15-9.[53]

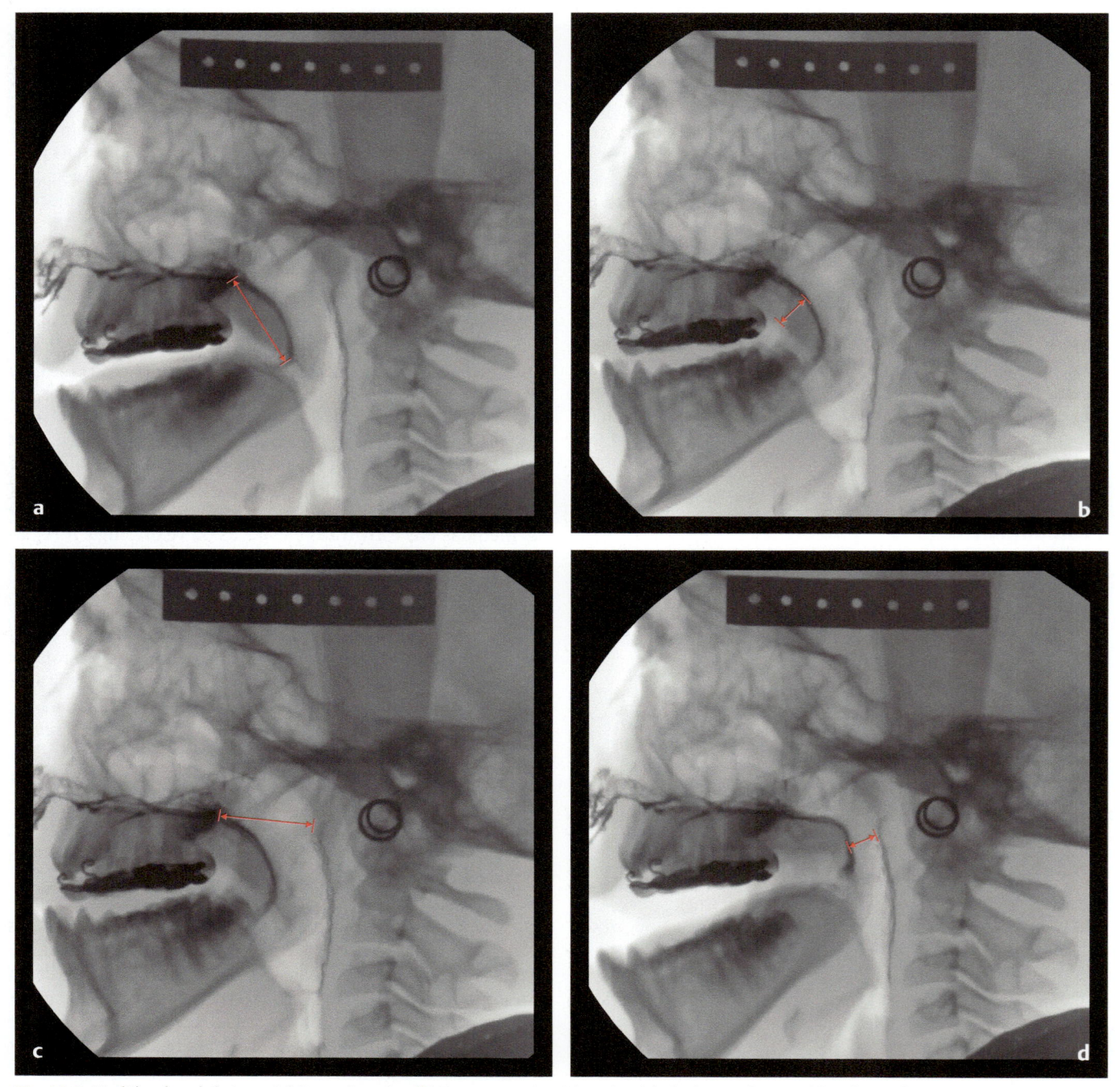

Fig. 15-9. Medidas da velofaringe. (**a**) Extensão velar. (**b**) Espessura velar. (**c**) Profundidade da nasofaringe. (**d**) Falha no fechamento velofaríngeo.

A relação entre a profundidade da nasofaringe e a extensão velar é obtida por meio da divisão dos valores da profundidade nasofaríngea pela extensão velar e demonstra a presença ou não de uma desproporção velofaríngea. As medidas da velofaringe podem ser comparadas com os valores de referência em indivíduos sem fissura palatina de Subtelny (1957),[56] de modo a identificar a presença de alterações anatômicas na velofaringe, como o véu palatino curto em extensão, a espessura velar reduzida sugerindo hipoplasia, profundidade nasofaríngea aumentada, comum em indivíduos com a síndrome velocardiofacial, e o tamanho da falha no fechamento. Para a interpretação das imagens videofluoroscópicas da velofaringe, é preciso que o profissional tenha em mente que o mecanismo velofaríngeo é extremamente dinâmico e, mesmo na presença de alterações anatômicas, em alguns casos, a função velofaríngea pode compensar a falha estrutural. Portanto, as medidas da velofaringe não devem ser consideradas isoladamente na definição da conduta de tratamento da DVF.

Na projeção lateral, também é possível avaliar a participação da tonsila faríngea no fechamento, a presença da prega de Passavant e sua relação com o plano palatino, a altura da tentativa de fechamento velofaríngeo em relação ao plano palatino, a formação da dobra palatina ("joelho palatino") e a consistência do fechamento velofaríngeo. É possível verificar, ainda, se o fechamento velofaríngeo é realizado sob esforço, ou seja, se o contato do véu palatino na parede posterior é realizado com a porção inferior do véu, próximo à úvula, e em poucas emissões de fala. Esse tipo de fechamento geralmente não se mantém durante a maioria dos contextos fonéticos e tem indicação de correção cirúrgica, na maioria dos casos.

Quando ocorre o fechamento velofaríngeo, é possível avaliar a extensão da área de contato entre o véu palatino e a parede posterior da faringe, sendo que uma pequena extensão de área de contato sugere a presença de fechamento velofaríngeo marginal. Em alguns casos, é possível observar a presença de borbulhas com o contraste, provocadas pelo fluxo de ar nasal passando por um espaço reduzido no toque marginal. Na ausência de fechamento velofaríngeo deve-se avaliar se o véu palatino é insuficiente (pouco tecido velar), se a profundidade nasofaríngea está aumentada ou se há uma combinação de ambos. O paciente também poderá apresentar um quadro de insuficiência associada à incompetência velofaríngea ou mesmo uma falha de aprendizagem.

Na projeção lateral também é possível identificar alterações no véu palatino como, por exemplo, uma depressão na sua face nasal, revelando uma alteração muscular e, na maioria dos casos, levando à indicação cirúrgica para reposicionamento da musculatura velar (Fig. 15-10).

A presença da prega de Passavant também pode ser avaliada, assim como sua localização em relação ao plano palatino, pois, como o fechamento velofaríngeo acontece no nível ou acima desse plano, se a prega de Passavant estiver abaixo do plano palatino não auxiliará no fechamento velofaríngeo (Fig. 15-11).

Outra importante observação é o padrão de movimento da língua durante a articulação e a sua interação com o palato mole e o fechamento velofaríngeo (ou a tentativa de fechamento). A videofluoroscopia permite identificar a participação da língua no movimento velofaríngeo que, em alguns casos, empurra o véu palatino em direção à parede posterior da faringe, dando a falsa impressão de fechamento velofaríngeo (Fig. 15-12). Muitas vezes esse comportamento não é identificado na avaliação perceptivo-auditiva da fala.[50]

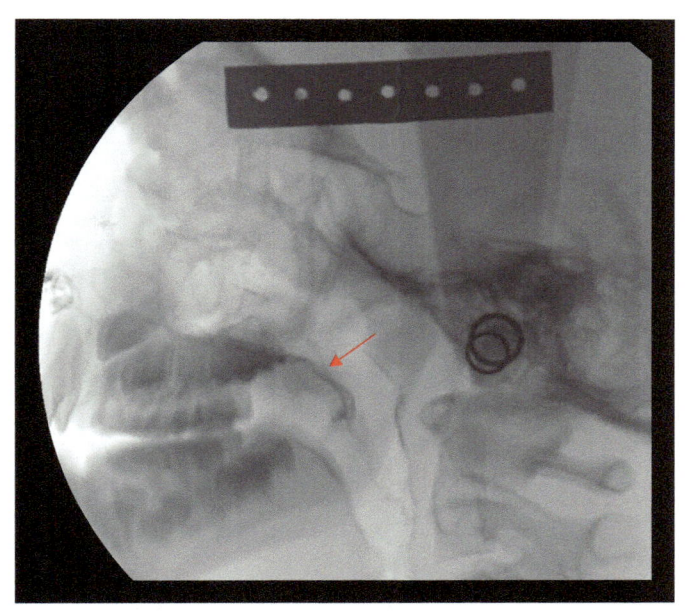

Fig. 15-10. Projeção lateral com presença de depressão na face nasal do véu palatino.

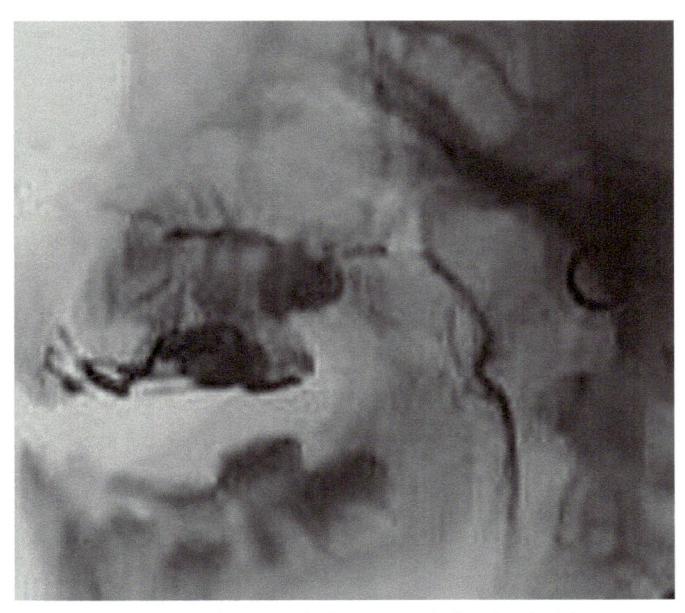

Fig. 15-11. Presença da prega de Passavant abaixo do nível de fechamento velofaríngeo na projeção lateral.

A presença de refluxo nasal com líquidos pode ser observada durante a ingestão do contraste por via oral, permitindo a localização de fístulas pequenas, mesmo na região vestibular. A projeção lateral também permite a avaliação da altura do obturador faríngeo e se o mesmo toca a parede posterior da faringe.

A projeção frontal ou anteroposterior avalia o movimento das paredes laterais da faringe, a presença de simetria e o nível de maior constrição, como mostra a Figura 15-13. O grau de deslocamento das paredes laterais pode ser analisado

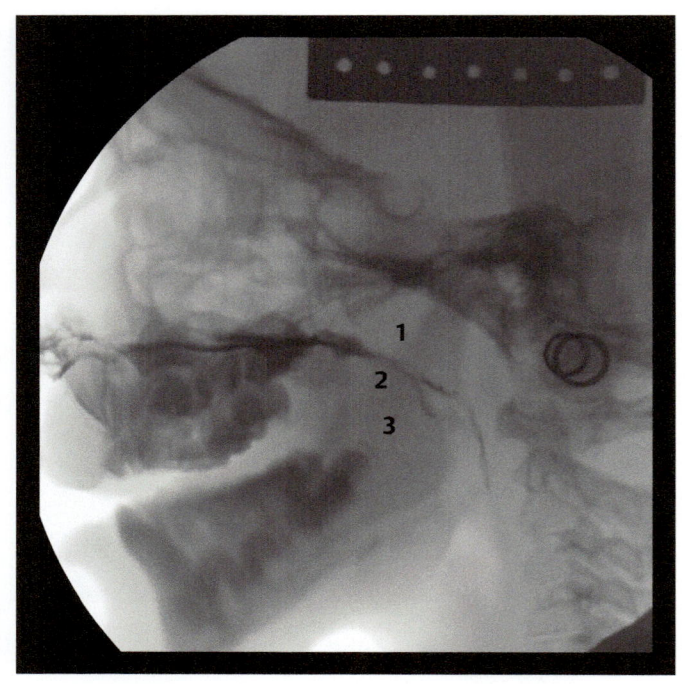

Fig. 15-12. Projeção lateral com o apoio da língua no fechamento velofaríngeo na fala. *1.* Tonsila faríngea; *2.* véu palatino; *3.* língua.

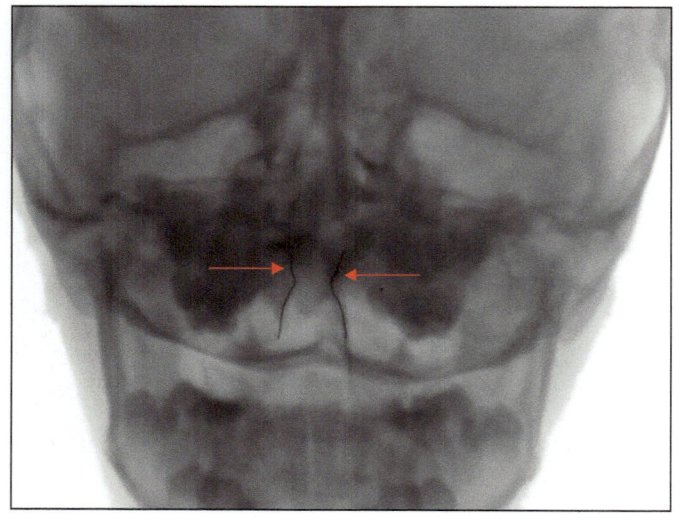

Fig. 15-13. Presença de deslocamento das paredes laterais da faringe durante a fala na projeção frontal.

Na projeção basal, os contornos do orifício velofaríngeo assumem uma forma oval e de difícil interpretação. Durante a fala, quando há fechamento velofaríngeo completo, todas as estruturas se movem em direção ao centro, fechando completamente o orifício. Na presença de DVF, permanece uma abertura durante a fala, indicando a falha de fechamento velofaríngeo. Entretanto, a visão nasofaringoscópica da velofaringe, permite uma avaliação mais precisa da velofaringe, quando comparada com a projeção basal da videofluoroscopia, que também pode levar a erros de diagnóstico, devido à posição de hiperextensão da cabeça durante sua execução.

Vantagens e Limitações da Técnica

A videofluoroscopia tem a vantagem de não ser um exame invasivo, o que favorece a colaboração de crianças pequenas. Essa técnica fornece informações importantes nos planos horizontal e vertical da velofaringe, como a relação do véu palatino e a parede posterior da faringe, de extrema importância para o planejamento de cirurgias para correção da DVF. O exame fornece informações sobre a participação da língua como apoio do palato no fechamento velofaríngeo, além de permitir a realização de medidas das estruturas velofaríngeas. Foi por meio desta técnica que se demonstrou a importância da fonoterapia para a correção das articulações compensatórias, antes da definição da conduta de tratamento para a disfunção velofaríngea.[57] Contudo, tem a desvantagem de utilizar radiação ionizante, ainda que em doses pequenas. Além disso, são necessárias duas projeções para se obter o diagnóstico da função velofaríngea e definir o tratamento apropriado. A resolução da imagem radiográfica, por melhor que seja, não é tão boa quanto a visualização direta das estruturas e, em alguns casos, falhas pequenas no fechamento são difíceis de serem identificadas.

A combinação dos exames de nasofaringoscopia e videofluoroscopia é considerado o melhor meio para avaliar a função velofaríngea na fala, pois cada um deles fornece informações complementares e correlacionadas entre si. Ambos avaliam o grau de severidade da disfunção velofaríngea, embora a nasofaringoscopia apresente correlação maior do que a videofluoroscopia.[58] Quando possível, ambos os exames devem ser realizados, de modo a otimizar o diagnóstico e a definição da conduta de tratamento da disfunção velofaríngea;[14,59,60] isto porque a combinação desses exames demonstrou 90% de sucesso na escolha da técnica cirúrgica para a correção da disfunção velofaríngea.[55]

Nasometria
Princípios da Técnica

A nasometria é uma técnica instrumental não invasiva, de fácil execução, que possibilita a avaliação objetiva da função velofaríngea. O método permite aferir a ressonância da fala por meio da medida de nasalância, o correlato acústico da nasalidade. O valor da nasalância é comparado com dados normativos, de modo que um valor aumentado em relação à norma na produção de sons orais indica a presença da hipernasalidade, sugerindo, assim, a presença de DVF. Por outro lado, um valor diminuído na produção de sons nasais indica hiponasalidade e, portanto, sugere a presença de obstrução nasal. Estudos têm demonstrado boa correlação entre

utilizando como referência uma linha imaginária sagital entre as paredes laterais no repouso e classificando o deslocamento das paredes laterais, na fala, como "até 50% da linha média", "além de 50% da linha média" ou "toque na linha média". Também é possível observar a presença de movimento antagônico das paredes laterais, na fala, com o deslocamento em direção oposta à linha média, comum em casos de velofaringe hipodinâmica. A presença de pouco ou nenhum movimento das paredes laterais geralmente acontece no tipo de fechamento ou de tentativa de fechamento coronal e, nesse caso, não representa uma alteração na função velofaríngea. A projeção frontal permite, também, a observação das tonsilas palatinas hipertróficas.

os valores de nasalância e a nasalidade percebida pelo fonoaudiólogo,[61,62] sendo a técnica utilizada, por esta razão, tanto na prática clínica quanto em pesquisas.

Instrumentação

O equipamento usado para a avaliação da nasalância é denominado nasômetro. O equipamento foi originalmente desenvolvido por Fletcher (1970)[63] e denominado TONAR (*The Oral-Nasal Acoustic Ratio*). Em função de algumas limitações técnicas, foi substituído pelo chamado NASÔMETRO, comercializado pela KayPentax.

Trata-se de um sistema computadorizado que consiste de dois microfones separados por uma placa de metal. O microfone superior detecta a energia acústica nasal e, simultaneamente, o microfone inferior detecta a energia acústica oral durante a fala (Fig. 15-14). O *software* calcula a quantidade relativa de energia acústica nasal durante a fala do indivíduo testado, que corresponde à *nasalância*.[20,64,65]

Procedimento

Para a coleta de dados, a placa do nasômetro é posicionada logo abaixo das narinas e ajustada à cabeça do paciente, de tal forma que ambos os microfones direcionais (o superior e o inferior) permaneçam equidistantes do nariz e da boca. O microfone superior capta os sinais do componente nasal da fala e o inferior capta os sinais do componente oral.

O indivíduo é, então, solicitado a ler um texto padronizado apresentado na tela do computador conectado ao nasômetro. À medida que o indivíduo lê o texto, os sinais de fala são digitalizados, e uma sequência de pontos representando os valores de nasalância obtidos durante a leitura aparecem na tela do computador em tempo real (Fig. 15-15). Para os indivíduos incapazes de ler é solicitada a repetição de cada sentença produzida pelo examinador. O valor de nasalância daquele determinado texto é, então, calculado pelo sistema pela razão numérica entre a quantidade de energia acústica nasal e a energia acústica total (soma da energia acústica nasal e oral), multiplicada por 100, podendo variar de 0% (ausência de som pelo nariz) a 100% (todo som emergente pelo nariz).[20,64,65]

Amostras de Fala e Interpretação dos Resultados

Para a realização da nasometria é necessária a utilização de textos padronizados, porque, somente assim, é possível a comparação dos resultados obtidos com dados normativos. Contudo, sabe-se que a nasalância é influenciada pela língua falada e, até mesmo, pelo dialeto. Desse modo, várias amostras de fala já foram padronizadas em diversas línguas, incluindo o português brasileiro.

As amostras de fala podem, ainda, ser voltadas para determinados tipos de consoantes, como consoantes de pressão, consoantes nasais ou consoantes líquidas, por exemplo.

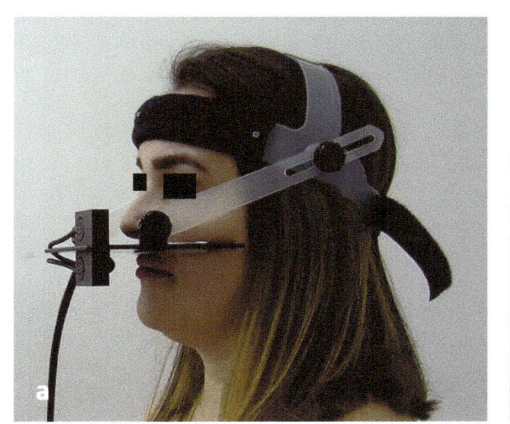

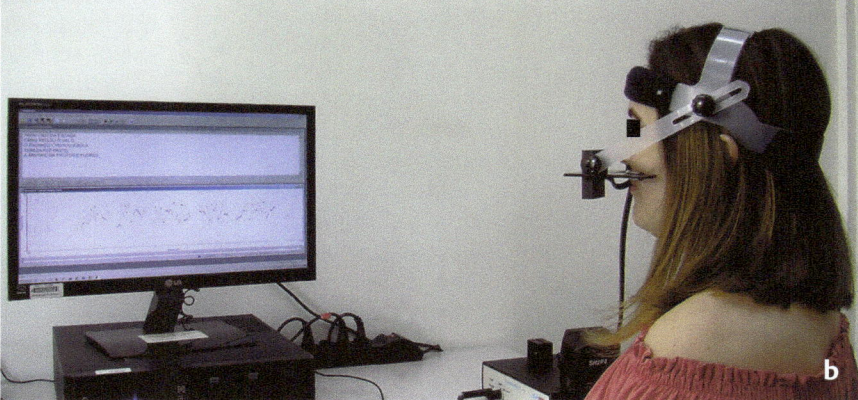

Fig. 15-14. (a) Posicionamento dos microfones para captura da energia acústica nasal e oral durante a fala, ajustados à face por meio de um capacete. (b) Leitura do texto na tela do monitor do sistema.

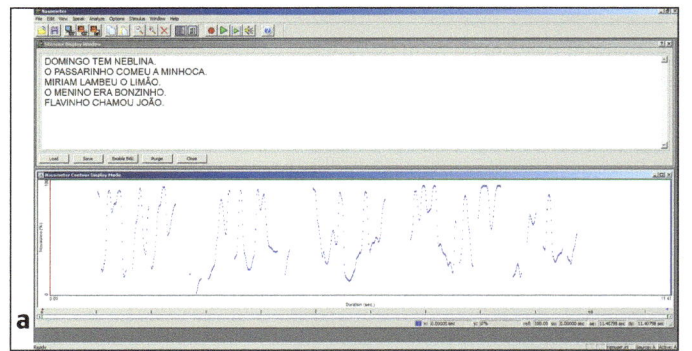

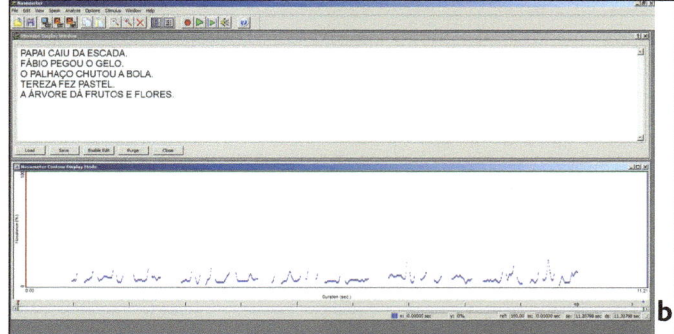

Fig. 15-15. Registro das curvas de nasalância durante a leitura das sentenças com sons predominantemente nasais (a) e sentenças exclusivamente orais (b).

Quadro 15-2. Textos Nasal e Oral Utilizados para a Medida da Nasalância (Trindade et al., 1997)[66]

Texto nasal	- Domingo tem neblina - O passarinho comeu a minhoca - Miriam lambeu o limão - O menino era bonzinho - Flavinho chamou João
Texto oral	- Papai caiu da escada - Fábio pegou o gelo - O palhaço chutou a bola - Teresa fez pastel - A árvore dá frutos e flores

Trindade et al. (1997)[66] definiram para uso na rotina clínica dois textos padronizados que se tornaram referências internacionais para o português brasileiro.[67] Um texto composto por cinco sentenças contendo sons exclusivamente orais (texto oral), e, um texto composto por cinco sentenças contendo sons predominantemente nasais (texto nasal), mostrados no Quadro 15-2 e na Figura 15-15. O texto oral permite identificar a hipernasalidade e o texto nasal, a hiponasalidade.

Valores normativos de nasalância foram determinados para ambos os textos pela equipe do Laboratório de Fisiologia do HRAC-USP. O escore de nasalância de 27% foi estabelecido como o limite superior de normalidade para o texto oral, ou seja, valores de nasalância superiores a 27% durante a leitura do texto oral indicam a presença de hipernasalidade. Para o texto nasal, foi estabelecido o escore de 43% como limite inferior de nasalidade, ou seja, valores inferiores a 43% durante a leitura do texto nasal são indicativos da presença de hiponasalidade.[68,69] Estudo recente do Laboratório de Fisiologia comprovou que esses escores de nasalância são confiáveis e podem ser utilizados como valores normativos do português brasileiro.[65] Valores normativos de nasalância foram, também, estabelecidos para outros tipos de amostras de fala, com diferentes níveis de complexidade, como vocábulos e sílabas em indivíduos sem fissura, incluindo crianças e adolescentes e adultos.[64,65,70-72]

Vantagens e Limitações da Técnica

A nasometria tem a vantagem de ser um exame não invasivo, de fácil execução e, portanto, tolerado até mesmo por crianças. Além disso, o equipamento é considerado de baixo custo. Outra vantagem do exame é a representação visual das curvas de nasalância na tela do sistema. Isso possibilita um *feedback* visual para o paciente, o que pode ser útil, também, em fonoterapia, como mencionado no Capítulo 9. O fato de ser um exame objetivo, que fornece dados quantitativos sobre a nasalidade, permite o acompanhamento de resultados cirúrgicos, por meio da comparação de dados pré e pós-operatórios. Apesar disso, os resultados da nasometria devem ser interpretados com cuidado. Como a separação entre os microfones oral e nasal não é total, mesmo com o uso da placa de separação sonora, não é possível impedir uma eventual recepção externa de sinais nasais ou orais, gerados de um lado e do outro da placa de metal. Isto significa que não existe um escore de nasalância na produção de sons orais da fala igual 0%, sempre haverá uma certo grau de contaminação, mesmo para os indivíduos com função velofaríngea adequada, isto porque o som oral captado pelo microfone inferior pode "contaminar", ainda que em pequena proporção. Da mesma forma um escore de nasalância de 100% nunca acontecerá.[20,73]

Rinomanometria (Técnica Fluxo-Pressão)

Princípios da Técnica

A rinomanometria, também conhecida como técnica fluxo-pressão, é um exame capaz de avaliar a dimensão do orifício velofaríngeo durante a fala, sendo, por esta razão, de grande importância para o estudo e o diagnóstico da DVF. Trata-se de um método aerodinâmico que fornece informações sobre o grau de fechamento velofaríngeo, por meio da medida de pressões e fluxos aéreos gerados na produção da fala. O método, idealizado por Warren e DuBois (1964),[74] baseia-se na medida da diferença da pressão gerada entre os dois lados de um orifício e do fluxo de ar que o atravessa. Com base no mesmo princípio, a técnica pode ser utilizada, também, para medir a dimensão interna mínima das cavidades nasal e nasofaríngea durante a respiração.

Instrumentação

A avaliação da fala, foco do presente capítulo, é realizada utilizando um sistema computadorizado denominado PERCI-SARS, sendo que sigla PERCI significa *Palatal Efficiency Rating Computed Instantaneously*

O sistema é composto por transdutores que convertem as pressões e fluxos gerados na produção da fala em sinais elétricos, os quais são analisados por *software* específico. As pressões geradas na cavidade oral e nasal são medidas por cateteres conectados a transdutores de pressão, e o fluxo aéreo é medido por um tubo posicionado na narina de melhor fluxo, conectado a um pneumotacógrafo (Fig. 15-16). A técnica é também chamada de *rinomanometria anterior modificada*.

Procedimento

Por se tratar de um método aerodinâmico, a medida do orifício velofaríngeo é realizada durante a produção de um som plosivo surdo, que apresenta maior pressão quando comparado com as consoantes sonoras. Utiliza-se, assim, a consoante plosiva bilabial "p" inserida em diferentes contextos. Contudo, é possível utilizar outras consoantes como "s", por exemplo.[75]

A técnica é não invasiva, mas requer a compreensão e a colaboração do paciente. Durante o exame, um tubo plástico é posicionado na narina de melhor patência, para registrar o fluxo aéreo nasal. Um cateter inserido em um obturador de espuma é posicionado na outra narina, formando uma coluna de ar estática, que permite registrar a pressão nasal. Um terceiro cateter é inserido na cavidade oral, a fim de registrar a pressão oral gerada durante a fala (Fig. 15-17).

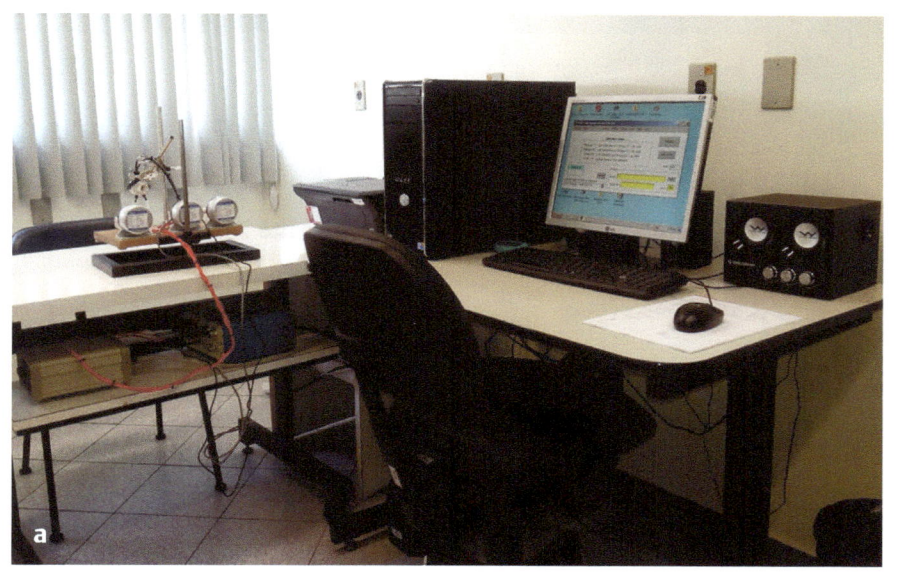

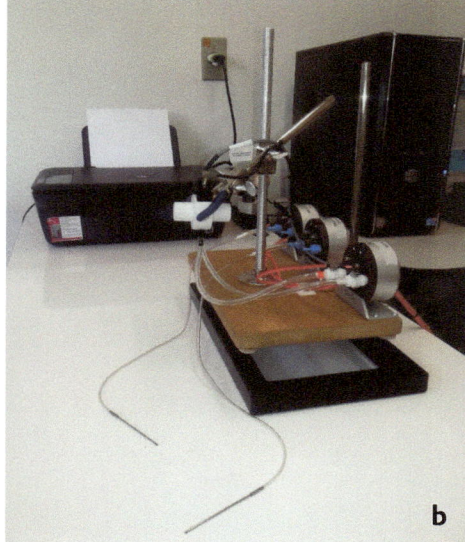

Fig. 15-16. (**a**) Visão geral do sistema PERCI-SARS. (**b**) Transdutores de pressão e fluxo.

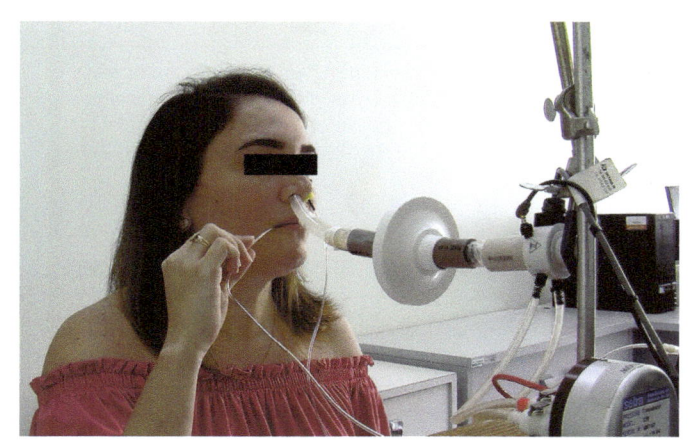

Fig. 15-17. Rinomanometria anterior modificada: posição do cateter oral, cateter nasal e tubo nasal para captura de pressões e fluxo durante a medida da área do orifício velofaríngeo.

Amostras de Fala e Interpretação dos Resultados

A área velofaríngea é medida durante a produção da plosiva "p" inserida em três diferentes contextos. Primeiramente, solicita-se ao paciente repetir o vocábulo "rampa" por 4 a 6 vezes. A medida da área do orifício velofaríngeo é realizada no pico da pressão oral da consoante plosiva, e é expressa em mm² ou cm². A área considerada para análise representa a média das produções. A medida é realizada, da mesma forma, durante a repetição da sílaba "pa" isolada e na produção do vocábulo "rampa" no contexto da sentença "Papai pintou a rampa", esta última, mais próxima da fala espontânea. O vocábulo "rampa" é utilizado por incluir a sequência "mp", que requer um rápido ajuste das estruturas velofaríngeas, ou seja, o orifício velofaríngeo se abre na produção do som nasal "m", e rapidamente se fecha para a produção do som "p", em condições normais (Figs. 15-18 e 15-19).

Durante cada uma dessas produções, o sistema registra a pressão oral, a pressão nasal e o fluxo aéreo nasal. A área do orifício velofaríngeo é medida pelo sistema por meio da equação: $AF/k2\Delta P/d)^{1/2}$ sendo: A = área do orifício, em cm²; F = fluxo nasal, em cm³/s; k = 0,65; ΔP = pressão oral-pressão nasal, em dinas/cm²; d = densidade do ar (0,001 g/cm³). Os valores obtidos são interpretados de acordo com valores normativos estabelecidos por Warren (1997)[76] e a função velofaríngea é classificada de acordo com os critérios descritos no Quadro 15-3 (Fig. 15-18).

Quadro 15-3. Critérios para Classificação da Função Velofaríngea (Warren DW, 1997)[76]

- 0 - 4,9 mm² = função velofaríngea adequada
- 5 - 9,9 mm² = função velofaríngea adequada – marginal
- 10 - 19,9 mm² = função velofaríngea marginal – inadequada
- ≥ 20 mm² = função velofaríngea inadequada

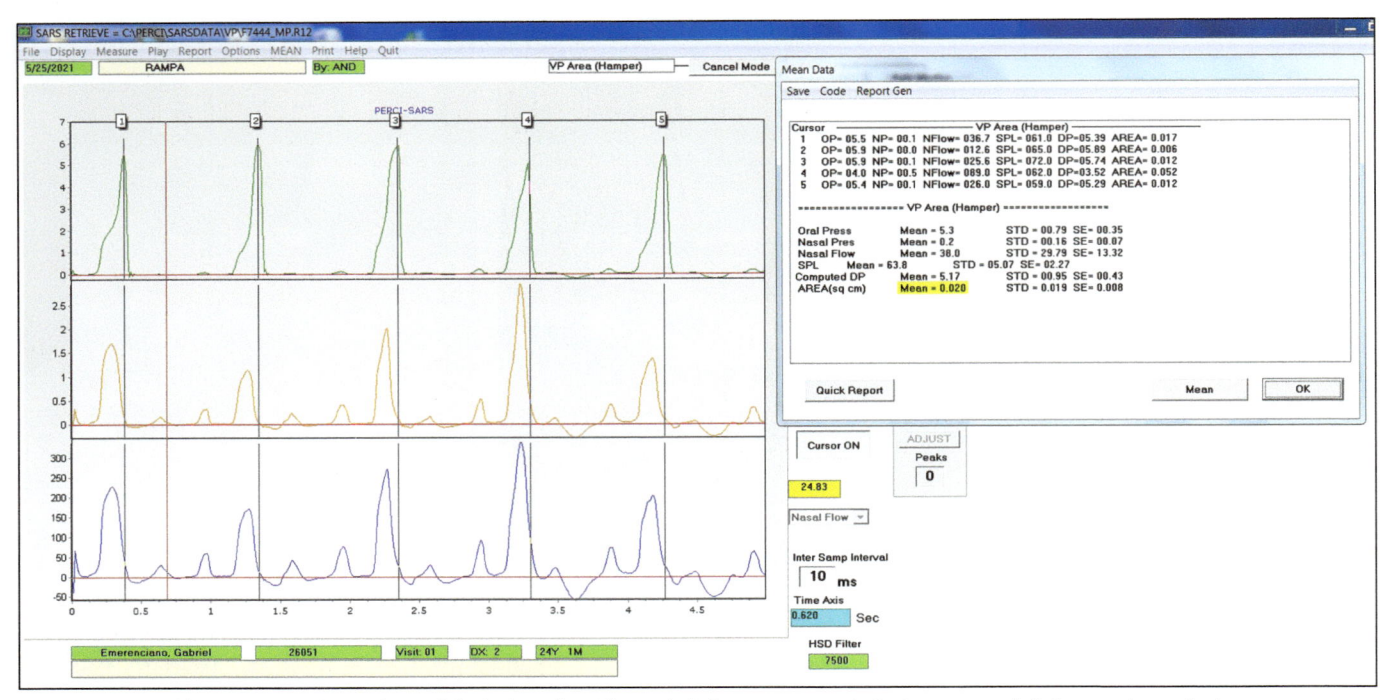

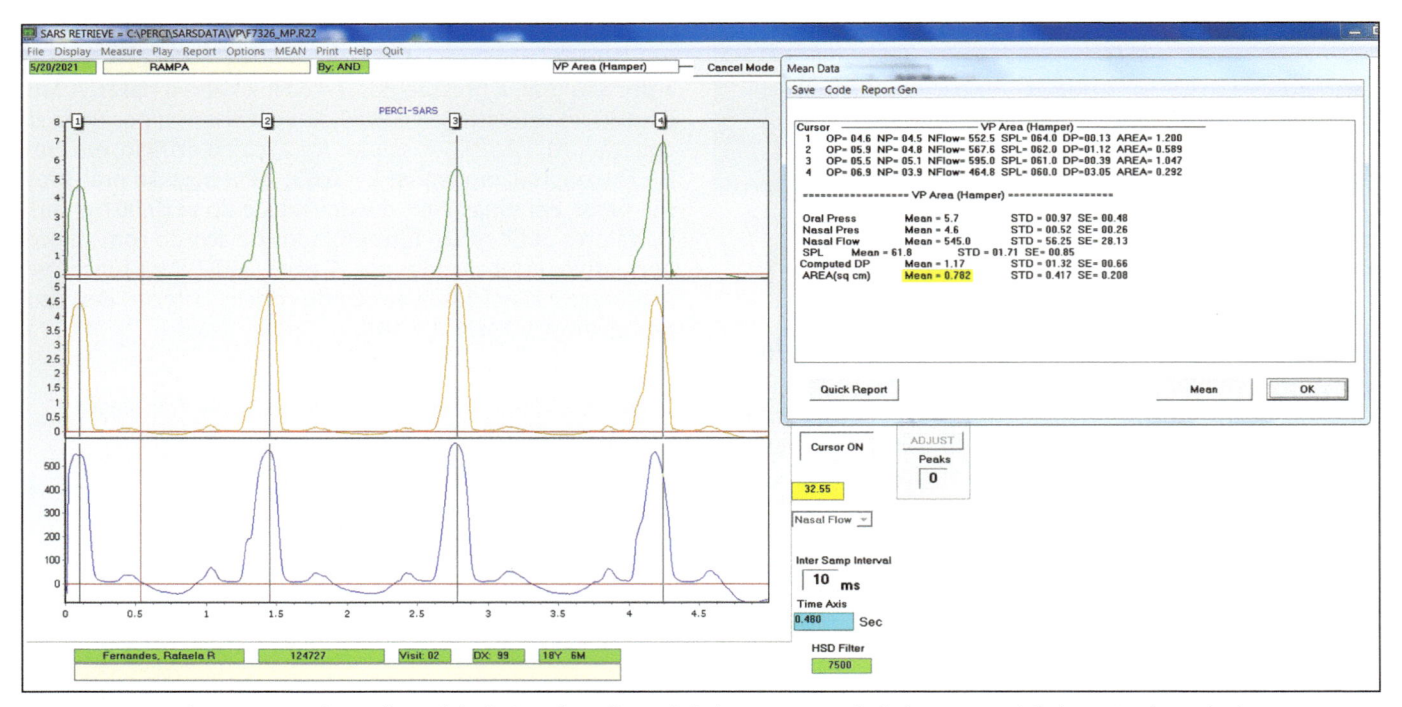

Fig. 15-18. Traçado rinomanométrico da medida da área do orifício velofaríngeo mostrando fechamento velofaríngeo adequado durante a produção do vocábulo "rampa". À esquerda, são apresentadas as curvas de pressão oral (traçado superior), pressão nasal (traçado intermediário) e fluxo nasal (traçado inferior). Em condições de fechamento velofaríngeo, os picos de pressão nasal e fluxo nasal associados à produção da consoante "m" ocorrem previamente ao pico de pressão oral associado à consoante "p". À direita, estão as medidas dos parâmetros obtidos e o valor médio da área do orifício velofaríngeo (em destaque), indicando fechamento velofaríngeo adequado.

Fig. 15-19. Traçado rinomanométrico da medida da área do orifício velofaríngeo mostrando fechamento velofaríngeo inadequado durante a produção do vocábulo "rampa". À esquerda, são apresentadas as curvas de pressão oral (traçado superior), pressão nasal (traçado intermediário) e fluxo nasal (traçado inferior). Os picos de pressão oral, pressão nasal e fluxo nasal são coincidentes indicando que, na presença da DVF, não é possível distinguir, do ponto de vista aerodinâmico, a produção de "m" da produção de "p" na palavra. À direita, estão as medidas dos parâmetros obtidos e o valor médio da área do orifício velofaríngeo (em destaque), indicando fechamento velofaríngeo inadequado.

Vantagens e Limitações da Técnica

O método tem a vantagem de ser minimamente invasivo e bem tolerado até mesmo por crianças. Além disso, fornece informações objetivas não somente sobre as dimensões do orifício velofaríngeo, mas também, sobre as pressões oral e nasal e o fluxo aéreo gerados durante a fala.

Uma das limitações da técnica é o fato de fornecer informações em contexto de fala reduzido e, especificamente, na consoante plosiva bilabial surda "p" e não de vogais, o que pode não se correlacionar com a nasalidade perceptível. Assim, um indivíduo pode apresentar valores representativos de fechamento velofaríngeo adequado e, ao mesmo tempo, apresentar nasalidade leve (ou até mesmo moderada) ao exame rinomanométrico, isto porque a técnica fluxo-pressão avalia o fechamento velofaríngeo em condições de recrutamento máximo, ou seja, na produção plosiva.

CONSIDERAÇÕES FINAIS

Ainda que a avaliação perceptivo-auditiva seja considerada padrão-ouro na avaliação dos sintomas relacionados com a DVF, a combinação das modalidades perceptiva e instrumental aumenta a confiabilidade da avaliação da função velofaríngea, possibilitando, assim, a indicação do tratamento apropriado. A avaliação perceptivo-auditiva determina a necessidade e o tipo de avaliação instrumental que deve ser indicado para o diagnóstico da DVF. Quando ambas as modalidades de avaliação mostram resultados compatíveis, o profissional tem maior respaldo quanto ao tratamento a ser adotado, sendo a avaliação instrumental de importância inquestionável.

Igualmente relevante é a aplicação de ambas as modalidades de avaliação, perceptiva e instrumental, no acompanhamento dos resultados e na determinação do sucesso cirúrgico. Para tanto, os parâmetros quantitativos são imprescindíveis.

REFERÊNCIAS BIBLIOGRÁFICAS

1. Willadsen E, Lohmander A, Persson C, Lundberg I, Alaluusua S, Aukner R et al. Scandcleft randomised trials of primary surgery for unilateral cleft lip and palate: 5. Speech outcomes in 5-year-olds-consonant proficiency and errors. J Plast Surg Hand Surg. 2017;51:38-51.
2. Zajac DJ, Vallino LD. Speech and Resonance Characteristics. In Zajac DJ, Vallino LD. Evaluation and Management of Cleft Lip and Palate. A developmental Perspective. San Diego: Plural; 2017:193-226.
3. Watterson T, Lewis K, Allord M, Sulprizio S, O'Neill P. Effect of vowel type on reliability of nasality ratings. J Commun Disord. 2007;40:503-512.
4. Baylis AL, Chapman KL, Whitehill TL, Group TA. Validity and reliability of visual analog scaling for assessment of hypernasality and audible nasal emission in children with repaired cleft palate. Cleft Palate Craniofac J. 2015;52:660-670.
5. Yamashita RP, Borg E, Granqvist S, Lohmander A. Reliability of hipernasality rating: comparison of three different methods for perceptual assessment. Cleft Palate Craniofac J. 2018;55:1060-1071.
6. Stevens SS. Psychophysics: introduction to its perceptual, neural and social prospects. New York: Wiley, 1975.
7. Sousa FAEF. Mensuração: escalas de categorias versus escalas de razão. Acta Paul. Enf. 1999;12:24-33.
8. Pine LD, Stone LA. Scalling of subjective credibility: a prothetic continuum. Perceptual and Motor Skills. 1970;31:295-303.
9. Peterson-Falzone SJ, Hardin-Jones MA, Karnell MP. Communication disorders associated with cleft palate. In: Peterson-Falzone SJ, Hardin-Jones MA, Karnell MP (eds). Cleft palate speech. Saint Lowis: Mosby, 2001, p.162-98.
10. Kummer AW, Curtis C, Wiggs M, Strife JL. Comparison of velopharyngeal gap size in patients with hypernasality, hypernasality and nasal emission, or nasal turbulence (rustle) as the primary speech characteristic. Cleft Palate Craniofac J. 1992;29:152-156.
11. Kummer AW, Briggs M, Lee L. The relationship between the characteristics of speech and velopharyngeal gap size. Cleft Palate Craniofac J. 2003;40:590-596.
12. Zajac DJ, Preisser J. Age and Phonetic Influences on Velar Flutter as a Component of Nasal Turbulence in Children with Repaired Cleft Palate. Cleft Palate Craniofac J. 2016;53:649-656.
13. Sell D, Harding A, Grunwell P. An assessment for speech disorders associated with cleft palate and/or velopharyngeal dysfunction. Int J Lang Commun Disord. 1999;34:17-33.
14. Kummer AW. Speech evaluation for patients with cleft palate. Clin Plast Surg. 2014;41(2):241-51.
15. Sell D, Harding A, Grunwell P. A screening assessment of cleft palate speech (Great Ormond Street Speech Assessment). Eur J Disord Commun. 1994;29:1-15.
16. Dudas JR, Deleyiannis FW, Ford MD, Jiang S, Losee JE. Diagnosis and treatment of velopharyngeal insufficiency: clinical utility of speech evaluation and videofluoroscopy. Ann Plast Surg. 2006;56:511-517.
17. Sell D, John A, Harding-Bell A, Sweeney T, Hegarty F, Freeman J. Cleft audit protocol for speech (CAPS-A): a comprehensive training package for speech analysis. International Journal of Language and Communication. 2009;44:529-48.
18. Scarmagnani RH, Fukushiro AP, Yamashita RP. Mímica facial durante a fala em fissura labiopalatina: uma proposta de classificação. CoDAS. 2022;34:e20210069.
19. Parameters For Evaluation and Treatment of Patients With Cleft Lip/Palate or Other Craniofacial Differences. Cleft Palate Craniofac.J. 2018;55:137-156.
20. Kummer AW. Cleft Palate and Craniofacial Anomalies. San Diego: Singular Thomson Learning; 2001.
21. Sell D. Issues in perceptual speech analysis in cleft palate and related disorders: a review. Int J Lang Comm Dis. 2005;40:103-121.
22. Bzoch KR. A battery of clinical perceptual tests, techniques and observations for reliable clinical assessment evaluation and management of 11 categorical aspects of cleft speech disorders. In: Communicative disorders related to cleft lip and palate. 5th ed. Austin: Pro-Ed; 2004:375-462.
23. Williams WN, Seagle MB, Pegoraro-Krook MI, Souza TV, Garla L, Silva ML et al. Prospective clinical trial comparing outcome measures between Furlow and von Langenbeck palatoplasties for UCLP. Ann Plast Surg. 2011;66:154-163.
24. Lohmander A, Willandsen E, Persson C, Henningsson G, Bowden M, Hutters B. Methodology for speech assessment in the Scandcleft Project: an international randomized clinical trial in palatal surgery experiences from a pilot study. Cleft palate Craniofac J. 2009;46:347-62.
25. Henningsson G, Kuehn DP, Sell D, Sweeney T, Trost-Cardamone JE, Whitehill TL. Speech parameters group. Universal parameters for reporting speech outcomes in individuals with cleft palate. Cleft Palate Craniofac J. 2008;45:1-17.
26. Pegoraro-Krook MI, Marino VCC, Dutka JCR. Avaliação das alterações de fala na fissura labiopalatina e disfunção velofaríngea. In: Silva HJ, Tessitore A, Motta A, Cunha DA, Berretin-Felix G, Marchesan IQ. Tratado de Motricidade Orofacial. São José dos Campos: Pulso Editorial; 2019, p.695-706.

27. Chapman KL, Baylis A, Trost-Cardamone J, Cordero KN, Dixon A, Dobbelsteyn C et al. The Americleft Speech Project: A training and reliability study. Cleft Palate Craniofac J. 2016;53:93-108.
28. Ramos-Favaretto FS, Fukushiro AP, Scarmagnani RH, Yamashita RP. Escala de Borg: um novo método para avaliação da hipernasalidade de fala. CoDAS. 2019;31:e20180296.
29. Kent RD. Hearing and believing: some limits to the auditoryperceptual assessment of speech and voice disorders. Am J Speech Lang Pathol. 1996;5:7-23.
30. Keuning KH, Wieneke GH, Dejonckere PH. The intrajudge reliability of the perceptual rating of cleft palate speech before and after pharyngeal flap surgery: the effect of judges and speech samples. Cleft Palate Craniofac J. 1999;36:328-333.
31. Gerratt BR, Kreiman J, Antonanzas-Barroso N, Berke GS. Comparing internal and external standards in voice quality judgments. J Speech Hear Res. 1993;36:14-20.
32. Kreiman J, Gerrat BR, Kempster GB, Erman A, Berke GS. Perceptual evaluation of voice quality: review, tutorial, and a framework for future research. J Speech Hear Res. 1993;36:21-40.
33. Chan KM, Yiu EM. The effect of anchors and training on the reliability of perceptual voice evaluation. J Speech Lang Hear Res. 2002;45:111-126.
34. Oliveira ACASF, Scarmagnani RH, Fukushiro AP, Yamashita R. The influence of listener training on the perceptual assessment of hypernasality. CoDAS. 2016;28:141-148.
35. Nyberg J, Westberg LR, Neovius E, Larson O, Henningsson G. Speech results after one-stage palatoplasty with or without muscle reconstruction for isolated cleft palate. Cleft Palate Craniofac J. 2010;47:92-103.
36. Klinto K, Salameh EK, Svensson H, Lohmander A. The impact of speech material on speech judgement in children with and without cleft palate. Int J Lang Commun Disord. 2011;46:348-60.
37. John A, Sell D, Sweeney T, Harding-Bell A, Williams A. The Cleft Audit Protocol for Speech-Augmented: A Validated and Reliable Measure for Auditing Cleft Speech. Cleft Palate Craniofac J. 2006;43:272-288.
38. Zraick RI, Liss JM. A comparison of equal-appearing interval scaling and direct magnitude estimation of nasal voice quality. J Speech Lang Hear Res. 2000;43:979-988.
39. Whitehill TL, Lee ASY, Chun JC. Direct magnitude estimation and interval scaling of hypernasality. J Speech Lang Hear Res. 2002;45:80-88.
40. Borg G, Borg E. A new generation of scaling methods: level-anchored ratio scaling. Psychologica. 2001;28:15-45.
41. Medeiros MNL, Fukushiro AP, Yamashita RP. Influência da amostra de fala na classificação perceptiva da hipernasalidade. CoDAS. 2016;28:289-94.
42. Shaw W, Semb G, Lohmander A, Persson C, Willadsen E, Clayton-Smith J et al. Timing Of Primary Surgery for cleft palate (TOPS): protocol for a randomised trial of palate surgery at 6 months versus 12 months of age. BMJ Open. 2019;9:e029780.
43. Howard S. A phonetic investigation of single word versus connected speech production in children with persisting speech difficulties relating to cleft palate. Cleft Palate Craniofac J. 2013;50:207-223.
44. Gooch JL, Hardin-Jones M, Chapman KL, Trost-Cardamone JE, Sussman J. Reliability of listener transcriptions of compensatory articulations. Cleft Palate Craniofac J. 2001;38:59-67.
45. Yamashita RP, Fukushiro AP, Scarmagnani RH, Trindade IEK. Instrumentação para a avaliação aerodinâmica da fala. In: Silva HJ, Tessitore A, Motta A, Cunha DA, Berretin-Felix G, Marchesan IQ. Tratado de Motricidade Orofacial. São José dos Campos: Pulso Editorial; 2019, p.355-364.
46. Genaro KF, Berretin-Félix G, Rehder MIBC, Marchesan I. Avaliação miofuncional orofacial - Protocolo MBGR. Rev. CEFAC. 2009; 11:237-255.
47. Graziani AF, Fukushiro AP, Marchesan IQ, Berretin-Felix G, Genaro KF. Ampliação e validação do protocolo de avaliação miofuncional orofacial para indivíduos com fissura labiopalatina. CoDAS. 2019;31:e20180109.
48. Skolnick ML, McCall GN, Barnes M. The sphincteric mechanism of velopharyngeal closure. Cleft Palate J. 1973;10:286-305.
49. Trost-Cardamone JE. Coming to terms with VPI: a response to Loney and Bloem. Cleft Palate J. 1989;26:68-70.
50. Sell D, Pereira V. Instrumentation in the analysis of the structure and function of the velopharyngeal mechanism. In: Howard S, Lohmander A. Cleft palate speech: assessment and intervention. West Sussex: Wiley-Blackwell; 2011, p.145-166.
51. Skolnick ML, Cohn ER. Techniques of multiview videofluoroscopy. In: Skolnick ML, Cohn ER. Videofluoroscopic studies of speech in patients with cleft palate. New York: Springer-Verlag New York Inc; 1989, p.24-48.
52. Shprintzen RJ. Instrumental assessment of velopharyngeal valving. In: Shprintzen RJ, Bardach J (eds). Cleft palate speech management: a multidisciplinary approach. Saint Louis: Mosby-Year Book; 1995, p.221-256.
53. Williams WN, Henningsson G, Pegoraro-Krook MI. Radiographic assessment of velopharyngeal function for speech. In: Bzoch KR (ed). Communicative disorders related to cleft lip and palate. 5.ed. Austin: Pro-ed; 2004, p.517-567.
54. Golding-Kushner KJ, Argamaso RV, Cotton RT, Grames LM, Henningsson G, Jones DL et al. Standardization for the reporting of nasopharyngoscopy and multiview videofluoroscopy: a report from International Working Group. Cleft palate Craniofac J. 1990;27:337-348.
55. Ysunza PA, Bloom D, Chaiyasate K, Rontal M, Van Hulle R, Shaheen K et al. Velopharyngeal videofluoroscopy. Providing useful clinical information in the era of reduced dose radiation and safety. International Journal of Pediatric Otorhinolaryngology. 2016;89:127-132.
56. Subtelny JD. A cephalometric study of the growth of the soft palate. Plastic and Reconstructive Surgery. 1957;19:49-62.
57. Ysunza PA, Pamplona C, Toledo E. Change in velopharyngeal valving after speech therapy in cleft palate patients. A videonasopharyngoscopic and multi-view videofluoroscopic study. International Journal of Pediatric Otorhinolaryngology. 1992;24:45-54.
58. Lam DJ, Starr JR, Perkins JA, Lewis CW, Eblen LE, Dunlap J et al. A comparison of nasendoscopy and multiview videofluoroscopy of nasendoscopy in assessing velopharyngeal insufficiency. Otolaryngol. Head Neck surgery. 2006;134:395-402.
59. Glade RS, Deal R. Diagnosis and Management of Velopharyngeal Dysfunction. Oral Maxillofac Surg Clin North Am. 2016;28:181-188.
60. Naran S, Ford M, Losee JE. What's New in Cleft Palate and Velopharyngeal Dysfunction Management? Plastic and Reconstructive Surgery. 2017;139:1343-1355.
61. Haapanen ML. A simple clinical method of evaluating perceived hypernasality. Folia Phoniatrica Et Logopaedica. 1991;43:122-132.
62. Watterson T, Lewis KE, Deutsch C. Nasalance and nasality in low pressure and high pressure speech. Cleft Palate-Craniofacial Journal. 1998;35:293-298.
63. Fletcher SG. Theory and instrumentation for quantitative measurement of nasality. Cleft Palate J. 1970;7:601-609.
64. Oliveira DN, Sampaio-Teixeira ACM, Alvarenga BG, Fukushiro AP, Yamashita RP, Trindade IEK. Escores de nasalância de falantes do Português Brasileiro aos cinco anos de idade. CoDAS. 2017;29:e20160197.
65. Sampaio-Teixeira ACM, Oliveira DN, Yamashita RP, Fukushiro AP, Trindade IEK. Normative nasalance scores in the production

of words and syllables for Brazilian Portuguese speakers. Clinical Linguistics & Phonetics. 2019;33:1139-1148.
66. Trindade IEK, Genero KF, Dalston RM. Nasalance scores of normal Brazilian Portuguese speakers. Braz J Dysmorphol Speech Hear Disord. 1997;1:23-34.
67. Sweeney T, Sell D, O'Regan M. Nasalance scores for normal-speaking Irish children. Cleft Palate-Craniofacial Journal. 2004;41:168-174.
68. Ribeiro AC, Oliveira AC, Trindade IEK, Trindade Junior AS. Valores normativos de nasalância para identificação de desvios de nasalidade. Apresentado no 3º Encontro Científico da Pós-Graduação do HRAC-USP; Dezembro 1999; Bauru, São Paulo.
69. Trindade IEK, Yamashita RP, Gonçalves CGAB. Diagnóstico instrumental da disfunção velofaríngea. In: Trindade IEK, Silva Filho OG, organizadores. Fissuras Labiopalatinas: Uma Abordagem Interdisciplinar. São Paulo, Brasil: Santos; 2007, p.123-143.
70. Marino VC, Dutka JEC, de Boer G, Cardoso VM, Ramos RG, Bressmann T. Normative nasalance scores for Brazilian Portuguese using new speech stimuli. Folia Phoniatrica Et Logopaedica. 2015;67:238-244.
71. Marino VC, Cardoso VM, Ramos RG, Dutka JEC. Nasalance values for syllables produced by Brazilian Portuguese speakers. CoDAS. 2016;28:278-283.
72. Marino VCC, Cardoso VM, de Boer G, Dutka JCR, Fabbron EMG, Bressmann T. Normative nasalance scores for middle-aged and elderly speakers of Brazilian Portuguese. Folia Phoniatr Logoped. 2018;70:82-89.
73. Zajac DJ, Vallino LD. Assessment of Speech and Velopharyngeal Function. In: Zajac DJ, Vallino LD. Evaluation and Management of Cleft Lip and Palate. A Developmental Perspective. San Diego: Plural; 2017, p.227-276.
74. Warren DW, Dubois AB. A pressure-flow technique for measuring velopharyngeal orifice area during continuous speech. Cleft Palate J. 1964;1:52-71.
75. Zajac DJ. Speech Aerodynamics of cleft palate. In Kummer AW. Cleft palate and craniofacial anomalies: The effects on speech and resonance. San Diego: Singular; 2001:331-358.
76. Warren DW. Aerodynamic assessments and procedures to determine extent of velopharyngeal inadequacy. In: Bzoch KR (ed). Communicative disorders related to cleft lip and palate. Austin: Pro-ed; 1997, p.411-437.

DISTÚRBIOS DA FALA – INTERVENÇÃO FONOAUDIOLÓGICA

Ana Paula Fukushiro ■ Renata Paciello Yamashita
Cristina Guedes de Azevedo Bento Gonçalves ■ Haline Coracine Miguel
Jeniffer de Cássia Rillo Dutka

Um dos estigmas associado à fissura labiopalatina é o distúrbio de fala decorrente do acoplamento oronasal, caracterizado pela hipernasalidade e pelo comprometimento da inteligibilidade. Em um contexto amplo, não somente o crescimento e a estética faciais, mas, também, a fala, são utilizados, mundialmente, como indicadores dos resultados (*outcome measures*) do gerenciamento da fissura.[1] Deste modo, as cirurgias primárias têm objetivos que vão além do reparo morfológico da fissura, visando tanto estabelecer condições estruturais para um funcionamento velofaríngeo adequado, quanto minimizar o impacto da própria cirurgia sobre o crescimento do terço médio da face. Nesse contexto, os bebês com fissura labiopalatina têm alto risco de desenvolver o distúrbio de fala característico desta condição, particularmente quando adquirem os sons da fala na presença da fissura ainda não operada, ou, na presença de complicações da cirurgia primária, como a fístula de palato ou a insuficiência velofaríngea. Nestas situações, a persistência do acoplamento oronasal resulta em comprometimento do desenvolvimento da fala e na possibilidade constante de ocorrência de disfunção da tuba auditiva.

A intervenção fonoaudiológica nos primeiros anos de vida do bebê com fissura labiopalatina deve levar em consideração que, quando o desenvolvimento da fala ocorre na presença da fissura não operada, de fístula ou deiscência de palato, ou de insuficiência velofaríngea, o inevitável acoplamento oronasal traz consequências para o aprendizado da fala. Andrade (2020),[2] ao abordar o processamento motor da fala, descreve que o objetivo da aprendizagem motora é "*coordenar, apurar e automatizar os movimentos musculares responsáveis pela iniciação e produção da fala... (envolvendo) o desafio cognitivo para o controle motor da fala*". Assim, na perspectiva da correção da fala por meio da fonoterapia, os objetivos devem ir muito além de "aprender e automatizar movimentos musculares", envolvendo um replanejamento motor de uma nova produção articulatória. As expectativas quanto à correção de erros ativos, como o uso de ponto articulatório atípico, por meio de atividades musculares que não envolvam fala levarão, inevitavelmente ao fracasso

A existência de um alto grau de variabilidade articulatória natural entre falantes que, ao utilizarem as "*mesmas estruturas anatômicas, recrutam diferentes estratégias de controle motor*", também é apontada por Andrade (2020).[2] Particularmente no caso da criança com fissura labiopalatina, que adquiriu os sons da fala na presença de alterações estruturais, é possível considerar que o uso de ponto articulatório atípico pós-uvular, como a oclusiva glotal, é uma variação da estratégia motora articulatória que alguns bebês desenvolvem para atingir os alvos acústicos desejados na presença do acoplamento oronasal. Ainda que o bebê com fissura palatina ou disfunção velofaríngea (DVF) não implemente estratégias articulatórias compensatórias (erros ativos), a aquisição dos sons da fala na presença do acoplamento oronasal envolve erros passivos ou obrigatórios, incluindo a baixa pressão intraoral e a presença de pressão e fluxo nasal (escape nasal de ar) durante a produção de sons orais. Nesses casos, a ação do articulador velofaríngeo, que deveria alternar entre abertura e fechamento durante fala, pode não ser incorporada ao padrão motor/perceptivo generalizado dos sons orais, caracterizando a DVF por erro de aprendizagem.

Quando a DVF adquirida por erro de aprendizagem persiste mesmo após a correção da fissura, da fístula ou da insuficiência, é importante considerar a presença do hipodinamismo velofaríngeo. A velofaringe hipodinâmica envolve *gap* maior que 50% do espaço velofaríngeo, com pouco ou nenhum movimento de véu palatino e das paredes da faringe[3] e, segundo Dutka *et al.* (2012),[4] também pode incluir movimento antagônico, caracterizado pela lateralização de paredes laterais quando são implementadas estratégias terapêuticas de redução da permeabilidade velofaríngea, como no uso de obturador velofaríngeo. Na DVF por erro de aprendizagem, particularmente em casos graves, envolvendo velofaringe hipodinâmica, as percepções auditivas e somatossensorial são atípicas para os sons orais da fala, mesmo quando os pontos articulatórios orais são adequadamente utilizados. Nessas situações, a fonoterapia com abordagem para adequar o funcionamento velofaríngeo para a fala, descrita adiante, é possível apenas quando se estabelece a possibilidade estrutural de fechamento velofaríngeo, combinando-se fonoterapia ao uso do obturador faríngeo, por exemplo (Capítulo 17), e, abordando-se tanto a percepção quanto a produção, de forma a estabelecer um novo padrão motor/perceptivo de fala.

A utilização das técnicas instrumentais que permitem a visualização das estruturas do trato vocal, como a nasofaringoscopia e a videofluoroscopia, contribuíram sobremaneira para uma melhor compreensão do funcionamento velofaríngeo para a fala, otimizando o tratamento dos distúrbios relacionados com a DVF. A definição de conduta adequada ao tipo de disfunção (insuficiência, incompetência e/ou erro de aprendizagem) tornou possível a combinação das formas de tratamento (cirúrgico, protético ou fonoterapêutico), desmistificando o papel da terapia fonoaudiológica na correção dos distúrbios de fala na fissura labiopalatina e DVF. A experiência clínica tem mostrado que, a partir do momento em que acadêmicos e profissionais fonoaudiólogos compreendem a relação entre os aspectos anatomofuncionais da fissura labiopalatina e o papel do mecanismo velofaríngeo no processamento motor da fala, muitas dúvidas são esclarecidas e a fonoterapia deixa de ser um mistério.

Os principais objetivos da fonoterapia nas fissuras labiopalatinas são a adequação do funcionamento velofaríngeo para fala (nos casos de DVF por erro de aprendizagem) e a prevenção ou correção dos erros ativos não orais, caracterizados pelo uso de ponto articulatório pós-uvular, também conhecidos como articulações compensatórias. Para compreender o uso dos erros ativos é importante considerar a teoria descrita por Warren (1986),[5] a qual defende que a produção das pressões aéreas geradas para a fala obedece a padrões característicos de um sistema regulador. Na impossibilidade de separação das cavidades oral e nasal, comportamentos compensatórios ou erros ativos ocorrem como manifestações de estratégias para regulação e controle da pressão aérea para fala. Nos casos de fissura palatina não operada, fístula, deiscência cirúrgica ou insuficiência velofaríngea após palatoplastia primária, o acoplamento oronasal ocasiona dificuldade para gerar e manter a quantidade de pressão aérea intraoral necessária para a produção de sons orais, particularmente os que exigem alta pressão intraoral, como os plosivos e fricativos. O bebê com grande dificuldade para regulação e controle das diferentes mudanças de pressão pode iniciar, desde o balbucio, a produção de sons em pontos articulatórios atípicos, como a faringe ou laringe, o que caracteriza esses erros ativos de produção como uma estratégia de compensação da fraca pressão intraoral. A manutenção dos erros ativos, mesmo após a correção estrutural, pode ser explicada pela incorporação do *feedback* auditivo e somatossensorial atípico como parte do padrão motor/perceptivo. Assim, o princípio da fonoterapia, nesses casos, requer contrastar o padrão de fala atípico com o padrão auditivo e somatossensorial de fala desejado. Mais uma vez, ressalta-se que estratégias envolvendo movimentos musculares isolados ou sequenciais que não envolvam a fala não serão eficazes para a correção de erros ativos ou erros passivos característicos na fissura palatina e DVF.

Além da etiologia relacionada com a DVF, os distúrbios de fala na fissura labiopalatina também podem ter como fatores etiológicos a alteração da relação dento-oclusal, decorrente do comprometimento do crescimento do terço médio da face, bem como outras alterações de origem esquelética, como falhas dentárias, dentes supranumerários e mal posicionados. Os casos de fissura isolada, que envolvem o lábio e a região alveolar até o forame incisivo, mas que não estão associados à fissura de palato mole, podem apresentar alterações de fala relacionadas com a cicatrização da cinta labial, ocorrência de fístula ou deiscência de palato duro (pré e pós-forame incisivo), alterações dentárias e comprometimento da relação dento-oclusal. O tratamento das alterações de fala, nestes casos, segue os mesmos princípios do tratamento oferecido para pessoas sem história de fissura labiopalatina e é condicional ao estabelecimento dos aspectos estruturais necessários à correção da fala.

De forma geral, a oferta da fonoterapia para correção do distúrbio de fala na fissura labiopalatina depende do estabelecimento de condições estruturais adequadas, sendo que:

1. Na presença de alteração dento-oclusal que impossibilite a correção da produção dos sons da fala, é necessário o tratamento ortodôntico e/ou cirúrgico prévio;
2. Nos casos com fístulas de palato ou deiscências cirúrgicas sintomáticas para a fala, é necessária a correção cirúrgica ou protética prévia à fonoterapia;
3. Na presença de insuficiência velofaríngea que impossibilite a correção dos erros passivos (emissão de ar nasal com redução da pressão aérea intraoral, ronco nasal, hipernasalidade), é necessário estabelecer condições estruturais para o fechamento velofaríngeo, por meio de tratamento cirúrgico ou protético antes da fonoterapia;
4. Na presença de perda auditiva (condutiva e/ou sensorioneural), o gerenciamento otológico e audiológico é essencial para implementar um novo padrão de fala.

Ainda na atualidade, reconhece-se que o processo de intervenção fonoaudiológica nos distúrbios da fala relacionados com fissuras labiopalatinas e DVF é envolvido por alguns mitos, incluindo a expectativa incorreta de pais, familiares e mesmo de alguns fonoaudiólogos, de que todas as pessoas com fissura labiopalatina apresentarão alterações de fala após a correção cirúrgica primária. Tal fato pode levar à outra conclusão inadequada de que pessoas com fissura labiopalatina devem fazer fonoterapia por vários anos, sugerindo que a prevenção das alterações de fala relacionadas com fissura é algo praticamente impossível. Assim, para comprovar o oposto, a prática clínica dos profissionais da fonoaudiologia do HRAC-USP demonstra que é possível tanto prevenir alterações de fala que envolvam o uso de ponto articulatório pós-uvular, quanto favorecer o desenvolvimento de fala adequada, a partir da realização de procedimentos cirúrgicos primários bem sucedidos.

Uma parcela de pessoas com fissura labiopalatina, no entanto, requer terapia fonoaudiológica para correção dos distúrbios da fala característicos da DVF. Este capítulo aborda, mais especificamente, a prevenção e a correção dos erros ativos não orais (articulações compensatórias) e a correção do erro de aprendizagem do funcionamento velofaríngeo para a fala, nos diferentes ciclos de vida: bebês, crianças e adultos.

ASPECTOS PREVENTIVOS: ABORDAGEM COM OS BEBÊS

Os profissionais da fonoaudiologia, no HRAC-USP, preconizam que a abordagem preventiva deve ser executada desde a fase de balbucio, visando favorecer a produção e a percepção adequadas da fala. O material apresentado neste capítulo descreve o trabalho realizado na instituição e apresenta sugestões de estratégias realizadas com crianças que apresentam fissura de palato, acompanhada ou não da fissura de lábio. As ações em prevenção envolvem: cuidados com a audição; cuidados com o desenvolvimento de fala e linguagem antes da palatoplastia primária; prevenção dos erros ativos antes da palatoplastia primária; manobra de oclusão de narinas; cuidados após a palatoplastia primária.

Cuidados com a Audição

Os bebês com fissura que acomete o palato apresentam maior risco para otite média e perda auditiva condutiva que podem levar a atrasos no desenvolvimento da audição, fala e linguagem. A percepção dos sons da fala antes das cirurgias primárias é certamente afetada por alteração do funcionamento da orelha média decorrente da disfunção tubária. A maioria dos bebês apresenta disfunção tubária, uma vez que os músculos tensores e levantadores do palato mole têm inserção atípica e não podem exercer a função de abertura da tuba antes de uma palatoplastia bem-sucedida. Neste sentido, o monitoramento do funcionamento da orelha média, o gerenciamento da otite média de repetição e a orientação/capacitação dos pais sobre estes aspectos são essenciais para o desenvolvimento das habilidades auditivas e de fala.

A intervenção precoce por meio das orientações em relação aos cuidados com a audição é iniciada no primeiro atendimento do bebê, realizado no HRAC-USP (presencial ou virtual), também chamado de *Caso Novo* com equipe multidisciplinar. As orientações são repetidas, durante os primeiros anos de vida, a cada retorno do bebê ao hospital. O fonoaudiólogo inicia as orientações sobre os cuidados com a audição com base nos resultados do teste da orelhinha (triagem auditiva neonatal), orientando sobre a importância do reteste e dos exames complementares que, quando necessários, devem ser realizados em serviço de saúde na cidade de procedência do bebê. São abordados: 1) os cuidados quanto à posição ideal para mamada; 2) a importância da palatoplastia primária para possibilitar funcionamento adequado da tuba auditiva; 3) a relação entre disfunção tubária, posicionamento durante a mamada e acúmulo de fluido na orelha média; 4) a relação entre disfunção tubária, fluido na orelha média e otite média; e 5) a importância do gerenciamento das condições de orelha média para o desenvolvimento da audição, fala e linguagem. A interface do fonoaudiólogo com a equipe médica, particularmente o otorrinolaringologista, é essencial para o acompanhamento das condições otológicas e audiológicas. Maiores informações são apresentadas no Capítulo 18.

Quanto aos aspectos posturais durante a alimentação, mais especificamente, o bebê deve permanecer organizado e elevado, para evitar ou minimizar engasgos e escape nasal do alimento. Recomenda-se que, sempre que possível, as orientações envolvam o uso de material instrucional que os pais/cuidadores possam rever em casa, como o manual "*Cuidados com a audição*", disponibilizado no website do HRAC-USP (https://hrac.usp.br/saude/manuais-e-orientacoes/).

Cuidados com o Desenvolvimento de Fala e Linguagem antes da Palatoplastia Primária

A intervenção fonoaudiológica antes das cirurgias primárias tem como enfoque a prevenção do desenvolvimento de erros ativos e o monitoramento do desenvolvimento de fala e linguagem. É importante que os pais e/ou cuidadores compreendam que o bebê com fissura labiopalatina isolada pode iniciar o desenvolvimento de fala na mesma época que o bebê sem fissura, porém suas produções ocorrerão na presença do acoplamento oronasal, já mencionado. Quanto mais rápida for realizada a palatoplastia primária melhor para o desenvolvimento de fala. Assim sendo, recomenda-se um programa de intervenção precoce que, desde antes da palatoplastia primária, capacite pais e cuidadores quanto aos seguintes aspectos:

1. A cirurgia mais importante para a percepção e a produção da fala é a palatoplastia primária;
2. A palatoplastia não pode envolver apenas a correção morfológica da fissura de palato. Para que essa cirurgia seja bem-sucedida para a fala é essencial um procedimento que estabeleça condições estruturais para um funcionamento velofaríngeo adequado (com o mínimo de impacto no crescimento da face);
3. É essencial monitorar e estimular adequadamente o desenvolvimento de audição, fala e linguagem do bebê com fissura labiopalatina, pois um dos indicadores dos resultados da cirurgia é a fala que o bebê desenvolverá após o reparo da fissura;
4. Um atraso no desenvolvimento de fala dificulta a avaliação dos resultados da cirurgia e requer intervenção fonoaudiológica, na cidade de procedência da criança, com cuidados específicos para não eliciar os erros ativos, particularmente quando a intervenção é realizada na presença do acoplamento oronasal (antes da palatoplastia ou na presença de fístula, deiscência ou DVF).
5. As condições otológicas e audiológicas têm impacto direto no desenvolvimento de fala e linguagem e devem ser gerenciadas na cidade de procedência da criança;
6. Os erros ativos de fala (como o uso de ponto articulatório atípico) podem ser evitados ou minimizados, por meio de trabalho de estimulação de fala que deve ser realizado na cidade de procedência da criança.

A intervenção precoce para a estimulação do desenvolvimento da fala e da linguagem, na presença do acoplamento oronasal, é realizada no HRAC-USP por meio de orientações a pais e cuidadores, com enfoque nos processos de desenvolvimento normal da fala, da audição e da linguagem (de acordo com as etapas de desenvolvimento e os dados de avaliação) e no preparo dos cuidadores quanto às formas de prevenir/minimizar o desenvolvimento dos erros ativos. As orientações são realizadas desde o primeiro atendimento do bebê e são repetidas nos retornos ambulatoriais pré e pós-cirúrgicos. Os pacientes são encaminhados para acompanhamento fonoaudiológico em suas cidades de procedência, onde deverão realizar a intervenção fonoaudiológica, caso necessário, com um profissional com formação específica para tal.

Prevenção dos Erros Ativos Não Orais antes da Palatoplastia Primária

Pais e cuidadores são orientados, antes da palatoplastia, a interagir e conversar com o bebê de maneira natural, como fariam com uma criança sem fissura. Quando a fissura de palato é isolada, a criança apresenta potencial para desenvolver fala e linguagem de maneira típica, porém tem risco maior para disfunção tubária (100% dos bebês com fissura completa de palato mole apresentam disfunção tubária antes da palatoplastia primária) e para complicações associadas (otite de repetição ou acúmulo de fluido na orelha média mesmo sem otite). Outro aspecto a ser considerado é que, antes da palatoplastia, as produções orais do bebê com fissura de palato ocorrerão na presença do acoplamento oronasal, havendo escape nasal de ar e fraca pressão intraoral, além da hipernasalidade na fala. Assim, os erros passivos são inevitáveis, uma vez que não existe separação entre nariz e boca.

Usando materiais instrucionais (http://hrac.usp.br/) é importante esclarecer os pais quanto ao funcionamento velofaríngeo durante a produção de fala e quanto ao papel da palatoplastia primária na construção de uma cinta muscular velofaríngea funcional, de modo a ficar claro que exigir da criança com fissura de palato não operada uma produção de sons que necessitam de muita pressão intraoral (plosivos, fricativos) pode desencadear erros atípicos envolvendo uso de ponto articulatório pós-uvular, como ocorre na oclusiva glotal e na fricativa faríngea, e, ainda, que a estimulação do desenvolvimento de linguagem e de fala, deve ocorrer mesmo antes das primeiras cirurgias, devendo ser tomados alguns cuidados com relação aos pais: a) esclarecer a diferença entre fala e linguagem; b) descrever formas de reforço das produções desejadas; c) esclarecer que hipernasalidade e escape de ar nasal podem ser perceptíveis e inevitáveis antes da cirurgia; d) descrever a relação entre a perda nasal de ar e o enfraquecimento dos sons; e) apresentar um repertório alternativo de palavras que podem ser produzidas com maior facilidade pela criança e melhor inteligibilidade, mesmo na presença do acoplamento oronasal (testar as palavras antes de sugerir a prática e reforço em casa); f) não reforçar/repetir produções atípicas (demonstrar ou apresentar gravações aos pais); g) orientar que, independentemente da forma como as palavras forem produzidas, a intenção comunicativa deve ser sempre valorizada, evitando reforço negativo das tentativas de comunicação oral que envolverem erros ativos.

Vocábulos com sons nasais, líquidos e vogais são mais fáceis para o bebê produzir do que vocábulos com sons plosivos, fricativos e africados. Isso não quer dizer que a criança não tentará produzir sons que necessitam de maior pressão intraoral. A estratégia não é tentar impedi-la de produzir e menos ainda "punir" quando esses sons forem usados. A estratégia nos dois primeiros anos de vida e antes da palatoplastia primária é usar onomatopeias, vocábulos e frases com os sons mais fáceis durante as interações visando desenvolvimento de fala e linguagem, incluindo: "mamãe", "mamá", "meu", "amor", "mumu", "miau", "mais", "menina(o)", "nenê", "não", "au-au", "oi", "ai-ai", "ui", "olá", "alô", "leão", "lua", "Lia", "Lulu", etc.

É natural que muitos bebês iniciem a fala antes da palatoplastia e tentem emitir sons orais de pressão como: "papai", "dá", "tá", dentre outros. Como resultado podem ocorrer produções com hipernasalidade e fraca pressão aérea intraoral, em maior ou menor grau, de acordo com fatores como, por exemplo, a resistência nasal. Todas as produções orais espontâneas do bebê são importantes devendo ser valorizadas como intenção comunicativa, listadas como sons/palavras adquiridas, e demonstradas pelos pais com oclusão de suas próprias narinas numa tentativa de que a criança eventualmente possa imitá-los.

Manobra de Oclusão das Narinas

Durante os primeiros meses de vida, os bebês produzem sons, independente da presença ou não do acoplamento oronasal. A diferença é que o bebê com fissura palatina não operada desenvolve um padrão sensoriomotor de fala atípico, envolvendo pressão aérea intraoral reduzida e a presença de pressão e fluxo aéreo nas cavidades nasal e nasofaríngea durante produção de sons orais. Em muitos bebês, principalmente os que não apresentam resistência nasal elevada, chega a ocorrer ausência total de estimulação da atividade dos sensores de pressão aérea intraoral, dificultando a aquisição dos sons de alta pressão. A partir do balbucio, pais e cuidadores podem usar manobras de oclusão de narinas para estimular o aumento de pressão intraoral.[6] Apesar dessas manobras não evitarem a presença de pressão nasal durante os sons orais, a oclusão das narinas otimiza a percepção de mudanças de pressão intraoral quando do escape nasal de ar.

A oclusão das narinas deve ser um processo gradual pois alguns bebês podem reagir de forma negativa recusando a manobra que será muito útil nas terapias. Assim, antes mesmo da fase do balbucio, os pais podem fazer carinho e brincadeiras no nariz do bebê, de forma suave, para que se acostume com a sensação de toque. Ao observarem o início do balbucio envolvendo sons mais anteriores como /m/, aproximadamente entre 6 e 9 meses de idade, os cuidadores podem realizar, delicadamente, a oclusão intermitente das narinas durante o jogo vocálico, de forma que a criança possa experimentar a sensação de aumento da pressão aérea intraoral. A produção do vocábulo /mamama/ com as narinas ocluídas será então semelhante à produção de /bababa/ (Fig. 16-1). Para que

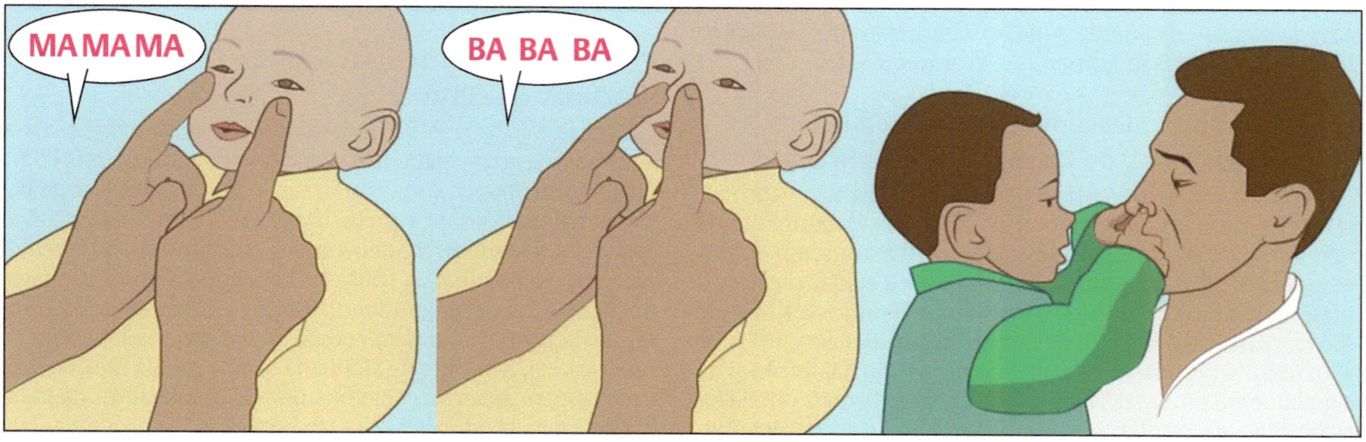

Fig. 16-1. Manobra de oclusão das narinas. (Fonte: Prevenção de alterações de fala em bebês com fissura labiopalatina, 2019.)[7]

o bebê aceite a oclusão das narinas e continue vocalizando, pais e cuidadores devem iniciar o treino de forma lúdica nos adultos, no irmão, em bonecos e, somente depois, na própria criança. Essa experiência auditiva e somatossensorial da possibilidade de gerar diferentes pressões é uma pista importante para a aquisição das consoantes de pressão plosivas e fricativas (Fig. 16-1).

A partir do momento em que o bebê aceitar a oclusão das narinas, pode-se realizar a manobra por breves momentos, várias vezes ao dia, durante as vocalizações. Para os bebês com fissura de lábio e palato, deve-se aguardar a correção do lábio para que a manobra seja efetiva e, ao realizarem a queiloplastia associada à correção de asa nasal (com ou sem palatoplastia anterior) deve-se aguardar 3 meses (ou de acordo com a orientação do cirurgião) para iniciar as manobras de oclusão das narinas. Nas fissuras isoladas de palato, sugere-se iniciar por volta dos 6 meses de idade e manter a atividade lúdica até a palatoplastia primária. Após a cirurgia para correção do palato, interromper por 30 dias (ou de acordo com a orientação do cirurgião) e retomar após esse período.

As orientações podem ser acompanhadas da entrega de material instrucional, como o manual *"Prevenção de alterações de fala em bebês com fissura labiopalatina"*, disponibilizado no website do HRAC-USP (http://hrac.usp.br/saude/manuais-e-orientacoes/).

INTERVENÇÃO APÓS A PALATOPLASTIA PRIMÁRIA

Com a palatoplastia sendo realizada entre 12 e 18 meses, os pais são encaminhados, na alta hospitalar, a buscar acompanhamento fonoaudiológico na cidade de procedência. A abordagem terapêutica proposta nesta idade tem como objetivo estimular e monitorar o desenvolvimento de audição, fala e linguagem; identificar e tratar processos fonológicos não mais esperados para idade; identificar e tratar erros ativos envolvendo uso de ponto articulatório atípico e verificar a presença e consistência de erros passivos (escape nasal de ar, enfraquecimento da pressão intraoral, hipernasalidade). A intervenção a partir de 18 meses de idade permite a prevenção ou a correção dos erros ativos ainda em sua fase inicial de desenvolvimento, antes mesmo que estes se tornem um padrão articulatório sistematicamente usado.

Em se tratando de uma intervenção com crianças pequenas, entre 18 e 36 meses de idade, a participação dos pais, cuidadores e familiares é determinante para o sucesso terapêutico e a proposta prevê que todos sejam orientados e capacitados a realizar o gerenciamento da fala juntamente com o fonoaudiólogo. Neste sentido, pais e cuidadores são orientados a incentivar, gradualmente e sem forçar, a produção dos sons orais durante interações com a criança. Se a palatoplastia estabeleceu a possibilidade de fechamento velofaríngeo e a criança não faz o uso sistematizado de pontos articulatórios atípicos, a implementação das estratégias de aumento da pressão intraoral, alternando entre as condições com e sem oclusão de narinas (durante produção de vocábulos e frases curtas com sons orais de alta pressão, por exemplo) provoca uma resposta da velofaringe. O treino repetitivo e lúdico permite que a criança incorpore, naturalmente, o funcionamento velofaríngeo adequado ao novo padrão motor/perceptivo de fala.

Nos casos onde os erros ativos fazem parte do inventário fonológico da criança, há a necessidade do ensino da produção correta dos pontos articulatórios orais, combinado ao trabalho de aumento da pressão intraoral nas condições com e sem manobra de oclusão de narina. Na presença da possibilidade de fechamento velofaríngeo, e, a partir do uso de estratégias que otimizam o funcionamento adequado, a fonoterapia, nesta faixa etária, evolui rapidamente. Desde que existam condições estruturais favoráveis, como o palato operado e sem fístulas e sem insuficiência velofaríngea, o próprio uso do ponto articulatório correto, combinado ao enfoque no aumento da pressão intraoral, estimula o fechamento velofaríngeo. Assim, quando o fechamento é eliciado, todo o fluxo aéreo é direcionado oralmente, favorecendo o aumento da pressão intraoral, o que estimula o uso do ponto articulatório oral, reforçando o fechamento, que, por sua vez, elimina os erros passivos (escape nasal de ar, fraca pressão e hipernasalidade).

Além da necessidade de condições estruturais favoráveis, o prognóstico da fonoterapia também está relacionado com a idade cronológica, sendo que quanto mais nova a criança, os padrões motores e perceptuais atípicos estão menos incorporados ou reforçados, e mais rápido é o estabelecimento e a generalização de novos padrões motores de fala. Habilidade para aprendizagem, audição, linguagem, nível cognitivo e condições socioeducacionais e culturais também interagem e influenciam a aprendizagem dos novos padrões motores e perceptivos da produção da fala oral. A possibilidade de fechamento velofaríngeo adequado após a palatoplastia primária, no entanto, é o fator mais importante para a produção de uma fala oral adequada. Nossa experiência sugere que as crianças que experienciam diferentes graus de pressão intraoral antes mesmo da cirurgia, com a estratégia de oclusão intermitente das narinas durante o balbucio, têm uma probabilidade maior de eliciar espontaneamente um fechamento velofaríngeo adequado após a cirurgia (desde que exista possibilidade estrutural para tanto).

A fonoterapia em crianças menores tem excelentes resultados com uma abordagem fonológica adaptada,[8,9] na qual a colocação do ponto articulatório é incluída como etapa terapêutica. No caso da criança com fissura labiopalatina e DVF, sugere-se uma outra adaptação, uma vez que é necessário considerar o erro ativo como um processo fonológico (atípico) nos casos em que a fala foi adquirida na presença do acoplamento oronasal. Para esse trabalho é necessário o uso de estratégias envolvendo pistas facilitadoras (descritas adiante neste capítulo) que favoreçam a elicitação do novo *padrão motor e perceptivo* da fala em contextos de fechamento velofaríngeo. É importante atentar para o aspecto lúdico da intervenção, que também deve ser adaptada para a maturidade da criança considerando-se o tempo de atenção, que é reduzido nessa faixa etária. A evolução no processo terapêutico é individual, variando de criança para criança, sendo comum, em muitos casos, a continuidade do uso da oclusão das narinas como estratégia para aumentar a pressão intraoral provocando uma resposta no mecanismo velofaríngeo.

A literatura sugere que 20% a 30% das crianças brasileiras[10-14] apresentam, após a palatoplastia primária, alterações de fala sugestivas de DVF (escape de ar nasal, fraca pressão intraoral, hipernasalidade e uso de ponto articulatório atípico). A DVF, nos casos de fissura isolada, pode ter como etiologia a insuficiência, combinada ou não ao erro de aprendizagem do funcionamento velofaríngeo para fala, como já mencionado.

Estabelecer o diagnóstico diferencial entre os tipos de DVF (insuficiência, incompetência e erro de aprendizagem) é um processo complexo, particularmente nos três primeiros anos de vida e na presença do atraso do desenvolvimento de fala. Ainda assim, o diagnóstico diferencial tem impacto direto na definição da conduta de tratamento desta condição, que pode envolver procedimentos físicos (cirurgia secundária ou obturador faríngeo) e/ou comportamental. Segundo Pegoraro-Krook et al. (2019),[15] "a caracterização do tipo de DVF requer terapia diagnóstica e/ou exame instrumental que possibilite a visualização do funcionamento velofaríngeo durante produção de fala".

Com crianças pequenas, nos três primeiros anos de vida, a terapia diagnóstica é a melhor estratégia de intervenção, sendo possível a colocação dos pontos articulatórios orais mesmo nos casos em que a palatoplastia está associada a complicações como fístulas de palato sintomáticas ou insuficiência velofaríngea, valendo-se do uso da manobra de oclusão de narinas e usando-se as estratégias descritas acima. A diferença é que nos casos de DVF após a palatoplastia, os erros passivos permanecem presentes na condição sem oclusão de narinas, enquanto que nos casos de palatoplastia primária bem-sucedida a criança adquire com rapidez o contraste oral-nasal e o contraste alta-baixa pressão, generalizando para produções não trabalhadas.

Intervenção Precoce (18 a 36 meses): o Método de Capacitação do Meio com Ênfase Fonológica

Será apresentada, a seguir, uma nova abordagem de tratamento precoce da fala para crianças com fissura labiopalatina submetidas à correção primária do palato (palatoplastia primária). O método "Capacitação do meio com ênfase fonológica (Enhanced Milieu Teaching with Phonological Emphasis – EMT/PE)" foi adaptado para o contexto brasileiro e foi introduzido e testado no Brasil por meio de um estudo denominado Projeto Interkids, desenvolvido em parceria entre o HRAC-USP[16] e a Arizona State University – EUA.[17,18] A abordagem é baseada em um modelo de intervenção precoce proposto para crianças com fissura de palato operada e que estejam na faixa etária entre 18 e 36 meses de idade.

O aspecto inovador deste tipo de intervenção consiste no fato de que o método aborda tanto o vocabulário como a produção da fala, deficiências que ocorrem, com frequência, simultaneamente, em muitas crianças com atrasos da fala. O EMT/PE foi desenvolvido para crianças com fissura labiopalatina, porque representam uma população de alto risco para desenvolver, mais tardiamente, atraso de fala e linguagem. Em particular, a ocorrência de articulações compensatórias, características da fala dessas crianças, representa um desafio terapêutico para fonoaudiólogos, uma vez adquiridos. Este método aborda, ainda, uma questão crítica na intervenção precoce – a eficiência do tratamento. A abordagem difere das abordagens tradicionais para crianças com fissura palatina que se concentram exclusivamente na produção e na ressonância da fala.[17]

O método tem como objetivo a produção correta de sons e o aumento de vocabulário utilizando, para tanto, pistas fonológicas incorporadas em atividades lúdicas e interações naturalísticas. Visa, ainda, capacitar os pais ou cuidadores a intervirem precocemente junto à criança pequena, auxiliando-a a produzir a fala corretamente, enquanto interage com crianças no cotidiano. Esse modelo de abordagem integra os três componentes básicos da comunicação: forma, conteúdo e uso, ou seja, 1) é dirigida tanto para a fala como para a linguagem, particularmente o vocabulário; 2) é oferecida na forma de interações com a criança, que promovam o uso funcional da linguagem em contextos com significado; 3) fornece modelos lexicais que facilitam o desenvolvimento fonológico, por meio da modelagem e reformulação da fala; 4) promove o aumento da prática da produção da fala, e, 5) promove a generalização e a manutenção dos efeitos do tratamento por meio do treinamento dos pais.

Trata-se de uma abordagem naturalística com um modelo geral de intervenção em linguagem em que as habilidades de comunicação são ensinadas à criança durante as atividades rotineiras no seu ambiente natural e no seu contexto de interações verbais normais, sendo que o interesse e a atenção imediata da criança devem nortear todo o ensino. Em suma, a abordagem naturalística enfatiza a chamada "linguagem funcional", ou seja, a linguagem que é usada nas interações comunicativas e que deve afetar o ouvinte de forma específica e intencional. O uso e a função de determinada forma linguística são estabelecidos quando a criança vivencia os eventos que resultaram na emissão daquela verbalização. Para que estas interações sociais promovam efetivamente o desenvolvimento da comunicação verbal na criança, é preciso que o foco da intervenção não se restrinja somente à criança em si, mas envolva também o grupo social em que ela está inserida. Neste sentido, as pessoas que convivem com a criança, seus pais ou cuidadores, devem ser treinadas a observar, interpretar e a responder às diferentes formas de comunicação da mesma, por mais primitivas ou específicas que estas formas sejam de início.

Em suma, é um método que envolve muita conversação e utiliza os interesses da criança e as suas próprias iniciativas como uma oportunidade de modelar a fala da criança no cotidiano. O método inclui três componentes: arranjo ambiental; interação responsiva; pistas (Prompts).

Arranjo Ambiental

O arranjo ambiental diz respeito à criação de um contexto interativo com a criança, ou seja, envolve a criação de um ambiente com brinquedos apropriados, que proporcione as seguintes oportunidades para o adulto: comunicar-se e provocar respostas comunicativas por parte da criança; modelar formas de linguagem apropriadas; e responder às tentativas de comunicação verbal e não verbal da criança. A chave da proposta é a conexão com a criança durante as sessões de terapia e durante as atividades em casa, ainda que não haja uma interação comunicativa efetiva.

Interação Responsiva

Neste caso, a intenção é desenvolver um estilo de conversação que promova a troca de turno entre o adulto e a criança. Alguns exemplos de estratégias para conseguir a interação responsiva, quando a criança não está se comunicando verbalmente, incluem espelhamento e mapeamento, modelagem e expansão, reformulação da fala.

- Espelhamento: o fonoaudiólogo deve imitar as ações não verbais da criança durante a brincadeira e ao mesmo tempo em que a criança está praticando a ação. Quando o fonoaudiólogo imita a criança (espelha a ação da criança), a criança fica mais atenta às atitudes dele, já que o fonoaudiólogo está fazendo o que é de interesse dela.
- Mapeamento: o fonoaudiólogo deve "mapear" o comportamento não verbal da criança narrando sua ação. Aquilo que o fonoaudiólogo fala (mapeamento) torna-se mais significativo para a criança, pois ambos estão envolvidos na mesma atividade e a linguagem é "mapeada" simultaneamente à ação da criança.
- Modelagem e expansão: são estratégias que auxiliam a melhorar a fala e a linguagem da criança, além de melhorar o seu desempenho durante as brincadeiras. Modelagem e expansão podem ser subdivididas em: modelagem e expansão de linguagem e modelagem e expansão de jogo.
  - Na modelagem e expansão de linguagem, o fonoaudiólogo apresenta um modelo verbal do som-alvo relacionado com o brinquedo de interesse da criança. No caso de a criança imitar o modelo corretamente, o fonoaudiólogo fornece um reforço positivo imediatamente, incluindo uma expansão da resposta da criança e o brinquedo de interesse; no caso de a criança não imitar o modelo ou de imitá-lo de forma incorreta ou incompleta, o fonoaudiólogo apresenta o modelo uma segunda vez; no caso de a criança dar uma resposta ininteligível, o fonoaudiólogo faz a reformulação da fala; no caso de a criança responder ao modelo correto, o fonoaudiólogo modela a resposta verbal desejada e oferece o brinquedo à criança.
  - A expansão é o ato de adicionar palavras à comunicação da criança. O fonoaudiólogo pode utilizar a expansão de diferentes maneiras, levando em consideração o nível de comunicação da criança. Se a criança se comunica por meio de gestos, o fonoaudiólogo imita o gesto da criança de pegar um brinquedo, por exemplo, enquanto o nomeia, aumentando a importância da palavra e favorecendo o aprendizado da criança. Se a criança se comunica por meio de vocalizações, o fonoaudiólogo substitui a vocalização da criança durante a brincadeira pela palavra que ele deseja que criança fale. Finalmente, se a criança se comunica utilizando palavras, o fonoaudiólogo adiciona palavras à frase da criança, conectando uma nova palavra a uma palavra que a criança já conhece.
  - A modelagem e expansão de jogo é utilizada para modelar novas ações na brincadeira, o que permite maior modelagem da linguagem e facilita o aprendizado. Neste caso, enquanto a criança está brincando, o fonoaudiólogo deverá continuar seguindo a brincadeira da criança e então deixar um novo brinquedo à vista ou modelar uma nova forma de brincar com o novo brinquedo. Se a criança mostrar interesse, o fonoaudiólogo deverá novamente modelar uma nova ação com o novo brinquedo.
- Reformulação da fala: consiste na repetição do enunciado da criança usando formas gramaticais e/ou fonológicas corretas. Esta estratégia fornece à criança os modelos corretos dos sons da fala. O fonoaudiólogo imita o enunciado da criança, porém, corrigindo os erros e colocando ênfase no som da fala correto em substituição ao som incorreto durante a reformulação. Esse tipo de estratégia tem como objetivo aumentar a precisão dos sons da fala e pode, ainda, reduzir o uso de articulações compensatórias.
- Pistas (*prompts*): um *prompt* vindo de um adulto é um sinal ou uma pista para a criança executar alguma ação ou dizer alguma coisa. Alguns exemplos de *prompts* incluem:
  - Atraso do tempo: trata-se de um sinal não verbal explícito para a criança usar a linguagem. O fonoaudiólogo pode usar um olhar de expectativa enquanto aguarda uma verbalização da criança antes de executar a ação esperada ou antes de oferecer à criança um objeto desejado.
  - Pergunta com escolha: neste caso, o fonoaudiólogo faz uma pergunta para a criança com duas respostas corretas, como, por exemplo, "você quer a bola ou o carro?" Ao incluir na própria pergunta a resposta correta, o fonoaudiólogo oferece suporte à verbalização da criança.
  - Perguntas abertas: neste caso, o fonoaudiólogo faz uma pergunta aberta, ou seja, para a qual não há uma única resposta correta, como em: "O que você quer fazer?" Assim, o fonoaudiólogo tem a oportunidade de oferecer à criança maior apoio verbal para que ela verbalize as suas solicitações.
  - Modelo: o fonoaudiólogo enuncia a palavra da forma como a criança deve falar, como por exemplo: "diga ____". Isto oferece o maior suporte pelo adulto, pois diz à criança exatamente o que ela deve falar.

É importante salientar que: a) todas essas estratégias podem ser utilizadas por fonoaudiólogos em suas práticas clínicas, sejam em serviços de atendimento a pacientes com fissura labiopalatina ou em clínicas de fonoaudiologia e, ainda, b) que os pais e/ou responsáveis devem ser treinados e orientados a realizar essas estratégias em casa.

Nossa experiência com esse método durante a condução do Projeto Interkids mostrou que as crianças submetidas às sessões de terapia utilizando essa nova abordagem de tratamento apresentaram aumento na aquisição de consoantes e maior redução dos processos fonológicos, o que levou à melhora da fala, de modo geral, em comparação com as crianças que foram submetidas à terapia convencional.[18,19]

Correção dos Erros Ativos Não Orais (Articulações Compensatórias)

Os erros ativos não orais como a oclusiva glotal, a fricativa faríngea e outras produções pós-uvulares são erros de aprendizagem com etiologia orgânica, ou seja, são decorrentes da existência do acoplamento oronasal no momento da aquisição dos sons da fala. A criança aprendeu a falar na presença da fissura labiopalatina ou da DVF e as características distintivas do acoplamento oronasal durante produção de sons orais passaram a fazer parte dos sistemas fonético e fonológico da criança. A persistência dos erros de produção ao longo do desenvolvimento de fala da criança, portanto, faz com que essas produções atípicas se tornem parte do seu inventário linguístico, tornando-se uma alteração fonológica.[20] Dessa forma, a terapia para a correção dos erros ativos tem como base o ensino do ponto articulatório correto associado ao aumento da pressão intraoral. Para as crianças com erros ativos, a maior dificuldade é aprender como fazer o som correto sem evocar as características distintivas associadas ao acoplamento oronasal. A partir do momento em que o novo som é introduzido no inventário fonético-fonológico, a maioria das crianças não apresenta muita dificuldade em torná-lo parte do seu sistema linguístico.[21]

Alighieri et al. (2020)[22] compararam dois grupos de crianças com fissura labiopalatina submetidas à fonoterapia para correção dos erros ativos, sendo um grupo com enfoque apenas fonético e outro com enfoque fonético-fonológico e, apesar de não ter havido diferença significativa entre ambos, houve um aumento na porcentagem de consoantes produzidas corretamente no grupo que recebeu a abordagem fonético-fonológica. Em nossa experiência no HRAC-USP, também temos observado que a combinação dos enfoques fonético e fonológico na terapia para a correção dos erros ativos tem demonstrado ser mais eficiente, favorecendo a inclusão do novo padrão de fala no sistema linguístico.

A premissa inicial para a correção dos erros ativos na população com fissura labiopalatina ou DVF é estabelecer os pontos articulatórios orais sempre associados ao aumento da pressão intraoral e direcionamento do fluxo aéreo oral.[6,21,23-25] Sempre que as estratégias terapêuticas são implementadas na presença de fechamento velofaríngeo ou no uso de oclusão nasal, a consequência observada é o direcionamento do fluxo aéreo para a cavidade oral. Essa abordagem requer o enfoque na pressão intraoral e o constante monitoramento do direcionamento do fluxo aéreo para a cavidade oral, concomitante ao uso do ponto articulatório correto, minimizando-se, assim, o risco de coprodução articulatória. A coprodução pode ser decorrente da ênfase apenas na produção do ponto articulatório oral correto, sem associá-lo ao aumento da pressão intraoral e direcionamento do fluxo aéreo para a cavidade oral, favorecendo a produção do ponto oral correto, mas sem eliminar o ponto atípico já existente.

É importante lembrar que a produção dos sons da fala requer manejo de diferentes pressões no trato vocal e o objetivo da terapia para corrigir os erros ativos é fazer com que o paciente adquira controle da pressão aérea na cavidade oral, em vez de utilizar as pressões na faringe ou laringe. Se justifica, desta forma, a ênfase na pressão e no fluxo aéreo orais e não apenas no uso do ponto articulatório oral adequado. A percepção da pressão e do fluxo aéreo orais deve ser sempre associada à produção de sons da fala, mesmo quando o estímulo inicial seja a manipulação do sopro para torná-lo um som plosivo ou fricativo. Assim, atividades de sopro isolado e desvinculado da fala (como assoprar velas, apitos) não têm efeito na correção do erro fonético-fonológico desenvolvido durante a aquisição da fala na presença do acoplamento oronasal.

A associação entre o uso do ponto articulatório oral, o aumento de pressão aérea intraoral e o direcionamento do fluxo aéreo para a cavidade oral pode ser realizada usando-se várias pistas facilitadoras como as auditivas, fonéticas, visuais, verbais e proprioceptivas. A utilização das pistas facilitadoras favorece a percepção do contraste entre o alvo articulatório oral e a produção atípica (erro ativo). Desde a primeira sessão terapêutica é possível observar a importância das pistas auditivas na capacitação do paciente em identificar e discriminar a produção correta do erro ativo. O uso de ilustrações, esquemas e modelos anatômicos permite apresentar o alvo e o erro de maneira simples e objetiva, além de favorecer o entendimento do funcionamento velofaríngeo para a fala. Um melhor entendimento do processo e das estratégias terapêuticas têm impacto na motivação e no desenvolvimento da habilidade de automonitoramento da própria fala.

A aplicação da prova terapêutica (teste de estimulabilidade) deve ser o primeiro passo do processo terapêutico, pois permitirá encontrar os pontos articulatórios orais mais fáceis para o paciente produzir, possibilitando também a seleção das pistas facilitadoras que melhor eliciam a produção e reconhecimento das novas produções. Numa abordagem similar ao ensino de um som não existente na língua nativa do falante, a terapia, neste estágio, busca estabelecer uma nova produção motora (*fala nova*), que será contrastada ao padrão motor/perceptivo atípico aprendido na fase de desenvolvimento da fala (*fala velha*). Partindo do princípio que um novo programa motor de fala é possível, a fonoterapia tem como desafio contrastar o resultado do novo movimento (propriocepção do movimento e das sensações táteis e auditivas) ao resultado usado como regra e reconhecido como "desejado" pelo paciente. A integração desse novo padrão motor, portanto, depende de um conjunto de informações sensoriais que permitem que o falante reconheça o resultado desejado. Deste modo, é essencial que o paciente não somente perceba a diferença entre os padrões antigo e novo, mas também se sinta motivado a usar consistentemente o novo padrão.

Com base na proposta de Golding-Kushner (1995, 2001),[6,26] os alvos terapêuticos podem ser introduzidos a partir de uma hierarquia de complexidade, iniciando com a produção isolada do som-alvo. Alguns pacientes poderão apresentar maior facilidade nas etapas iniciais, como a percepção do ponto oral ou produção isolada, por exemplo, e evoluir para as outras etapas rapidamente; porém, outros não conseguirão expandir o padrão articulatório com facilidade, sendo necessário um enfoque nas habilidades que precedem a produção isolada do som-alvo, mantendo-se as estratégias das etapas iniciais de colocação do novo ponto por um período mais prolongado.

Apesar de diferentes abordagens terapêuticas poderem ser implementadas a partir dos resultados da avaliação e teste de estimulabilidade, na Seção de Fonoaudiologia do HRAC-USP, a abordagem mais frequentemente usada tem o enfoque na produção motora com controle da hierarquia da complexidade dos alvos trabalhados, envolvendo as seguintes etapas:

- *Etapa 1 – Percepção do ponto articulatório oral:* em alguns pacientes, a prova terapêutica pode sugerir que a terapia seja iniciada com consoantes de alta pressão, não vozeadas e com ponto articulatório anterior. Como exemplo, podem ser escolhidos como alvos iniciais da fonoterapia, os sons "p", "f", "s", "t". Como a ideia é introduzir um novo padrão motor sem eliciar o padrão antigo, cada som novo pode ser associado à uma nova imagem mental para dissociá-lo do padrão motor/perceptivo já existente. Nesta fase alguns pacientes têm dificuldade de eliciar o novo padrão quando o "nome do som-alvo" é usado. Por exemplo, ao solicitar que o paciente infle as bochechas (aumentando pressão intraoral no articulador bilabial) e "estoure" fazendo um "p" mais forte, o paciente que substitui o "p" por oclusiva glotal poderá buscar o padrão motor/perceptivo do ponto articulatório laríngeo, já existente e generalizado, para fazer o "p", e as instruções verbais para usar o novo "p" poderão acarretar a coprodução. Nestes casos é importante introduzir e praticar o novo som separadamente do velho som, e para muitos pacientes basta não dizer o "nome do som-alvo" para que a nova habilidade motora seja incorporada no repertório da língua. Obviamente a habilidade fonética de fazer o som-alvo no ponto articulatório oral deverá ser incorporada à habilidade fonológica que implica no uso do novo som na língua. Neste momento, contrastar as habilidades motoras (nova e velha) chamando atenção para a existência de duas produções para um mesmo significado requer também o treino auditivo e somatossensorial, e não somente motor.

Nesta etapa, portanto, é possível dar nomes aos novos sons de "Fala Nova" onde o som "p" poderá ser o som da bexiga estourando, o "f" será o som do pneu furado vazando, o "s" será o som da mosca voando. Cada som-alvo trabalhado, portanto, poderá ser associado a uma imagem mental que favoreça o uso da nova produção motora, e cuja escolha deverá ser baseada na prova de estimulabilidade e no teste para escolha das pistas facilitadoras. Assim, além de verificar para quais sons orais o paciente é mais estimulável (capaz de imitar), também é importante testar quais pistas facilitadoras favorecem a aprendizagem de novos padrões motores. A associação do som-alvo com uma imagem mental pode ser utilizada independentemente da idade do paciente, sendo gradativamente eliminada conforme se observa um melhor controle e consistência no uso das novas produções.

- *Etapa 2 – Treino da produção dos novos sons:* esta etapa pode ser iniciada assim que se observa que o paciente adquiriu novas produções motoras, mesmo na presença do uso sistemático dos erros ativos. O objetivo é treinar o novo gesto articulatório, fazendo-se uso de repetições de logatomas e pseudopalavras, que não possuam representação lexical. Uma vez colocado o ponto articulatório oral, as novas produções podem ser combinadas às vogais em combinações VC (vogal, consoante) (*asssssss, êsssss, ésssss, issssss, ôssssss, óssss, usssss*) ou VCV (vogal, consoantes, vogal) (*apa, epê, épé, ipi, opô, opó, upu*), por exemplo, e praticadas durante repetição de dissílabos (*papa, sisi*), trissílabos (*tatata, bobobo*) e polissílabos (*papapapa, fefefefe*). Em seguida, as novas produções podem ser praticadas em formato de vocábulos sem sentido lexical, inicialmente dissílabos (*pepi, pupa, pipó*) e combinando-se o som-alvo com sons líquidos e nasais (desde que estes sejam produzidos com pontos orais), formando-se pseudopalavras como "*pima, leta, filo*". Na sequência, trissílabos (*tetatu, simabi*) e polissílabos (*papipupé, tomalite*) devem ser treinados.

Na fase inicial do treino das novas produções é importante atentar para a possibilidade de que algum logatoma ou pseudopalavra possa ter representação lexical para o paciente, desencadeando o uso de coprodução. Uma vez que uma lista de logatomas e pseudopalavras (abordando todos os sons-alvos sendo trabalhados) é estabelecida e produzida adequadamente com consistência na terapia, a lista de produções poderá ser praticada todos os dias em casa, várias vezes ao dia, com monitoramento do cuidador (após treino do mesmo) e sempre que possível com telemonitoramento do terapeuta. Em uma fase mais avançada desta segunda etapa, a "*Língua dos Sons*" é uma estratégia interessante para promover maior rapidez na produção dos novos sons, sendo importante atentar para a precisão das produções. A "*Língua dos Sons*" pode ser usada selecionando-se algumas frases, um verso, texto curto ou uma canção (inserindo-se assim o contexto lexical), e nestas produções todas as consoantes são substituídas pelo som-alvo mantendo-se as vogais, arquifonemas, encontros consonantais, entonação e prosódia. Por exemplo, a frase "*era uma casa muito engraçada*" ao ser produzida na língua do som "p" deveria ser repetida como "*epa upa papa puipo enprapapa*". Neste mesmo contexto, a palavra "*boca*" na língua do som "k" é produzida como "*coca*", e "*sapo*" será "*tato*" na língua do som "t".

Na estratégia da "*Língua dos Sons*" também é importante observar a sequência da hierarquia da complexidade das produções, iniciando-se o treino com palavras, seguido por frases e sentenças, para posteriormente introduzir versos e canções. No início, o paciente treina vocábulos dissílabos, depois trissílabos e polissílabos, e faz nomeação de figuras, partes do corpo e animais com a língua dos sons. As pistas facilitadoras poderão ser utilizadas buscando-se manter concomitantes o aumento da pressão intraoral, o direcionamento oral do fluxo e o novo ponto articulatório oral. Ao se observar que as novas produções são usadas com acurácia na língua do som no contexto de palavras, poderão ser realizadas contagem de números, nomeação dos dias da semana e meses do ano, por exemplo.

O apoio da escrita pode ser usado como um facilitador na estratégia da "*Língua dos Sons*" com o próprio paciente preparando a amostra a ser repetida. A frase "*Adoro tomar sorvete de chocolate*", por exemplo, seria escrita e lida como "*Atoto totar tortete te tototate*" na língua do som "t". Quando o paciente não precisar mais do apoio da escrita e demonstrar mais fluência nessa língua, é possível realizar diálogos, leitura de textos, poemas e canções simples.

Antes de evoluir para as próximas etapas é importante atentar para o fato de a representatividade lexical ter sido indiretamente trabalhada na "*Língua do Som*", sendo que alguns pacientes podem naturalmente passar a alternar entre o erro ativo e o som-alvo trabalhado. Outros pacientes, no entanto, mantêm os contextos da *fala nova* e *fala velha* bem separados, usando os sons-alvos com o ponto oral adequado somente durante a terapia e com muita dificuldade para fazer a transição para o treino de vocábulos com representatividade lexical, sendo comum observar a coprodução nestes casos. O contraste motor, auditivo e tátil entre a produção velha e a nova produção precisa ser enfocado nestes últimos casos de maneira que o paciente reconheça, imite e produza tanto as produções velhas quanto as novas. Associar adjetivos, como "incorreto" ou "errado", aos sons velhos não é recomendado, pois, nesta fase, as produções "desejadas" pelo paciente, e, portanto, reconhecidas como "corretas" pelo paciente, são os pontos atípicos, sendo essencial que o mesmo seja capaz de produzir e perceber as diferenças entre sons velhos e sons novos antes de avançar para o uso lexical do novo ponto articulatório.

A partir deste ponto é possível decidir entre continuar a intervenção com uma abordagem articulatória (vide etapas 3, 4 e 5), introduzir uma abordagem fonológica (como a EMT/PE descrita anteriormente) ou ainda combinar diferentes abordagens terapêuticas (modelo híbrido).

- *Etapa 3 – Treino de vocábulos:* independente da facilidade ou dificuldade com a qual o paciente começa a produzir vocábulos, as pistas sensoriais (auditiva, tátil) e, particularmente, a habilidade de contrastar o erro ativo e a produção oral são muito importantes para que o paciente passe a usar a nova produção motora sem coproduzir a produção atípica (erro ativo). Nesta etapa, o treino envolve a produção de palavras que devem evoluir hierarquicamente em todos os contextos quanto ao número de sílabas: dissílabos, trissílabos, polissílabos com os sons-alvos em diferentes posições no vocábulo.

No início é importante atentar para que cada vocábulo contenha apenas um som-alvo e as demais consoantes da palavra sejam apenas aquelas produzidas corretamente, criando-se contextos fonéticos facilitadores para o uso da nova produção. Com a evolução das produções corretas, envolvendo vários sons-alvos trabalhados numa mesma terapia, torna-se essencial orientar os familiares a treinarem em casa apenas as listas enviadas pelo fonoaudiólogo, mantendo-se um controle do contexto facilitador e evitando-se parear a nova produção motora com erros ativos, numa mesma palavra.

Nesta etapa, a habilidade do paciente de automonitorar suas produções novas e velhas, mantendo atenção na pressão aérea intraoral, é essencial para a generalização e automatização do uso do ponto articulatório oral adequado em palavras. Apesar da literatura apontar como objetivo da terapia, nos distúrbios dos sons da fala na fissura labiopalatina, o "direcionamento do fluxo aéreo oral", direcionar o fluxo oralmente é a consequência do aumento da pressão oral. Assim sendo, é possível usar estratégias para que o paciente aumente e monitore a pressão intraoral durante plosão e fricção, por exemplo, e como consequência o fluxo será direcionado oralmente, total ou parcialmente, dependendo da possibilidade de fechamento velofaríngeo. Apesar de, no caso de crianças pequenas, ser importante criar estratégias lúdicas, envolvendo treino motor, auditivo e tátil, que favoreçam a percepção do contraste entre maior pressão-oral na fala nova e menor pressão-oral na fala velha, com as crianças mais velhas e adultos, o mesmo treino é essencial.

- *Etapa 4 – Treino de sentenças e textos:* o treino com sentenças é uma evolução natural do treino com palavras desde que os sons-alvos sejam produzidos consistentemente com ponto articulatório oral adequado. A etapa pode ser iniciada com o treino de frases-veículo, na qual as palavras produzidas consistentemente com a nova produção serão inseridas em frases com contexto controlado como por exemplo: *"A pipa é minha"* ou *"eu falo pipa"*. Nestas frases, a consoante-alvo da palavra *"pipa"* deve estar inserida em frases curtas, utilizando outras consoantes que não são produzidas com ponto articulatório atípico. Caso o som "f" seja substituído por fricativa faríngea, por exemplo, a palavra *"falo"* deve ser evitada. Neste mesmo exemplo, se o som "d" for produzido com ponto articulatório oral, a frase *"A pipa é do meu pai"* pode ser praticada e a lista de frases e palavras será aumentada continuamente até incluir todos os sons trabalhados, pareados com aqueles que são produzidos oralmente.

É importante construir frases funcionais que o paciente produza de forma inteligível em sua casa, escola e ambiente de trabalho, evoluindo para leitura de textos (que inicialmente terão o contexto fonético controlado), diálogos dirigidos e contextos simulados, como treinar algo para falar para professora, por exemplo. Nesta etapa, também é essencial enfatizar ao paciente e familiares a importância do paciente automonitorar suas próprias produções, novas e velhas. Identificar um sinal, como piscar o olho ou levantar o dedo para indicar que a fala velha foi incorretamente usada é uma estratégia importante, particularmente, fora da terapia. Interromper o paciente para corrigi-lo verbalmente dizendo "você falou errado" pode gerar constrangimento e fomentar o silêncio.

- *Etapa 5 – Generalização e automatização:* busca-se, nesta etapa, que o paciente faça uso consistente da nova fala, tanto em atividade dirigida quanto espontânea, de forma coordenada pelo fonoaudiólogo e com apoio da família. É nesta fase que o paciente se apropria da fala nova, conquistada na fonoterapia, e passa a internalizá-la de maneira definitiva. Para que isso aconteça, é preciso que o paciente tenha desenvolvido o monitoramento perceptivo intrapessoal, ao longo do tratamento.

Podem ser realizadas atividades que envolvam narrativas, diálogos, interpretação de histórias, dramatizações, análise de gravações e filmagens, leitura de poemas, canções para o aperfeiçoamento da prosódia e outras atividades que envolvam comunicação oral. Estas atividades também têm como um dos objetivos abordar a velocidade da fala que geralmente acontece de forma lentificada pela necessidade de constante automonitoramento de cada consoante trabalhada. As estratégias implementadas, portanto, buscam favorecer a adequação do ritmo e da entonação na fala espontânea. Com a evolução da fala nova nas atividades de fala espontânea, são sugeridos alguns treinos de conversação fora do ambiente da sala da terapia (*carry over*), possibilitando o enfrentamento do uso social da fala nova. O uso constante do novo padrão de fala contribui para uma melhor autoimagem do paciente como falante e o torna mais seguro para enfrentar situações cotidianas, que previamente ao tratamento, com os distúrbios de fala, provocavam sentimentos de ansiedade e frustração. Os padrões antigos da fala velha envolvendo os erros ativos, como já foi mencionado, não deixarão de existir, mas com a automatização das novas produções (generalização do novo padrão motor), a fala nova será usada de forma consistente dando lugar à fala velha em situações de maior tensão, como falar para muitas pessoas ou durante uma discussão.

Pistas Facilitadoras

- *Pistas visuais:* realizar a terapia em frente ao espelho; usar o *scape-scope* posicionado nas narinas para dar pista visual do escape nasal de ar; usar o copo com bolinhas de isopor, o papel franjado (papel para enrolar bala e doces), o "remo de ar" (tira de cartolina cortada em forma de remo de barco) ou o próprio *scape-scope*, mas, nesta situação, posicionado em frente aos lábios, possibilitando a visualização do fluxo aéreo oral e o monitoramento do aumento da pressão intraoral durante as produções (Fig. 16-2a).
- *Pistas auditivas:* é comum o uso do tubo de amplificação, que consiste em um tubo de silicone (ou outro material) no qual uma extremidade é posicionada em frente aos lábios e a outra próxima à orelha do paciente (e/ou terapeuta)

durante as produções. Outras pistas auditivas incluem o uso de tubo de conduíte com dobra para ser usado como se fosse um telefone, a gravação das produções de fala do paciente para utilização como *feedback* auditivo na sessão e o uso de estetoscópio na altura da laringe do paciente, para que o mesmo perceba a produção da oclusiva glotal (Fig. 16-2b).

- *Pistas fonéticas:* envolve o uso de um som produzido com ponto articulatório correto como som-veículo (pista fonética) para aproximar sucessivamente a produção do som-alvo substituído pelo erro ativo. Um exemplo é emitir o som "f" e pedir ao paciente que prolongue esse som enquanto sorri fazendo o contato da língua nos dentes incisivos inferiores, resultando numa produção aproximada do som "s".

- *Pista tátil-cinestésica:* o fonoaudiólogo posiciona o dorso da mão do paciente em frente aos seus lábios ou do próprio paciente enfatizando pressão e fluxo aéreos orais durante a produção do som-alvo (Fig. 16-2c).

- *Pistas verbais:* o fonoaudiólogo explica ao paciente como posicionar os lábios e a língua para a produção da consoante-alvo.

O fonoaudiólogo também poderá associar duas pistas facilitadoras ao mesmo tempo, como: solicitar ao paciente para assoprar suavemente pela boca, enquanto apoia o dedo indicador no lábio inferior, fazendo o contato com os incisivos centrais do arco superior (pista tátil-cinestésica), produzindo o som "f", enquanto observa esse movimento no espelho a sua frente (pista visual) (Fig. 16-2d).

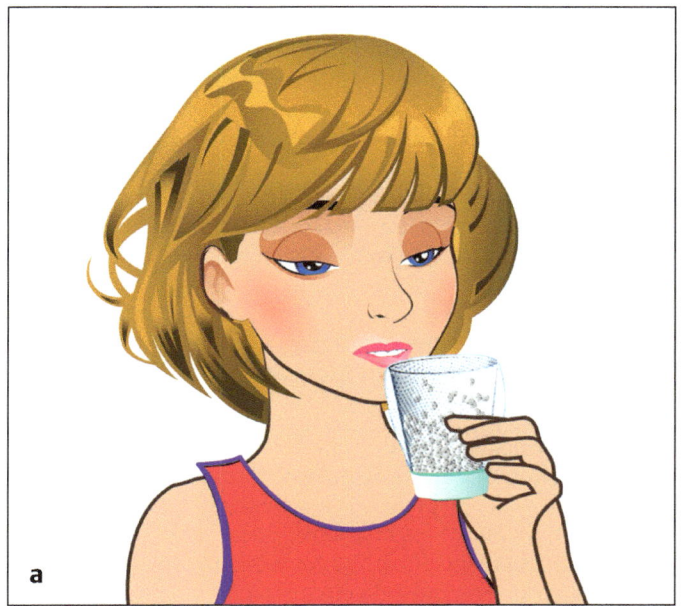

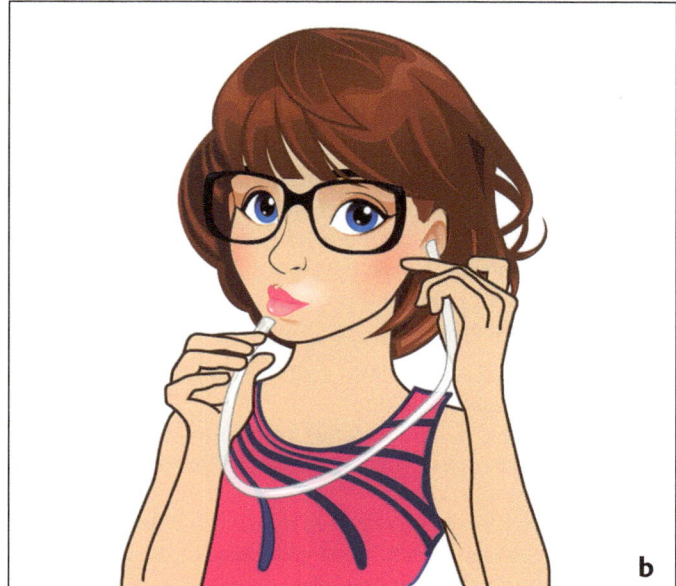

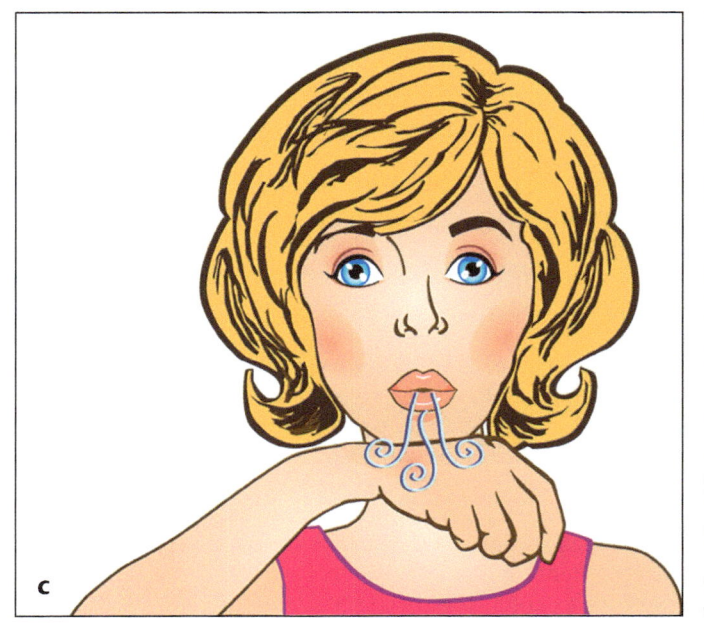

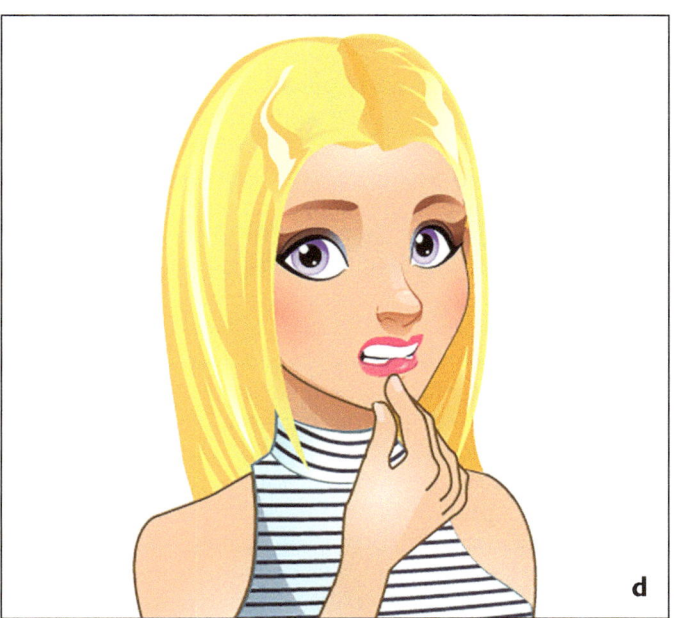

Fig. 16-2. Pistas facilitadoras. (**a**) Pista visual com direcionamento do ar para o copo com bolinhas de isopor na produção da consoante "f". (**b**) Pista auditiva da pressão intraoral com o tubo de amplificação sonora. (**c**) Pista tátil do direcionamento do ar e da pressão intraoral no dorso da mão. (**d**) Pista tátil e visual para a produção da consoante "f". (Fonte: Estratégias Terapêuticas: eliminação das articulações compensatórias, 2018.)[7]

À exceção da oclusiva glotal, que é resultante de uma intensa adução das pregas vocais, podendo em algumas situações envolver participação de outras estruturas laríngeas, como as pregas ariepiglóticas, os demais erros ativos (fricativa faríngea, plosiva faríngea, fricativa nasal posterior, fricativa velar) são produzidos com o movimento de posteriorização da língua em direção à faringe ou à velofaringe. Portanto, é preciso quebrar esse padrão atípico de produção e percepção desde as primeiras sessões de fonoterapia, o que pode ser feito com a anteriorização da língua, que poderá ser mais exacerbada na etapa inicial de correção do erro ativo. À medida em que o paciente produzir o ponto articulatório oral sem o erro ativo, a protrusão de língua deve ser gradualmente eliminada. Para a percepção do som da mosca ("s"), por exemplo, solicitar ao paciente que coloque a língua entre os dentes incisivos centrais enquanto faz um sopro suave pela boca, criando um ponto transitório e temporário que envolve interdentalização de língua. O mesmo pode ser feito com o som do "tatu" ("t") com a plosão da língua entre os lábios.

A manobra de oclusão das narinas durante a produção das consoantes durante o treino também possibilita o aumento da pressão aérea intraoral e favorece o direcionamento do fluxo aéreo para a cavidade oral. O contraste entre os novos movimentos (ponto oral) e pressão e fluxos orais nas condições com e sem oclusão de narina otimiza a colocação do novo padrão motor.

- *1ª fase:* sopro suave isolado seguido da produção do som plosivo ou fricativo isolado;
- *2ª fase:* som plosivo ou fricativo associado às vogais de forma sussurrada para evitar a produção de fricção faríngea e oclusão glotal;
- *3ª fase:* som plosivo ou fricativo associado às vogais vozeadas, com atenção à escolha da vogal que mais se aproxima do som-alvo (exemplo: "pu", "si", "chu", "ca"). Os sons fricativos poderão ser prolongados antes da introdução suave das vogais.

O sucesso do processo terapêutico com a internalização dos novos padrões de fala aprendidos depende de alguns fatores incluindo a expectativa, a motivação e o envolvimento do paciente e familiares, nível do desenvolvimento cognitivo e linguístico, a capacidade de monitoramento auditivo da própria fala, a audição e as habilidades de processamento auditivo. A atuação do fonoaudiólogo deve ser não somente o de agente promotor da transformação no processo de reabilitação da fala, mas também como um agente *motivador*, revelando ao paciente a importância de cada pequena conquista obtida ao longo do tratamento e salientando os benefícios que serão adquiridos com a aquisição da "fala nova" por meio do treino diário e persistência.

É preciso salientar a importância da participação dos pais/cuidadores no processo de reabilitação da fala de crianças, envolvendo-os na terapia por meio da observação e participação, desde as sessões iniciais, para que compreendam os princípios do tratamento e saibam como realizar o treino em casa. O apoio de um material, como caderno e/ou *tablet*, com todas as orientações e modelos dos treinos em cada etapa da terapia também demonstra ser de grande valia.

Adequação do Funcionamento Velofaríngeo para a Fala

A indicação da terapia fonoaudiológica para a adequação do funcionamento velofaríngeo nos casos com hipernasalidade, emissão de ar nasal ou fraca pressão aérea intraoral está restrita aos casos em que haja a possibilidade de fechamento velofaríngeo, ainda que o mesmo não seja utilizado ou reconhecido pelo paciente. Esta é uma abordagem fonoterapêutica específica para a correção da DVF por erro de aprendizagem.

Considerando o grau de complexidade, o erro de aprendizagem pode ser categorizado em:

1. *Grau leve*: quando se observa fechamento adequado na maioria dos sons (exemplo: ronco nasal audível no par mínimo /s/ e /z/), o que caracteriza a DVF em fonema específico;
2. *Grau moderado*: quando se observa fechamento adequado em apenas um ou alguns sons (exemplo: fechamento em fricativos surdos prolongados apenas), o que pode caracterizar o fechamento sob esforço;
3. *Grau grave:* quando há evidência de fechamento, mas este não é eliciado devido ao uso persistente de pontos articulatórios atípicos pós-uvulares, combinado ao apoio e/ou posteriorização de língua mesmo quando o ponto oral é colocado; e
4. *Velofaringe hipodinâmica* incluindo movimento antagônico de paredes, conforme descrito por Dutka *et al.* (2012),[4] enquanto padrão motor "desejado" pelo falante para produção de sons orais.

Os casos leves de erro de aprendizagem têm rápida evolução na fonoterapia, a partir do uso de técnicas de aproximação, usando os sons nos quais o fechamento adequado ocorre (a maioria) para eliciar o fechamento no(s) som(s) afetado pela DVF em fonema específico. Nos casos em que existe fechamento velofaríngeo comprovado em um ou mais sons orais da fala (minoria), a evolução terapêutica depende da existência de possibilidade de suficiência velofaríngea que possa ser mantida em todos os contextos fonéticos. A fonoterapia nestes casos deve envolver um período de terapia diagnóstica, seguida, sempre que possível, de exame instrumental que possibilite a visualização do funcionamento velofaríngeo para a fala e concomitante monitoramento da língua. Ou seja, quando o fechamento ocorre sob esforço, como no caso do fechamento marginal, nem sempre é possível transferir essa habilidade para a fala encadeada sem desencadear mecanismos compensatórios indesejados, como a posteriorização de língua (nem sempre audível ao terapeuta) ou comorbidades, como a alteração vocal. Uma cirurgia secundária para reposicionar musculatura e alongar o véu palatino pode ser essencial.

O uso persistente de pontos articulatórios atípicos pós-uvulares pode estar ocorrendo mesmo na presença de possibilidade de fechamento, como nos casos em que a correção da DVF ocorreu após a aquisição dos sons da fala, por exemplo. Nesta situação, a criança adquiriu a fala na presença de acoplamento oronasal constante e o erro de aprendizagem do funcionamento velofaríngeo mantém-se o mesmo após a correção física da insuficiência. As produções sem representatividade lexical (vide etapas 1 e 2 da correção dos erros ativos) costumam ser mais fáceis e quanto maior o tempo de uso dos padrões atípicos, maior é a resistência para reconhecer/incorporar a ação da velofaringe, tanto para distinção do contraste oronasal, quanto para gerar e manipular pressões aéreas orais. A presença de DVF por erro de aprendizagem do funcionamento velofaríngeo, portanto, pode impedir o funcionamento adequado do mecanismo, mesmo após a cirurgia secundária ou o obturador faríngeo.

Pegoraro-Krook et al. (2019)[15] indicam que a DVF por erro de aprendizagem do funcionamento velofaríngeo para fala também pode ocorrer em combinação com insuficiência ou incompetência. Em uma interpretação ampla do conceito de DVF por erro de aprendizagem do funcionamento velofaríngeo, os autores incluem neste tipo de disfunção: as condições envolvendo velofaringe hipodinâmica, o apoio de língua e o uso de produções articulatórias atípicas que negligenciam a necessidade do fechamento velofaríngeo. Afirmam, ainda, que esse tipo de erro de aprendizagem do funcionamento velofaríngeo ocorre apenas quando o desenvolvimento da fala se deu na presença de acoplamento oronasal constante. Mesmo cientes de que o erro de aprendizagem é adquirido durante o processo de aquisição de fala, o diagnóstico diferencial deste tipo de DVF somente é possível na presença de possibilidade estrutural de suficiência velofaríngea associada à produção de sons com ponto articulatório oral. Apesar de ser possível prevenir a DVF por erro de aprendizagem não é possível fazer um diagnóstico precoce desta condição.

Segundo Almeida et al. (2019),[27] o diagnóstico diferencial do hipodinamismo velofaríngeo é geralmente realizado durante o exame nasofaringoscópico, que permite a documentação de um grande *gap* velofaríngeo na presença de pouca ou nenhuma ação de véu ou paredes durante tentativas de produção de fala. Os autores também indicam que o erro de funcionamento envolve um abandono (*surrender*) ou negligência (*neglect*) de resposta velofaríngea para as demandas da fala oral, mesmo quando a possibilidade de fechamento é estabelecida com o uso de um obturador faríngeo, por exemplo. Nos casos onde ocorre negligência da resposta velofaríngea (velofaringe hipodinâmica), a fonoterapia deve ser feita de forma cuidadosa e na presença da possibilidade de suficiência, como nos casos quando a terapia diagnóstica é realizada com o objetivo de estimular movimentos de paredes faríngeas em direção ao bulbo faríngeo ou ao retalho faríngeo, se for o caso.[28]

A partir do estabelecimento da possibilidade de suficiência velofaríngea ou da presença de fechamento em alguma emissão de fala, o enfoque da fonoterapia é para o desenvolvimento de um padrão motor que inclua a ação velofaríngea. Uma vez que este novo padrão é estabelecido, o enfoque será na transferência, por aproximação, do fechamento eliciado para os demais sons da fala. Isso é feito por meio de aproximações sucessivas entre o som-veículo (aquele que é produzido com fechamento) e o som-alvo (aquele produzido com escape de nasal de ar). Várias combinações poderão ser realizadas sempre usando o som-veículo associado ao som onde não há o fechamento, monitorando-se o contexto fonético, de forma a não incluir sons substituídos ou coproduzidos com pontos pós-uvulares (onde o fechamento não é "necessário") e mesmo sons nasais, com o objetivo de se evitar, no início, alternância entre fechamento e abertura.

O produto direto que demonstra a evolução da fonoterapia para a adequação do funcionamento velofaríngeo para

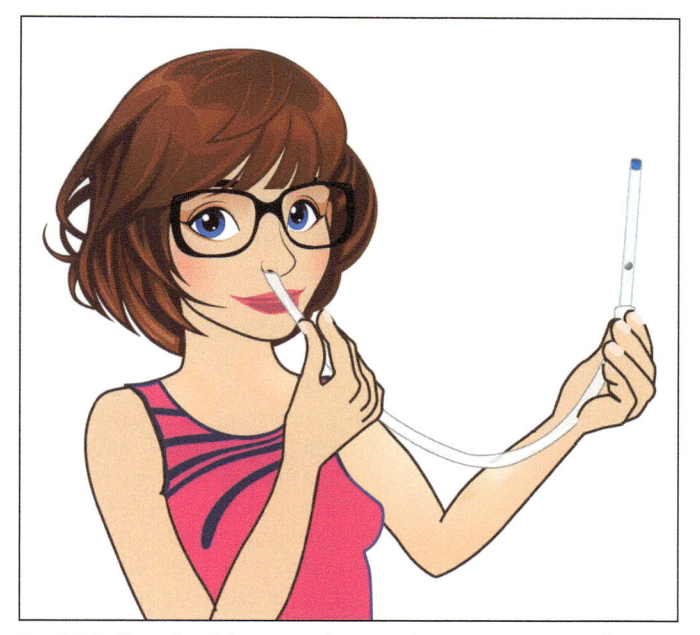

Fig. 16-3. Pista visual do escape de ar nasal com o *scape-scope*. Fonte: Estratégias Terapêuticas: eliminação das articulações compensatórias, 2018.[7]

fala é a ausência de escape nasal de ar durante a produção de sons orais. Obviamente também ocorre redução/eliminação da hipernasalidade, porém a presença ou ausência de escape nasal de ar é de fácil monitoramento para ambos (terapeuta e paciente) e pode ser visualizada com o uso do *scape-scope* (Fig. 16-3) e audibilizada com o uso do tubo de amplificação.

O fonoaudiólogo deverá estar atento a cada etapa do tratamento e às dificuldades apresentadas pelo paciente em cada uma delas, sempre respeitando seu ritmo e voltando à etapa anterior sempre que necessário. Como descrito na abordagem para correção dos erros ativos, a complexidade dos estímulos de fala deve ser aumentada de forma gradual permitindo o treino repetitivo da produção com o novo padrão motor que envolve o fechamento velofaríngeo (vocábulos dissílabos orais, seguidos por trissílabos e polissílabos orais, sentenças somente com sons orais, leitura de pequenos textos, poemas, notícias e outros). A interface entre produções orais e nasais (que exigem movimentos rápidos alternando entre fechamento e abertura) é uma das últimas metas nesta terapia, uma vez que a produção dos sons nasais aproxima os novos sons orais das características dos erros passivos.

Uma vez atingidas as metas de adequar o funcionamento velofaríngeo para fala, a terapia de redução de bulbo faríngeo pode ser iniciada, nos casos onde o obturador faríngeo é usado para estabelecer a possibilidade de suficiência velofaríngea, conforme descrito no Capítulo 17.

Técnicas de Biofeedback

A terapia fonoaudiológica para a correção dos erros ativos e para adequação do funcionamento velofaríngeo pode beneficiar-se do uso do *biofeedback*. A partir de recursos instrumentais, aliado ao avanço das tecnologias, algumas técnicas podem ser utilizadas com o objetivo de desenvolver a capacidade de autorregulação, permitindo ao indivíduo reconhecer uma resposta fisiológica de seu sistema de fala. Desta forma, o processo terapêutico pode ser facilitado, uma vez que *biofeedback* sensorial (auditivo, visual ou tátil-cinestésico) auxilia no aprendizado do funcionamento velofaríngeo, permitindo ao indivíduo modificar e monitorar voluntariamente seus parâmetros.

Terapia com a Nasofaringoscopia

A possibilidade de o paciente visualizar, de forma direta, o funcionamento da sua velofaringe durante a fala, por meio da nasofaringoscopia, representa um recurso valioso no processo terapêutico. Além de representar um importante instrumento para o diagnóstico e definição de conduta de tratamento nos casos com DVF, a nasofaringoscopia pode e deve ser usada como um recurso terapêutico, uma vez que mostra ao paciente a diferença entre a presença e ausência de fechamento velofaríngeo dentro de um contexto linguístico, permitindo a execução de várias manobras para favorecer uma função velofaríngea adequada, sob a orientação de um fonoaudiólogo. Além do monitoramento do funcionamento velofaríngeo, é possível também a visualização de padrões inadequados de posteriorização da língua.

Quando o exame nasofaringoscópico é usado com o objetivo de *biofeedback* durante a fonoterapia, é importante inicialmente contrastar as produções corretas com as inadequadas, tanto nas imagens quanto nos resultados perceptivos: o que se escuta e o que se sente. É importante estabelecer a percepção somatossensorial do resultado do funcionamento adequado, de forma que essa percepção possa ser resgatada na fonoterapia sem o uso da nasofaringoscopia.

Em termos dos procedimentos, dependendo da organização do ambiente, o paciente pode visualizar as imagens da nasofaringoscopia em um monitor de TV, usando um espelho que deverá estar à sua frente. O fonoaudiólogo, que conduz a terapia, solicita a produção de um som em que o paciente tem fechamento velofaríngeo, denominado "som veículo", e que será utilizado como "pista" para a produção de um outro som, sem fechamento velofaríngeo, solicitado em seguida. Por exemplo, o paciente apresenta fechamento velofaríngeo no som "f", mas não apresenta em "s". Solicita-se que emita o som "f" prolongado e, durante a sua produção, modifique o ponto articulatório para produzir o som "s", mantendo o fechamento velofaríngeo. Assim, o som alvo a ser trabalhado é produzido logo após o som veículo, solicitando que o paciente se atente para as diferentes percepções, como maior pressão intraoral, por exemplo, quando ocorre o fechamento. A pista visual oferecida pela nasofaringoscopia associada às pistas perceptivas ressaltadas pelo fonoaudiólogo favorecem o processo terapêutico de eliciar o uso da função velofaríngea na fala, criando memórias que podem ser retomadas na sala de terapia. Em nossa experiência clínica temos observado que o paciente submetido a algumas sessões de *biofeedback* com nasofaringoscopia apresenta uma evolução terapêutica mais rápida do que aqueles que não foram submetidos a esse recurso. Por se tratar de um exame invasivo que pode causar desconforto, sua realização deve ser breve com a gravação das imagens para posterior utilização nas sessões de terapia.

A técnica também pode ser utilizada com pacientes que ainda não apresentam um som veículo, nos quais o fechamento consistente pode ser transferido para o som alvo, como nos casos de erro de aprendizagem de grau grave e de velofaringe hipodinâmica (na presença de movimento antagônico de paredes laterais da faringe). Pegoraro-Krook *et al.* (2008)[28] descreveram o uso do *biofeedback* com nasofaringoscopia durante a terapia diagnóstica para um grupo de 10 crianças (idade média 5 anos e 7 meses) com erros de aprendizagem do funcionamento velofaríngeo para fala. Com o objetivo de não eliciar a fala velha (padrão motor que envolve negligência da ação velofaríngea), os autores trabalharam com todas as crianças a habilidade de plosão bilabial, usando sopro interrompido pelos lábios para inflar as bochechas e "estourar" seguido da emissão da vogal /a/ (contexto sem representatividade lexical). As crianças observavam as estruturas velofaríngeas, a partir das imagens do exame nasofaringoscópico, enquanto eram orientadas a repetir as ações nas quais se observava melhor movimento. Segundo os dados apresentados pelos autores, a terapia diagnóstica pode ser otimizada com o *biofeedback* da nasofaringoscopia, favorecendo o gerenciamento da DVF por erro de aprendizagem.

São vários os exemplos da eficácia dessa estratégia na terapia, particularmente para generalizar o fechamento velofaríngeo nos diversos contextos fonéticos. Relatamos, aqui, o caso de um paciente adulto com fissura palatina operada com hipernasalidade moderada e emissão de ar nasal audível nas consoantes plosivas e fricativas. Com apenas uma sessão de *biofeedback* com a nasofaringoscopia, na qual o paciente foi orientado a manter a atenção na movimentação das estruturas velofaríngeas em ação e a aumentar a pressão aérea oral, observou-se o direcionamento oral do fluxo aéreo. Sob orientação da fonoaudióloga, o paciente conseguiu generalizar o fechamento velofaríngeo observado no sopro e consoantes "f", "s" e "ch" para sílabas, vocábulos e sentenças curtas, com eliminação do escape nasal de ar nessas produções.

Terapia com o Nasômetro

A nasometria foi originalmente idealizada como um método para determinar a nasalância da fala, o correlato acústico da e nasalidade da fala.[29] Além de ser um método diagnóstico utilizado com frequência na prática clínica e em pesquisas, conforme detalhado no Capítulo 15, a nasometria pode, ainda, ser empregada na terapia fonoaudiológica, isto porque o paciente tem o *feedback* visual da sua fala em tempo real, o que auxilia no alcance dos objetivos terapêuticos. Pode ser utilizada na eliminação de turbulência nasal causada por um fechamento velofaríngeo inconsistente, bem como na sistematização do fechamento velofaríngeo. Entretanto, há que se considerar que esta ferramenta somente poderá ser útil em pacientes que apresentam condições anatomofuncionais necessárias para o fechamento velofaríngeo.

O terapeuta tem o recurso de programar, na tela do computador, um alvo (estímulo visual) a ser atingido pelo paciente, a partir da emissão de sons plosivos e fricativos, inseridos em sílabas ou vocábulos. Utilizando o capacete do nasômetro, o paciente é, então, encorajado a produzir o som oral corretamente, a partir da repetição, leitura ou nomeação de figura na tela do computador e o nasograma indicará se o alvo foi atingido. Para tanto, o paciente terá que realizar a produção correta do som, cuja energia acústica oral será captada pelo microfone oral e convertida em sinal gráfico. Versões atuais do sistema (Nasometer II 6450) apresentam recursos lúdicos e módulo de jogos que auxiliam na adesão ao tratamento e envolvimento do paciente. À semelhança do treino de fala, diferentes contextos podem ser utilizados durante a terapia com o nasômetro, como a produção de sílabas, vocábulos e sentenças contendo o som-alvo.

Terapia com o CPAP (Pressão Aérea Positiva Contínua)

Kuehn (1991)[30] propôs a utilização do aparelho CPAP (*Continuous Positive Airway Pressure*) na terapia para a adequação do funcionamento velofaríngeo na fala, por meio de um treino de resistência proporcionado pela pressão de ar positiva e contínua na cavidade nasal durante a fala. Desde que exista possibilidade de fechamento velofaríngeo, o autor mostrou que essa pressão de ar produzida pelo CPAP pode induzir um fechamento mais vigoroso durante a produção dos logatomas propostos. O autor observou que a pressão aérea produzida pelo CPAP na cavidade nasal interage com a pressão expiratória durante a fala, influenciando diretamente no sistema de regulação das pressões no trato vocal existente na fala.

A eficácia da terapia com o CPAP em indivíduos com fissura labiopalatina operada e hipernasalidade foi avaliada em estudo posterior do mesmo autor,[31] no qual a terapia foi aplicada em domicílio, por 2 meses, com aumento progressivo da resistência em seis sessões semanais de duração inicial de 10 minutos, chegando a 24 minutos na última semana de terapia. Os pacientes foram orientados a colocar a máscara do CPAP sobre o nariz e ajustar a pressão aérea, começando com 4 cm H_2O na primeira semana até 8,5 cm H_2O, na última semana de terapia. As emissões de fala durante o treino foram 50 combinações do tipo vogal + consoante nasal + consoante oral + vogal (por exemplo: ampa, infa), além de 6 sentenças curtas, alternando sentença com várias consoantes nasais e outra somente com consoantes orais. É sabido que, durante a produção da consoante nasal, ocorre o abaixamento do véu palatino, seguido de uma elevação vigorosa na consoante oral, no caso, contrabalanceada pela resistência provocada pela pressão aérea gerada pelo CPAP na cavidade nasal. Os autores observaram redução significativa nos escores de nasalidade após 2 meses de terapia, sendo que o resultado foi melhor no segundo mês, quando o treinamento foi mais intenso. Entretanto, é importante ressaltar que a terapia com o CPAP não é recomendada para os casos com indicação cirúrgica para a correção da DVF. O mesmo se aplica aos indivíduos que apresentam alteração de orelha média, pois a pressão aérea na cavidade nasal produzida pelo CPAP pode agravar esse quadro.

Bons resultados têm sido observados com o uso do CPAP para os pacientes que apresentam quadros leves de DVF, nos quais o treino de resistência muscular favorece o fechamento velofaríngeo na fala. Como este não é um método invasivo, as crianças geralmente colaboram bem durante a terapia.

Terapia Fonoaudiológica Intensiva

Em países, como EUA e Canadá, o tratamento fonoaudiológico, custeado com verba pública, é oferecido da infância até a adolescência. Esse não é o caso do Brasil onde muitas crianças com alterações de fala decorrentes da fissura labiopalatina recebem, nos centros especializados, o diagnóstico das alterações de fala, são encaminhadas para tratamento em suas cidades de procedência, mas não encontram serviço especializado nem financeiramente viável. Enquanto não forem implementadas políticas públicas nacionais que possibilitem, para todos e em todas as localidades do país, o gerenciamento adequado e completo da fissura labiopalatina, envolvendo estratégias de prevenção e tratamento da comunicação oral, a *fonoterapia intensiva* oferecida em centros especializados é a alternativa, temporária, para atender a existente demanda por serviços fonoaudiológicos especializados na atenção básica.

No HRAC-USP, a longa experiência com a terapia intensiva em pacientes provenientes de várias regiões do país, tem levado a resultados importantes na correção ou diminuição das articulações compensatórias e na adequação do funcionamento velofaríngeo para fala. Além do atendimento ao paciente, suprindo parcialmente a demanda por este serviço, a abordagem intensiva, em centro especializado, tem como objetivo tanto a formação quanto a capacitação de fonoaudiólogos para o atendimento especializado nesta área. Parcerias com serviços e profissionais de diferentes localidades no país podem otimizar a continuidade do tratamento fonoaudiológico nas cidades/regiões de procedência dos pacientes.

A terapia intensiva é especialmente indicada para pacientes que não dispõem de profissionais em sua cidade ou região e tem disponibilidade de permanecer no local do centro especializado, por 3 a 4 semanas, para realizar a terapia. Diferentes modalidades de frequência terapêutica podem ser oferecidas, sempre se ajustando para o tempo que o paciente e seu familiar podem ficar fora de seus domicílios/escola/trabalho. A motivação do paciente e o envolvimento do acompanhante/cuidador (e da família/escola) com o tratamento têm se mostrado um fator determinante para o sucesso da terapia intensiva, pois além das sessões diárias com o fonoaudiólogo, também há o treino para ser realizado nos intervalos entre as terapias e mantido em sua cidade de procedência quando o paciente retorna para casa.

Os programas oferecidos no HRAC-USP geralmente têm duração de 1 a 4 semanas, com duas, três ou quatro sessões de terapia diárias, sempre que possível. Em um programa de 4 semanas, com dois atendimentos diários de segunda a sexta-feira, por exemplo, um paciente pode realizar até quarenta sessões de fonoterapia em um único módulo, o que equivale a 5 meses de terapia convencional com duas sessões semanais. Para otimizar os recursos da família é possível aumentar a frequência para quatro sessões diárias e incluir mais duas sessões nos sábados e, no curto período de 1 mês, o paciente recebe os atendimentos que seriam oferecidos durante 1 ano na abordagem tradicional. Como alguns pacientes necessitam de vários módulos de fonoterapia intensiva para a correção das alterações de fala e nem sempre o deslocamento até o centro especializado é possível, as teleparcerias com profissionais das cidades de procedência da família permitem a continuidade do serviço e a troca de experiência entre os profissionais.

O tratamento intensivo, no entanto, não é algo novo e menos ainda "milagroso". A abordagem fonoaudiológica intensiva tem se mostrado eficiente e tem aplicações em várias áreas, como no tratamento da disfluência, da disartria, da afasia, da disfonia[32-36] e inclusive dos distúrbios de fala característicos na fissura labiopalatina.[37-48] A terapia de alta frequência associada ao bulbo faríngeo, descrever em poucas palavras, por sua vez, levou a melhora na fala logo após o término da terapia, com a manutenção dos resultados positivos após 6 meses da terapia.[46]

CONSIDERAÇÕES FINAIS

O conhecimento prévio dos aspectos anatomofuncionais dos diferentes tipos de fissura labiopalatina é imprescindível para o adequado diagnóstico e planejamento terapêutico das alterações de fala.

Diante das abordagens terapêuticas descritas neste capítulo, é fundamental que o profissional estabeleça um plano terapêutico individualizado, de acordo com a faixa etária do paciente, suas possibilidades estruturais, suas expectativas e da família. Estratégias motivadoras, com uso de recursos lúdicos e/ou tecnológicos também podem favorecer a adesão ao tratamento. A teleassistência é outro recurso que pode ser utilizado e que tem demonstrado resultados positivos no tratamento das alterações de fala. A partir da Resolução CFFa nº 580/2020, profissionais habilitados podem oferecer serviços de segunda opinião formativa, teleconsultas, telemonitoramento, suprindo, ainda que de maneira incipiente, a escassez de profissionais especializados na reabilitação das fissuras labiopalatinas e as dificuldades de acesso ao tratamento.

Em qualquer tipo de abordagem, a evolução do caso deve ser verificada, a partir de reavaliações periódicas, evidenciando-se os progressos, as dificuldades e as limitações.

REFERÊNCIAS BIBLIOGRÁFICAS

1. Semb G. International confederation for cleft lip and palate and related craniofacial anomalies task force report: beyond Eurocleft. Cleft Palate Craniofac J. 2014;51:146-155.
2. Andrade CRF. Processamento motor da fala. In: Felício CM (ed). Motricidade Orofacial: Teoria, Avaliação e Estratégias Terapêuticas. Edusp: São Paulo; 2020:47-61.
3. Witt PD, Marsh JL, Marty-Grames L, Muntz HR, Gay WD. Management of the hypodynamic velopharynx. Cleft Palate Craniofac J. 1995;32:179-187.
4. Dutka JCR, Uemeoka E, Aferri HC, Pegoraro-Krook MI, Marino VCC. Total obturation of velopharynx for treatment of velopharyngeal hypodynamism: case report. Cleft Palate Craniofac J. 2012;49:488-493.
5. Warren DW. Compensatory speech behaviors in individuals with cleft-palate: a regulation/control phenomenon? Cleft Palate Craniofac J. 1986;23:251-260.
6. Golding-Kushner KJ. Therapy techniques for cleft palate speech and related disorders. San Diego: Singular; 2001.
7. Hospital de Reabilitação de Anomalias Craniofaciais. Manuais e orientações para pacientes. Disponível em: http://hrac.usp.br/saude/manuais-e-orientacoes/. Acesso em: 27 de setembro de 2023.
8. Wertzner HF, Pagan-Neves LO. PTF para seleção de estímulos alvo no tratamento do transtorno fonológico. Planos Terapêuticos Fonoaudiológicos (PTFs) vol.2. Barueri: Pró-Fono, 2015, p.3-10.
9. Wertzner HF, Pagan-Neves LO. PTF para intervenção no transtorno fonológico - modelo de ciclos adaptado. Planos Terapêuticos Fonoaudiológicos (PTFs) vol.2. Barueri: Pró-Fono, 2015, p.11-18.
10. Suguimoto MLFCP. Análise da fala de indivíduos operados de palato entre 12 e 24 meses de idade: estudo retrospectivo. [Dissertação] Bauru, SP: Hospital de Reabilitação de Anomalias Craniofaciais, USP; 2002.
11. Mituuti CT, Piazentin-Penna SHA, Brandão GR, Bento-Gonçalves CGA. Caracterização da fala de indivíduos submetidos à palatoplastia primária. Rev Soc Bras Fonoaudiol. 2010;15:355-361.
12. Williams WN, Seagle MB, Pegoraro-Krook MI, Souza TV, Garla L, Silva ML et al. Prospective clinical trial comparing outcome measures between Furlow and von Langenbeck palatoplasties for UCLP. Ann Plast Surg. 2011;66:154-163.
13. Bosi VZ, Brandão GR, Yamashita RP. Speech resonance and surgical complications after primary palatoplasty with intravelar veloplasty in patients with cleft lip and palate. Rev Bras Cir Plast. 2016;31:43-52.
14. Ferlin F. Influência do tipo de fissura lábio palatina sobre os resultados de fala após a palatoplastia primária. [Tese] Bauru, SP: Hospital de Reabilitação de Anomalias Craniofaciais, Universidade de São Paulo; 2018.
15. Pegoraro-Krook MI, Marino VCC, Dutka JCR. Avaliação das alterações de fala na fissura labiopalatina e disfunção velofaríngea. In: Silva HJ, Tessitore A, Motta A, Cunha DA, Berretin-Felix G, Marchesan IQ, (orgs). Tratado de Motricidade Orofacial. São José dos Campos: Pulso Editorial; 2019, p.695-706.
16. Projeto Interkids. Intervenção precoce na fala de crianças com fissura labiopalatina. Disponível em: http://projetointerkids.hrac.usp.br/. Acesso em 13 de abril de 2021.
17. Scherer NJ, Kaiser AP, Frey JR, Lancaster HS, Lien K, Roberts MY. Effects of a naturalistic intervention on the speech outcomes of young children with cleft palate. Int J Speech Lang Pathol. 2020;22:549-558.
18. Scherer NJ, Yamashita RP, Fukushiro AP, Oliveira DN, Keske-Soares M, Ingram D et al. Assessment of early phonological development in children with clefts in Brazilian Portuguese. In: Babatsouli E (ed). On Under-Reported Monolingual Child Phonology. Bristol: Multilingual Matters; 2020, p.400-421.
19. Scherer NJ, Yamashita R, Oliveira DN, DiLallo J, Trindade I, Fukushiro AP et al. Early speech and language intervention in Brazilian-Portuguese toddlers with cleft lip and/or palate. Clin Linguist Phon. 2022;36:34-53.
20. Chapman KL. Phonologic processes in children with cleft palate. Cleft Palate Craniofac J. 1993;30:64-72.
21. Peterson-Falzone SJ, Trost-Cardamone JE, Karnell MP, Hardin-Jones MA. The Clinician's Guide to Treating Cleft Palate Speech. St. Louis: Mosby; 2006, p.17-37.
22. Alighieri C, Bettens K, Bruneel L, Sseremba D, Musasizi D, Ojok I et al. Comparison of motor-phonetic versus phonetic-phonological speech therapy approaches in patients with a cleft (lip and) palate: a study in Uganda. Int J Pediatr Otorhinolaryngol. 2020;131:1-9.
23. Genaro KF, Fukushiro AP, Suguimoto MLFCP. Avaliação e tratamento dos distúrbios da fala. In: Trindade IEK e Silva Filho OG (orgs). Fissuras Labiopalatinas. Uma Abordagem Interdisciplinar. São Paulo: Livraria Santos Editora; 2007, p.109-122.
24. Pegoraro-Krook MI, Dutka-Souza JCR, Magalhães LCT, Feniman MR. Intervenção fonoaudiológica na fissura palatina. In: Ferreira LP, Befi-Lopes DM, Limongi SCO (orgs). Tratado de Fonoaudiologia. São Paulo: Editora Roca Ltda; 2004, p.439-455.
25. Di Ninno CQMS, Jesus MSV. Terapia fonoaudiológica para alterações de fala decorrentes de fissura labiopalatina. In: Jesus MSV, Di Ninno CQMS, organizadores. Fissura Labiopalatina. Fundamentos para a Prática Fonoaudiológica. São Paulo: Editora Roca Ltda; 2009, p.76-98.
26. Golding-Kushner KJ. Treatment of articulation and resonance disorders associated with cleft palate and VPI. In: Shprintzen RJ, Bardach J (eds). Cleft Palate Speech Management: A Multidisciplinary Approach. St. Louis: Mosby-Year Book, Inc; 1995, p.327-351.

27. de Almeida BK, Ferreira GZ, Aferri HC, Marino VCC, Dutka JCR, Pegoraro-Krook MI. Passavant's ridge during speech production with and without pharyngeal bulb. J Commun Disord. 2019;82:105939.
28. Pegoraro-Krook MI, Dutka-Souza JCR, Marino VCC. Nasoendoscopy of velopharynx before and during diagnostic therapy. J Appl Oral Sci. 2008;16:181-188.
29. Fletcher SG. Theory and instrumentation for quantitative measurement of nasality. Cleft Palate J. 1970;7:601-609.
30. Kuehn DP. New therapy for treating hypernasal speech using continuous positive airway pressure (CPAP). Plast Reconstr Surg. 1991;88:959-966.
31. Kuehn DP, Imrey PB, Tomes L, Jones DL, O'Gara MM, Seaver EJ et al. Efficacy of continuous positive airway pressure for treatment of hypernasality. Cleft Palate Craniofac J. 2002;39:267-276.
32. Lee J, Fowler R, Rodney D, Cherney L, Small SL. IMITATE: An intensive computer-based treatment for aphasia based on action observation and imitation. Aphasiology. 2010;24:449-465.
33. Halpern AE, Ramig LO, Matos CEC, Petska-Cable JA, Spielman JL, Pogoda JM et al. Innovative technology for the assisted delivery of intensive voice treatment (LSVT®LOUD) for Parkinson disease. Am J Speech Lang Pathol. 2012;21:354-367.
34. Mahler LA, Ramig LO. Intensive treatment of dysarthria secondary to stroke. Clin Linguist Phon. 2012;26:681-694.
35. Pennington L, Roelant E, Thompson V, Robson S, Steen N, Miller N. Intensive dysarthria therapy for younger children with cerebral palsy. Dev Med Child Neurol. 2013;55:464-471.
36. Fry J, Millard S, Botterill W. Effectiveness of intensive, group therapy for teenagers who stutter. Int J Lang Commun Disord. 2014;49:113-126.
37. Albery L, Enderby P. Intensive speech therapy for cleft palate children. Br J Disord Commun. 1984;19:115-124.
38. Pamplona C, Ysunza A, Patiño C, Ramírez E, Drucker M, Mazón JJ. Speech summer camp for treating articulation disorders in cleft palate patients. Int J Pediatr Otorhinolaryngol. 2005;69:351-359.
39. Lima MRF, Leal FB, Araújo SVS, Matos EF, Di Ninno CQMS, Britto ATBO. Atendimento fonoaudiológico intensivo em pacientes operados de fissura labiopalatina: relato de casos. Rev Soc Bras Fonoaudiol. 2007;12:240-246.
40. Pamplona MC, Ysunza A, Pérez G, Vergara S. Summer school speech therapy for children with cleft palate and language disorder. Gac Med Mex. 2009;145:475-479.
41. Melo DP, Ramalho MSSC, Perillo VCA, Rodrigues LCB. Terapia fonoaudiológica intensiva e fissura de palato: relato de caso. Rev CEFAC. 2013;15:1019-1024.
42. Pinto MDB. Resultados da Fonoterapia Intensiva para Correção da Oclusiva Glotal e Fricativa Faríngea na Fissura Labiopalatina. [Tese] Bauru, SP: Hospital de Reabilitação de Anomalias Craniofaciais, Universidade de São Paulo; 2016.
43. Andrade LKF. Influência de um Programa de Fonoterapia Intensiva na Fala de Indivíduos com Fissura Labiopalatina. [Dissertação] Bauru/SP: Faculdade de Odontologia de Bauru, Universidade de São Paulo; 2017.
44. Pamplona MC, Ysunza PA. Total immersion speech camps for patients with cleft palate. J Cleft Lip Palate Craniofac Anomal. 2017;4:S132-S138.
45. Pinto MDB, Pegoraro-Krook MI, Andrade LKF, Correa APC, Rosa-Lugo LI, Dutka JCR. Intensive treatment of speech disorders in robin sequence: a case report. Codas. 2017;29:e20160084.
46. Ferreira GZ. Programa de Fonoterapia Intensiva em Pacientes com Fissura Labiopalatina. [Tese] Bauru, SP: Faculdade de Odontologia de Bauru, Universidade de São Paulo; 2018.
47. Alighieri C, Bettens K, Bruneel L, Vandormael C, Musasizi D, Ojok I et al. Intensive speech therapy in Ugandan patients with cleft (lip and) palate: a pilot-study assessing long-term effectiveness. Int J Pediatr Otorhinolaryngol. 2019;123:156-167.
48. Ferreira GZ, Bressmann T, Dutka JCR, Whitaker ME, Boer G, Marino VCC et al. Analysis of oral-nasal balance after intensive speech therapy combined with speech bulb in speakers with cleft palate and hypernasality. J Commun Disord. 2020;85:105945.

DISFUNÇÃO VELOFARÍNGEA – TRATAMENTO PROTÉTICO

CAPÍTULO 17

Maria Inês Pegoraro-Krook ■ Homero Carneiro Aferri ■ Maria Daniela Borro Pinto
Melina Evangelista Whitaker ■ Monica Moraes Waldemarin Lopes

Os problemas anatômicos causados pelas fissuras de lábio e/ou palato, associadas ou não a outras anomalias craniofaciais, frequentemente, afetam a estética facial, a estabilidade dos arcos dentários, a fala, a mastigação e a deglutição. Indiretamente, esses problemas físicos e funcionais também podem afetar negativamente os aspectos sociais, emocionais e psicológicos do paciente. No passado, uma das maiores controvérsias no tratamento da fissura era a época ideal para se corrigir a fissura de palato, ou seja, antes do início do desenvolvimento da fala e depois do crescimento do terço médio da face. Contudo, sabe-se hoje, que este momento ideal na criança não existe. Mas, como muitos dos pacientes com fissura podem desenvolver deficiências no crescimento e no desenvolvimento das estruturas do terço médio da face, especificamente a maxila, os cirurgiões e os ortodontistas do passado eram influenciados a adiar a cirurgia do palato, a fim de melhorar a estética facial e obter melhores resultados funcionais. Portanto, procedimentos cirúrgicos tardios e múltiplos para a correção do palato eram a norma ao invés da exceção.[1,2]

Apesar dos melhores esforços dos cirurgiões, era frequente o paciente apresentar deficiências dentárias e do arco maxilar após a cirurgia, assim como problemas de fala relacionados com alterações dento-oclusais, além da disfunção velofaríngea. Portanto, era bastante comum a indicação do tratamento protético para esses problemas residuais.

Nos últimos anos, o avanço das pesquisas levou a um maior entendimento da natureza do crescimento e do desenvolvimento craniofacial, possibilitando avanços e melhoras nas técnicas cirúrgicas, com resultados superiores quanto aos problemas dento-oclusais e de fala. Sabe-se, hoje, que pacientes submetidos à intervenção cirúrgica adequada e precoce, dificilmente terão indicação para o tratamento protético. Contudo, ainda que a cirurgia seja a opção para a correção/melhora de muitos dos problemas estruturais do indivíduo com fissura labiopalatina, o tratamento protético é ainda indicado em muitos casos.[3-7]

O objetivo deste capítulo é discutir especificamente a natureza e os objetivos do obturador faríngeo para o tratamento da *disfunção velofaríngea* (ver Capítulo 15), a técnica de confecção, as indicações e contraindicações, vantagens e desvantagens, assim como o papel do fonoaudiólogo e do dentista em todas as etapas do tratamento.

PRINCÍPIO DA REABILITAÇÃO PROTÉTICA DA DISFUNÇÃO VELOFARÍNGEA (DVF)

A reabilitação protética é indicada quando não há possibilidade de correção cirúrgica da DVF, devido a problemas sistêmicos, anatômicos, funcionais, sociais e até mesmo pela própria vontade do paciente, muito embora sua opinião não determine a conduta, ainda que seja de suma importância para o processo de reabilitação global.

O obturador faríngeo deve ser feito por dentista especializado em confeccionar próteses dentárias, orais e faciais, sendo confeccionado ao longo de algumas consultas. O processo de confecção e o seu uso variam, dependendo dos objetivos e necessidades do paciente. Alguns pacientes usam um obturador faríngeo por alguns anos, até que o crescimento permita a cirurgia, enquanto outros continuam a usá-lo por tempo indefinido.

É muito importante definir os critérios de indicação para o uso de um obturador faríngeo para um dado paciente, assim como verificar se ele está realmente disposto a usá-lo. Pacientes com dificuldade de colaboração (quanto ao uso de qualquer tipo de prótese), com problemas intelectuais ou comportamentais podem ter dificuldade de adesão a esse tipo de tratamento. Outro fator importante a ser considerado é a necessidade de estreita colaboração entre o dentista e o fonoaudiólogo e, muitas vezes, entre o técnico de laboratório que receberá a prótese para ser acrilizada.

O obturador faríngeo pode ser usado de forma temporária (provisória) ou permanente (definitiva). O uso temporário é indicado quando a cirurgia precisa ser adiada por algum motivo, ou quando o paciente apresenta movimento limitado das paredes faríngeas, o que prejudica o prognóstico da cirurgia. Para estes casos, a prótese pode ser usada como uma ferramenta para estimular o movimento das paredes faríngeas (em combinação com a fonoterapia) e melhorar o prognóstico cirúrgico do paciente. O uso temporário do obturador faríngeo, em pacientes com prognóstico ruim para a cirurgia, ampliou seu uso, pois passou a ser uma ferramenta para otimizar os índices de sucesso cirúrgico. Com esse objetivo, o obturador passou a ser utilizado em crianças, sendo que, nestes casos, a atuação da equipe reabilitadora tem que ser mais frequente, devido às alterações dentárias e ao crescimento. Para que a reabilitação da DVF com obturador faríngeo ocorra em crianças, é necessária a participação conjunta do odontopediatra e do ortodontista, a fim de definir as etapas de tratamento mais viáveis, visando ao desenvolvimento das estruturas dentárias e da face.

As próteses definitivas estão indicadas para pacientes que não apresentam condições de realizar a cirurgia secundária, como nos casos que apresentam apneia obstrutiva do sono, problemas cardíacos, fendas palatinas muito amplas, ou qualquer outro problema sistêmico que contraindique a cirurgia, ou quando o próprio paciente opta por não fazer a cirurgia. Para esses casos, são confeccionadas próteses mais resistentes, como a prótese parcial removível (PPR), que, por possuir uma estrutura metálica, possibilita a confecção de uma grade palatina, que proporciona melhor suporte e retenção à porção obturadora, a qual é confeccionada em resina acrílica termopolimerizável. As próteses confeccionadas totalmente em resina não estão indicadas para essa finalidade, pois o material não apresenta resistência e durabilidade suficientes para uso em longo prazo. Em pacientes edêntulos pode-se indicar prótese total sobre implantes (*overdenture*).

Embora o processo de confecção do obturador faríngeo possa ser desconfortável e, por vezes, provocar reflexo de vômito em alguns pacientes, esses sintomas podem não ocorrer se o fonoaudiólogo preparar o paciente e sua família para lidar com as adaptações sensoriais e motoras, associadas ao uso do obturador faríngeo.

Antes de começar a confecção do obturador faríngeo, é necessário que o paciente seja submetido à avaliação fonoaudiológica, para verificar as condições velofaríngeas e para planejar o tipo de obturador faríngeo a ser confeccionado. A avaliação odontológica também é imprescindível, pois para se conseguir uma reabilitação ideal com o obturador faríngeo, é necessário que existam boas condições odontológicas, como as exigidas de qualquer paciente que necessite de uma prótese dentária.

É comum que pacientes e familiares fiquem, de certa forma, frustrados quando o obturador faríngeo é indicado no lugar da cirurgia secundária. É fácil compreender essa frustração, uma vez que eles precisam aceitar a substituição de uma única cirurgia por uma série de visitas ao centro de reabilitação, para o processo de confecção e adaptação do obturador faríngeo, seguido posteriormente do tratamento funcional com fonoterapia. Entretanto, quando eles são bem orientados e compreendem que o obturador faríngeo, combinado à fonoterapia, é a única alternativa para corrigir a DVF, mesmo que temporária, eles conseguem superar o medo de um possível desconforto. Ou seja, o paciente e a família, o cirurgião plástico, o dentista e o fonoaudiólogo precisam concordar que a melhor alternativa de tratamento é o uso do obturador faríngeo, muitas vezes combinado com a fonoterapia.

INDICAÇÕES E CONTRAINDICAÇÕES DOS OBTURADORES FARÍNGEOS

Indicações para Uso em Pacientes Não Operados
- Presença de fissuras amplas, com tecido insuficiente de palato mole para proporcionar reparo cirúrgico funcional.
- Presença de fissuras amplas do palato duro, com localização alta do vômer, em que o palato poderia ser reparado cirurgicamente, mas não há tecido suficiente para fechar o palato duro com retalhos locais.
- Contraindicação médica para a cirurgia, como em pacientes cardíacos, hipertensos graves, obesos etc.
- Situações em que a cirurgia é adiada para não comprometer o crescimento craniofacial; nestes casos, a prótese pode ser utilizada para possibilitar o desenvolvimento normal da atividade muscular da faringe, de modo que não haja comprometimento velofaríngeo e suas consequências.
- Colapso alveolar extremo, condição na qual a cirurgia poderia inibir ainda mais o crescimento da maxila.
- Opção do paciente.

Indicações para Uso em Pacientes Operados
- Participação do paciente em programa de redução gradativa do bulbo, para estimulação do movimento das paredes faríngeas.
- Falhas cirúrgicas que tenham resultado em palato curto, fibroso, não funcional; isto porque, quanto maior o número de cirurgias consecutivas no palato, maior a quantidade de tecido fibroso e, consequentemente, menor a atividade do palato.
- Falhas na faringoplastia com retalhos pequenos ou mal posicionados.
- Como meio diagnóstico, em casos onde o êxito da correção cirúrgica secundária é questionável.
- Em crianças que ainda não atingiram a idade ideal para a cirurgia secundária.

Contraindicações
- Pacientes com indicação clara e definida para a cirurgia, quando esta é capaz de produzir reparo anatômico e funcional.
- Pacientes e/ou familiares que não querem aderir ao tratamento.
- Má qualidade de higiene oral, fator que geralmente leva à contraindicação de uso de próteses, podem contraindicar temporariamente ou definitivamente o uso de uma prótese de palato.
- Falta de profissional capacitado: o dentista e o fonoaudiólogo que atuam na área da reabilitação da fissura labiopalatina devem conhecer a anatomia e a fisiologia das estruturas envolvidas, bem como as regras que regem as próteses em geral. Da mesma forma, deve-se dispor de um técnico de laboratório capacitado para realizar as etapas laboratoriais.
- Uso de próteses dentárias em condições inadequadas de estabilidade, pois a presença do bulbo faríngeo comprometeria, ainda mais, a falta de retenção.
- Tratamento ortodôntico em fase de expansão maxilar e grandes movimentações dentárias.
- Ausência de dentes-suporte para a prótese, que pode ocorrer na dentadura mista ou em decorrência de agenesias dentárias.
- Inaptidão do paciente para o manuseio do aparelho, o que requer avaliação com terapia ocupacional ou psicopedagogia.

AVALIAÇÃO ODONTOLÓGICA CLÍNICA

Toda correção protética necessita de alguns pré-requisitos para sua execução, sendo necessária uma avaliação clínica do paciente, antes da indicação do obturador faríngeo. Deve-se avaliar:

- *Estado de saúde geral do paciente:* é necessário que o paciente não possua enfermidade de origem física ou emocional, que comprometa o correto uso da prótese de palato.
- *Condição de higiene oral:* uma higiene oral adequada é pré-requisito para o uso do obturador faríngeo, que, por si só, pode prejudicar, ainda mais, uma saúde bucal já comprometida. Tratamentos odontológicos e correta orientação do paciente quanto à higiene oral poderá reverter essa situação e permitir o início da confecção da prótese.
- *Ausência de elementos dentários:* a prótese, além de sua função na correção da DVF, pode também repor possíveis perdas dentárias, como uma prótese convencional, devolvendo a harmonia do arco dental, a oclusão balanceada e restabelecendo a dimensão vertical.
- *Anatomia e posicionamento dentário:* os dentes são componentes básicos para a retenção e estabilização dos obturadores faríngeos. A anatomia do dente e sua posição no arco pode interferir no planejamento da prótese, mas não impossibilitar sua confecção.
- *Oclusão:* frequentemente, os pacientes com fissura labiopalatina e DVF apresentam alterações oclusais em graus variáveis. Nesses casos, torna-se necessário o planejamento integrado entre os profissionais da ortodontia, odontopediatria e prótese para otimizar o tratamento protético da DVF. Deve-se lembrar que uma boa oclusão e uma dimensão vertical correta são necessárias para a produção de vários fonemas anteriores durante a fala.
- *Conformação do palato:* a anatomia do palato, operado ou não, apresenta algumas variações de indivíduo para indivíduo, as quais podem interferir na conformação da prótese e na sua funcionalidade, o que pode dificultar a sua execução. As variações anatômicas mais frequentes são: a) presença de fístulas: podem variar quanto à localização e tamanho, podendo, inclusive, ocupar toda a extensão da fissura operada. As fístulas presentes na região do palato duro são facilmente vedadas com a prótese, mas as localizadas na região alveolar e no palato mole necessitam de maiores cuidados para que uma vedação efetiva seja alcançada; b) comprimento do palato: palatos curtos facilitam a visualização intraoral da velofaringe e o local de maior mobilidade das paredes faríngeas, e assim, o acesso do bulbo nesta região, permitindo a confecção de um bulbo faríngeo com melhor adaptação funcional. Os palatos longos dificultam o acesso e a visualização da velofaringe, exigindo a utilização da nasoendoscopia, mesmo na moldagem inicial do bulbo faríngeo. Outro inconveniente do palato alongado é a necessidade de elevação do palato mole, que pode acarretar em irritação dessa região, além de promover aumento na força do deslocamento da prótese. Para eliminar esse inconveniente, é necessária a confecção de uma porção intermediária mais alongada e uma mudança na conformação do bulbo faríngeo; c) sensibilidade do palato mole: o grau de sensibilidade do paciente nas áreas de contato com a prótese pode determinar a velocidade do tratamento. Pacientes com muita sensibilidade no palato mole e paredes da faringe necessitam que a prótese seja confeccionada em maior número de etapas clínicas, permitindo que ocorra uma adaptação gradual durante seu uso.
- *Movimentação das paredes da faringe pela visão intraoral:* pede-se para o paciente emitir a vogal /a/ de forma prolongada.
- *Presença de tonsilas palatinas e faríngeas:* a configuração e o tamanho das tonsilas podem dificultar a moldagem funcional do bulbo na área velofaríngea; por isso, o bulbo deve ser posicionado a uma certa distância destas estruturas.
- *Idade do paciente:* o obturador faríngeo pode ser indicado para crianças (com dentição decídua ou mista), adolescentes, adultos e idosos. Para cada idade, a abordagem e o objetivo da prótese são distintos.
- *Cronologia de erupção dentária:* em pacientes jovens, a troca de dentes pode adiar a confecção da prótese, sendo necessário aguardar o término da erupção dos dentes permanentes, pois, em muitos casos, esses dentes irão auxiliar na retenção e estabilidade da prótese de palato.

OBTURADOR FARÍNGEO

O obturador faríngeo é um aparelho removível dento-muco-suportado, constituído de três porções: anterior, intermediária e posterior (bulbo faríngeo).

Porção Anterior

Esta porção fica posicionada no palato duro e deve preencher as necessidades da cavidade oral do paciente, como, por exemplo, repor dentes ausentes e vedar fístulas do palato. Entretanto, para pacientes que não apresentam esses problemas, a única função da porção anterior é proporcionar sustentação para o bulbo faríngeo.

A confecção da porção anterior seguirá os mesmos princípios de uma prótese dentária ou aparelho ortodôntico, sendo realizada a moldagem da arcada para obtenção de um modelo de trabalho, para a confecção da prótese no laboratório. Deve-se, portanto, utilizar um bom material de moldagem (alginato ou silicone), para que os dentes pilares sejam idealmente reproduzidos no modelo de gesso, para permitir a adaptação efetiva dos grampos e da resina acrílica. Os grampos de retenção devem ser em número suficiente e com posicionamento bilateral, para propiciar estabilidade adequada à prótese, sem dificultar a higienização e o manuseio.

A moldagem do arco superior é feita pelo dentista, com planejamento realizado em conjunto com o fonoaudiólogo, em relação aos seguintes aspectos: presença de fístulas, conformação do palato duro que favoreça as funções da fala e deglutição, e os aspectos da dentição que favoreçam a fala e a mastigação.

O planejamento pode envolver a substituição de dentes ausentes, o estabelecimento da dimensão vertical de oclusão, a devolução da sobreposição maxilar, nos casos de maxilas atrésicas, ou ainda, estar em conformidade com os demais procedimentos odontológicos realizados concomitantemente.

A porção anterior pode ser constituída por:

- *Armação metálica:* indicada para pacientes adultos que não apresentam espaços protéticos para reposição de dentes e que tenham contraindicação de correção cirúrgica definida. Uma armação de cromo-cobalto (Cr-Co) é confeccionada com uma grade metálica unida na barra palatina que se

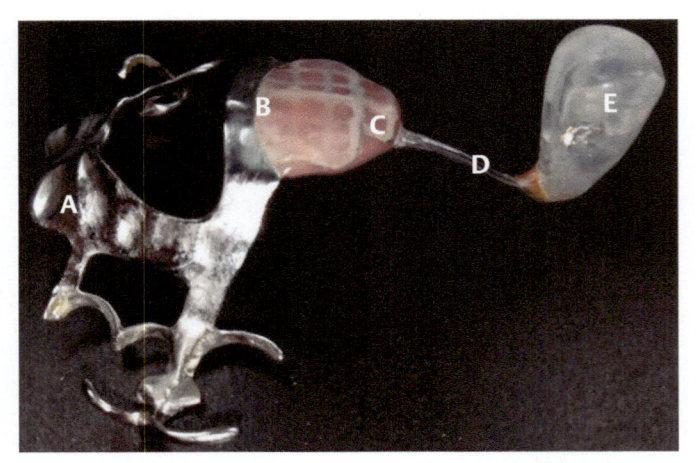

Fig. 17-1. Armação metálica com grampos de retenção (A). Barra palatina posterior (B) unida à grade metálica (C), que dá suporte à porção intermediária (D) e ao bulbo faríngeo (E).

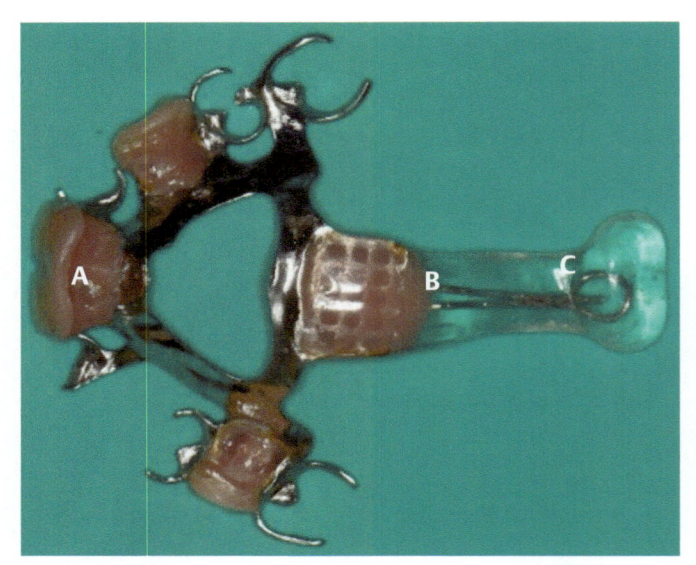

Fig. 17-2. (A) Porção anterior constituída por prótese parcial removível (PPR). (B) Porção intermediária. (C) Bulbo.

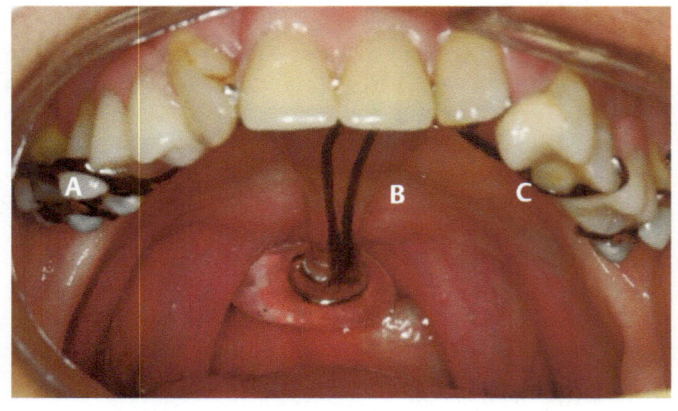

Fig. 17-3. Visão intraoral da posição do bulbo faríngeo na nasofaringe, com porção anterior constituída de PPR.

estende em direção à faringe, para dar suporte à resina acrílica das porções intermediária e do bulbo faríngeo (Fig. 17-1).

- *Prótese parcial removível (PPR):* indicada para pacientes adultos com ausência de elementos dentários. Deve proporcionar suporte e retenção à porção intermediária e ao bulbo faríngeo. Para isso, os grampos de retenção devem ser bem localizados, com uma barra palatina posterior, de modo a permitir a confecção de uma grade metálica com retenção para a resina acrílica, que envolverá a porção intermediária e o bulbo, como mencionado anteriormente (Figs. 17-2 e 17-3).
- *Prótese total (PT):* indicada para pacientes edêntulos (Fig. 17-4).
- *Placa acrílica com grampos:* indicada para crianças, adolescentes e como prótese temporária. É uma prótese versátil, pois é de rápida confecção, fácil manipulação e possibilita alterações durante o tratamento (Fig. 17-5).
- *Overdenture:* ideal para pacientes edêntulos, pois anula os inconvenientes causados por uma prótese total; uma vez que os implantes dão à *overdenture* a estabilidade necessária para uma melhor mastigação, e, nos casos de indicação do bulbo, garantem seu correto posicionamento na velofaringe, durante a fala e a deglutição (Figs. 17-6 e 17-7).
- *Contenção ortodôntica removível:* indicada para pacientes que concluíram a movimentação ortodôntica e utilizam contenção ortodôntica removível (Fig. 17-8).

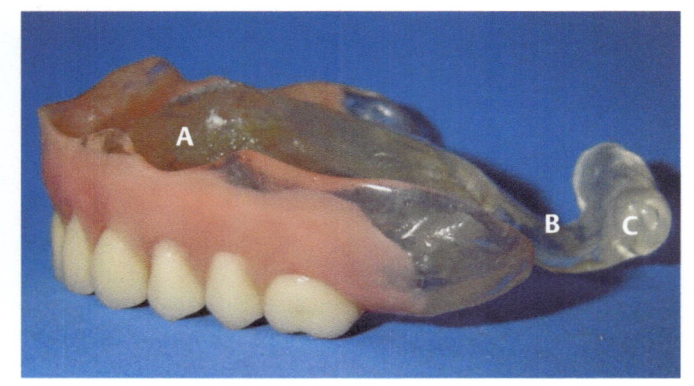

Fig. 17-4. (A) Porção anterior constituída por uma prótese total. (B) Porção intermediária. (C) Bulbo.

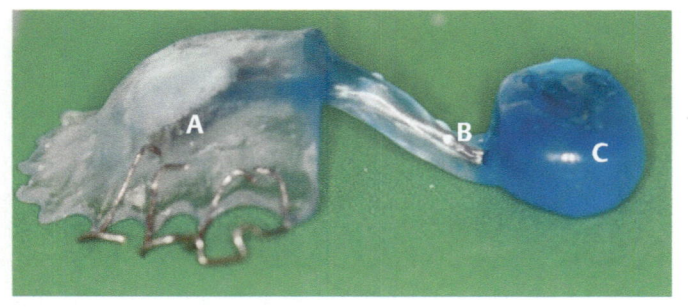

Fig. 17-5. (A) Placa de resina acrílica com grampos. (B) Porção intermediária. (C) Bulbo. Confeccionados em resina, com reforço com fio ortodôntico.

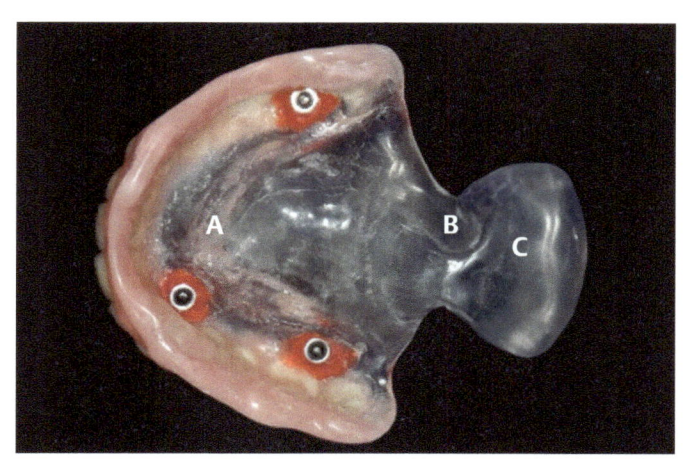

Fig. 17-6. Overdenture. (A) Porção anterior constituída por prótese total, com o sistema de retenção fixado no palato. (B) Porção intermediária. (C) Bulbo.

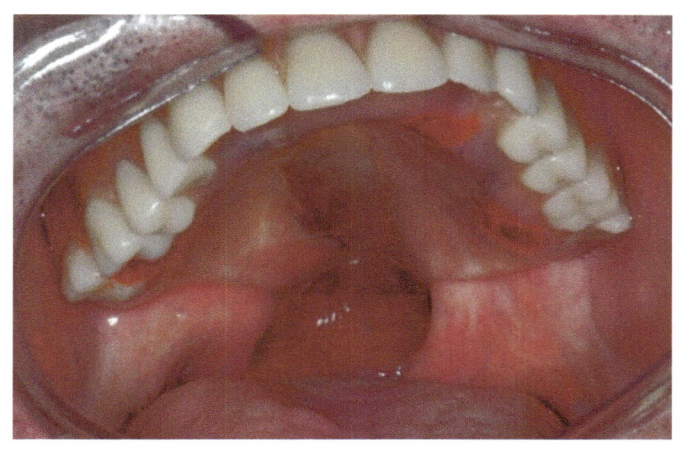

Fig. 17-7. Visão intraoral da posição do bulbo faríngeo na nasofaringe, com porção anterior constituída de *overdenture*.

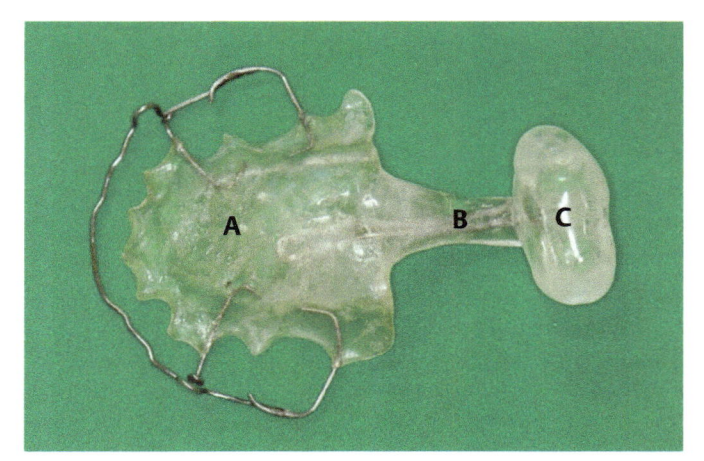

Fig. 17-8. Contenção ortodôntica removível. (A) Porção anterior constituída por placa de contenção ortodôntica removível. (B) Porção intermediária. (C) Bulbo.

Porção Intermediária

Após a instalação da porção anterior e a adaptação do paciente ao uso e manuseio, o dentista e o fonoaudiólogo iniciam a confecção da porção intermediária, avaliando a anatomia e a funcionalidade do véu palatino e das estruturas faríngeas, para determinar a conformação desta parte da prótese. A porção intermediária ficará posicionada na região do palato mole e será o elemento de ligação entre a porção anterior (prótese) e o bulbo faríngeo.

Deve-se considerar, antes de iniciar a escultura da porção intermediária, os seguintes aspectos: sensibilidade do paciente (reflexo de vômito) e comprimento do véu palatino, inserção dos músculos palatinos, conformação do final do palato mole (pilares palatinos e tonsilas), nível de maior constrição das paredes faríngeas (geralmente visível nos casos de palato curto ou aberto) e a presença de fístula.

Após avaliação e planejamento inicia-se a confecção da porção intermediária. Não é possível fazer a moldagem das estruturas moles (palato mole e velofaringe) como é realizado nas arcadas superior e inferior. A impossibilidade de se obter um modelo de trabalho faz com que a porção intermediária seja esculpida pelo dentista, sob orientação de um fonoaudiólogo. A escultura dessa porção é feita em cera 7 como um prolongamento distal da porção anterior da prótese e deve ser provada em boca após cada modificação na escultura. Sua conformação varia de acordo com a anatomia presente, e seu comprimento pode variar de acordo com a sensibilidade do paciente. A prática clínica mostra que a porção intermediária pode apresentar três formatos:

1. Porção intermediária incompleta: quando esta é menor que o comprimento do palato mole.
2. Porção intermediária completa: quando tem o mesmo comprimento que o palato mole, podendo apresentar de 2 a 3 mm ou mais.
3. Porção intermediária completa com pré-bulbo: a mais comum de ser realizada. Esta porção percorre toda a extensão do palato mole, entra no espaço nasofaríngeo, onde é esculpido um pequeno bulbo faríngeo, somente com a função de adaptação do paciente, denominado, por nossa equipe, de pré-bulbo, porque tem configuração semelhante ao bulbo, mas com dimensões menores.

Para realizar a escultura da porção intermediária, faz-se necessário dar um suporte para a peça esculpida em cera 7; para isso é realizada previamente a fixação de um fio de latão (0,7 mm) na porção anterior da prótese. Esse fio garantirá que partes da escultura da porção intermediária não se desprendam da prótese, durante as provas na boca do paciente (Figs. 17-9 a 17-11).

Em pacientes com fissura palatina não operada, a porção intermediária deve preencher o istmo da fenda palatina até o final do palato mole, indo em direção ao ponto de maior constrição das paredes faríngeas (Figs. 17-12 e 17-13).

Finalizada a confecção, a porção intermediária é encaminhada ao laboratório de prótese, onde é realizada a substituição da cera por resina acrílica, seguida pelo acabamento e polimento de toda sua superfície (Fig. 17-14).

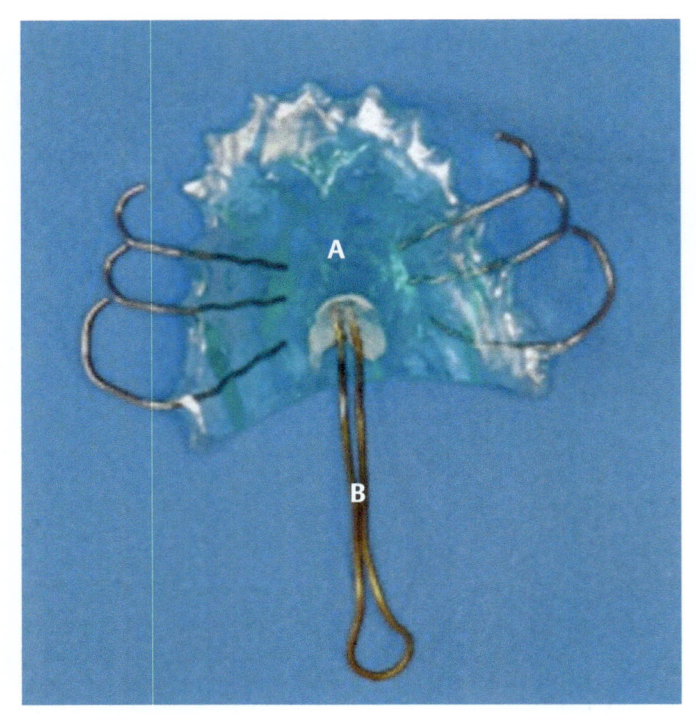

Fig. 17-9. (A) Placa de resina acrílica com grampos. (B) Fixação de fio de latão (0,7 mm), que dará sustentação à porção intermediária.

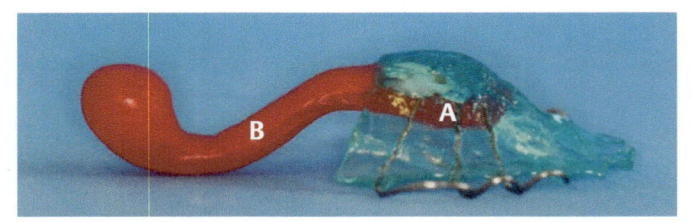

Fig. 17-10. (A) Placa de resina acrílica com grampos. (B) Escultura da porção intermediária esculpida em cera 7.

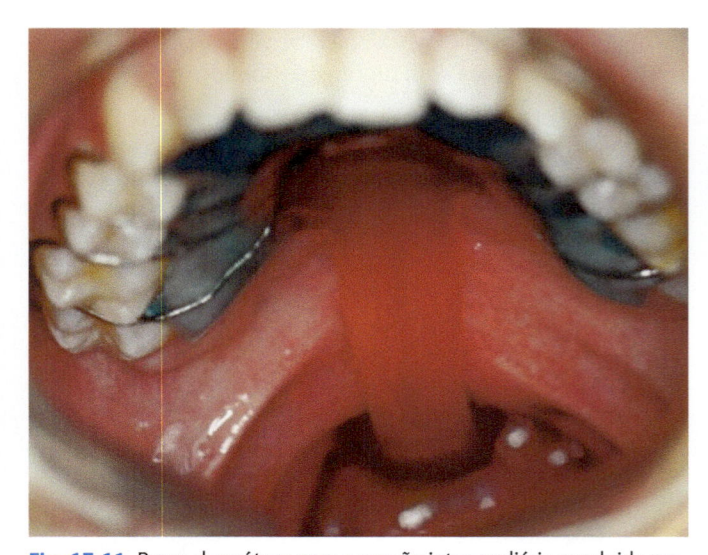

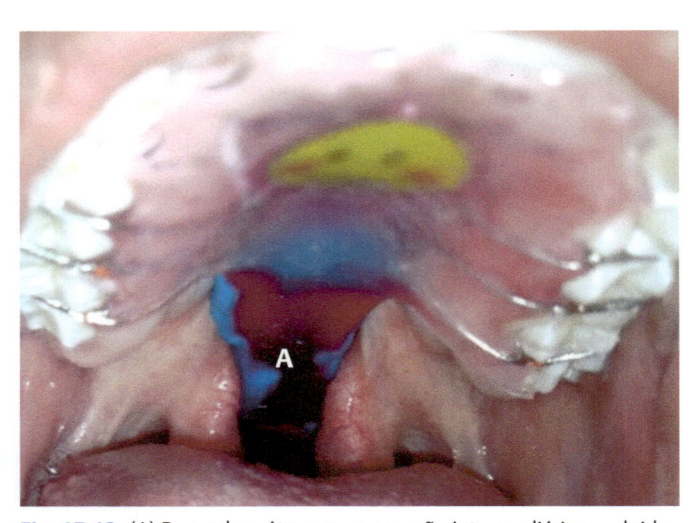

Fig. 17-11. Prova da prótese com a porção intermediária esculpida em cera 7 em boca.

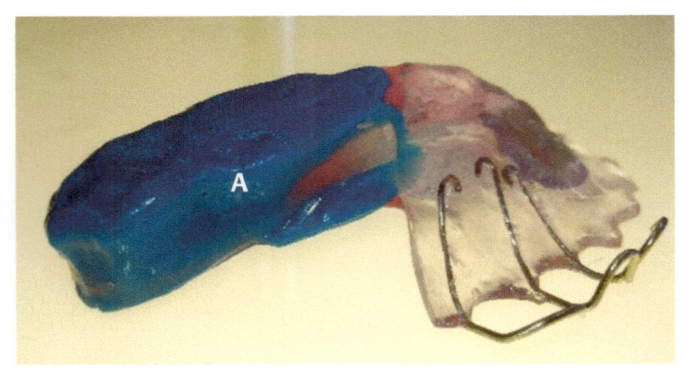

Fig. 17-12. (A) Prótese com a porção intermediária esculpida em cera 7.

Fig. 17-13. (A) Prova da prótese com a porção intermediária esculpida em cera 7 em boca.

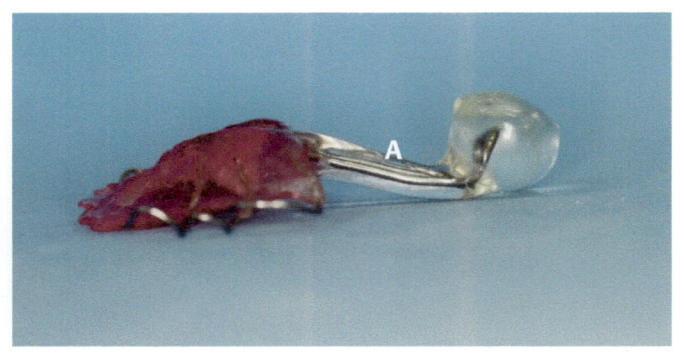

Fig. 17-14. (A) Prótese com a porção intermediária em resina acrílica.

A configuração final da porção intermediária determinará os materiais utilizados na sua conformação final, podendo ser de resina acrílica, de metal, ou a combinação de ambos. Independentemente dos materiais utilizados, é importante que a porção intermediária tenha certo contato com a mucosa palatina, porém, sem promover sua compressão, facilitando a adaptação do paciente, evitando desconforto e minimizando a ação de possíveis forças de deslocamento da prótese de palato.

Estando a porção intermediária e o pré-bulbo passivos em relação às estruturas velofaríngeas, é importante observar a adaptação do paciente ao seu uso. Caso o paciente apresente dificuldade de adaptação, recomenda-se a utilização gradual para facilitar a dessensibilização.

Instalada a prótese e realizados os controles após 24 e 48 horas, o paciente permanece utilizando a prótese para adaptação por, no mínimo, 1 semana, quando então pode ser iniciada a confecção do bulbo faríngeo.

Porção Posterior – Bulbo Faríngeo

O bulbo faríngeo preencherá a parte faltante do palato mole para promover o fechamento velofaríngeo durante a fala. É a última parte a ser confeccionada, pois depende de uma ancoragem adequada, proporcionada pelas porções anterior e intermediária do aparelho. O bulbo é unido na extremidade da porção intermediária e fica localizado na nasofaringe, no ponto de maior movimentação muscular.

É importante enfatizar que, antes de se iniciar a confecção do obturador faríngeo, o paciente já tenha sido submetido à avaliação perceptivo-auditiva pelo fonoaudiólogo para identificar, principalmente, se apresenta articulações compensatórias. Além disso, é fundamental que, durante esta avaliação, o fonoaudiólogo já tenha feito terapia diagnóstica para levar à produção correta das consoantes com articulações compensatórias, as quais serão requisitadas durante a moldagem funcional do bulbo faríngeo.

A confecção do bulbo faríngeo também é realizada pelo dentista, sob orientação do fonoaudiólogo, que juntos vão determinar o melhor posicionamento do bulbo na nasofaringe. Entretanto, antes da realização da moldagem do bulbo, propriamente dita, o fonoaudiólogo solicita que o paciente (que está sentado na cadeira odontológica) produza a vogal /a/ com a boca bem aberta, para observar o movimento do véu e das paredes faríngeas. Para tanto, é importante que a área esteja bem iluminada pelo refletor da cadeira odontológica ou por uma câmera intraoral ou lanterna. Nesta inspeção intraoral, o fonoaudiólogo observa o comprimento e a movimentação do véu palatino, o nível de movimento das paredes faríngeas e a ocorrência do anel de Passavant, para, então, determinar o local onde será posicionado o bulbo faríngeo (Fig. 17-15).

A partir destas observações, é realizada a confecção do bulbo faríngeo, que, assim como a porção intermediária e o pré-bulbo, será obtido a partir de um processo de modelagem com materiais termoplásticos e de impressão, como a godiva e o silicone. A modelagem e a impressão do bulbo serão realizadas por meio de provas da prótese em posição, durante a emissão de fonemas orais, conforme orientação do fonoaudiólogo. A escolha do material de impressão vai depender do dentista, que deverá selecionar o material mais indicado para cada situação. A godiva tem grande versatilidade, por possibilitar várias modificações durante o processo de impressão, porém, é um material com menor escoamento, perdendo alguns detalhes durante a impressão dos movimentos musculares do mecanismo velofaríngeo (Fig. 17-16).

O silicone de adição ou condensação possibilita uma impressão mais precisa dos movimentos dos músculos velofaríngeos, porém, seu tempo de trabalho é longo demais, o que dificulta seu uso para a impressão do bulbo faríngeo (Fig. 17-17).

Os materiais de impressão são agregados à estrutura do pré-bulbo de forma gradativa, o qual é provado em posição

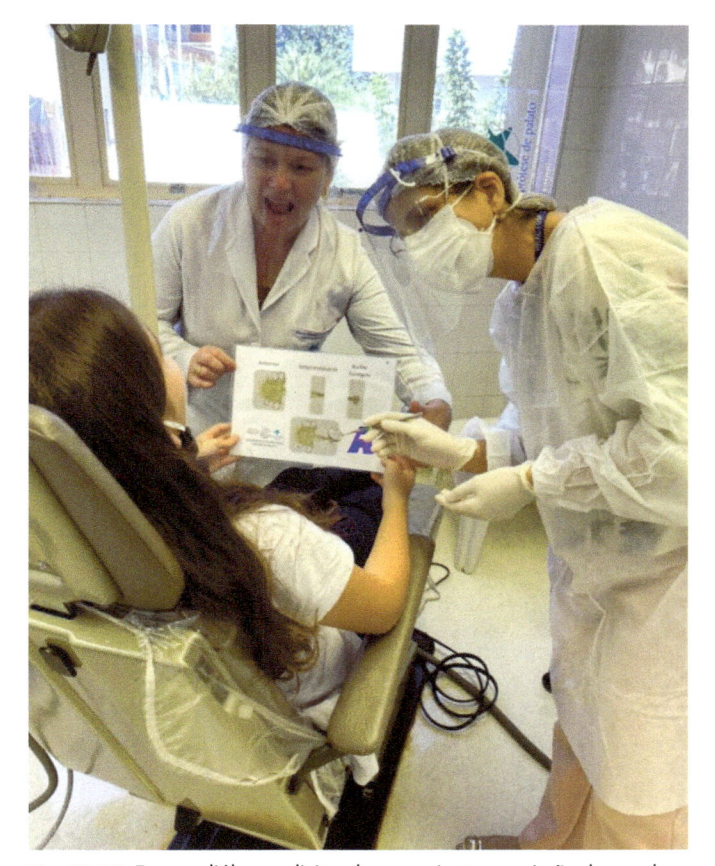

Fig. 17-15. Fonoaudióloga solicitando ao paciente a emissão da vogal /a/, para observar o movimento do véu palatino e das paredes faríngeas.

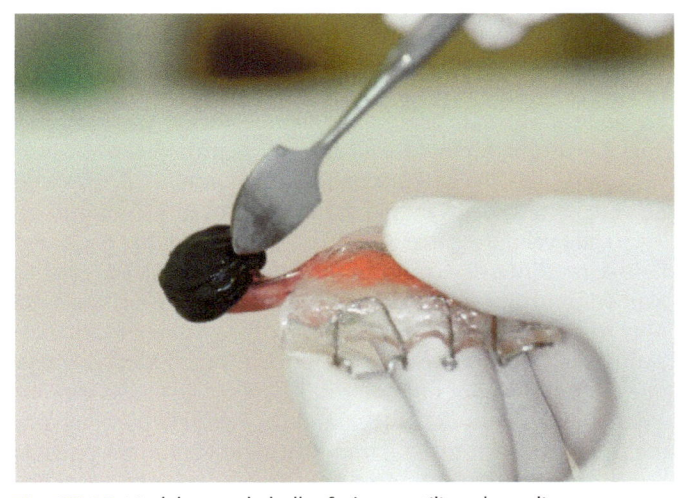

Fig. 17-16. Modelagem do bulbo faríngeo utilizando godiva.

para verificar se está no nível de maior constrição das paredes faríngeas, durante a emissão da vogal /a/. Quando é alcançada a quantidade ideal de material agregado ao pré-bulbo, faz-se a sua impressão durante a fala. Para isso, o paciente é orientado pelo fonoaudiólogo a emitir fonemas orais (isolados e em palavras e frases) para eliciar a ação do mecanismo velofaríngeo e, com isso, imprimir o "movimento" dos músculos faríngeos e palatinos no material de impressão, dando ao bulbo a mesma configuração do *gap* velofaríngeo que causa a DVF.

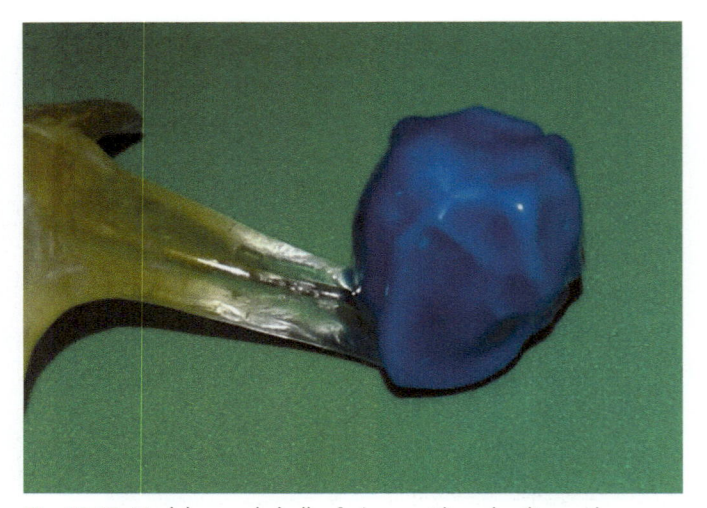

Fig. 17-17. Modelagem do bulbo faríngeo utilizando silicone de condensação.

Importante notar que o bulbo faríngeo não pode ser muito grande para não preencher totalmente o *gap* velofaríngeo, pois isso impediria a passagem do ar para a cavidade nasal, causando hiponasalidade na fala e desconforto durante a deglutição.

Modificar o comportamento das estruturas velofaríngeas é complexo, pois o fechamento velofaríngeo envolve um sofisticado movimento involuntário de músculos. Ao contrário do movimento da ponta da língua, cujo movimento pode ser claramente visualizado, os movimentos das estruturas velofaríngeas são inacessíveis à visualização e ao controle voluntário do paciente. Os profissionais da equipe devem observar a presença de sinais de moldagem em toda a extensão do bulbo, pois detalhes como a elevação velar e o anel de Passavant, devem estar impressos no molde do bulbo. Assim, nem sempre o bulbo terá a mesma altura em todas as regiões, pois ele poderá ser mais baixo na região posterior (para copiar o anel Passavant) e mais alto na anterior (para copiar a elevação velar). O bulbo não deve atrapalhar o movimento de elevação do véu, nem tocar os pilares faríngeos, durante o repouso.

O *gap* velofaríngeo é um espaço extremamente dinâmico, pois se modifica de acordo com o som articulado. Por esta razão, durante o processo de moldagem, ajustes funcionais minuciosos devem ser feitos até que se consiga obter o tamanho, a altura e a largura ideais do bulbo. Um bulbo ideal é aquele que é "abraçado" totalmente pelas paredes faríngeas durante a emissão dos sons orais, separando as cavidades oral e nasal, mas que fica distante das paredes faríngeas durante a emissão dos sons nasais, permitindo o acoplamento das cavidades oral e nasal. Este dinamismo das paredes faríngeas na presença do bulbo é que permite o equilíbrio necessário da ressonância oronasal durante a fala normal, sem interferir na respiração nasal.

Um dos maiores desafios da confecção do bulbo faríngeo é fazer com que ele preencha o espaço nasofaríngeo, sem encostar nas paredes da faringe em situação de repouso. O bulbo não pode ser muito pequeno, pois, durante a fala, as paredes faríngeas não conseguirão tocá-lo integralmente (e aí a ressonância hipernasal não será eliminada), e nem muito grande ao ponto de causar hiponasalidade durante a emissão das vogais e consoantes nasais. Não pode ficar muito baixo para não interferir na deglutição e nem causar desconforto ou irritação na mucosa da faringe durante o seu uso.

Pacientes com velofaringe hipodinâmica, por apresentarem pouco (ou nenhum) movimento das paredes faríngeas, não conseguem obter suficiência velofaríngea apenas com o bulbo faríngeo em posição, e por este motivo, podem não ter melhora da inteligibilidade de fala. No entanto, quando as estruturas velofaríngeas são capazes de "abraçar" totalmente o bulbo, automaticamente conseguirão promover a separação oro-nasal do fluxo de ar e da energia acústica, possibilitando a normalização da ressonância durante a fala. Assim, a fonoterapia, para estes casos, têm papel vital após a finalização da confecção do obturador faríngeo, uma vez que o paciente precisa aprender como usar ativamente o obturador.

A nasoendoscopia deve ser usada para o planejamento, *design*, localização e modificação do bulbo faríngeo, pois permite a visão direta da região velofaríngea. É primordial a interação da equipe interdisciplinar neste momento, uma vez que o dentista manipulará os materiais odontológicos para a moldagem, enquanto o fonoaudiólogo o guiará no posicionamento adequado do bulbo, avaliando imediatamente os resultados de fala durante a moldagem (Figs. 17-18 a 17-21).

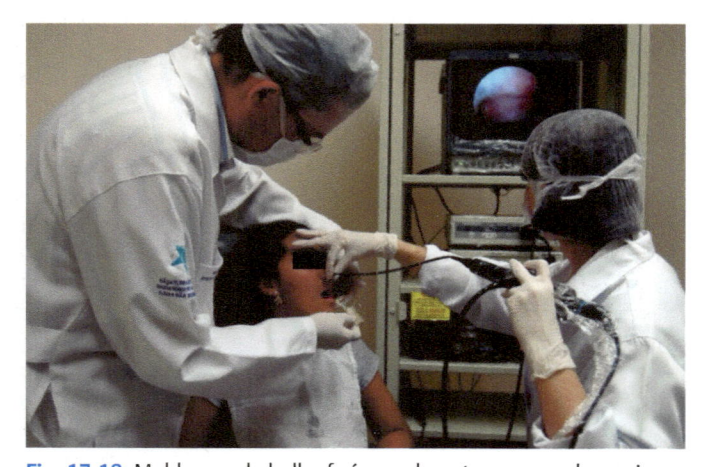

Fig. 17-18. Moldagem do bulbo faríngeo durante a nasoendoscopia.

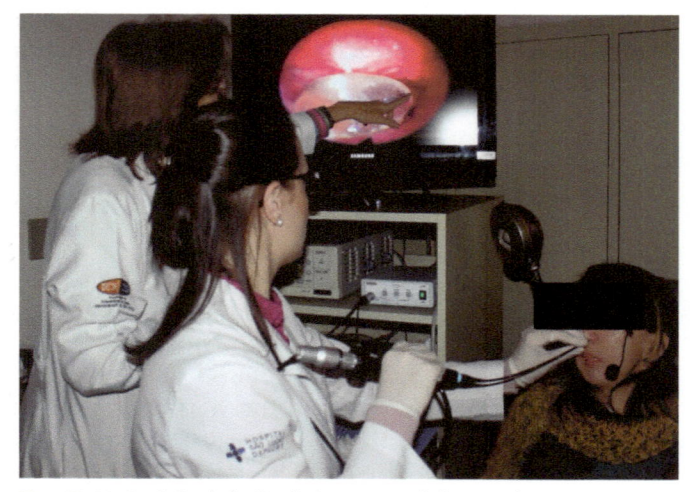

Fig. 17-19. Posição do bulbo faríngeo na velofaringe durante a nasoendoscopia.

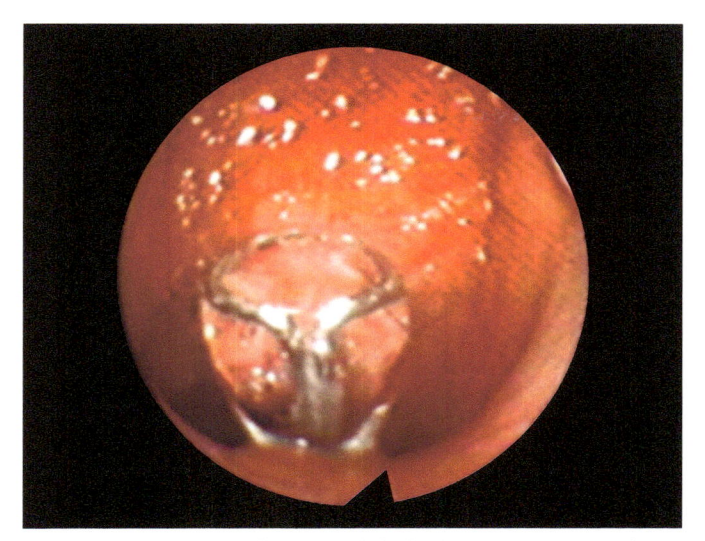

Fig. 17-20. Visão nasoendoscópica do bulbo faríngeo na posição de repouso.

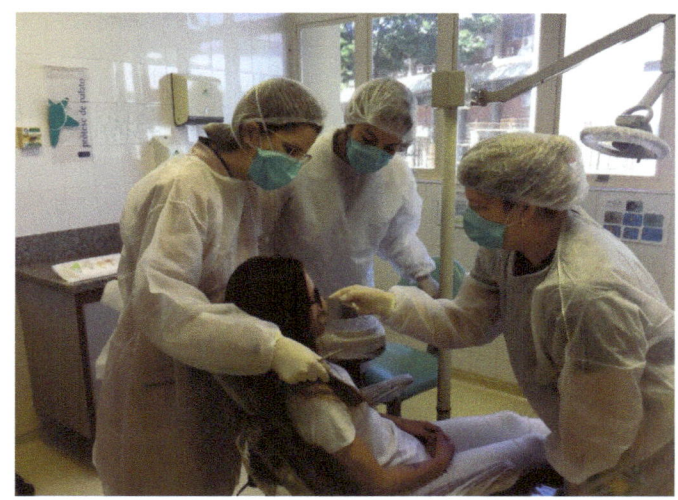

Fig. 17-22. Fonoaudióloga utilizando o espelho de Glatzel para avaliação da ocorrência de escape de ar nasal, com a paciente utilizando a prótese.

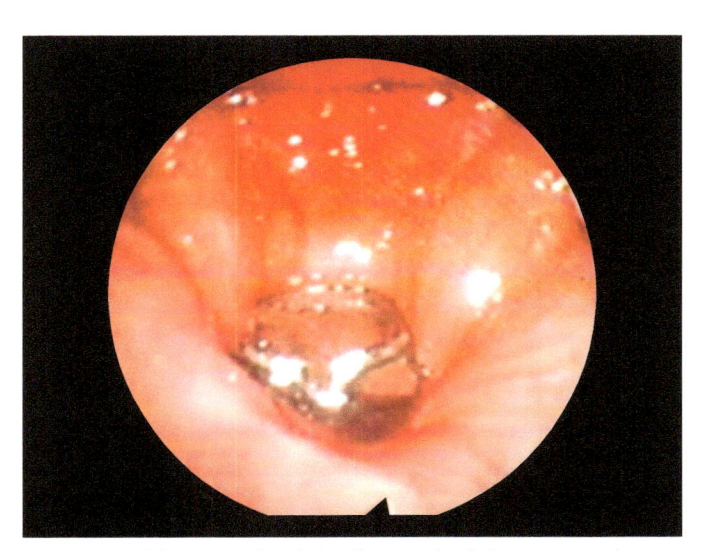

Fig. 17-21. Visão nasoendoscópica das paredes faríngeas tocando totalmente o bulbo faríngeo durante a fala.

Após a finalização do processo de moldagem do bulbo, a prótese é encaminhada para o laboratório de prótese para ser acrilizada. É muito importante que o protético tenha sido treinado pela equipe, não só para compreender os objetivos e a complexidade do tratamento protético da DVF, mas também para saber distinguir os detalhes dos sinais da impressão presentes no bulbo faríngeo.

Após a acrilização do bulbo, é realizada a instalação da prótese no paciente. Nesse momento, é observada sua proximidade das paredes faríngeas, solicitando ao paciente que faça movimentos livres de rotação de cabeça, para observar se há toque do bulbo nas paredes da faringe. Caso isso ocorra, o bulbo deve ser desgastado e deve ser dado acabamento no acrílico até que o contato não mais ocorra. Cerca de 6 a 8 h de uso, é realizado um controle odontológico para se verificar as queixas do paciente, como dor/incômodo, dificuldades na deglutição de saliva e/ou alimentos, entre outras.

Finalizado todo o processo de confecção do obturador faríngeo, o paciente será novamente submetido a uma avaliação fonoaudiológica nas condições com e sem prótese, para comparar os resultados obtidos. Recomenda-se que todos os pacientes sejam submetidos à documentação do material clínico de fala, em ambas as condições, por meio de gravação (áudio e vídeo) de amostras de fala padronizadas. Os dados da avaliação fonoaudiológica também definirão a necessidade de modificações no bulbo faríngeo em um próximo retorno, onde todo esse processo, aqui descrito, deverá ser repetido (Fig. 17-22).

VANTAGENS E DESVANTAGENS DO OBTURADOR FARÍNGEO

Os benefícios desse tratamento são inúmeros, pois sua condição reversível permite ajustes necessários, controles periódicos e novas moldagens, de acordo com a evolução do tratamento.

Embora muitos pacientes usem o obturador faríngeo com sucesso para correção da DVF, é preciso estar atento às desvantagens de seu uso. Ao contrário da cirurgia, o tratamento protético não é definitivo, pois quando o mesmo é interrompido, os sintomas de fala reaparecem. Além disso, é um tratamento caro e há poucos profissionais com experiência na área. O obturador pode ser facilmente perdido, pois embora o paciente adquira, com o tempo, destreza manual para inserção e remoção da prótese, esta tem que ser removida diariamente para higiene, e, à noite, para dormir. Principalmente no início do tratamento, a prótese pode causar desconforto ou, em alguns casos pode até provocar ulceração na mucosa.

Outra inconveniência é a ocorrência de algum dano no aparelho, embora fraturas ou trincas no acrílico possam ser reparadas de forma simplificada. Há que se considerar, também, que a retenção da prótese, em muitos casos, é um grande desafio, principalmente quando há falta de dentes ou outras irregularidades na dentição. Além disso, é frequente a necessidade de ajustes na prótese de crianças pequenas, principalmente em função de seu crescimento e da perda de dentes, durante a erupção dos dentes permanentes. Adicione-se, ainda, a dificuldade de colaboração da criança durante o processo de moldagem.

Quanto ao manuseio da prótese pelo paciente, é recomendado que o aparelho seja removido ao dormir, para não lesionar as paredes da mucosa da velofaringe. Orienta-se, também, que não seja removido durante as refeições, especialmente em eventos sociais que requerem, na maioria das vezes, a fala. Durante seu uso diário, orienta-se a remoção do aparelho de 3 a 4 vezes ao dia, para realização do processo de escovação dentária e higienização. Importante enfatizar que, apesar de suas limitações e das possíveis desvantagens, o obturador faríngeo deve ser sempre considerado quando a cirurgia secundária for contraindicada.

O prognóstico de se conseguir fala normal apenas com o obturador faríngeo é estabelecido quando o paciente apresenta bom movimento das paredes faríngeas, durante a fala, e quando apresenta apenas ressonância hipernasal (com ou sem escape de ar nasal). Entretanto, quando há pouco ou nenhum movimento das paredes faríngeas, o prognóstico para fala normal apenas com o uso obturador faríngeo é limitado (como também seria com a realização da cirurgia secundária) e a combinação com a fonoterapia (preferencialmente a intensiva) faz-se necessária.

É importante enfatizar que a presença do obturador faríngeo não corrige os problemas articulatórios da fala, mas melhora a habilidade do paciente de impor pressão de ar intraoral para a produção dos sons orais. A fonoterapia é frequentemente necessária para ajudar o paciente a aprender a usar a pressão aérea na produção dos sons e eliminar qualquer articulação compensatória.

PROGRAMA DE REDUÇÃO DO BULBO FARÍNGEO

O programa de redução do bulbo faríngeo visa reduzir, gradualmente, o tamanho do bulbo, na expectativa de aumentar, gradualmente, o movimento das paredes faríngeas. O objetivo final é melhorar a função velofaríngea para evitar a realização da cirurgia, ou diminuir a largura do retalho faríngeo.

A forma, o tamanho e a localização do bulbo faríngeo dependem da forma, do tamanho e da localização do defeito e da mobilidade residual do palato mole e das paredes faríngeas. Erros comuns no *design* incluem o contorno da superfície inferior, a altura e o contato com os tecidos adjacentes. A superfície inferior não deve interferir com a superfície dorsal da língua, durante a fala, e a altura raramente necessita exceder 10 mm. Conseguir contato das paredes faríngeas no bulbo, durante a fala, é mais difícil de ser obtido quando o movimento das paredes é limitado.

Para o sucesso do programa de redução do bulbo são necessários: 1) indicação adequada e a cooperação do paciente, que deve ter boa habilidade compensatória dos músculos palatofaríngeos, 2) fonoterapia simultaneamente ao tratamento protético, e 3) uso contínuo da prótese. Encontrar técnicas e estratégias para estimular o movimento das paredes faríngeas, principalmente, quando o paciente apresenta velofaringe hipodinâmica, é uma tarefa bastante complexa, a qual exige do fonoaudiólogo, não só conhecimento especializado, mas muita prática clínica.

REFERÊNCIAS BIBLIOGRÁFICAS

1. Williams WN, Seagle MB, Pegoraro-Krook MI, Souza TV, Garla L, Silva ML et al. Prospective clinical trial comparing outcome measures between Furlow and von Langenbeck palatoplasties for UCLP. Ann Plast Surg. 2011;66:154-163.
2. Naidu P, Yao CA, Chong DK, Magee III WP. Cleft palate repair: a history of techniques and variations. Plast Reconstr Surg Glob Open. 2022;10:e4019.
3. Pinto JH, Dalben GS, Pegoraro-Krook MI. Speech intelligibility of patients with cleft lip and palate after placement of speech prosthesis. Cleft Palate Craniofac J. 2007;44:635-641.
4. Pegoraro-Krook MI, Aferri HC, Uemeoka E. Prótese de palato e obturadores faríngeos. In: Di Ninno CQMS, Jesus MV. Fissura palatina: fundamento para a prática fonoaudiológica. São Paulo: Roca; 2009, p.113-124.
5. Patel M, Mehta S, Kohli D, Makwana P, Choudhry S. The prosthodontic rehabilitation in velopharyngeal disorders. Int J Res Med. 2014;3:188-191.
6. Almeida BK, Ferreira GZ, Aferri HC, Marino VCC, Dutka JCR, Pegoraro-Krook MI. Passavant's ridge during speech production with and without pharyngeal bulb. J Commun Disord. 2019;82:105939.
7. Pegoraro-Krook MI, Rosa RR, Aferri HC, de Andrade LKF, Dutka JC. Pharyngeal bulb prosthesis and speech outcome in patients with cleft palate. Braz J Otorhinolaryngol. 2022;88:187-193.

DISTÚRBIOS DA AUDIÇÃO: DIAGNÓSTICO E MANEJO

CAPÍTULO 18

Luiz Fernando Manzoni Lourençone ■ Tyuana Sandim da Silveira Sassi
Silvia Helena Alvarez Piazentin Penna ■ Adriana Guerta de Souza ■ Melissa Zattoni Antoneli

É bem conhecido o importante papel da audição no desenvolvimento da fala, da linguagem e do aprendizado. Uma perda auditiva, mesmo que de grau leve, pode levar uma criança à privação sensorial, interferindo no desenvolvimento da fala e da linguagem, assim como no desenvolvimento das habilidades acadêmicas. De acordo com o *Joint Committee on Infant Hearing* (2019),[1] dentre os indicadores de risco para a deficiência auditiva, destacam-se as fissuras orofaciais, e são inúmeros os trabalhos que descrevem a relação entre fissura palatina e alterações de orelha média, com consequente perda auditiva.

A fissura que acomete o palato é classicamente associada a problemas auditivos, conforme relatos de Feniman *et al.* (1999); Piazentin-Penna (2002); Piazentin-Penna e Jorge (2007); Szabo *et al.* (2010); Hall *et al.* (2017); Tengroth *et al.* (2017); McAndrew (2020); Crowley *et al.* (2021).[2-9] Indivíduos com fissura palatina apresentam maior prevalência de perda auditiva do que a população em geral e são mais propensos ao desenvolvimento de **otite média com efusão** (OME).[8,10-12]

A fissura que acomete somente o lábio não interfere na sensibilidade auditiva; portanto, se eventualmente for identificada perda auditiva em indivíduos com fissura labial, os fatores etiológicos a serem considerados podem envolver antecedentes familiares, quadros alérgicos, anomalias associadas, presença de síndromes, dentre outros fatores.

ANATOMIA E FISIOLOGIA DO SISTEMA AUDITIVO

A audição normal requer um sistema condutivo e sensorioneural saudável. A condução do som idealmente requer um conduto auditivo externo patente, uma membrana timpânica móvel, uma orelha média preenchida de ar à pressão ambiente e uma cadeia ossicular intacta e móvel, capaz de transmitir o som à orelha interna.

Uma anatomia normal da tuba auditiva e das estruturas circundantes é a condição para o funcionamento normal da orelha média, sendo que o objetivo principal da tuba auditiva é fornecer condições ideais para a transferência de pressão sonora para a orelha interna, por meio da equalização da pressão da orelha média e do espaço da mastoide com a pressão externa.[13]

A tuba auditiva infantil apresenta 24 mm de comprimento e possui um terço ósseo e dois terços cartilaginosos, comunicando a orelha média com a nasofaringe. Sendo mais curta e mais horizontalizada na criança do que no adulto, o que predispõe ao acúmulo de fluido na orelha média da criança.

Com o crescimento e o desenvolvimento da face, a angulação da tuba passa de 10 para 45 graus e, a musculatura se desenvolve, levando a uma melhor *performance*.[14] Além da questão da angulação, as crianças podem apresentar tecido adenoideano hipertrófico, que pode alterar o funcionamento dos óstios tubários na nasofaringe, tanto por obstrução mecânica direta, como por obstrução inflamatória devido à formação de biofilmes.[14,15]

Os pacientes com fissura de palato apresentam uma tuba auditiva mais curta, um ângulo alargado entre as lâminas lateral e medial da cartilagem da tuba auditiva, um lúmen reto com menos elastina e inserção do músculo tensor do véu palatino na lâmina lateral à cartilagem, alterações que prejudicam a função da tuba auditiva e predispõem a alterações otológicas.[14,16] A disfunção tubária é um fator importante na fisiopatogênese da OME, causada por uma obstrução funcional, que acaba gerando uma incapacidade de drenagem do fluido e trocas gasosas com a orelha média.[5] Com a persistência do fluido, o que ocorre, principalmente no paciente com anomalia craniofacial, é a perda condutiva, principalmente pelo acúmulo de fluido entre as estruturas tímpano-ossiculares, que aumenta a impedância do sistema. Uma duração aumentada da OME é um fator de risco para o desenvolvimento de perda auditiva permanente, tanto condutiva quanto sensorioneural.[7]

A associação entre fissura palatina e OME foi relatada pela primeira vez por Alt, em 1878.[17] Existem diferentes teorias que tentam explicar a perda auditiva sensorioneural na população com fissura, dentre as quais a que considera a passagem de agentes inflamatórios e toxinas pela janela redonda, afetando o giro basal da cóclea e, consequentemente, as frequências mais altas, de acordo com o modelo de distribuição tonotópica coclear.[18] Em outros estudos, a efusão da orelha média, decorrente do mau funcionamento da musculatura responsável pela abertura da tuba auditiva, é descrita como principal fator desencadeante da perda auditiva.[3,4,19-24] A prevalência de alterações de orelha média é variável, verificando-se na literatura ocorrência de até 100%, dependendo da metodologia utilizada.

ALTERAÇÕES OTOLÓGICAS E AUDIOLÓGICAS ASSOCIADAS À FISSURA DO PALATO

As principais *alterações otoscópicas* descritas incluem a timpanosclerose, a retração timpânica, que pode variar de leve a severa, a presença de efusão e sinais de otite média crônica. Carvalhal *et al.* (2004)[25] descreveram a ocorrência de anormalidades à otoscopia para 77,5% de 130 pacientes com fissura de palato avaliados, e o achado principal foi a efusão de orelha média (46,2%). No estudo de Feniman et al. (2008),[26] 84% dos lactentes com fissura labiopalatina apresentaram alteração na otoscopia, como a opacificação da membrana timpânica, a presença de fluido visível na orelha média, além da imobilidade de membrana timpânica na insuflação e na retração. Quando existente, o fluido na orelha média restringe os movimentos da membrana timpânica, causando uma perda auditiva condutiva, que pode sofrer flutuação de acordo com as mudanças no volume do fluido, distribuição espacial e outros fatores.[27]

A alta prevalência da OME em crianças com fissuras labiopalatinas deve-se, principalmente, à disfunção tubária. Os músculos tensor e levantador do véu palatino, responsáveis pela abertura da tuba auditiva, apresentam pontos de inserção anômalos nessas crianças, pois o palato não se funde durante o desenvolvimento fetal,[10,28] o que provoca uma hipoplasia muscular, não permitindo a abertura apropriada da tuba auditiva, com consequente ventilação inadequada da orelha média. A ventilação insuficiente gera pressão negativa, o que resulta em retração da membrana timpânica e secreção de muco dos tecidos, por meio de osmose dentro da cavidade da orelha média.[29]

Anomalias nas cartilagens e lúmen da tuba auditiva em casos de fissura palatina foram descritas por Matsune et al. (1991),[30] e essas alterações estão intimamente associadas entre si e com a disfunção ventilatória ativa da tuba auditiva nesses pacientes. Além disso, existem outras alterações da anatomia craniofacial que predispõem ao mau funcionamento da tuba auditiva em pacientes com fissura labiopalatina, como por exemplo o crescimento inadequado do terço médio da face, frequentemente visto nesses casos.[31] A fissura palatina está associada a um risco aumentado de infecção do trato respiratório superior, o que pode levar à hiperplasia do tecido adenoideano, configurando um outro fator causal primário de OME.[32]

Uma série de outras anormalidades esqueléticas associadas a OME foram descritas em casos de fissura labiopalatina, como a dimensão reduzida da base posterior do crânio, envolvendo o osso esfeno-occipital, além do retroposicionamento da maxila. Essas alterações influenciam a posição e a extensão da porção óssea da tuba auditiva, aumentando a tendência à manifestação de OME.[33]

A prevalência das formas reversíveis de otite média é alta até os 6 anos de idade nos pacientes com fissura de palato. A partir dessa idade, supostamente devido ao desenvolvimento craniofacial e da tuba auditiva, há uma drástica diminuição da prevalência das formas reversíveis e, simultaneamente, um aumento da prevalência das formas crônicas de otite média, com alterações teciduais irreversíveis.[25] Mais uma vez, justifica-se o diagnóstico e a intervenção precoces do otorrinolaringologista e do audiologista, para prevenir a cronificação da doença da orelha média no paciente com fissura palatina.

Quanto às *alterações auditivas*, são encontradas principalmente perdas auditivas condutivas bilaterais de grau leve.[10,34-37] A principal característica é que os limiares aéreos estão alterados e os limiares ósseos encontram-se dentro dos padrões de normalidade, havendo, portanto, um *gap* aéreo-ósseo (Fig. 18-1).

A perda auditiva geralmente é flutuante, sendo comum ocorrer variação no grau da perda nos diferentes estágios da doença. Assim, nos estágios iniciais de disfunção da tuba auditiva, pode haver audição normal, e, nos estágios mais avançados de otite média crônica, pode ocorrer perda auditiva moderada. Também os limiares ósseos podem apresentar alteração dependendo da duração e da severidade da doença. Em menor proporção, ocorrem as perdas mistas e sensorioneurais, podendo estar associadas a síndromes e/ou outras malformações.

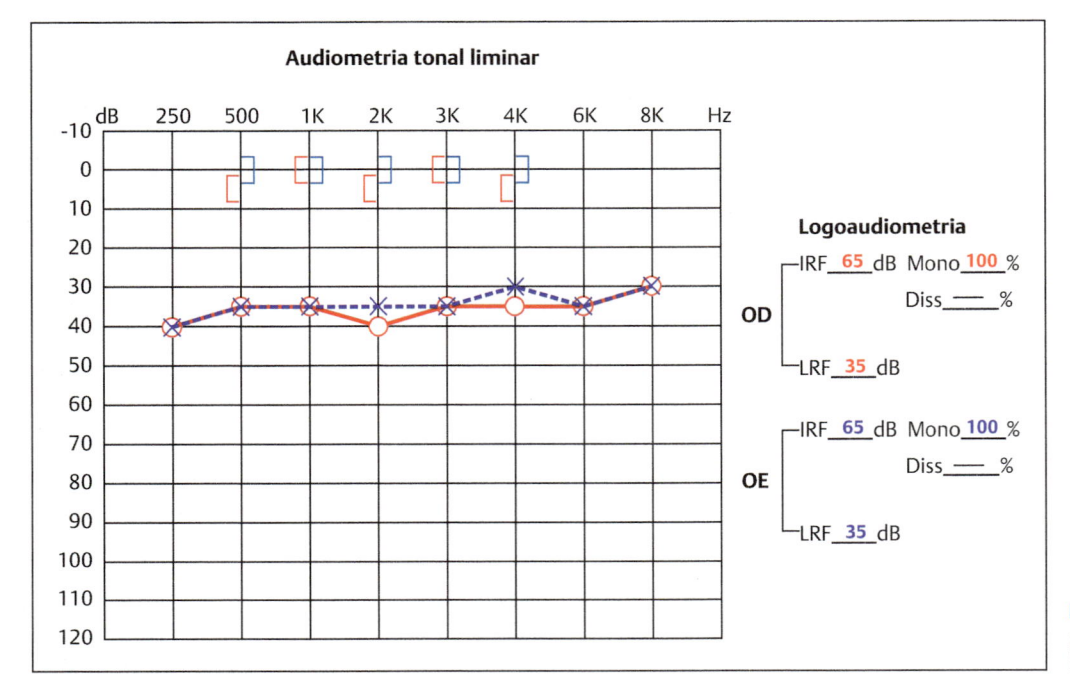

Fig. 18-1. Audiograma indicando perda auditiva condutiva leve bilateral.

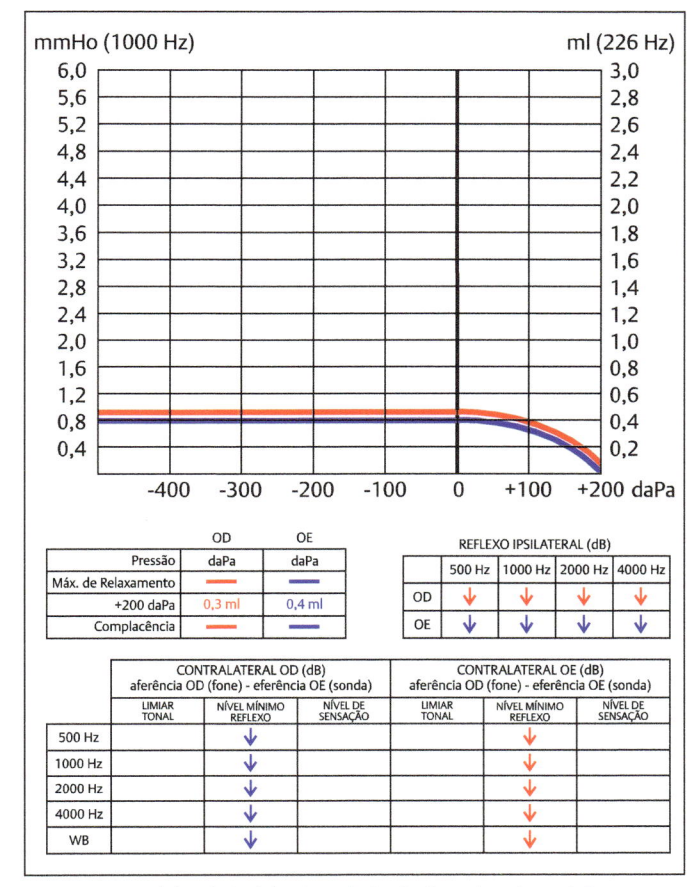

Fig. 18-2. Medidas da imitância acústica indicando otite média com efusão bilateral.

Nas medidas da imitância acústica é comum encontrar timpanometria tipo B de Jerger (1970),[38] caracterizada pela ausência do pico de máxima admitância, encontrada na presença de efusão da orelha média, ou ainda as curvas tipo C, que demonstram a existência de pressões negativas na orelha média e são sugestivas de disfunção tubária e tipo Ar, que apresentam pico de máxima admitância com amplitude reduzida, sendo geralmente encontrada quando há rigidez do sistema[39] (Fig. 18-2).

A privação sensorial decorrente de perdas auditivas e otite média recorrente podem ser indicadores de risco para o desenvolvimento do processamento auditivo, assim como para o desenvolvimento da linguagem, da fala e da aprendizagem. Segundo a *American Speech and Hearing Association*[40], o transtorno do processamento auditivo central (TPAC) é definido como um déficit em um ou mais processos auditivos centrais, caracterizado por uma ou mais alterações nas habilidades de localização e lateralização sonora, discriminação, reconhecimento auditivo e dos aspectos temporais da audição como resolução, mascaramento, integração e ordenação temporal.

As crianças com OME, nos primeiros anos de vida e recorrente na idade pré-escolar e escolar, apresentam desempenhos inferiores para habilidades auditivas de ordenação e resolução temporal, quando comparadas com seus pares sem histórico da mesma afecção.[41] Desempenho abaixo do esperado foi observado nos testes especiais comportamentais do processamento auditivo em crianças com fissura de palato. Os piores desempenhos ocorreram nos seguintes testes: teste de fusão auditiva-revisado, teste dicótico de dígitos, teste de dissílabos alternados, teste de sentenças sintéticas com mensagem competitiva ipsilateral.[42]

ALTERAÇÕES NAS CONDIÇÕES SINDRÔMICAS E MALFORMAÇÕES CRANIOFACIAIS COMPLEXAS

Diversas condições sindrômicas e malformações craniofaciais complexas compreendem em suas características fenotípicas as malformações auriculares. Em condições como o espectro oculoauriculovertebral – EOAV (também conhecido como microssomia hemifacial ou síndrome de Goldenhar), a síndrome de Treacher Collins, bem como em outros tipos de disostose mandibulofacial, que acometem estruturas derivadas do primeiro e do segundo arcos faríngeos, a malformação da orelha externa e média é comumente encontrada. Nesses casos, a perda auditiva está habitualmente associada ao tipo e à extensão da malformação, com ocorrência mais comum das perdas de tipo condutivo ou misto e de grau que varia de leve a severo. Usualmente a condição audiológica é estável e demanda reabilitação com uso de amplificação, especialmente quando o acometimento é bilateral. Outras categorias de quadros complexos, como as craniossinostoses sindrômicas, por exemplo, também estão associadas a uma maior ocorrência de alterações otológicas e auditivas. Quando a fissura palatina está presente nesses casos, soma-se um fator etiológico para os distúrbios da audição.

PROTOCOLO DE AVALIAÇÃO

Como citado anteriormente, de acordo com o *Joint Committee on Infant Hearing* (2019),[1] dentre os indicadores de risco para a deficiência auditiva, destacam-se as fissuras orofaciais. Sendo assim, indivíduos com fissura labiopalatina, por apresentarem risco para a deficiência auditiva na infância, devem ser avaliados e identificados o mais precocemente possível, como preconizado pelas Diretrizes de Atenção da Triagem Auditiva Neonatal.[43] Além disso, visando à saúde auditiva dessa população, um acompanhamento audiológico periódico deve ser realizado.

A triagem auditiva neonatal (TAN) em bebês com fissura labiopalatina é realizada por meio do teste denominado potencial evocado auditivo automático (PEATE-A) em 35 dBNA, pois este procedimento diminui o índice de falsos-positivos relacionados com as alterações de orelha média. Caso o bebê apresente falha na triagem, deve ser retestado em 30 dias por meio de novo PEATE-A e na ocorrência de falha no reteste, deverá ser encaminhado imediatamente para avaliação diagnóstica otorrinolaringológica e audiológica. Os pais de bebês com fissura labiopalatina que apresentarem resultados satisfatórios na TAN devem ser orientados quanto a presença do indicador de risco para a deficiência auditiva e a necessidade do monitoramento mensal nas consultas de puericultura na atenção básica, e da avaliação audiológica entre 7 e 12 meses na atenção especializada.[43]

Quando o bebê começa o acompanhamento no centro de referência para o tratamento da fissura labiopalatina, as orientações relacionadas com os cuidados com a audição devem estar inseridas já no contexto do primeiro atendimento, bem como a documentação dos resultados da TAN e orientações sobre a importância de seguir o protocolo em caso de reteste e encaminhamento para o diagnóstico audiológico. Além disso, são importantes orientações quanto à posição ideal durante as mamadas, sua relação com a prevenção de efusão da orelha média e o desenvolvimento da linguagem.

A avaliação audiológica tem como objetivo principal determinar a integridade do sistema auditivo, além de identificar o tipo, o grau e a configuração da perda auditiva em cada orelha. Na rotina ambulatorial, o atendimento é iniciado com a entrevista audiológica, composta por perguntas diretas ao paciente e/ou cuidadores, relacionadas com a audição, tais como presença ou ausência de dificuldade para ouvir, otalgia, otorreia, otite, zumbido, prurido, como também exposição a ruído, surdez familiar, queixa escolar, doenças, volume da televisão e da fala e interesse em usar aparelho de amplificação sonora individual (AASI), caso houver indicação, auxiliando, assim, o diagnóstico, o prognóstico terapêutico, as condutas e os encaminhamentos necessários.

Deve ser verificada a presença de cerume ou algum outro impedimento para a realização dos exames. No momento do exame, estima-se o calibre do meato acústico externo (MAE), a fim de escolher um molde de borracha ou espuma adequado para a vedação, durante a realização das medidas de imitância acústica.

O protocolo de avaliação deve ser estabelecido de acordo com a idade do indivíduo e nível de colaboração, sendo então submetido à audiometria tonal liminar, audiometria tonal condicionada ou audiometria tonal com reforço visual; logoaudiometria e medidas de imitância acústica.

Na audiometria tonal liminar (Padrão ISO, 1964), o exame é realizado em cabina acústica, onde o indivíduo permanece sentado, sendo orientado a levantar a mão quando ouvir o estímulo acústico. Esse estímulo é apresentado por condução aérea por meio de fones de inserção ou supra-aurais nas frequências de 250 a 8.000 Hz. Os limiares de condução aérea refletem a integridade de todo o mecanismo auditivo periférico, uma vez que o som é transmitido através do MAE, orelha média e cóclea até alcançar o sistema auditivo central (Fig. 18-3). Quando os limiares obtidos por condução aérea estiverem alterados, pesquisam-se os limiares por condução óssea por meio do vibrador ósseo nas frequências de 500 a 4.000 Hz. O objetivo principal deste teste é investigar as condições da orelha interna. Por meio da comparação entre os limiares por condução aérea e óssea, é possível determinar o grau (leve, moderado, severo ou profundo) e o tipo da deficiência auditiva (condutiva, sensorioneural ou mista).

A audiometria tonal condicionada, que tem por objetivo observar as respostas comportamentais da criança para estímulos acústicos, é realizada em cabina acústica, preferencialmente com fones (inserção ou supra-aurais), dependendo do nível de compreensão e de cooperação da criança. Caso a criança não aceite o uso dos fones, o estímulo sonoro é apresentado por meio de caixas acústicas posicionadas a 45° ou 90° do pavilhão auricular. Nessa técnica a criança é condicionada a realizar uma atividade motora (arremessar um pequeno bloco de plástico dentro de um recipiente) quando escutar o estímulo acústico. São utilizados tons modulados nas frequências de 500 a 4.000 Hz. A intensidade mínima pesquisada irá depender do tipo de transdutor: com fones 10 dBNA e em campo livre 20 dBNA. Quando os limiares obtidos por condução aérea estiverem alterados, pesquisam-se os limiares por condução óssea por meio do vibrador ósseo nas frequências de 500 a 4.000 Hz (Fig. 18-4).

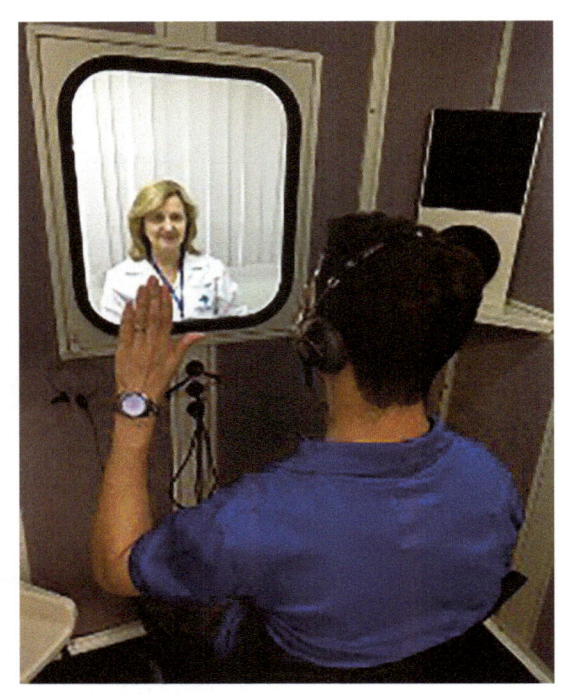

Fig. 18-3. Audiometria tonal liminar.

A audiometria de reforço visual (ARV), indicada para crianças de até 2 anos e 6 meses de idade e/ou naquelas com outros problemas associados que não permitam realizar a audiometria tonal condicionada. É um procedimento subjetivo para determinar o nível mínimo de resposta auditiva nas frequências de 500 a 4.000 Hz, no qual a resposta condicionada é o reflexo de orientação, ou seja, virar a cabeça em direção ao som. Quando os níveis mínimos obtidos por condução aérea estiverem alterados, pesquisam-se os níveis mínimos por condução óssea por meio do vibrador ósseo nas frequências de 500 a 4.000 Hz (Fig. 18-5).

A logoaudiometria é realizada logo após a audiometria tonal liminar, em cabina acústica, onde o indivíduo permanece sentado, sendo orientado a repetir os vocábulos apresentados pela fonoaudióloga. Esse exame é constituído pelos testes: limiar de reconhecimento de fala (LRF), limiar de detecção da voz (LDV) e o índice percentual de reconhecimento de fala (IPRF), realizados por meio da apresentação de amostras de fala padronizadas ou figuras, caso a inteligibilidade de fala esteja muito prejudicada. Tem como objetivo verificar a capacidade de detecção e reconhecimento de palavras, confirmando os limiares tonais e auxiliando no diagnóstico e na previsão de desempenho social do paciente. Em crianças pequenas, a pesquisa do LRF pode ser feita em campo livre ou com fones, dependendo da aceitação da criança. Pede-se que a mesma aponte partes do corpo ou figuras, em níveis decrescentes de intensidade. A avaliação exige flexibilidade, adequando-se ao vocabulário familiar de cada criança. Especial atenção deve ser dada àqueles com fissura de palato que apresentem inteligibilidade de fala prejudicada devido à presença de erros ativos não orais. Nestes casos deve-se lançar mão de figuras para a realização do teste logoaudiométrico.

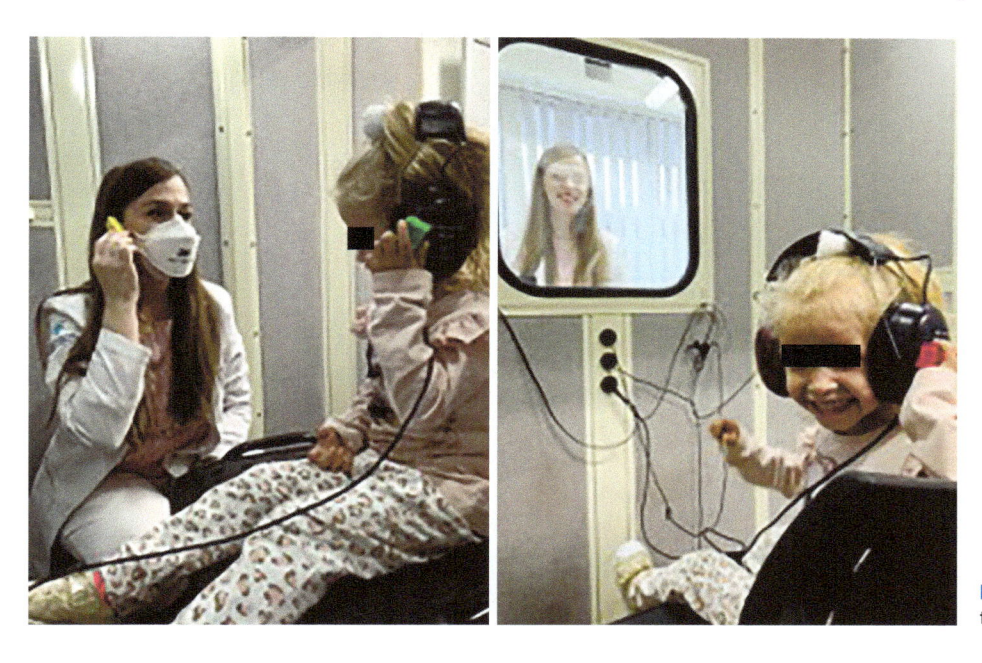

Fig. 18-4. Audiometria tonal condicionada.

A medida da imitância acústica é constituída pela timpanometria, procedimento eletroacústico que contribui para a identificação das alterações de orelha média, e pelas medidas do reflexo acústico contralateral e ipsilateral, que informam sobre as condições tímpano-ossiculares e sobre a integridade da via auditiva, nas orelhas direita e esquerda (Fig. 18-6).

Emissões otoacústicas evocadas (EOE) e os potenciais evocados auditivos de tronco encefálico (PEATE) são realizados com o objetivo de complementar e/ou confirmar os resultados da avaliação audiológica comportamental, principalmente em crianças até 3 anos de idade ou naquelas com outros problemas associados. As EOE são utilizadas para avaliar a funcionalidade das células ciliadas externas. O registro da resposta é realizado com uma sonda acústica posicionada no MAE que dispõe de um ou dois geradores de sinal (transdutor), microfone, amplificador, filtros e analisador da resposta no eixo temporal. Para o registro das EOE por transientes utiliza-se o estímulo clique não linear e as respostas são analisadas nas bandas de frequência de 1, 1,5, 2, 3 e 4 kHz. Para o registro das EOE produto de distorção, os estímulos utilizados são dois tons puros apresentados simultaneamente o que resulta em produtos de distorção, sendo as respostas analisadas nas frequências de 1, 1,5, 2, 3, 4 e 6 kHz (Fig. 18-7).

Os PEATE são utilizados para avaliar a integridade das vias auditivas e pesquisar o limiar eletrofisiológico, auxiliando na predição dos limiares auditivos comportamentais de acordo com o tipo de estímulo utilizado para a avaliação. Na avaliação das vias auditivas é utilizado o estímulo clique e na pesquisa dos limiares eletrofisiológicos são utilizados estímulos de frequência específica (*tone burst* ou *chirp* de banda estreita) por condução aérea e óssea nas frequências de 0,5, 1, 2 e 4 kHz (Fig. 18-8).

A partir do resultado da avaliação audiológica e otorrinolaringológica, é realizado o planejamento da intervenção, incluindo as cirurgias otológicas, indicação de aparelhos de amplificação sonora individual e cirurgias de próteses auditivas ancoradas no osso.

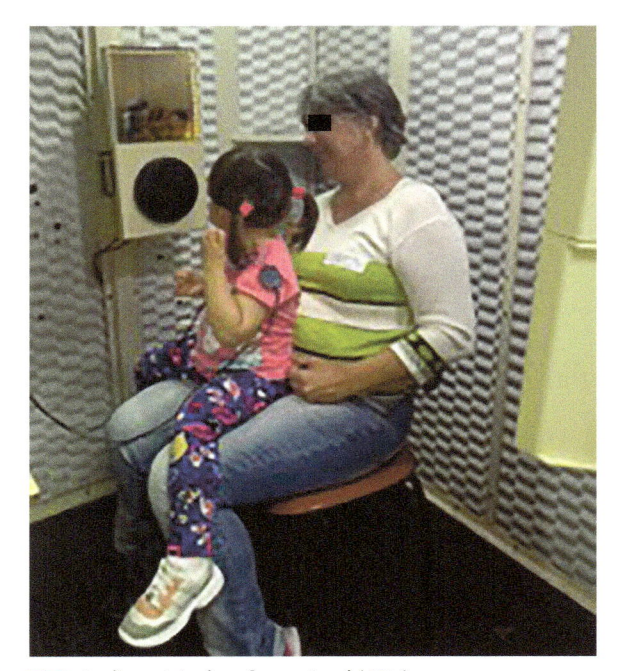

Fig. 18-5. Audiometria de reforço visual (ARV).

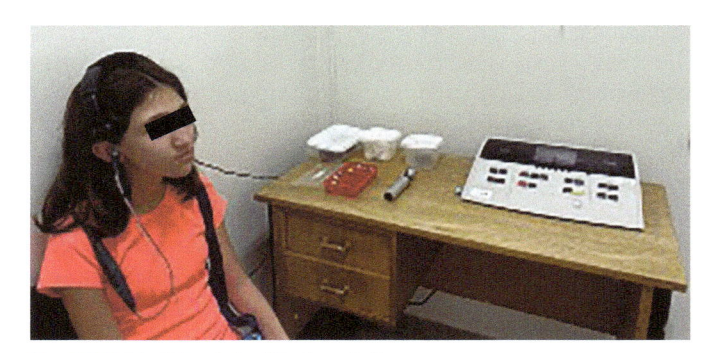

Fig. 18-6. Medidas da imitância acústica.

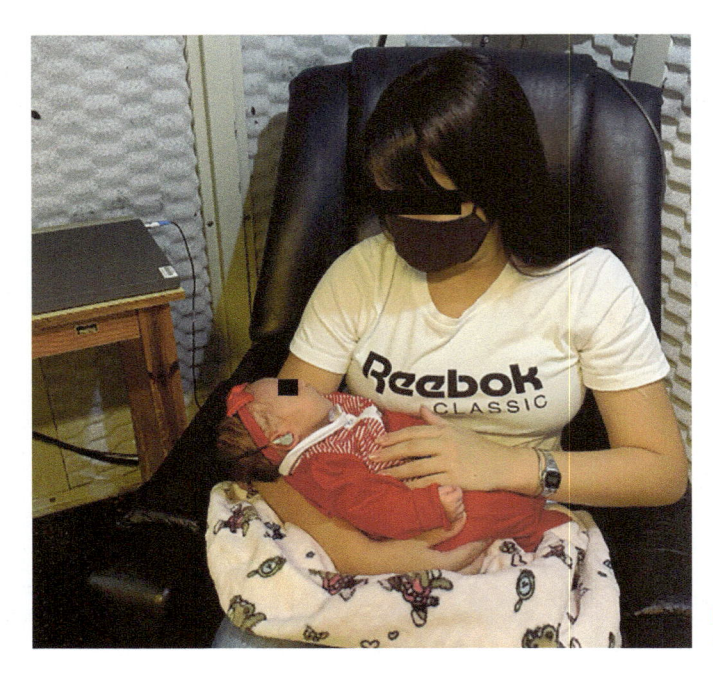

Fig. 18-7. Emissões otoacústicas evocadas (EOE).

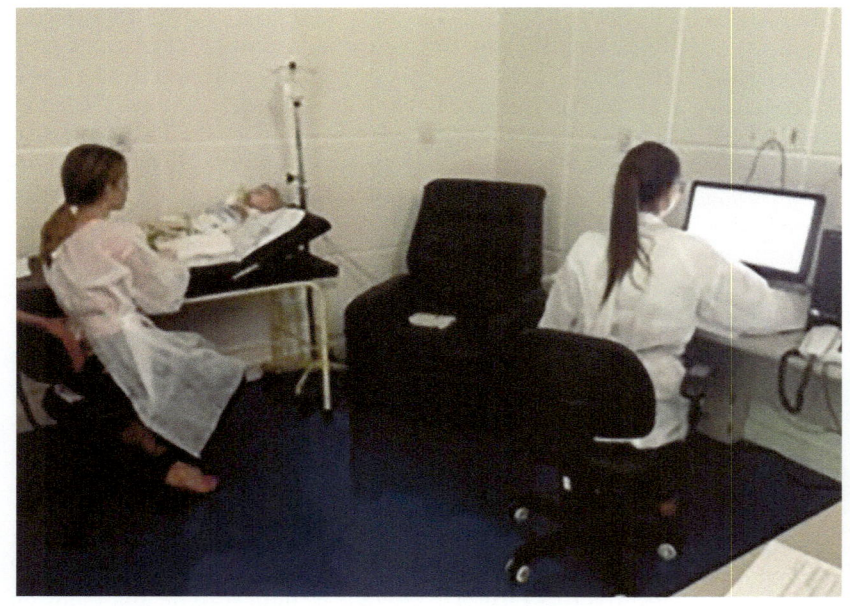

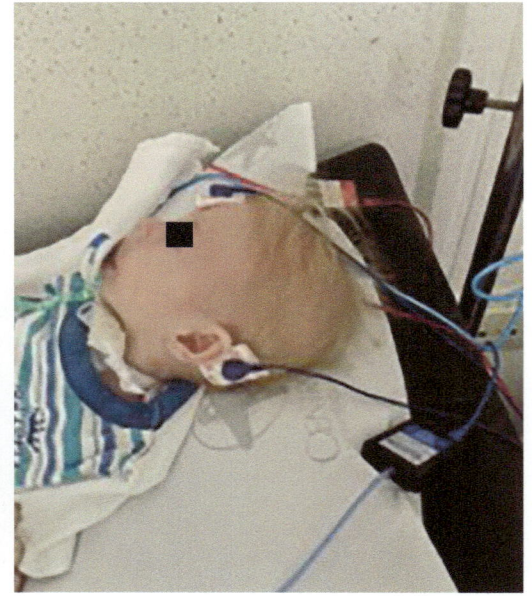

Fig. 18-8. Potenciais evocados auditivos de tronco encefálico (PEATE).

INTERVENÇÃO

A palatoplastia é o primeiro passo para a prevenção das alterações da orelha média. A cirurgia primária é a mais importante para o bebê com fissura labiopalatina no que se refere ao desenvolvimento da fala e da audição. Independentemente da técnica cirúrgica e da idade do bebê na palatoplastia, a cirurgia deve ter como objetivos a correção morfológica da fissura e a construção de uma cinta muscular velofaríngea capaz de proporcionar um funcionamento adequado da velofaringe e, também, da tuba auditiva, favorecendo não somente a fala, como também a audição.[44]

Contudo, o fechamento cirúrgico do palato pode afetar a audição de várias maneiras. Em primeiro lugar, diferentes técnicas cirúrgicas podem modificar a funcionalidade do palato mole e, por consequência, alterar a eficiência da ventilação da tuba auditiva. Em segundo lugar, se o fechamento cirúrgico pode modificar a ocorrência de OME, a idade da criança na palatoplastia pode reduzir ou aumentar a exposição à OME e afetar a frequência de complicações.[45] Embora haja um consenso universal de que a ocorrência de otite média em crianças com fissura palatina pode aproximar-se de 100%, antes da correção da fenda, há controvérsias sobre o processo de recuperação da função da tuba auditiva e dos níveis de perda auditiva após a palatoplastia.[46] Alguns autores acreditam que a palatoplastia reduz a ocorrência de OME e a necessidade de inserção do tubo de ventilação.[12,47,48] No entanto, muitas crianças continuam a sofrer de problemas de orelha média durante a infância e mesmo no início da idade adulta.[12] Outros afirmam que a redução do risco de OME tem mais relação com o avanço da idade do que com a palatoplastia em si, uma vez que a cirurgia para correção da fissura não proporciona coordenação ideal entre os músculos tensor e levantador do véu palatino, pelo menos no início da vida.[27,49]

A chamada espera vigilante ou *watchful waiting* é uma conduta conservadora aplicada a crianças com OME, sem fatores de risco, baseada no fato de que a taxa de resolução espontânea da OME é de, aproximadamente, 75% a 90%, em um período de 3 meses. No período de observação, o médico deve expor aos pais que a criança pode ter uma audição temporariamente reduzida, assim como elaborar estratégias para minimizar o impacto no ambiente de aprendizagem, de modo a poupar as crianças de encaminhamentos, avaliações e intervenções desnecessárias, uma vez que o prejuízo potencial a fala, linguagem e aprendizado é muito pequeno em casos esporádicos de OME.[14,15,50]

O cenário é diferente quando se trata de crianças com anomalias craniofaciais, que são consideradas um grupo de risco para problemas auditivos. Para estes casos, frente ao diagnóstico ou suspeita de OME, realiza-se a otoscopia pneumática e a timpanometria e, se a OME é descartada, as crianças com anormalidades craniofaciais devem ser reavaliadas aos 12 e 18 meses de idade, período crítico para desenvolvimento e aquisição de linguagem, fala, equilíbrio e coordenação, enquanto crianças sem fatores de risco são dispensadas de acompanhamento.[14,15,50]

Quando a criança com anomalia craniofacial é diagnosticada com OME, por meio de exames clínicos e audiológicos apropriados, e possui um timpanograma B, bilateralmente, pode ser indicada a timpanotomia com colocação de tubos de ventilação. Em outras configurações timpanométricas e na ausência de outros sinais de alarme para o desenvolvimento da linguagem ou aprendizado, bem como em configurações atípicas de perdas auditivas, pode ser aplicada a "espera vigilante", por 3 meses após o início dos sintomas ou do diagnóstico. Durante os 3 meses, é importante sempre orientar os pais de que mudanças de comportamento, alterações no equilíbrio, coordenação, déficit de atenção e irritabilidade, devem ser consideradas para avaliações audiológicas. Se após esse período a criança ainda apresenta a OME, recorre-se à intervenção cirúrgica.[14,15,50]

Embora as diretrizes atuais não recomendem uso de antibiótico para o tratamento da OME[14,15,50] alguns testes experimentais com uso de macrolídeos demonstraram potencial de redução dos efeitos anti-inflamatórios da OME e sugerem seu uso na patologia.[51] Corticoides orais e tópicos nasais agem primordialmente inibindo o ácido araquidônico e mediadores inflamatórios, o que poderia reduzir a inflamação nos tecidos linfoides ao entorno do óstio faríngeo da tuba auditiva e reduzir a viscosidade do fluido da OME.[15] Apesar disso, novos estudos demonstraram que os corticoides oferecem benefícios somente a curto, e não a longo prazo, com uma relação de risco-benefício que não justifica sua indicação.[52,53]

A colocação de tubos de ventilação (TV) é o principal procedimento cirúrgico realizado nas crianças com OME. A cirurgia consiste na inserção de tubos de ventilação na membrana timpânica para auxiliar a drenagem e a troca gasosa entre a nasofaringe e a orelha média através da tuba auditiva.[15] Nas crianças com anomalias craniofaciais, com destaque para fissura palatina, a indicação de inserção de TV pode ocorrer em várias fases do tratamento, muitas vezes já no primeiro ano de vida, no momento em que se realiza a palatoplastia primária.

Dentre os tipos de TV, os do tipo Shepard são os mais usados na Europa, China e Brasil, duram em média 6 meses e são considerados de curta duração; os do tipo Armstrong são muito usados na América do Norte e duram, em média, 14 meses, considerados de média duração; e os tubos T, que são considerados de longa duração, normalmente não são extruídos espontaneamente.[15]

O risco de complicações aumenta de acordo com o tempo de permanência de cada tipo de TV utilizado. Embora o risco seja maior para os TV de média e longa duração, esses são indicados quando a criança já fez uso de TV de curta duração, ou nas crianças com disfunção crônica da tuba auditiva como, por exemplo, as com anomalias craniofaciais. Nessas crianças, a recorrência da OME é mais comum, independentemente do tipo de TV inserido. Enquanto em crianças sem fatores de risco, a redução da frequência dos episódios de OME ocorre em média aos 5 ou 6 anos de idade, nas crianças de risco, esse tempo se amplia para 10 a 12 anos e a inserção de TV costuma ter um impacto positivo no desenvolvimento da audição e na linguagem.[15]

Algumas complicações estão associadas ao uso do TV, sendo a otorreia uma das mais frequentes, com ocorrência variando entre 3% e 50% em pós-operatórios imediatos, mas usualmente não acarreta sequelas mais graves. Também pode ocorrer extrusão precoce, obstrução ou migração do TV para a orelha média.[15] As sequelas de longo prazo da OME englobam perfurações timpânicas persistentes, retrações e timpanoscleroses, sendo que a principal sequela que necessita de intervenção cirúrgica é a perfuração timpânica.[50] O colesteatoma iatrogênico é uma complicação rara e condicionada ao aprisionamento de tecido epitelial ao tubo de ventilação, facilitando a migração para a orelha média.[15]

Associada ao tubo de ventilação, pode ser indicada a adenoidectomia, de acordo com a idade da criança. Para crianças com menos de 4 anos, a adenoidectomia deve ser realizada concomitantemente à inserção de tubos de ventilação apenas nos casos em que há uma etiologia distinta da OME, como por exemplo casos de obstrução nasal, adenoidite crônica ou infecções recorrentes, e não como uma indicação primária. Em crianças maiores de 4 anos recomenda-se na intervenção para OME a realização da adenoidectomia, a inserção de tubos de ventilação ou a realização de ambos.[50]

Ao indicar adenoidectomia para uma criança com fissura palatina, deve-se considerar seu potencial efeito sobre a piora da função velofaríngea. Para minimizar esse efeito, foi elaborada a técnica cirúrgica de adenoidectomia parcial ou subtotal, em que se retira somente a parte superior da adenoide, com melhora da passagem aérea e mantendo a porção inferior que irá entrar em contato com o palato mole durante o fechamento velofaríngeo.[54] Além do volume do tecido adenoideano, a presença de biofilmes na adenoide é outro fator que favorece a ocorrência de OME. Os biofilmes podem ser reduzidos com lavagem nasal usando soro fisiológico e removidos com microdebridadores ou cirurgia convencional.[15]

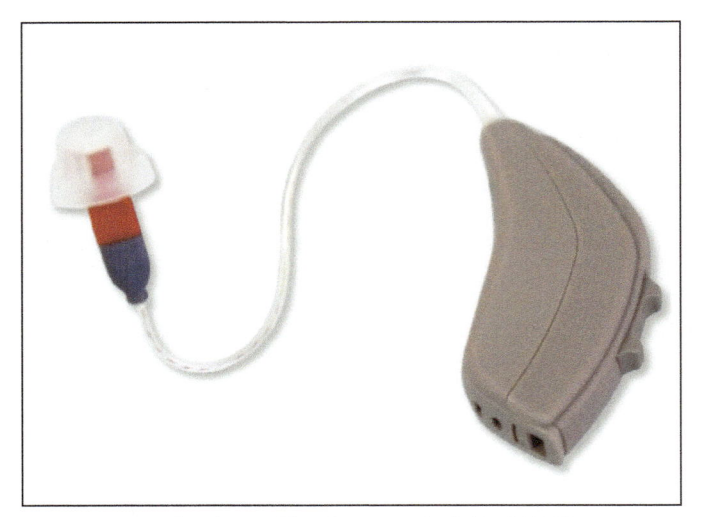

Fig. 18-9. Aparelho de amplificação sonora individual (AASI) por condução aérea.

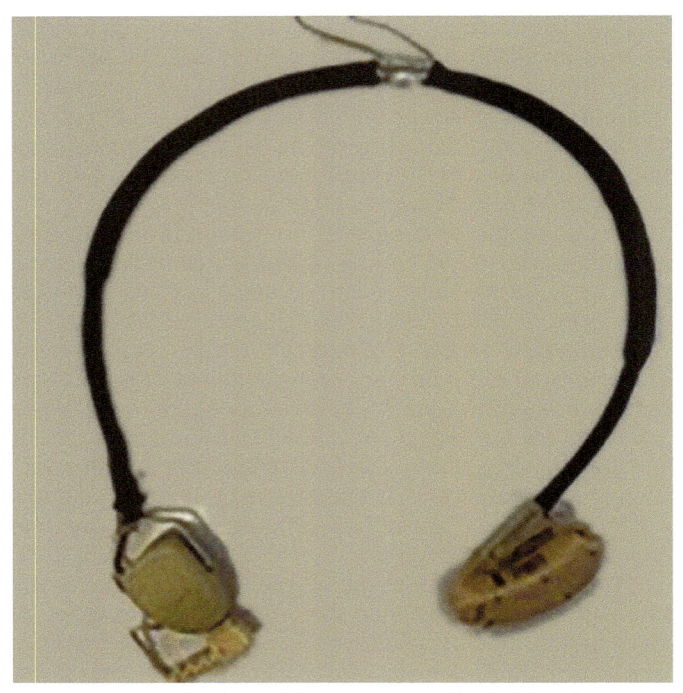

Fig. 18-10. Aparelho de amplificação sonora individual (AASI) por condução óssea.

No momento em que se esgotam as possibilidades de tratamentos clínicos ou cirúrgicos e na permanência da deficiência auditiva nessa população, faz-se necessária a intervenção por meio do uso de dispositivos eletrônicos para a reabilitação auditiva. Rotineiramente, a reabilitação de indivíduos com deficiência auditiva é realizada por meio da adaptação de aparelhos de amplificação sonora individual (AASI) por condução aérea (Fig. 18-9), os quais amplificam o som proveniente do ambiente para ser transmitido à cóclea e interpretado pelo cérebro. O objetivo da amplificação é proporcionar ao indivíduo a oportunidade de ter acesso ao ambiente sonoro, principalmente aos sons da fala.

A adaptação de AASI pode ser realizada em crianças com perdas auditivas temporárias, como aquelas relacionadas à OME, nos casos em que a equipe interdisciplinar constatar atraso no desenvolvimento de fala e linguagem associado à privação sensorial. Nestes casos, há necessidade de uma orientação criteriosa à família e o acompanhamento periódico da criança.

Em indivíduos com perdas auditivas decorrentes de otite média crônica, a adaptação de AASI de condução aérea pode prejudicar a ventilação da orelha e consequentemente piorar a condição da patologia. A alternativa terapêutica para esses casos, no contexto ambulatorial, é o aparelho de amplificação sonora individual por condução óssea (AASI VO), (Fig. 18-10), composto por um arco de metal e um vibrador que, em contato com a mastoide, faz com que ocorra a estimulação coclear sem que seja necessária a passagem do som através das orelhas externa e média, consecutivamente.[55] Entretanto, esse tipo de AASI pode causar irritação ou cefaleia, uma vez que o transmissor fica firmemente pressionado contra a pele da mastoide, além da possível interferência da mudança de posição do transmissor na qualidade do som e reconhecimento de fala.[56]

A cirurgia para colocação de próteses auditivas implantáveis configura outra alternativa de reabilitação. As próteses auditivas ancoradas no osso (PAAO) (Fig. 18-11), são constituídas por duas partes, uma posicionada cirurgicamente e outra externa que constitui o processador de som. As PAAO que estimulam diretamente o osso, com o auxílio de um pilar, são chamadas de percutâneas (Baha® Connect e Ponto®). As PAAO que vibram o osso através da pele íntegra são chamadas de transcutâneas, com imãs implantados sob a pele, disponíveis comercialmente como Baha® Attract, Bonebridge® e Osia®.[57]

Mediante o exposto, considera-se a população com fissura de palato como de risco para problemas auditivos, com alta ocorrência de OME, especialmente antes das cirurgias primárias. Dessa forma, a equipe multiprofissional deve estar atenta a este importante aspecto, contribuindo para que as avaliações, os tratamentos e os encaminhamentos ocorram precocemente, evitando prejuízos ao desenvolvimento da linguagem e, consequentemente, à integração psicossocial e ao desempenho acadêmico.

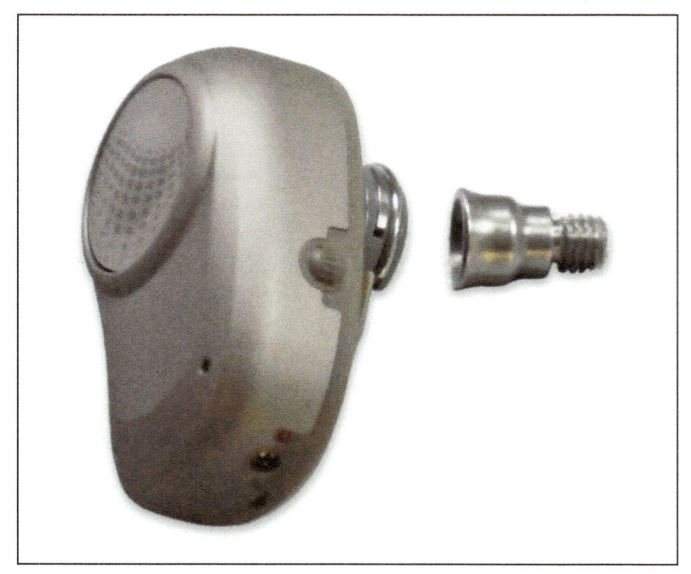

Fig. 18-11. Exemplo de prótese auditiva ancorada no osso (PAAO).

REFERÊNCIAS BIBLIOGRÁFICAS

1. Joint Committee on Infant Hearing. Position Statement: Principles and Guidelines for Early Hearing Detection and Intervention Programs. Journal of Early Hearing Detection and Intervention. 2019;4:1-44.
2. Feniman MR, Donadon DR, Vieira JM. Audição de pacientes com fissura isolada de lábio e com fissura de palato: um estudo comparativo. Jornal Brasileiro de Fonoaudiologia. 1999;1:44-47.
3. Piazentin-Penna SHA. Identificação Auditiva em Crianças de 3 a 12 Meses de Idade com Fissura Labiopalatina. [Dissertação] Bauru, SP: Hospital de Reabilitação de Anomalias Craniofaciais - Universidade de São Paulo; 2002.
4. Piazentin-Penna SHA, Jorge JC. Avaliação e tratamento dos distúrbios da audição. In: Trindade IEK, Silva Filho OG (org). Fissuras Labiopalatinas: Uma Abordagem Interdisciplinar. Bauru: Santos, 2007, p.165-172.
5. Szabo C, Langevin K, Schoem S, Mabry K. Treatment of persistent middle ear effusion in cleft palate patients. Int J Pediatr Otorhinolaryngol. 2010;74:874-877.
6. Hall A, Wills AK, Mahmoud O, Sell D, Waylen A, Grewal S et al. Centre-level variation in outcomes and treatment for otitis media with effusion and hearing loss and the association of hearing loss with developmental outcomes at ages 5 and 7 years in children with non-syndromic unilateral cleft lip and palate: The Cleft Care UK study. Part 2. Orthod Craniofac Res. 2017;20:8-18.
7. Tengroth B, Hederstierna C, Neovius E, Flynn T. Hearing thresholds and ventilation tube treatment in children with unilateral cleft lip and palate. Int J Pediatr Otorhinolaryngol. 2017;97:102-108.
8. McAndrew L. Parental judgement of hearing loss in infants with cleft palate. Cleft Palate Craniofac J. 2020;57:886-894.
9. Crowley SJ, Friesen TL, Rodney GA, Hsieh S, Wacenske A, December D et al. Speech and audiology outcomes after single-stage versus early 2-stage cleft palate repair. Ann Plast Surg. 2021;86(5S Suppl 3):S360-S366.
10. Narayanan DS, Pandian SK, Murugesan S, Kumar R. The incidence of secretory otitis media in cases of cleft palate. J Clin Diagn Res. 2013;7:1383-1386.
11. Flynn T, Lohmander A. A longitudinal study of hearing and middle ear status in individuals with UCLP. Otol Neurotol. 2014;35:989-996.
12. De Paepe J, Dochy F, Willems S, Van Hoecke H, De Leenheer E. Ear- and hearing-related impact on quality of life in children with cleft palate: development and pretest of a health-related quality of life (HRQOL) instrument. Int J Pediatr Otorhinolaryngol. 2019;122:35-39.
13. Berryhill W. Otologic Concerns for Cleft Lip and Palate Patient. Oral Maxillofac Surg Clin North Am. 2016;28:177-179.
14. Atkinson H, Wallis S, Coatesworth AP. Otitis media with effusion. Postgrad Med. 2015;127:381-385.
15. Vanneste P, Page C. Otitis media with effusion in children: pathophysiology, diagnosis, and treatment. A review. J Otol. 2019;14:33-39.
16. Dominguez S, Harker LA. Incidence of cholesteatoma with cleft palate. Ann Otol Rhinol Laryngol. 1988;97:659-660.
17. Alt A (1878) apud Heller JC. Hearing loss in patients with cleft palate. In: Bzoch KR, ed. Communicative Disorders Related to Cleft Lip and Palate. Boston: Little Brown; 1979:100-119.
18. Pazdro-Zastawny K, Zatoński T. The effect of middle ear effusion on the inner ear condition in children. Adv Clin Exp Med. 2020;29:325-330.
19. Paradise JL, Bluestone CD, Felder H. The universality of otitis media in 50 infants with cleft palate. Pediatrics. 1969;44:35-42.
20. Bluestone CD, Cantekin EI. Current Clinical Methods, Indications and Interpretation of Eustachian Tube Function Tests. Ann Otol Rhinol Laryngol. 1981;90:552-562.
21. Costa Filho OA, Piazentin SHA. Aspectos otológicos. In: Altmann EBC (ed). Fissuras Labiopalatinas. Carapicuiba: Pró-Fono; 1997, p.485-498.
22. Flynn T, Möller C, Jönsson R, Lohmander A. The high prevalence of otitis media with effusion in children with cleft lip and palate as compared to children without clefts. Int J Pediatr Otorhinolaryngol. 2009;73:1441-1446.
23. Kobayashi H, Sakuma T, Yamada N, Suzaki H. Clinical outcomes of ventilation tube placement in children with cleft palate. Int J Pediatr Otorhinolaryngol. 2012;76:718-721.
24. Smillie I, Robertson S, Yule A, Wynne DM, Russell CJH. Complications of ventilation tube insertion in children with and without cleft palate: a nested case-control comparison. JAMA Otolaryngol Head Neck Surg. 2014;140:940-943.
25. Carvalhal LK, Costa SS, Collares MV, Kruse LS, Dall'Inga D. Otologic findings in patients with cleft lip and palate or isolate cleft palate. Otolaryngol Head Neck Surg. 2004;131:269-270.
26. Feniman MR, Souza AG, Jorge JC, Lauris JRP. Achados otoscópicos e timpanométricos em lactentes com fissura labiopalatina. Rev Bras Otorrinolaringol. 2008;74:248-252.
27. Alper CM, Losee JE, Seroky JT, Mandel EM, Richert BC, Doyle WJ. Resolution of otitis media with effusion in children with cleft palate followed through 5 years of age. Cleft Palate Craniofac J. 2016;53:607-613.
28. Kuehn DP, Moller KT. Speech and language issues in the cleft palate population: the state of the art. Cleft Palate Craniofac J. 2000;37:348-383.
29. Broen PA, Moller KT, Carlstrom J, Doyle SS, Devers M, Keenan KM. Comparison of the hearing histories of children with and without cleft palate. Cleft Palate Craniofac J. 1996;33:127-133.
30. Matsune S, Sando I, Takahashi H. Abnormalities of lateral cartilaginous lamina and lumen of eustachian tube in cases of cleft palate. Ann Otol Rhinol Laryngol. 1991;100:909-913.
31. Handzić-Cuk J, Cuk V, Risavi R, Katusić D, Stajner-Katusić S. Hearing levels and age in cleft palate patients. Int J Pediatr Otorhinolaryngol. 1996;37:227-242.
32. Lou Q, Zhu H, Luo Y, Zhou Z, Ma L, Ma X et al. The effects of age at cleft palate repair on middle ear function and hearing level. Cleft Palate-Craniofacial J. 2018; 55:753-757.
33. Kemaloglu YK, Kobayashi T, Nakajima T. Analysis of the craniofacial skeleton in cleft children with otitis media with effusion. Int J Pediatr Otorhinolaryngol. 1999;47:57-69.
34. Amaral MIR, Martins JE, Santos MFC. Estudo da audição em crianças com fissura labiopalatina não-sindrômica. Braz J Otorhinolaryngol. 2010;76:164-171.
35. Goudy S, Lott D, Canady J, Smith RJH. Conductive hearing loss and otopathology in cleft palate patients. Otolaryngol Head Neck Surg. 2006;134:946-948.
36. Santos FR, Piazentin-Penna SHA, Brandão GR. Avaliação audiológica pré cirurgia otológica de indivíduos com fissura labiopalatina operada. Rev CEFAC. 2011;13:271-280.
37. Godinho RN, Sih T, Ibiapina CC, Oliveira MHMF, Rezende ALF, Tassara RV. Cleft lip and palate associated hearing loss in Brazilian children. Int J Pediatr Otorhinolaryngol. 2018;115:38-40.
38. Jerger J. Clinical experience with impedance audiometry. Arch Otolaryngol. 1970;92:311-324.
39. Carvallo RMM, Sanches SGG. Medidas de imitância acústica. In: Boéchat EM, Menezes PL, Couto CM, Frizzo ACF, Scharlach RC, Anastasio ART. Tratado de Audiologia. 2.ed. São Paulo: Santos; 2015, p.57-67.

40. American Speech-Language-Hearing Association. (Central) Auditory Processing disorders- the role of the audiologist [Position statement], 2005. Disponível em: www.asha.org/policy/ Acesso em: 21 de janeiro de 2021.
41. Villa PC, Zanchetta S. Auditory temporal abilities in children with history of recurrent otitis media in the first years of life and persistent in preschool and school ages. CoDAS 2014;26:494-502.
42. Boscariol M, André KD, Feniman MR. Crianças com fissura isolada de palato: desempenho nos testes de processamento auditivo. Rev Bras Otorrinolaringol. 2009;75:213-220.
43. Ministério da Saúde. Secretaria de Atenção à Saúde. Departamento de Ações Programáticas Estratégicas. Diretrizes de Atenção da Triagem Auditiva Neonatal Brasília, 2012. Disponível em: https://bvsms.saude.gov.br/bvs/publicacoes/diretrizes_atencao_triagem_auditiva_neonatal.pdf. Acesso em: 23 de abril de 2021.
44. Dutka JCR, Pegoraro-Krook MI. Gerenciamento das alterações da alimentação e comunicação nas fissuras labiopalatinas. In: Silva HJ, Tessitore A, Motta AR, Cunha DA, Berretin-Felix G, Marchesan IQ (org). Tratado de Motricidade Orofacial. São José dos Campos: Pulso Editorial; 2019, p.703-710.
45. Skuladottir H, Sivertsen A, Assmus J, Remme AR, Dahlen M, Vindenes H. Hearing outcomes in patients with cleft lip/palate. Cleft Palate Craniofac J. 2015;52:e23-e31.
46. Tunçbilek G, Ozgür F, Belgin E. Audiologic and tympanometric findings in children with cleft lip and palate. Cleft Palate Craniofac J. 2003;40:304-309.
47. Silva DP, Dornelles S, Paniagua LM, Costa SS, Collares MVM. Velopharyngeal sphincter pathophysiologic aspects in the cleft palate. Int. Arch. Otorhinolaryngol. 2008;12:426-435.
48. Werker CL, van der Aardweg MTA, Coenraad S, Mink van der Molen AB, Breugem CC. Internationally adopted children with cleft lip and/or cleft palate: Middle ear findings and hearing during childhood. Int J Pediatr Otorhinolaryngol. 2018;111:47-53.
49. Nunn RD, Derkay CS, Darrow DH, Magee W, Strasnick B. The effect of very early cleft palate closure on the need for ventilation tubes in the first years of life. Laryngoscope. 1995;105:905-908.
50. Rosenfeld RM, Shin JJ, Schwartz SR, Coggins R, Gagnon L, Hackell JM et al, Corrigan MD. Clinical practice guideline: otitis media with effusion. Otolaryngol Head Neck Surg. 2016;154(1 Suppl):S1-S41.
51. Ersoy B, Aktan B, Kilic K, Sakat MS, Sipal S. The anti-inflammatory effects of erythromycin, clarithromycin, azithromycin and roxithromycin on histamine-induced otitis media with effusion in guinea pigs. J Laryngol Otol. 2018;132:579-583.
52. Kreiner-Moller E, Chawes BLK, Caye-Thomasen P, Bonnelykke K, Bisgaard H. Allergic rhinitis is associated with otitis media with effusion: a birth cohort study. Clin Exp Allergy. 2012;42:1615-1620.
53. Williamson I, Benge S, Barton S, Petrou S, Letley L, Fasey N et al. A double-blind randomised placebo controlled trial of topical intranasal corticosteroids in 4-to11-year-old children with persistent bilateral otitis media with effusion in primary care. Health Technol Assess. 2009;13:1-144.
54. Salna I, Jervis-Bardy J, Wabnitz D, Rees G, Psaltis A, Johnson A. Partial adenoidectomy in patients with palatal abnormalities. J Craniofac Surg. 2019;30:e454-e460.
55. Dillon H. Hearing Aids. Sidney: Boomerang Press; 2001.
56. Mylanus EA, Snik AF, Jorritsma FF, Cremers CW. Audiologic results for the bone-anchored hearing aid HC220. Ear Hear. 1994;15:87-92.
57. Reinfeldt S, Håkansson B, Taghavi H, Eeg-Olofsson M. New developments in bone-conduction hearing implants: a review. Med Devices (Auckl). 2015;8:79-93.

DESORDENS RESPIRATÓRIAS DO SONO: DIAGNÓSTICO E TRATAMENTO

Ivy Kiemle Trindade-Suedam ■ Sergio Henrique Kiemle Trindade ■ Paulo Alceu Kiemle Trindade

O estudo do sono e suas desordens em indivíduos com anomalias craniofaciais avançou nas últimas décadas, porém muito há para ser desvendado pela ciência. O objetivo da Unidade de Estudos do Sono do Laboratório de Fisiologia do HRAC-USP é gerar novos conhecimentos, por meio da educação e da pesquisa de ponta, visando responder aos questionamentos clínicos e, principalmente, atender às necessidades dos indivíduos com fissura labiopalatina e anomalias relacionadas.

É importante mencionar que o entendimento das desordens respiratórias relacionadas com o sono, independentemente da população que as apresenta, passa pela compreensão dos mecanismos fisiológicos envolvidos no fenômeno do sono. Assim, este capítulo destinará parte substancial de seu conteúdo para a compreensão das bases fisiopatológicas do sono e, mais especificamente, da apneia do sono, cujos mecanismos são similares em indivíduos com ou sem fissura labiopalatina.

Contudo, o tópico assume especial importância posto que estudos clínicos desenvolvidos no HRAC-USP, têm demonstrado relação significativa entre as anomalias craniofaciais e a ocorrência de apneia obstrutiva do sono. A chave para o entendimento desta condição reside no fato de que a morfofisiologia das vias aéreas superiores se encontra alterada nesta população e o vínculo com os mecanismos embriológicos causadores da fissura certamente justificam as alterações frequentemente observadas.

FISIOLOGIA DO SONO

O estudo do sono tem despertado interesse desde a antiguidade, suscitando diversos documentos escritos acerca do assunto. Segundo Timo-Iaria (1985),[1] o sono foi objeto de análise subjetiva, observacional e, sobretudo, discursiva durante milhares de anos em todas as civilizações. Profissionais de diferentes áreas de formação têm se dedicado intensamente ao estudo das funções desempenhadas pelo sono. No entanto, alguns aspectos de suas causas biológicas ou vantagens fisiológicas permanecem praticamente desconhecidas.

No fim dos anos 1970 e início dos anos 1980, autores como Popper e Eccles (1977)[2] e Parkes (1985)[3] revisaram as principais teorias propostas sobre as funções do sono, entre elas a restauração do equilíbrio corporal, a facilitação das funções motoras e a consolidação da memória e do aprendizado, concluindo ser o sono um estado natural de inconsciência recorrente para o qual não havia explicação.

Entretanto, estudos atuais têm demonstrado que justamente durante o sono ocorre a remoção do excesso de fluido extracelular, metabólitos e produtos residuais derivados da degradação de proteínas intra e extracelulares tais como β-amiloide, α-sinucleína e tau.4. Esta remoção, ou "clearance" de produtos da atividade neuronal acumulados no sistema nervoso central durante a vigília, acontece por meio do aumento significativo do espaço intersticial cortical durante o sono, resultando em um aumento notável da depuração do cérebro. Os autores atribuíram este processo à redução do tônus adrenérgico durante o sono. Assim, a função restauradora do sono pode ser uma consequência da maior remoção de produtos residuais potencialmente neurotóxicos que se acumulam no sistema nervoso central durante a vigília. Esses achados sugerem uma explicação mecanicista de como o sono desempenha uma função restauradora.

Por definição, o sono é um estado recorrente de inconsciência do qual o indivíduo pode ser despertado por estimulação interna ou externa. Representa um fenômeno elementar da existência humana. Corresponde a um dos ritmos circadianos de 24 horas encontrados em seres humanos.

A ritmicidade circadiana corresponde a um período autônomo da célula, de aproximadamente 24 h, determinado por loops de feedback de transcrição-tradução dos "genes do relógio circadiano (clock genes)".[7] O ritmo específico vigília-sono, regulado pelo núcleo supraquiasmático, localizado na região ventral do hipotálamo, é fundamental para a homeostasia orgânica, para a consolidação da memória, para a função imunológica, regeneração celular e metabolismo.

O ciclo vigília-sono do homem sofre variações com a idade. O neonato dorme 16 a 20 horas por dia; a criança, 10 a 12 horas. O tempo total de sono cai de 9 a 10 horas, aos 10 anos, para 7 horas, permanecendo, assim, durante a adolescência. A seguir, um declínio gradual se processa com o avanço da idade. Entretanto, existem amplas variações individuais na duração e na profundidade do sono, aparentemente devido a fatores genéticos, condicionamento desde a infância, quantidade de atividade física e condições psicológicas.

Contribuições significativas para o conhecimento da fisiologia do sono foram dadas pelos estudos pioneiros de Dement e Kleitman[8] e posteriormente por Jouvet,[9] por meio do uso de eletroencefalografia e da análise poligráfica. Com o resultado de seus estudos, foram definidos cinco estágios de sono (hoje consideram-se apenas quatro), representativos de dois mecanismos fisiológicos alternantes. Em cada estágio, a atividade elétrica do cérebro ocorre em ciclos organizados e recorrentes, condição a que se dá o nome de "arquitetura do sono".

Esses achados acabaram com a antiga ideia vigente de que o sono é um estado passivo que reflete, unicamente, fadiga e redução dos estímulos.

ELETROENCEFALOGRAMA NORMAL

Há quase sete décadas que se conhece que amplificadores de alta potência ligados e eletrodos e aplicados ao couro cabeludo podem registrar a atividade elétrica rítmica que emana da superfície do cérebro. O eletroencefalograma (EEG) resultante contém potenciais com uma frequência que varia entre 1Hz (uma vez a cada poucos segundos) a 50 Hz e, amplitudes que variam entre 20 até 200 μV ou mais. As frequências típicas registradas em adultos sadios são de 8 a 13 Hz (ondas alfa), de 13 a 30 Hz (beta), de 4 a 7 Hz (teta) e de 0,5 a 4 Hz (delta). Os indivíduos despertos, em repouso e com olhos fechados, por exemplo, mostram um ritmo alfadominante, que evolui até frequências menos rítmicas e mais rápidas (dessincronizadas) quando os olhos são abertos, durante os estados de atenção, concentração, tensão emocional e após a ingestão de certas drogas. Frequências menores de 8 Hz ocorrem usualmente durante a sonolência e o sono.

ESTÁGIOS DO SONO

O sono do ser humano adulto normal consiste em ciclos alternados do que parece ser uma progressiva desativação do sistema nervoso central, seguida, em média, a cada 90 minutos, por períodos de 20 minutos de excessiva ativação de certas funções límbicas e autonômicas.

O EEG no estado de vigília, estando o indivíduo em repouso e com os olhos fechados, caracteriza-se pela presença de ondas alfassinusoidais de 9 a 11 Hz de baixa amplitude (em geral 50 μV); no traçado aparecem artefatos relacionados com o ato de piscar e de movimentar os olhos. O eletromiograma (EMG) é silente, exceto no que se refere aos músculos da mímica facial. Nesta fase, se a atenção é dirigida para um tipo específico da atividade mental, as ondas alfa são substituídas por ondas assincrônicas de frequência mais alta e voltagem mais baixa: as ondas beta. A simples abertura dos olhos também leva ao aparecimento das ondas beta.

Com a sonolência, as pálpebras começam a se fechar involuntariamente e os olhos se movem no sentido laterolateral. Inicia-se, assim, o primeiro estágio do sono (N1), no qual o indivíduo se encontra numa transição entre o estado de vigília e o sono, com ondas no EEG de baixa voltagem (amplitude). À medida em que o sono progride, os músculos relaxam e o padrão do EEG passa a apresentar ondas de baixa voltagem, sendo interrompido por fusos e complexo K, que são ondas isoladas de alta amplitude e baixa frequência (N2). O sono do estágio 3 (N3) é caracterizado pela presença de ondas delta, que possuem baixa frequência e alta amplitude, também chamado de "sono de ondas lentas". Se as pálpebras forem levantadas, é possível observar que os globos oculares se encontram exotrópicos. Nota-se, portanto, que no decorrer do sono, ocorre progressiva lentificação da frequência e aumento da amplitude de onda.

O próximo estágio do sono é associado a uma redução adicional do tônus muscular (exceção feita aos músculos extraoculares) e por episódios de movimentos rápidos dos olhos. Concomitantemente, o EEG se torna dessincronizado, *i. e.*, passa a apresentar um padrão de descarga de baixa voltagem e alta frequência, sem a presença de ondas alfa. Por apresentar um relaxamento completo muscular e, ao mesmo tempo, uma intensa atividade cerebral, este sono é chamado de sono paradoxal, sono dessincronizado ou sono REM (do inglês *rapid-eye movement*). Já, os três primeiros estágios do sono descritos anteriormente correspondem ao sono sincronizado ou sono não REM (NREM). A Figura 19-1 ilustra as fases NREM (N1, N2 e N3) e REM.

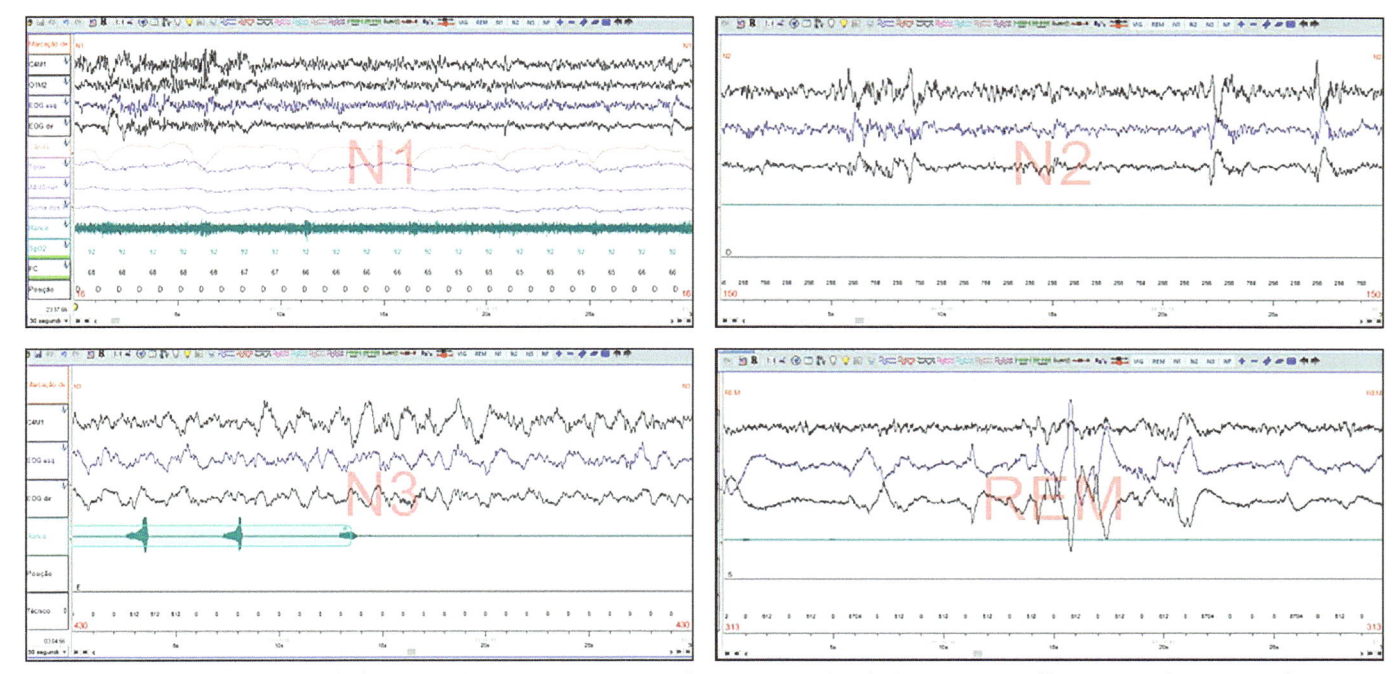

Fig. 19-1. Fases do sono com grafoelementos típicos. Na imagem N1, observa-se ao início da época, o ritmo alfa, presente durante a vigília relaxada (com olhos fechados). Após 8 segundos de registro, há mudança do padrão, com alentecimento da frequência basal e ritmo theta, típico da fase N1. Na imagem N2, observam-se complexos K e fusos de sono, característicos da fase N2. A imagem N3, apresenta ritmo delta, com ondas de grande amplitude e baixa frequência, característico da fase N3 (sono de ondas lentas). A imagem REM, mostra padrão típico desta fase sono, com presença de ondas em "dentes de serra" e movimentos oculares rápidos.

PADRÃO DO SONO

Segundo estudo clássico de Rechtschaffen e Kales (1968),[10] na primeira parte de uma típica noite de sono, um adulto jovem normal passa sucessivamente pelos estágios N1, N2 e N3. Após um período de 70 a 100 minutos, com maior densidade do estágio 3, ocorre o primeiro período de sono REM, que dura cerca de 20 minutos. Este ciclo NREM-REM se repete aproximadamente 4 a 6 vezes (ciclos) durante a noite, dependendo da duração total do sono.

O primeiro ciclo de sono pode ser breve e os ciclos mais tardios apresentam o estágio 3 em menor proporção ou ausente. Nas etapas finais de uma noite de sono, o ciclo consiste, via de regra, em dois estágios alternados, o estágio 2 NREM e o sono REM. Cerca de 3% a 5% do tempo total do sono de adultos jovens é dispensado no estágio 1, 50% a 60% no estágio 2, 10% a 20% no estágio 3 e 20% a 25% no sono REM. A quantidade de sono no estágio 3 decresce com a idade sendo que os idosos com idade acima de 70 anos podem não mais o apresentar. Os neonatos, por sua vez, passam 50% do sono no estágio REM.

O ciclo aproximado de 90 minutos do sono NREM e 20 minutos no sono REM é um fenômeno bastante estável apesar de poder ser alterado de acordo com o estado de alerta, a fome e o grau de motilidade gastrointestinal do indivíduo.

A maioria dos sonhos ocorre no sono REM e são mais bem evocados se o indivíduo é acordado neste período. Um indivíduo pode ser facilmente acordado durante o sono REM, mas não tão facilmente no estágio 3; quando isto ocorre, o despertar total leva cerca de 5 minutos para ocorrer e o indivíduo apresenta-se desorientado e confuso.

Alterações Fisiológicas Induzidas pelo Sono REM e NREM

Sono NREM

1. Durante o sono, principalmente no sono NREM, o tônus muscular diminui e a temperatura corporal cai discretamente. Este é um fenômeno conhecido há muito tempo, entretanto, hoje se sabe que se o sono não acontece, ainda persiste o decréscimo da temperatura como parte do ciclo circadiano de 24 h.
2. A pressão arterial, a frequência cardíaca e a frequência respiratória diminuem, ou seja, o ritmo cardíaco e a respiração tornam-se mais lentas e regulares. A hipotensão e a bradicardia fisiológicas, observadas no sono de ondas lentas, promovem uma redução do fluxo sanguíneo cerebral e miocárdico com consequente diminuição do consumo de oxigênio pelos músculos.
3. A excreção de urina diminui devido ao aumento na secreção do hormônio antidiurético (ADH), reabsorvendo mais água e consequentemente mais sódio e potássio, contribuindo para o aumento da osmolaridade da urina.

Sono REM

1. O sono REM é marcado por diversas dissociações entre o estado comportamental de inconsciência e aspectos de hiperatividade neurofisiológica. No EEG, observa-se aumento da frequência, diminuição da amplitude e assume um padrão de dessincronização do tipo observado na vigília. Assim, as funções autonômicas tendem a ser ativadas no sono REM.

2. A pressão arterial e a frequência cardíaca aumentam e tornam-se mais lábeis; a frequência respiratória torna-se mais acelerada e, nem sempre, regular.
3. A temperatura corporal se eleva, o fluxo sanguíneo cerebral e o metabolismo são restabelecidos ao nível da vigília.
4. Paradoxalmente, a atividade muscular tônica é mínima, com exceção da atividade dos músculos oculares extrínsecos, que movimentam os olhos em todas as direções, com predominância do plano horizontal. Os reflexos tendinosos e posturais diminuem ou são abolidos, em decorrência da inibição das projeções medulares a partir das áreas excitatórias do tronco encefálico.
5. A diminuição acentuada do tônus dos músculos abdominais, vias aéreas superiores e músculos intercostais pode comprometer a respiração durante o sono REM e colocar em *risco a vida de bebês em dificuldade respiratória com anomalias craniofaciais, especialmente aqueles com micrognatia, como a sequência de Robin ou a síndrome de Treacher Collins.*

As diferentes fases do sono são também marcadas por variações na secreção hormonal:

1. A melatonina, neuro-hormônio produzido pela glândula pineal, é secretada à noite e sua produção cessa sob estimulação da retina pela luz solar. Por este motivo é conhecida como o "hormônio da escuridão". Em outras palavras, em um ambiente escuro e calmo, os níveis de melatonina do organismo aumentam, levando ao sono. A liberação circadiana de melatonina pela glândula pineal no período noturno ativa os receptores de melatonina (MT1 e MT2) no núcleo supraquiasmático do hipotálamo, sincronizando a fisiologia e o comportamento com o ciclo claro-escuro, regulando amplitude do ritmo circadiano e, portanto, facilitando a promoção do sono.[11] Um dado interessante é que a depressão está intimamente ligada à regularidade do ritmo circadiano do sono, que é determinada, entre outros, pela melatonina. Assim, considera-se que pacientes em estado depressivo possuam alterações nos níveis de melatonina e, portanto, sua forma sintética (agomelatina) tem sido utilizada para melhorar o sono destes pacientes, atuando como um fármaco coadjuvante aos antidepressivos no tratamento da depressão.[12]
2. O eixo somatotrópico está intrinsecamente envolvido no sono normal, conforme evidenciado pelo fato de que o hormônio hipotalâmico liberador do hormônio do crescimento (GHRH) tem efeitos de promoção do sono, e, a liberação do hormônio do crescimento hipofisário (GH) está fortemente associada ao sono de ondas lentas (N3).[13] Durante as duas primeiras horas de sono, um pico de secreção do hormônio do crescimento (GH) é detectado, especialmente durante o estágio 3. Este hormônio é produzido e secretado pela hipófise, e, sob sua ação, as células aumentam em volume e em número, resultando no crescimento corporal. É responsável por facilitar o transporte de aminoácidos através da membrana celular, promovendo, assim, um efeito poupador de glicose no organismo.
3. A secreção de cortisol, hormônio produzido pelas glândulas adrenais, que possui efeito global catabólico, aumentando a pressão arterial e os níveis glicêmicos plasmáticos, diminui no início do sono, ao passo que altas concentrações de cortisol são observadas ao despertar.[14]
4. O TSH (*Thyroid Stimulating Hormone*), hormônio sintetizado pela hipófise, responsável por estimular a tireoide a produzir os hormônios T3 e T4, que, por sua vez, possuem ação termogênica e aumentam o consumo de oxigênio nos tecidos, também se encontra diminuído no início do sono.
5. A secreção de prolactina aumenta durante a noite em homens e mulheres, sendo que maiores concentrações sanguíneas são observadas logo no início do sono. Este hormônio é produzido pela hipófise e é responsável pela estimulação da produção de leite pelas glândulas mamárias no puerpério. Também têm sido relatadas secreções sono-dependentes de LH (hormônio luteinizante) em meninos e meninas na fase puberal. O LH é responsável pelo controle da secreção de progesterona e testosterona em mulheres e homens, respectivamente. O motivo pelo qual há um aumento da secreção destes hormônios no sono permanece incerto, mas o aumento da amplitude e da frequência do pulso de LH durante o sono, que coincidem com a fase N3, sugerem uma função específica para o sono de ondas lentas.[15]

MECANISMOS NEURAIS E TEORIAS DO SONO

Teorias primárias postulavam que o sono refletia meramente uma ruptura das conexões entre o cérebro e o sistema reticular ativador. Estas teorias foram desconsideradas quando se observou que *neonatos malformados sem hemisférios cerebrais* ou que adultos com lesões cerebrais graves podem apresentar ciclos normais de vigília-sono.

Evidências clínicas e experimentais demonstram que a sede do controle neural dos ritmos circadianos, incluindo o sono e a vigília, situa-se no hipotálamo anterior, posterior e lateral (centro de indução do sono) e na formação reticular pontina-mesencefálica (centro de alerta-vigília), sendo consideradas estas áreas os "relógios biológicos" do corpo humano.

A estimulação do hipotálamo anterior induz e mantém o sono NREM em animais experimentais, ao passo que a lesão dessa região induz à desorganização dos ciclos vigília-sono. Inversamente, a estimulação da formação reticular pontina-mesencefálica, ou do hipotálamo posterior lateral, induz a dessincronização do EEG e o despertar dos animais, enquanto a destruição desta área causa profunda hipersonia ou coma.

Uma importante teoria sobre os mecanismos neurais do sono foi postulada por Hobson (1989)[16] na década de 1980 e permanece até os dias atuais. O autor propôs que as variações do ciclo vigília-sono são o resultado da interação recíproca de neurotransmissores excitatórios e inibitórios. Durante a vigília, a atividade aminérgica (inibitória para o sono) é elevada. Durante o sono NREM, a atividade aminérgica gradualmente diminui e a excitação colinérgica aumenta. Por fim, o sono REM ocorre quando a mudança se completa, ou seja, quando apenas a excitação colinérgica está presente. Assim, evidências farmacológicas sugerem que um decréscimo das monoaminas causa um aumento da atividade REM.

A sincronização-dessincronização das ondas do EEG do sono NREM-REM e vigília é consequência da atividade neural nos circuitos talamocorticais (núcleos reticulares do tálamo e do córtex cerebral), decorrentes da interação entre os núcleos monoaminérgicos e colinérgicos do tronco encefálico. As células colinérgicas, cujo neurotransmissor é a acetilcolina, são denominadas de *REM-and-wake-on*. Os neurônios aminérgicos, cujos transmissores são a serotonina e a noradrenalina, são denominados *wake-on-and-sleep-off*.

O atual modelo de interação recíproca se baseia no modelo clássico de Hobson e estabelece que a vigília seria um estado predominantemente adrenérgico, o sono REM seria colinérgico e o sono NREM situado em uma posição intermediária. Este modelo propõe dois tipos de grupos celulares localizados na formação reticular, as células *REM-on* colinérgicas e as células REM-*off* serotoninérgicas-noradrenérgicas. Durante a vigília, o sistema aminérgico *REM-off*, que está tonicamente ativado, gerando dessincronização do EEG, inibe o sistema colinérgico *REM-on*, suprimindo o sono REM. Durante o sono REM, as células aminérgicas *REM-off* silenciam e o sistema colinérgico liberado das influências inibitórias atinge o seu máximo. Portanto, o sono REM ocorre somente quando o sistema aminérgico suspende a atividade inibitória sobre a atividade colinérgica. Considera-se também que as hipocretinas, proteínas sintetizadas no hipotálamo posterior estimulam a substância reticular promovendo a vigília.[17]

FISIOPATOLOGIA DO SONO

Privação do Sono

Foi demonstrado em animais experimentais que a privação do sono leva à morte em poucas semanas, ainda que se alimentem, ingiram água e sejam mantidos em condições ambientais favoráveis. Não se sabe se o mesmo ocorre com seres humanos, mas certamente é bem conhecido que a privação do sono leva o indivíduo a restrições físicas, emocionais e cognitivas.

Se privados do sono (NREM e REM), os seres humanos passam a apresentar sonolência excessiva, fadiga, irritabilidade e dificuldade de concentração. O desempenho motor deteriora e a motivação desaparece. Quando a privação persiste e a sonolência se acentua, a desorientação e alucinações começam a intervir na consciência, o nistagmo e a ptose palpebral são iniciados, as mãos tremem e a fala deteriora. No EEG desaparecem as ondas alfa, mesmo se o indivíduo fecha os olhos. Além disso, aumenta o nível de catecolaminas e corticosteroides no sangue.

Após privação de sono prolongada, o padrão fisiológico do sono demora a se restabelecer, isto é, quando o indivíduo adormece entra rapidamente no estágio 3 em detrimento do estágio 2 e do sono REM (fenômeno de rebote). Isto porque o sono de ondas lentas parece ser o mais importante para restabelecer as funções cognitivas e motoras comprometidas pela falta do sono.

Fisiopatologia dos Estados de Sono Anormal

Apesar da maioria dos adultos normais dormir uma média de 8 horas por dia, indivíduos igualmente sadios podem satisfazer-se com apenas 4 horas de sono ou sentirem a necessidade de 10 horas ou mais. Um sono anormal, portanto, caracteriza-se por uma alteração no padrão do sono habitual do indivíduo.

Determinadas desordens podem também afetar o estado de sono. É o caso específico da apneia do sono, que pode ser decorrente da cessação do comando central da respiração (apneia central), da obstrução das vias aéreas superiores (apneia obstrutiva) ou de uma combinação das duas situações (apneia mista).

A apneia obstrutiva do sono, particularmente, é assunto de grande interesse para a equipe multidisciplinar da saúde, incluindo, médicos, cirurgiões-dentistas, fonoaudiólogos e demais profissionais envolvidos no tratamento e na reabilitação das fissuras labiopalatinas e de anomalias craniofaciais relacionadas. Pela sua importância, o tópico será abordado em maior profundidade.

Desordens Respiratórias Relacionadas com o Sono

O estudo objetivo das variações fisiológicas decorrentes do sono e da vigília foram impulsionados pelos trabalhos iniciais de William Dement e Nathaniel Kleitman, datados de 1957,[8] nos quais se investigou as variações cíclicas no EEG durante o sono e sua relação com os movimentos dos olhos, motilidade corporal e sonhos. Adicionalmente, contribuição expressiva foi dada por Gastaut *et al.* (1966),[18] que descreveram, pela primeira vez, que episódios de apneia estavam associados à queda de saturação de oxigênio. Já, Guilleminault *et al.* (1972),[19] introduziram o termo "síndrome da apneia do sono", relacionando este quadro especificamente com a obstrução das vias aéreas superiores (VAS). Gould *et al.* (1988)[20] mostraram, por sua vez, que a obstrução das VAS nem sempre é total, introduzindo o conceito de "síndrome da hipopneia do sono".

A mais recente edição da Classificação Internacional das Desordens do Sono (ICSD-3) da Academia Americana de Medicina do Sono[21] é considerada referência nosológica na área e identifica sete categorias principais de distúrbios que incluem: 1) insônia, 2) desordens respiratórias relacionadas com o sono, 3) desordens centrais de hipersonolência, 4) desordens do ritmo circadiano sono-vigília, 5) desordens do movimento relacionados com o sono, 6) parassonias, e 7) outras desordens do sono.

Mais especificamente, as desordens respiratórias relacionadas com o sono são divididas em quatro seções: 1) apneia obstrutiva do sono (AOS), 2) apneia central do sono, 3) desordens de hipoventilação relacionadas com o sono, e 4) desordens de hipoxemia relacionadas com o sono. *A AOS, em particular, merece análise mais pormenorizada pela sua importância para a equipe multidisciplinar de reabilitação das fissuras labiopalatinas.*

Apneia Obstrutiva do Sono

A apneia obstrutiva do sono (AOS) é uma desordem de elevada prevalência na população. Dados derivados do *Wisconsin Sleep Study Cohort* demonstraram diferentes prevalências da AOS em faixas etárias distintas: 10% dos homens e 3% das mulheres na faixa entre os 30 e 49 anos de idade, enquanto 17% dos homens e 9% das mulheres na faixa entre 50 e 70 anos.[22]

Mais recentemente, um estudo Hypnolaus realizado na Suíça, também demonstrou alta prevalência de AOS na população de adultos, com idade média de 57 anos (50% dos homens e 23% das mulheres). Contudo, não foi constatada associação com diabetes, hipertensão, síndrome metabólica e depressão.[23]

No Brasil, o estudo EPISONO, que avaliou a prevalência da AOS na população da cidade de São Paulo, verificou que 32,8% da população adulta apresentaram critérios polissonográficos compatíveis com o diagnóstico de AOS.[24] Importante frisar que, apesar de grande prevalência, a AOS ainda é subdiagnosticada. Estudo de Young et al., realizado em 1997,[25] nos Estados Unidos da América, estimou que 82% dos homens e 93% das mulheres com AOS não tinham a sua condição adequadamente diagnosticada.

Pacientes com AOS tipicamente apresentam sonolência diurna excessiva, queda do desempenho cognitivo, redução da qualidade de vida, maior risco para acidentes automobilísticos e no ambiente de trabalho e maior risco para o desenvolvimento de doenças cardiovasculares.[26-28] Idade superior a 60 anos, gênero masculino, obesidade, hipotireoidismo e, também, *dismorfismos craniofaciais* são fatores de risco para AOS já bem estabelecidos.[25,29,30]

A AOS é caracterizada por eventos recorrentes de obstrução das VAS durante o sono, secundários ao colapso faríngeo, que podem levar a uma série de despertares relacionados com o esforço respiratório aumentado, pela redução ou cessação do fluxo aéreo, mesmo na presença de movimentos respiratórios.

Em condições fisiológicas, o calibre das vias aéreas é mantido por paredes reforçadas por cartilagens e/ou ossos, como a traqueia ou as vias nasais. Entretanto, a faringe é um segmento das VAS potencialmente colapsável; trata-se de uma estrutura complacente, de paredes musculares e com poucas restrições esqueléticas. A permeabilidade da faringe é determinada por duas forças opostas. Na inspiração, a pressão subatmosférica intraluminar tende a estreitar seu diâmetro enquanto a atividade muscular exerce uma função estabilizadora, dilatando a faringe. Normalmente, este intrincado balanço de forças é favorável à manutenção da configuração anatômica da faringe no indivíduo acordado.

Durante o sono, no entanto, o tônus dos músculos dilatadores diminui e as forças gravitacionais tendem a trazer o palato mole e a base da língua de encontro à parede posterior da faringe. A fim de que seja mantido um nível adequado de ventilação pulmonar, a velocidade da corrente aérea aumenta, resultando em um aumento da negatividade da pressão transmural inspiratória (efeito Bernoulli), condição que tende a ocluir ainda mais a via aérea.

A etiologia precisa da AOS ainda é incerta, porém, sabe-se que anormalidades anatômicas, como *discrepâncias esqueléticas craniofaciais ou de tecidos moles, como no caso de indivíduos com fissuras labiopalatinas* podem exacerbar o estreitamento da faringe na inspiração, levando a uma inspiração ruidosa, ao ronco, e, até mesmo, a AOS, quando há obstrução das VAS.

CARACTERIZAÇÃO CLÍNICA DA AOS

Clinicamente, a AOS se caracteriza por pausas respiratórias (apneias) intermitentes associadas ao ronco, além da sonolência excessiva diurna. O término da apneia é associado com roncos explosivos ressuscitativos. Muitas vezes o paciente não tem conhecimento dos eventos apneicos, que são primeiramente notados pelos familiares. No entanto, pela manhã, o paciente pode encontrar-se cansado, com a sensação de sono não reparador, com a boca seca, queixando-se de cefaleia. Prejuízos nas funções cognitivas, tais como redução da concentração e memória são observados. Déficit motor, alterações de humor, como irritabilidade, depressão e ansiedade, e alteração na libido também podem ser encontrados.

O diagnóstico da AOS é feito por meio de anamnese estruturada, exame físico e polissonografia (PSG). Nos adultos, as apneias são caracterizadas por decréscimo do fluxo respiratório em 90% ou mais, com duração mínima de 10 segundos. As hipopneias são eventos respiratórios nos quais há uma redução do fluxo aéreo em, no mínimo, 30%, associados a uma dessaturação de oxi-hemoglobina, da ordem de 3% ou mais, e/ou com a presença de despertar ao final do evento. As hipopneias devem durar ao menos 10 segundos (Fig. 19-2).

Outro tipo de evento respiratório que podemos encontrar é o RERA (*Respiratory Related Arousal*), ou despertar relacionado a um evento respiratório. Os RERAs são caracterizados pela presença de despertares que ocorrem posteriormente à redução do fluxo respiratório, associados ao aumento do esforço ventilatório. Estes eventos, entretanto, para serem classificados como RERAs não devem preencher critérios para hipopneias.

Um evento respiratório, para ser classificado como obstrutivo, ao longo de sua duração, deve apresentar registro de esforço ventilatório, ou seja, o centro respiratório mantém sua atividade, porém a ventilação é prejudicada, devido ao colapso das vias aéreas superiores. Os eventos mistos, são aqueles nos quais o início possui características de um evento central, com ausência de esforço ventilatório, tornando-se um evento obstrutivo próximo ao término da apneia (Fig. 19-3). As hipopneias ou apneias centrais caracterizam-se pela redução ou ausência do fluxo respiratório ao longo de todo evento, secundária à ausência de comando ventilatório (Fig. 19-4). Desta forma, nos sensores que aferem atividade respiratória, não há registro de esforço ventilatório no decorrer do evento.[31]

Classifica-se um indivíduo adulto com tendo AOS, aquele que apresentar, ao exame de PSG, cinco ou mais eventos respiratórios (geralmente pausas na ventilação, ao final da expiração) por hora de sono. Costumam estar associados à presença de sinais e sintomas tais como sonolência excessiva diurna, fadiga, ronco ou apneia testemunhada. Alternativamente, uma frequência de obstrução de 15 eventos respiratórios por hora preenche os critérios, mesmo na ausência de sintomas associados. Considera-se como tendo AOS *leve*, os casos em que se observa entre 5 e 15 eventos por hora de sono, *moderada*, entre 15,1 e 30 eventos por hora de sono, e, *grave*, acima de 30 eventos por hora de sono.[32]

O diagnóstico da AOS pediátrica, por sua vez, compreende parâmetros clínicos, tais como ronco, a presença de respiração laboriosa, sonolência ou hiperatividade dentre outros sinais e sintomas. Do ponto de vista polissonográfico, adotamos como critério de gravidade da AOS pediátrica, na Unidade de Estudos do Sono, do Laboratório de Fisiologia do HRAC-USP, o índice de apneia e hipopneia (IAH). Crianças com 1 a 5 apneias e hipopneias/hora de sono podem ser categorizadas como tendo AOS leve, entre 5,1 a 10, AOS moderada, e, acima de 10, AOS grave.[32] Fica a critério dos serviços de medicina do sono qual parâmetro utilizar, sendo de suma importância o

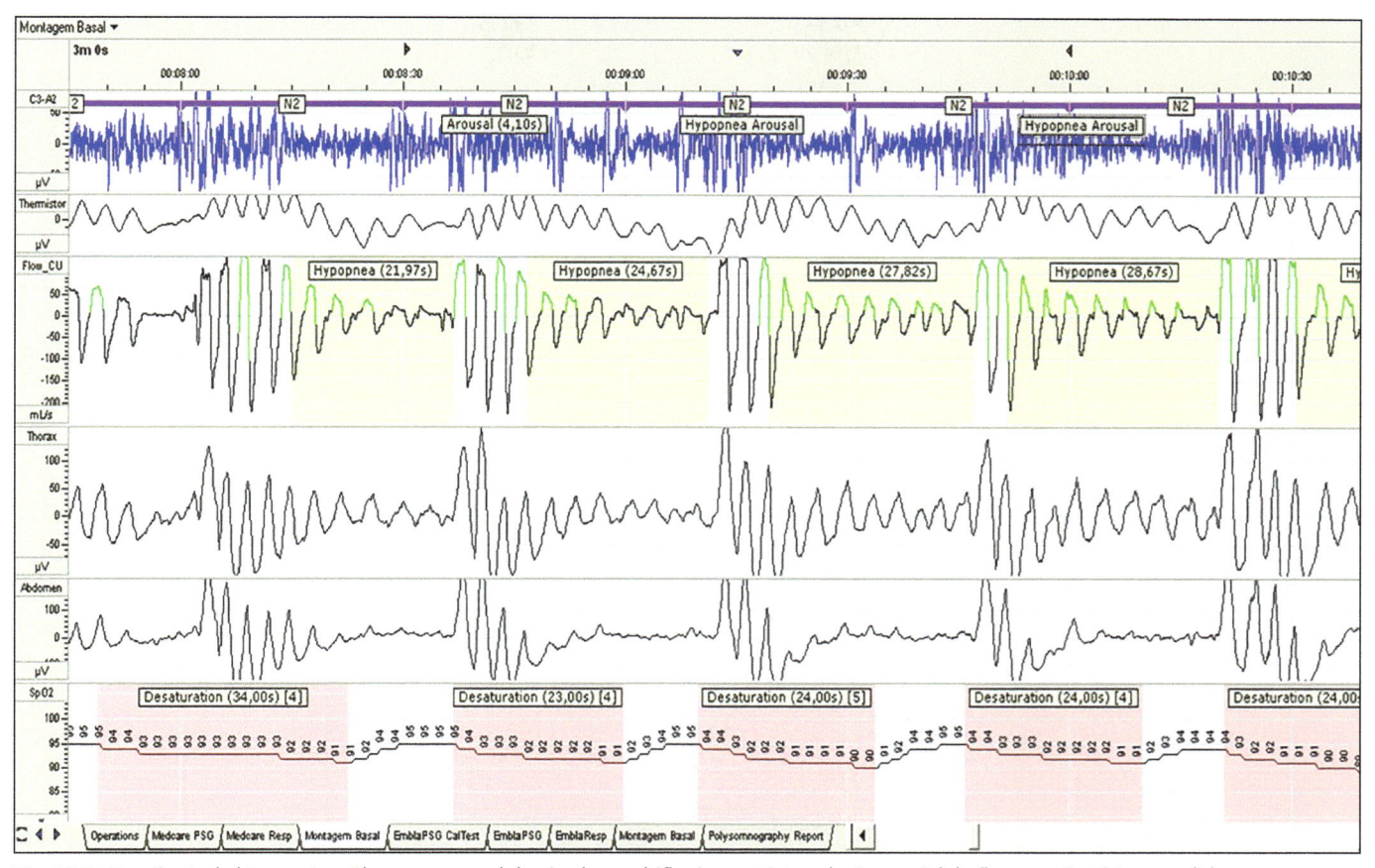

CAPÍTULO 19 ■ DESORDENS RESPIRATÓRIAS DO SONO: DIAGNÓSTICO E TRATAMENTO

Fig. 19-2. Sequência de hipopneias. Observe no canal da cânula nasal (*flow*), a notória redução parcial do fluxo respiratório, sucedida por dessaturações da oxi-hemoglobina (canal SpO_2) e despertares (*arousal*) no canal de EEG.

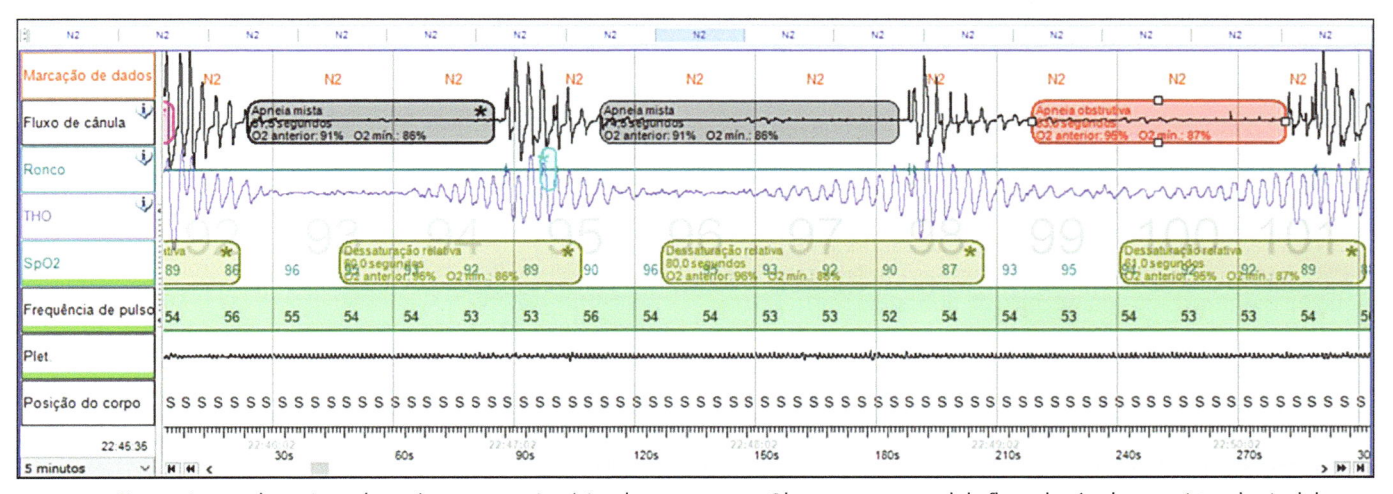

Fig. 19-3. Cinco minutos de registro de parâmetros respiratórios durante o sono. Observa-se no canal de fluxo de cânula, o registro do sinal do fluxo respiratório nasal. Nota-se, no primeiro e segundo eventos respiratórios (retângulos pretos), a presença de interrupção do fluxo, com duração ao maior que 60 segundos. Estes eventos respiratórios, foram categorizados como apneias mistas, visto que no canal de esforço ventilatório (THO), ao início dos eventos, não havia presença de movimentação da caixa torácica, porém, antes da resolução dos eventos, observa-se presença de esforço ventilatório. O evento respiratório destacado no retângulo vermelho, exemplifica uma apneia obstrutiva. Observe a presença de movimentação torácica (THO) ao longo de toda interrupção do sinal do fluxo de cânula.

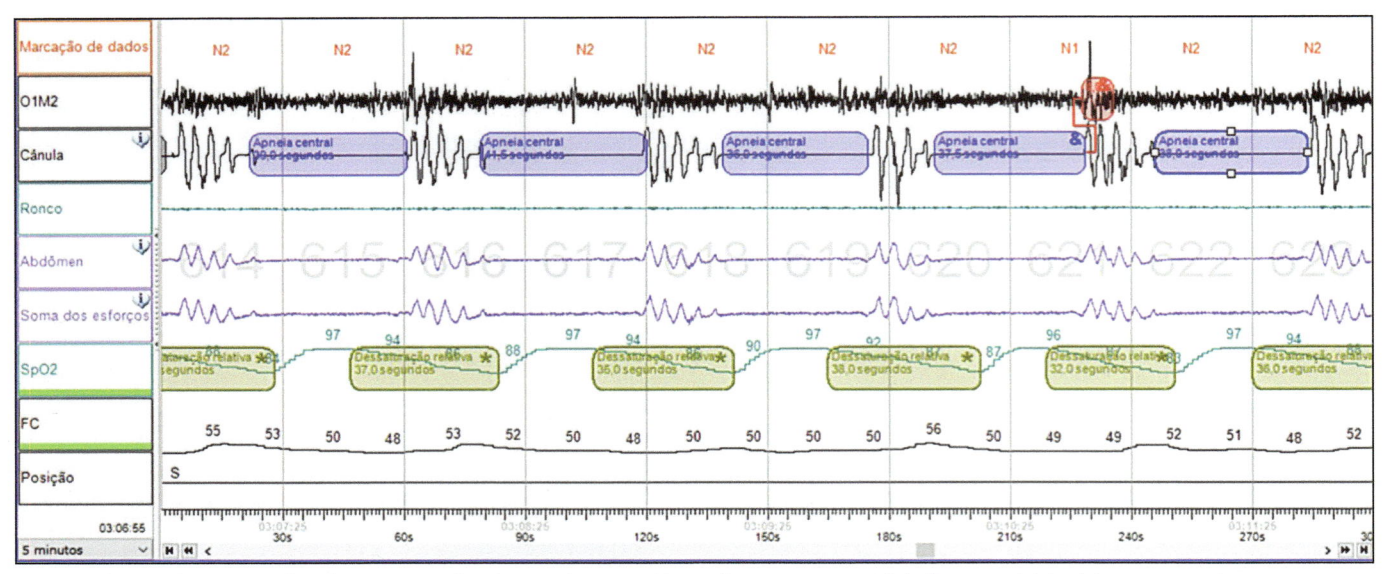

Fig. 19-4. Representação gráfica de 5 minutos de exame polissonográfico. Observa-se no canal de fluxo nasal (cânula) a presença de interrupções sequenciais do fluxo respiratório, destacados nos retângulos azuis. Estes eventos respiratórios são categorizados como apneias centrais, pela ausência de esforço ventilatório (canal abdômen e soma dos esforços), ao longo de toda a pausa respiratória.

apontamento dos critérios adotados no laudo polissonográfico. Há que se destacar que a duração dos eventos respiratórios na criança pode ser variável, devendo ter a duração de dois ciclos ventilatórios do paciente que está sendo avaliado. Alternativamente, nas crianças, pode ser utilizada a mensuração do gás carbônico exalado ou transcutâneo como marcador de distúrbios ventilatórios no sono.

Como já mencionado, o estudo polissonográfico de noite inteira constitui o método diagnóstico-padrão para a classificação das desordens respiratórias do sono. O exame polissonográfico pode ser classificado como *tipo I* quando monitora, ao menos, sete canais de registros biológicos tendo destaque: eletroencefalograma, eletro-oculograma, eletromiograma da região do mento e dos membros inferiores, fluxo aéreo nasal e oral, registro de pressão nasal, registro dos movimentos torácico e abdominal, eletrocardiograma, oximetria digital, registro de ronco e da posição corporal. As polissonografias do *tipo II* são caracterizadas pela utilização de canais semelhantes a PSG do tipo I, porém não são realizadas em laboratório do sono ou monitorizadas por técnico de polissonografia. Podem ser realizadas em enfermarias comuns ou mesmo no domicílio dos pacientes. A PSG do *tipo III*, também é conhecida como cardiorrespiratória. Tradicionalmente possui sensores de fluxo respiratório (cânula nasal), ronco derivado do sensor de fluxo nasal, sensor de esforço respiratório (cinta piezoelétrica ou pletismográfica) e oximetria. A PSG do *tipo IV* avalia, por meio de um oxímetro, o número de dessaturações da oxi-hemoglobina/hora de registro ao longo da noite e a frequência cardíaca. Os sensores informam o "índice de dessaturação da oxi-hemoglobina" (IDO). Estudos têm demonstrado adequada correlação entre o IDO com os achados das polissonografias tipos I, II e III.[31] Por fim, alguns aplicativos para *smartphones* e tecnologias vestíveis (*wearables*) têm atualmente apresentado resultados promissores para o rastreamento populacional da AOS.[33]

Questionários para Rastreamento da AOS em Adultos e Crianças

A realização dos exames polissonográficos demanda infraestrutura complexa, muitas vezes não disponível nos serviços de saúde. O atendimento em medicina do sono não se encontra, no momento, organizado de forma plena, no Sistema Único de Saúde, no Brasil, havendo grande déficit de leitos de polissonografia em todo o país. Considerando que a prevalência de AOS na população adulta brasileira, conforme apontado pelo estudo EPISONO,[24] encontra-se ao redor de 33%, a demanda por exames polissonográficos é alta e a oferta aquém das necessidades. Desta forma, instrumentos que simplifiquem o diagnóstico da AOS tornam-se necessários. Neste contexto, os questionários constituem ferramentas importantes para o rastreamento de casos suspeitos de AOS, tanto em adultos, quanto em crianças. Há que se destacar que estas ferramentas possuem sensibilidade e especificidade variável para o diagnóstico da AOS. Adicionalmente, não são capazes de quantificar a intensidade da AOS. Vários questionários foram traduzidos e validados para o português. No Quadro 19-1,[34-39] encontram-se listados os questionários utilizados em pesquisas prévias do Laboratório de Fisiologia do HRAC-USP.

Quadro 19-1. Questionários Utilizados na Unidade de Estudos do Sono do Laboratório de Fisiologia do HRAC-USP e o que Avaliam[34-39]

Questionários	O que avalia
1. Questionário de Berlim	Risco de AOS em adultos
2. Questionário STOP-BANG	Risco de AOS em adultos
3. Questionário de Epworth	Quantificação da sonolência diurna em adultos
4. *Pediatric Sleep Questionaire* (PSQ)	Qualidade do sono e risco e AOS em crianças
5. Escala de Distúrbio do Sono em Crianças (EDSC) – subescala respiratória	Risco de AOS em crianças
6. *Obstructive Sleep Apnea-18 survey* (OSA – 18)	Risco de AOS em crianças

Exame Físico do Paciente com AOS

Para a avaliação de um paciente com suspeita de AOS, alguns indicadores devem ser valorizados: índice de massa corporal acima de 30, alterações na morfologia craniofacial e das vias aéreas superiores, gênero masculino e idade superior a 50 anos. Fatores que aumentam a chance de AOS são o aumento da circunferência cervical, as discrepâncias maxilomandibulares, principalmente em pacientes com padrão oclusal classe II de Angle e com deficiência transversa da maxila, condições frequentemente observadas em crianças e adultos com fissura labiopalatina.[34,35,40]

Para avaliação morfológica das vias aéreas superiores, a classificação de Mallampati modificada é frequentemente utilizada em pacientes sem fissura labiopalatina. Esta classificação descreve o grau de exposição das estruturas da orofaringe, quando o paciente é solicitado a realizar máxima abertura bucal, mantendo a língua na cavidade oral. A classificação de Mallampati é considerada *grau 1*, quando as lojas tonsilares, parede posterior da orofaringe, úvula e arco palatal são completamente visualizados durante a orofaringoscopia; *grau 2*, quando as lojas tonsilares, úvula e arco palatal são parcialmente visualizados; *grau 3*, quando apenas a raiz da úvula é visualizada, e, grau 4, quando nenhuma estrutura da orofaringe pode ser visualizada. Pacientes com classificação de Mallampati grau 3 ou 4 apresentam maior chance de AOS.[41]

Outra escala frequentemente utilizada é a Classificação de Brodsky, que descreve o grau de obstrução da orofaringe imposto pelas tonsilas palatinas. *Grau 0* de Brodsky refere-se à ausência cirúrgica das tonsilas palatinas; *grau 1*, quando as tonsilas palatinas se encontram restritas à loja tonsilar; *grau 2*, quando ultrapassam discretamente os limites das lojas tonsilares; *grau 3*, quando as tonsilas palatinas estão próximas ao plano sagital mediano, e *grau 4*, quando se encontram na linha média. A classificação de Brodsky 3 ou 4 aumenta o risco de AOS. Em pacientes com fissuras labiopalatinas, a utilização destas escalas, bem como a interpretação dos achados, deve ser realizada com parcimônia, face às possíveis alterações na anatomia local, especialmente relacionadas com o palato mole, alterações estas secundárias a procedimentos cirúrgicos corretivos prévios (classificação de Mallampati modificada, Angle e Brodsky – vide anexo 19-1 na página 454).

Avaliação Endoscópica das Vias Aéreas Superiores nos Pacientes com AOS

A avaliação morfológica, por meio da videonasofibroscopia flexível, fornece informações complementares ao exame físico otorrinolaringológico. Com estes dispositivos é possível o acesso a áreas não visíveis ao exame clínico, tendo destaque a nasofaringe, a área retropalatal, a retrolingual, a laringofaringe e a laringe. Recomenda-se a realização desta avaliação para exclusão de lesões que possam obstruir mecanicamente o lúmen das VAS. Pode ser realizada em crianças e adultos, em vigília, apenas com anestesia tópica nasal e faríngea.

No laudo do exame endoscópico podem ser descritas, de forma subjetiva, as alterações observadas nas cavidades nasais, como presença e grau de hipertrofia das conchas nasais, tipo e grau de desvio septal, alterações na parede nasal lateral, entre outros achados. Na nasofaringe, a descrição qualitativa do volume da região, tipo de fechamento velofaríngeo durante emissão de fonemas fricativos, plosivos e deglutição de saliva deve ser apontada. Na avaliação da orofaringe, é importante, também, descrever o grau de obstrução imposto pelas tonsilas palatinas, quando presentes, o posicionamento base da língua, a presença e grau de hipertrofia da tonsila lingual e as dimensões do espaço retrolingual. A avaliação da hipofaringe, por sua vez, compreende a descrição dos seios piriformes e área retrocricoide. Para avaliação laríngea, é relevante a descrição do formato da epiglote, pregas ariepiglóticas, aritenoides e cartilagens cuneiformes e corniculadas, motricidade e sensibilidade laríngea.

Algumas manobras dinâmicas são tradicionalmente realizadas durante este exame em vigília, tendo destaque a manobra de Muller, avaliação com paciente em decúbito supino e manobra de avanço mandibular máximo. Durante a manobra de Muller, solicita-se ao paciente que realize uma inspiração profunda enquanto o examinador oclui as narinas do paciente, simulando uma apneia obstrutiva. Durante a manobra, o avaliador observa, e posteriormente descreve o comportamento da via aérea superior frente à diminuição da pressão intraluminal. A validade deste tipo de manobra é questionada na literatura, visto que avalia o paciente em vigília e geralmente em posição ortostática. A valorização dos achados desta manobra, bem como sua influência na decisão terapêutica devem ser realizadas com parcimônia.[42] A avaliação do paciente em decúbito supino, como forma de identificação do local de obstrução das VAS, também é alvo de críticas, pois avalia o paciente durante a vigília.

A manobra de avanço mandibular máximo, é realizada em vigília, com o examinador solicitando ao paciente protruir a mandíbula. Neste momento, de forma qualitativa, o examinador quantifica o aumento do espaço retrolingual. Esta manobra objetiva mensurar o aumento do espaço retrolingual que pode ser atingido com a instalação de aparelhos intraorais (AIO) ou após a realização de avanço maxilomandibular (AMM). Sua validade é questionada visto que o poder de predição de sucesso do AIO ou AMM com esta manobra é variável.[42]

Com o intuito de aumentar a capacidade do exame endoscópico em predizer o local de obstrução das VAS, foi desenvolvida a sonoendoscopia. Nesta modalidade, o exame endoscópico é realizado sob sono induzido farmacologicamente. Recomenda-se a realização em ambiente hospitalar, com a presença de anestesiologista e monitorização do grau de profundidade anestésica. Durante o exame descreve-se, de forma semelhante ao exame em vigília, a anatomia das VAS. Adicionalmente, observa-se o comportamento das estruturas faringolaríngeas durante o sono induzido e quantifica-se o grau e topografia da obstrução das VAS. Estudos que compararam os achados dos exames em vigília, com realização da manobra Muller, e sonoendoscopia, encontraram de forma frequente achados discrepantes. Estudos que avaliaram a eficácia da sonoendoscopia em melhorar os desfechos do tratamento da AOS ainda mostram resultados contraditórios. Desta forma, os achados da sonoendoscopia, bem como a decisão terapêutica embasada em seus achados, devem ser realizados com cautela.[42]

Fenótipos da AOS

Contemporaneamente, o tratamento de diversas patologias tem sido baseado no conceito da Medicina de precisão. O tratamento da AOS tem seguido esta tendência. Eckert et al. (2013)[43] introduziram o conceito de fenótipos da AOS, no qual quatro tipos são descritos: 1) *Fenótipo anatômico*: pacientes que apresentam IMC acima de 30, ou retrognatia, ou base da língua retroposicionada, ou hipertrofia das tonsilas palatinas, entre outras alterações, isoladas ou associadas. Neste tipo, a AOS pode ser justificada pela presença de alterações anatômicas, que obstruem o lúmen das VAS. 2) *Fenótipo resposta muscular inadequada*: na prática clínica, observamos, por vezes, pacientes com quadros de AOS grave que, não apresentam o fenótipo anatômico típico. Nestes pacientes, outros mecanismos fisiopatológicos que levam ao colapso das VAS podem estar presentes; um dos mecanismos que pode estar envolvido é o atraso da despolarização de unidades motoras dos principais músculos dilatadores da faringe, frente à diminuição progressiva das pressões intraluminais das VAS, durante a fase inspiratória do ciclo respiratório. Fisiologicamente, o momento e o número de unidades motoras que são recrutadas durante a fase inspiratória, quando há um decréscimo progressivo das pressões intraluminais das VAS, devem ser realizados de forma síncrona e na quantidade adequada. Quando há um atraso na despolarização, ou as unidades motoras ativadas são insuficientes, ocorre o colapso das VAS e, consequentemente, o evento respiratório obstrutivo. 3) *Fenótipo baixo limiar para o despertar*: despertares não conscientes acontecem de maneira fisiológica durante diferentes fases do sono. Entretanto, alguns indivíduos despertam frente a mínimos estímulos endógenos ou ambientais. Despertares frequentes, geralmente são sucedidos por aumento da amplitude dos volumes respiratórios, o que, ato contínuo, gera pressões intraluminais nas VAS progressivamente mais negativas. Desta forma, a ocorrência do colapso faríngeo é favorecida, e, consequentemente, eventos respiratórios obstrutivos. 4) *Fenótipo alto loop gain*: O *loop gain* é um conceito derivado da engenharia, o qual pode ser definido como a resposta de um sistema frente a uma perturbação. Quando aplicado a AOS, o sistema é a via aérea superior e a perturbação é a diminuição dos volumes respiratórios ou a alteração na pressão parcial sanguínea do oxigênio ou gás carbônico. Pacientes que apresentam alto *loop gain*, são aqueles que aumentam os volumes respiratórios de forma desproporcional a pequenas restrições de fluxo, ou, principalmente, à elevação da $PaCO_2$. Desta forma, gera-se instabilidade no sistema, favorecendo que as pressões intraluminais atinjam a pressão crítica de colabamento faríngeo (PCrit), o que facilita a obstrução das VAS.

Repercussões Sistêmicas da AOS

Dentre as consequências da AOS, as alterações cardiovasculares podem ser classificadas como as mais importantes e prevalentes. Por este motivo, a relação AOS-hipertensão arterial sistêmica (HAS) seja talvez a mais amplamente estudada. Pacientes com AOS apresentam atividade simpática aumentada, elevação da concentração sérica e tecidual de marcadores inflamatórios, sinais precoces de aterosclerose e aumento da espessura das camadas íntima da carótida.[44] Estudos estabeleceram que a AOS é, de fato, um fator de risco para o estabelecimento da hipertensão arterial.[44,45] A fisiopatologia desta correlação é baseada em três fatores principais: 1) hipóxia recorrente e acúmulo de CO_2; 2) microdespertares ao final dos eventos obstrutivos respiratórios; e 3) geração de pressão intratorácica negativa, gerada pelo esforço respiratório.

O padrão recorrente da hipóxia, associada aos demais eventos, aumentam o tônus simpático, o estresse oxidativo, a inflamação e a disfunção endotelial. Estes processos levam à elevação persistente da pressão arterial, que não se restringe ao período do sono, mas também durante a vigília.[46,47] Estudo publicado por Marin et al. (2005)[28] demonstrou que o tratamento da AOS com pressão aérea positiva contínua (CPAP – do inglês *continuous positive airway pressure*) é capaz de controlar quadros hipertensivos e diminuir o risco de doenças cardiovasculares. A AOS, em suma, é relacionada com diversas condições e desfechos cardiovasculares negativos tais como HAS, pior perfusão miocárdica em pacientes que sofreram infarto agudo do miocárdio (IAM) com supra desnivelamento do segmento ST, maior risco para fibrilação atrial crônica, taquiarritmias supraventriculares não sustentadas e acidente vascular encefálico isquêmico.[44]

Na população geral, pacientes com AOS tendem a apresentar índice de massa corporal (IMC) mais elevado, contudo, essa máxima parece não ser regra na população de pacientes com *fissuras labiopalatinas*. Nestes casos, fatores predisponentes como a redução volumétrica global das vias aéreas superiores, a presença de obstruções por tecidos linfoides ao longo da faringe e as discrepâncias maxilomandibulares constituem os principais fatores etiológicos da AOS. De qualquer forma, a obesidade certamente agrava a condição respiratória nessa população específica, aumentando, ainda mais, o risco de AOS e para outras as desordens respiratórias do sono.

Pacientes com AOS apresentam tipicamente sono fragmentado, com aumento do índice de despertares e com diminuição das fases N3 e REM, fundamentais para a sensação de sono reparador. Pacientes com déficit de sono ou sonolência diurna excessiva tendem a escolher alimentos mais calóricos, ricos em carboidratos e lipídeos. Adicionalmente, pacientes com AOS, apresentam maiores níveis de grelina, hormônio produzido no fundo gástrico, sendo um dos mediadores da fome. Por outro lado, apresentam baixos níveis de leptina ou resistência a ação deste hormônio. A leptina é um dos hormônios responsáveis pela sensação de saciedade. Desta forma, indivíduos com AOS apresentam maior risco de obesidade, sendo esta intimamente associada à presença de desordens respiratórias do sono.[48]

A associação de AOS com *diabetes mellitus* (DM) tipo II ainda é controversa na literatura. A presença de fatores confundidores, principalmente a obesidade, dificultam o estabelecimento desta relação. Entretanto, o aumento do tônus simpático e *status* inflamatório são capazes de modificar a configuração dos receptores da insulina, o que constitui um dos mecanismos fisiopatológicos para a resistência periférica à ação da insulina e consequentemente a DM tipo II.[44,48]

Do ponto de vista neurocognitivo, a AOS possui diversas ações deletérias. Como citado anteriormente, a AOS causa fragmentação do sono, com redução do sono de ondas lentas e fase REM e perda da continuidade natural do sono. Desta forma, um dos sintomas típicos da AOS é a sonolência diurna excessiva. Alteração na capacidade de concentração, manutenção da atenção, memória, funções executivas, alterações do humor, psiquiátricas, disfunção sexual podem estar presentes em adultos com AOS. Atraso no desenvolvimento neuropsicomotor, irritabilidade, déficit de atenção, comprometimento do rendimento escolar podem manifestar-se na faixa etária pediátrica. Ademais, pacientes com AOS apresentam risco aumentado para acidentes automobilísticos e no ambiente de trabalho. Os dados previamente expressos denotam que a AOS apresenta efeitos deletérios em diferentes órgãos e sistemas, podem diminuir a expectativa de vida e influi de maneira negativa na qualidade de vida dos indivíduos e suas famílias.[44]

TRATAMENTO CLÍNICO DA AOS

O tratamento da AOS visa eliminar os eventos respiratórios obstrutivos e com isso restaurar o padrão de sono normal, melhorar a oxigenação sistêmica, resolver sintomas diurnos, em especial, a sonolência excessiva e a prevenção dos efeitos sistêmicos indesejados.

Medidas Comportamentais

Como abordagem inicial, devemos sempre orientar os pacientes a adotarem medidas comportamentais e hábitos que podem impactar de forma positiva no tratamento das desordens respiratórias do sono. Destacamos o controle do peso corporal, com estímulo à dieta saudável, de preferência sob supervisão de nutricionista. Orientações como dormir em decúbito lateral, leve elevação da cabeceira da cama, evitar o consumo de álcool, benzodiazepínicos ou outras substâncias que promovam o relaxamento da musculatura das vias aéreas superiores podem ter efeito benéfico. Entretanto, na prática, o que se observa é que estas medidas são, muitas vezes, insuficientes para controle da AOS, seus sintomas diurnos e repercussões sistêmicas. Desta forma, outras modalidades terapêuticas tornam-se necessárias.

Dispositivos Geradores de Pressão Positiva

Sullivan *et al.* (1981)[49] foram os primeiros a descrever o uso de dispositivos geradores de pressão positiva nas vias aéreas superiores, mais conhecidos como CPAP (do inglês, Continuous positive airway pressure) para tratamento da AOS que passou a ser o tratamento de escolha na maioria dos centros de sono de todo o mundo.

O CPAP, de uma forma geral, é constituído por uma compressor de ar, que pressuriza o ar ambiente, e, via tubo e máscara (nasal, oro-nasal ou facial) conectados à face do paciente, fornece fluxo contínuo de ar na via aérea superior, funcionando como um coxim pneumático. Desta forma, durante a inspiração e início da fase expiratória, na qual há a tendência ao colapso da via aérea superior, este fluxo contínuo impede o fechamento das VAS e consequentemente a ocorrência de apneias, hipopneias obstrutivas e roncos. O CPAP é eficaz na redução dos eventos respiratórios obstrutivos bem como na melhora da sonolência diurna excessiva, atenção e vigilância, e, por fim, na qualidade de vida em geral.[50] O uso do CPAP para tratamento da AOS em pacientes com fissura labiopalatina parece apresentar o mesmo grau de sucesso, e estudos sobre o tema estão sendo realizados em nosso laboratório.

Do ponto de vista cardiovascular, o uso do CPAP apresenta impacto positivo no controle da hipertensão arterial sistêmica, especialmente casos graves e refratários. Nos pacientes com fibrilação atrial, o uso de CPAP diminui a recorrência das arritmias após o tratamento, especialmente nos casos que apresentavam grande dessaturações da oxi-hemoglobina.[51]

Em termos gerais, o uso dos CPAPs melhora a qualidade de vida dos pacientes, diminui os sintomas diurnos e o risco cardiovascular. Entretanto, a adesão ao uso destes dispositivos é variável e diminui ao longo do tempo. Quando a adesão ao CPAP é definida como mais de 4 horas de uso noturno, 46% a 83% dos pacientes com AOS são considerados não aderentes. Isso deixa muitos pacientes sem tratamento e com risco aumentado de eventos cardiovasculares.[52] Uso de máscaras mais confortáveis, ajuste de pressão variável, alívio expiratório e umidificadores têm o intuito de melhorar o conforto dos pacientes e consequentemente o aumento dos dias e horas de uso dos dispositivos.

Apesar destes avanços tecnológicos, a adaptação dos CPAPs, por vezes, é desafiadora, principalmente em crianças, pacientes com déficits cognitivos e claustrofóbicos. Os pacientes com anomalias craniofaciais constituem grupo particularmente complexo para adaptação dos dispositivos geradores de pressão positiva. As alterações faciais e nasais podem dificultar sobremaneira o adequado selamento das máscaras, o que, por vezes, impede o uso desta modalidade terapêutica.[52]

TRATAMENTO DA AOS EM INDIVÍDUOS COM ANOMALIAS CRANIOFACIAIS

O diagnóstico da AOS é de competência médica, preferencialmente do especialista em medicina do sono. Contudo, o tratamento envolve equipe interdisciplinar, incluindo o cirurgião-dentista, entre outros, que tem o papel de identificar alterações faciais e intraorais morfofuncionais, esqueléticas e oclusais, relacionadas com aa AOS, e oferecer o tratamento adequado, inclusive cirúrgico, quando indicado.

Próteses Intraorais

Nos últimos anos, tem sido indicado com frequência cada vez maior o uso de *próteses intraorais* como método para o tratamento da AOS, fato que vinculou ainda mais o cirurgião--dentista à equipe de tratamento. Estes dispositivos intraorais levam ao reposicionamento anterior da língua (retentores linguais) ou da mandíbula (aparelho reposicionador da mandíbula), sendo que as melhores indicações dos aparelhos intraorais (AIOs) são para pacientes com ronco primário ou AOS leve, principalmente quando os eventos respiratórios acontecem em decúbito dorsal. Entretanto, os AIOs podem ser também indicados para os pacientes com AOS moderada/grave, que não possuam indicação cirúrgica ou que não tolerem o CPAP.

Dentre os modelos utilizados, os que apresentam melhor desempenho são aqueles confeccionados sob medida, por cirurgiões-dentistas treinados e que proporcionam avanço mandibular gradual. Os AIOs são eficazes na redução dos eventos respiratórios obstrutivos, bem como na melhora dos sintomas diurnos. O impacto sobre os efeitos cardiovasculares ainda carece de estudos. Fatores preditivos de sucesso do uso dos AIOs têm sido investigados, como medidas cefalométricas, manobras realizadas durante a endoscopia das VAS tanto em vigília quanto durante o sono induzido, porém falharam em apontar os melhores candidatos a esta modalidade terapêutica.[42,53]

A adesão aos AIOs em médio e longo prazos parece ser melhor em comparação com os CPAPs. Dentre os efeitos colaterais destes dispositivos destacam-se sialorreia, dores articulares e musculares e movimentações dentárias indesejadas. O seguimento com cirurgião-dentista capacitado minimiza os riscos destes efeitos adversos. Em suma, os AIOs constituem opção eficaz e segura para o tratamento da AOS. Como ressalva, há que se destacar que ainda não existem preditores para o sucesso destes dispositivos, especialmente em pacientes com fissura labiopalatina, fato que deve ser explicitado aos pacientes no momento da decisão terapêutica.

Tratamento Cirúrgico-Odontológico da AOS

O crescimento facial e o desenvolvimento normal da maxila e da mandíbula são alterados na presença de anomalias craniofaciais. Como consequência, as discrepâncias maxilomandibulares e assimetrias faciais características desses indivíduos frequentemente resultam em alterações funcionais do sistema estomatognático. As fissuras de lábio e palato são o exemplo mais prevalente e bem documentado de como as alterações anatômicas no esqueleto facial e na cavidade nasal podem representar um risco aumentado para AOS.[40]

O perfil facial côncavo resultante da retrusão maxilar é uma das características faciais mais significativas dos indivíduos com fissuras labiopalatinas submetidos às cirurgias plásticas primárias (queilo e palatoplastia). O efeito restritivo dessas cirurgias sobre o desenvolvimento da maxila gera uma deficiência de crescimento nos planos vertical, transversal e anteroposterior que se reflete em alterações da oclusão dentária e em assimetrias faciais que exigem, frequentemente, tratamento cirúrgico.

Nos indivíduos com fissuras unilaterais, o achatamento da asa nasal e o desvio da porção anterior do septo nasal para o lado com fissura podem representar sítios de obstrução à passagem do ar durante a respiração no sono. O encurtamento da columela nas fissuras bilaterais também altera a anatomia das narinas e da válvula nasal, podendo afetar negativamente a qualidade da respiração. Além disso, a falta de projeção anteroposterior da maxila, típica dos pacientes com fissuras uni ou bilaterais submetidos a queilo e palatoplastia, causa uma diminuição do volume do espaço faríngeo. Essa diminuição volumétrica das VAS é mais acentuada nos indivíduos com grandes discrepâncias maxilomandibulares nos quais o *overjet* negativo se deve à retrusão maxilar. Dessa forma, o risco para AOS nesta população é aumentado em relação a indivíduos com mesmo padrão facial sem fissuras.[54,55] Da mesma maneira, as craniossinostoses sindrômicas (síndromes de Apert e Crouzon) têm como característica clínica a hipoplasia do terço médio, e estas, estão diretamente associadas ao risco aumentado para AOS por um mecanismo fisiopatológico semelhante.[56]

As anomalias craniofaciais que apresentam como clínica comum a hipoplasia mandibular também estão associadas a um risco aumentado de AOS. O retroposicionamento da mandíbula gera o deslocamento posterior da base da língua e do osso hioide, induzindo a um estreitamento significativo da região retrolingual. Consequentemente, o ronco é frequente nessa população, sendo um sinal importante para uma investigação mais detalhada do padrão do sono desses indivíduos. São exemplos comuns a síndrome de Treacher Collins, a síndrome de Nager, o espectro oculoauriculovertebral (EOAV) e a sequência de Robin.

Com efeito, crianças e adultos com síndromes craniofaciais apresentam um risco aumentado de desenvolverem desordens respiratórias do sono, sendo a mais comum a AOS. A hipoplasia da face média em crianças com craniossinostose e a glossoptose em crianças com sequência de Robin são fatores de risco bem conhecidos, mas a etiologia é frequentemente multifatorial e muitas crianças têm obstrução de vias aéreas em vários níveis. Crianças que apresentam disostose maxilofacial, como a síndrome de Treacher Collins, EOAV e a síndrome de Nager, são propensas a desenvolver sintomas de AOS; contudo, a displasia da faringe e as anormalidades do neurodesenvolvimento também podem participar do mecanismo fisiopatológico. As anquiloses congênitas da articulação temporomandibular (ATM) ou adquiridas durante a infância e a adolescência também podem estar associadas à AOS, pois afetam o desenvolvimento normal maxilomandibular e, consequentemente, a morfologia das VAS.[57-59]

A AOS em crianças com anomalias craniofaciais precisa ser identificada e tratada a tempo de reduzir os efeitos adversos no crescimento facial. A osteogênese por distração mandibular em crianças com disostose maxilofacial e avanço médio da face em crianças com craniossinostoses são as principais opções de tratamento cirúrgico para compensar as alterações anatômicas maxilomandibulares e ao mesmo tempo promover um aumento das VAS, visando a melhora do quadro de AOS.[60,61] À medida em que atingem a idade adulta, esses pacientes ainda convivem com deformidades dentoesqueléticas residuais que afetam, principalmente, a função mastigatória e respiratória, sendo muitos destes, candidatos à cirurgia ortognática.

Cirurgia Ortognática no Tratamento da AOS

A cirurgia ortognática é parte essencial no processo de reabilitação das deformidades dentoesqueléticas associadas às fissuras labiopalatinas e as demais anomalias craniofaciais. O perfil facial côncavo, característico dos pacientes com fissura labiopalatina, frequentemente exige a abordagem cirúrgica envolvendo o avanço maxilar. Já as anomalias craniofaciais associadas ao retrognatismo mandibular normalmente exigem a cirurgia ortognática maxilomandibular para correção do perfil facial e da oclusão dentária. Ao corrigir a oclusão dentária por meio do reposicionamento cirúrgico dos maxilares, a cirurgia ortognática promove a harmonização do perfil facial e consequentemente altera o calibre das vias aéreas superiores.

A retrusão maxilomandibular representa um fator de risco para AOS pelo estreitamento da faringe decorrente do retroposicionamento da maxila e da mandíbula. Essa falta de projeção anteroposterior da maxila e/ou mandíbula pode gerar sítios de obstrução da passagem de ar durante a respiração, afetando negativamente o padrão do sono e a qualidade de vida desses indivíduos. Muitas vezes, o único tratamento eficaz para corrigir esse tipo de deformidade dentoesquelética pode ser a cirurgia ortognática em associação ao tratamento ortodôntico, o qual visa restabelecer a oclusão dentária ideal por meio do reposicionamento cirúrgico dos ossos maxilares.

O efeito positivo no aumento das VAS após a cirurgia ortognática, particularmente o avanço maxilomandibular, já é conhecido e foi demonstrado em diversos estudos por meio da análise tomográfica volumétrica.[62-66] Tal cirurgia consiste na realização de osteotomias na maxila e mandíbula, que permitem a mobilização dos maxilares e a fixação com placas e parafusos dos mesmos, na posição ideal planejada, proporcionando uma melhora em potencial na mastigação, respiração e na harmonia estética facial (Fig. 19-5).

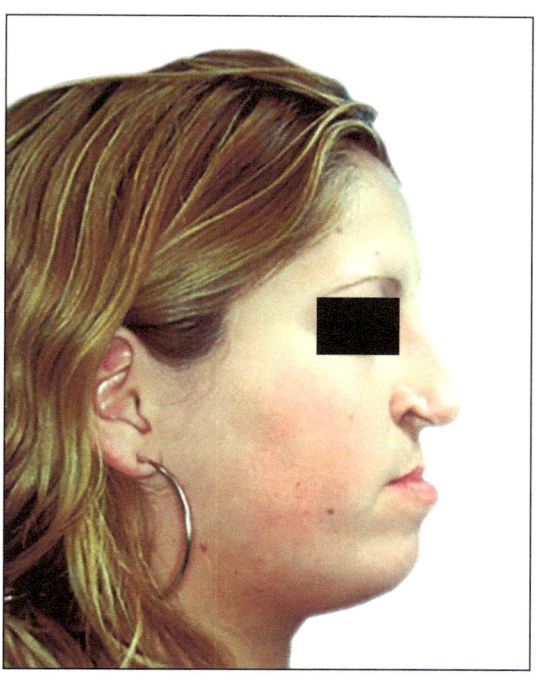

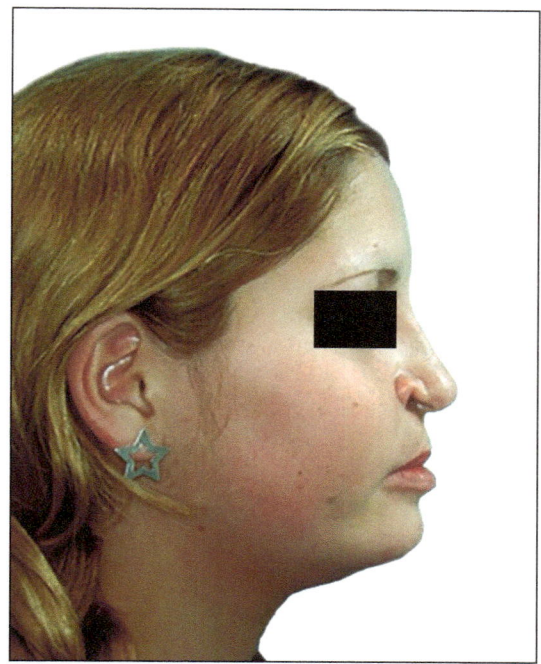

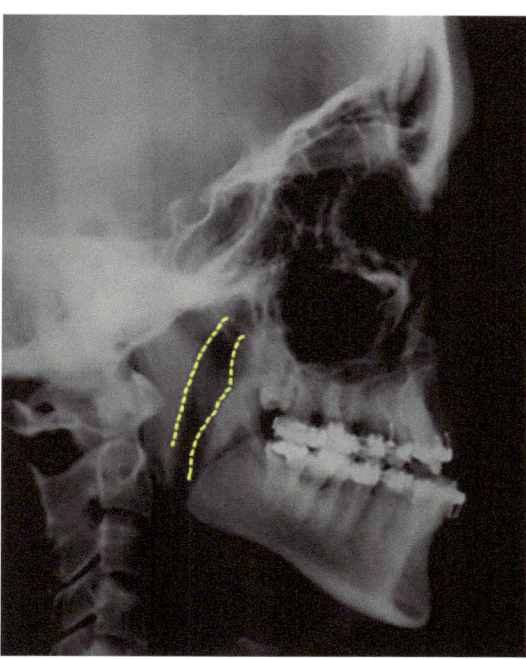

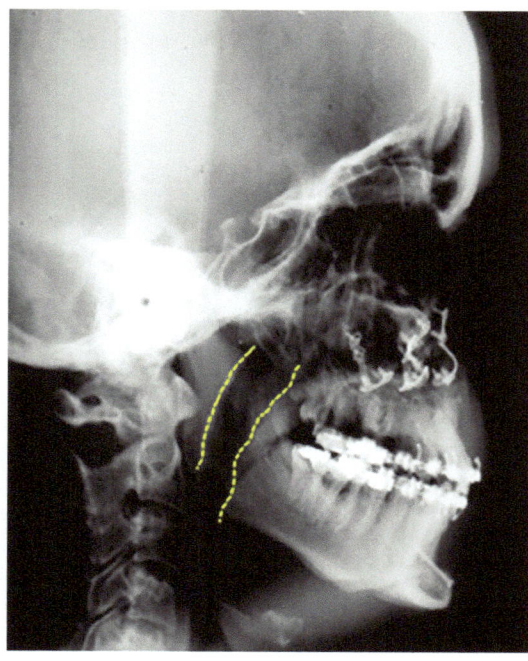

Fig. 19-5. A primeira imagem ilustra uma foto de perfil da face de uma paciente com fissura transforame incisivo unilateral na qual se visualiza a característica retroposição maxilar, comum nos pacientes com fissura labiopalatina. A segunda imagem mostra a mesma paciente, após a cirurgia ortognática de avanço de maxila e mentoplastia de avanço. Notar a melhora significativa do perfil facial. *Cirurgia realizada pelo Dr. Roberto Macoto Suguimoto.

Estudo realizado no HRAC-USP[66] teve por objetivo avaliar tridimensionalmente as características das vias aéreas de pacientes com fissura labiopalatina unilateral e bilateral antes e após a cirurgia ortognática para correção da discrepância maxilomandibular do tipo classe III de Angle. O estudo detectou haver um aumento aproximado de 20% no volume da nasofaringe após a cirurgia ortognática, o que pode explicar a melhora da respiração e do sono relatada pelos pacientes após a cirurgia. A Figura 19-6 ilustra um caso no qual se reconstruiu as vias aéreas superiores (cavidade nasal e faringe) em 3D e se observou ganho volumétrico da faringe após cirurgia ortognática.

Há tempos o avanço maxilomandibular tem sido indicado para o tratamento da AOS, isoladamente ou em combinação com procedimentos cirúrgicos complementares como a mentoplastia de avanço, septoplastia, turbinectomia ou uvulopalatofaringoplastia, com bons resultados.[64-65] O avanço maxilar é realizado pela osteotomia LeFort I da maxila e o avanço mandibular é realizado pela osteotomia sagital bilateral do ramo mandibular.

Como já mencionado, por meio do avanço cirúrgico dos maxilares é possível aumentar tridimensionalmente o calibre da faringe pela tração direta da mandíbula, da maxila e das estruturas de tecidos moles associadas no sentido anteroposterior.[66] A mandíbula, a língua, o palato mole e as paredes laterais da faringe interagem na mediação do calibre da faringe. Quando essas estruturas são alteradas pelo avanço maxilomandibular, os tecidos moles passam a ficar mais tensionados para anterior, reduzindo a possibilidade de colapso faríngeo durante o sono.[67-72]

A experiência clínica obtida pela observação dos pacientes com perfil facial convexo e birretrusos submetidos ao avanço maxilomandibular permite concluir que existe um aumento substancial das VAS no pós-operatório imediato. Nesses casos, além do benefício estético de harmonização da face, há também uma tendência de melhora dos sintomas da AOS, principalmente do ronco (Fig. 19-7).

Idealmente, as decisões clínicas devem ser baseadas em evidências científicas obtidas pela observação sistemática dos resultados das intervenções. Nesse contexto, o avanço maxilomandibular já possui um crescente amparo na literatura científica em seu favor como opção de tratamento da AOS. Zaghi *et al.* (2016)[73] avaliaram, por meio de uma revisão sistemática com metanálise, os critérios associados aos resultados cirúrgicos do avanço maxilomandibular para tratamento da AOS, usando dados de 518 pacientes agregados de vários estudos. Os resultados do estudo demonstram melhoras significativas no índice de apneia e hipopneia e na saturação de oxigênio após a cirurgia ortognática e na Escala de sonolência de Epworth.

De fato, a maioria dos pacientes com alto IAH residual após outros procedimentos cirúrgicos malsucedidos para AOS, provavelmente, irão beneficiar-se do avanço maxilomandibular. Contudo, é certo também que existem variantes clínicas que influenciam negativamente o sucesso cirúrgico, tanto em termos de melhora imediata dos parâmetros polissonográficos, como na manutenção desses valores no longo prazo.

Para os pacientes com deformidades dentoesqueléticas importantes, nos quais os parâmetros cefalométricos divergem significativamente do padrão normal facial, o padrão I, certamente a cirurgia ortognática representa uma maneira de melhorar a patência das VAS. São exemplos: as anomalias craniofaciais associadas às hipoplasias do terço médio facial e as micrognatias ou hipoplasias mandibulares. Para esses pacientes, a cirurgia ortognática se justifica primeiramente pela necessidade imperativa da correção das assimetrias faciais e da má oclusão dentária. Uma vez que a AOS normalmente é secundária às alterações anatômicas maxilomandibulares, faz todo sentido entender a cirurgia ortognática como mais uma opção de tratamento para aliviar os sintomas dessa desordem do sono. Nessas condições, a indicação para cirurgia ortognática é praticamente absoluta.

Já nos indivíduos não sindrômicos e sem fissura labiopalatina existem outros fatores clínicos que devem ser levados em consideração no tratamento da AOS. O ganho volumétrico no espaço faríngeo tende a ser diretamente proporcional à quantidade de avanço cirúrgico da maxila e da mandíbula. Ou seja, em tese, quanto maior for a quantidade de avanço maxilomandibular, maior será o ganho de volume das VAS, melhor será o resultado do tratamento. No entanto, o que guia a movimentação anteroposterior maxilomandibular e a rotação do plano oclusal são o perfil facial e a linha do sorriso do paciente. Em outras palavras, cada face comporta uma quantidade de avanço específico na busca de um perfil harmônico. Indivíduos com AOS que apresentam perfil facial côncavo ou convexo acentuados podem beneficiar-se da ortognática em vários aspectos estéticos e funcionais. Já os pacientes com padrão facial tipo I ou com discreta retrusão maxilomandibular têm seu tratamento limitado pela quantidade de avanço que a face comporta, o que por sua vez limita a quantidade do ganho volumétrico das VAS e a melhora em potencial dos sintomas da AOS. Nesses indivíduos, grandes avanços maxilomandibulares podem gerar uma

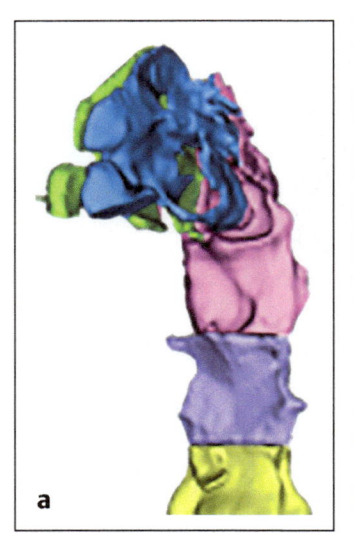

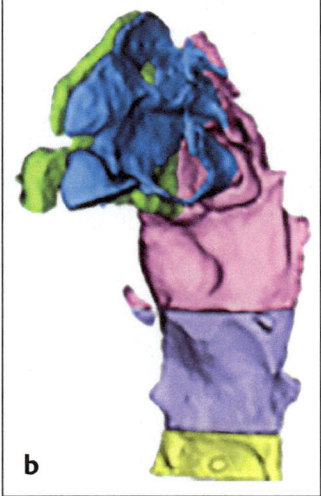

Fig. 19-6. (**a**) Reconstrução tridimensional das vias aéreas superiores e suas subdivisões (cavidade nasal em azul e verde, nasofaringe em rosa, orofaringe em lilás e hipofaringe em amarelo) de um paciente com fissura labiopalatina. (**b**) Vias aéreas do mesmo paciente, após a cirurgia ortognática de avanço de maxila. Notar o ganho volumétrico da faringe, especialmente da naso e da orofaringe, após a cirurgia ortognática. *Cirurgia realizada pelo Dr. Renato Yaedú. (Fonte: Yatabe-Ioshida *et al.*, 2019.)[66]

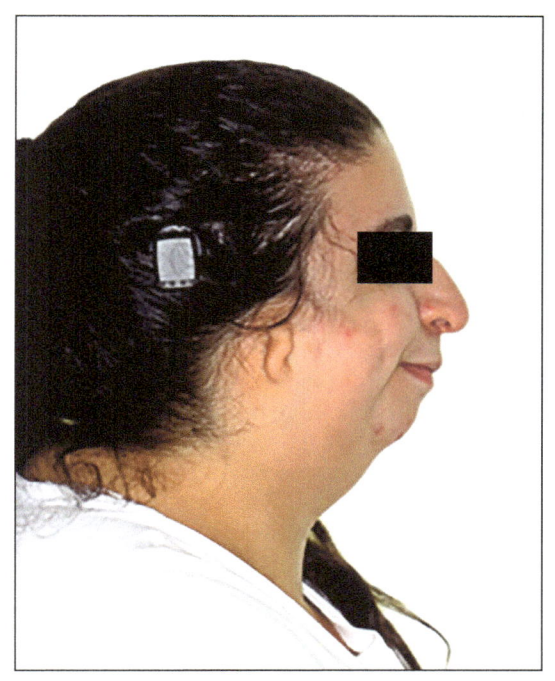

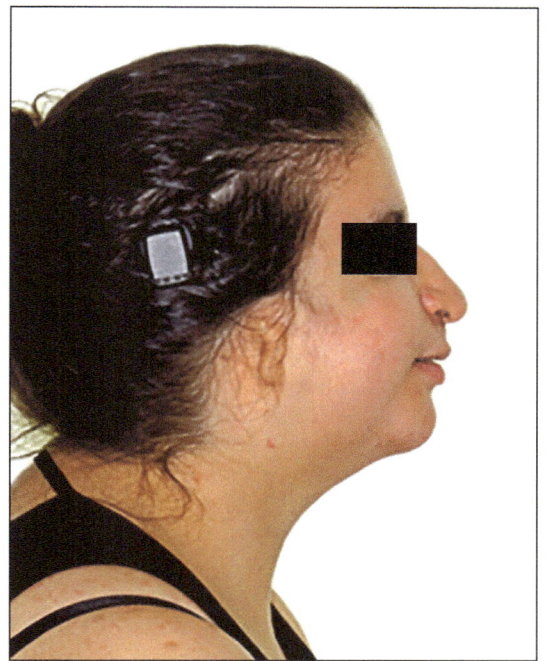

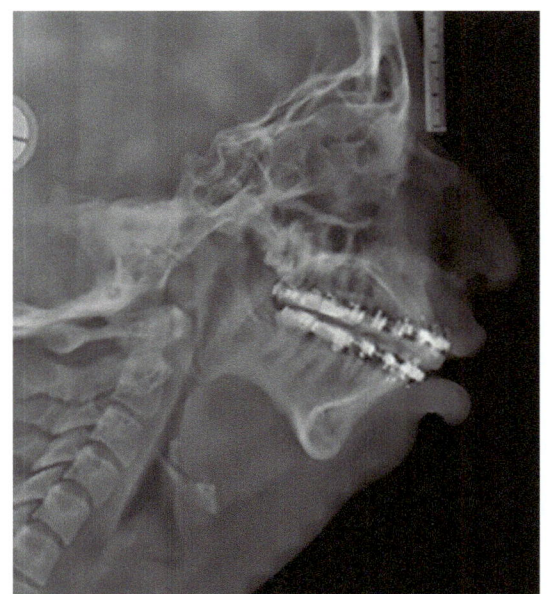

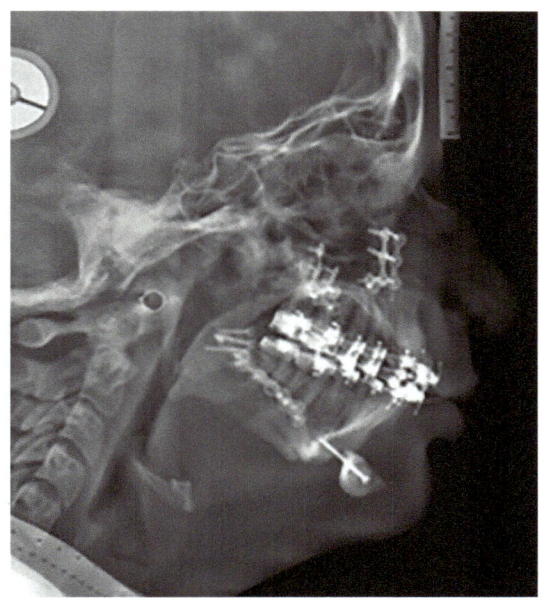

Fig. 19-7. A primeira imagem ilustra uma foto de perfil da face de uma paciente com síndrome de Treacher Collins na qual se visualizam a micro/retrognatia mandibular bastante pronunciada. Por meio do exame clínico e de polissonografia, diagnosticou-se um quadro de apneia grave, associado a queixas de ronco alto e frequente e sonolência excessiva diurna. Após a cirurgia ortognática de avanço mandibular, associada à redução do IMC, observou-se melhora significativa do quadro de apneia, sendo, agora, classificada como leve. *Cirurgia realizada pelo Dr. Paulo Alceu Trindade.

biprotrusão acentuada e esteticamente não agradável. Somado a isso, a AOS pode não estar necessariamente vinculada à morfologia maxilomandibular como etiologia principal, o que torna o diagnóstico clínico primordial para o sucesso do tratamento. Para esses casos, a cirurgia ortognática de avanço maxilomandibular pode não ser a melhor opção de tratamento para a AOS, devendo o cirurgião e toda a equipe multiprofissional envolvida considerarem outras opções de tratamento menos invasivas.

Em síntese, identificar o perfil do paciente candidato ao avanço maxilomandibular é importante para que tanto o profissional quanto o paciente possam decidir pelo tratamento cirúrgico com segurança. Indivíduos com AOS grave, birretrusos, perfil facial convexo e não responsivos ao tratamento clínico com CPAP parecem ser o perfil de paciente que mais se beneficiam do avanço maxilomandibular. A manutenção dos resultados obtidos com a cirurgia no longo prazo está relacionada principalmente com a estabilidade dos movimentos cirúrgicos e com a manutenção do índice de massa corpórea dentro do padrão normal. Dessa maneira, o profissional deve sempre orientar o paciente de que os resultados obtidos com a cirurgia podem modificar-se com o eventual ganho de peso e com a perda natural do tônus muscular relacionada com a idade mais avançada. As evidências mais atuais mostram que o IAH e demais parâmetros polissonográficos se mantêm estáveis no longo prazo.[74] No entanto, estudos de coorte são necessários para compreender os efeitos do avanço maxilomandibular no envelhecimento ao longo das décadas dos pacientes submetidos a esta cirurgia para tratamento da AOS.

Tratamentos Cirúrgicos Sobre Partes Moles para AOS

As cirurgias faríngeas e nasais para o tratamento da AOS são amplamente realizadas em vários centros no mundo e passaram por diversas fases ao longo do tempo.

A adenotonsilectomia (remoção cirúrgica das tonsilas palatinas e faríngeas) é a linha de frente para o tratamento de AOS pediátrica. A presença de tonsilas palatinas e faríngeas de aspecto obstrutivo, em crianças com sintomas sugestivos de AOS compõem a indicação cirúrgica. Neste público a adenotonsilectomia apresenta alta taxa de sucesso, com resolução dos sintomas respiratórios e normalização do IAH. Convém destacar, entretanto, que algumas crianças podem apresentar AOS residual após tratamento. Dentre os fatores de risco para AOS persistente pós-adenotonsilectomia destacam-se a obesidade, doenças neuromusculares, rinite alérgica e alterações ou síndromes craniofaciais. Nas crianças com anomalias craniofaciais e AOS, a indicação de adenotonsilectomia deve ser realizada com cautela, principalmente nos pacientes com fissuras palatinas e disfunção velofaríngea. A remoção das tonsilas faríngeas pode acentuar a disfunção velofaríngea, com piora da hipernasalidade no pós-operatório. Neste contexto, a decisão terapêutica deve ser interdisciplinar avaliando-se o risco/benefício da cirurgia.[75]

Para a população adulta, o procedimento denominado uvulopalatofaringoplastia (UPFP), que consiste na remoção cirúrgica das tonsilas palatinas, mucosa sobre o arco palatoglosso e úvula, apresenta taxas de sucesso variável e declínio dos seus efeitos benéficos ao longo do tempo. Desta forma, vem sendo cada vez menos indicada. Suas variações técnicas, como UPFP assistida por *laser* ou radiofrequência, também apresentam resultados variáveis tendo indicações restritas.[42]

Mais recentemente, as cirurgias faríngeas migraram de uma abordagem centrada na linha média com ressecção de partes moles, para procedimentos que abordam as estruturas anatômicas contidas na parede lateral da orofaringe, tendo destaque o arco e músculo palatofaríngeo.[76] Diversas técnicas foram desenvolvidas nos últimos anos, tendo destaque a faringoplastia lateral,[77] faringoplastia expansiva,[78] faringoplastia com sutura barbada[79] entre outras derivações. Conceitualmente, estes procedimentos objetivam aumentar as dimensões da naso e orofaringe, intensificando a ação dos músculos dilatadores da faringe. Os resultados destes procedimentos apresentam dados heterogêneos. Diferenças entre grupos estudados e critérios de sucesso terapêutico limitam a comparação entre estas diferentes técnicas.[42]

A classificação de Friedman,[80] desenvolvida originalmente com o intuito de estratificação da chance de sucesso da UPFP, pode ser aplicada a outras técnicas cirúrgicas. Os melhores resultados podem ser esperados em pacientes não obesos, com tonsilas palatinas hipertróficas e classificação de Mallampati I ou II. Pacientes obesos, com tonsilas palatinas pequenas e pequena exposição das estruturas da orofaringe com máxima abertura bucal (classificação de Mallampati modificada III ou IV), apresentam redução nas chances de sucesso de procedimentos faríngeos para o tratamento da AOS. Ainda considerando a classificação Friedman, destaca-se a presença de anomalias craniofaciais como critério importante para a falha das cirurgias faríngeas no tratamento da AOS.

Neste contexto, a indicação das faringoplastias previamente descritas para o tratamento da AOS em pacientes com anomalias craniofaciais não apresenta respaldo na literatura. Há que se considerar que as faringoplastias expansivas, laterais ou com sutura barbada apresentam ação dilatadora da faringe, o que, em pacientes com fissuras palatinas e IVF podem piorar o padrão fonatório e deglutitório. Em pacientes adultos com fissura labiopalatina ou outras anomalias craniofaciais sobrepostas as AOS, alternativas terapêuticas devem ser consideradas para o tratamento.

Ressecções da base língua, cirurgias multinível (abordagem de diferentes segmentos das VAS em um mesmo ato cirúrgico), apresentam resultados variáveis na literatura. Em pacientes com anomalias craniofaciais e fissura labiopalatina sua indicação não está estabelecida e deve ser discutida em um contexto multidisciplinar. Por outro lado, as cirurgias nasais (septoplastia, rinosseptoplastia, turbinectomias) apresentam resultados positivos nos sintomas diurnos relacionados com a AOS, bem como em melhora da qualidade de vida. O efeito das cirurgias nasais sobre o sono, fala e respiração encontra-se detalhado no Capítulo 9.

Finalmente, em casos graves e refratários às medidas terapêuticas previamente citadas, a traqueostomia pode contribuir para resolução temporária ou definitiva dos sintomas e complicações relacionados com a AOS.

Tratamento Oromiofuncional

A fonoaudiologia, por sua vez, também compõe a equipe multidisciplinar do tratamento da AOS e visa avaliar os aspectos funcionais relacionados com as estruturas orofaciais e orofaríngeas, aplicando técnicas de terapia oromiofuncional para as desordens respiratórias do sono, especialmente voltadas para o tratamento do ronco e eventos obstrutivos durante o sono. Estudo realizado pela equipe de médicos e fonoaudiólogos do Laboratório do Sono do InCor-HCFMUSP propuseram exercícios orofaríngeos sistematizados para a redução do ronco e concluíram ser este um método objetivo e eficaz para tratamento desta condição.[81,82] Estudos sobre a efetividade de protocolo específico, destinado aos pacientes com fissura labiopalatina, estão em desenvolvimento no Laboratório de Fisiologia do HRAC-USP.

AS VIAS AÉREAS SUPERIORES DOS PACIENTES COM FISSURA LABIOPALATINA E SUA RELAÇÃO COM A APNEIA OBSTRUTIVA DO SONO: AVALIAÇÃO TOMOGRÁFICA E POLISSONOGRÁFICA

Do ponto de vista funcional, parte considerável dos indivíduos com fissura labiopalatina apresentam as vias aéreas superiores comprometidas.[83] Externamente, o nariz não operado dos indivíduos com fissuras unilaterais apresenta-se com desvio da pirâmide nasal para o lado não fissurado e achatamento da narina no lado em que a fissura está presente. Isto porque as duas porções do músculo orbicular do lábio superior tendem a tracionar as estruturas nasais em direções opostas; no lado da fissura, a força é exercida sobre a base alar distal e do lado oposto, sobre a base da columela. Já, nas fissuras bilaterais, o nariz geralmente não sofre desvio, e as alterações mais evidentes são a columela encurtada, levando ao achatamento e alargamento da ponta nasal.[83] Internamente, a cavidade nasal também está alterada, mesmo após as cirurgias plásticas reparadoras. A deficiência de crescimento maxilar e a presença da fissura *per se*, leva a deformidades internas como desvio de septo nasal, hipertrofia das conchas nasais e irregularidades de forma do assoalho nasal. Estas alterações resultam na diminuição das dimensões internas da cavidade nasal,[84-90] aumentando a resistência ao fluxo aéreo, e levando, frequentemente à respiração oral, ao ronco e à AOS.

Estudos do Laboratório de Fisiologia do HRAC-USP[84-90] têm demonstrado, por meio de avaliação clínica, rinométrica, rinomanométrica e tomográfica, que o nariz de indivíduos com fissura, independentemente da fase da vida em que se encontram, apresentam as dimensões internas reduzidas quando comparados com voluntários sem fissura, ou seja, é obstruído, e que procedimentos como a rinosseptoplastia, a expansão rápida da maxila e a cirurgia ortognática, favorecem o aumento das áreas e dos volumes nasais destes indivíduos.

A título de exemplo, a expansão rápida da maxila é capaz de promover um aumento da ordem de 25% nas dimensões internas nasais (áreas seccionais mínimas) de indivíduos com fissura unilateral e bilateral completa, levando, consequentemente, ao aumento da permeabilidade nasal.[86-90] Demonstrou-se, ainda, que a área de maior constrição da via aérea em adolescentes e em adultos com fissura bilateral completa, apresentou-se menor do que em indivíduos da mesma faixa etária, com fissura unilateral completa.[84,87] Os autores atribuíram esta diferença a um maior déficit de crescimento que parece ocorrer nos casos bilaterais, comparativamente com os unilaterais.

As fissuras labiopalatinas também impactam, negativamente, na morfologia faríngea, apesar do não aparente vínculo anatômico. Estimulados pelas queixas clínicas recorrentes de sonolência excessiva diurna e de pausas respiratórias durante o sono testemunhadas, e partindo do pressuposto de que, à semelhança da cavidade nasal, a faringe destes indivíduos também estaria reduzida, uma série de estudos foi desenvolvida no Laboratório de Fisiologia do HRAC-USP com o propósito de elucidar esta questão.

O primeiro deles[55] comprovou a hipótese aventada, por meio de análise tridimensional tomográfica, de que a faringe de indivíduos com fissura unilateral completa e com padrão esquelético e má-oclusão do tipo classe III, de fato, é volumetricamente menor que a de indivíduos sem fissura e com o mesmo padrão esquelético. Pacientes com fissuras bilaterais também foram investigados e a constatação de redução volumétrica faríngea manteve-se, quando comparados com um grupo de indivíduos sem fissura[87] (Fig. 19-8).

Na sequência, Yatabe-Ioshida *et al.* (2019)[66] investigaram, ainda no HRAC-USP, os efeitos do avanço de maxila sobre as dimensões da via aérea faríngea. Os achados desta investigação, mais uma vez, alinham-se aos relatos clínicos de melhora da respiração e do sono após a cirurgia ortognática. O aumento considerável, em torno de 20%, no volume da nasofaringe para os dois tipos de fissuras avaliadas (unilaterais e bilaterais completas) provavelmente justificam a melhora funcional relatada (Fig. 19-6). A análise dos efeitos da cirurgia ortognática sobre o sono encontram-se em andamento no Laboratório de Fisiologia.

Partindo da premissa de que volumes e áreas nasais e faríngeas reduzidas são fatores predisponentes para AOS,

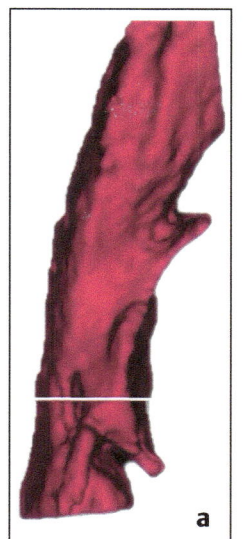

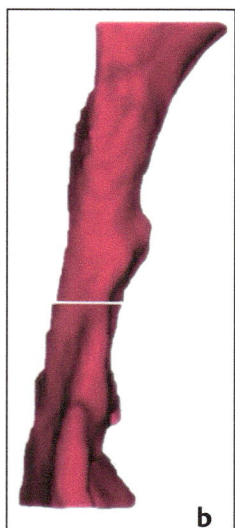

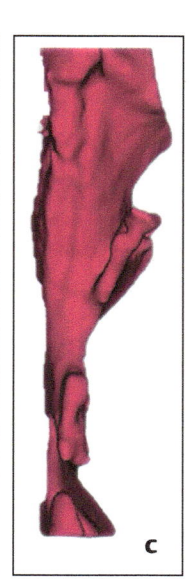

Fig. 19-8. (**a**) Faringe em 3D, reconstruída a partir de uma tomografia de feixe cônico, de um paciente sem fissura labiopalatina. (**b,c**) Faringes de um paciente com fissura transforme incisivo unilateral e bilateral, respectivamente. Notar a redução volumétrica global nos casos com fissura labiopalatina, especialmente no caso de fissura bilateral (última imagem). (Fonte: Trindade-Suedam *et al.*, 2017.)[55]

investigou-se, ainda, os efeitos da discrepância maxilomandibular não somente sobre as dimensões das vias aéreas superiores, mas também sobre o sono de adultos jovens (20-29 anos) com fissura labiopalatina e com classe III, por meio de polissonografia.[40] Os resultados mostraram uma alta porcentagem (29%) de indivíduos com AOS em relação à população geral da mesma faixa etária (7%).[24] Demonstrou-se, ainda, que os volumes das vias aéreas superiores são significativamente diminuídos em indivíduos com AOS quando comparados com indivíduos sem AOS. Este importante estudo nos permitiu concluir que indivíduos com fissura labiopalatina e com discrepância maxilomandibular estão em risco para o desenvolvimento de AOS, mesmo em idades em que a condição é pouco prevalente.

Outro aspecto relacionado com a qualidade do sono da população com fissuras que merece especial atenção é a presença do retalho faríngeo. Apesar de altamente efetivo para correção da DVF e, consequentemente, da hipernasalidade, comumente observada na fala desta população, o retalho faríngeo deve ser considerado como um possível fator obstrutivo para a via aérea, por diminuir sua patência. Outro estudo[91] realizado no Laboratório de Fisiologia do HRAC-USP comparou a frequência de ocorrência e a gravidade da AOS em adultos de meia-idade submetidos à cirurgia de retalho faríngeo para IVF com a de indivíduos com fissura, porém sem retalho faríngeo. A AOS foi diagnosticada em 60% e 77% dos indivíduos sem e com retalho faríngeo, porcentagem elevada quando comparada à população geral na mesma faixa etária, 37% a 49% segundo Tufik *et al.* (2010).[24] Estes resultados sugerem, mais uma vez, que a ocorrência de AOS na população com fissura é elevada e que o retalho faríngeo, apesar de não implicar em um aumento considerável da ocorrência de AOS, deve ser acompanhado com atenção pela equipe multidisciplinar, e ser indicado em casos específicos.

Por fim, considerando que a AOS é resultante da redução da permeabilidade da faringe por uma combinação de forças que incluem: 1) o aumento da pressão inspiratória, 2) queda da base da língua pela ação da gravidade, levando o palato mole de encontro à parede posterior da faringe, e 3) a diminuição do tônus da musculatura faríngea, e que a associação destes fatores às alterações morfofuncionais da faringe podem intensificar de forma significativa o quadro da AOS, há que se considerar que pacientes com anomalias craniofaciais podem sim apresentar risco aumentado para o desenvolvimento desta situação clínica, o que deve ser confirmado em estudo posterior.

Como visto, a possibilidade de edição, segmentação e reconstrução de imagens em 3D pela a tomografia computadorizada, explica a razão de ser cada vez mais utilizada na área do sono e da investigação dos fatores predisponentes para AOS, uma vez que possibilita a investigação do espaço aéreo e das estruturas circunvizinhas, determinando medidas tridimensionais das vias aéreas de forma precisa e confiável.[92] Além disso, as imagens em 3D levaram a uma ferramenta metodológica adicional, mais precisamente a introdução da fluidodinâmica computacional, com a qual é possível simular, nas imagens 3D, o fluxo aéreo e seu comportamento, além das resistências e pressões geradas pela interação destas grandezas físicas.

Neste sentido, o Laboratório de Fisiologia passou a desenvolver em sua Unidade de Imagens Funcionais uma série de estudos utilizando a fluidodinâmica computacional. O primeiro deles teve por objetivo caracterizar o comportamento do fluxo aéreo em uma via aérea com geometria interna alterada, ou seja, em adultos com fissura labiopalatina e classe III, com e sem AOS. Os resultados mostraram que os pacientes diagnosticados com AOS, mesmo aqueles com apneia leve ou moderada, apresentam uma via aérea superior menos pérvia, ou seja, mais resistente ao fluxo aéreo, e desenvolvem pressões mais negativas durante a inspiração, o que explica o quadro de AOS (Fig. 19-9).

Estudo subsequente, também utilizando a fluidodinâmica computacional, foi realizado em adultos com sequência de Robin isolada.[93] Trata-se de condição presente ao nascimento, caracterizada por micrognatia, glossoptose e obstrução das vias aéreas. Em parte considerável dos casos, observa-se, adicionalmente, a fissura palatina. A condição tende a desaparecer com o crescimento, mas, em muitos casos, a retro e micrognatia permanecem na fase adulta, levando à obstrução das vias respiratórias e infecções recorrentes.

O estudo demonstrou que apesar do volume mandibular em jovens com sequência de Robin equiparar-se ao de indivíduos controles sem a anomalia, mas com o mesmo padrão esquelético, o posicionamento do osso hioide, a cavidade oral reduzida e a presença de obstrução faríngea em decorrência de uma língua posteriorizada, constituem importantes alterações morfológicas que podem favorecer a persistência de distúrbios respiratórios nessa população, após a infância. Demonstrou-se, ainda, que o escoamento do ar é modulado pelas características anatômicas da via aérea superior, ou seja, quanto menor o volume das vias aéreas e de sua área seccional

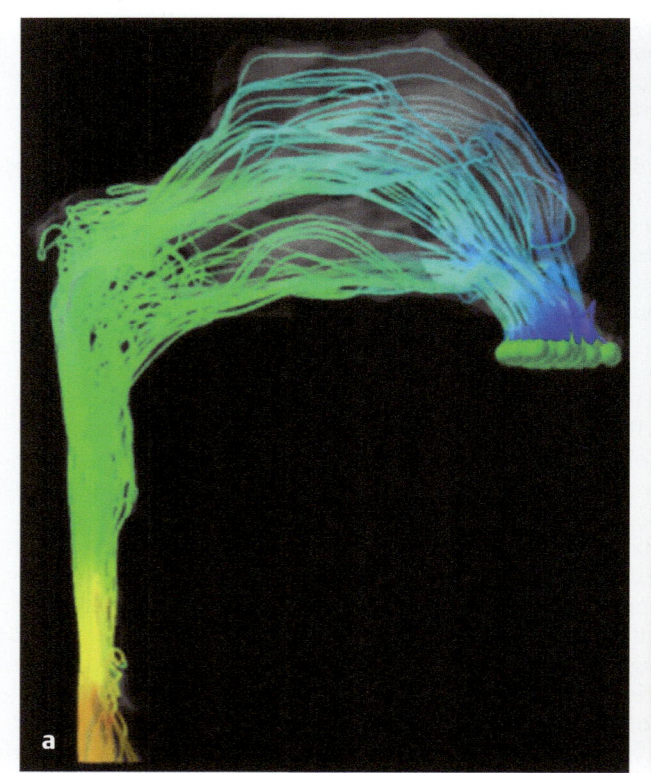

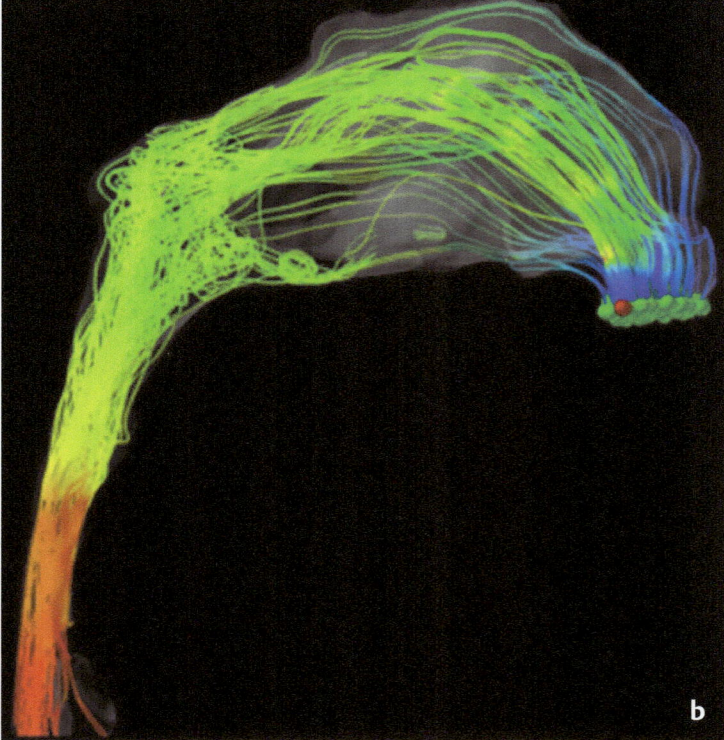

Fig. 19-9. Simulação do fluxo aéreo em duas vias aéreas reconstruídas a partir de tomografias de feixe cônico, por meio da técnica de fluidodinâmica computacional. (**a**) Paciente sem fissura, nota-se predominância de cores "frias" que denotam adequada patência das vias aéreas, ao passo que em **b** (paciente com fissura), há um predomínio de cores mais "quentes", que indicam aumento da resistência das vias aéreas à passagem do ar, aumento das pressões internas para além dos valores médios da população geral e, consequentemente, maior risco de colapso faríngeo durante o sono. (Fonte: Unidade de Imagens Funcionais do HRAC/FOB-USP.)

mínima maior a resistência ao fluxo e maiores as pressões exercidas sobre as paredes respiratórias.

Assim, de forma geral, o estudo de variáveis morfológicas em indivíduos com anomalias craniofaciais, por meio de recursos computacionais inovadores, constitui ferramenta importante para a compreensão da etiologia das desordens respiratórias do sono e para auxiliar no diagnóstico, no planejamento terapêutico e no acompanhamento desses pacientes.

CONSIDERAÇÕES FINAIS

As desordens respiratórias do sono (DRS) e, especialmente, a apneia obstrutiva do sono (AOS) apresentam grande prevalência na população geral. Relações de causa e efeito são bem documentadas entre as DRS e sintomas diurnos, como sonolência excessiva e alterações psicossociais, além de repercussões sistêmicas, principalmente cardiovasculares e metabólicas. Como exposto, os pacientes com fissuras labiopalatinas e outras anomalias craniofaciais são especialmente suscetíveis à ocorrência de AOS. Desta forma, a equipe multidisciplinar que atua nas linhas de cuidado a estes pacientes deve estar capacitada a identificar as DRS, fazer o devido encaminhamento clínico, bem como basear suas condutas terapêuticas levando em conta os aspectos respiratórios nesta população específica.

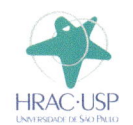

Ficha de avaliação clínica
Distúrbios respiratórios do sono

HOSPITAL DE REABILITAÇÃO DE ANOMALIAS CRANIOFACIAIS – HRAC USP
Seção de Fisiologia – Unidade de Estudos do Sono

IDENTIFICAÇÃO

Nome _____ Profissão/ocupação_____
Sexo_____ DN _____ Idade _____
Data _____ Etnia: _____
RG HRAC _____
Peso:_____ Altura: _____ IMC: _____

QUEIXAS NASAIS

Obstrução nasal S☐ N☐
• Início e duração_____
• Lado   D☐   E☐ Bilateral☐ Báscula☐
• Intensidade
    ○ Leve☐ (Sono normal, atividades diárias normais. Sem sintomas inoportunos)
    ○ Moderada-grave☐ (Um ou mais sintomas positivos)
• Frequência – Persistente☐, Intermitente☐
• Obs.: _____

Respiração oral S☐ N☐
• Frequência – Persistente☐ , Intermitente☐ , Vigília☐ , Durante o sono☐
• Obs.: _____

Antecedentes pessoais

Cirurgia nasal prévia☐

Trauma ou fratura nasal☐

Comorbidades: Asma☐ , Bronquite☐ , IVAS de repetição☐ , HAS☐ , DM☐ , Cardiopatia☐ ,

Pneumopatia☐ Tabagismo☐ , Outros_____

Medicação nasal S☐ N☐
• Uso – contínuo☐ , intermitente☐   Qual _____?

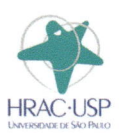

QUESTIONÁRIO DE BERLIM

As questões abaixo se relacionam aos fatores de risco para a AOS. Contém 10 questões e você deve optar por apenas 01 opção em cada item.

- **Escores:**
- **Categoria 1**: é considerada positiva quando duas ou mais respostas positivas para as questões de 1 a 5
- **Categoria 2**: é considerada positiva quando duas ou mais respostas positivas para as questões de 6 a 8
- **Categoria 3**: é considerada positiva se a questão 9 é positiva ou IMC > 30.

- Qualquer resposta com (*) é considerada positiva
- RESULTADO FINAL – DUAS OU MAIS CATEGORIAS POSITIVAS – ALTO RISCO PARA SAHOS

CATEGORIA 1

1) Você ronca?

( ) Sim *
( ) Não
( ) Não sabe

2) Intensidade do ronco:

( ) Tão alto quanto a respiração
( ) Tão alto quanto falar
( ) Mais alto que falar *
( ) Muito alto que pode ser escutado no quarto ao lado *

3) Frequência do ronco:

( ) Quase todo dia *
( ) 3-4 vezes por semana *
( ) 1-2 vezes por semana
( ) 1-2 vezes por mês
( ) Nunca ou quase nunca

4) O seu ronco incomoda outras pessoas?

( ) Sim *
( ) Não

5) Com que frequência suas paradas respiratórias foram percebidas?

( ) Quase todo dia*
( ) 3-4 vezes por semana *
( ) 1-2 vezes por semana
( ) 1-2 vezes por mês
( ) Nunca ou quase nunca
( ) Não aplicável pois o paciente dorme sozinho

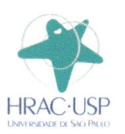

CATEGORIA 2

6) Você se sente cansado ao acordar?

( ) Quase todo dia *
( ) 3-4 vezes por semana*
( ) 1-2 vezes por semana
( ) 1-2 vezes por mês
( ) Nunca ou quase nunca

7) Você se sente cansado ou com fadiga durante o dia?

( ) Quase todo dia *
( ) 3-4 vezes por semana *
( ) 1-2 vezes por semana
( ) 1-2 vezes por mês
( ) Nunca ou quase nunca

8) Você alguma vez dormiu enquanto dirigia?

( ) Sim *
( ) Não
( ) Não aplicável

CATEGORIA 3

9) Você tem pressão alta?

( ) Sim *
( ) Não
( ) Não sabe

10) Seu IMC é maior que 30?

( ) SIM *
( ) Não

Resultado: Baixo risco para AOS☐ , Alto risco para AOS☐ .

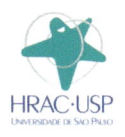

ESCALA DE SONOLÊNCIA DE EPWORTH:

0 – nenhuma chance de cochilar
1- chance pequena
2- chance moderada
3- chance grande

1 – Sentado e lendo ....( )

2 – Vendo TV... ( )

3 – Sentado em lugar público (sem atividade)..............( )
(sala de espera, cinema, reunião....)

4 – Como passageiro de trem, carro ou .... ( )
ônibus andando 1 hora sem parar

5 – Deitado para descansar à tarde, quando.................( )
as circunstâncias permitem

6 – Sentado e conversando com alguém..................... ( )

7 – Sentado calmamente após o almoço..................... ( )
sem álcool

8 – Se estiver de carro dirigindo, enquanto.................. ( )
para por alguns minutos no trânsito intenso

Resultado:_____

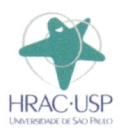

EXAME FÍSICO OTORRINOLARINGOLÓGICO

Classificação de Mallampati modificada:

Grau (1 a 4): _____

I II III IV

Classificação de Brodsky:

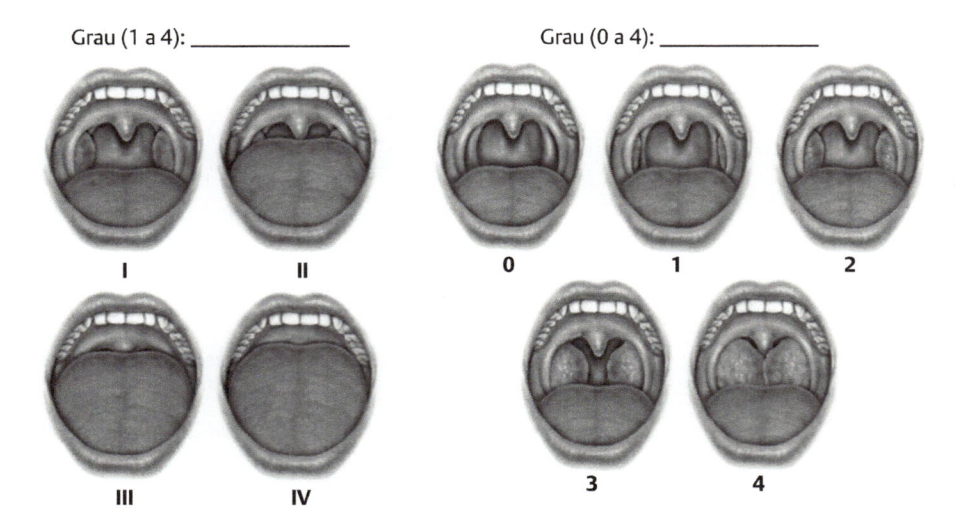

Grau (0 a 4): _____

0 1 2 3 4

Estagiamento de Friedman: _____

	Mallampati modificado	Brodsky	IMC
Estágio 1	1, 2	3, 4	< 40
Estágio 2	1, 2, 3, 4	0, 1, 2, 3, 4	< 40
Estágio 3	3, 4	0, 1, 2	< 40
Estágio 4*	1, 2, 3, 4	0, 1, 2, 3, 4	> 40

* ou alteração craniofacial

Classificação de Angle: (1, 2 ou 3)

Classe: _____

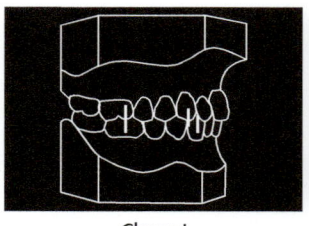

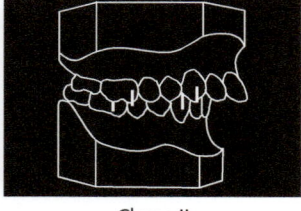

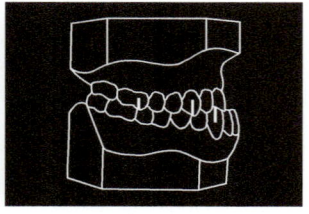

Classe I Classe II Classe III

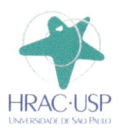

RINOSCOPIA ANTERIOR:

Desvio septal S☐ N☐
- Lateralidade predominante D☐ E☐
- Localização: Anterior☐ (Septo membranoso e ou cartilaginoso)

    Posterior☐ (Transição entre septo cartilaginoso e ósseo, lâmina perpendicular do etmoide e ou vômer)

    Grau do desvio até 25%☐ entre 25-50%☐ 50-75%☐ acima de 75%☐

Obs.: _____

Hipertrofia de cornetos inferiores S☐ N☐   Cabeça☐ Corpo☐ Cauda☐
- Corneto direito

    tamanho   até 25%☐ entre 25-50%☐ 50-75%☐ acima de 75%☐
- Corneto esquerdo

    tamanho   até 25%☐ entre 25-50%☐ 50-75%☐ acima de 75%☐

Obs.: _____

NASOFARINGOLARINGOSCOPIA FLEXÍVEL:

Desvio septal S☐ N☐
- Lateralidade predominante D☐ E☐
- Localização: Anterior☐ (Septo membranoso e ou cartilaginoso)

    Posterior☐ (Transição entre septo cartilaginoso e ósseo, lâmina perpendicular do etmoide e ou vômer)

    Grau do desvio   até 25%☐ entre 25-50%☐ 50-75%☐ acima de 75%☐

Obs.: _____

Hipertrofia de cornetos inferiores S☐ N☐ Cabeça☐ Corpo☐ Cauda☐
- Corneto direito

    tamanho   até 25%☐ entre 25-50%☐ 50-75%☐ acima de 75%☐
- Corneto esquerdo

    tamanho   até 25%☐ entre 25-50%☐ 50-75%☐ acima de 75%☐

Obs.: _____

Rinofaringe: tipo de fechamento: Anteroposterior☐ , circular☐ , laterolateral☐ , prega de Passavant☐ , insuficiência☐, incompetência☐

Müller rinofaringe: Positivo☐ (colabamento maior que 90%), negativo☐

Base da língua: Hipertrofia☐ , aumento de tonsila lingual☐ , _____

Müller orofaringe: Positivo☐, negativo☐ - Tipo de colabamento: anteroposterior☐ , circular☐ , laterolateral☐

Outros achados: _____

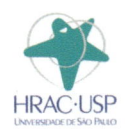

POLISSONOGRAFIA:

Data da realização: _____

Responsável pelo laudo:_____

Índice de apneia e hipopneia (IAH): ____
Índice de eventos respiratórios (IDR): _____
Índice de dessaturação da oxi-hemoglobina (IDO): _____
Índice de apneia (IA): _____
Índice de hipopneia (IH):_____
% do tempo de registro da SpO$_2$ abaixo de 95%_____
% do tempo de registro da SpO$_2$ abaixo de 90%_____
% do tempo de registro da SpO$_2$ abaixo de 85%_____
% do tempo de registro da SpO$_2$ abaixo de 80%_____

REFERÊNCIAS BIBLIOGRÁFICAS

1. Timo-Iaria. Fisiologia e sistema nervoso. In: Aires MM (ed). Fisiologia Básica. Rio de Janeiro: Guanabara Koogan; 1985, p.22-300.
2. Popper KR, Eccles JC. The self and its brain. London: Springer-Verlag; 1977.
3. Parkes JD, Lock CB. Genetic factors in sleep disorders. J Neurol Neurosurg Psychiatry. 1989 Jun;Suppl(Suppl):101-8.
4. Rasmussen MK, Mestre H, Nedergaard M. Fluid transport in the brain. Physiol Rev. 2022;102:1025-1151.
5. Xie L, Kang H, Xu Q, Chen MJ, Liao Y, Thiyagarajan M et al. Sleep drives metabolite clearance from the adult brain. Science. 2013 Oct 18;342(6156):373-7.
6. Lee S, Yoo RE, Choi SH, Oh SH, Ji S, Lee J et al. Contrast-enhanced MRI T1 Mapping for Quantitative Evaluation of Putative Dynamic Glymphatic Activity in the Human Brain in Sleep-Wake States. Radiology. 2021 Sep;300(3):661-668.
7. Ikegami K, Refetoff S, Van Cauter E, Yoshimura T. Interconnection between circadian clocks and thyroid function. Nat Rev Endocrinol. 2019;15:590-600.
8. Dement W, Kleitman N. The relation of eye movements during sleep to dream activity: an objective method for the study of dreaming. J Exp Psychol. 1957;53:339-346.
9. Jouvet M. Neurophysiology of the states of sleep. Physiol Rev. 1967;47:117-177.
10. Rechtschaffen A, Kales A. A Manual of Standardized Terminology, Techniques and Scoring System for Sleep Stages of Human Subjects. Washington: Public Health Service, US Government Printing Office; 1968.
11. Stein RM, Kang HJ, McCorvy JD, Glatfelter GC, Jones AJ, Che T et al. Virtual discovery of melatonin receptor ligands to modulate circadian rhythms. Nature. 2020;579:609-614.
12. Dmitrzak-Weglarz M, Banach E, Bilska K, Narozna B, Szczepankiewicz A, Reszka E et al. Molecular Regulation of the Melatonin Biosynthesis Pathway in Unipolar and Bipolar Depression. Front Pharmacol. 2021;26:666541.
13. Gohil A, Eugster E. Growth hormone deficiency and excessive sleepiness: a case report and review of the literature. Pediatr Endocrinol Rev. 2019;17:41-46.
14. Grimaldi D, Reid KJ, Papalambros NA, Braun RI, Malkani RG, Abbott SM, Ong JC, Zee PC. Autonomic dysregulation and sleep homeostasis in insomnia. Sleep. 2021;44:1-13.
15. Sun BZ, Kangarloo T, Adams JM, Sluss P, Chandler DW, Zava DT et al. The Relationship Between Progesterone, Sleep, and LH and FSH Secretory Dynamics in Early Postmenarchal Girls. J Clin Endocrinol Metab. 2019;104:2184-2194.
16. Hobson JA. Sleep. New York: Scientific American Library; 1989.
17. Alóe F, Azevedo AP, Hasan R. Mecanismos do ciclo sono-vigília [Sleep-wake cycle mechanisms]. Braz J Psychiatry. 2005;27 Suppl 1:33-39.
18. Gastaut H, Tassinari CA, Duron B. Polygraphic study of the episodic diurnal and nocturnal (hypnic and respiratory) manifestations of the Pickwick Syndrome. Brain Research. 1966;1:167-186.
19. Guilleminault C, Eldridge FL, Dement WC. Insomnia, narcolepsy and sleep apneas. Bull. Physiopathol. Respir. 1972;8:1127-1138.
20. Gould GA, Whyte KF, Rhind GB, Airlie MA, Catterall JR, Shapiro CM et al. The sleep hypopnea syndrome. Am Rev Respir Dis. 1988;137:895-898.
21. Sateia MJ. International classification of sleep disorders-third edition: highlights and modifications. Chest. 2014;146:1387-1394.
22. Peppard PE, Young T, Barnet JH, Palta M, Hagen EW, Hla KM. Increased prevalence of sleep-disordered breathing in adults. Am J Epidemiol. 2013;177:1006-1014.
23. Heinzer R, Vat S, Marques-Vidal P, Marti-Soler H, Andries D, Tobback N et al. Prevalence of sleep-disordered breathing in the general population: the Hypno Laus study. Lancet Respir Med. 2015;3:310-318.
24. Tufik S, Santos-Silva R, Taddei JA, Bittencourt LR. Obstructive sleep apnea syndrome in the São Paulo Epidemiologic Sleep Study. Sleep Med. 2010;11:441-446.

25. Young T, Evans L, Finn L, Palta M. Estimation of clinically diagnosed proportion of sleep apnea syndrome in middle-aged men and women. Sleep. 1997;20:705-706.
26. Jenkinson C, Davies JR, Mullins R, Stradling JR. Comparison of therapeutic and subtherapeutic nasal positive airway positive pressure for obstructive sleep apnoea: a randomized prospective parallel trial. Lancet. 1999;353:2100-2105.
27. Pepperell JC, Ramdassingh-Dow S, Crosthwaite N, Mullins R, Jenkinson C, Stradling JR et al. Ambulatory blood pressure after therapeutic and subtherapeutic nasal positive airway positive pressure for obstructive sleep apnea: a randomized parallel trial. Lancet. 2002;359:204-210.
28. Marin JM, Carrizzo SJ, Vicente E, Augusti AG. Long term cardiovascular outcomes in men with obstructive sleep apnoea-hypopnoea with and without treatment with continuous positive airway pressure: an observational study. Lancet. 2005;365:1046-1053.
29. Stradling JR, Crosby J. Predictors and prevalence of obstructive sleep apnea and snoring in 1001 middle-aged men. Thorax. 1991;46:85-90.
30. Liistro G, Rombaux P, Belge C, Dury M, Aubert G, Rodenstein DO. High Mallampati score and nasal obstruction are associated risks factors for obstructive sleep apnea. Eur Respir J. 2003;21:248-251.
31. Pinheiro GL, Cruz AF, Domingues DM, Genta PR, Drager LF, Strollo PJ et al. Validation of an overnight wireless high-resolution oximeter plus cloud-based algorithm for the diagnosis of obstructive sleep apnea. Clinics. 2020;75:1-7.
32. Berry RB, Albertario CL, Harding SM, Lloyd R M, Plante DT, Quan SF et al. The AASM manual for the scoring of sleep and associated events: rules, terminology and technical specifications. Version 2.5. Darien: American Academy of Sleep Medicine; 2018.
33. Rosa T, Bellardi K, Viana A Jr, Ma Y, Capasso R. Digital health and sleep-disordered breathing: a systematic review and meta-analysis. J Clin Sleep Med. 2018;14:1605-1620.
34. Andrechuk CRS, Netzer N, Zancanella E, Almeida AR, Ceolim MF. Cultural adaptation and evaluation of the measurement properties of the Berlin Questionnaire for Brazil. Sleep Med. 2019 Aug;60:182-187.
35. Fonseca LF, Silveira EA, Lima NM, Rabahi MF. Tradução e adaptação transcultural do questionário STOP-Bang para a língua portuguesa falada no Brasil. J Bras Pneumol. 2016;42(4):266-272.
36. Bertolazi AN, Fagondes SC, Hoff LF, Pedro VD, Barreto SS, Johns MW. Validação da escala de sonolência de Epworth em português para uso no Brasil. J Bras Pneumol. 2009;35(9):877-883.
37. Chervin RD, Hedger K, Dillon JE, Pituch KJ. Pediatric sleep questionnaire (PSQ): validity and reliability of scales for sleep-disordered breathing, snoring, sleepiness, and behavioral problems. Sleep Med. 2000 Feb 1;1(1):21-32.
38. Bruni O, Ottaviano S, Guidetti V, Romoli M, Innocenzi M, Cortesi F, Gianotti F. The Sleep Disturbance Scale for Children (SDSC) Construct ion and validation of an instrument to evaluate sleep disturbances in childhood and adolescence. Journal of Sleep Research 1996;5:251-261.
39. Fernandes FMVS, Teles RCVV. Application of the Portuguese version of the Obstructive Sleep Apnea-18 survey to children. Brazilian Journal Of Otorhinolaryngology 2013 nov;79(6):720-726.
40. Campos LD, Trindade IEK, Yatabe M, Trindade SHK, Pimenta LA, Kimbell J et al. Reduced pharyngeal dimensions and obstructive sleep apnea in adults with cleft lip/palate and Class III malocclusion. Cranio. 2021;39:484-490.
41. Athayde RAB, Colonna LLI, Schorr F, Gebrim EMMS, Lorenzi-Filho G, Genta PR. Tongue size matters: revisiting the Mallampati classification system in patients with obstructive sleep apnea. Bras Pneumol. 2023 Apr 28;49(2):e20220402.
42. Zancanella E, Haddad FM, Oliveira LA, Nakasato A, Duarte BB, Soares CF et al. Obstructive sleep apnea and primary snoring: diagnosis. Braz Journal of Otorhinolaryngol. 2014;80(1 Suppl 1):S1-16.
43. Eckert DJ, White DP, Jordan AS, Malhotra A, Wellman A. Defining phenotypic causes of obstructive sleep apnea. Identification of novel therapeutic targets. Am J Respir Crit Care Med. 2013;188:996-1004.
44. Drager LF, Santos RB, Silva WA, Parise BK, Giatti S, Aielo AN et al. OSA, short sleep duration, and their interactions with sleepiness and cardiometabolic risk factors in adults: the ELSA-Brasil study. Chest. 2019;155:1190-1198.
45. Drager LF, Ladeira RT, Brandão-Neto RA, Lorenzi-Filho G, Beseñor IM. Síndrome da apnéia obstrutiva do sono e sua relação com a hipertensão arterial sistêmica: evidências atuais. Arq Bras Cardiol 2002;78:531-536.
46. Bittencourt LR, Lucchesi LM, Rueda AD, Garbuio SA, Palombini LO, Guilleminault C et al. Placebo and modafinil effect on sleepiness in obstructive sleep apnea. Prog Neuropsychopharmacol Biol Psychiatry. 2008 Feb 15;32(2):552-9.
47. Das AM, Khayat R. Hypertension in obstructive sleep apnea: risk and therapy. Expert Rev Cardiovasc Ther. 2009 Jun;7(6):619-26.
48. Drager LF, Togeiro SM, Polotsky VY, Lorenzi-Filho G. Obstructive sleep apnea: a cardiometabolic risk in obesity and the metabolic syndrome. J Am Coll Cardiol. 2013;62:569-576.
49. Sullivan CE, Issa FG, Berthon-Jones M, Eves L. Reversal of obstructive sleep apnoea by continuous positive airway pressure applied through the nares. Lancet. 1981 Apr 18;1(8225):862-5.
50. Tadic M, Gherbesi E, Faggiano A, Sala C, Carugo S, Cuspidi C. The impact of continuous positive airway pressure on cardiac mechanics: Findings from a meta-analysis of echocardiographic studies J Clin Hypertens. 2022;24:795–803.
51. Naruse Y, Tada H, Satoh M, Yanagihara M, Tsuneoka H, Hirata Y et al. Concomitant obstructive sleep apnea increases the recurrence of atrial fibrillation following radiofrequency catheter ablation of atrial fibrillation: clinical impact of continuous positive airway pressure therapy. Heart Rhythm. 2013;10(3):331-7.
52. Weaver TE, Grunstein RR. Adherence to Continuous Positive Airway Pressure Therapy: The Challenge to Effective Treatment. Proceedings of the American Thoracic Society. 2008;5:173-178.
53. Guarda-Nardini L, Manfredini D, Mion M, Heir G, Marchese-Ragona R. Anatomically Based Outcome Predictors of Treatment for Obstructive Sleep Apnea with Intraoral Splint Devices: A Systematic Review of Cephalometric Studies. J Clin Sleep Med. 2015 Nov 15;11(11):1327-34.
54. Cielo CM, Marcus CL. Obstructive sleep apnoea in children with craniofacial syndromes. Paediatr Respir Rev. 2015;16:189-196.
55. Trindade-Suedam IK, Lima TF, Campos LD, Yaedú RYF, Nary Filho H, Trindade IEK. Tomographic pharyngeal dimensions in individuals with unilateral cleft lip/palate and class III malocclusion are reduced when compared with controls. Cleft Palate Craniofac J. 2017;54:502-508.
56. Bannink N, Nout E, Wolvius EB, Hoeve HLJ, Joosten KFM, Mathijssen IJM. Obstructive sleep apnea in children with syndromic craniosynostosis: long-term respiratory outcome of midface advancement. Int J Oral Maxillofac Surg. 2010;39:115-121.

57. Tan HL, Kheirandish-Gozal L, Abel F, Gozal D. Craniofacial syndromes and sleep-related breathing disorders. Sleep Med Rev. 2016;27:74-88.
58. Banhara FL, Trindade IEK, Trindade-Suedam IK, Fernandes MBL, Trindade SHK. Respiratory sleep disorders, nasal obstruction and enuresis in children with non-syndromic Pierre Robin sequence. Braz J Otorhinolaryngol. 2022 Nov-Dec;88 Suppl 1(Suppl 1):S133-S141.
59. Semensato MM, Trindade SHK, Marzano-Rodrigues MN, Scomparin L, Trindade-Suedam I. Screening for Obstructive Sleep Apnea and Associated Risk Factors in Adolescents and Adults With Isolated Robin Sequence. Cleft Palate Craniofac J. 2022 Nov 28:10556656221119078.
60. Miloro M. Mandibular distraction osteogenesis for pediatric airway management. J Oral Maxillofac Surg. 2010;68:1512-1523.
61. Gu W, Fan Y, Huo H, Chen X. [Obstructive sleep apnea in microtia children with maxillofacial dysostosis]. Lin Chung Er Bi Yan Hou Tou Jing Wai Ke Za Zhi. 2021;35:371-374;379.
62. Raffaini M, Pisani C. Clinical and cone-beam computed tomography evaluation of the three-dimensional increase in pharyngeal airway space following maxillo-mandibular rotation-advancement for Class II-correction in patients without sleep apnoea (OSA). J Craniomaxillofac Surg. 2013;41:552-557.
63. Abramson Z, Susarla SM, Lawler M, Bouchard C, Troulis M, Kaban LB. Three-dimensional computed tomographic airway analysis of patients with obstructive sleep apnea treated by maxillomandibular advancement. J Oral Maxillofac Surg. 2011;69:677-686.
64. Fairburn SC, Waite PD, Vilos G, Harding SM, Bernreuter W, Cure J et al. Three-Dimensional Changes in Upper Airways of Patients with Obstructive Sleep Apnea Following Maxillomandibular Advancement. J Oral Maxillofac Surg. 2007;65:6-12.
65. Hernández-Alfaro F, Guijarro-Martínez R, Mareque-Bueno J. Effect of mono- and bimaxillary advancement on pharyngeal airway volume: cone-beam computed tomography evaluation. J Oral Maxillofac Surg. 2011;69:e395-400.
66. Yatabe-Ioshida MS, Campos LD, Yaedu RY, Trindade-Suedam IK. Upper airway 3D changes of patients with cleft lip and palate after orthognathic surgery. Cleft Palate Craniofac J. 2019;56:314-320.
67. Riley RW, Powell NB, Guilleminault C, Nino-Murcia G. Maxillary, mandibular, and hyoid advancement: an alternative to tracheostomy in obstructive sleep apnea syndrome. Otolaryngol Head Neck Surg. 1986;94:584-588.
68. Waite PD, Wooten V, Lachner J, Guyette RF. Maxillomandibular advancement surgery in 23 patients with obstructive sleep apnea syndrome. J Oral Maxillofac Surg. 1989;47:1256-1261; discussion 1262.
69. Goh YH, Lim KA. Modified maxillomandibular advancement for the treatment of obstructive sleep apnea: a preliminary report. Laryngoscope. 2003;113:1577-1582.
70. Prinsell JR. Maxillomandibular advancement (MMA) in a site-specific treatment approach for obstructive sleep apnea: a surgical algorithm. Sleep Breath. 2000;4:147-154.
71. Hochban W, Brandenburg U, Peter JH. Surgical treatment of obstructive sleep apnea by maxillomandibular advancement. Sleep.1994;17:624-629.
72. Schwab RJ. Imaging for the snoring and sleep apnea patient. Dent Clin North Am. 2001;45:759-796.
73. Zaghi S, Holty JC, Certal V, Abdullatif J, Guilleminault C, Powell NB et al. Maxillomandibular advancement for treatment of obstructive sleep apnea: a meta-analysis. JAMA Otolaryngol Head Neck Surg. 2016;142:58-66.
74. Camacho M, Noller MW, Do MD, Wei JM, Gouveia CJ, Zaghi S et al. Long-term results for maxillomandibular advancement to treat obstructive sleep apnea: a meta-analysis. Otolaryngol Head Neck Surg. 2019;160:580-593.
75. Hubbard BA, Rice GB, Muzaffar AR. Adenoid involvement in velopharyngeal closure in children with cleft palate. Can J Plast Surg. 2010 Winter;18:135-138.
76. Cammaroto G, Stringa LM, Iannella G, Meccariello G, Zhang H, Bahgat AY et al. Manipulation of lateral pharyngeal wall muscles in sleep surgery: a review of the literature. Int J Environ Res Public Health. 2020;17:5315.
77. Cahali MB. Lateral pharyngoplasty: a new treatment for obstructive sleep apnea hypopnea syndrome. Laryngoscope. 2003;113:1961-1968.
78. Pang KP, Woodson BT. Expansion sphincter pharyngoplasty: a new technique for the treatment of obstructive sleep apnea. Otolaryngol Head Neck Surg. 2007;137:110-114.
79. Vicini C, Hendawy E, Campanini A, Eesa M, Bahgat A, Alghamdi S et al. Barbed reposition pharyngoplasty (BRP) for OSAHS: a feasibility, safety, efficacy and teachability pilot study. "We are on the giant's shoulders" Eur Arch Otorhinolaryngol. 2015;272:3065-3070.
80. Friedman M, Soans R, Gurpinar B, Lin H, Joseph NJ. Interexaminer agreement of Friedman tongue positions for staging of obstructive sleep apnea/hypopnea syndrome. Otolaryngol Head Neck Surg. 2008;139:372-377.
81. Ieto V, Kayamori F, Montes MI, Hirata RP, Gregório MG, Alencar AM et al. Effects of oropharyngeal exercises on snoring: a randomized trial. Chest. 2015;148:683-691.
82. Guimarães KC, Drager LF, Genta PR, Marcondes BF, Lorenzi-Filho G. Effects of oropharyngeal exercises on patients with moderate obstructive sleep apnea syndrome. Am J Respir Crit Care Med. 2009;179:962-966.
83. Bertier CE, Trindade IEK. Deformidades nasais: avaliação e tratamento cirúrgico. In: Trindade IEK, Silva Filho OG (orgs). Fissuras Labiopalatinas: Uma Abordagem Interdisciplinar. São Paulo, Brasil: Santos; 2007, p.87-107.
84. Fukushiro AP, Trindade IE. Nasal airway dimensions of adults with cleft lip and palate: differences among cleft types. Cleft Palate Craniofac J. 2005;42:396-402.
85. Trindade IE, Bertier CE, Sampaio-Teixeira AC. Objective assessment of internal nasal dimensions and speech resonance in individuals with repaired unilateral cleft lip and palate after rhinoseptoplasty. J Craniofac Surg. 2009;20:308-314.
86. Trindade IE, Castilho RL, Sampaio-Teixeira AC, Trindade-Suedam IK, Silva-Filho OG. Effects of orthopedic rapid maxillary expansion on internal nasal dimensions in children with cleft lip and palate assessed by acoustic rhinometry. J Craniofac Surg. 2010;21:306-311.
87. Trindade-Suedam IK, Castilho RL, Sampaio-Teixeira AC, Araújo BM, Fukushiro AP, Campos LD et al. Rapid Maxillary Expansion Increases Internal Nasal Dimensions of Children With Bilateral Cleft Lip and Palate. Cleft Palate Craniofac J. 2016;53:272-277.
88. Fernandes MBL, Salgueiro AGNS, Bighetti EJB, Trindade-Suedam IK, Trindade IEK. Symptoms of obstructive sleep apnea, nasal obstruction, and enuresis in children with nonsyndromic cleft lip and palate: a prevalence study. Cleft Palate Craniofac J. 2019;56:307-313.
89. dos Inocentes RJM, Marzano-Rodrigues MN, Espíndola GG, García-Usó M, Yatabe-Ioshida MS, Trindade IE et al. Adults with unilateral cleft lip and palate present reduced internal nasal volumes: findings of a three-dimensional

morphometric assessment in cone-beam computed tomography scans. J Craniofac Surg. 2021;32:e15-e19.
90. Hassegawa CA, Garcia-Usó MA, Yatabe-Ioshida MS, Trindade IEK, Fukushiro AP, Carreira DGG et al. Internal nasal dimensions of children with unilateral cleft lip and palate and maxillary atresia: comparison between acoustic rhinometry technique and cone-beam computed tomography. Codas. 2021;33:e20200099.
91. Campos LD, Trindade-Suedam IK, Sampaio-Teixeira AC, Yamashita RP, Lauris JR, Lorenzi-Filho G et al. Obstructive Sleep Apnea Following Pharyngeal Flap Surgery for Velopharyngeal Insufficiency: A Prospective Polysomnographic and Aerodynamic Study in Middle-Aged Adults. Cleft Palate Craniofac J. 2016;53:e53-e59.
92. Oberoi S, Chigurupati R, Gill P, Hoffman WY, Vargervik K. Volumetric assessment of secondary alveolar bone grafting using cone beam computed tomography. Cleft Palate Craniofac J. 2009;46:503-511.
93. Petruzzi MNMR, Trindade-Suedam IK. Caracterização morfofisiológica da via aérea superior de adultos com Sequência de Robin isolada: análise tridimensional e simulação fluidodinâmica do fluxo aéreo. Bauru, SP: Hospital de Reabilitação de Anomalias Craniofaciais – Universidade de São Paulo; 2022. Pós-Doutorado.

INTERVENÇÃO FISIOTERAPÊUTICA

CAPÍTULO 20

Karine Aparecida Arruda ▪ Vanessa Langelli Antunes
Juliana Specian Zabotini da Silveira ▪ Talita Gomes Torres De Conti
Ineida Maria Bachega Lopes

A fisioterapia é a ciência que atua no estudo, na prevenção e no tratamento dos distúrbios cinéticos funcionais de órgãos e sistemas do corpo humano. Tais distúrbios podem ser gerados por alterações genéticas, traumas ou por doenças adquiridas. A assistência fisioterapêutica no ambiente hospitalar é uma das áreas de atuação do profissional fisioterapeuta, integrando a equipe multiprofissional da saúde.[1]

O tratamento do indivíduo com fissura labiopalatina e/ou outras anomalias associadas requer o acompanhamento por uma equipe multiprofissional, da qual participa o fisioterapeuta, o que tem impacto positivo no longo processo de tratamento. A atuação da equipe de fisioterapia, particularmente no Hospital de Reabilitação de Anomalias Craniofaciais da Universidade de São Paulo (HRAC-USP), inclui o atendimento e o acompanhamento do paciente durante o período de internação e nos retornos ambulatoriais, bem como o devido encaminhamento para a continuidade do tratamento na cidade de origem, se necessário.

Nos pacientes com fissura labiopalatina, as orientações e intervenções fisioterapêuticas são relevantes, sendo traçadas de acordo com o comprometimento respiratório e motor, observados após as cirurgias plásticas e bucomaxilofaciais, entre outras intervenções. Mais adiante, esses aspectos serão abordados com maiores detalhes.

ASPECTOS DA FISIOTERAPIA RESPIRATÓRIA

De modo geral, a fisioterapia respiratória é considerada importante recurso no tratamento preventivo e curativo de alterações pulmonares. Atuando com a equipe multidisciplinar, o fisioterapeuta visa, por meio de sua intervenção, reduzir o tempo de hospitalização e os custos hospitalares, contribuindo para um melhor prognóstico e qualidade de vida dos pacientes.[2]

Nos pacientes com fissuras labiopalatinas (FLP) e outras anomalias craniofaciais, o atendimento de fisioterapia respiratória é parte integrante do processo de reabilitação, uma vez que as alterações anatômicas e funcionais determinadas pela FLP predispõem a maior frequência de infecções das vias aéreas, resultantes do padrão respiratório anormal, causado pelo comprometimento na filtragem, no aquecimento e na umidificação do ar inalado. Adicionalmente, pacientes com sequência de Robin (SR) e síndromes associadas podem apresentar obstrução das vias aéreas, distúrbios de deglutição e doença do refluxo gastroesofágico (DRGE), fatores esses que favorecem a broncoaspiração e as consequentes pneumonias aspirativas.[3,4]

Cabe salientar que essas alterações anatômicas e funcionais dos pacientes com anomalias craniofaciais são capazes de gerar repercussões ainda maiores na população pediátrica, visto que as crianças possuem dimensões menores da via aérea e imaturidade do sistema respiratório.[5]

Outro fator que requer atenção são os procedimentos cirúrgicos, que são parte do processo de reabilitação desde a infância até a fase adulta. Entretanto, esses procedimentos podem levar a comprometimentos respiratórios, resultantes de diferentes fatores, dentre eles a manipulação direta das vias aéreas[6,7] e a necessidade de anestesia geral.[8,9]

Dentre todas as cirurgias reabilitadoras realizadas no HRAC-USP, algumas merecem atenção especial por apresentarem maiores chances de comprometimento respiratório, como o caso da *palatoplastia primária*, que pode levar à obstrução respiratória alta nas primeiras 24 horas.[10] Além disso, procedimentos como traqueostomia e gastrostomia que são realizados em pacientes com distúrbios respiratórios e alimentares graves, merecem cuidados intensivos no pós-operatório, devido a possíveis complicações respiratórias por quadros de hipersecreção de vias áreas e hipoventilação pulmonar. Desse modo, a assistência fisioterapêutica é fundamental para a prevenção e o tratamento das complicações respiratórias nesse período, associada aos cuidados gerais pós-operatórios.

Independente do fator que tenha gerado o comprometimento respiratório, uma vez identificada a necessidade de acompanhamento da fisioterapia, a assistência começa com a avaliação do paciente, que compreende a anamnese e o exame físico, de modo a traçar os objetivos e as condutas necessárias. A terapia, por sua vez, visa otimizar a depuração mucociliar, prevenir as obstruções e o acúmulo de secreção brônquica, melhorar a ventilação e a hematose e prevenir as complicações respiratórias.[11-16]

Para alcançar esses objetivos, o fisioterapeuta dispõe de vários recursos e técnicas que incluem as manobras de remoção de secreção, manobras de expansão e reexpansão pulmonar, uso de equipamentos terapêuticos específicos, inaloterapia, oxigenoterapia, aspiração das vias aéreas, além da ventilação mecânica invasiva (VMI) ou não invasiva (VMNI).[13-20]

Muito embora os objetivos das técnicas empregadas em pacientes com anomalias craniofaciais sejam semelhantes às utilizadas na população em geral, a assistência fisioterapêutica apresenta algumas peculiaridades. Na sequência, serão abordadas as principais adaptações realizadas e as precauções levadas em consideração pela equipe de fisioterapia no HRAC-USP.

As *manobras fisioterapêuticas* são realizadas com os pacientes em decúbito elevado ou semissentado, pelo menos 1 hora após o término da dieta, respeitando o tempo de esvaziamento gástrico, com maior atenção nos casos de DRGE, conforme ilustra a Figura 20-1.[4,13,21] Outros cuidados que devem ser considerados, nesses casos, são as manobras que realizam apoio abdominal; por exemplo, a aceleração do fluxo expiratório e da expiração lenta prolongada, que podem aumentar a pressão abdominal causando vômitos. Essas manobras também devem ser realizadas com cautela nos pacientes em pós-operatório recente de gastrostomia, para evitar complicações na incisão cirúrgica, além do desconforto causado pela dor. Nesses pacientes, a posição prona deve ser evitada nos primeiros 30 dias de pós-operatório, porém, quando necessária, é realizada com apoio de coxins em pelve e tórax anterior, para evitar a compressão direta do abdômen.

Outra técnica bastante utilizada nos pacientes do HRAC-USP, é a *desobstrução rinofaríngea retrógrada*, que tem como objetivo, a remoção da secreção das vias aéreas superiores (VAS). Quando realizada em pacientes com dificuldade de deglutição ou expectoração, procede-se à técnica de aspiração das vias aéreas, garantindo, assim, a sua permeabilidade, conforme demonstrado na Figura 20-2. Esses procedimentos são realizados no paciente com SR, porque a intubação nasofaríngea e a presença da disfagia predispõem o maior acúmulo de secreções, como ilustra a Figura 20-3.[22] Ressalta-se que no pós-operatório imediato da palatoplastia, quando necessária a desobstrução das vias aéreas, a aspiração deve ser realizada com cautela, para evitar traumatismos. Tais técnicas de remoção de secreção devem, da mesma maneira, ser consideradas nos pacientes em pós-operatório de *traqueostomia*, para evitar a obstrução do lúmen, sendo indicada, também, a hidratação do paciente. Outros cuidados com o paciente traqueostomizado são as manobras fisioterapêuticas que tracionem o local da incisão cirúrgica, evitando a mobilização da traqueostomia, com consequente decanulação acidental.[23]

Com relação ao uso da *oxigenoterapia*, existem vários equipamentos que permitem oferecer ao paciente uma concentração variável de oxigênio, e deve-se escolher a forma de administração mais adequada e confortável. No HRAC-USP, quando o paciente está respirando espontaneamente e há necessidade de baixa oferta de oxigênio, realiza-se nebulização com funil, posicionado à frente da via área do paciente,

Fig. 20-1. Criança na postura sentada durante o atendimento de fisioterapia respiratória.

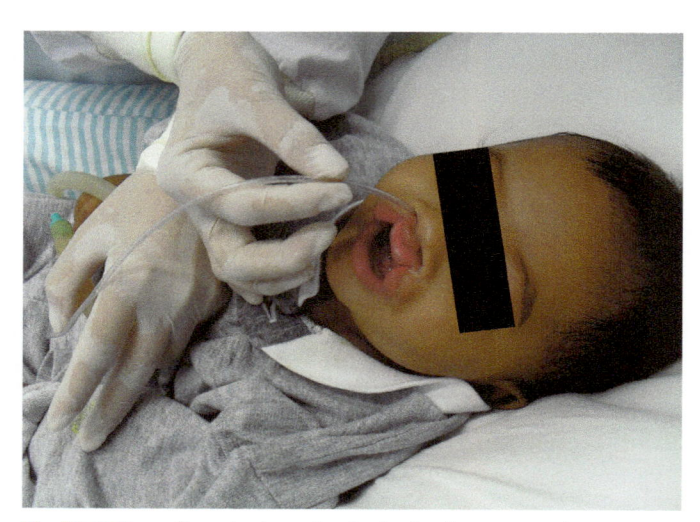

Fig. 20-2. Procedimento de aspiração de vias áreas em paciente com fissura transforame bilateral.

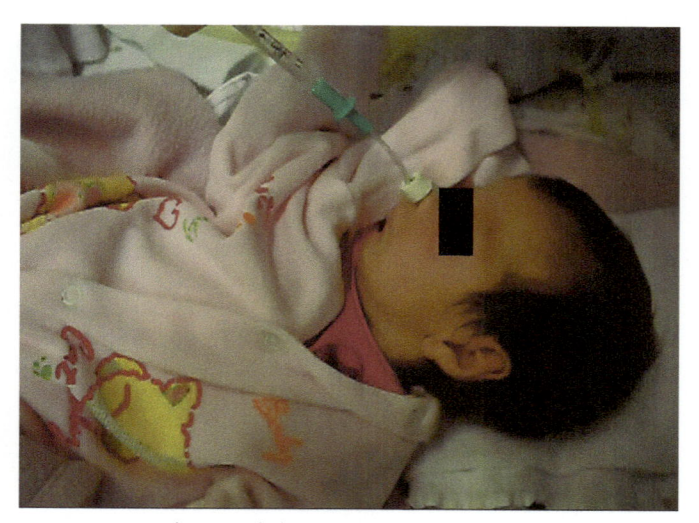

Fig. 20-3. Procedimento de higienização da cânula nasofaríngea em paciente com sequência de Robin.

sendo a oximetria de pulso rigorosamente monitorada, acompanhada de observação clínica igualmente rigorosa. Nos casos em que há necessidade de maior oferta de oxigênio, pode ser necessária a utilização de interfaces oronasais, para garantir maior oferta de oxigênio.

A VMNI é uma das opções utilizadas para o tratamento de distúrbios respiratórios agudos, no entanto, um dos desafios é a adesão à terapia, que é influenciada pela escolha da interface.[24] Nos pacientes com anomalias craniofaciais, as alterações anatômicas presentes na cavidade nasal podem levar ao aumento da resistência ao fluxo aéreo, escape aéreo, além de dificuldade no uso de suporte exclusivamente nasal, nos casos de malformação nasal, como na atresia de coanas. Todas essas variáveis devem ser consideradas para melhor escolha da interface.[25] Se a opção de escolha for a máscara oronasal, é necessário o monitoramento nos casos de DRGE, para evitar regurgitações e vômitos, e as consequentes broncoaspirações.

Importante destacar que nem todo paciente necessita de acompanhamento de fisioterapia respiratória durante a internação, entretanto, aqueles com distúrbios respiratórios agudos necessitarão de cuidados intensivos. Em alguns casos, após a alta hospitalar, se faz necessário o acompanhamento com profissionais da área, na cidade de origem. Assim sendo, o conhecimento das particularidades desses pacientes e dos cuidados no atendimento, levam a uma melhor indicação e condução da terapia, contribuindo para a reabilitação.

ASPECTOS DA FISIOTERAPIA MOTORA

A compreensão do processo de desenvolvimento motor e de todos os aspectos nele envolvidos é de fundamental importância para a prática da fisioterapia motora. Conhecer o desenvolvimento motor típico permite avaliar e identificar desvios e padrões motores atípicos.

O desenvolvimento do neonato até a idade adulta depende da maturação progressiva do sistema nervoso central, sendo determinado por padrões geneticamente programados, mas podendo, muitas vezes, ser modificado pelos estímulos ambientais.[26-29] Antes, acreditava-se que o desenvolvimento motor infantil era basicamente um processo típico de maturação.[30,31] Atualmente, sabe-se que o desenvolvimento motor não é um processo linear, e sim, contínuo e dinâmico, que tem início na gestação e se estende por longo período de vida, sendo composto por fases de transições.[29,30,32,33]

As habilidades motoras são desenvolvidas de forma contínua e sequencial, ocorrendo uma progressão de movimentos simples e desorganizados para movimentos altamente complexos e organizados.[26,28] Gradativamente, a criança adquire controle dos eixos corporais, o tônus muscular sofre mudança e tem início a transferência de peso, que favorece o uso funcional dos membros superiores e inferiores, as trocas posturais e o deslocamento.[26,34]

Os primeiros anos de vida da criança são fundamentais para a aquisição das habilidades motoras, cognitivas e sociais, sendo um período muito importante para detectar e prevenir riscos para o desenvolvimento.[35-37] Evidências científicas mostram que, da concepção até os 3 anos de idade, é o período em que a criança mais sofre danos por exposições adversas; todavia, é também o período em que as intervenções são mais eficazes.[38-42] As crianças têm uma melhor chance de desenvolvimento quando são bem nutridas, cuidadas com responsabilidade, com oportunidades de estímulos e aprendizagem.[41-43]

Fatores ambientais, socioeconômicos, psicológicos, biológicos e genéticos podem influenciar tanto no desenvolvimento motor quanto no crescimento das crianças, e isto ocorre geralmente por complexas interações entre eles.[31,44,45] O local em que vive a criança, as pessoas com quem ela vive, a dedicação e a interação dos pais, as oportunidades ofertadas, os estímulos recebidos e as atividades escolares podem interferir e afetar o desenvolvimento motor infantil.[31,37,46] A baixa renda familiar, escolaridade materna, tempo de amamentação, prematuridade e o baixo peso ao nascer também são apontados como fatores de risco para o desenvolvimento global.[41,43,47,48]

O desenvolvimento infantil tem efeito cumulativo para riscos, ou seja, quanto mais fatores presentes, sejam eles sociais, econômicos ou biológicos, maiores são as chances de atraso no desenvolvimento das crianças.[42,44] Comumente não se pode estabelecer uma única causa como risco para o desenvolvimento motor infantil, mas sim uma associação de diversas etiologias.[42,49]

As crianças e bebês hospitalizados e seus cuidadores passam por períodos de estresse e medo, associados, muitas vezes, ao tempo de internação, procedimentos dolorosos e, por vezes, invasivos, quebra da rotina e ambiente estranho, tudo isto podendo representar um risco para o atraso do desenvolvimento motor global.[39,50-53] O repouso prolongado no leito após cirurgia, ou a inatividade devido à falta de estímulos, podem acarretar dor, fraqueza muscular e contraturas, representando mais um risco para atraso no desenvolvimento.[52,54]

As crianças com fissuras labiopalatinas associadas ou não a síndromes genéticas, passam por longas etapas de tratamento, que é iniciado, muitas vezes, nos primeiros meses de vida. Os períodos de hospitalização são estressantes e, muitas vezes, traumáticos para o paciente e sua família. O medo do desconhecido, as expectativas e a insegurança quanto ao tratamento, bem como as condições sociais, são fatores que fazem com que os pais acabem superprotegendo a criança e a privando de estímulos primordiais ao desenvolvimento motor. Importante salientar que todas as crianças podem e devem ser estimuladas quanto ao desenvolvimento motor, independentemente da presença de uma fissura no lábio e/ou no palato ou de síndrome genética, conforme ilustra a Figura 20-4.

Alguns marcos do desenvolvimento motor típico devem ser apontados e reconhecidos, tanto para a identificação de possíveis atrasos, quanto para a elaboração de materiais informativos para famílias e cuidadores.[55] Os principais marcos estão demonstrados no Quadro 20-1.[56-59]

A equipe de fisioterapia do HRAC-USP visa a intervenção as orientações quanto ao desenvolvimento motor o mais precoce possível, procurando, assim, detectar riscos para o atraso, buscando sempre apoiar e promover um melhor desenvolvimento, principalmente na primeira infância. As Figuras 20-5 a 20-7 mostram pacientes sendo estimulados, de acordo com a fase do seu desenvolvimento motor. A equipe realiza a avaliação motora e os cuidadores recebem todas as informações necessárias, bem como o treinamento para a estimulação, tomando, desta forma, ciência da importância desses estímulos no ambiente familiar.

Para as orientações dos cuidadores das crianças menores de 1 ano de idade, usa-se como suporte para o aprendizado, o manual de desenvolvimento motor em crianças de zero a 12 meses de idade, desenvolvido pela equipe de fisioterapia do HRAC-USP (Fig. 20-8). Desenvolvido a partir de revisões de literatura sobre o desenvolvimento motor típico, o manual traz figuras ilustrativas da terapia, utilizando vocabulário adequado ao leigo. Por meio do manual, é possível suprir expectativas quanto ao desenvolvimento motor, além de mostrar o que pode ser feito, em casa, pela família e cuidadores.[60]

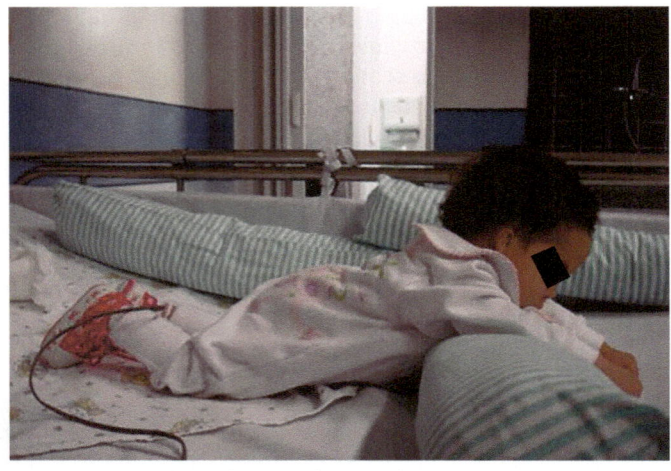

Fig. 20-5. Estimulação do controle cervical em decúbito ventral, com o apoio de um rolo em tronco superior.

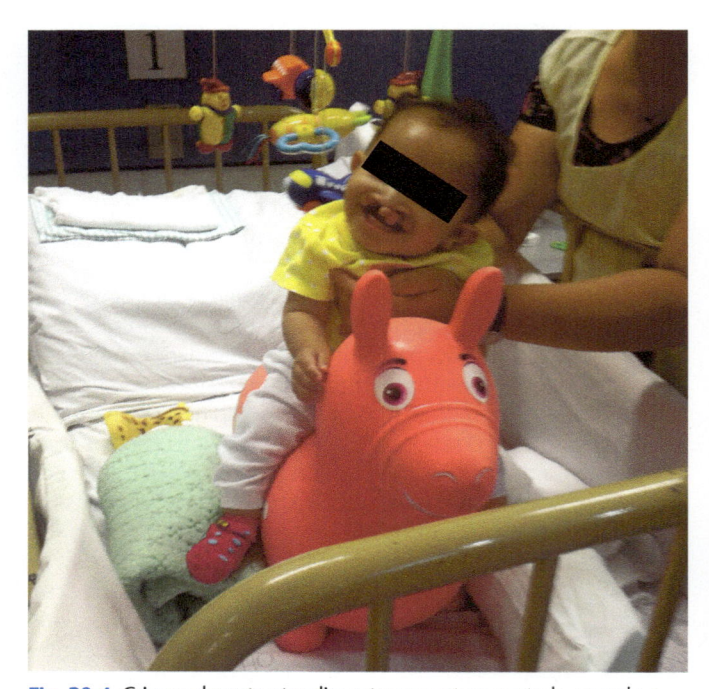

Fig. 20-4. Criança durante atendimento na postura sentada, usando o recurso do brinquedo "cavalinho", para a estimulação de descarga de peso em membros inferiores, reações de equilíbrio e controle de tronco.

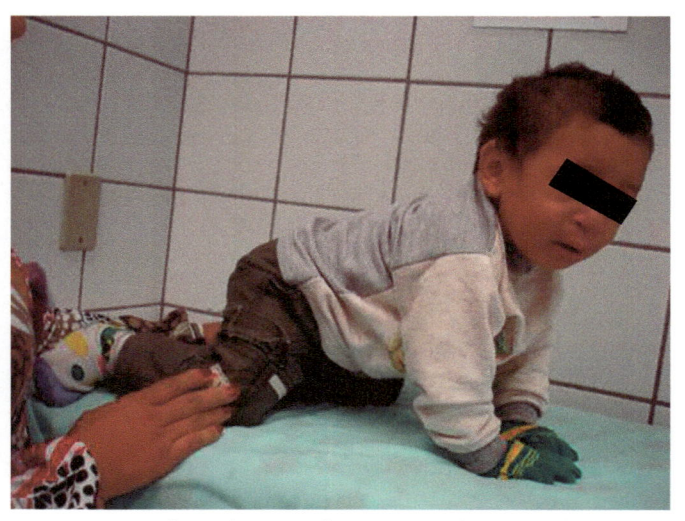

Fig. 20-6. Estimulação do engatinhar, por meio da postura de quatro apoios.

Quadro 20-1. Marcos do Desenvolvimento Motor Típico

Primeiros 2 meses de vida	A criança apresenta predomínio do tônus flexor dos quatro membros, assimetria postural e preensão reflexa
Dos 2 aos 3 meses	É capaz de levar as mãos até a boca, virar-se em direção aos sons, aparece o sorriso social e inicia a emissão de sons e gorgolejar. Neste período adquire também o controle da cervical
Aos 4 meses	Imita alguns movimentos e expressões faciais, balbucia, segue objetos com os olhos e reconhece pessoas. Rola do decúbito dorsal para o ventral, e, em ventral, se apoia no antebraço
Aos 6 meses	O bebê tem reações às pessoas estranhas de seu convívio, responde ao próprio nome e leva objetos até a boca, além de realizar a passagem de um objeto de uma mão a outra. É capaz de rolar em ambas as direções, de ventral para dorsal e de dorsal para ventral. Inicia o sentar sem apoio
Aos 9 meses	Possui preferência por determinados brinquedos, compreende a palavra "não", usa os dedos para apontar pessoas ou objetos. Engatinha em quatro apoios e fica em pé com apoio
Aos 12 meses	A criança chora ao se separar dos pais ou cuidadores, ajuda no momento de troca de roupa, levantando os braços e pernas. Fica em pé sem apoio, também nessa fase inicia a deambulação sem apoio

Fonte: Newcombe N (1999)[56]; Duncan et al. (2004)[57]; Coll et al. (2007)[58]; Bee & Boyd (2011)[59].

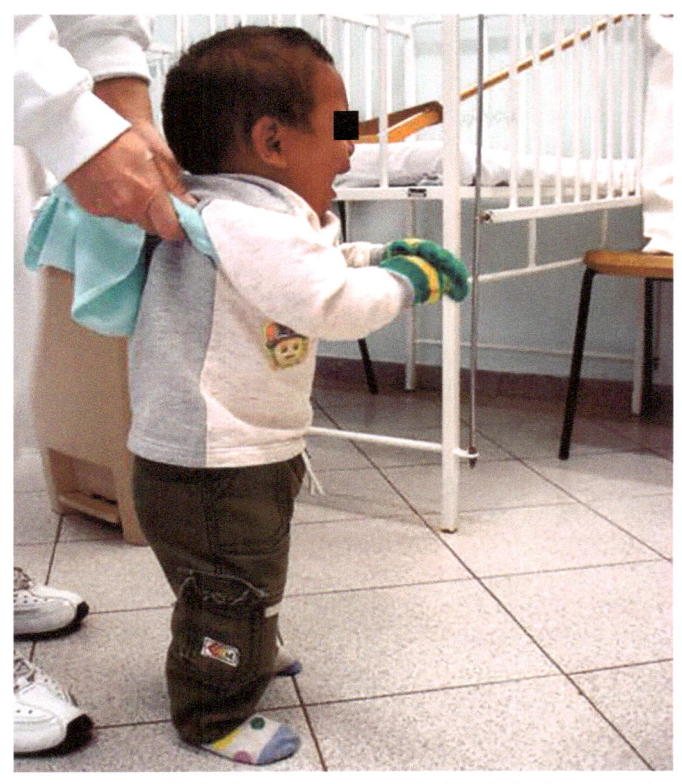

Fig. 20-7. Estimulação da postura em pé e da deambulação com apoio.

O manual aborda as principais fases do desenvolvimento motor, tais como: controle cervical, controle de tronco com apoio e sem apoio, posição de 4 apoios para engatinhar, deambulação com apoio e sem apoio. Além disso, traz orientações sobre cuidados e atenção com as crianças, visando sempre fortalecer o vínculo do bebê com seus cuidadores.

Alguns procedimentos cirúrgicos realizados no HRAC-USP como gastrostomia, distração osteogênica da mandíbula, queiloplastia e palatoplastia merecem atenção, quando se fala em pós-operatório e desenvolvimento motor. Os cuidadores apresentam medo e inseguranças quanto ao posicionamento e estímulo dos pacientes após a cirurgia. Durante os 30 dias pós-operatórios, os cuidados devem ser mais intensos. Sugere-se evitar a posição prona, a fim de respeitar o tempo inicial de cicatrização cirúrgica e dor. Os pacientes utilizam braceletes que restringem o movimento dos membros superiores nos primeiros 30 dias, evitando, assim, que levem as mãos ao local operado. Os cuidadores são orientados a mobilizar e massagear os membros superiores do bebê, principalmente durante o banho, promovendo, desta forma, relaxamento e evitando contraturas musculares.

O refluxo gastroesofágico é uma condição muito frequente em pacientes com SR (isolada ou não). Deste modo, é muito importante que o fisioterapeuta respeite esta condição durante a terapia motora e adote alguns cuidados específicos. O decúbito elevado deve ser adotado durante toda a terapia, muitas vezes associado à posição prona.

É importante mencionar que a avaliação da equipe de fisioterapia não leva a um diagnóstico definitivo, quanto ao atraso no desenvolvimento motor da criança. Contudo, mostra possíveis riscos para o atraso, o que indica a necessidade

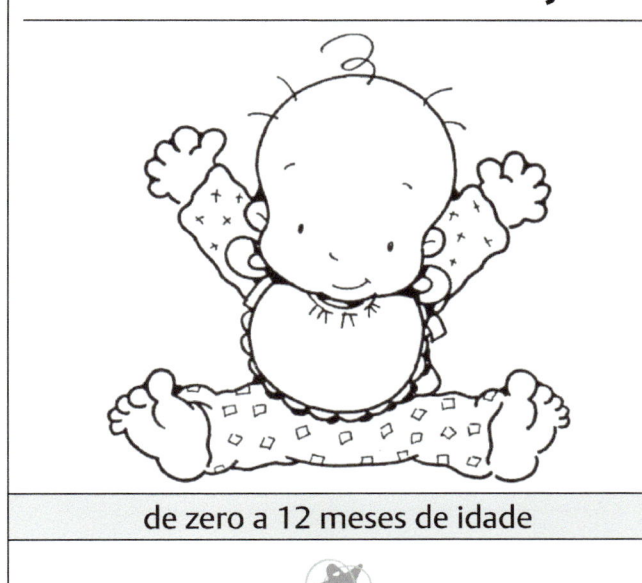

Fig. 20-8. Manual de desenvolvimento motor em crianças de zero a 12 meses de idade.

de intervenção e estimulação o mais precocemente possível, minimizando, assim, futuros problemas no desenvolvimento infantil.

CUIDADOS FISIOTERAPÊUTICOS NO PÓS-OPERATÓRIO

Cirurgias Plásticas

As cirurgias plásticas reparadoras fazem parte do processo de reabilitação dos pacientes com fissuras labiopalatinas e visam a reconstituição anatômica local. No entanto, independente da técnica cirúrgica adotada, a formação da cicatriz no período pós-operatório é inevitável.

O processo de cicatrização é constituído por diferentes fases que se sobrepõem e se complementam: inflamatória, proliferativa e remodelamento. A etapa final da cicatrização pode perdurar por 1 ano ou mais, sendo que, nesse período, pode ocorrer melhora progressiva na aparência e flexibilidade da cicatriz.[61-64]

Na maioria das vezes, o processo cicatricial ocorre de forma satisfatória. No entanto, em alguns casos, ocorre uma cicatrização patológica. Diversos fatores podem influenciar esse processo, como a presença de infecção, doenças pré-existentes, fatores genéticos, tamanho e localização da lesão, técnica cirúrgica, entre outros.[65-68] As alterações cicatriciais que podem ocorrer incluem cicatrizes hipertróficas, queloides, contraturas, alargamentos, deiscências, além de alterações na pigmentação, como hipocromias ou hipercromias.[62,67] Os movimentos da musculatura facial podem contribuir para o desenvolvimento de cicatrizes hipertróficas no pós-operatório de queiloplastia. Essas forças de tensão local podem levar ao acúmulo excessivo de colágeno e proteínas da matriz celular, resultando em fibrose com deformidades funcionais secundárias.[69-71]

O aspecto da cicatriz pode influenciar as condições psicossociais do paciente, impactando negativamente na sua qualidade de vida,[72,73] particularmente no caso da cicatriz facial, que não pode ser ocultada.

Dessa maneira, é importante considerar a implementação de tratamentos e cuidados, para evitar ou minimizar os efeitos indesejáveis associados ao aparecimento de tecido cicatricial patológico.[71] Existem diferentes métodos para o tratamento da cicatriz, sendo uma das opções a massagem local, que tem como vantagem o baixo custo e a facilidade de realização, o que viabiliza a sua aplicação.

A massagem realizada por meio de toques, pressões e alisamento promove aquecimento, soltura e vascularização tecidual, contribuindo para o processo de cicatrização.[65] Essa terapia parece ser eficaz, por sua capacidade em influenciar a atividade dos fibroblastos, além de alterar a expressão de proteínas e proteases da matriz extracelular, o ambiente extracelular e as vias de sinalização.[64,74,75]

A realização da massagem foi descrita como opção para o tratamento de cicatrizes decorrentes de procedimentos cirúrgicos, como no caso da queiloplastia, por Sarria e Medeiros *et al.*, 1988;[76] Rossi *et al.*, 2005;[65] McKay, 2014;[77] e Peng *et al.*, 2018.[78] Na literatura, os métodos empregados variam de acordo com a frequência, o tempo de tratamento e a execução da massagem. A criação de protocolos visando o melhor manejo da cicatriz após essas cirurgias é importante para sua prevenção e tratamento.[71]

A equipe de Fisioterapia do HRAC-USP fornece as devidas orientações quanto à massagem pós-operatória aos pacientes e cuidadores. As recomendações incluem aguardar, no mínimo, 30 dias após a cirurgia para o início, realizar na frequência de três vezes ao dia, por um período de *seis* meses. São entregues aos pacientes e cuidadores, manuais explicativos e ilustrados, desenvolvidos pela equipe, contendo todas as informações necessárias para a realização da massagem (Figs. 20-9 a 20-13).

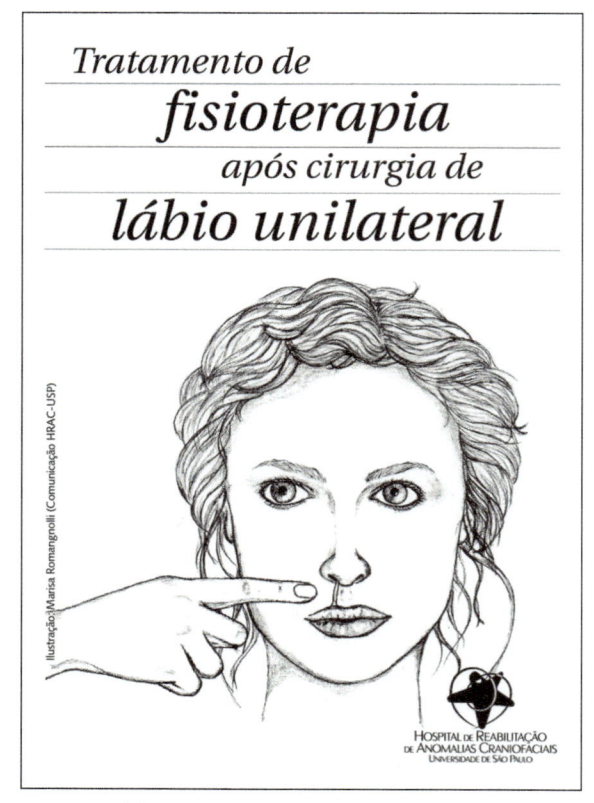

Fig. 20-9. Manual de orientação da massagem após a cirurgia de queiloplastia unilateral.

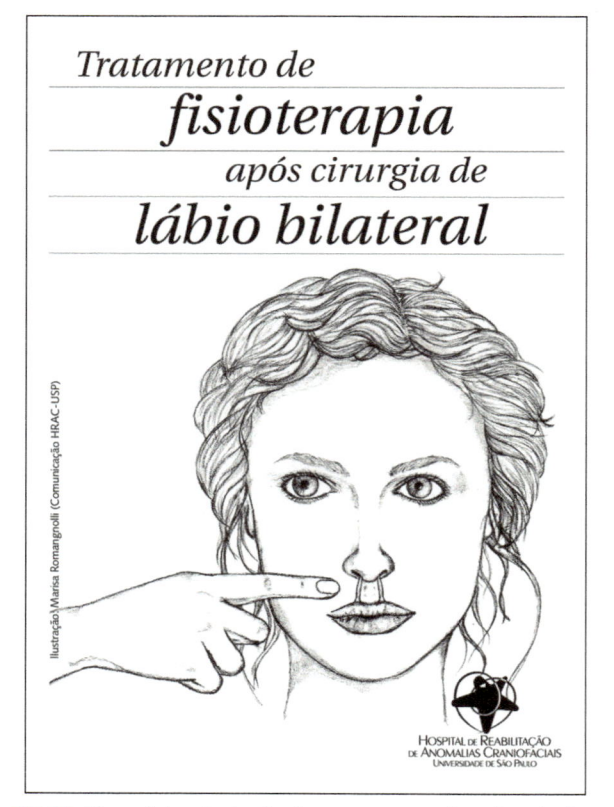

Fig. 20-10. Manual de orientação da massagem após a cirurgia de queiloplastia bilateral.

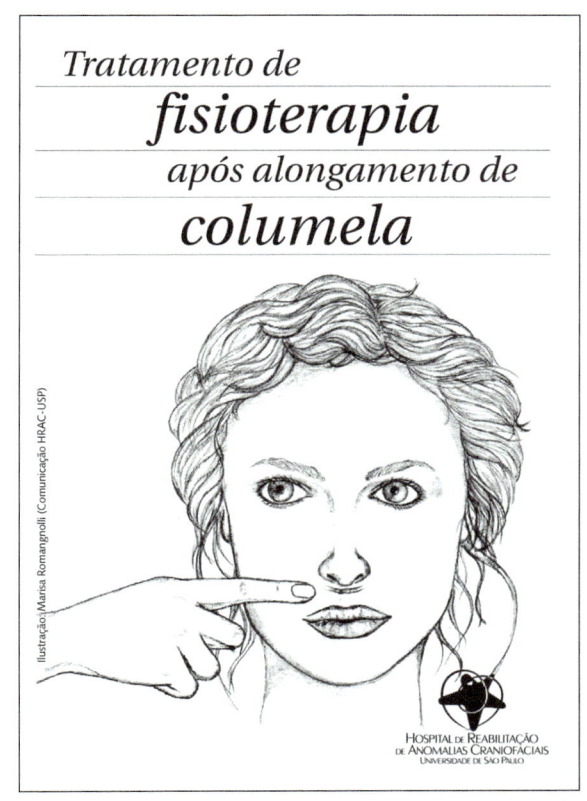

Fig. 20-11. Manual de orientação da massagem após a cirurgia de alongamento de columela.

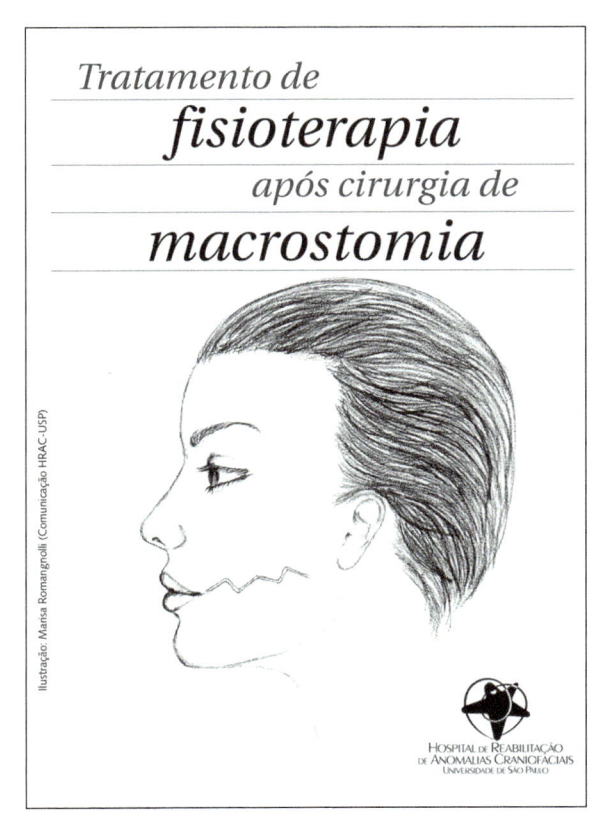

Fig. 20-12. Manual de orientação da massagem após a cirurgia de macrostomia.

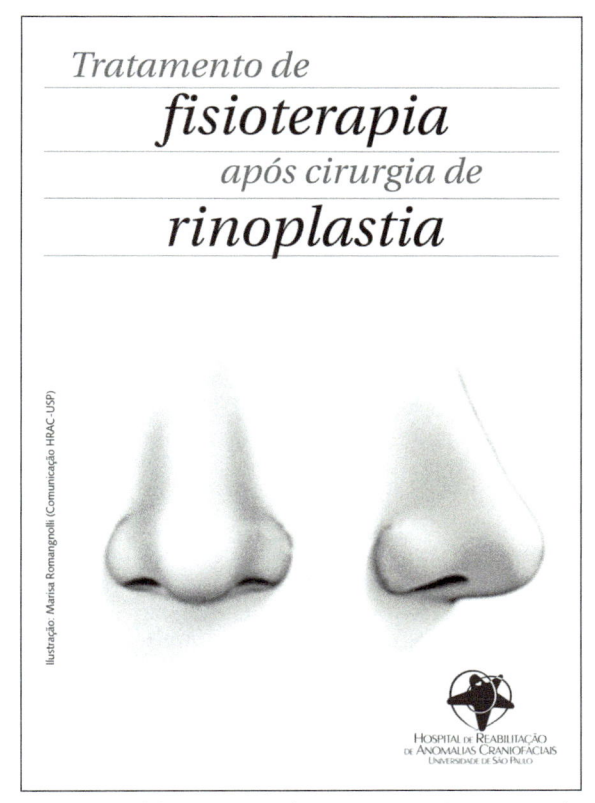

Fig. 20-13. Manual de orientação da massagem após a cirurgia de rinoplastia.

Cirurgia Ortognática

A cirurgia ortognática tem sido amplamente utilizada no tratamento de pacientes com deformidades faciais e discrepâncias maxilomandibulares,[79-81] proporcionando benefícios psicológicos, estéticos e funcionais.[82,83]

Em decorrência do processo inflamatório gerado pela manipulação cirúrgica dos ossos e tecidos moles da face, o paciente pode apresentar, no pós-operatório, dor, edema de face e pescoço, equimose, desconfortos respiratórios, sangramento, náusea e/ou vômito, entre outros sintomas.[83-92] A descrição detalhada da cirurgia ortognática encontra-se no Capítulo 11.

A fisioterapia no pós-operatório imediato da cirurgia ortognática desempenha importante papel na reabilitação e na recuperação do paciente, promovendo *analgesia*, controlando *edema*, tratando e prevenindo possíveis *complicações respiratórias*.

Uma das principais queixas pós-cirurgia ortognática é o *edema de face e pescoço*, que pode causar limitação dos movimentos de abertura de boca, dificuldade de deglutição, alterações respiratórias e problemas emocionais, devido à alteração estética da área edemaciada.[83,85,88,93-96] A presença de *dor* é outra queixa bastante comum.[83,85,88] Alguns estudos mostram que o pico da dor após a cirurgia ortognática ocorre nas 24 horas imediatas ao procedimento.[95,97,98]

Desconfortos respiratórios, como dispneia, sensação de obstrução das VAS e presença de secreções, podem ser observados após a cirurgia ortognática. O edema de face, lábios e mucosa nasal, a ocorrência de sangramento ativo na cavidade nasal ou oral e a ventilação mecânica inadequada durante a cirurgia, são fatores que podem comprometer a patência das VAS e, portanto, levar a sintomas respiratórios.[86,90,93,99,100] Para auxiliar no controle dos sinais e sintomas acima citados, o fisioterapeuta dispõe de técnicas como a crioterapia, drenagem linfática manual (DLM) e a terapia respiratória.

A crioterapia é definida como o uso terapêutico do frio com o objetivo de reduzir a temperatura da pele e do tecido subcutâneo, levando a redução do metabolismo celular.[97,101-103] É uma terapia de baixo custo que auxilia na redução da dor e do edema pós-cirúrgico.[104,105] A crioterapia pode ser realizada até 72 horas após a cirurgia, utilizando compressas com gelo, bolsas de gel, imersão em água e gelo e spray químico aplicados no local do trauma por, no mínimo, 20 minutos, seguidos por período de descanso.[101,103,106-108] Alguns estudos sugerem um tempo de aplicação da crioterapia de 15 a 30 minutos, para que ocorram analgesia e diminuição do edema.[107,109] Não há um consenso na literatura sobre a forma e o tempo ideal de aplicação.

No HRAC-USP, a crioterapia inicia-se no pós-operatório imediato e é mantida por até 48 horas depois da cirurgia. A aplicação do gelo se dá na região da maxila e da mandíbula, por um período de 30 minutos, a cada 2 horas, utilizando gelo acondicionado em sacos plásticos ou bolsas de gel envoltas em malha compressiva (Fig. 20-14). A aplicação da crioterapia associada à compressão parece ter maiores efeitos na redução do edema.[110] Após esse período é iniciada a DLM.

A DLM é uma técnica de massagem que utiliza movimentos lentos, suaves e repetitivos, e tem por objetivo estimular o fluxo linfático e mobilizar o edema persistente.[111,112] Assim sendo, a técnica vem sendo utilizada como terapia auxiliar em casos de edema pós-operatório.[95,96,113,114] Preconiza-se a realização da DLM por um fisioterapeuta, porém quando não for possível, a mesma pode ser realizada pelo próprio paciente ou cuidador, desde que bem orientados, e sempre que possível, com o uso de materiais instrutivos, como manuais.[115] Em razão dos muitos pacientes serem de outras cidades e/ou Estados e de receberem alta hospitalar rapidamente, a equipe de fisioterapia do HRAC-USP adaptou a técnica da DLM para que o próprio paciente ou cuidador possam realizá-la. As orientações são descritas em um manual explicativo, que contém o passo a passo da drenagem, assim como os exercícios de mímica facial (Fig. 20-15). A DLM é iniciada no 2° dia de pós-operatório, e realizada por um período mínimo de 1 semana.

Em suma, com o objetivo de prevenir e/ou tratar desconfortos respiratórios, a fisioterapia realiza a avaliação de todos os pacientes no pós-operatório imediato da cirurgia ortognática. O atendimento inicial consiste na avaliação do estado geral do paciente, sinais vitais, padrão respiratório e ausculta pulmonar, além da ocorrência de sangramento, dor e edema. Desta forma, objetivo e conduta fisioterapêuticos são estabelecidos. Em nosso serviço, os pacientes utilizam cânulas nasofaríngeas no pós-operatório imediato, visando manter a permeabilidade e auxiliar na higiene das VAS nas primeiras horas após a cirurgia, como mostra a Figura 20-16. O estudo de Jordão et al. (2020)[116] mostrou que o uso da cânula nasofaríngea, por até 6 horas, no pós-operatório imediato de cirurgia ortognática, contribui para manter a permeabilidade das VAS. Os cuidados com as VAS, nesse período, são necessários para evitar maiores complicações respiratórias.

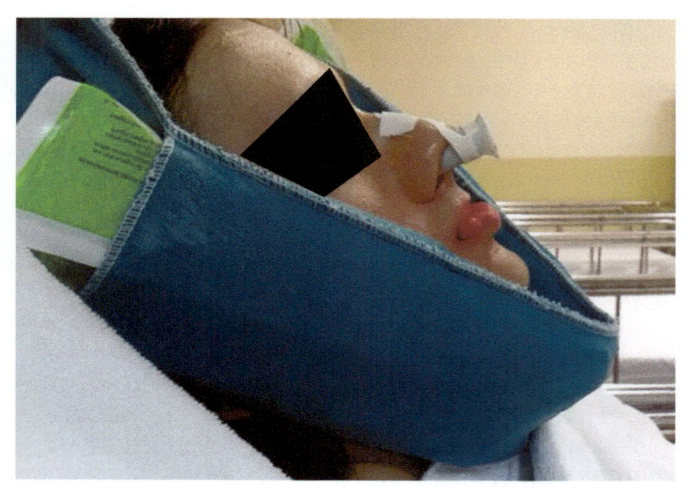

Fig. 20-14. Crioterapia sendo realizada em paciente em pós-operatório imediato de cirurgia ortognática.

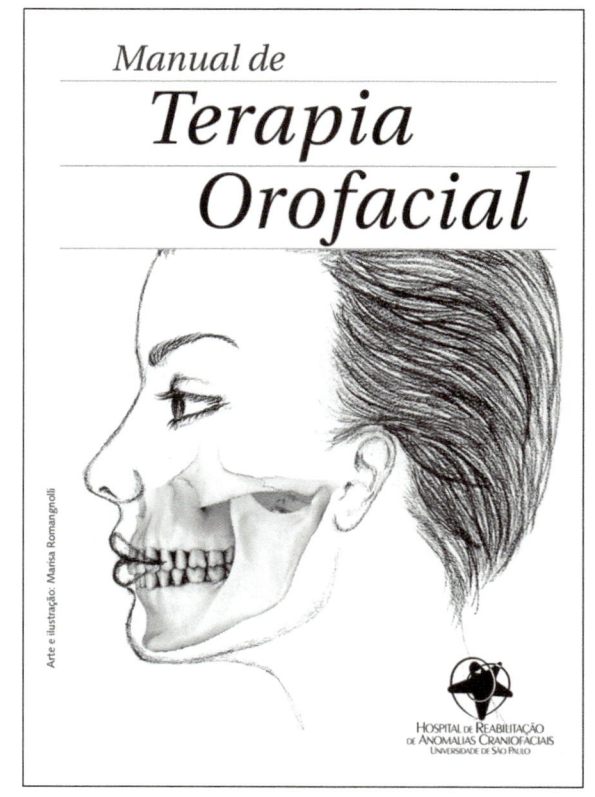

Fig. 20-15. Manual de terapia orofacial.

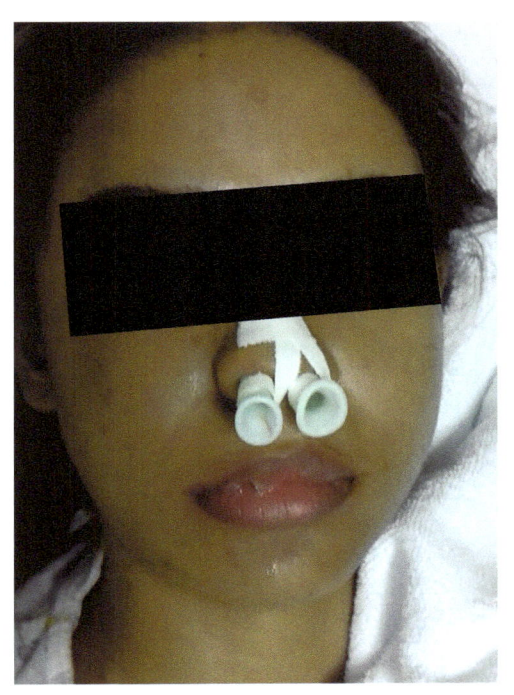

Fig. 20-16. Paciente em pós-operatório imediato de cirurgia ortognática, utilizando cânulas nasofaríngeas.

CONSIDERAÇÕES FINAIS

Durante o longo processo de reabilitação desses pacientes, além do tratamento e cuidados realizados pela equipe de fisioterapia, a participação dos familiares e cuidadores têm papel fundamental no sucesso do tratamento. Para tanto, são realizadas orientações e oferecidos treinamentos, visando garantir maior autonomia quanto aos cuidados e ao seguimento do tratamento.

REFERÊNCIAS BIBLIOGRÁFICAS

1. CREFITO-4 - Conselho Regional de Fisioterapia e Terapia Ocupacional da 4ª Região. Definição de Fisioterapia e áreas de atuação. Disponível em: http://crefito4.org.br/site/definicao/. Acesso em: 2 de maio de 2021.
2. Nicolau CM, Falcão MC. Efeitos da fisioterapia respiratória em recém-nascidos: análise crítica da literatura. Rev Paul Pediatria. 2007;25:72-75.
3. Trindade IEK, Manço JC, Trindade Junior AS. Pulmonary function of individuals with congenital cleft palate. Cleft Palate Craniofac J. 1992;29:429-434.
4. Sarmento GJV. Fisioterapia Respiratória em Pediatria e Neonatologia. Barueri: Manole; 2007.
5. Nargozian C. The airway in patients with craniofacial abnormalities. Pediatric Anesthesia. 2004;14:53-59.
6. Kulkarni KR, Patil MR, Shirke AM, Jadhav SB. Perioperative respiratory complications in cleft lip and palate repairs: An audit of 1000 cases under 'Smile Train Project'. Indian J Anaesth. 2013;57:562-568.
7. Zhang Z, Fang S, Zhang Q, Chen L, Liu Y, Li K et al. Analysis of complications in primary cleft lips and palates surgery. J Craniofac Surg. 2014;25:968-971.
8. Watson CB. Respiratory complications associated with anesthesia. Anesthesiol Clin North Am. 2002;20:513-537.
9. Miskovic A, Lumb AB. Postoperative pulmonary complications. Br J Anaesth. 2017;118:317-334.
10. Prado PC, de Bragança Lopes Fernandes M, dos Santos Trettene A, Graziela Noronha Silva Salgueiro A, Kiemle Trindade-Suedam I, Trindade IEK.. Surgical closure of the cleft palate has a transient obstructive effect on the upper airway in children. Cleft Palate Craniofac J. 2018;55(1):112-118.
11. Gosselink R. Physical therapy in adults with respiratory disorders: where are we? Rev Bras Fisioterapia. 2006;4:361-372.
12. Liebano RE, Hassen AMS, Racy HHMJ, Corrêa JB. Principais manobras cinesioterapêuticas manuais utilizadas na fisioterapia respiratória: descrição das técnicas. Rev Ciênc Méd. 2009;18:35-45.
13. Sarmento GJV. Fisioterapia Respiratória no Paciente Crítico: Rotinas Clínicas. Barueri: Manole, 2010.
14. Stiller K. Physiotherapy in intensive care: an updated systematic review. Chest. 2013;144:825-847.
15. Hawkins E, Jones A. What is the role of the physiotherapist in paediatric intensive care units? A systematic review of the evidence for respiratory and rehabilitation interventions for mechanically ventilated patients. Physiotherapy. 2015;101:303-309.
16. Oliveira EAR, Gomes ELFD. Evidência científica das técnicas atuais e convencionais de fisioterapia respiratória em pediatria. Fisioter Bras. 2016;17:88-97.
17. Scanlan CL, Wilkins RL, Stoller JK. Fundamentos da terapia respiratória de Egan. São Paulo: Manole; 2000.
18. Gava MV, Picanço PSA. Fisioterapia Pneumológica. Barueri: Manole; 2007.
19. Britto RR, Brant TCS, Parreira VF. Recursos manuais e instrumentais em fisioterapia respiratória. Barueri: Manole; 2009.
20. McCord J, Krull N, Kraiker J, Ryan R, Duczeminski E, Hassall A et al. Cardiopulmonary physical therapy practice in the paediatric intensive care unit. Physiother Can. 2013;65:374-377.
21. Nicolau CM, Lahóz AL. Fisioterapia respiratória em terapia intensiva pediátrica e neonatal: uma revisão baseada em evidências. 2007;29:216-221.
22. Marques IL, Sousa TV, Carneiro AF, Peres SP, Barbieri MA, Bettiol H. Sequência de Robin: protocolo único de tratamento. J Pediatr. 2005;81:14-22.
23. Ministério da Saúde. Estomia Respiratória. In: Guia de atenção à saúde da pessoa com estomia. 2019;7-15. Brasília. Disponível em: https://bvsms.saude.gov.br/bvs/publicacoes/guia_atencao_saude_pessoa_estomia.pdf. Acesso em: 28 de setembro de 2023.
24. Loh LE, Chan YH, Chan I. Noninvasive ventilation in children: a review. J Pediatr. 2007;83:S91-99.
25. Essouri S, Nicot F, Clement A, Garabedian EN, Roger G, Lofaso F et al. Noninvasive positive pressure ventilation in infants with upper airway obstruction: comparison of continuous and bilevel positive pressure. Intensive Care Med. 2005;31:574-580.
26. Flehmig I. Texto e atlas do desenvolvimento normal e seus desvios no lactente: diagnóstico e tratamento precoce do nascimento até o 18º mês. São Paulo: Atheneu; 2000.
27. Halfon N, Hochstein M. Life course health development: an integrated framework for developing health, policy, and research. Milbank Q. 2002;80:433-479.
28. Lanza FC, Gazzotti MR, Palazzin A. Fisioterapia em pediatria e neonatologia: da UTI ao ambulatório. Ed Roca; 2012.
29. Halpern R. Manual de Pediatria do Desenvolvimento e Comportamento. 1.ed. São Paulo: Manole; 2015.
30. Dirks T, Blauw-Hospers CH, Hulshof LJ, Hadders-Algra M. Differences between the family- centered "COPCA" program and traditional infant physical therapy based

on neurodevelopmental treatment principles. Phys Ther. 2011;91:1303-1322.
31. Gajewska E, Sobieska M, Kaczmarek E, Suwalska A, Steinborn B. Achieving motor development milestones at the age of three months may determine, but does not guarantee, proper further development. Scientific World Journal. 2013:1-11.
32. Organização Pan-Americana de Saúde - OPAS. Manual para vigilância do desenvolvimento infantil no contexto da AIDPI. Washington: OPAS; 2005.
33. Coelho R, Ferreira JP, Sukiennik R, Halpern R. Child development in primary care: a surveillance proposal. J Pediatr. 2016;92:505-511.
34. Formiga CKMR, Linhares MBM. Motor development curve from 0 to 12 months in infants born preterm. Acta Paediatrica. 2011;100:379-384.
35. Wachs TD, Georgieff M, Cusick S, McEwen BS. Issues in the timing of integrated early interventions: contributions from nutrition, neuroscience, and psychological research. Ann N Y Acad Sci. 2014;1308:89-106.
36. World Health Organization. Care for Child Development. Improving the care for young children. Geneva; World Health Organization, 2012.
37. Venturella CB, Zanandrea G, Saccani R, Valentini NC. Motor development of children between 0 and 18 months of age: diferences between sexes. Motricidade. 2013;9:3-12.
38. Engle PL, Fernald LC, Alderman H, Behrman J, O'Gara C, Yousafzai A et al. Strategies for reducing inequalities and improving developmental outcomes for young children in low-income and middle--income countries. Lancet. 2011;378(9799):1339-1353.
39. Walker S, Wachs TD, Grantham-McGregor S. Inequality in early childhood: risk and protective factors for early child development. Lancet. 2011;378:1325-1338.
40. Black RE, Levin C, Walker N, Chou D, Liu L, Temmerman M. Reproductive, maternal, newborn, and child health: key messages from Disease Control Priorities. 3rd Edition. Lancet. 2016;388:2811-2824.
41. Black MM, Walker SP, Fernald LCH, Andersen CT, DiGirolamo AM, Lu C et al. Advancing early childhood development: from science to scale 1. Early childhood development coming of age: science through the life course. Lancet. 2017;389:77-90.
42. Richter LM, Daelmans B, Lombardi J, Heymann J, Boo FL, Behrman JR et al. Investing in the foundation of sustainable development: pathways to scale up for early childhood development. Lancet. 2017;389:103-118.
43. Britto PR, Lye SJ, Proulx K, Yousafzai AK, Matthews SG, Vaivada T et al. Advancing early childhood development: from science to scale 2. nurturing care: promoting early childhood development. Lancet. 2017;389:91-102.
44. Halpern R, Figueiras AC. Environmental influences on child mental health. J Pediatr. 2004;80:104-110.
45. Rocha NK, Souza MRL, Teixeira RA, Pinto PA. Growth and development and their environmental and biological determinants. J Pediatr. 2016;92:241-50.
46. Silva ACD, Engstron EM, Miranda CT. Fatores associados ao desenvolvimento neuropsicomotor em crianças de 6-18 meses de vida inseridas em creches públicas do Município de João Pessoa, Paraíba, Brasil. Cad Saúde Pública. 2015;31:1881-1893.
47. Halpern R, Victora CG, Barros FC, Horta BL. Fatores de risco para suspeita de atraso no desenvolvimento neuropsicomotor aos 12 meses de vida. J Pediatr. 2000;76:421-428.
48. Oliveira LN, Lima MCMP, Gonçalves VMG. Acompanhamento de lactentes com baixo peso ao nascimento: aquisição da linguagem. Arquivos de neuropsiquiatria. São Paulo. 2003;61:2-7.
49. Figueiras AC, Souza IC, Rios VG, Benguigui Y. Manual para vigilância do desenvolvimento infantil no contexto da AIDPI; 2005. Disponível em: https://www.nescon.medicina.ufmg.br/biblioteca/imagem/1711.pdf. Acesso em: 28 de setembro de 2023.
50. Araújo BBM, Rodrigues BMRD. Vivências e perspectivas maternas na internação do filho prematuro em Unidade de Tratamento. Revista da Escola de Enfermagem da USP. 2010;44:865-872.
51. Gabbard C, Krebs R. Studying environmental influences on motor development in children. Physical Educator. 2012;69:136-149.
52. Panceri C, Pereira KRG, Valentini NC, Sikilero RHAS. A influência da hospitalização no desenvolvimento motor de bebês internados no Hospital de Clínicas de Porto Alegre. Revista HCPA. 2012;32:161-168.
53. Panceri C, Pereira KRG, Valentini NC. A intervenção motora como fator de prevenção de atrasos no desenvolvimento motor e cognitivo de bebês durante o período de internação hospitalar. Cad Bras Ter Ocup. 2017;25:469-479.
54. Shiguemoto TS. Paciente Oncológico Pediátrico. In: Sarmento GJV. Fisioterapia respiratória no paciente crítico: rotinas clínicas. Barueri: Manole; 2010.
55. Ghassabian A, Sundaram R, Bell E, Bello SC, Kus C, Yeung E. Gross motor milestones and subsequent development. Pediatrics. 2016;138:1-8.
56. Newcombe N. Desenvolvimento infantil. 8.ed. Porto Alegre: Artmed; 1999.
57. Duncan BB, Schmidt MI, Giugliani ERJ, Duncan MS, Giugliani C. Medicina Ambulatorial: condutas de atenção primária baseadas em evidências. Porto Alegre: Artmed, 2004.
58. Coll C, Marchesi A, Palácios J. Desenvolvimento psicológico e educação: psicologia evolutiva. 2.ed. Porto Alegre: Artmed; 2007.
59. Bee H, Boyd D. A criança em desenvolvimento. 12.ed. Porto Alegre: Artmed; 2011.
60. Araújo DM, Ribeiro MF, Espíndula AP. Maternal training for home stimulation suggests an improvement in the motor development of preterm infants. ConScientiae Saúde. 2015;14:385-393.
61. Gurtner GC, Werner S, Barrandon Y, Longaker MT. Wound repair and regeneration. Nature. 2008;453:314-321.
62. Goldberg SR, Diegelmann RF. Wound healing primer. Surg Clin North Am. 2010;90:1133-1146.
63. Tardelli HC, Souto C. Cicatrização da Pele. In: Mélega JM, Viterbo F, Mendes FH. Cirurgia plástica: os princípios e a atualidade. Rio de Janeiro: Guanabara Koogan, 2011:3-8.
64. Shin TM, Bordeaux JS. The role of massage in scar management: a literature review. Dermatol Surg. 2012;38:414-423.
65. Rossi DC, Di Ninno CQMS, Silva KRS, Motta AR. O efeito da massagem no processo de cicatrização labial em crianças operadas de fissura transforame unilateral. Revista CEFAC. 2005;7:205-214.
66. Campos ACL, Borges-Branco A, Groth AK. Cicatrização de feridas. ABCD Arq Bras Cir Dig. 2007;20:51-58.
67. Souto C, Tardelli HC. Cicatrização Patológica: diagnóstico e tratamento. In: Mélega JM, Viterbo F, Mendes FH. Cirurgia plástica: os princípios e a atualidade. Rio de Janeiro: Guanabara Koogan, 2011, p.9-16.
68. Butzelaar L, Ulrich MM, Mink van der Molen AB, Niessen FB, Beelen RH. Currently known risk factors for hypertrophic skin scarring: A review. J Plast Reconstr Aesthet Surg. 2016;69:163-169.

69. Stal S, Hollier L. Correction of secondary cleft lip deformities. Plast Reconstr Surg. 2002;109:1672-1681.
70. Cohen M. Residual deformities after repair of clefts of the lip and palate. Clin Plast Surg. 2004;31:331-345.
71. Bartkowska P, Komisarek O. Scar management in patients after cleft lip repair-Systematic review Cleft lip scar management. J Cosmet Dermatol. 2020;19:1866-1876.
72. Bock O, Schmid-Ott G, Malewski P, Mrowietz U. Quality of life of patients with keloid and hypertrophic scarring. Arch Dermatol Res. 2006;297:433-438.
73. Deflorin C, Hohenauer E, Stoop R, van Daele U, Clijsen R, Taeymans J. Physical management of scar tissue: a systematic review and meta-analysis. J Altern Complement Med. 2020;26:854-865.
74. Bhadal N, Wall IB, Porter SR, Broad S, Lindahl GE, Whawell S et al. The effect of mechanical strain on protease production by keratinocytes. Br J Dermatol. 2008;158:396-398.
75. Chan MW, Hinz B, McCulloch CA. Mechanical induction of gene expression in connective tissue cells. Methods Cell Biol. 2010;98:178-205.
76. Sarria ENC, Medeiros VSTL. Aplicação de métodos fisioterápicos para queiloplastias. Rev Bras Cir. 1988;78:227-232.
77. McKay E. Assessing the effectiveness of massage therapy for bilateral cleft lip reconstruction scars. Int J Ther Massage Bodywork. 2014;7:3-9.
78. Peng L, Tang S, Li Q. Intense pulsed light and laser treatment regimen improves scar evolution after cleft lip repair surgery. J Cosmet Dermatol. 2018;17:752-755.
79. Chen CM, Lai S, Yen YY, Chen HS, Chen KK, Hsu KJ. Correlation between blood loss and patient-related factors in the bilateral parasymphyseal osteotomy. J Craniofac Surg. 2015;26:564-567.
80. Impieri D, Tønseth KA, Hide Ø, Brinck EL, Høgevold HE, Filip C. Impact of orthognathic surgery on velopharyngeal function by evaluating speech and cephalometric radiographs. J Plast Reconstr Aesthet Surg. 2018;71:1786-1795.
81. Zaroni FM, Cavalcante RC, Costa DJ, Kluppel LE, Scariot R, Rebellato NLB. Complications associated with orthognathic surgery: A retrospective study of 485 cases. J Craniomaxillofac Surg. 2019;47:1855-1860.
82. Freitas JAS, Garib DG, Trindade-Suedam IK, Carvalho RM, Oliveira TM, Lauris RCMC et al. Rehabilitative treatment of cleft lip and palate: experience of the Hospital for Rehabilitation of Craniofacial Anomalies - USP (HRAC-USP) - part 3: oral and maxillofacial surgery. J Appl Oral Sci. 2012;20:673-679.
83. Eftekharian H, Zamiri B, Ahzan S, Talebi M, Zarei K. orthognathic surgery patients (maxillary impaction and setback plus mandibular advancement plus genioplasty) need more intensive care unit (ICU) admission after surgery. J Dent. 2015;16:43-49.
84. Kim SG, Park SS. Incidence of complications and problems related to orthognathic surgery. J Oral Maxillofac Surg. 2007;65:2438-2444.
85. Robinson RC, Holm RL. Orthognathic surgery for patients with maxillofacial deformities. AORN J. 2010;92:28-49.
86. Jarab F, Omar E, Bhayat A, Mansuri S, Ahmed S. Duration of hospital stay following orthognathic surgery at the jordan university hospital. J Maxillofac Oral Surg. 2012;11:314-318.
87. Steel BJ, Cope MR. Unusual and rare complications of orthognathic surgery: a literature review. J Oral Maxillofac Surg. 2012; 70:1678-1691.
88. Robl MT, Farrell BB, Tucker MR. Complications in Orthognathic Surgery: A Report of 1000 Cases. Oral Maxillofac Surg Clin North Am. 2014;26:599-609.
89. Thastum M, Andersen K, Rude K, Nørholt SE, Blomlöf J. Factors influencing intraoperative blood loss in orthognathic surgery. Int J Oral Maxillofac Surg. 2016;45:1070-1073.
90. Kim YK. Complications associated with orthognathic surgery. J Korean Assoc Oral Maxillofac Surg. 2017;43:3-15.
91. Mills GH. Respiratory complications of anaesthesia. Anaesthesia. 2018;73:25-33.
92. Naran S, Steinbacher DM, Taylor JA. Current concept in orthognathic surgery. Plast Reconstr Surg. 2018;141:925-936.
93. Cifuentes J, Palisson F, Valladares S, Jerez D. Life-threatening complications following orthognathic surgery in a patient with undiagnosed hereditary angioedema. J Oral Maxillofac Surg. 2013;71:185-188.
94. Smith BG, Hutcheson KA, Little LG, Skoracki RJ, Rosenthal DI, Lai SY et al. Lymphedema outcomes in patients with head and neck cancer. Otolaryngol Head Neck Surg. 2015;152(2):284-291.
95. Yaedú RYF, Mello M de AB, Tucunduva RA, da Silveira JSZ, Takahashi MPMS, Valente ACB. Postoperative orthognathic surgery edema assessment with and without manual lymphatic drainage. J Craniofac Surg. 2017;28:1816-1820.
96. Van de Velde FEG, Ortega-Castrillon A, Thierens LAM, Claes P, De Pauw GAM. The effect of manual lymphatic drainage on patient recovery after orthognathic surgery - A qualitative and 3-dimensional facial analysis. Oral Surg Oral Med Oral Pathol Oral Radiol. 2020;130:478-485.
97. Osunde OD, Saheeb BD, Adebola RA. Comparative study of effect of single and multiple suture techniques on inflammatory complications after third molar surgery. J Oral Maxillofac Surg. 2011;69:971-976.
98. Modabber A, Rana M, Ghassemi A, Gerressen M, Gellrich NC, Hölzle F et al. Three-dimensional evaluation of postoperative swelling in treatment of zygomatic bone fractures using two different cooling therapy methods: a randomized, observer-blind, prospective study. Trials. 2013;14:238.
99. Politis C, Kunz S, Schepers S, Vrielinck L, Lambrichts I. Obstructive airway compromise in the early postoperative period after orthognathic surgery. J Craniofac Surg. 2012;23:1717-1722.
100. Jabbari A, Alijanpour E, Amri Maleh P, Heidari B. Lung protection strategy as an effective treatment in acute respiratory distress syndrome. Caspian J Intern Med. 2013;4:560-563.
101. Greenstein GJ. Therapeutic efficacy of cold therapy after intraoral surgical procedures: a literature review. Periodontol. 2007;78:790-800.
102. Veitz-Keenan A. Continuous cooling mask devices reduce patient discomfort and postoperative pain and swelling in patients undergoing orofacial surgery. Evid Based Dent. 2016;17:121-122.
103. Beech AN, Haworth S, Knepil GJ. Effect of a domiciliary facial cooling system on generic quality of life after removal of mandibular third molars. Br J Oral Maxillofac Surg. 2018;56:315-321.
104. Guirro R, Abib C, Máximi C. Os efeitos fisiológicos da crioterapia: uma revisão. Rev Fisioterapia da USP. 1999;6:164-170.
105. Laureano Filho JR, de Oliveira e Silva ED, Batista CI, Gouveia FMV. The influence of cryotherapy on reduction of swelling, pain and trismus after third-molar extraction: a preliminary study. J Am Dent Assoc. 2005;136:774-778.
106. Rubley MD, Denegar CR, Buckley WE, Newell KM. Cryotherapy, Sensation, and Isometric-Force Variability. J Athl Train. 2003;38:113-119.
107. Alonso CS, Macedo CSG, Guirro RRJ. Efeito da crioterapia na resposta eletromiográfica dos músculos tibial anterior,

fibular longo e gastrocnemio lateral de atletas após o movimento de inversão do tornozelo. Fisioter Pesq. 2013;20:316-321

108. Lima NA, Duarte VS, Borges GF. Crioterapia: métodos e aplicações em pesquisas brasileiras: uma revisão sistemática. Revista Saúde e Pesquisa. 2015;8(2):335-343.

109. Ferreira AAS, Fernandes DSSL. Influência da crioterapia e do calor ultrassônico na paralisia cerebral: relato de caso. Rev Neurocienc. 2012;20:552-559.

110. Belli E, Rendine G, Mazzone N. Cold therapy in maxillofacial surgery. J Craniofac Surg. 2009;20:878-880.

111. International Society of Lymphology. The diagnosis and treatment of peripheral lymphedema: Consensus Document of the International Society of Lymphology. Lymphology. 2013;46,1-11.

112. Shao Y, Zhong DS. Manual lymphatic drainage for breast cancer-related lymphedema. Eur J Cancer Care. 2017;26:1-5.

113. Szolnoky G, Szendi-Horváth K, Seres L, Boda K, Kemény L. Manual lymph drainage efficiently reduces postoperative facial swelling and discomfort after removal of impacted third molars. Lymphology. 2007;40:138-142.

114. Ferreira TRR, Sabatella MZ, Silva TMS, Trindade-Suedam IK, Lauris JRP, Trindade Junior AS. Facial edema reduction after alveolar bone grafting surgery in cleft lip and palate patients: a new lymphatic drainage protocol. Rev Gaúcha Odontol. 2013;61:341-348.

115. Bahtiyarca ZT, Can A, Ekşioğlu E, Çakcı A. The addition of self-lymphatic drainage to compression therapy instead of manual lymphatic drainage in the first phase of complex decongestive therapy for treatment of breast cancer-related lymphedema: A randomized-controlled, prospective study. Turk J Phys Med Rehabil. 2018;65:309-317.

116. Jordão MRZ, Valente ACB, Mello MAB, Silveira JSZ, Moura Junior HJ, Yamashita RP et al. Evaluation of the nasopharyngeal cannula use after orthognathic surgery: permeability of the nasal airways and discomfort of the patient with cleft lip and palate. J Craniofac Surg. 2020;31:1793-1795.

ASPECTOS COGNITIVOS E PSICOSSOCIAIS DA REABILITAÇÃO

Maria de Lourdes Merighi Tabaquim ▪ Maria Inês Gândara Graciano
Maria Irene Bachega ▪ Talita Fernanda Stabile Fernandes
Armando dos Santos Trettene

As fissuras labiopalatinas nos remetem imediatamente ao estigma: um traço que está intimamente ligado à face e também à fala, principais focos de contato nas interações humanas. A face, considerada "um cartão de visitas" para as pessoas que valorizam a estética, apresenta-se atípica. A fala, fundamental para a comunicação, surpreende e causa espanto quando produzida com alterações ocasionadas pela nasalidade ou distúrbios articulatórios. Além das implicações físicas e funcionais da fissura, sobrevêm outras não menos importantes na vida dos portadores dessa malformação, as psicossociais.

Ao se pensar em uma pessoa nascida com fissura e na sua reabilitação, é automática a associação com a família, pelo fato de se saber da sua importância na formação da criança. Da mesma forma, imaginamos a reação dos pais, ao constatarem o nascimento de um filho com fenda nos lábios e/ou palato, como impacto, susto, curiosidade, espanto, sofrimento, ideias preconceituosas e muitas outras, que podem paralisar a família no desempenho de sua função.

Em primeira instância, é preciso lembrar dos profissionais de saúde, individualmente e como parte da equipe que se propõe a reabilitar o paciente; este enfoque é que nos levou a escrever o presente capítulo. Não reabilitamos um paciente sem o conhecermos em sua totalidade, sendo que esse não é o papel apenas dos profissionais da área psicossocial e sim de toda a equipe multidisciplinar. Para tanto, um a um, temos uma contribuição a dar, pois a reabilitação exige tempo, habilidade, dedicação, amor ao próximo e um profundo respeito ao paciente e sua família. Em troca, a equipe recebe sua maior recompensa: a reabilitação.

IMPACTO DAS FISSURAS LABIOPALATINAS E SEU ENFRENTAMENTO
No Contexto Familiar

O termo família vem do latim *famulus*, e se constituiu no século XVI, por via culta, significando "o conjunto dos escravos domésticos, empregados da casa, de um senhor ou pessoa de grande personalidade". Só mais tarde passou a significar um grupo de pessoas que, unidas por laços de sangue, viviam na mesma casa e estavam submetidas à autoridade comum de um chefe.[1] Como instituição social, considerada tão antiga quanto os primeiros registros pré-históricos da humanidade, que datam de 10.000 anos a.C., foi, a partir do século IV d.C., que passou a ser compreendida como um agrupamento de seres humanos que se unem pelo laço consanguíneo e/ou afinidade, e foi inserido o direito romano à concepção cristã voltada para a família, em que questões de ordem moral predominavam.[2]

Fundamentada na teoria do desenvolvimento da família, a mesma passa a ser considerada, não como grupo restrito, mas composta por indivíduos que interagem entre si, compondo uma unidade semipermeável, ocupando posições, desempenhando papéis sociais, criando normas para viver em conjunto, construindo uma trajetória de vida, e sujeita a regras e expectativas da sociedade em que se insere.[3] A formação da família foi a forma que o homem encontrou de viver de maneira mais segura, com maior proteção contra os inimigos, e, que convive e se protege em razão do sentimento de afeto, carinho e pertencimento ao grupo. Muito além de uma simples definição, a família tem importância fundamental, não apenas no âmbito da reprodução biológica, mas principalmente enquanto mediadora de seus membros com a sociedade.

A família é o primeiro referencial de quem somos, pois é ela que proporciona a construção da primeira identidade e nos insere nas relações sociais, nos níveis emocional, cultural e socioeconômico, independentemente do tipo de organização, e da presença ou não de laços consanguíneos. De acordo com José Filho (2002),[4] Galvão *et al*. (2015)[5] e, com base no Estatuto da Criança e do Adolescente, a família proporciona suporte às necessidades básicas de seus filhos, assegurando o direito à vida, à saúde e à educação, fortalecendo a construção:

- Afetivo-emocional de seus integrantes, por meio de vínculos de amor, afeto, pertencimento, solidariedade, apego, liberdade, respeito, dignidade, transmitidos pelos valores morais, éticos e humanitários, que fortalecem os laços empáticos e de solidariedade, no contexto restrito familiar e amplo da sociedade.
- De subsistência, alimentação e proteção, como habitação, vestuário, segurança, saúde, recreação e apoio econômico.
- De educação formal e informal, e profissionalização.
- De participação social, ao possibilitar o lazer, com a frequência em centros recreativos, culturais e esportivos, entre outros.

Para compreender a reabilitação de pessoas com deformidades faciais, é preciso ter um olhar voltado à sua família, de modo a incluí-la nos cuidados da criança/adolescente, não como alvo de "cobrança" de seu papel tão complexo e idealizado, mas de modo a ir ao encontro das suas demandas, minimizando os problemas e sofrimentos decorrentes da condição vivenciada. Desta forma, a família exerce papel fundamental no processo reabilitador de filhos com fissura labiopalatina, independentemente do seu modelo ou arranjo, por configurar-se como espaço indispensável e insubstituível no provimento do desenvolvimento e da proteção integral de seus membros. Ademais, com frequência, os pais ou familiares assumem as responsabilidades relacionadas com o cuidado da criança, mesmo sem formação para tal.[6,7]

Frente a essa nova experiência, os desafios são muitos, principalmente ao se considerar que essa nova demanda de atividades e suas implicações excedem os cuidados propriamente ditos. Assim, esses cuidadores informais podem vivenciar sentimentos negativos e repercussões psicossociais distintas. O momento do diagnóstico, seja ele pré ou pós-natal, desencadeia na família um processo semelhante ao luto pela *perda da fantasia do filho idealizado*. O impacto do diagnóstico frequentemente gera uma série de sentimentos negativos que podem desencadear, inclusive, alterações psicológicas importantes. De fato, trata-se de uma experiência marcante e difícil, o que pode resultar em sinais depressivos, de ansiedade e estresse, não permitindo a adesão contínua ao tratamento, no processo de reabilitação. Tais indicadores emocionais, vivenciados pela família e particularmente por pais cuidadores, têm sido apontados como adversos ao desenvolvimento infantil, por se relacionar a problemas comportamentais e a outros distúrbios debilitantes, que são evidenciados ao longo da vida da criança e que correm paralelos a sua condição de malformação.[6-8]

Nessa perspectiva, um estudo brasileiro desenvolvido por Silva *et al.* (2017)[9] objetivou identificar e associar "indicadores clínicos para a ansiedade materna" com "indicadores de problemas de comportamento, internalizantes e externalizantes", de 83 crianças com fissura labiopalatina, com idade entre 4 e 5 anos. O estudo mostrou que as crianças que conviviam com mães ansiosas apresentaram comportamentos internalizantes, entre os filhos, e externalizantes, entre as filhas. Beluci *et al.* (2019)[10] correlacionaram as medidas de qualidade de vida, sobrecarga e variáveis demográficas em 77 cuidadores familiares de bebês com fissura labiopalatina e constataram que, quanto maior a sobrecarga, pior a percepção da qualidade de vida, e, quanto maior a renda familiar e a escolaridade, melhor a percepção sobre a qualidade de vida, no domínio *meio ambiente*.

Investigação realizada na Nigéria por Awoyale *et al.* (2016),[11] que objetivou identificar os fatores que afetavam a qualidade de vida de cuidadores familiares de crianças com fissura labiopalatina, mostrou que o acesso precário a informações específicas e a falta de empatia dos profissionais de saúde, afetaram tanto a qualidade de vida quanto a prestação de cuidados centrados na família. Contudo, Emeka *et al.* (2017),[12] em outro estudo também nigeriano, concluíram que, embora cuidar de crianças com fissura labiopalatina tenha reduzido, de maneira generalizada, a qualidade de vida dos pais e/ou cuidadores, a intervenção cirúrgica melhorou a qualidade de vida dos mesmos. No Brasil, Bom *et al.* (2021),[13] em pesquisa com cuidadores informais de crianças com fissura orofacial e disfagia, encontraram correlação entre o estresse e a percepção da qualidade de vida global e da satisfação com a saúde, bem como entre a sobrecarga e a qualidade de vida, nas dimensões física e psicológica. Razera *et al.* (2017)[14] estudaram a sobrecarga de 100 cuidadores informais de crianças com fissura labiopalatina e identificaram níveis moderados e moderados-severos em 43% da amostra, com níveis maiores em mães de filhos com idade em torno dos 12 meses.

O desconhecimento da malformação, assim como dos cuidados necessários, gera grandes expectativas nos pais e/ou cuidadores, uma vez que favorecem a percepção do novo papel que irão exercer, seja na alimentação, comunicação e/ou aprendizado. Situações envolvendo curiosidade, preconceito, velado ou não, e comentários até ofensivos, são absurdamente sentidos pelos pais como desconfortáveis e até sofridos.[7,15] Tais acontecimentos os predispõem ao isolamento social, o que dificulta o acesso às redes de apoio e favorece a ocorrência de doenças emocionais, o que justifica a importância do monitoramento dos cuidadores informais sobre os aspectos psicossociais.

Nesse sentido, o ato de cuidar pode configurar-se como uma tarefa exaustiva e desafiadora. Destacam-se condições envolvendo a logística, referente ao distanciamento entre a moradia e o local de tratamento, muitas vezes estando o provedor em situação de desemprego, com poucos recursos próprios e quando não tem a oportunidade de atendimento em centros de excelência em anomalias craniofaciais. Observa-se, ainda, que muitos desses cuidadores negligenciam sua própria saúde e autocuidado, ao priorizarem seus filhos. Assim, esses fatores, em associação, podem desencadear, a curto e médio prazos, ansiedade, estresse e/ou sobrecarga, com repercussões negativas na percepção da qualidade de vida, além de influenciar a qualidade do cuidado prestado.[13]

As cirurgias para a correção das deformidades da fissura labiopalatina, em especial as primárias, embora sejam muito desejadas e aguardadas pelos pais e familiares, e contribuam para a qualidade de vida dos mesmos, envolvem procedimentos anestésicos, configurando um momento de estresse. Somam-se a isso os conhecimentos e habilidades que o cuidador deve adquirir para o cuidado no período pós-operatório. A literatura brasileira tem demonstrado estudos que investigaram o nível de estresse em pais, antes e após a intervenção cirúrgica de seus filhos com fissura labiopalatina, demonstrando níveis mais elevados no período de pré-operatório, com influência negativa nos aspectos autonômicos do organismo, tais como reações corporais insatisfatórias, além de predomínio da fase estressora de resistência, com sintomas psicológicos.[8,16] Desta forma, os cuidadores são submetidos a desgastes importantes, relacionados com atenção e cuidados à criança, apontando a necessidade de se autocuidarem.

Em resposta a essas demandas negativas, destaca-se a necessidade de modelos assistenciais centrados na família, que forneçam suporte ao desempenho de suas atividades, além de contribuir no monitoramento dos envolvidos, quanto a seu bem-estar físico, mental e espiritual. Enfatiza-se, ainda, que em diversas culturas, incluindo a que estamos inseridos, as mulheres, em especial as mães, despontam como as principais provedoras dos cuidados. Nesse sentido, tendem a vivenciar mais as repercussões advindas do processo de cuidar, que são consideradas fatores de risco para a adequada interação do binômio mãe-filho.[6,13,15]

Nessa direção, a aplicação de um vídeo educativo, voltado ao treinamento dos cuidadores informais, quanto aos cuidados pós-operatórios das cirurgias de queiloplastia e palatoplastia, mostrou-se eficaz.[17] Formar profissionais especializados no atendimento à saúde configura-se em um grande desafio, exigindo planejamento e audácia em gestão e sistema de saúde, uma vez que as orientações por equipes competentes minimizam sintomas de ansiedade, estresse e a sobrecarga dos cuidadores.[7]

As repercussões psicossociais relacionadas com o processo de cuidar da criança com fissura palatina, podem apresentar-se potencializadas e mais frequentes nos casos em que o defeito congênito se apresenta associado a outras malformações ou síndromes. Dentre elas, as mais comuns são a sequência de Robin e as síndromes de Stickler, Treacher Collins e Van der Woud, nas quais as crianças são, frequentemente, acometidas por disfunções respiratórias e/ou alimentares, logo ao nascimento, necessitando de artefatos ou procedimentos cirúrgicos adicionais, como cânulas nasofaríngeas, traqueostomia, sondas alimentadoras, gastrostomia, tratamento postural antirrefluxo, entre outros. Contudo, tais tratamentos não contraindicam a alta hospitalar, desde que os pais-cuidadores recebam treinamento e se sintam aptos para a manutenção e o seguimento dos cuidados inerentes. Para minimizar a sobrecarga e o estresse dos cuidadores informais, é fundamental a interação dos envolvidos, como estratégia de ajustamento, na cumplicidade prática, emocional e de pertencimento familiar, que vai além da prestação de cuidados.[18,19]

No entanto, alguns pais, em especial as mães, apresentam dificuldades em delegar ou dividir a tarefa de cuidar de seus filhos, por não confiarem ou por se sentirem culpadas. Assim, ao se dedicarem integralmente, esse sentimento é minimizado. Por outro lado, muitas experimentam desarranjos e distanciamentos familiares e afetivos, não sendo incomum, por exemplo, que os outros filhos se sintam excluídos ou abandonados.[6,7]

Como modalidade de enfrentamento (ou *coping*), as estratégias cognitivas e comportamentais têm se mostrado efetivas no manejo do cuidar, desde a interação entre cuidadores, o compartilhamento com outros pais, além do apoio na troca de experiências de situações semelhantes, que podem trazer benefícios quanto ao sentimento de culpa (gravidez rejeitada, tentativa de aborto etc), fazendo com que os pais se sintam mais fortalecidos usando os próprios recursos.[20] A importância dada à religiosidade e/ou espiritualidade tem se revelado também um tipo de *coping*, empregado por cuidadores informais, com influência positiva na qualidade dos cuidados prestados.[21]

A família pode superar a crise em curto ou longo prazo ou nunca, verificando-se, neste último caso, uma situação de crise crônica. Minervino-Pereira (2005)[22] relatou diferentes formas de enfrentamento vivido por pais, em diferentes períodos do desenvolvimento de filhos com fissura labiopalatina, de zero a 15 anos de idade. Contudo, os pais dos pacientes do grupo mais jovem apresentaram sentimentos mais negativos do que os pais dos demais grupos, mostrando a importância de ações junto aos pais no início da sua história com o filho fissurado. Situações conflitantes podem trazer oportunidade à família a repensar e reorganizar seus padrões interacionais, no sentido de integrar esse novo membro e restabelecer um novo equilíbrio nas relações familiares.

Os profissionais da saúde devem estar preparados para resolver incapacidades pessoais, que prejudicam compreender e lidar com o sofrimento alheio. Conscientes do papel de educadores, os pais esperam orientações com clareza e empatia da parte dos profissionais, que devem lançar mão de um relacionamento humanizado, compreendendo e reportando o bebê como uma pessoa e não como uma malformação. Ao instrumentalizar os pais com informações e manejo sobre a patologia e aspectos do desenvolvimento da criança, o profissional contribui para a participação consciente dos pais na reabilitação e, com isso, contribui para a percepção do paciente quanto à progressiva recuperação ao longo do tratamento.[23] Estes momentos requerem preparo da equipe de saúde para administrar, de forma adequada, as dificuldades emocionais, pois a conduta no relacionamento inicial produz duas grandes reações: se adequada, a família e o paciente nunca a esquecerão; se inadequada, eles nunca a perdoarão.

Embora não se possa prevenir o nascimento de crianças com determinadas malformações, é possível adotar atitudes e procedimentos plenamente viáveis para o tratamento e reabilitação, mediante a implantação de programas interdisciplinares, para minimizar o sofrimento das famílias nesse período de espera.

No Contexto Escolar

As desordens do aprendizado podem estar associadas a inúmeros fatores; dentre eles, o atraso no desenvolvimento por condições de deficiência física, sensorial, cognitiva e/ou psicossocial, de etiologia congênita ou adquirida. Estima-se que 200 milhões de crianças brasileiras, menores de 5 anos de idade, estão sob risco de não atingir seu pleno desenvolvimento. De acordo com a Organização Pan-Americana da Saúde (2005),[24] 10% da população de qualquer país é constituída por pessoas com algum tipo de deficiência, com taxa de 4,5%, entre aquelas com até 5 anos de idade.[25,26]

Dentre as deficiências congênitas, a fissura de lábio e palato é uma anomalia decorrente da alteração na fusão dos processos faciais embrionários.[27] Estudos longitudinais com essa população de portadores de fissura, demonstraram resultados que caracterizam risco aumentado para déficits no processo de aquisição da aprendizagem.[28,29] Estudos também apontaram que, em fase de escolarização fundamental, além de dificuldades específicas no desenvolvimento de habilidades cognitivas que comprometem tarefas e desempenhos acadêmicos, o aluno com a condição e as características decorrentes da fissura labiopalatina, fica exposto a situações preconceituosas e discriminatórias junto aos pares sociais, em contexto escolar.[30,31]

Em tempos contemporâneos, a violência escolar adquire cada vez mais visibilidade na sociedade, ocupando grande espaço de discussões na mídia, nas escolas, nas famílias, nas instituições de trabalho e recreativas, porém, produz um processo de banalização do fenômeno, minimizando um importante problema de saúde pública pela sua magnitude, gravidade, impacto social de vulnerabilidade à saúde mental, individual e coletiva. De acordo com a Organização Mundial da Saúde (2011),[32] a violência, como evento social, é definida pelo uso da força física, do poder real, simbólico ou em ameaça, contra si próprio, contra outra pessoa, grupo ou comunidade, que resulte ou tenha qualquer possibilidade de resultar em lesão, morte, dano psicológico, deficiência de desenvolvimento e/ou privação.

Um dos contextos que possibilita o desenvolvimento social do indivíduo é a escola, pois, além de democratizar o acesso do aluno ao conhecimento geral e específico, tem o papel importante na sua formação crítica, engajada e transformadora. No entanto, dentre os contextos sociais de violência, a escola serve como cenário de diferentes fenômenos grupais, cuja forma específica, neste âmbito, é denominada *bullying*, caracterizado por atitudes de desrespeito e desconsideração ao outro, de transgressão aos códigos de civilidade e ordem. As atitudes inerentes ao indivíduo contemplam três componentes básicos inter-relacionados: o *cognitivo* (pensamentos e crenças), o *afetivo* (sentimentos e emoções) e o *comportamental* (tendências para reagir), que são desenvolvidos a partir dos resultados das próprias experiências, das observações das reações e resultados das experiências do outro, e das próprias tendências e preconceitos perceptivos construídos.[33]

Alunos com histórico de fissura de lábio e/ou palato podem ser vítimas de *bullying* devido aos comprometimentos estéticos e funcionais, os quais dificultam a comunicação, a interação com os pares, o aprendizado e a formação de um autoconceito positivo. A escola representa um espaço comunitário para a promoção da educação e da saúde mental, com respeito ao paradigma da inclusão social e contribui na humanização da atenção à criança com fissura labiopalatina. Conviver com a diversidade humana e valorizar cada ser são princípios básicos da inclusão social.

Assim, os programas de prevenção primária e secundária deverão, sempre que possível, contemplar estratégias de educação para a cidadania e convivência social, propiciando climas relacionais positivos à aprendizagem, envolvendo a comunidade, a organização escolar, as práticas pedagógicas, as famílias e, sobretudo, deverão dirigir-se ao grupo (mais que ao indivíduo), uma vez que os indicadores contemplam que o problema dos maus-tratos entre pares é um fenômeno grupal.[31] Educar para a cidadania representa saber cumprir regras, articular a ética com responsabilidade, agir com empatia e conectividade com o outro.

A presença de um aluno com anomalia da face, em sala de aula, pode desestabilizar tanto a própria criança quanto os colegas e até mesmo o professor, com a quebra de expectativas decorrentes da desinformação e conceitos pré-concebidos. Desta forma, a identificação de recursos intrínsecos da criança com a condição adversa, pode representar um diferencial importante na construção da sua autoestima e instrumentá-la para maior ajustamento aos desafios da aprendizagem no contexto acadêmico. Caberá à escola, na figura central do professor, buscar subsídios que possam fortalecer o conhecimento e a compreensão real sobre a condição do aluno e funcionar como mediador na interlocução com o grupo, ao esclarecer as limitações com informações objetivas e criteriosas, destacar os atributos cruciais positivos do aluno, defendendo ações solidárias, num contexto facilitador de aprendizagens de regras e princípios éticos, tornando o estímulo ambiental relevante e significativo para todos.

O desempenho escolar está relacionado com os atributos do aluno (recursos e limitações), mas também, intimamente, com as características pedagógicas da escola, com a interação bidirecional professor-aluno, e com o comprometimento da família no processo de ajustamento de seu filho. Estudos com crianças com fissura labiopalatina indicaram desempenhos na média da classe, na realização de atividades escolares, tais como a leitura, a escrita e a aritmética,[34,35] enquanto outros, evidenciaram prejuízos nas mesmas competências.[26,29,36]

Outros estudos, utilizando da investigação neuropsicológica, têm demonstrado que as demandas da criança com histórico de fissura de lábio e/ou palato, inserida no sistema escolar, além dos prejuízos funcionais decorrentes da patologia de base[37] e dos aspectos psicossociais de relação,[38] apresentam alterações em diversas funções cognitivas, tais como a atenção, a percepção, a linguagem e a memória, com repercussão consistente no aprendizado escolar.[28,29,39]

Estudo realizado por Dias *et al.* (2019),[40] para compreender o nível de informação e emprego de estratégias em sala de aula de 129 professores do ensino fundamental da rede pública, como mediadores do processo educativo de alunos com fissura labiopalatina, indicou repertórios significativamente limitados em 54% dos participantes. Verifica-se, portanto, a necessidade de adoção de programas de difusão de conhecimento e formação de professores, para a capacitação no emprego de estratégias de inclusão, que viabilizem arranjos diferenciados e permitam análises mais realísticas, fundamentadas em parâmetros normativos, para avaliar a evolução do aprendizado dos alunos. A angústia do aprendiz, gerada por não conseguir compreender e/ou se expressar, resulta na repressão da criatividade e na capacidade de aprender, gerando um autoconceito de inferioridade, atrasos cognitivos e desajustes psicossociais.[39,40] Desta forma, as relações escolares devem ser vistas como uma rede social relevante e essencial na vida dessas crianças.

No Contexto Profissional

O trabalho é uma atividade física e/ou intelectual com algum objetivo, labor ou ocupação. Trata-se de um ato concreto, individual ou coletivo e é, por definição, uma experiência social que contribui para autoestima, confiança e *status* do ser humano. Significa desenvolver-se, informar-se, formar-se, transformar-se, experimentar-se e experimentar sua inteligência. Se o homem, hoje, encontra dificuldades em se inserir no trabalho, a motivação fundamental da ação humana, pode perder o sentido de sua vida. O sentido do trabalho para uma pessoa com deficiência pode representar uma dimensão interdependente da percepção que ela tem de si mesma e da própria vida.[41]

Estar inserido no mercado de trabalho é símbolo de autonomia, integração social e o caminho para ascensão social. Nesta perspectiva, ele pode ser fonte de satisfação, por permitir participar da obra produtiva geral, e fonte de verdadeiro prazer, por possibilitar a realização de objetos ou tarefas úteis para a sociedade. Pode ser, ainda, ato de criação que corresponde à vocação dos indivíduos e às suas tendências mais profundas e, nesse sentido, pouco importa se ele se concretiza pelo esforço físico ou mental. Trabalhar significa viver, sair do discurso e da representação para se confrontar com o mundo. Pode significar a forma pelo qual o ser humano consegue garantir a subsistência e a sobrevivência.

O ambiente de trabalho propicia aprendizado, treinamento de habilidades e o convívio com outras pessoas. Entende-se, assim, que as relações de trabalho é que determinam o comportamento das pessoas, suas expectativas e seus projetos. Entender a influência de tal dimensão significa englobar todo o processo de subjetivação e suas consequências, até mesmo para a inclusão/exclusão de pessoas ou grupos, como, por exemplo, as pessoas com deficiências.

No Brasil, a Convenção sobre os Direitos da Pessoa com Deficiência definiu em 2008, que: *"Pessoas com deficiência são aquelas que têm impedimentos de natureza física, intelectual ou sensorial, os quais, em interação com diversas barreiras, podem obstruir sua participação plena e efetiva na sociedade.* A incorporação desta convenção resultou no alargamento do universo de direitos anteriormente garantidos por normas infraconstitucionais, baseadas em conceitos próprios e taxativos sobre deficiência, cuja interpretação equivocada acabava por não considerar a fissura labiopalatina, acreditando-se que a anomalia seria apenas uma deformidade estética, que não produzia dificuldades para o desempenho de funções.[42] Segundo Silva Filho e Freitas (2007),[27] os comprometimentos estéticos, orgânicos e funcionais presentes nos indivíduos com fissura labiopalatina acarretam barreiras sociais e psicológicas para sua inclusão em sociedade. E a reabilitação, dependendo da gravidade do acometimento, é de longo prazo, podendo estender-se até a vida adulta.

A malformação de lábio e a de palato, isoladamente, ou de lábio e palato, simultaneamente, traz consequências, muitas vezes, irreparáveis para o indivíduo, levando-o à evasão escolar, profissional, desemprego, subemprego, problemas com a autoimagem e, consequentemente, comprometendo os relacionamentos familiar e social. Na literatura, Graciano *et al.* (2007)[43] e Graciano *et al.* (2012)[42] demonstraram que, por conta de suas deformidades e redução da capacidade fluente verbal, sentem-se estigmatizados pela sociedade, que prioriza um modelo do ser ideal e, assim, esquivam-se de contatos sociais em situações novas, isolam-se das ruas, do lazer e das atividades profissionais.

Apesar das garantias legislativas de proteção e amparo, preconizadas para a pessoa com deficiência, o país ainda registra altos índices desta população vivendo em situações de vulnerabilidade, sem acesso aos mínimos sociais, participação de cidadania e direitos.[32] A ausência ou insuficiência de normas jurídicas, em nível nacional, que preconizem o amparo e a garantia de equidade na oferta de políticas públicas destinadas para a população com fissura labiopalatina é um fator agravante. Nas legislações brasileiras que abordam as malformações craniofaciais, o tema é preconizado de forma não clara, e ao mesmo tempo equivocada.[44] Verifica-se, por exemplo, que nos decretos 3.298/1999 e 5.296/2004 a deficiência física está associada às diversas formas de alteração, completa ou parcial, de um ou mais segmentos do corpo humano, que acarretam o comprometimento da função física. No entanto, tais legislações relatam que as deformidades estéticas são exceções a serem consideradas como deficiência, por não produzirem dificuldades para o desempenho das funções, não abrangendo, desconsiderando e contrapondo os efeitos funcionais e estéticos presentes nas pessoas com fissura labiopalatina, antes, durante e após o tratamento, nos casos de sequelas.[45]

A Classificação Internacional de Funcionalidade, Incapacidade e Saúde (CIF), instituída em 2001, auxiliou na compreensão a respeito das deformidades estéticas, por abranger os conceitos de funcionalidade e incapacidade, de modo a considerar as funções e estruturas do corpo, como também as atividades e participação do ser humano socialmente.[44]

Considera-se a fissura labiopalatina como deficiência, quando aborda os comprometimentos que se associam aos distúrbios da comunicação e/ou desfiguramento facial, que acomete, além das funções físicas, a psicológica, fisiológica e social. A Lei Brasileira de Inclusão da Pessoa com Deficiência, n° 13146/2015, constituiu um grande marco para as pessoas com fissura labiopalatina, pois possibilitou o rompimento de ideologias tradicionalistas, que interpretavam a deficiência como sinônimo de incapacidade e desconsideravam a promoção da equidade de oportunidades como sendo a real interpretação. Em contrapartida, o grande desafio é trazer a perspectiva biopsicossocial para todas as avaliações e considerar a deficiência, devido às avaliações errôneas e conservadoras de muitos profissionais.[46]

Essa mudança de paradigmas demanda tempo, para novas compreensões e para o alcance das práticas cotidianas. Sendo assim, para o reconhecimento e acesso aos direitos, incluindo o direito trabalhista, é fundamental que estratégias sejam aperfeiçoadas, levando em consideração, nas avaliações, os comprometimentos funcionais associados preferencialmente às barreiras, e o quanto elas impactam no exercício da autonomia da pessoa com fissura labiopalatina e na capacitação de profissionais que lidam diretamente com este público, para a viabilização de políticas sociais.

Nesta perspectiva, o Hospital de Reabilitação de Anomalias Craniofaciais da Universidade de São Paulo (HRAC-USP), especializado no tratamento da fissura labiopalatina, mediante sua construção histórica, elaborou um instrumental denominado "*Laudo Caracterizador de Pessoa com Deficiência*", visando possibilitar a este público o acesso aos mesmos direitos de uma pessoa com deficiência. O documento era concebido por meio de uma avaliação do solicitante pelos profissionais das áreas: ortodontia, cirurgia plástica, fonoaudiologia e serviço social, que avaliavam a condição de reabilitação do indivíduo e descreviam os impedimentos de natureza física e as barreiras obstrutivas para a sua participação social. Este instrumental possibilitou inúmeras inserções de pessoas com fissura labiopalatina ao mercado de trabalho, ensino superior, benefícios socioassistenciais e previdenciários, entre outros direitos destinados às pessoas com deficiência no Brasil. Todavia, vale ressaltar que o laudo também foi considerado um documento de inclusão social, por parte de quem o recebia, entre eles: empresas, agências de concursos públicos, peritos, entre outros.[42]

O "Laudo Caracterizador de Pessoa com Deficiência" foi, mais tarde, aprimorado no HRAC-USP, mediante a necessidade evidenciada no acompanhamento dos pacientes. A nomenclatura do documento sofreu alteração, sendo, atualmente, denominado: "*Laudo de Equipe Multiprofissional e Interdisciplinar do HRAC-USP*". Tal alteração ocorreu, considerando que a *Fissura Labiopalatina*, de forma isolada, em âmbito brasileiro, ainda não é caracterizada como deficiência. O novo modelo do documento foi embasado em 2015, na Lei Brasileira de Inclusão e no Índice de Funcionalidade Brasileiro.[47] A mudança feita não caracteriza/enquadra uma pessoa como deficiente, mas dá autonomia a técnicos e/ou peritos externos de avaliar o documento e interpretar o diagnóstico e a avaliação clínica pela equipe multiprofissional do HRAC-USP e a descrição das barreiras enfrentadas pelas pessoas com fissura labiopalatina, para a inclusão nos direitos trabalhistas e sociais.

Sendo assim, considerando as dificuldades de inserção e convivência no mercado de trabalho das pessoas com fissura labiopalatina, faz-se fundamental a publicização das barreiras profissionais e sociais que são enfrentadas pelos indivíduos com esta anomalia, tendo em vista a possibilidade de mudança do cenário contemporâneo, no que se refere a maior atenção e cobertura de acesso ao mercado de trabalho desta população. Na literatura, os estudos de Graciano *et al.* (2012)[42] apontaram a relevância do fornecimento de documentos de apoio, como Laudos de Equipe Multiprofissional e Relatórios Clínicos, pelos centros habilitados para tratamento da fissura labiopalatina, como uma possibilidade de acessibilidade ao mercado de trabalho e com vistas à inclusão social. Pois, estes documentos, tornam-se meios de esperança, uma vez que possibilitam o acesso aos direitos e políticas sociais e buscam apresentar, aos entes federativos e à sociedade civil, a necessidade da implantação de uma política pública específica ao atendimento das pessoas com fissura labiopalatina, como forma de propiciar a equidade na saúde e a acessibilidade mediante tais diagnósticos.

AS REPERCUSSÕES PSICOSSOCIAIS NAS DIFERENTES FASES DO DESENVOLVIMENTO
Gestação, Nascimento e Infância

O nascimento de um bebê, diferente do idealizado por seus pais e familiares, pode gerar reações parentais e dificuldades no processo de vínculo. Frente ao diagnóstico da malformação, seja ele pré ou pós-natal, as reações mais comuns são de choque, negação, tristeza, raiva, desespero e insegurança. Embora esses sentimentos sejam mais frequentes no primeiro momento, seus efeitos poderão permanecer por períodos relativamente longos, variando de meses a anos, causando profundas mudanças pessoais nos genitores, assim como no funcionamento familiar, além de refletir no meio social e trazer consequências psicológicas a todos os envolvidos.

De fato, investigação brasileira realizada por Melo *et al.* (2020),[48] com mães que receberam o diagnóstico da fissura labiopalatina de forma impactante, em particular, aquelas que souberam somente ao nascimento do bebê, relataram que as primeiras reações foram multifacetadas e incluíram desde um choro intenso até a rejeição, além de questionamentos sobre a etiologia da malformação.

Um estudo realizado na África do Sul identificou que o nascimento da criança com fissura labiopalatina evocou, nos pais, sentimentos mistos no momento do diagnóstico, incluindo reações de choque, ansiedade, angústia, preocupação, tristeza e impotência, com manifestações de choro descontrolado. Ao mesmo tempo, sentiram-se felizes por seus filhos terem nascido vivos, sem maiores prejuízos na saúde e, ainda, por Deus lhes confiar a missão de ter um filho com essa condição.[15]

Mesmo frente a um diagnóstico preciso, utilizando método confiável, muitos pais custam a acreditar que a notícia seja verdadeira e fazem uso de mecanismo de defesa como recurso psicológico para vivenciarem o luto da perda do filho desejado. Com efeito, sabe-se que o impacto emocional sobre os pais diante do nascimento de seus recém-nascidos com fissura labiopalatina pode ser traumático, em especial às mães.

Ao contrário de outras malformações, as deformidades faciais são visíveis a todos, e a aparência incomum cria sentimentos e reações distintas, conforme constatado em uma pesquisa qualitativa com 84 genitoras,[49] que objetivou investigar experiências de mães em ter um filho com fissura labiopalatina, referentes ao primeiro ano de vida. Foram referidos sentimentos como medo, desespero, pesar e culpa e as informações recebidas da equipe de saúde foram consideradas insuficientes, o que contribuiu para aumentar o estresse, o desgaste físico e emocional das genitoras.

O estudo de Hlongwa e Rispel (2018)[15] consistiu em verificar as percepções dos cuidadores quanto à prestação de serviços de saúde e apoio às crianças nascidas com fissura labiopalatina. Os cuidadores relataram sentimentos de choque, ansiedade e tristeza exacerbados pela carga de cuidados, deficiências do sistema de saúde, falta de consciência pública sobre a malformação e serviços de apoio social insuficientes.

A maioria dos estudos enfoca o estresse materno relacionado com o diagnóstico pré-natal da anomalia, contudo, o pai costuma estar presente nos exames de ultrassom e no parto e, portanto, pode ser afetado de maneira semelhante. Nessa direção, um estudo prospectivo buscou examinar as percepções gerais de saúde, disfunção social e sofrimento psicológico dos pais. Os resultados sugeriram que a detecção da malformação teve, de fato, implicações para a saúde mental paterna e, portanto, há evidências da necessidade de suporte psicológico também para os pais, neste momento difícil.[50]

Um estudo prospectivo[51] avaliou o sofrimento materno na gravidez em mulheres com achados ultrassonográficos de anomalia fetal, em comparação com o sofrimento de mulheres grávidas com achados ultrassonográficos normais. Os autores verificaram que as mães, com conhecimento prévio da anomalia fetal, apresentaram escores de estresse elevados, que diminuíram gradativamente, alcançando escores semelhantes aos de mulheres com gravidez normal.

Os benefícios em receber o diagnóstico pré-natal da fissura labiopalatina não estão bem esclarecidos. Nesse sentido, em um estudo norte-americano, conduzido por Nusbaum *et al.* (2008),[52] foram entrevistados 20 pais de crianças com fissura labiopalatina, com objetivo de descrever suas experiências em receber o diagnóstico de fissura no pré-natal e no pós-natal. Relatos de vantagens e desvantagens foram observados em ambos os casos. Todos os participantes do grupo pré-natal mostraram-se satisfeitos, principalmente por poderem ter recebido orientações sobre como cuidar da criança, bem como sobre o tratamento. Em contrapartida, enquanto alguns participantes do grupo pós-natal prefeririam ter recebido o diagnóstico no pré-natal, outros se contentaram em tomar conhecimento na sala de parto. Dentre as desvantagens observadas quanto ao diagnóstico durante a gestação, foram mencionadas, entre outras, a busca de informações em fontes não confiáveis e sensacionalistas na Internet, opiniões sobre abortamento e testes genéticos, nada úteis naquele momento.

O "saber da malformação" no pré-natal possibilita recepcionar o bebê de maneira tranquila, obter informações sobre a fissura e orientações sobre o tratamento. Desta forma, os pais têm toda a gestação para absorver as informações e se adaptar à nova realidade, dirimir dúvidas e amenizar sentimentos negativos, como a angústia, por meio de conforto e suporte emocional, oferecido tanto pela família quanto pela equipe de saúde.[48]

Independente do período da obtenção do diagnóstico, os pais devem receber orientações sobre o tratamento, ter a oportunidade de interagir com outros casais com experiência semelhante, participar de cursos para pais, pois são contingências que favorecem o enfrentamento situacional, inclusive os relacionamentos conjugais, fragilizados pela situação vivenciada.[53]

No HRAC-USP, os atendimentos da enfermagem às gestantes de bebês já diagnosticados como portadores de fissura labiopalatina têm se mostrado um procedimento positivo, isto porque a mãe (e o pai, quando presente) têm a oportunidade de sanar dúvidas, receber orientações de profissionais especializados e conhecer a instituição. Em geral, os questionamentos referem-se à alimentação, higiene, protocolo cirúrgico, cuidados pós-operatórios, como também quanto ao que o filho poderá vivenciar, do ponto de vista funcional e psicossocial, incluindo preocupações quanto ao *bullying*. Após os atendimentos, os pais relatam estar menos ansiosos, mais seguros, confiantes e esperançosos.[54,55]

Com o nascimento, o que, até então, eram preocupações ou incertezas, tornam-se realidade, pois o bebê e os cuidados decorrentes, tornam-se bem presentes e as dificuldades começam a ser vivenciadas de fato. Quando se avalia os preditores relacionados com o bem-estar psicossocial de progenitores de crianças com fissura labiopalatina, a figura materna tende a apresentar maiores conflitos que a paterna.

Nesta perspectiva, o estudo de Nidey *et al.* (2016),[56] cujo objetivo foi identificar preditores relacionados com o bem-estar psicossocial dos pais de crianças com fissura labiopalatina, mostrou que os pais tenderam a apresentar autoestima mais elevada em comparação com as mães, além de menor preocupação em serem julgados por terceiros, embora também apresentassem dificuldades em dialogar sobre os dilemas vivenciados.

Estudo multicêntrico, composto por 10 equipes de saúde da Dinamarca, Finlândia, Suécia, Noruega e Reino Unido,[57] examinou as experiências sociais e emocionais dos pais, relacionadas com o diagnóstico da fissura do filho(a) e suas percepções sobre a adaptação da criança em conviver com a malformação. Os resultados mostraram que a maioria dos 356 pais que participaram do estudo, obtiveram apoio prático e emocional da família, dos amigos e dos profissionais de saúde. Contudo, os pais relataram dificuldade em lidar com as reações de outras pessoas frente à malformação, experiências essas que foram descritas de diferentes maneiras, desde dolorosas a neutras ou positivas. Ainda, de acordo com os pais, aproximadamente 40% das crianças experimentaram algum grau de constrangimento relacionado com a fissura, e mais da metade relatou preocupações quanto ao futuro de seus filhos.

O estudo evidenciou que o monitoramento e o apoio psicológico são indispensáveis para fomentar estratégias de enfrentamento, processar emoções e abordar angústias sobre estigmatização social e desarranjos psicológicos, relacionados com a malformação, assim como o suporte contínuo da equipe para os usuários, seus genitores e demais familiares.

Adolescência

A adolescência se caracteriza por importantes transformações biopsicossociais, pela maior necessidade de socialização e exacerbação de padrões, com destaque aos estéticos e de comunicação. Dentre as fases de formação, a adolescência é considerada uma das mais importantes, na qual problemas de saúde vivenciados, assim como hábitos deletérios, baixa autoestima e comprometimento da qualidade de vida, poderão perpetuar-se e afetar a saúde na fase adulta.[58]

Indivíduos com fissura labiopalatina podem apresentar problemas funcionais, estéticos e psicossociais e, embora na primeira infância se destaquem os funcionais como, por exemplo, os alimentares, durante a segunda infância e a adolescência destacam-se os estéticos e os psicossociais. O adolescente está exposto à estigmatização, vinculada a discriminação e preconceito, com repercussões negativas em seu convívio social e na percepção da qualidade de vida, principalmente nos casos em que há prejuízos de maior complexidade anatômica.[59] Muito embora, possam apresentar períodos de negação, sintomas depressivos e/ou comportamentos exagerados, a vivência dessas situações está vinculada à maneira como irão estabelecer suas relações sociais, familiares e culturais. A insatisfação se apresenta como desfecho dos sentimentos de inferioridade, fraqueza, rejeição e impotência, podendo influenciar, inclusive, o tratamento ou o processo reabilitador.[60]

Castro *et al.* (2015)[61] realizaram um estudo de abordagem qualitativa, cujo objetivo foi compreender a experiência vivenciada por sete crianças e dois adolescentes com fissura labiopalatina. Foram identificadas dificuldades nas interações, permeadas por constrangimento e/ou preconceito. O estudo também apontou para a importância das redes de apoio, incluindo a família, os amigos e os professores, no enfrentamento situacional para a superação das dificuldades vivenciadas. Embora, em algum momento, sentissem-se frustrados em relação à malformação, o tratamento em centros especializados, associado à experiência adaptativa, resultou em resiliência. A experiência de jovens com fissura de lábio e/ou palato quanto à vivência da adolescência, aponta o *bullying* e as dificuldades de interação social relacionadas com a comunicação, principalmente no ambiente escolar, o que ocasiona sentimentos negativos, incluindo a vergonha e o constrangimento.

Carreira (2015)[62] chamou a atenção para o *bullying* ser interpretado apenas como uma brincadeira e ser minimizado nas suas consequências deletérias. Neste sentido, há necessidade da adoção de políticas públicas, preventivas e corretivas, visando contribuir e preservar a dignidade da pessoa humana. A comunicação, por meio das mídias sociais, tem sido uma estratégia utilizada pelos jovens, inclusive com implicações nos aspectos afetivos. No entanto, existe a possibilidade dessa participação de jovens com fissura labiopalatina mascarar as reais dificuldades de interação social presenciais e de vinculação da imagem corporal. O apoio da família e amigos, a dedicação às crenças religiosas e espirituais, como também a sustentação da instituição que subsidia o tratamento e a convivência com outros pacientes durante a internação, representam fontes substancialmente significativas de contribuição para a superação das dificuldades vivenciadas.[63]

A cirurgia ortognática é indicada para o indivíduo que apresenta uma desarmonia facial, resultado do crescimento inadequado de ossos da face, mandíbula, maxila e nariz podendo ser não só um problema estético como também funcional, cujo tratamento envolve correção cirúrgica. Em pacientes com anomalias craniofaciais, em geral, a cirurgia deve ser realizada por volta dos 18 anos de idade, quando então pressupõe-se que não mais haverá mudanças importantes no tamanho e no formato dos ossos da face.

Pesquisa qualitativa, desenvolvida no Canadá por Tiemens et al. (2013),[64] explorou as experiências de meninas adolescentes, com idades entre 15 e 20 anos, com fissura labiopalatina, que se preparavam para a cirurgia ortognática. Os relatos indicaram sofrimento por *bullying*, mas, também, pelo esforço de encontrar maneiras de reduzir o impacto do estigma social, por meio de estratégias de enfrentamento e apoio social. A correção cirúrgica da deformidade foi vista como um meio de aumentar o grau de confiança.

O adolescente, de modo geral, busca constantemente aprovação, seja no contexto familiar, nos pares, no grupo social escolar e/ou comunitário, o que contribui para sentimentos de segurança, pertencimento e autoestima. Equívocos sobre o conceito de autoimagem, autoconceito e autoestima têm sido frequentes. Enquanto a autoimagem é como a pessoa acha que os outros a veem, o autoconceito é a opinião que ela tem sobre si mesma, e a autoestima é o quanto ela gosta e admira a si mesma.[65]

Em adolescentes com malformações, além das implicações físicas e estéticas da anomalia em si, manchas, cicatrizes, problemas de estética nasal e dentária, insatisfação com a voz e problemas de comunicação também comprometem a autoimagem, autoconceito e autoestima.[60,66] Na presença de fissuras mais complexas, do ponto de vista anatômico, as relações sociais são permeadas por reações negativas, de ansiedade, medo e vergonha. Ressalta-se, no entanto, que mesmo entre adolescentes com fissura labiopalatina com elevada autoestima e sem sintomas depressivos, outros problemas psicossociais podem estar presentes, conforme evidenciado em uma pesquisa que incluiu 661 adolescentes noruegueses, em que a prevalência de relacionamentos românticos foi significativamente menor entre eles, em comparação com os adolescentes sem fissura.[67]

A percepção é uma capacidade humana criativa, particular e interpretativa. Quando se refere a comportamentos psicossociais, há necessidade de análise criteriosa, considerando que o processamento da informação de quem percebe, depende de representações internas que se transformam continuamente. Assim, tanto o paciente com fissura quanto os envolvidos no processo de reabilitação estão expostos a eventos positivos e negativos influenciadores.[68]

Em um estudo desenvolvido por Bickham et al. (2017),[69] 108 jovens com fissura de lábio e palato operada foram questionados sobre sua dificuldade de fala, assim como seus respectivos pais. Um fonoaudiólogo realizou uma análise perceptiva da fala de cada participante. Os resultados indicaram que não houve correlação entre a percepção de fala do paciente (e dos pais) e os resultados da análise fonoaudiológica, evidenciando interpretações diferentes sobre a qualidade da fala.

Considerando-se as vulnerabilidades psicossociais dos adolescentes com fissura labiopalatina fazem-se necessárias modalidades de enfrentamento ou *coping*, que se configuram como recursos adicionais ao tratamento. Entre outras, a religiosidade e a espiritualidade têm sido práticas observadas.[70] Embora para muitos esses conceitos sejam sinônimos, a espiritualidade se caracteriza por valores e conceitos individuais, referindo-se à consciência da existência do sagrado, enquanto a religiosidade se relaciona ao desenvolvimento de atividades coletivas, vinculadas a crenças, dogmas ou práticas pré-estabelecidas.[71] Adolescentes com maiores níveis de religiosidade e/ou espiritualidade apresentam maiores fatores de proteção, referentes ao uso de drogas lícitas e ilícitas, adotam vida sexual mais segura, vivenciam mais sensações de bem-estar, enfrentam melhor as crises de diferentes etiologias, sofrem de depressão e ansiedade em menores proporções, apresentam índices reduzidos de suicídio e de risco para desenvolver doenças cardiovasculares, além de hábitos de vida mais saudáveis.[72,73]

Ressalta-se a promoção da qualidade de vida como um dos pilares do processo reabilitador dos pacientes com fissura labiopalatina. Adolescentes com fissura, embora convivam com o estigma da malformação, conseguem superar as dificuldades vivenciadas, condição essa indispensável para sua integração social. A partir disso, sentem-se satisfeitos com a vida e mais realizados.[63]

Corroborando esse raciocínio, Farinha et al. (2018)[59] constataram que a qualidade de vida global foi significativamente maior entre adolescentes com fissura mais espiritualizados, em comparação com os sem essa malformação. Os benefícios desse resultado relacionam-se com a ressignificação da vida, a reavaliação de opiniões sobre a malformação, o adoecimento e até a morte, além de fomentar relações sociais.

A atenção psicossocial revela-se como indispensável para que o sucesso do processo reabilitador seja alcançado em sua totalidade. Espera-se que os profissionais envolvidos no processo reabilitador contribuam com ações que favoreçam a inclusão e o suporte psicossocial das pessoas com fissura labiopalatina, num modelo assistencial holístico, integrado e humanizado.

Idade Adulta

Na idade adulta (20-65 anos), ocorre um conjunto de transformações e desafios, mais propriamente do final da adolescência ao início da velhice. Os estágios da vida adulta são distinguidos por tarefas específicas, através das quais uma pessoa tenta modificar a estrutura da sua vida. Têm duração de, aproximadamente, 25 anos, com transições entre cada etapa de 3 a 6 anos. Se a adolescência foi vivida de maneira satisfatória pelo *jovem adulto* (20-30 anos), ele recuperou seu equilíbrio físico, emocional e psicológico e, como adulto, terá mais clareza sobre quem é, desenvolvendo projetos de estudo, trabalhos e relacionamentos. As escolhas educacionais e profissionais são feitas, assim como os julgamentos morais assumem maior complexidade. A personalidade se torna estável, mas pode ser influenciada pelo estágio da vida.[74]

O *adulto médio* (30-50 anos) já consolida projetos pessoais de vida, como o trabalho e a família. A consolidação definitiva do desenvolvimento emocional e psicológico vem com a maturidade (50-65 anos), conferindo novas perspectivas de enfrentamento vital, com atitudes mais assertivas, e sua atividade profissional vai se encerrando com prioridades de vida para o cuidado pessoal. Na *terceira idade* (65-79 anos), a vida assume um ritmo mais tranquilo, com momentos de aceitação e integração das experiências de vida, condicionadas pelo nível de maturidade pessoal, adquirido com sua saúde física e mental. E a *quarta idade* (80 anos ou mais) é o grupo que mais cresce no mundo e também no Brasil, constituindo ainda importante papel social como pensadores, empresários, pessoas anônimas ativas e resilientes, embora, do ponto de vista demográfico, os problemas de saúde acirrem-se também.[75]

A pessoa com malformação craniofacial está sujeita às influências de fatores familiares, psicossociais e culturais. Convivendo numa sociedade que valoriza a estética e a comunicação, as pressões do meio são percebidas em idade precoce, desenvolvendo expectativa e ansiedade. Na vida adulta, o ajustamento psicossocial depende da sua história pessoal, do grau de sucesso no tratamento, do suporte familiar e das influências sociais e culturais recebidas.[76]

COGNIÇÃO E APRENDIZAGEM

A cognição humana é um dos assuntos mais estudados na área da psicologia, existindo diferentes pressupostos teóricos para fundamentá-la, dentre eles, a neuropsicologia cognitiva. É um grande desafio compreender a natureza das diferenças individuais, examinando a impressionante amplitude e diversidade das habilidades intelectuais e de aprendizagem, e principalmente, os notáveis mecanismos dos quais elas surgem.[77]

A cognição é um processo de aquisição do conhecimento que se dá por meio da percepção, da atenção, da memória, do pensamento, da linguagem, entre outras funções organizadas e processadas pelo cérebro. Mais importante do que a aquisição de conhecimento, a cognição é um mecanismo de conversão do que é captado, para o nosso modo de ser interno. É um processo pelo qual o ser humano interage com os seus semelhantes e com o meio em que vive, sem perder a sua identidade existencial. Portanto, é um processo de conhecimento que tem como material a informação do meio e do que já está registrado na memória.

Até pouco tempo atrás não se compreendiam os motivos pelos quais os déficits neuropsicológicos e os problemas relacionados com o aproveitamento acadêmico e socioemocional persistiam em crianças com fissura labiopalatina, mesmo após a resolução da fissura, principalmente nos aspectos relacionados com a fala e a linguagem.[29,78] Quanto às dificuldades na aprendizagem, estima-se que a população com fissura labiopalatina apresenta a condição em 30% a 40% dos casos, enquanto na população geral a ocorrência se situa em torno de 10% a 20%.[79]

Snyder e Pope (2010)[80] identificaram que crianças com fissura isolada (sem síndrome associada), cursando o ensino fundamental, apresentavam três vezes mais problemas na competência escolar que os índices normativos. A investigação da habilidade cognitiva, relacionada com as competências para o aprendizado, pode representar a oportunidade de identificar fatores de risco interferentes, como também possibilitar ações preventivas e reabilitadoras voltadas para a criança com fissura labiopalatina.

Dificuldades e Transtornos de Aprendizagem

Ensinar e aprender são processos individuais e estruturados, e quando não se completam, seja por alguma falha interna ou externa, surgem os distúrbios e as dificuldades na aprendizagem, levando a criança não só à desmotivação, como também ao desgaste, reprovação e rótulos.

Pais e professores que buscam, a partir daí, todo e qualquer tipo de diagnóstico, na tentativa de descobrir as causas, de classificá-las e, se possível, encontrar uma solução objetiva para o quadro. Quando um aluno com deficiência física, sensorial ou intelectual chega à sala de aula regular, seu problema geralmente já foi identificado antes. Pais, professores e orientadores pedagógicos estão informados a respeito e articulam modos de incluir a criança na escola.

Certos problemas, porém, só se manifestam quando o aluno já está na escola, e, muitas vezes, são confundidos com preguiça, indisciplina ou desinteresse. Por outro lado, pode ocorrer da deficiência em particular ser superestimada, provocando o chamado *efeito difusão*, ou seja, entendimento de que toda dificuldade da criança será justificada pelo diagnóstico, descaracterizando, assim, as demais funções preservadas e a própria personalidade.

O termo *Distúrbio da Aprendizagem* tem sido usado para indicar uma perturbação ou falha na aquisição e utilização de informações ou na habilidade para solução de problemas. Portanto, é um grupo heterogêneo de transtornos que se manifesta por dificuldades significativas na aquisição e no uso da escrita, fala, leitura, raciocínio ou habilidade matemática, devido à disfunção do sistema nervoso central, substancialmente abaixo do esperado para a idade, escolarização e nível de inteligência. Diferentemente, *Dificuldade Escolar*, está relacionada especificamente com um problema de ordem e origem pedagógica.[81] Curiosamente, qualquer das características dos distúrbios da aprendizagem, ou a combinação delas, pode camuflar um bom nível de habilidades e inteligência de uma pessoa. Os distúrbios são de natureza neurológica e, na maioria das vezes, persistirão por toda a vida. No entanto, muito pode ser feito pela reabilitação, com o desenvolvimento de estratégias que capitalizem o ponto forte do aluno e compensem as deficiências específicas, criando rotas alternativas de processamento.

Ao iniciar o ensino fundamental, a criança com fissura labiopalatina está exposta a muitas aprendizagens, de convívio e conhecimento, pois a aparência facial e o comprometimento da fala interferem nas interações sociais, nas participações e acolhimento, em sala de aula e nos demais ambientes escolares. Na fase inicial, a expectativa maior está no aprendizado da leitura e da escrita, e quando a criança apresenta recursos cognitivos restritos (não propriamente de inteligências, mas de atenção, memória, linguagem, entre outros domínios de natureza neuropsicológica), cria-se um impacto educativo e social na aprendizagem acadêmica. A avaliação e o diagnóstico diferencial, no sentido de identificar os prejuízos decorrentes da patologia de base e outros, de dificuldades cognitivas e ambientais empobrecidos de estimulação adequada, norteará orientações e intervenções calibradas à aprendizagem formal da criança com fissura labiopalatina.

AVALIAÇÃO NEUROPSICOLÓGICA

Os avanços das neurociências e das ciências cognitivas têm defendido o conceito de que as funções mentais, distribuídas no córtex cerebral, têm estrutura psicológica organizada em diferentes níveis de complexidade.[82] Assim, como em qualquer condição do desenvolvimento humano, em situações atípicas como as constatadas nas anomalias craniofaciais, as atividades mentais superiores são expostas a intercorrências, podendo ser objeto de alterações neuropsicológicas e, consequentemente, devem ser cientificamente investigadas.

A avaliação neuropsicológica cognitiva estuda a organização e as desordens da atividade cerebral e a relação com o comportamento.[83] No passado, a avaliação neuropsicológica pretendia chegar a identificação e localização de lesões cerebrais focais, porém, posteriormente e até os dias de hoje, baseia-se na localização dinâmica de funções, inicialmente publicada na década de 1980 pelo neuropsicólogo soviético Alexander Ramanovic Luria e seus seguidores,[84] que objetiva a investigação das funções mentais superiores, tais como a atenção, a memória, a linguagem, a percepção, a motricidade, entre outras. Entende a participação do cérebro como um todo, como um sistema funcional, em que as áreas são interdependentes e articuladas, funcionando comparativamente como uma orquestra, que depende da integração de seus componentes, para realizar um bom concerto. A partir do conhecimento do desenvolvimento e do funcionamento normal do cérebro é possível a compreensão de alterações cerebrais, como no caso de disfunções cognitivas e do comportamento resultante de lesões, doenças ou evoluções anormais cerebrais.

A investigação neuropsicológica leva ao diagnóstico, permitindo acompanhar a evolução do desenvolvimento do paciente, possibilitando orientações terapêuticas e realização de programas de pesquisas e produções científicas. Os exames topográficos, cada vez mais avançados, têm favorecido a compreensão dos achados.[85] No entanto, as técnicas neuropsicológicas complementares fornecem dados cada vez mais relevantes na orientação topográfica das lesões e disfunções cerebrais.

A avaliação neuropsicológica na prática clínica, auxilia no diagnóstico e no tratamento de diversas neuropatias, problemas de desenvolvimento infantil e aprendizagem, diagnóstico diferencial, comprometimentos psiquiátricos, alterações de conduta, dependência química, entre outras. Isto indica a importância de se possuir um material fidedigno e sensível para a avaliação das funções mentais superiores.

O exame neuropsicológico, elaborado e validado por Tabaquim (2003),[86] empregou grande parte de seu trabalho na investigação de pacientes com lesões e disfunções cerebrais, relacionado com as funções corticais superiores em crianças e adolescentes com transtornos do desenvolvimento e anomalias craniofaciais. As provas empregadas no exame apresentam relação com a conduta maturacional neurológica e o tipo de comprometimento disfuncional focal de áreas cerebrais, destacando as funções motoras, rítmicas, cutâneas e sinestésicas, assim como os processos cognitivos linguísticos e da linguagem oral e escrita, da memória, perceptuais auditivo e visual, habilidades acadêmicas numéricas, da leitura e da escrita. O instrumento foi composto por 10 áreas corticais com 32 provas e 288 tarefas, com tempo de aplicação médio de 120 minutos.

Na nova versão do exame neuropsicológico, foi organizado o BANI-TS,[83] um *screening* projetado em *software* interativo, que atendesse a praticidade e a funcionalidade numa aplicação breve, motivando o examinado e instrumentando o profissional com essa tecnologia, na complementação do diagnóstico clínico interdisciplinar de pacientes com fissura labiopalatina em situação ambulatorial. Ao final da aplicação, o instrumento possibilita a emissão do gráfico de desempenho da aplicação realizada, favorecendo a tarefa da análise neuropsicológica do profissional habilitado. As áreas e o tipo de prova inicialmente propostas[86] foram mantidos, porém, o número de tarefas foi substancialmente compilado criteriosamente para 26 provas, permitindo minimizar o tempo de aplicação para uma média de 30 minutos. As áreas e subáreas do instrumento são apresentadas no Quadro 21-1.

Quadro 21-1. Áreas e Subáreas do BANI-TS (Bateria de Avaliação Neuropsicológica Infantil Simplificada (Tabaquim, 2003)[83]

1. Processos mnésicos
    1.1. Retenção e recuperação auditiva
    1.2. Retenção e recuperação visual
    1.3. Retenção e recuperação auditivo-visual
    1.4. Retenção-recuperação da memória de longo prazo

2. Funções motoras das mãos
    2.1. Movimento simples
    2.2. Bases sinestésicas do movimento
    2.3. Organização dinâmica do ato motor
    2.4. Formas complexas de praxias
    2.5. Regulação verbal do ato motor

3. Organição acústico motriz das estruturas rítmicas
    3.1. Auditivo
    3.2. Visual

4. Sensações cutâneas superiores e funções sinestésicas
    4.1. Táteis
    4.2. Estereognosia

5. Funções visuais superiores
    5.1. Percepção de objetos e desenhos
    5.2. Orientação espacial
    5.3. Operações intelectuais no espaço

6. Linguagem receptiva
    6.1. Compreensão de palavras
    6.2. Identificação de cenas
    6.3. Compreensão de orações simples
    6.4. Compreensão da estrutura gramatical lógica

7. Linguagem expressiva
    7.1. Fala nominativa
    7.2. Fala narrativa
    7.3. Análise fonêmica
    7.4. Síntese fonêmica

8. Função cognitivo-lingüística
    8.1. Formação de conceitos
    8.2. Compreensão de imagens temáticas

9. Leitura e escrita
    9.1. Cópia
    9.2. Ditado
    9.3. Comportamento textual
    8.4. Leitura de frase e texto

10. Destreza aritmética
    10.1. Compreensão das estruturas
    10.2. Operações aritméticas
    10.3. Atividades discursivas

REABILITAÇÃO NEUROPSICOLÓGICA

Direcionada à reeducação de aspectos da aprendizagem na intervenção com a população de crianças com fissura labiopalatina, estudos têm demonstrado a eficácia de programas remediativos, focados no estímulo de funções cognitivas específicas, como a atenção, a percepção visual e a práxica, a linguagem e a memória.[87-89]

A reabilitação pode utilizar de diferentes metodologias. A remediação, segundo o *Committee on Dyslexia and attention deficit of the health council of the Netherlands*,[90] está diretamente relacionada com a exploração diagnóstica e o limite no número de habilidades, especificando quais devem ser focadas. A intervenção, diferentemente, tem uma ação mais abrangente, que envolve todas as habilidades para o desenvolvimento da criança, sem espaço-tempo determinado. Planejar programas individuais de remediação requer a análise do que precisa ser treinado para que promova a generalização das habilidades, e de como as funções podem ser estimuladas por estratégias específicas. Assim, é necessário identificar nos componentes da tarefa a relação neuropsicológica do comportamento focalizado.

O programa de remediação desenvolvido por Niquerito (2013)[89] compreendeu o treinamento de funções atencionais de crianças com e sem fissura labiopalatina, cujos resultados evidenciaram ganhos nas habilidades treinadas aproximando-se dos desempenhos obtidos pelo grupo-controle (sem fissura), possibilitando otimizar recursos de proteção e minimizar o decorrente impacto social e educacional em suas diferentes atividades da vida diária. Essa experiência vivenciada possibilitou aos autores a reflexão sobre a necessidade de ampliar a rede de treinamento da atenção, inserindo a figura do professor, capacitando-o para a atuação mediada em sala de aula, e contemplando alunos com necessidades cognitivas atencionais diferenciadas.

Foi criado o *Flexivelmente*, um programa de treinamento em anomalias craniofaciais: estratégias educativas da função atencional (www.flexivelmente.com.br) abordando a função neuropsicológica da atenção, sua implicação no aprendizado e no ajustamento psicossocial da criança com anomalias craniofaciais. O programa discorre também sobre o uso de estratégias educativas como recurso para o professor em sala de aula, especialmente a alunos que apresentem prejuízos atencionais e baixo desempenho escolar.

Os programas de remediação têm demonstrado eficácia, justificado pela abundância de circuitos neurais que se modificam pela experiência sistemática e pela capacidade do sistema nervoso central em se adaptar ou mudar, em resposta à estimulação metodológica estruturada. Crianças com limitações cognitivas necessitam de métodos e estratégias organizadas, nas quais o aprendizado possa ocorrer de forma dinâmica, contínua e focada em unidades mínimas de conteúdo. Na reabilitação neuropsicológica, ainda é incipiente o emprego de programas de remediação, focados em uma função neuropsicológica específica, e é escassa na população com fissura labiopalatina. Desta forma, as implicações clínicas e educacionais de um programa de remediação podem potencializar as habilidades da criança com fissura labiopalatina, possibilitar o desenvolvimento de competências em situações acadêmicas e do cotidiano, minimizando possíveis dificuldades decorrentes de alterações no processamento das competências cognitivas.

ESTRATÉGIAS SOCIAIS DO PROCESSO DE REABILITAÇÃO
Políticas Públicas de Saúde, Reabilitação e a Questão Social

As *políticas públicas* podem ser definidas como conjuntos de disposições, medidas e procedimentos que traduzem a orientação política do Estado e regulam as atividades governamentais relacionadas com as tarefas de interesse público, atuando e influindo sobre a realidade econômica, social e ambiental. São também definidas como todas as ações de governo, divididas em atividades diretas de produção de serviços pelo próprio Estado e em atividades de regulação de outros agentes econômicos. As *políticas públicas em saúde* integram o campo de ação do Estado orientado para a melhora das condições de saúde da população e dos ambientes natural, social e do trabalho. Sua tarefa específica em relação às outras políticas públicas consiste em organizar as funções públicas governamentais, para a promoção, proteção e recuperação da saúde dos indivíduos e da coletividade.

No Brasil, as políticas públicas de saúde orientam-se, desde 1988, conforme a Constituição da República Federativa, pelos princípios de universalidade e equidade no acesso às ações e serviços e pelas diretrizes de descentralização da gestão, de integralidade do atendimento e de participação da comunidade na organização de um *Sistema Único de Saúde*. Assim, a Constituição da República Federativa do Brasil de 1988, ao adotar o modelo da seguridade social para assegurar os direitos relativos à previdência, saúde e assistência social, determina a saúde como um direito de todos e dever do Estado.[91]

Com a promulgação da Constituição Federal de 1988, a saúde passou a ser entendida como um direito universal resultante das condições de alimentação, habitação, educação, renda, meio ambiente, trabalho, transporte, emprego, lazer, liberdade, acesso e posse da terra e acesso a serviços de saúde. O *Sistema Único de Saúde (SUS)* passou a integrar todos os serviços públicos em uma rede hierarquizada, regionalizada, descentralizada e de atendimento integral, com a participação da comunidade. Constitui-se de uma pirâmide formada, da base ao pico, pelo Subsistema Público, Subsistema de Atenção Médica Supletiva e Subsistema da Alta Tecnologia.[92] Sem dúvida, esse modelo foi um avanço que impôs novas responsabilidades ao Estado.

Ao *Subsistema Público* compete atender a maioria da população do país, cerca de 75%, e este vem se movendo dentro do fenômeno mais geral da "universalização excludente", com queda na qualidade de serviços. O *Subsistema de Atenção Médica Supletiva*, que detém a hegemonia e beneficia-se do processo de universalização excludente, cresce gradativamente, com um conjunto de modalidades, cobrindo cerca de 22% dos brasileiros. Já o *Subsistema de Alta Tecnologia* é o que apresenta maior densidade tecnológica, atendendo entre 2% e 3% da população e consome mais de 30% dos recursos do Sistema Único de Saúde. Seu crescimento explica-se pela aliança do Sistema Único de Saúde, especialmente com os hospitais de ensino e pesquisa, considerados serviços altamente especializados e com alto nível tecnológico, a exemplo do HRAC-USP, situado em Bauru, no Estado de São Paulo.

O SUS conta com diferentes níveis hierárquicos complementares de atenção à saúde. O primeiro nível refere-se à *atenção básica à saúde*, cujo atendimento aos usuários deve seguir uma cadeia progressiva, garantindo o acesso aos cuidados e às tecnologias necessárias e adequadas à prevenção e ao enfrentamento das doenças, para prolongamento da vida. A atenção básica é oferecida pelas seguintes especialidades básicas: clínica médica, pediatria, obstetrícia, ginecologia, incluindo as emergências referentes a essas áreas.

A *média complexidade* se compõe por ações e serviços que visam a atender aos principais problemas de saúde e agravos da população, cuja prática clínica demanda disponibilidade de profissionais especializados e o uso de recursos tecnológicos de apoio diagnóstico e terapêutico. Os procedimentos de média complexidade do Sistema de Informações Ambulatoriais são os seguintes: procedimentos especializados, realizados por profissionais médicos e outros profissionais de nível superior e nível médio; *cirurgias ambulatoriais especializadas*; *procedimentos traumato-ortopédicos*; *ações especializadas em odontologia*; *patologia clínica*; *anatomopatologia e citopatologia*; *radiodiagnóstico*; *exames ultrassonográficos*; *diagnose*; *fisioterapia*; *terapias especializadas*; *próteses e órteses*; *anestesia*. Como alta complexidade, compreende-se o conjunto de procedimentos que, no contexto do SUS, envolve alta tecnologia e alto custo, objetivando propiciar à população o acesso a serviços qualificados, integrando os serviços aos demais níveis de atenção à saúde (atenção básica e de média complexidade).

É neste contexto institucional de saúde, que o HRAC-USP foi reconhecido pelo Ministério da Saúde como centro de referência de alta complexidade no Brasil para o tratamento das anomalias craniofaciais, sendo de fundamental importância a sua inserção no SUS. Trata-se de um serviço público, de alta tecnologia, servindo à parcela da população que precisa de tratamentos complexos e especializados para a reabilitação na área das anomalias craniofaciais, dentre outras deficiências. Envolve a ação de uma equipe interdisciplinar incluindo várias especialidades, numa relação de reciprocidade, mutualidade e interação de conhecimentos, respeitado a postura ideológica pessoal e profissional de cada área que contribui para o processo de reabilitação.

A reabilitação, enquanto serviço, envolve um conjunto de ações assistenciais de atenção à saúde física, mental, psicológica e social, visando o bem-estar do indivíduo, da família e da comunidade. Desta forma, a reabilitação tem como objetivo não somente capacitar as pessoas com deficiências para sua integração na sociedade, mas propiciar sua inclusão social, condição na qual a sociedade se adapta para poder incluir, em seu contexto, as pessoas com deficiência. Por outro lado, essas mesmas pessoas precisam ser preparadas para assumir seus papéis na sociedade. A reabilitação pressupõe, portanto, a cooperação entre os profissionais e os serviços no desenvolvimento integral da pessoa com deficiência, bem como a participação da sociedade e dos próprios reabilitandos.

O processo de reabilitação permite a pessoas com fissura labiopalatina, alcançar e manter o máximo de independência quanto à capacidade física, mental, social e laboral, condições que, segundo recomendações da Organização Mundial da Saúde, devem ser consideradas, de forma a garantir a qualidade de vida.[93] A pessoa que procura recursos profissionais na área da saúde está buscando, além da reabilitação, acolhimento, suporte psicológico e social. Desta forma, a equipe constata uma diversidade de emoções e sentimentos de pacientes e familiares, oriundos da própria condição e do processo de reabilitação, o qual pode demandar situações de hospitalização, cujo enfrentamento depende dos recursos e das vivências de cada um. Esse processo implica numa somatória de fatores que englobam as formas de relação da pessoa com o mundo, as habilidades nos relacionamentos, as questões emocionais, além das condições socioeconômicas e de sobrevivência.[94]

Nesse processo de reabilitação das pessoas com histórico de fissura labiopalatina, o trabalho em equipe interdisciplinar é fundamental e cada área, no seu campo de atuação específico, integra-se às demais áreas, no sentido de prover um tratamento integral ao paciente, englobando aspectos estéticos, funcionais e psicossociais. É a interação dessas áreas que possibilita a compreensão holística do paciente, como ser humano em sua totalidade. As estratégias e táticas de ação, no trato da questão psicossocial, sob princípios e práticas democráticas, buscam consolidar e ampliar os direitos de cidadania; isso nada mais é do que o foco de trabalho da psicologia e do serviço social. A ação do psicólogo e do assistente social centra-se no levantamento de questões, a partir das demandas e manifestações dos usuários, que exigem reflexões, estabelecendo relações de situações pessoais com situações coletivas e/ou do grupo, e destas com a realidade social.

No Brasil, são grandes os desafios da realidade vivenciada em hospitais públicos, conveniados ao SUS, cuja concepção de saúde é baseada no direito do cidadão e dever do Estado. Cabe, portanto, à equipe multiprofissional defender a equidade social para seus usuários e, sobretudo, os princípios da universalidade, descentralização, integralidade, regionalização, e a participação popular. Desta forma, a reflexão sobre a realidade contemporânea brasileira, no que se refere ao reconhecimento da fissura labiopalatina como uma *deficiência*, propicia a valorização da construção do conhecimento e possibilita novas formas de apreender, atuar e resolver problemas, com maior consciência e controle sobre as ações.

O Estudo Social

O estudo social é um processo metodológico, específico da área de serviço social, que tem por finalidade conhecer, em profundidade e de forma crítica, uma determinada situação ou expressão da questão social, objeto da intervenção profissional.[95]

Graciano, em 2013,[96] analisou os *indicadores* constitutivos do estudo social aplicado por assistentes sociais que atuam na área da saúde, sua intencionalidade e seu processo metodológico, à luz do projeto ético-político da profissão. A autora constatou que os indicadores em uso permitem identificar demandas e necessidades dos usuários face à realidade social, de forma crítica, visando ao conhecimento aproximativo de uma determinada situação ou expressão da questão social, objeto da intervenção profissional. Dentre os elementos constitutivos, destacaram-se os *aspectos socioeconômicos* (situação econômica, escolaridade dos membros da família, número de membros da família, condição e situação de habitação e ocupação dos membros, adotando-se diferentes metodologias); os *aspectos demográficos* (etnia, gênero, idade, estado civil, situação conjugal, procedência); os *aspectos psicossociais e culturais* (religião/crença, discriminações/preconceitos sofridos, tipologia familiar, ansiedades/expectativas com o tratamento e preocupações ou existência de outros problemas de saúde na família). Além destes, relacionou outros indicadores: *serviços de saúde e socioassistenciais* da região de origem do paciente e a questão do *acesso* (inserção na instituição, experiências anteriores, serviços de apoio ao tratamento, convênios médicos, sistema público de saúde, previdência, meios de transporte e acesso a benefícios sociais, como o *Tratamento Fora de Domicílio, Benefício de Prestação Continuada da Lei Orgânica da Assistência Social, Programa Bolsa Família*, entre outros). Entre os elementos constitutivos da intervenção social, destacaram-se as orientações sociais e encaminhamentos para recursos institucionais e comunitários, a orientação sobre o processo de saúde/reabilitação, o apoio psicossocial e intervenção junto aos casos de interrupção de tratamento, além da viabilização de benefícios sociais, bem como a interpretação de fatores socioeconômicos e culturais à equipe.

É o assistente social, portanto, o profissional capacitado para aplicação deste instrumental específico e, com base no conhecimento da realidade familiar do paciente, atua nas expressões da questão social, formulando e implementando propostas para seu enfrentamento, por meio de políticas públicas e organizações da sociedade civil.

O instrumental de estudo social atualmente utilizado pelos assistentes sociais do HRAC-USP não apresenta caráter de seleção ou exclusão para o tratamento e sim de inclusão social e de pesquisa, servindo de referência para outros serviços de saúde. Compreende um formulário de entrevista, incluído no prontuário único dos pacientes com os seguintes indicadores: situação econômica da família, composição familiar, nível de escolaridade e ocupação, condição e situação habitacional dentre outros, sistematizados em um instrumental com sistema de pontuação, que possibilita a classificação da realidade familiar em uma das seis estratificações, a saber: baixo inferior (BI); baixo superior (BS); médio inferior (MI); médio (M); médio superior (MS); e alto (A); com aprofundamento nas questões sociais.[96,97]

Neste contexto, o serviço social tem, como objetivo, na área da saúde e reabilitação, identificar e/ou compreender os aspectos sociais, econômicos e culturais relacionados com o processo saúde-doença, buscando estratégias de enfrentamento individual e coletivo para essas questões.[98] Para tanto, são mobilizados recursos institucionais e comunitários no campo da assistência e desenvolvimento social, tendo como perspectiva a avaliação/construção das políticas públicas que efetivem direitos básicos de cidadania.

É o assistente social, em uma equipe de saúde, que identifica as necessidades dos usuários e as condições sociais em que ele está inserido. A partir desta visão de totalidade, passa a interpretar, junto à equipe, aspectos relevantes no âmbito social. Dentro desta perspectiva, o assistente social deverá estar sempre bem informado quanto aos objetivos e normas da instituição, reconhecer as necessidades dos usuários e disponibilizar os recursos existentes, além de identificar falhas e deficiências a serem corrigidas.

O serviço social de uma instituição deve assumir seu compromisso com o desenvolvimento de suas competências e atribuições nas diferentes dimensões: ações socioassistenciais, ações de articulação com a equipe e ações socioeducativas; ações de investigação, planejamento e gestão; ações de assessoria, qualificação e formação profissional; ações de mobilização, participação e controle social, evidenciando tanto a perspectiva interventiva e investigativa, quanto a de gestão, em conformidade com as prerrogativas do Conselho Federal de Serviço Social.

Com base na experiência adquirida no HRAC-USP, um dos principais desafios do serviço social é assegurar às pessoas com fissura labiopalatina e outras deficiências relacionadas, o acesso ao tratamento e a sua continuidade, visando a sua inclusão numa política de saúde, por meio dos programas de reabilitação que têm, como eixo fundamental, a prevenção ao abandono de tratamento por parte dos usuários ou a intervenção, por meio de diferentes programas sociais de apoio à equipe interdisciplinar, no processo de reabilitação como: a) acolhimento e atendimento inicial aos pacientes "casos novos"; b) assistência contínua aos pacientes e familiares durante o tratamento até a alta definitiva, buscando, c) atendimento à gestante e familiares com diagnóstico prévio de ocorrência de bebês com anomalias craniofaciais; d) acolhimento e humanização em sala de espera; e) integração e dinamização hospitalar no período de internação; f) "mobilização de recursos comunitários; g) parcerias com Prefeituras Municipais; h) promoção de programas como o Agentes Multiplicadores e Transporte Cidadão/Carona Amiga; i) Assessoria às associações e núcleos regionais, e, j) Prevenção e controle do abandono de tratamento.[43]

Compete ao serviço social orientar e acompanhar os pacientes e familiares quanto ao processo de reabilitação, em todas as fases do tratamento, intervindo nas expressões da questão social, por meio de orientações, apoio e mobilização de recursos institucionais e comunitários. Compete, ainda, ao serviço social, a análise dos casos em situações irregulares (faltas ou interrupções injustificadas, abandonos de tratamento, entre outros), com o objetivo de possibilitar a continuidade do processo de reabilitação dos usuários, assegurando os direitos de cidadania.

Atividades e Redes de Suporte Social, Institucional e Comunitário

A existência de pessoas com malformações congênitas projeta atitudes que podem levar à exclusão social, havendo, porém, ações e redes de apoio que possibilitam o enfrentamento dos desafios impostos pela realidade. Nesse sentido, existem alternativas de trabalho na área social que requerem estratégias de ação em diferentes dimensões: assistencial, educativa e ético-política. A *estratégia assistencial* aciona, articula e otimiza recursos, visando o enfrentamento das questões sociais; a *educativa* socializa informações e conhecimentos e a *ético-política* garante os direitos, acionando e criando fluxos de informação e participação. Estes conceitos mostram que os profissionais, especialmente os da área social, devem evitar uma prática isolada no âmbito institucional, a favor de uma prática inserida na sociedade de forma articulada em redes sociais. A prática, portanto, deve ser ampliada à família, à equipe e à comunidade, e a outros grupos sociais que vivenciam problemas semelhantes, na defesa dos direitos de cidadania.

As redes sociais (familiar, institucional, política, profissional e de solidariedade) passam a representar um novo sentido na vida das pessoas, ampliando-se os espaços de participação social. São sistemas organizacionais capazes de reunir indivíduos e instituições de forma democrática e participativa, em torno de objetivos comuns. Expressam-se por um conjunto de pessoas e organizações que respondem a demandas de maneira integrada, mas respeitando o saber e a autonomia de cada membro. O desafio do trabalho em redes é tornar eficaz a gestão das políticas sociais, otimizar o uso de recursos disponíveis e inserir o usuário na vida econômica, política, cultural e social, pois é em razão do usuário que a rede se estrutura para promover seu protagonismo, por meio de apoios, organizações e estratégias, de modo a fortalecer as ações em comum, por parte do profissional, usuário e instituição.[43,91,99]

O tratamento da fissura labiopalatina é longo, complexo e de abrangência nacional, e várias são as dificuldades sociais, econômicas, geográficas e culturais enfrentadas pelos usuários. A experiência no HRAC-USP, hospital de referência em anomalias craniofaciais, tem sido positiva até o presente momento, pois o número de casos matriculados, em sua grande maioria, encontra-se em tratamento ou alta hospitalar, em contraposição a uma minoria, com tratamento interrompido por abandono ou com paradeiro ignorado. Esses resultados têm sido possíveis pelo engajamento do serviço social, que mobiliza uma rede de recursos humanos e organizacionais de apoio no processo de reabilitação. Ao assumirem competências, não só na esfera da prestação de serviços, mas no ensino e pesquisa, entendidas como indissociáveis, os assistentes sociais do HRAC-USP atendem princípios ético-políticos da profissão, comprometidos com a qualidade dos serviços prestados, objetivando a apreensão crítica dos processos sociais numa perspectiva de totalidade.

Na atuação dos *Agentes Multiplicadores* (pacientes ou pais coordenadores) destacaram-se as estratégias utilizadas pelo serviço social do HRAC-USP, buscando estimular formas de representação e organização popular, engajando pais e pacientes adultos que são transformados em agentes multiplicadores. Esta rede de suporte social se faz relevante, pois, aos coordenadores é possível uma atuação imediata, quer no período da gravidez da futura mãe de uma criança com fissura labiopalatina, diagnosticada por ultrassonografia, ou logo após o nascimento, para suporte, orientação e encaminhamento ao tratamento, bem como o acompanhamento de famílias, prevenindo e intervindo em situações irregulares, face às demandas do tratamento.

Outro recurso elaborado pelo serviço social e implantado no HRAC-USP foi o denominado *Transporte Cidadão - "Carona Amiga"*, que consistiu numa rede de suporte pública/institucional, com a liberação de uma condução municipal coletiva para a locomoção dos pacientes até a instituição hospitalar. Mediante essa liberação, há a possibilidade de agendar maior número de pacientes da mesma cidade e região, em uma mesma data. Esse projeto propicia a racionalização do uso de transporte, melhor entrosamento dos pacientes e familiares, bem como oportunidades iguais de reabilitação, estimulando inclusive a organização popular.

A existência das associações de pais e pessoas com fissura labiopalatina é outra modalidade de rede de suporte comunitária, presente em muitas cidades. Grande parte dessas associações foram criadas a partir do incentivo e da capacitação do serviço social do HRAC-USP.

Numa esfera mais ampla, têm-se os núcleos regionais, considerados centros de atendimento ambulatorial no processo de reabilitação. Uma forma de rede de suporte pública/institucional que, normalmente, envolve as áreas: medicina, odontologia, fonoaudiologia, psicologia e serviço social, incluindo as fases pré e pós-cirúrgicas e dando suporte para o seguimento do tratamento, em parceria com hospitais e/ou centros de atendimento. Os núcleos contam com a participação das prefeituras municipais e secretarias de estados (Saúde, Educação, Assistência Social) colaborando com a instituição hospitalar na formação de recursos humanos no país.

Além dos núcleos, têm-se as subsedes, consideradas redes de suporte comunitárias, com o compromisso de descentralizar os serviços e apoiar o acesso aos recursos nos municípios e regiões. Tratam-se de unidades de atendimento ambulatorial, parceiras do HRAC-USP, mantidas pela Fundação para Estudo e Tratamento das Deformidades Craniofaciais (FUNCRAF), o que possibilitou a implantação de três serviços de assistência ambulatorial no Brasil: em Campo Grande/MS, Itapetininga/SP e São Bernardo do Campo/SP.

O HRAC-USP também implementou uma rede de recursos comunitários, de forma articulada e integrada, para apoio ao processo de reabilitação, garantindo o acesso ao tratamento e sua continuidade, enquanto direito de cidadania. Essa Rede Nacional de Associações de Pais e Pessoas com Fissura Labiopalatina, denominada Rede PROFIS, é constituída pela equipe do serviço social do HRAC-USP e visa congregar, integrar, fortalecer e defender os interesses institucionais das associações.[100]

A comunicação em saúde é imprescindível ao desenvolvimento humano em todas as áreas, particularmente para a promoção, proteção e recuperação da saúde da população. Para o eficiente tratamento das condições clínicas associadas à fissura labiopalatina, o HRAC-USP implementou atividades de ensino, incluindo cursos de aperfeiçoamento, especialização e pós-graduação, com a finalidade de disponibilizar informações relacionadas com malformação e seu processo de reabilitação.[101]

Em adição, várias foram as iniciativas de socializar informações nas diferentes mídias sociais. O HRAC-USP estimulou a criação de *hotsite* de psicologia, voltado a seus familiares e pacientes,[102] como também, de um vídeo elaborado para orientação a cuidadores de crianças em pós-operatório[17] e o informativo sobre o *bullying*, no contexto da fissura labiopalatina.

A *Internet* mostra-se como um meio promissor para a divulgação de informações médicas e científicas, e seu acesso tende a crescer, assim como o interesse e o domínio dos usuários em utilizar serviços em rede para buscar formas, podendo, assim, contribuir para amenizar ansiedades e sofrimentos. Um relato de experiência sobre a utilização de aplicativo móvel informativo no cuidado multiprofissional, em um centro de tratamento de fissura labiopalatina no Rio de Janeiro, objetivou descrever e discutir o uso do aplicativo móvel como ferramenta tecnológica educativa na promoção da saúde. Concluiu-se ser oportuno investir no seu desenvolvimento, como forma eficiente de propagação de informação em tempo real e de livre acesso.[103]

As diferentes iniciativas expostas acima, entre tantas outras surgidas de demandas do cotidiano profissional, exemplificam a importância da adoção de novas metodologias, que viabilizem o acesso a informações sobre os direitos das pessoas com fissura labiopalatina e seu processo de reabilitação.

REFERÊNCIAS BIBLIOGRÁFICAS

1. Silveira ML. Família: conceitos sócio-antropológicos básicos para o trabalho em saúde. Fam Saúde Desenv. 2000;2:58-64.
2. Welter BP, Madaleno RH. Direitos Fundamentais do Direito de Família. Porto Alegre: Livraria do Advogado; 2004.
3. Hoffmann ACOS, Karkotli APB, Dias SLA, Paes ZP. A teoria do desenvolvimento da família: buscando a convergência entre a teoria e a prática no cotidiano dos profissionais de saúde. Fam Saúde Desenv. 2005;7:75-88.
4. José Filho M. A família como espaço privilegiado para a construção da cidadania. [Tese] Franca, SP: Faculdade de História, Direito e Serviço Social, Universidade Estadual Paulista; 2002.
5. Galvão KA, Graciano MIG, Grigolli AG. Família e fissura labiopalatina e seus aspectos psicossociais: revisão sistemática da literatura. Constr Serv Social. 2015;19:68-83.
6. Banhara FL, Farinha FT, Bom GC, Razera APR, Tabaquim MLM, Trettene AS. Parental care for infants with feeding tube: psychosocial repercussions. Rev Bras Enferm. 2020; 73:e20180360.
7. Barduzzi RM, Razera APR, Farinha FT, Bom GC, Manso MMFG, Trettene AS. Psychosocial repercussions experienced by parents who care for infants with syndromic orofacial clefts. Rev Bras Saúde Mater Infant. 2021;21:1093-1099.
8. Razera APR, Trettene AS, Tabaquim MLM. O impacto estressor das cirurgias primárias reparadoras em cuidadores de crianças com fissura labiopalatina. Bol Acad Paul Psicol. 2016; 36:105-123.
9. Silva F, Rodrigues OMPR, Lauris JRP. Ansiedade materna e problemas comportamentais de crianças com fissura labiopalatina. Psicologia: Ciência e Profissão. 2017;37:318-334.
10. Beluci ML, Mondini CCSD, Trettene AS, Dantas RAS. Correlation between quality of life and burden of family caregivers of infants with cleft lip and palate. Rev Esc Enferm USP. 2019;53:e03432.
11. Awoyale T, Onajole AT, Ogunnowo BE, Adeyemo WL, Wanyonyi KL, Butali A. Quality of life of family caregivers of children with orofacial clefts in Nigeria: a mixed-method study. Oral Dis. 2016;22:116-122.
12. Emeka CI, Adeyemo WL, Ladeinde AL, Butali A. A comparative study of quality of life of families with children born with cleft lip and/or palate before and after surgical treatment. J Korean Assoc Oral Maxillofac Surg. 2017;43:247-255.
13. Bom GC, Prado PC, Farinha FT, Manso MMFG, Dutka JCR, Trettene AS. Stress, overload and quality of life in caregivers of children with/without orofacial cleft and dysphagia. Texto Contexto Enferm. 2021;30:e20200165.
14. Razera APR, Trettene AS, Tabaquim MLM, Niquerito AV. Study of burden among caregivers of children with cleft lip and palate. Paidéia (Ribeirão Preto). 2017;27:247-254.
15. Hlongwa P, Rispel LC. "People look and ask lots of questions": caregivers' perceptions of healthcare provision and support for children born with cleft lip and palate. BMC Public Health. 2018;18:506.
16. Tabaquim MLM, Marquesini MAM. Study of the stress of parents of patients with cleft lip and palate in a surgical process. Estud Psicol (Campinas). 2013;30:517-524.
17. Razera APR, Trettene AS, Mondini CC, Cintra FM, Tabaquim ML. Educational video: a training strategy for caregivers of children with cleft lip and palate. Acta Paul Enferm. 2016;29:430-438.
18. Trettene AS, Luiz AG, Razera APR, Maximiano TO, Cintra FMRN, Monteiro LM. Nursing workload in specialized Semi-intensive Therapy unit: workforce size criteria. Rev Esc Enferm USP. 2015;49:958-963.
19. Souza NFH, Pereira PJS, Farinha FT, Menezes DC, Bom GC, Trettene AS. Isolated Robin sequence: nursing diagnoses. Texto Contexto Enferm. 2018;27:e4420017.
20. Yamashita CH, Amendola F, Gaspar JC, Alvarenga MRM, Oliveira MAC. Association between social support and the profiles of family caregivers of patients with disability and dependence. Rev Esc Enferm USP. 2013;47:1359-1366.
21. Farinha FT, Bom GC, Manso MMFG, Prado PC, Matiole CR, Trettene AS. Religious/spiritual coping in informal caregivers of children with cleft lip and/or dysphagic palate. Rev Bras Enferm. 2022;75(Suppl 2):e20201300.
22. Minervino-Pereira ACM. O processo de enfrentamento vivido por pais de indivíduos com fissura labiopalatina nas diferentes fases do desenvolvimento. [Tese] Bauru, SP: Hospital de Reabilitação de Anomalias Craniofaciais, Universidade de São Paulo; 2005.
23. Dantas KO, Neves RF, Ribeiro KSQS, Brito GEG, Batista MC. Repercussions on the family from the birth and care of children with multiple disabilities: a qualitative meta-synthesis. Cad Saúde Pública. 2019;35:e00157918.
24. Organização Pan-Americana da Saúde. Manual para vigilância do desenvolvimento infantil no contexto da AIDPI. Washington, DC: OPAS; 2005.
25. Dornelas LF, Duarte NMC, Magalhães LC. Atraso do desenvolvimento neuropsicomotor: mapa conceitual, definições, usos e limitações do termo. Rev Paul Pediatr. 2015;33:88-103.
26. Bodoni PSB, Tabaquim MLM. Implicações de fatores atencionais no desempenho na leitura e escrita em escolares com fissura de lábio e palato. Rev Psicopedagogia. 2018;35:270-280.
27. Silva Filho OG, Freitas JAS. Caracterização morfológica e origem embriológica. In: Trindade IEK, Silva Filho OG, organizadores. Fissuras Labiopalatinas: Uma Abordagem Interdisciplinar. São Paulo: Editora Santos; 2007, p.17-49.
28. Richman LC, McCoy TE, Conrad AL, Nopoulos PC. Neuropsychological, behavioral, and academic sequelae of cleft: early developmental, school age, and adolescent/young adult outcomes. Cleft Palate Craniofac J. 2012;49:387-396.
29. Prudenciatti S, Hage SRV, Tabaquim MLM. Desempenho cognitivo-linguístico de crianças com fissura labiopalatina em fase de aquisição da leitura e escrita. Rev CEFAC. 2017;19:20-26.
30. Holanda ER, Collet N. Escolarização da criança hospitalizada sob a ótica da família. Texto Contexto Enferm. 2012;21:34-42.
31. Silva CM, Locks A, Carcereri DL, Silva DGV. A escola na promoção da saúde de crianças com fissura labiopalatal. Texto Contexto Enferm. 2013;22:1041-1048.
32. Organização Mundial da Saúde. Secretaria dos Direitos da Pessoa com Deficiência. Relatório Mundial Sobre a Deficiência. São Paulo, 2011. Disponível em: https://portaldeboaspraticas.iff.fiocruz.br/wp-content/uploads/2020/09/9788564047020_por.pdf
33. Bienemann B, Damásio BF. Desenvolvimento e validação de uma escala de atitude em relação à ciência na psicologia. Avaliação Psicológica. 2017;16:489-497.
34. Fenha M, Santos EC, Figueira L. Avaliação das dimensões cognitivas e sócio-afetivas de crianças com fenda lábio-palatina. Psicol Saúde Doenças. 2000;1:113-120.
35. Domingues ABC, Picolini MM, Lauris JRP, Maximino LP. Desempenho escolar de alunos com fissura labiopalatina no julgamento de seus professores. Rev Soc Bras Fonoaudiol. 2011;16:310-316.
36. Benati ER, Tabaquim MLM. Habilidade cognitiva motoras fina adaptativa de crianças com fissura labiopalatina. Rev Psicopedagogia. 2018;35:35-41.

37. Dixon MJ, Marazita ML, Beaty TH, Murray JC. Cleft lip and palate: understanding genetic and environmental influences. Nat Rev Genet. 2011;12:167-178.
38. Johns AL, Bava L. Psychosocial functioning of children in a craniofacial support group. Cleft Palate Craniofac J. 2019;56:340-348.
39. Joaquim RM, Tabaquim MLM. Executive neuropsychological aspects of individuals with cleft lip palate. Iberian J Clinical Forensic Neuroscience. 2014;2:525-535.
40. Dias JP, Zotto RA, Bozza AVN, Tabaquim MLM. Funções atencionais de crianças com anomalias craniofaciais: um estudo sobre a concepção de professores. Colloquium Humanarum. 2019;16:29-40.
41. Pinto SR, Scatolin HG. Os desafios da inserção de deficientes no Mercado de Trabalho. Rev Científica Multidisciplinar Núcleo do Conhecimento. 2020;2:131-148.
42. Graciano MIG, Benevides ES, Spósito C. O acesso a direitos das pessoas com fissura labiopalatina: as repercussões do laudo de deficiência. Arq Ciênc Saúde. 2012;19:82-90.
43. Graciano MIG, Tavano LD, Bachega MI. Aspectos psicossociais da reabilitação. In: Trindade IEK, Silva Filho OG, organizadores. Fissuras Labiopalatinas: Uma Abordagem Interdisciplinar. São Paulo: Editora Santos; 2007:311-333.
44. Campos CB. A efetividade jurídica das normas de inclusão das pessoas com fissura labiopalatina no mercado de trabalho. [Tese] Bauru, SP: Hospital de Reabilitação de Anomalias Craniofaciais, Universidade de São Paulo; 2011.
45. Brasil. Decreto n. 5296, de 2 de dezembro de 2004: regulamenta as Leis n.10048, de 8 de novembro de 2000 e n.10.098, de 19 de dezembro de 2000. Diário Oficial da União, Brasília, 2 dez. 2004. Disponível em: https://www.planalto.gov.br/ccivil_03/_ato2004-2006/2004/decreto/d5296.htm
46. Santos W. Deficiência como restrição de participação social: desafios para avaliação a partir da Lei Brasileira de Inclusão. Ciência & Saúde Coletiva. 2016;21:3007-3015.
47. Pereira EL, Barbosa L. Índice de Funcionalidade Brasileiro: percepções de profissionais e pessoas com deficiência no contexto da LC 142/2013. Ciência Saúde Coletiva. 2016;21:3017-3026.
48. Melo CF, Morais JCC, Araújo Neto JL, Feitosa SM. A cicatriz invisível: o ser mãe de bebês com fissura labiopalatina. Contextos Clínicos. 2020;13:475-499.
49. Scheller K, Urich J, Scheller C, Watzke S. Psychosocial and socioeconomically aspects of mothers having a child with cleft lip and/or palate (CL/P): a pilot-study during the first year of life. J Clin Exp Dent. 2020;12:e864-e869.
50. Bekkhus M, Oftedal A, Braithwaite E, Haugen G, Kaasen A. Paternal psychological stress after detection of fetal anomaly during pregnancy: a prospective longitudinal observational study. Front Psychol. 2020;11:1848.
51. Kaasen A, Helbig A, Malt UF, Næs T, Skari H, Haugen G. Maternal psychological responses during pregnancy after ultrasonographic detection of structural fetal anomalies: A prospective longitudinal observational study. PLoS One. 2017;12:e0174412.
52. Nusbaum R, Grubs RE, Losee JE, Weidman C, Ford MD, Marazita ML. A qualitative description of receiving a diagnosis of clefting in the prenatal or postnatal period. J Genet Couns. 2008;17:336-350.
53. Zeytinoglu S, Davey MP, Crerand C, Fisher K, Akyil Y. Experiences of couples caring for a child born with cleft lip and/or palate: impact of the timing of diagnosis. J Marital Fam Ther. 2017;43:82-99.
54. Fontes CMB, Mondini CCSD, Lisboa IA, Shinomia MT, Rufino EMS. Assistência de enfermagem a gestante no HRAC/USP. Salusvita (Bauru). 2010;29:247-268.
55. Cunha GFM, Mondini CCSD, Almeida RJ, Bom GC. Prenatal discovery of baby's cleft lip and palate: pregnant women's main doubts. Rev enferm UERJ. 2019;27:e34127.
56. Nidey N, Uribe LMM, Marazita MM, Webhy GL. Psychosocial well-being of parents of children with oral clefts. Child Care Health Dev. 2016;42:42-50.
57. Feragen KB, Rumsey N, Heliövaara A, Boysen BM, Johannessen EC, Havstam C et al. Scandcleft randomised trials of primary surgery for unilateral cleft lip and Palate: 9. Parental report of social and emotional experiences related to their 5-year-old child's cleft diagnosis. J Plast Surg Hand Surg. 2017; 51:73-80.
58. Mirghafourvand M, Charandabi SMA, Sharajabad FA, Sanaati F. Spiritual well-being and health-related quality of life in iranian adolescent girls. Community Ment Health J. 2016;52:484-492.
59. Farinha FT, Banhara FL, Bom GC, Kostrisch LMV, Prado PC, Trettene AS. Correlation between relıogiosity, spirituality and quality of life in adolescents with and without cleft lip and palate. Rev Latino-Am Enfermagem. 2018;26:e3059.
60. Andrade D, Angerami ELS. The self-esteem of adolescents with and without a cleft lip and/or palate. Rev Latino-Am Enfermagem. 2001;9:37-41.
61. Castro GVDZB, Martins TU, Dupas G. Convivendo com a fissura labiopalatina: a experiência da criança e do adolescente. Cienc Cuid Saúde. 2015;14:1203-1210.
62. Carreira ALF. Bullying em pacientes com fissura labiopalatina: avaliação da ocorrência, consequências e aspectos legais relacionados. [Tese] Bauru, SP: Hospital de Reabilitação de Anomalias Craniofaciais, Universidade de São Paulo; 2015.
63. Cunha GFM, Manso MMFG, Villela MJCS, Bom GC, Mondini CCSD, Trettene AS. Religiosity, spirituality and self-esteem in adolescents with cleft lip and palate: a correlational study. Rev Esc Enferm USP. 2021;55:e03782.
64. Tiemens K, Nicholas D, Forrest CR. Living with difference: experiences of adolescent girls with cleft lip and palate. Cleft Palate-Craniofac J. 2013;50:27-34.
65. Jesus PBR, Santos I, Brandão ES. A autoimagem e a autoestima das pessoas com transtorno de pele: uma revisão integrativa da literatura baseada no modelo de Callista Roy. Aquichan. 2015;15:75-89.
66. Nicholls W, Harper C, Selvey LA, Robinson S, Hartig G, Persson M. Body esteem in a western Australian cleft lip and/or palate cohort across 3 age groups. Cleft Palate-Craniofac J. 2018;55:487-498.
67. Feragen KB, Stock NM, Sharratt ND, Kvalem IL. Self-perceptions of romantic appeal in adolescents with cleft lip and/or palate. Body Image. 2016;18:143-152.
68. Tabaquim MLM. Neuropsicologia dos processos cognitivos da atenção e memória na aprendizagem. In: Pereira RS. Abordagem Multidisciplinar da Aprendizagem. Lisboa-Portugal: QualConsoante; 2015, 689p.
69. Bickham RS, Ranganathan K, Wombacher NR, Shapiro DN, Carlozzi NE, Baker MK et al. Speech perceptions and health-related quality of life among children with cleft lip and palate. J Craniofac Surg. 2017;28:1264-1268.
70. Mesquita AC, Chaves ECL, Avelino CCV, Nogueira DA, Panzini RG, Carvalho EC. The use of religious/spiritual coping among patients with cancer undergoing chemotherapy treatment. Rev Latino-Am Enfermagem. 2013;21:539-545.
71. Panzini RG, Maganha C, Rocha NS, Bandeira DR, Fleck MP. Brazilian validation of the Quality of Life Instrument/spirituality, religion and personal beliefs. Rev Saúde Pública. 2011;45:153-165.
72. Ozdemir A, Saritas S. Effect of yoga nidra on the self-esteem and body image of burn patients. Complement Ther Clin Pract. 2019;35:86-91.

73. Kent BV, Stroope S, Kanaya AM, Zhang Y, Kandula NR, Shields AE. Private religion/spirituality, self-rated health, and mental health among US South Asians. Qual Life Res. 2020;29:495-504.
74. Papalia DE, Feldman RD. Desenvolvimento humano. Porto Alegre: AMGH; 2013.
75. Baltes P, Smith J. Novas fronteiras para o futuro do envelhecimento: da velhice bem-sucedida do idoso jovem aos dilemas da quarta idade. A Terceira Idade. 2006;17:7-31.
76. Palmeiro MRL, Bronstrup MB, Durham J, Walls A, Shinkai RSA. Quality of life and mastication in denture wearers and cleft lip and palate adults. Braz Oral Res. 2018;32:e113.
77. Barbey AK. Network neuroscience theory of human intelligence. Trends Cogn Sci. 2018;22:8-20.
78. Nopoulos P, Boes AD, Jabines A, Conrad AL, Canady J, Richman L et al. Hyperactivity, impulsivity, and inattention in boys with cleft lip and palate: relationship to ventromedial prefrontal cortex morphology. J Neurodev Disord. 2010;2:235-242.
79. Richman LC, Wilgenbusch T, Hall T. Spontaneous verbal labeling: visual memory and reading ability in children with cleft. Cleft Palate Craniofac J. 2005;42:565-569.
80. Snyder H, Pope AW. Psychosocial adjustment in children and adolescents with a craniofacial anomaly: diagnosis-specific patterns. Cleft Palate Craniofac J. 2010;47:264-272.
81. Ciasca SM. Distúrbios de Aprendizagem: Proposta de Avaliação Interdisciplinar. São Paulo: Casa do Psicólogo; 2003.
82. Gazzaniga MS, Ivry RB, Mangun GR. Neurociência Cognitiva: A Biologia da Mente. Porto Alegre: Artmed; 2006. 768p.
83. Tabaquim MLM, Joaquim RM. Avaliação neuropsicológica de crianças com fissura labiopalatina. Arch Health Invest. 2013;2:59-67.
84. Nelson P, Glenny AM, Kirk S, Caress AL. Parents' experiences of caring for a child with a cleft lip and/or palate: a review of the literature. Child Care Health Dev. 2011;38:6-20.
85. Bodoni PSB. Perfil neuropsicológico de funções cognitivas percepto-motoras e executivas como fenótipos de crianças com fissura labiopalatina numa relação clínico-anátomo-funcional. [Tese] Bauru, SP: Hospital de Reabilitação de Anomalias Craniofaciais, Universidade de São Paulo; 2019.
86. Tabaquim MLM. Avaliação neuropsicológica nos distúrbios de aprendizagem. In: Ciasca SM. org. Distúrbios de aprendizagem: proposta de avaliação interdisciplinar. São Paulo: Casa do Psicólogo; 2003. 220p.
87. Coelho DS, Moretti CN, Tabaquim MLM. Programa de remediação neuropsicológica em adolescentes com fissura labiopalatina. Mimesis. 2012;33:141-154.
88. Coelho DS, Delázari MZ, Previatto TD, Belancieri MF, Tabaquim MLM. Psicologia Hospitalar: um relato de experiência em Hospital de Reabilitação de Anomalias Craniofaciais. Mimeses. 2013,34:19-44.
89. Niquerito AV. Remediação neuropsicológica das funções atencionais em crianças com fissura labiopalatina. [Dissertação] Bauru, SP: Hospital de Reabilitação de Anomalias Craniofaciais, Universidade de São Paulo; 2013.
90. Breier JI, Gray LC, Fletcher JM, Foorman B, Klaas P. Perception of speech and nonspeech stimuli by children with and without reading disability and attention deficit hyperactivity disorder. J Exp Child Psychol. 2002;82:226-250.
91. Lucchese PTR (Coord). Políticas públicas em Saúde Pública. São Paulo: BIREME/OPAS/OMS; 2004, 90 p.
92. Mendes EV. As redes de atenção à saúde. Brasília: Organização Pan-Americana da Saúde; 2011.
93. Shaw WC, Semb G. Princípios e estratégias da reabilitação: recomendações da Organização Mundial da Saúde. In: Trindade IEK, Silva Filho OG (orgs). Fissuras Labiopalatinas: Uma Abordagem Interdisciplinar. São Paulo: Editora Santos; 2007:1-16.
94. Veronez FS. Instrumento de Avaliação do Desempenho Psicossocial de Pacientes com Fissura Labiopalatina: Elaboração de uma Proposta. [Tese] Bauru, SP: Hospital de Reabilitação de Anomalias Craniofaciais, Universidade de São Paulo; 2010.
95. Fávero ET. O estudo social: fundamentos e particularidades de sua construção na área judiciária. In: Conselho Federal de Serviço Social (Org). O Estudo Social em Perícias, Laudos e Pareceres Técnicos: Contribuição ao Debate no Judiciário, no Penitenciário e na Previdência Social. São Paulo: Cortez; 2014, p.42-43.
96. Graciano MIG. Estudo Socioeconômico: um Instrumento Técnico Operativo. São Paulo: Veras; 2013.
97. Graciano MIG, Souza EG, Rosa JA, Blattner SHB. Validação de conteúdo de um instrumento de avaliação socioeconômica no âmbito do serviço social. Constr Serv Social. 2015;19:39-57.
98. Bravo MIS (Org). Saúde e Serviço Social. São Paulo: Cortez; 2020.
99. Faleiros VP. Estratégias em Serviço Social. São Paulo: Cortez; 2013.
100. Rede Nacional de associações de Pais e Pessoas com Fissura Labiopalatina - PROFIS. Estatuto da Rede Nacional de associações de Pais e Pessoas com Fissura Labiopalatina. Bauru: 2018.
101. Cezar T. Comunicação em saúde como instrumento de promoção, proteção e recuperação da saúde das pessoas com fissura labiopalatina. [Dissertação] Bauru, SP: Hospital de Reabilitação de Anomalias Craniofaciais, Universidade de São Paulo; 2020.
102. Rafacho MB, Tavano LD, Romagnolli M, Bachega MI. Hotsite de psicologia: informações de interesse sobre anomalias craniofaciais. Estud Psicol (Campinas). 2012;29:387-394.
103. Nicolau LASL, Rocha PCR, Bandeira AMB. Uso de aplicativo móvel na promoção de saúde de pessoas com fissuras labiopalatinas: relato de experiência. Acad Rev Cient Saúde. 2019;4:14-21.

PARTE VI FUNCIONALIDADE E PARTICIPAÇÃO

FUNCIONALIDADE E PARTICIPAÇÃO – UMA ABORDAGEM DA REABILITAÇÃO CENTRADA NA FAMÍLIA NA PERSPECTIVA DO TERAPEUTA OCUPACIONAL

CAPÍTULO 22

Márcia Cristina Almendros Fernandes Moraes
Sheila do Nascimento Garcia ▪ Izabela Leme Bueno Trindade
Takemi Fugiwara ▪ Luciana Paula Maximino

A TERAPIA OCUPACIONAL NO CONTEXTO HOSPITALAR

A criação da Especialidade em Terapia Ocupacional (TO) pelo Conselho Federal de Fisioterapia e Terapia Ocupacional (COFFITO) é recente.[1] A definição de especialidades na grande área da *Terapia Ocupacional* e a consequente delimitação de campos e núcleos de competências de atuação profissional são vistas, por uma parcela dos profissionais da área, como resultado de um movimento da categoria, frente às exigências do mercado do trabalho. Tal movimento encontrou legitimação no COFFITO em conjunto com os Conselhos Regionais e Associações e entidades representativas de classe, como a Associação Brasileira de Terapeutas Ocupacionais (ABRATO) e a Associação Científica em Contextos Hospitalares e Cuidados Paliativos (ATOHOSP).[2]

Tratando especificamente da área da *Terapia Ocupacional em contextos hospitalares*, sabe-se que esta especialidade foi reconhecida em 06 de novembro de 2009, por meio da Resolução COFFITO nº 371. Apesar disso, foi apenas no ano de 2013 que ocorreu a disciplinarização da especialidade, vista a Resolução nº 429, responsável por definir as áreas de atuação e competências do terapeuta ocupacional especialista em contextos hospitalares.[3]

Ainda de acordo com o COFFITO (2009),[1] as áreas de atuação do especialista em contextos hospitalares são: Intra-Hospitalar, Extra-Hospitalar e Cuidados Paliativos. Assim, sabe-se que o profissional habilitado pode atuar em diversos cenários, sendo eles: hospitalar, ambulatorial, domiciliar e *home care*, em caráter público, filantrópico, privado entre outros.

A participação no contexto hospitalar é fundamental, em se tratando de um profissional capacitado para atuar na prevenção, reabilitação e melhoria da qualidade de vida, com olhar voltado para o processo de inclusão social, independência e autonomia do paciente.

A TERAPIA OCUPACIONAL NO HOSPITAL DE REABILITAÇÃO DE ANOMALIAS CRANIOFACIAIS (HRAC-USP)[4]

O hospital, conhecido como Centrinho, conta com mais de 50 anos de existência. Foi o primeiro hospital universitário de São Paulo conveniado com o sistema público de saúde, e é uma instituição de referência no Brasil e em toda a América do Sul.[5] Configura-se, também, como uma referência em humanização hospitalar, sendo que conta em sua estrutura organizacional com o terapeuta ocupacional desde 2006.

Em 2004, o Serviço de Educação e Recreação (SER) do HRAC-USP, em parceria com outras áreas (Serviço Social, Fonoaudiologia, Nutrição e Dietética, Jornalismo, Central de Atendimentos, Sociedade de Promoção Social do Fissurado Lábio-Palatal-Profis-Bauru entre outros), iniciou atendimentos aos pacientes e respectivos irmãos, residentes em Bauru, com o objetivo de oferecer atividades expressivas para favorecer a desinibição, a linguagem, o relacionamento interpessoal, os aspectos psicossociais e promover o exercício da cidadania. O grupo realizou várias apresentações teatrais e de expressão corporal, envolvendo temas educativos e de cidadania. Em 2006, o grupo passou a ser denominado "TO na Arte", nascendo, assim, a "TO no HRAC-USP"[6] (Figs. 22-1 e 22-2).

De acordo com Frizzo e Corrêa (2018),[2] o Terapeuta Ocupacional tem seu foco, particularmente, nas atividades de vida diária (AVD's) e nas atividades instrumentais da vida diária (AIVD's), bem como na produtividade, lazer e participação social. Em contextos hospitalares, pode ainda determinar as condições de alta da terapêutica ocupacional e delimitar possíveis encaminhamentos e relatórios terapêuticos ocupacionais entre outras funções.

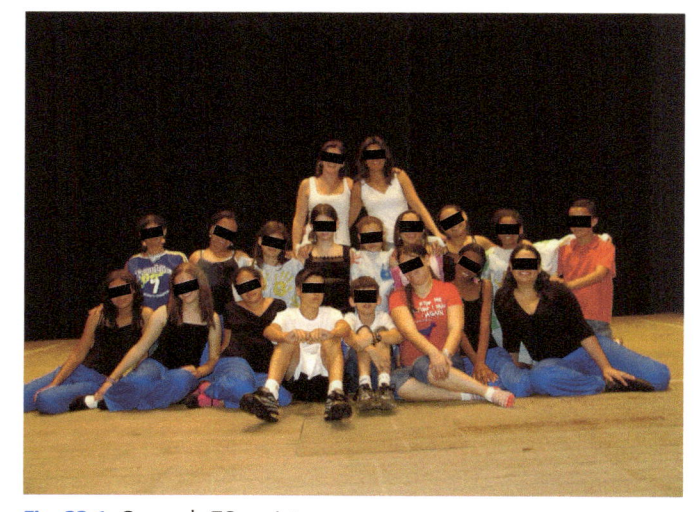

Fig. 22-1. Grupo de TO na Arte.

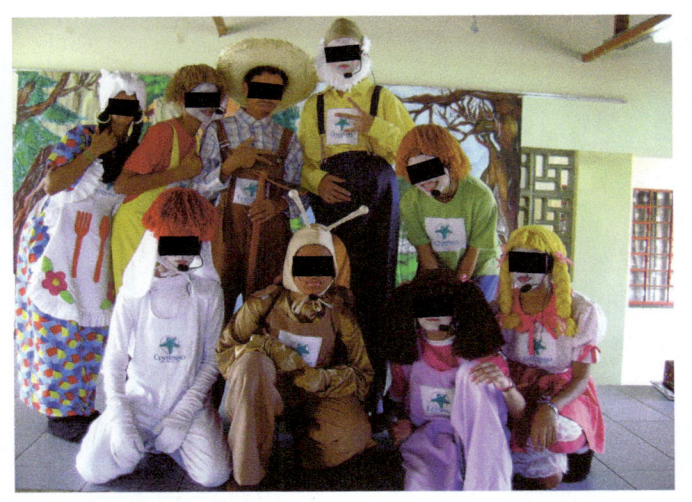

Fig. 22-2. Apresentação do Grupo TO na Arte com a peça O Quintal do Vô Zico.

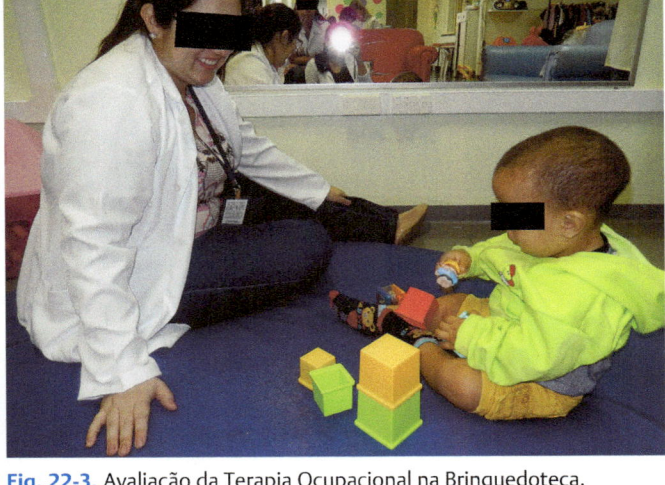

Fig. 22-3. Avaliação da Terapia Ocupacional na Brinquedoteca.

É sabido que a hospitalização pode comprometer o desenvolvimento da criança, decorrente da quebra de sua rotina e do processo de adaptação à nova realidade, condições que podem acarretar no comprometimento do seu desenvolvimento físico, emocional e intelectual. Crianças expostas a hospitalizações frequentes deixam para trás coisas comuns, no entanto, fundamentais ao seu desenvolvimento: os pais, a casa, os irmãos, os brinquedos.[7-10]

Sousa et al. (2015)[10] ressaltaram a necessidade de se criar um ambiente que permita à criança dar continuidade às suas atividades usuais, para que os fatores decorrentes da hospitalização não interfiram no seu desenvolvimento, pois como destacam Carvalho e Begnis (2006),[8] "todas as instituições voltadas para cuidados com a criança devem ser reconhecidas como espaços de desenvolvimento integral".

De acordo com Moraes et al. (2009),[11] o brincar sempre esteve presente enquanto atividade dentro do HRAC-USP, visto que os pacientes não ficam acamados. Para a promoção de uma recuperação cirúrgica de forma agradável e ativa, inicialmente foi implantado o Setor de Recreação (SER), visando à oferta de atividades e à integração social. Este serviço passou a ser identificado, mais recentemente, como Serviço de Educação e Terapia Ocupacional (SETO). Ainda de acordo com a autora, a presença da TO no SETO demandou uma reestruturação, com a inclusão de atividades fundamentadas (em termos terapêuticos), e uma nova forma de atuar, focada na promoção de saúde, bem como na qualidade de vida ocupacional (Fig. 22-3). De acordo com Fontes et al. (2010),[12] a TO do HRAC-USP atua, também, no planejamento e organização de espaços, podendo torná-los mais humanizados e, por fim, estimular a melhoria da qualidade de vida.

Considerando o longo processo de tratamento das pessoas com fissura labiopalatina evidencia-se que, quando crianças, passam por recorrentes períodos de internação para receberem os procedimentos médicos e assistenciais, podendo, assim, ser privadas de atividades cotidianas que organizam e orientam seu desenvolvimento neuropsicomotor que podem comprometer. Para minimizar esses fatores, torna-se imprescindível a condução desses casos por profissionais habilitados, como o terapeuta ocupacional da equipe de saúde, que possam orientar os pais quanto às estratégias que favoreçam o desenvolvimento da criança em seu cotidiano.

RECREAÇÃO: O BRINCAR TERAPÊUTICO

De acordo com Lopes et al. (2018),[13] a infância é uma das fases do ciclo da vida intimamente ligada ao crescimento, descobertas e desenvolvimento, sendo um processo facilitado quando frente a brincadeiras que permitem, e, até mesmo estimulam, o conhecimento acerca de si, do próximo e do ambiente. Assim sendo, tem-se que o ambiente é de suma importância, enquanto espaço desenvolvimental.

Bortolote e Brêtas (2008)[14] e Bülow et al. (2012)[15] enfatizam que a hospitalização é um episódio responsável por diversos impactos referentes ao desenvolvimento da criança. De acordo com Bazzan et al. (2020),[16] se a hospitalização, por si só, é um evento atribulador, gerador de estresse e de insegurança, devido à condição de vulnerabilidade da saúde da criança, o enfrentamento desta situação é ainda mais difícil. Para além do universo da própria criança, Molina et al. (2014)[17] afirmam que o processo de adoecimento infantil impacta e pode modificar, inclusive, a dinâmica familiar, sendo marcado por dúvidas e incertezas, ocasionando sofrimento psíquico não só para a criança doente, como para sua família.

Retornando ao contexto específico da criança, os autores supracitados[14,15] declaram a hospitalização como parte responsável pelos impactos ao desenvolvimento de uma criança, atribuindo a este evento a restrição de muitos dos estímulos aos quais a criança poderia estar exposta, caso estivesse em um ambiente cotidiano, fora de internação. Os pesquisadores Hockenberry e Wilson (2011)[18] destacam que as crianças, justamente por terem enfraquecidos os seus mecanismos de defesa, são mais afetadas pelos agentes estressores de um hospital. Os autores referem que tais agentes podem produzir transtornos e sentimentos negativos, que podem permanecer após o momento de alta hospitalar.

De acordo com Lopes et al. (2018),[13] todo este contexto acaba por ser intensificado pelas estruturas globais e rígidas que compõem os centros hospitalares, muitas vezes programados para contemplar todas as necessidades, independentemente da especificidade de cada público. De maneira geral, refletem as chamadas "tecnologias duras; contudo, devem oferecer atividades de maior leveza, que favoreçam a interação social e o protagonismo infantil. Fatores como a integralidade e a humanização da assistência oferecida pela equipe de saúde, bem como aspectos lúdicos e a brincadeira, são citados como fatores relevantes.

É neste sentido que alguns hospitais se utilizam do espaço da "Recreação" como suporte no tratamento de crianças hospitalizadas, denominando-a, por vezes, como recreação terapêutica ou recreação terapêutica hospitalar.

Segundo Silva *et al.* (2011),[19] a recreação hospitalar promove a confluência da diversão com a terapia, valendo de ações que se organizam de acordo com aspectos próprios de cada criança (idade, limitação e necessidades específicas).

Tendo em vista que a maioria das anomalias craniofaciais não apresenta impactos diretos e significativos na expectativa de vida, têm-se as repercussões significativas na vida dos indivíduos que convivem com tais anomalias. Os fatores diretamente afetados são a aparência, a fala, a audição e a cognição.[20]

O serviço de Recreação do HRAC-USP foi criado em 1974. O objetivo do espaço é a promoção de atividades lúdicas e educativas não só para os pacientes, como para seus pais e cuidadores. De acordo com Pádua e Souza (2014),[21] o setor atua em consonância com a proposta de humanização da instituição, contando com uma brinquedoteca, que é subdividida em cantinho da leitura, cantinho da boneca (brincar de faz de conta), cantinho de brincar de médico, cantinho dos jogos, cantinho do bebê e sala de espera cirúrgica. A rotina da brinquedoteca é coordenada pelo serviço de Terapia Ocupacional, que tem por objetivo, a transformação do ambiente hospitalar em um espaço prazeroso durante o contexto da hospitalização. Atua por meio das atividades recreativas, bem como das atividades educacionais e terapêuticas, valorizando a vida humana e respeitando seus usuários.[6]

No amplo espaço da Recreação são desenvolvidas, ainda, atividades de higiene e saúde (Fig. 22-4), atividades de expressão dramática (Fig. 22-5), jogos e contação de histórias.[22] As atividades podem ser realizadas individualmente e também no formato de grupos, por meio de brincadeiras e jogos.[21]

Por meio da dissertação de mestrado da Terapeuta Ocupacional Márcia Moraes (2007),[6] obteve-se a comprovação científica dos reflexos positivos das atividades expressivas e recreativas no enfrentamento dos efeitos negativos advindos da hospitalização.

É importante ressaltar que o público atendido dentro do espaço da Recreação do HRAC-USP é diverso, sendo composto por pacientes que aguardam a cirurgia (ou seja, no pré-operatório) e por pacientes que já realizaram determinada cirurgia[11] (Fig. 22-6). Tal diversidade permite maior troca de experiências e integração entre pacientes, o que pode tranquilizar tanto os pais, quanto as crianças.[21] Assim, também, vale destacar que as atividades extravasam os muros da Recreação, sendo também realizadas em outros ambientes, como o Ambulatório, Unidade de Cuidados Especiais ou mesmo nos próprios quartos de internação, o que se denomina como "Brinquedoteca Itinerante" (Fig. 22-7).

Todas essas iniciativas se baseiam em livros-base da Terapia Ocupacional[23-26] e da vivência empírica no próprio setor de Recreação.

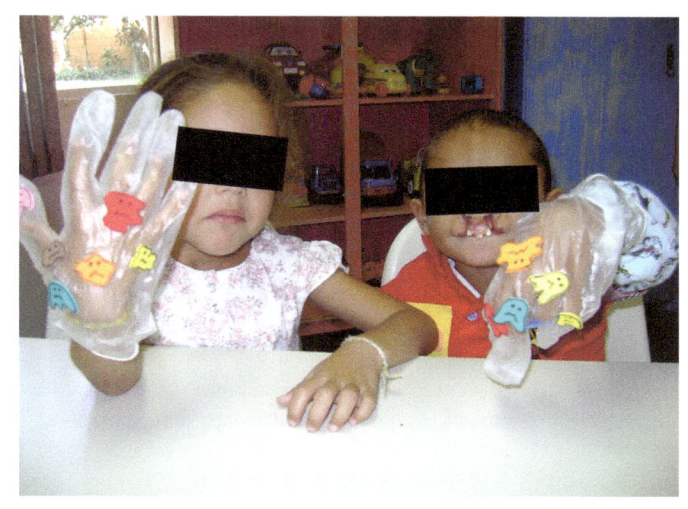

Fig. 22-4. Expressão plástica na atividade educativa de higiene e saúde na Brinquedoteca.

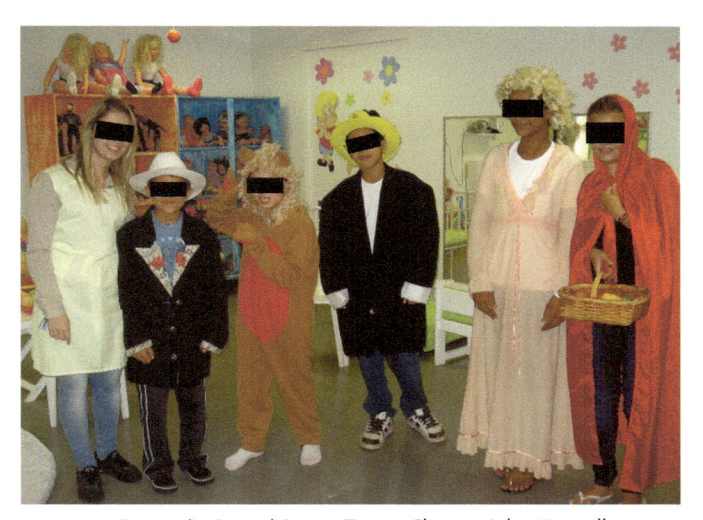

Fig. 22-5. Expressão Dramática no Teatro Chapeuzinho Vermelho na Brinquedoteca.

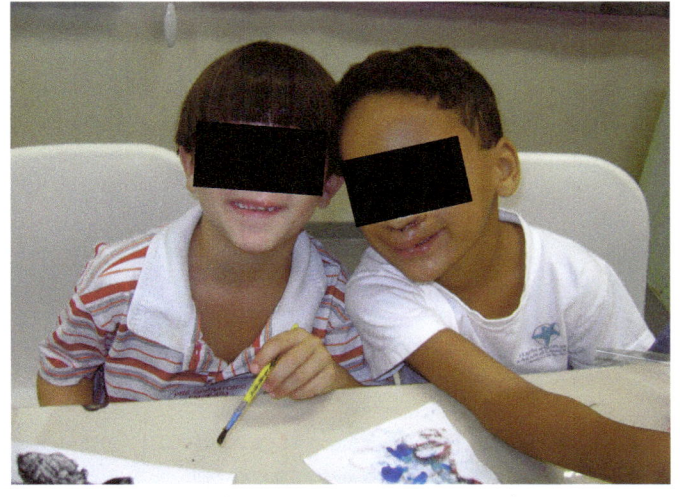

Fig. 22-6. Pacientes pré e pós-operatórios na Brinquedoteca.

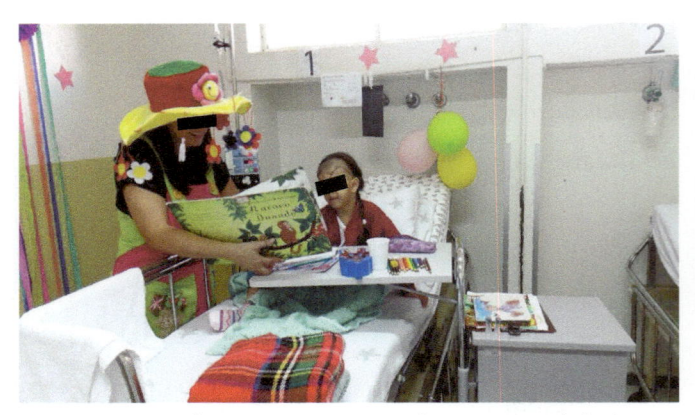

Fig. 22-7. Brinquedoteca Itinerante – Atendimento na Unidade de Internação.

A Brinquedoteca

Trata-se de um ambiente colorido e repleto de brinquedos, dispostos em prateleiras abertas, de modo a incentivar a criança ao seu manuseio. Já, para a estimulação dos bebês, um tapete especial com almofadas de posicionamento e brinquedos e recursos próprios à idade permitem que as crianças brinquem junto com os pais (Figs. 22-8 e 22-9). Tratando-se de crianças maiores, existe o trabalho com vestimentas e adereços, a fim de estimular o universo mágico da criança, como brincadeiras de faz de conta na casinha de boneca (Figs. 22-10 e 22-11). Como já exposto, existe também o cantinho da leitura, que promove a prática da leitura, bem como da contação de histórias (Fig. 22-12).

Em datas comemorativas, são preparadas atividades especiais alusivas ao tema (como Carnaval, Páscoa, Festa Junina, Dia das Mães, Dia dos Pais, Início da Primavera, Dia das Crianças e Natal). Essas atividades envolvem tanto os pacientes que se encontram no hospital, como seus familiares e funcionários do HRAC-USP e desenvolvidas em parceria com o Grupo de Trabalho de Humanização Hospitalar, Serviço Social, Enfermagem entre outros (Fig. 22-13).

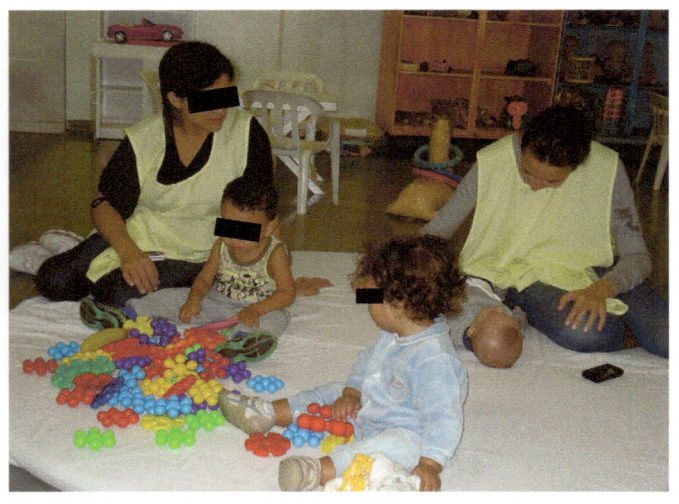

Fig. 22-9. Brinquedoteca – Atividades lúdicas com pacientes e familiares.

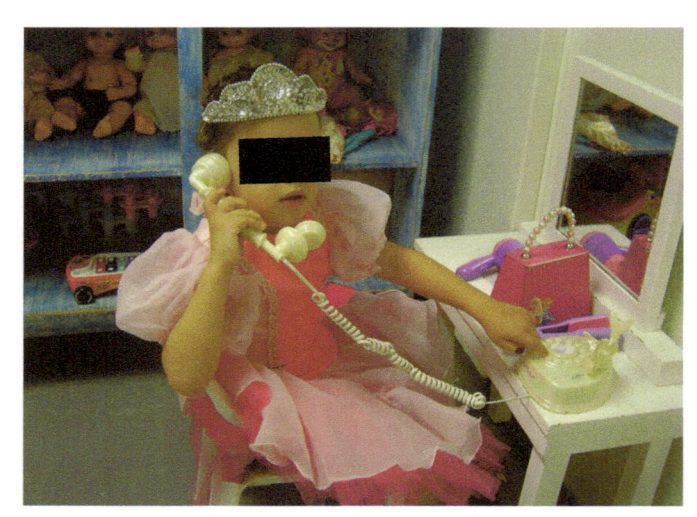

Fig. 22-10. Brinquedoteca – Brincadeiras de faz de conta no cantinho da casinha de boneca.

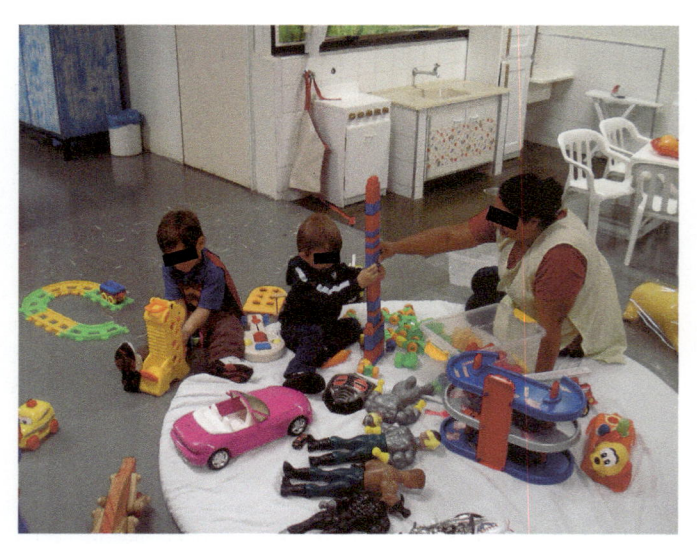

Fig. 22-8. Pais e filhos brincando juntos na Brinquedoteca.

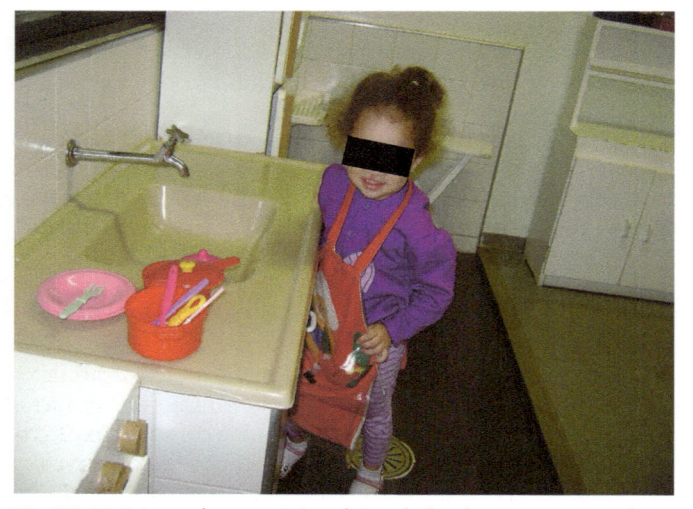

Fig. 22-11. Brinquedoteca – Brincadeiras de faz de conta no cantinho da casinha de boneca.

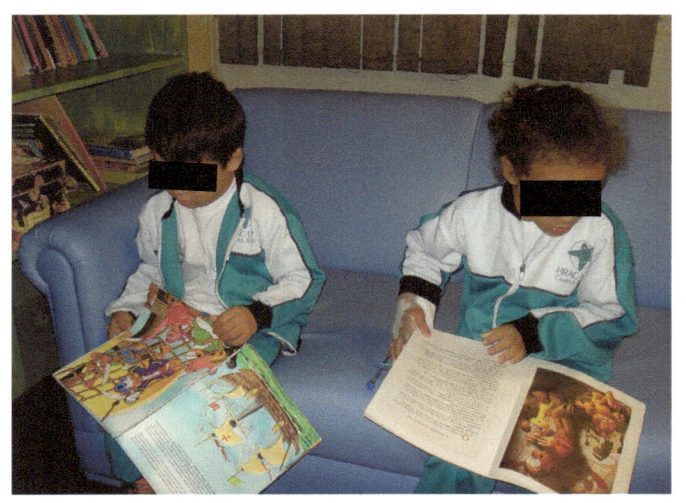

Fig. 22-12. Brinquedoteca – Hora de leitura.

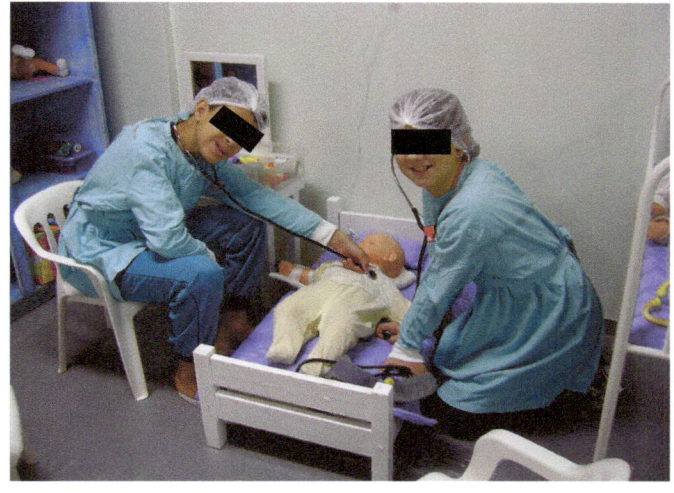

Fig. 22-14. Programa Brincar de Médico.

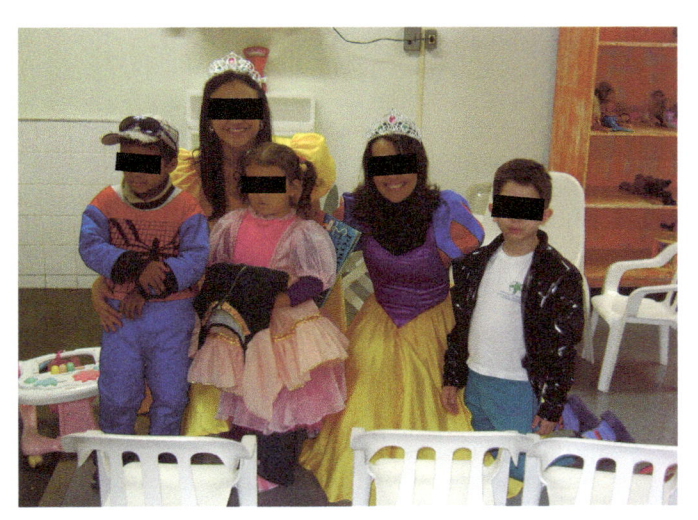

Fig. 22-13. Princesas na chegada da primavera.

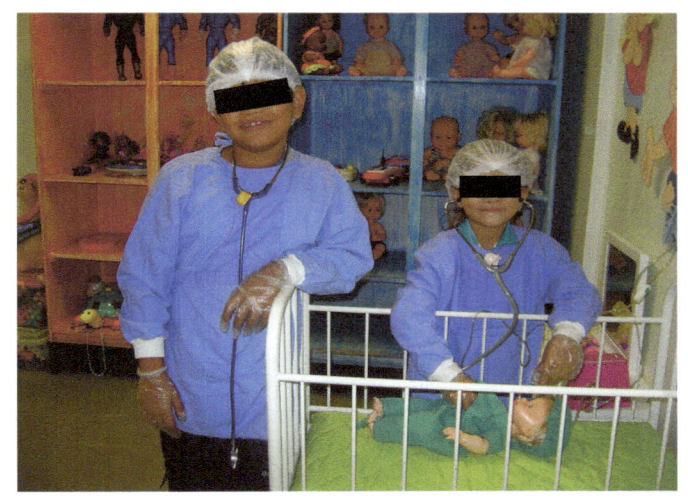

Fig. 22-15. Programa Brincar de Médico.

Dentro da brinquedoteca, são desenvolvidas, também, atividades como o Programa "Brincar de Médico". Trata-se de um programa originado de um projeto de pesquisa entre as áreas de enfermagem, TO e pedagogia, que tem por finalidade apresentar às crianças, por meio do lúdico, as condições pré e pós-cirúrgicas a que serão submetidas. Nesta atividade, as crianças são convidadas a deixarem de ser os pacientes, interpretando os próprios médicos e enfermeiros - imitando as ações de atender, operar e curar os bonecos, bem como interagir com os profissionais da Recreação, com a terapeuta ocupacional e seus próprios pais e acompanhantes. A fim de ressaltar o realismo e o envolvimento dos "pequenos médicos", vestimentas idênticas às do centro cirúrgico (adequadas ao tamanho infantil) são oferecidas, assim como itens, como máscaras cirúrgicas descartáveis, toucas, luvas, aparelhos de estetoscópio, seringas entre outros. A atividade, guiada pela equipe da Recreação e pela TO, incentiva as crianças a discutirem o que estão vivenciando. O Programa preconiza diminuir a ansiedade e o estresse, bem como desmistificar o medo do desconhecido[27] (Figs. 22-14 e 22-15).

Na brinquedoteca, é reservado um espaço para os pacientes adolescentes e adultos, onde são ofertadas atividades recreativas e expressivas. Estas, por sua vez, têm por objetivo a integração grupal, buscando também amenizar a ansiedade dos pacientes. Nesse espaço, são desenvolvidas algumas dinâmicas de grupo, jogos, atividades plásticas e até mesmo exibição de filmes (Fig. 22-16).

Moraes (2012)[28] realizou estudo com adolescentes e jovens adultos com fissura labiopalatina (FLP), já submetidos a cirurgias e internações no HRAC-USP e que haviam participado de atividades expressivas e recreativas durante os períodos de hospitalização. O estudo teve por objetivo investigar a contribuição dessas atividades nas vidas familiar, social, afetiva, escolar e ocupacional desses pacientes. Foram entrevistados 53 indivíduos com idades entre 14 e 23 anos, e os resultados confirmaram que a participação do paciente nas atividades desenvolvidas na Recreação, durante as várias internações no HRAC-USP, contribuiu para o seu crescimento pessoal e influenciou positivamente os relacionamentos interpessoais, proporcionando melhor enfrentamento da sua condição de pessoa com fissura. O estudo também demonstrou que a importância da participação da família foi fundamental nesse processo.

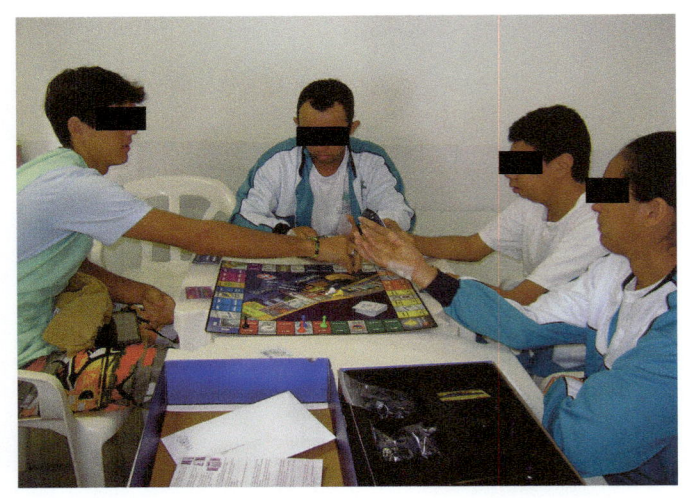

Fig. 22-16. Pacientes adolescentes e adultos – Atividade nos jogos interativos.

A Sala de Espera Cirúrgica

Este ambiente, com horário de funcionamento entre 8 horas e 17 horas, é destinado ao acolhimento de acompanhantes dos pacientes que estão em cirurgia. Trata-se do projeto "Cuidar de quem cuida". As atividades artesanais desenvolvidas, neste espaço, visam diminuir a ansiedade dos acompanhantes e favorecer sua integração. Entre as atividades desenvolvidas estão incluídos o artesanato (confecção de fuxico, tapetes, ponto cruz, bordado, crochê, tricô entre outras) e a confecção de elementos de decoração para os setores do Hospital, usando materiais reaproveitados (Fig. 22-17).

Por fim, um estudo realizado por Moraes et al. (2009),[11] com o objetivo de "verificar a visão dos familiares a respeito da importância das atividades expressivas e recreativas na hospitalização e recuperação cirúrgica de crianças com fissura labiopalatina (...)" (p.1), demonstrou que, na opinião da família, as atividades favoreceram a criança, e o ambiente oferecido trouxe alívio aos pais. Os resultados comprovaram, portanto, a importância do "brincar" durante o período de hospitalização, tanto para a criança, quanto para seus familiares.

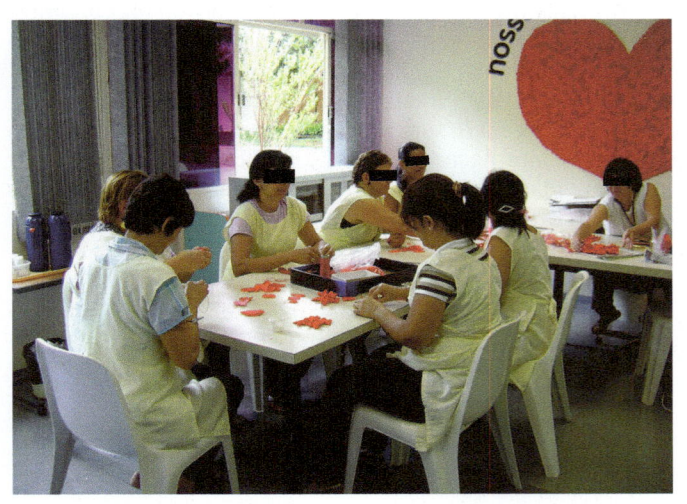

Fig. 22-17. Sala de espera cirúrgica – Atividades de expressão plástica Cuidar de quem cuida.

ASSISTÊNCIA ÀS CRIANÇAS COM FISSURA LABIOPALATINA OU SÍNDROMES NA INTERNAÇÃO

Quanto ao Desenvolvimento da Criança

O período que compreende a concepção até os três anos de idade, é a fase na qual o encéfalo se desenvolve rapidamente. Este período constitui uma janela de oportunidade para que o desenvolvimento da criança seja adequado e proporcione uma boa qualidade de vida.[29]

O *cuidado centrado na família* pode ser praticado em vários ambientes, como residências, clínicas, hospitais e comunidades. Por meio desta abordagem, os profissionais de saúde orientam os programas e trabalham em parceria com os pais, para apoiar e orientar os desenvolvimentos motor e neurocomportamental do bebê, de modo a aprimorar suas capacidades. Prestar cuidados, por meio da abordagem centrada na família, pode melhorar o desenvolvimento geral do bebê e, por sua vez, reduzir a sobrecarga dos cuidadores e aumentar suas capacidades. Envolve planejamento, entrega e avaliação centrada em relacionamentos igualmente positivos entre famílias, profissionais de saúde e pacientes.[30]

A saúde da criança é cada vez mais entendida no contexto de sua família e comunidade. Os serviços de saúde, para serem eficazes, devem ser integrados a um sistema mais amplo de serviços para a primeira infância, incluindo abordagem precoce, apoio à família, educação e bem-estar.[31]

A identificação precoce de alterações no desenvolvimento é uma tarefa importante para profissionais que atuam na atenção primária da saúde, pois se identificado algum risco de atraso, é possível estabelecer programas de intervenção que incentivem a prevenção destes distúrbios.[32] Dessa maneira, é importante conhecer os fatores de risco que podem comprometer o desenvolvimento da criança.

No primeiro ano de vida, fatores biológicos, ambientais e sociais influenciam os desenvolvimentos motor e neurocomportamental precoce. O desenvolvimento motor engloba a qualidade do movimento, marcos de desenvolvimento, habilidades motoras e visoespaciais, integração visomotora, equilíbrio e coordenação.[33]

Segundo Carvalho e Tavano (2000),[34] o nascimento de uma criança com fissura labiopalatina representa para os pais um grande impacto e pode influenciar negativamente o vínculo afetivo, que é importante para o desenvolvimento do lactente. No estudo de Cavalheiro et al. (2019),[35] 76,6% das crianças com fissuras labiopalatinas apresentaram risco para o *desenvolvimento*, na classificação geral do teste de triagem do Denver II. Assim sendo, uma melhor compreensão das fissuras labiopalatinas é essencial para educar e informar as famílias e, ainda, para usar intervenções precoces, de modo a prevenir ou minimizar riscos para o desenvolvimento nesta população.[36]

Por outro lado, lactentes com anomalias craniofaciais e/ou síndromes associadas devem ser encaminhados a tratamento multiprofissional o mais precocemente possível, de modo a atender suas necessidades, particularmente aquelas com síndromes associadas.

A Sequência de Robin (SR) é uma das anomalias mais frequentemente atendidas no HRAC-USP. Caracteriza-se pela tríade micrognatia, glossoptose e fissura de palato, na maioria dos casos, podendo ocorrer de forma isolada, a chamada Sequência de Robin Isolada (SRI), ou associada a outras síndromes.

O protocolo utilizado para o tratamento não cirúrgico de lactentes com SR engloba o tratamento postural (posição prona) e a intubação nasofaríngea. Nos casos de maior gravidade, que não evoluem com a intubação nasofaríngea, é indicada a traquestomia.[37-39] A alimentação é, geralmente, realizada por meio da sonda nasogástrica; quando não eficaz, é indicada a gastrostomia.[40] Os lactentes com SRI, por sua vez, apresentam, com frequência, dificuldades respiratória e alimentar, e, geralmente, necessitam de intubação nasofaríngea, alimentação por sonda nasogástrica e técnicas facilitadoras de alimentação,[41] sendo que a enfermagem exerce um papel importante no treinamento dos familiares para que deem continuidade ao tratamento em casa.[42] O estudo de Salmen e Marques (2015)[38] mostrou que esse protocolo é seguro, previne cirurgias na primeira infância, diminui o tempo de internação e a mortalidade. Maiores detalhes são descritos no Capítulo 5.

Alencar *et al.* (2017)[39] realizaram um estudo do desenvolvimento de crianças com SRI, de 2 a 6 anos de idade tratados com intubação nasofaríngea. Para tanto, utilizaram como instrumentos de avaliação o Teste de Triagem do Desenvolvimento de Denver (Denver II) e o Exame Neurológico Evolutivo (ENE). Os autores observaram que tanto os casos mais graves, como os menos graves demonstraram desenvolvimento dentro da normalidade em ambos os testes, comprovando a eficácia do protocolo utilizado pelo HRAC-USP no tratamento da SRI.

O estudo de Bukvic (2018),[43] por sua vez, avaliou crianças com SRI submetidas a intervenções precoces, por uma equipe multidisciplinar do HRAC-USP, durante as internações que ocorreram ao longo dos primeiros anos de vida. Todos os pais foram orientados, por meio de manuais e treinamentos específicos, em relação ao desenvolvimento e aos cuidados com seus filhos. Observou-se que não houve diferença estatística entre os achados do grupo de crianças com SRI e os observados em crianças típicas nos domínios testados pelo Denver II, ou seja, as crianças com SRI apresentaram desenvolvimento semelhante ao das crianças que não tinham comorbidades físicas, síndromes genéticas e doenças respiratórias. Ambos os grupos apresentaram risco para o desenvolvimento de 37,5%. É, portanto, importante aperfeiçoar a abordagem aos lactentes internados, utilizando avaliações do desenvolvimento neuropsicomotor. Caso observado algum risco de atraso, é necessário orientar os cuidadores e encaminhar o lactente ao serviço de estimulação precoce, para minimizar ou mesmo interromper os desvios identificados no desenvolvimento infantil.

Na rotina de avaliação dos lactentes no HRAC-USP, a Terapia Ocupacional utiliza: o Teste de Triagem Denver II e a *Alberta Infant Motor Scale* (AIMS), sendo que as avaliações e intervenções ocorrem nos seguintes espaços: Unidade de Terapia Intensiva (UTI), Leitos Especiais, Unidade de Cuidados Especiais (UCE), Recreação e Sala da Terapia Ocupacional.

O Denver-II é um instrumento de triagem para detectar riscos de atrasos no desenvolvimento em crianças, desde o nascimento até os 6 anos de idade. É composto por 125 itens, distribuídos em quatro áreas do desenvolvimento: pessoal social (PS), motor fino adaptativo (MF), linguagem (LGG) e motor grosso (MG).[44]

A AIMS é uma escala observacional de desempenho motor infantil, composta por 58 itens, divididos em quatro subescalas relativas às posturas: prono (21 itens), supino (9 itens), sentadas (12 itens) e em pé (16 itens), e organizadas de acordo com as etapas do desenvolvimento, podendo ser aplicadas em crianças desde o nascimento até os 18 meses de idade.[45] Para calcular o escore da avaliação, faz-se uso de uma janela que inclui habilidades menores e habilidades mais maduras, que demonstram o repertório de movimento do lactente.[46]

O escore atribuído a cada item equivale a "observado" ou "não observado". Quando observado, as habilidades motoras da criança recebem escore 1 (um), e quando não observado recebe escore (0) zero; assim, o escore bruto é calculado pela soma dos escores de cada uma das subescalas e é transformado em um percentil.[45] Esses percentis são agrupados em categorias de desenvolvimento motor: abaixo de 5%, refere-se a desempenho motor anormal; entre 5% e 25%, desempenho motor suspeito; e acima de 25%, desempenho motor normal.[47]

Panceri *et al.* (2017)[48] descreveram a necessidade de programas de intervenção dentro do contexto hospitalar, com o intuito de oferecer estímulos adequados para o desenvolvimento infantil. Assim sendo, a conduta terapêutica ocupacional é estabelecida com base na hipótese diagnóstica, podendo ser indicadas terapias neuropsicomotoras e neurossensoriais, orientações de atividades de vida diária, orientações de vida prática, posicionamento adequado no leito, estimulação do brincar, humanização do ambiente, e, na alta hospitalar, quando necessário, prescrever cartas de encaminhamento para o tratamento em outras unidades (Figs. 22-18 a 22-22).

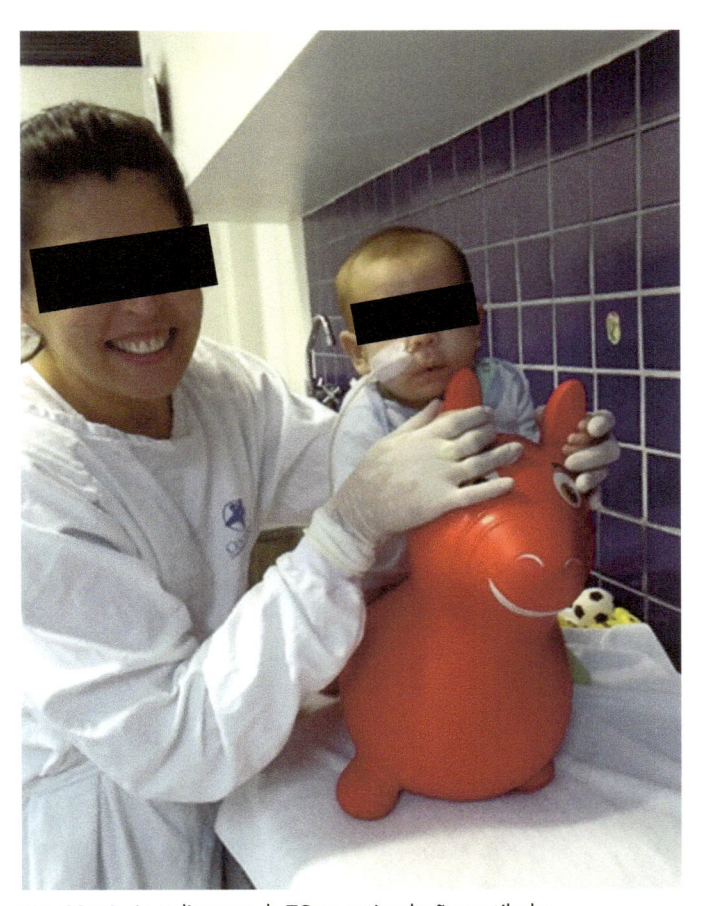

Fig. 22-18. Atendimento da TO na estimulação vestibular.

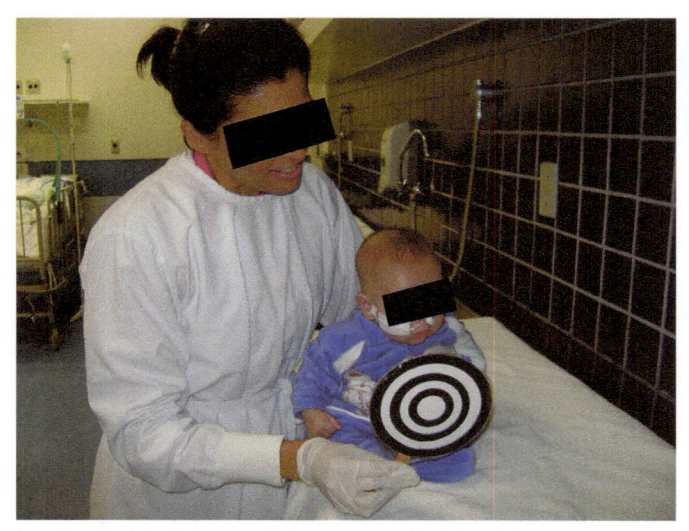

Fig. 22-19. Atendimentos da TO na estimulação visual.

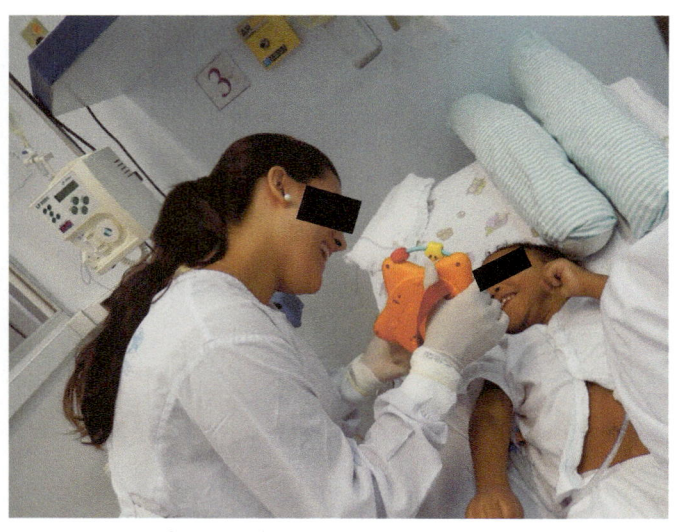

Fig. 22-20. Atendimentos da TO na estimulação oculomotora.

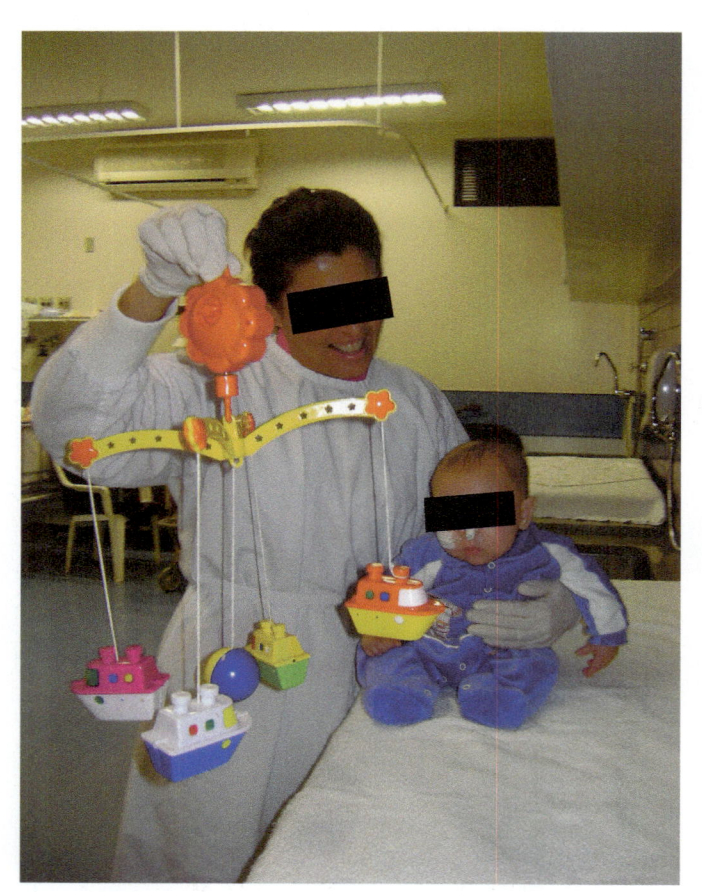

Fig. 22-21. Atendimentos da TO na estimulação auditiva.

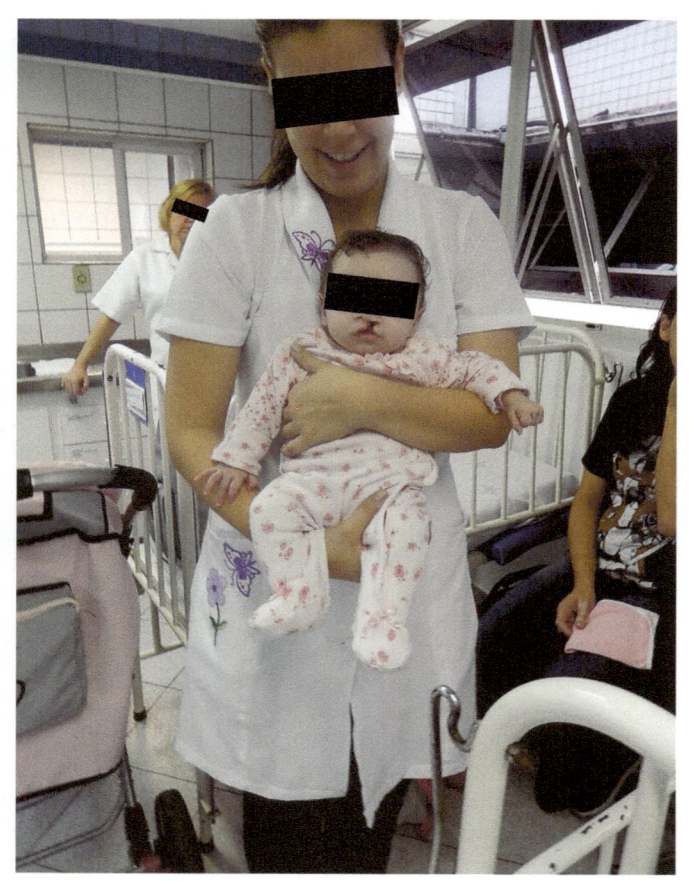

Fig. 22-22. Atendimentos da TO. Posicionamento do bebê.

Órteses de Posicionamento

No HRAC-USP, os profissionais da Terapia Ocupacional confeccionam órteses de posicionamento aos pacientes com deformidades musculoesqueléticas, indicadas pela área médica (Figs. 22-23 e 22-24). Agnelli e Toyoda (2003)[49] mostraram que materiais termoplásticos de baixa temperatura são os de melhor aceitação para a confecção de órteses.

Mais recentemente, Mohammad *et al.* (2017)[50] realizaram revisão a respeito de materiais termoplásticos utilizados para a confecção de órteses e concluíram que a categorização do termoplástico é adequada para atender a necessidade de cada paciente. No HRAC-USP, têm sido utilizadas placas de termoplástico para a confecção de órteses.

Com relação às técnicas de massagem, na Unidade de Cuidados Especiais é usualmente feita a massagem de Shantala. Quando não é possível sua realização durante a internação, os pais ou responsáveis pelos pacientes são treinados para aplicação em casa.

A técnica Shantala é originária do sul da Índia, tendo sido transmitida à população indiana por monges. Em meados de 1970, foi trazida ao ocidente pelo obstetra francês Frederik Leboyer (1995),[51] que observou uma mãe massageando seu bebê e descreveu a técnica, composta por vinte e um movimentos que são realizados no corpo despido do bebê. Diante de um diagnóstico de malformação de um filho, é previsível a ocorrência de um desequilíbrio emocional por parte dos pais.[52] A massagem Shantala (Fig. 22-25) permite esse resgate do toque e da carícia, proporcionando maior interação e vínculo afetivo. Esses elementos são indispensáveis ao adequado crescimento biopsicossocial da criança.[53]

A massagem terapêutica, de fato, pode ser utilizada para aproximar os pais dos seus filhos, assim como reduzir o tempo de internação e o ganho de peso, diminuir a dor e amenizar a ansiedade materna.[54]

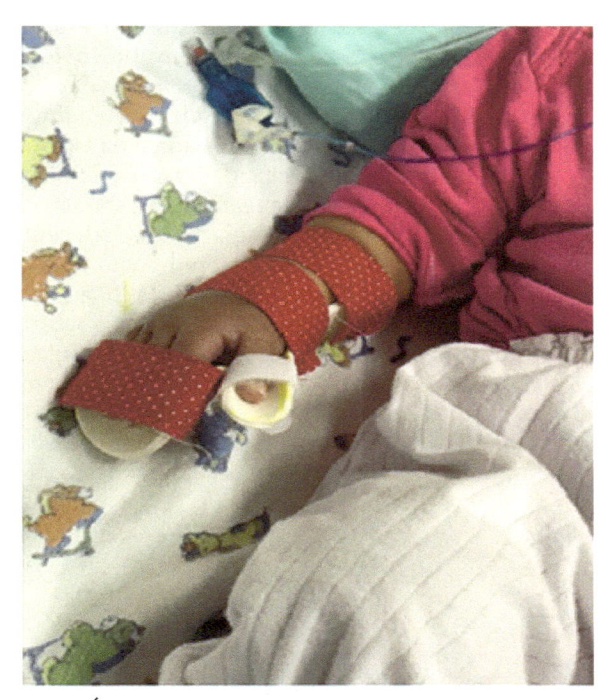

Fig. 22-24. Órtese do membro superior para adequação postural.

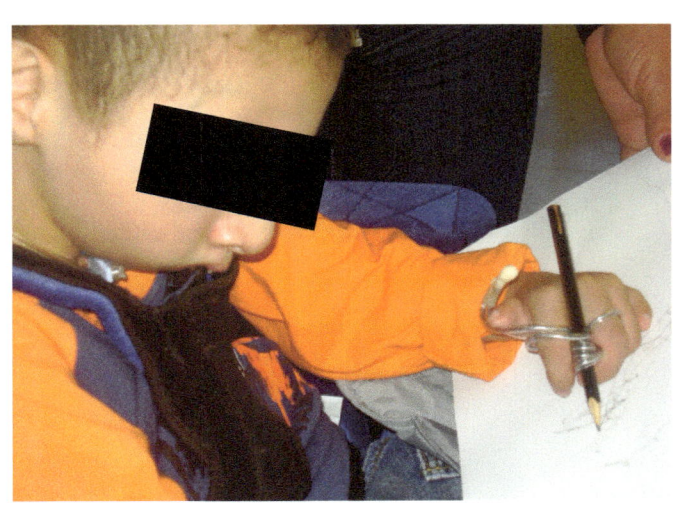

Fig. 22-23. *Splint* facilitador de escrita.

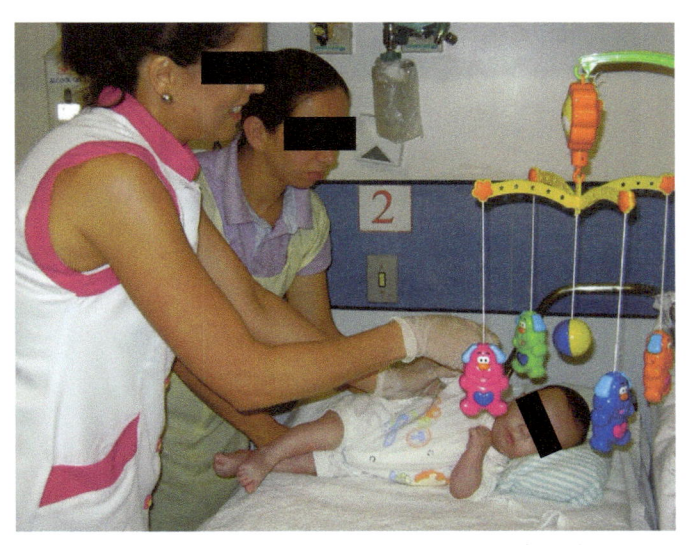

Fig. 22-25. Estimulação proprioceptiva na massagem Shantala.

Cuidados Prestados Pelo Terapeuta Ocupacional e os Avanços no Uso da Telessaúde

A atuação da área de Terapia Ocupacional, no HRAC-USP, é caracterizada pela interdisciplinaridade, sendo desenvolvidas atividades com diversas outras áreas, além da Fisioterapia, entre elas: Serviço Social, Enfermagem, Psicologia, Fonoaudiologia, Recreação e Grupo de Trabalho de Humanização Hospitalar.

Os profissionais da Fisioterapia realizam atendimentos em parceria com a(o) terapeuta ocupacional na UCE e UTI, cada profissional com sua especificidade: a Fisioterapia voltada para as terapias musculoesqueléticas e respiratórias e a Terapia Ocupacional para as estimulações proprioceptivas, cinestésicas, sensoriais e socioafetivas, bem como a interação da criança com ambiente e o brincar (Figs. 22-26 e 22-27).

A área de Terapia Ocupacional oferece atendimento humanizado no período pré, pós-operatório e ao nível ambulatorial, tendo por objetivo envolver a família nos cuidados e promover ações para que o desenvolvimento neuropsicomotor infantil seja priorizado (Fig. 22-28). Ferramentas terapêuticas são utilizadas para sistematizar e mensurar o desenvolvimento infantil, como anamnese, protocolos de avaliação, planejamento prévio do atendimento, seguimento da evolução em prontuários, elaboração de relatórios, entre outras que possam enriquecer o atendimento. Todas essas condutas são tomadas em conjunto com a equipe multiprofissional do HRAC-USP. A instituição também se beneficia da Telessaúde, recurso tecnológico de uso crescente na atualidade, que conduz a importantes benefícios para os projetos da área de saúde.

A Telessaúde é uma forma de transmissão de serviços ou informações relacionadas com a saúde, por meio de tecnologia baseada em infraestrutura de telecomunicações. Segundo a World Health Organization (2010),[55] ela inclui prestação de serviços de saúde em casos em que a distância é um fator crítico, possibilitando a realização de serviços clínicos de saúde a distância, como diagnóstico, tratamento e prevenção de doenças e de elementos, como educação e pesquisa.

Wen (2013)[56] ressalta que "a Telemedicina e Telessaúde devem ser entendidas como sendo áreas que empregam modernas tecnologias interativas eletrônicas e de telecomunicações, para criar soluções que aumentem a eficiência da atuação na saúde". Vale ressaltar que a telemedicina não é uma atividade exclusivamente médica, mas, sim, o resultado da união de diferentes ciências da saúde e da área tecnológica, formando uma rede sinérgica para o desenvolvimento de atividades que visam à promoção da saúde. Assim, o termo "telemedicina" tornou-se limitado, considerando sua aplicabilidade que abarca os campos da saúde, tecnologia e informação, sendo criado, também, o termo "telessaúde", um conceito mais amplo.[57-59]

Sob o foco da atuação, segundo um estudo clássico brasileiro,[60] a Telessaúde pode ser dividida em três modalidades:

1. *Tele-educação Interativa e Rede de Aprendizagem Colaborativa.* Trata-se da utilização de tecnologias interativas para a aquisição do conhecimento, proporcionando facilidade de acesso a materiais educacionais, a centros de referência ou a estruturação de novas estratégias educacionais.
2. *Teleassistência/Regulação e Vigilância Epidemiológica.* Corresponde ao desenvolvimento de atividades a distância para fins assistenciais, permitindo, também, a associação destas atividades a sistemas educacionais, de vigilância epidemiológica e gestão de processos em saúde.

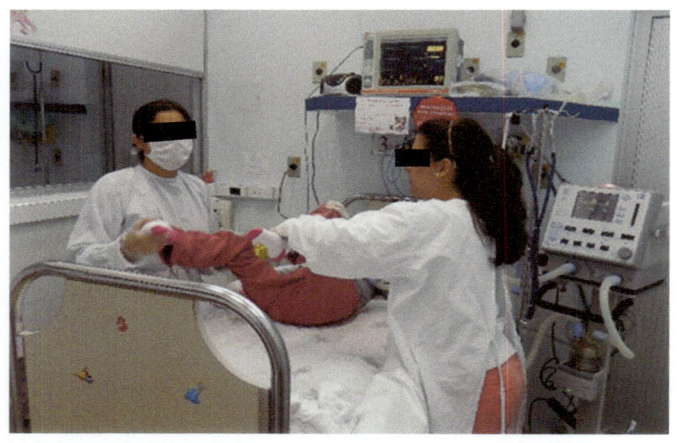

Fig. 22-26. Fisioterapia e Terapia Ocupacional – Estimulação proprioceptiva.

Fig. 22-27. Fisioterapia e Terapia Ocupacional – Estimulações vestibular e visomotora.

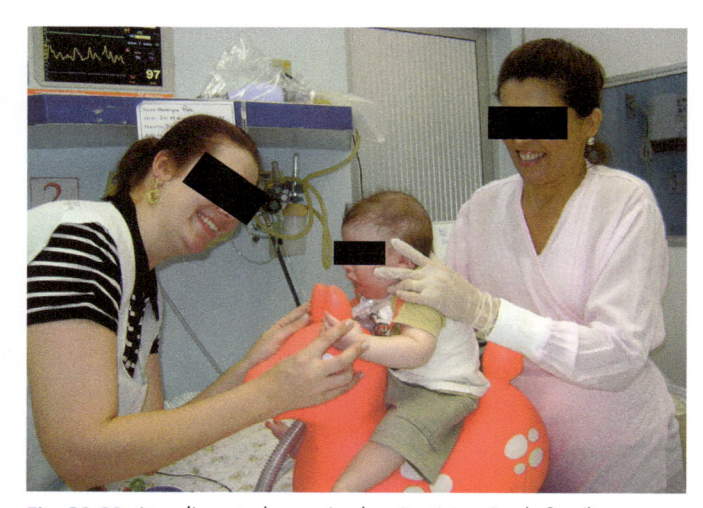

Fig. 22-28. Atendimento humanizado – Participação da família nos atendimentos.

3. *Pesquisa Multicêntrica/Colaboração de Centros de Excelência e da Rede de "Teleciência"*. Refere-se à integração de diversos centros de pesquisa, por meio do compartilhamento de dados e padronização de formas de estudo.

De maneira geral, a Telemedicina é praticada em hospitais e instituições de saúde que buscam outras instituições de referência para consultar e trocar informações, podendo ser utilizada, também, na assistência direta ao paciente em sua própria casa.

No Brasil, desde 2006, o Ministério da Saúde desenvolve o Programa Nacional de Telessaúde,[61] que oferece, às equipes de Atenção Básica, teleconsultoria a distância, por meio de atividades de teleassistência e tele-educação, utilizando tecnologias de informação e comunicação, de modo a promover maior equidade no acesso aos serviços e ações de saúde.[61] Na Portaria nº 2.546, de 27 de outubro de 2011, o Ministério da Saúde redefine e amplia o Programa Telessaúde Brasil, passando a ser denominado Programa Nacional Telessaúde Brasil Redes.[62] No HRAC-USP, em particular, são desenvolvidos programas articulados entre a Telessaúde na área de Fonoaudiologia, Odontologia e Serviço Social.

Trabalhos científicos destacam a contribuição da Telessaúde e Tele-educação nas práticas de saúde, como o estudo de Picolini *et al.* (2013),[63] no qual as autoras elaboraram um ambiente virtual de aprendizagem sobre Síndromes Genéticas, que foi aplicado na metodologia do Jovem Doutor, abarcando alunos do ensino fundamental. Os resultados obtidos demonstraram ser a Telessaúde uma estratégia eficiente a ser utilizada na oferta de serviços de saúde, em diferentes contextos. Os autores destacaram que a expansão da Telessaúde ocorre por meio de projetos que envolvem a Tele-educação.

Para Blasca *et al.* (2010),[64] a Tele-educação deve ser considerada mais do que um aglomerado de informações e tecnologias, uma vez que promove, por meio da reunião de tecnologias, a eficiência educacional. Isto foi confirmado por Corrêa *et al.* (2015)[65] ao avaliarem positivamente um programa interdisciplinar proposto a alunos de nível secundário, envolvendo a tele-educação e promoção em saúde em fissura labiopalatina. Após análise dos testes realizados antes e após o contato com o material de informação sobre a fissura, foi verificada mudança significativa nas respostas dadas pelos participantes do programa, o que reforçou a eficiência de programas envolvendo ferramentas educacionais tecnológicas voltadas à saúde.

Verifica-se que as ferramentas que a Telessaúde preconiza para assistência estão presentes nas diversas áreas da saúde e, em estudos nacionais e internacionais, consolidando-se gradativamente, também na área da Terapia Ocupacional.

Para Wakeford et al. (2005),[66] ao discorrerem sobre o posicionamento da *American Occupational Therapy Association* (AOTA) diante da utilização das tecnologias na assistência terapêutica ocupacional, o uso dessa ferramenta, como mais um recurso terapêutico na área, embora ofereça novas oportunidades na prestação de serviços, ainda está se consolidando; no entanto, reconhecem que tem-se mostrado eficaz em diferentes âmbitos, seja no processo de avaliação ou na intervenção, consulta, educação e supervisão de estudantes ou outros profissionais. Os autores ressaltam, ainda, que a eficácia da utilização dessa ferramenta depende das especificidades da aplicação, incluindo tipo e gravidade da deficiência em estudo, efeitos da avaliação, objetivos da intervenção e características da tecnologia utilizada nos locais envolvidos.

Em estudo que propôs um programa de telerreabilitação na terapia ocupacional, Cason (2009)[67] descreveu os resultados de intervenções precoces em crianças com famílias residindo no meio rural, no Estado de Kentucky. A partir das entrevistas realizadas com os pais das crianças, foi possível analisar três aspectos em relação ao programa: os benefícios, os desafios e o custo-benefício. Os resultados foram positivos e indicaram que a telerreabilitação tem potencial para atender às necessidades terapêuticas de crianças que vivem em áreas rurais, ampliando o acesso a informações e procedimentos especializados. A análise dos dados permitiu, ainda, verificar importante redução de custos no tratamento; já entre os desafios, foram mencionadas a identificação e operacionalização dos recursos tecnológicos e a adequação do *setting* terapêutico doméstico. Entretanto, foi sinalizado pelos próprios pais que estes desafios podem ser solucionados mediante treino e utilização dos recursos.

Cason (2012)[68] menciona, em seu estudo, que o uso da telessaúde na TO é voltado a programas que visam ao desenvolvimento de habilidades que incorporem tecnologias assistivas e técnicas adaptadas, criem possibilidades que incentivem rotinas pautadas na promoção em saúde, assim como modificações no trabalho, casa, escola e outros ambientes, tornando-os mais eficientes ao desempenho ocupacional do sujeito envolvido na assistência. A autora ainda menciona que, na população infantil, a terapia ministrada por meio da telessaúde, promove o desenvolvimento de competências comuns à idade e melhora a qualidade de vida de bebês e crianças com atraso no desenvolvimento e deficiências. Quanto à prestação de serviços no ambiente escolar, a autora cita que a TO poderá integrar-se em atividades voltadas ao bem-estar, incluindo estratégias para combater a obesidade e a violência entre as crianças.

Em estudo que teve como objetivo determinar a viabilidade da implementação de jogo, baseado nos princípios da neurorreabilitação, Reifenberg *et al.* (2017),[69] usando tecnologias voltadas à assistência da saúde de crianças com paralisia cerebral, verificaram que a utilização desse recurso pode ser eficaz e motivador no tratamento da deficiência motora e que os recursos tecnológicos adotados, no estudo, oferecem aos participantes possibilidades de mudanças no comprometimento motor e participação nas atividades.

Nessa perspectiva, a Terapia Ocupacional do HRAC-USP, desde 2015, vem desenvolvendo ferramentas educacionais e virtuais, a fim de proporcionar informação e capacitação, de forma agradável e interativa, a pais e profissionais de saúde, quanto ao desenvolvimento da criança com fissura labiopalatina e síndromes associadas.

Como exemplo, Souza *et al.* (2017) elaboraram o "Manual de estimulação do desenvolvimento neuropsicomotor" (Fig. 22-29).[70,71] O manual é constituído de orientações aos familiares, com base nas intervenções realizadas nos atendimentos de *Terapia Ocupacional*. O Manual contém orientações para que, em atividades do dia a dia, seja possível a estimulação do desenvolvimento psicomotor do bebê ao realizar diferentes funções. São apresentadas informações quanto a massagens, manuseios para fortalecimento muscular, posicionamento, mudanças posturais, estimulação dos sentidos do bebê e de atividades da vida diária: como dar banho, trocar roupas e

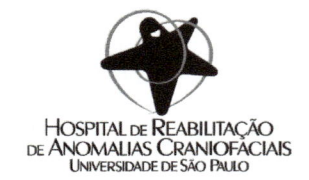

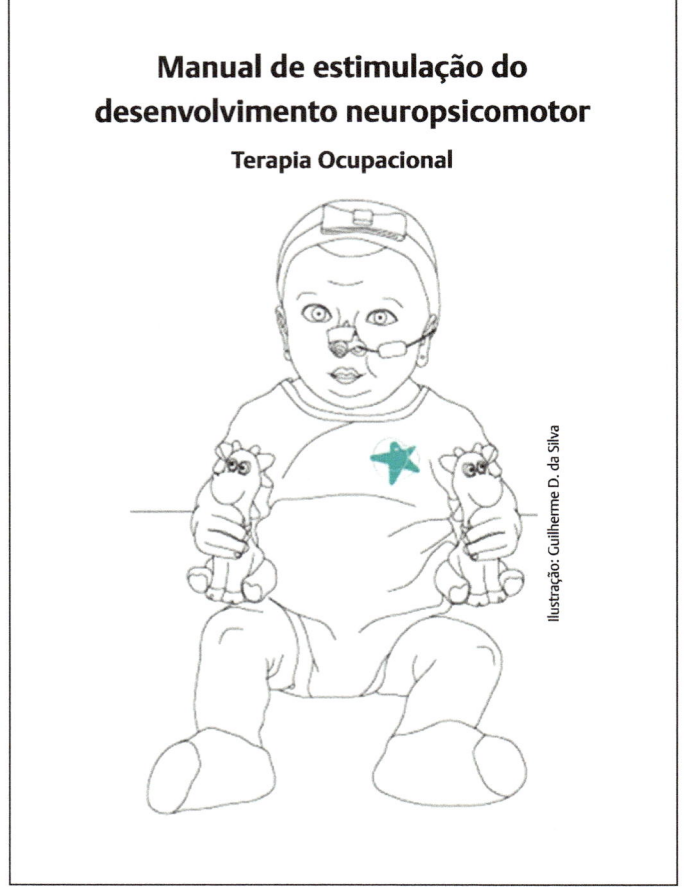

Fig. 22-29. Manual de estimulação do desenvolvimento neuropsicomotor na Terapia Ocupacional.

fraldas, e, brincar. Souza *et al.* (2017),[70] antes de disponibilizarem o material ao público, submeteram o material à avaliação de profissionais na área de terapia ocupacional e desenvolvimento infantil, que o analisaram positivamente quanto ao conteúdo e linguagem utilizada.

Na mesma perspectiva, Silva *et al.* (2016) elaboraram o "Manual de brinquedos e brincadeiras da Terapia Ocupacional" (Fig. 22-30).[72,73] O material foi construído a partir de uma parceria com o Curso de Terapia Ocupacional da Universidade do Sagrado Coração. O manual resultou de um trabalho de conclusão de curso e passou por um processo avaliativo de dez profissionais de terapia ocupacional, com formação e experiência mínima de um ano na área do desenvolvimento infantil. Os profissionais avaliaram o nível e adequação dos conteúdos do manual, em face dos objetivos da pesquisa, como adequação da linguagem, informações, imagens e apresentação geral do manual.

Assim como o primeiro Manual, o segundo foi também avaliado positivamente. Ambos foram considerados complementares aos procedimentos-padrão da terapia ocupacional na assistência das crianças com fissuras labiopalatinas e síndromes associadas, configurando-se como recursos importantes para a assistência na visão dos familiares que os utilizaram, e como um material educativo eficaz.

Sousa *et al.* (2017) criaram e avaliaram um ambiente virtual de aprendizagem sobre o desenvolvimento de crianças com anomalias craniofaciais, usando técnicas de terapia ocupacional.[74,75] O *website* "TO Crescendo" (Fig. 22-31) foi avaliado quanto ao conteúdo e aplicabilidade, por familiares e profissionais do HRAC-USP. A qualidade do *site* foi considerada "adequada", enquanto o conteúdo por faixa etária foi considerado "excelente". Os resultados indicaram, ainda, aumento de acertos quanto ao uso do conteúdo disponibilizado no *site* e os resultados provenientes da ficha de pesquisa motivacional, classificada como "impressionante".

Conclui-se, portanto, que o uso do ambiente virtual na assistência a crianças com fissuras labiopalatinas foi relevante, mostrando-se adequado às finalidades esperadas. Isso indica, portanto, que o desenvolvimento tecnológico pode beneficiar processos terapêuticos e facilitar o acesso a informações específicas, no âmbito da saúde pública.

Considerando o benefício inegável da *Telessaúde*, conforme demonstrado no presente capítulo para a atuação da *Terapia Ocupacional*, vale enfatizar que o recurso necessita ser expandido, de modo a favorecer não só a ciência, como também a oferta de serviços de qualidade à população de portadores de anomalias craniofaciais.

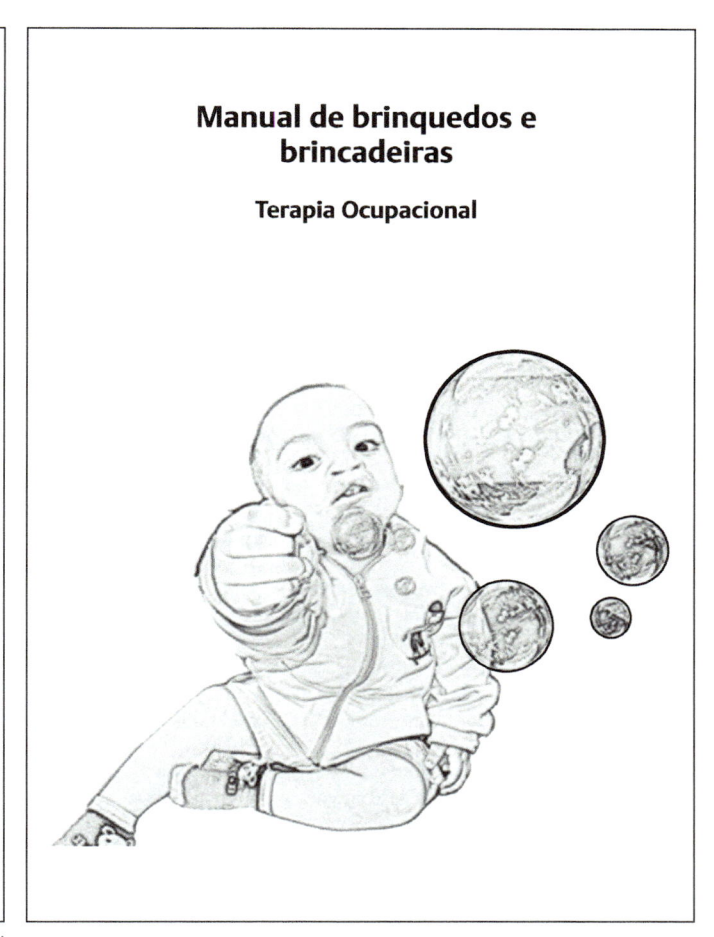

Fig. 22-30. Manual de brinquedos e brincadeiras na Terapia Ocupacional.

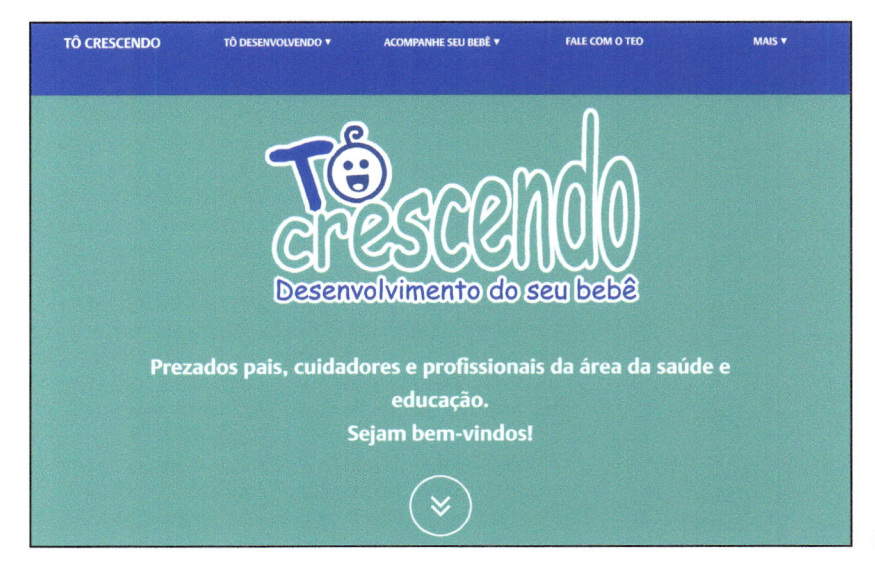

Fig. 22-31. *Website* TO Crescendo.

REFERÊNCIAS BIBLIOGRÁFICAS

1. Conselho Federal de Fisioterapia e Terapia Ocupacional. Resolução nº 371, de 06 de novembro 2009. Dispõe sobre a alteração do artigo 1º da Resolução COFFITO nº 366 [Internet]. D.O.U., Brasília, DF, 30 nov 2009 [citado em 13 ago 2017]; 228(Seção 1):852.
2. Frizzo HCF, Corrêa VAC. Terapia ocupacional em contextos hospitalares: a especialidade, atribuições, competências e fundamentos. REFACS (online). 2018;6:130-9.
3. Conselho Federal de Fisioterapia e Terapia Ocupacional. Resolução nº 429, de 08 de julho de 2013. Reconhece e disciplina a especialidade de Terapia Ocupacional em Contextos Hospitalares, define as áreas de atuação e as competências do terapeuta ocupacional especialista em Contextos Hospitalares e dá outras providências [Internet]. D.O.U., Brasília, DF, 02 set 2013 [citado em 13 ago 2017]; 169(Seção I). Disponível em: https://www.coffito.gov.br/nsite/?p=3191#m ore-3191. Acesso em: 13 de maio de 2021.
4. Hospital de Reabilitação de Anomalias Craniofaciais – Universidade de São Paulo. Bauru, SP. Disponível em: https://hrac.usp.br/institucional/historia/. Acesso em: 26 de agosto de 2022.
5. Almeida AMFL, Chaves SCL. Avaliação da implantação da atenção à pessoa com fissura labiopalatina em um centro de reabilitação brasileiro. Cad Saúde Colet. 2019;27:73-85.
6. Moraes MCAF. A influência das atividades expressivas e recreativas em crianças hospitalizadas com fissura labiopalatina: a visão dos familiares. [Dissertação] Bauru, SP: Hospital de Reabilitação de Anomalias Craniofaciais, Universidade de São Paulo; 2007.
7. Oliveira SSG, Dias MGBB, Roazzi A. O lúdico e suas implicações nas estratégias de regulação das emoções em crianças hospitalizadas. Psicol Reflex Crit. 2003;16:1-13.
8. Carvalho AM, Begnis JG. Brincar em unidades de atendimentos pediátrico: aplicações e perspectivas. Psicologia em Estudo. 2006;11:109-17.
9. Pedrosa AM, Monteito H, Lins K, Pedrosa F, Melo C. Diversão em movimento: um projeto lúdico para crianças hospitalizadas no Serviço de Oncologia Pediátrica do Instituto Materno Infantil Prof. Fernando Figueira, IMIP. Rev Bras Saúde Matern Infant. 2007;7:99-106.
10. Sousa LC, De Vitta A, Lima JM, De Vitta FCF. The act of playing within the hospital context in the vision of the accompanying persons of the hospitalized children. J Hum Growth Dev. 2015;25:41-9.
11. Moraes MCAF, Buffa MJMB, Motti TFG. As atividades expressivas e recreativas em crianças com fissura labiopalatina hospitalizadas: visão dos familiares. Rev Bras Ed Esp. 2009;15:453-70.
12. Fontes CMB, Mondini CCSD, Moraes MCAF, Bachega MI, Maximino NP. Utilização do brinquedo terapêutico na assistência à criança hospitalizada. Rev Bras Ed Esp. 2010;16:95-106.
13. Lopes FPS, Nascimento JGC, Cartaxo LS. A influência da recreação terapêutica frente a recuperação da criança hospitalizada. Rev UFG. 2018;24:426-37.
14. Bortolote GS, Brêtas JRS. O ambiente estimulador ao desenvolvimento da criança hospitalizada. Rev Esc Enferm USP. 2008;42:422-9.
15. Bülow DM, Rebello MG, França IY, Pereira RF, Silvares EFM. Avaliação do desenvolvimento infantil em enfermaria pediátrica de um hospital universitário. Contextos Clínicos. 2012;5:74-9.
16. Bazzan JS, Milbrath VM, Gabatz RIB, Cordeiro FR, Freitag VL, Schwartz E. O processo de adaptação familiar à hospitalização infantil em Unidade de Terapia Intensiva. Rev Esc Enferm USP. 2020;54:e03614.
17. Molina RCM, Higarashi IH, Marcon SS. Importância atribuída à rede de suporte social por mães com filhos em unidade intensiva. Esc Anna Nery. 2014;18:60-67.
18. Hockenberry MJ, Wilson D. Fundamentos de Enfermagem pediátrica. Rio de Janeiro: Guanabara Koogan; 2011.
19. Silva PF, Santos CCG, Filipini SM. A influência das brincadeiras na recuperação de crianças hospitalizadas: uma revisão de literatura. Apresentado no XV Encontro Latino Americano de Iniciação Científica e XI Encontro Latino Americano de Pós-Graduação da Universidade do Vale do Paraíba; 2011; São José dos Campos, São Paulo.
20. World Health Organization. The world health report 2002 - Reducing risks, promoting healthy life. Geneva: World Health Organization; 2002.
21. Pádua AF, Souza LR. Do outro lado do espelho: a história de vida de pacientes do Hospital de Reabilitação de Anomalias Craniofaciais da Universidade de São Paulo (Centrinho). [Monografia] Bauru: Universidade Estadual Paulista, Faculdade de Arquitetura, Artes e Comunicação. 2014.
22. Gesteira ECR, Franco ECD, Braga PP, Criscuolo MBR, Oliveira JS. Contos infantojuvenis: uma prática lúdica de humanização para crianças hospitalizadas. Rev Enferm UFSM. 2014;4:575-83.
23. De Carlo MMRP, Kudo AM. Terapia ocupacional em contextos hospitalares e cuidados paliativos. 1. ed. São Paulo: Editora Payá. 2018.
24. Hagedorn R. Ferramentas para a prática em terapia ocupacional: uma abordagem estruturada aos conhecimentos e processos centrais. São Paulo: Editora Roca. 2007.
25. Hagedorn R. Fundamentos para a prática em terapia ocupacional. São Paulo: Editora Roca. 2003.
26. Pedretti LW, Early MB. Terapia ocupacional-capacidades práticas para as disfunções físicas. São Paulo: Editora Roca. 2005.
27. Fontes CMB, Sá FM, Mondini CCSD, Moraes MCAF. O brinquedo terapêutico e o preparo da criança para a cirurgia de correção da fissura labiopalatina. Rev Enferm. UFPE online. 2013;7:4681-8.
28. Moraes MCAF. Contribuições das atividades expressivas e recreativas durante a hospitalização da pessoa com fissura labiopalatina. [Tese] Hospital de Reabilitação de Anomalias Craniofaciais, Universidade de São Paulo; 2012.
29. UNICEF. Early Childhood Development: the key to a full and productive life. 2022. Disponível em: https://www.unicef.org/early-childhood-development. Acesso em: 29 de agosto de 2022.
30. Raghupathy MK, Rao BK, Nayak SR, Spittle AJ, Parsekar SS. Effect of family-centered care interventions on motor and neurobehavior development of very preterm infants: a protocol for systematic review. Syst Rev. 2021;10:1-8.
31. O'Connell LK, Yogman MW. Healthcare In: Benson JB (Ed.). Encyclopedia of infant and early childhood development. Amsterdã: Elsevier. 2020. p. 66-80.
32. Giachetta L, Nicolau CM, Costa APBM, Zuana AD. Influência do tempo de hospitalização sobre o desenvolvimento neuromotor de recém-nascidos pré-termo. Fisioter Pesq. 2010;17:24-9.
33. Adolph KE, Franchak JM. The development of motor behavior. Wiley Interdiscip Rev Cogn Sci. 2017;8:10.1002/wcs.1430.
34. Carvalho APB, Tavano LD. Avaliação dos pais diante do nascimento e tratamento dos filhos portadores de fissura labiopalatal, no Hospital de Reabilitação de Anomalias Craniofaciais da Universidade de São Paulo-Bauru. Pediatr Mod. 2000;36:842-7.
35. Cavalheiro MG, Lamônica DAC, Hage SRV, Maximino LP. Child development skills and language in toddlers with cleft lip and palate. Int J Pediatr Otorhinolaryngol. 2019;116:18-21.
36. Roberts RM, Mathias JL, Wheaton P. Cognitive functioning in children and adults with nonsyndromal fissura labial e / ou palatina: a meta-analysis. J Pediatr Psychol. 2012;37:786-97.
37. Marques IL, Sousa TV, Carneiro AF, Peres SP, Barbieri MA, Bettiol H. Robin sequence: a single treatment protocol. J Pediatr. 2005;81:14-22.
38. Salmen ICDM, Marques IL. In situ and home care nasopharyngeal intubation improves respiratory condition and prevents surgical procedures in early infancy of severe cases of Robin Sequence. Biomed Res Int. 2015;2015:1-7.

39. Alencar TRR, Marques IL, Bertucci A, Prado-Oliveira R. Neurological development of children with isolated robin sequence treated with nasopharyngeal intubation in early infancy. Cleft Palate Craniofac J. 2017;54:256-61.
40. Cohen SM, Greathouse ST, Rabbani CC, O'Neil J, Kardatzke MA, Hall TE, et al. Robin sequence: what the multidisciplinary approach can do. J Multidiscip Healthc. 2017;27:121-32.
41. Marques IL, Prado-Oliveira R, Leirião VHV, Jorge JC, Souza L. Clinical and fiberoptic endoscopic evaluation of swallowing in Robin sequence treated with nasopharyngeal intubation: the importance of feeding facilitating techniques. Cleft Palate Craniofac J. 2010;47:523-9.
42. Demoro CCS, Fontes CMB, Trettene AS, Cianciarullo TI, Lazarini IM. Applicability of Orem: training of caregiver of infant with Robin Sequence. Rev Bras Enferm. 2018;71(suppl 3):1469-73.
43. Bukvic LS. Habilidades do desenvolvimento de crianças com sequência de Robin isolada tratadas exclusivamente com intubação nasofaríngea. [Dissertação] Bauru, SP: Hospital de Reabilitação de Anomalias Craniofaciais, Universidade de São Paulo. 2018.
44. Frankenburg WK, Dodds J, Archer P, Shapiro H, Bresnick B. The Denver II: A major revision and restandardization of the Denver Developmental Screening Test. Pediatrics. 1992:89:91-7.
45. Darrah J, Piper M, Watt MJ. Assessment of gross motor skills of at-risk infants: predictive validity of the Alberta Infant Motor Scale. Dev Med Child Neurol.1998;40:485-91.
46. Pin TW, De Valle K, Eldridge B, Galea MP. Clinimetric properties of the alberta infant motor scale in infants born preterm. Pediatr Phys Ther. 2010;22:278-86.
47. Saccani R, Valentini ND. Análise do desenvolvimento motor de crianças de zero a 18 meses de idade: representatividade dos itens da Alberta Infant Motor Scale por faixa etária e postura. Rev Bras Cresc Desenv Hum. 2010;20:711-22.
48. Panceri C, Pereira KRG, Valentini NC. A intervenção motora como fator de prevenção de atrasos no desenvolvimento motor e cognitivo de bebês durante o período de internação hospitalar. Cad Bras Ter Ocup. 2017;25:469-79.
49. Agnelli LB, Toyoda CY. Estudo de materiais para a confecção de órteses e sua utilização prática por terapeutas ocupacionais no Brasil. Cadernos de Terapia Ocupacional da UFSCar. 2003;11:83-94.
50. Mohammad K, Kavyani M, Mohammad A, Ebrahini M. Thermoplastic sheet for orthoses, a review of literature. EC Orthopaedics. 2017;5:189-93.
51. Leboyer F. Shantala: uma arte tradicional de massagem para bebês. 5. ed. São Paulo: Ground. 1995.
52. Gomes AG, Piccinini C, Prado LC. Psicoterapia pais-bebê no contexto de malformação do bebê: repercussões no olhar da mãe acerca do desenvolvimento do bebê. Rev Psiquiatr RS. 2009;31:95-104.
53. Victor JF, Moreira TMM. Integrando a família no cuidado de seus bebês: ensinando a aplicação da massagem Shantala. Acta Scientiarum. Health Sciences. 2004;26:35-9.
54. Pados BF, McGlothen-Bell K. Benefits of infant massage for infants and parents in the NICU. Nurs Women Health. 2019;23:265-71.
55. World Health Organization. Global Observatory for eHealth. Telemedicine: opportunities and developments in Member States: report on the second global survey on eHealth. Geneva: World Health Organization. 2010.
56. Wen CL. Conselho Brasileiro de Telemedicina e Telessaúde (CBTms 2006-2013). J Health Inform. 2013;5:I-II.
57. Gundim RS. Gestão dos fatores determinantes para sustentabilidade de Centros de Telemedicina. [Tese] São Paulo, SP: Faculdade de Medicina, Universidade de São Paulo. 2009.
58. Blasca WQ, Campos K, Picolini MM, Silva ASC, Maximino LP. A teleducação como estratégia para educação em saúde. In: Muñoz PA (Ed.). Educación a Distancia: actores y experiências - CREAD 20 años impulsando la educación a distancia (1990-2010). Ecuador: Editorial de la UTPL. 2010. p. 509-27.
59. Soirefmann M, Boza JC, Comparin C, Cestari TF, Wen CL. Cybertutor: um objeto de ensino na Dermatologia. An Bras Dermatol. 2010;85:400-2.
60. Wen CL. Telemedicina e telessaúde - um panorama no Brasil. Rev Inform Públ. 2008;10:7-15.
61. Brasil. Ministério da Saúde. Telessaúde Brasil Redes. 2015. Disponível em: http://www.telessaudebrasil.org.br/. Acesso em: 14 de maio de 2021.
62. Brasil. Ministério da Saúde. Portaria nº 2.546 de 27 de outubro de 2011. Redefine e amplia o Programa Telessaúde Brasil, que passa a ser denominado Programa Nacional Telessaúde Brasil Redes (Telessaúde Brasil Redes). 2011. Disponível em: http://bvsms.saude.gov.br/bvs/saudelegis/gm/2011/prt2546_27_10_2011.html. Acesso em: 14 de maio de 2021.
63. Picolini MM, Blasca WQ, Richieri-Costa A, Maximino LP. A Elaboração de um ambiente virtual de aprendizagem em síndromes genéticas. Rev CEFAC. 2013;15:382-90.
64. Blasca WQ, Maximino LP, Galdino DG, Campos K, Picolini MM. Novas tecnologias educacionais no ensino da audiologia. Rev CEFAC. 2010;12:1017-24.
65. Corrêa CC, Freire T, Zabeu JS, Martins A, Ferreira R, Francisiconi PAS, et al. Teleducation about cleft lip and palate: an interdisciplinary approach in the promotion of health. Int Arch Otorhinolaryngol. 2015;19:106-11.
66. Wakeford L, Wittman PP, White MW, Schmeler MR. Telerehabilitation position paper. Am J Occup Ther. 2005;59:656-60.
67. Cason J. A pilot telerehabilitation program: delivering early intervention services to rural families. Int J Telerehabil. 2009;1:29-38.
68. Cason J. Telehealth opportunities in occupational therapy through the Affordable Care Act. Am J Occup Ther. 2012;66:131-6.
69. Reifenberg G, Gabrosek G, Tanner K, Harpster K, Proffitt R, Persch A. Feasibility of pediatric game-based neurorehabilitation using telehealth technologies: a case report. Am J Occup Ther. 2017;71:1-8.
70. Souza CD, Gonçalves IC, Bráz GM, Sousa LC, Buffa MJ, Moraes MC, et al. Elaboração e avaliação de manual educativo sobre estimulação neuropsicomotora: estratégia de conhecimento para pais e/ou cuidadores de crianças com fissuras labiopalatinas e/ou síndromes associadas. Salusvita. 2017;36:983-98.
71. Manual de estimulação do desenvolvimento neuropsicomotor: Terapia Ocupacional. Hospital de Reabilitação e Anomalias Craniofaciais, Universidade de São Paulo, Bauru-SP. Seção: Manuais e orientações. Disponível em: https://hrac.usp.br/saude/manuais-e-orientacoes/. Acesso em: 26 de agosto de 2022.
72. Silva MCA, Sousa LC, Moraes MCF. Crianças com fissuras labiopalatinas: Manual de orientação de brinquedos e brincadeiras na prática terapêutica ocupacional. [Monografia] Bauru: Universidade Sagrado Coração. 2016.
73. Manual de brinquedos e brincadeiras: Terapia Ocupacional. Hospital de Reabilitação e Anomalias Craniofaciais, Universidade de São Paulo, Bauru-SP. Seção: Manuais e orientações. Disponível em: https://hrac.usp.br/saude/manuais-e-orientacoes/. Acesso em: 26 de agosto de 2022.
74. Sousa LC, Moraes MC, Souza CD, Silva H, Silva EG, Reis LC, et al. Ambiente virtual de aprendizagem: contribuições da terapia ocupacional a pais e familiares na assistência de crianças com anomalias craniofaciais. Cad Bras Ter Ocup. 2017;25:255-66.
75. Sousa LC. Teleducação e desenvolvimento infantil: contribuições do profissional da saúde a pais e equipe. [Tese] Hospital de Reabilitação de Anomalias Craniofaciais, Universidade de São Paulo. 2017.

ÍNDICE REMISSIVO

Entradas acompanhadas por um *f* ou *q* em itálico indicam figuras e quadros, respectivamente.

A

Abordagem da Reabilitação
  centrada na família, 493-505
    perspectiva do terapeuta ocupacional, 493-505
      assistência às crianças, 498
        com FLP, 498
        com síndromes na internação, 498
      recreação, 494
        brincar terapêutico, 494
        brinquedoteca, 496
        sala de espera cirúrgica, 498
      TO, 493
        no contexto hospitalar, 493
        no HRAC-USP, 493
Abreviatura(s)
  para determinação, 17*q*
    dos tipos de fissuras, 17*q*
      pelo *Cleft Palate-Craniofacial Journal*, 17*q*
Adolescência
  repercussão na, 479
    psicossocial, 479
      da FLP, 479
Agenesia
  dentária, 148
    do incisivo lateral, 148*f*
      superior, 148*f*
        decíduo, 148*f*
        permanente, 148*f*
Aleitamento
  materno, 110, 111*f*
    da criança com FLP, 110, 111*f*
Alimentação
  da criança com FLP, 113
    no pós-operatório, 113
      alimentos complementares, 114*q*
        introdução de, 114*q*
      balanceada, 114*q*
        sugestões para, 114*q*
      bicos, 113
      carências nutricionais, 115
      complementar, 113
      fórmulas infantis, 113
      mamadeiras, 113
      esquema de, 114*q*
Alimento(s)
  complementares, 114*q*
    introdução de, 114*q*
      no pós-operatório da FLP, 114*q*

Alongamento
  de columela, 184
    procedimentos cirúrgicos, 185*f*
Alteração(ões)
  dentárias, 146
    em crianças com FLP, 146
  morfológicas, 225*q*, 227*q*
    nasais, 225*q*, 227*q*
      nos indivíduos com fissuras, 225*q*, 227*q*
        bilaterais, 227q
        unilaterais, 225q
AMERICLEFT
  projeto, 99
    índice Goslon, 99*f*, 102*f*
      média do, 102*f*
      para FTIU, 99*f*
Analgesia
  no tratamento odontológico, 158
    da criança com FLP, 158
      inalatória, 159
        com N2O/O2, 159
Anatomofisiologia
  nasal, 223
    aplicada às FLP, 223
Anestesia
  no tratamento odontológico, 152, 153*f*, 158, 162
    da criança com FLP, 152, 153*f*, 158, 162
      geral, 158, 162
      local, 152, 153*f*
        na área da fissura, 152, 153f
Anomalia(s)
  dentárias, 148
    de forma, 150
    de número, 148
      agenesia dentária, 148
      dentes supranumerários, 149
    de posição, 151
    estruturais, 149
  relacionadas a FLP, 127-141
    CS, 138
    na SVCF, 135
      da cavidade oral, 135
      do palato, 135
    SR, 127
      classificação, 128
      definição, 127
      etiopatogenia, 128
      fisiopatologia, 129

histórico, 127
manifestações clínicas, 131
morbidade, 131
mortalidade, 131
terminologia, 127
tratamento, 132
STC, 135
achados, 135
auriculares, 136
na mandíbula, 136
na maxila, 136
no malar, 136
oculares, 135
outros, 137
periorbitários, 135
características clínicas, 135
definição, 135
diagnóstico, 137
genética, 135
histórico, 135
manifestações clínicas, 137
patogênese, 135
tratamento, 137
Anomalia(s) Craniofacial(is)
avaliação nas, 230
anatômica, 230
rinometria acústica, 233
funcional, 230
AOS (Apneia Obstrutiva do Sono), 437
caracterização clínica da, 438
avaliação endoscópica, 441
das vias aéreas superiores, 441
exame físico, 441
fenótipos da, 442
questionário para rastreamento, 440, 441*q*
em adultos, 440
em crianças, 440
repercussões sistêmicas da, 442
tratamentos da, 443
cirurgia ortognática, 444
cirúrgico-odontológico, 444
cirúrgicos, 448
sobre partes moles, 448
clínico, 443
CPAP, 443
medidas comportamentais, 443
nas anomalias craniofaciais, 443
próteses intraorais, 443
oromiofuncional, 448
vias aéreas superiores e, 448
com FLP, 448
Apert
síndrome de, 139
características clínicas, 139
epidemiologia, 139
genética, 139
manifestações clínicas, 140
tratamento, 140
Aprendizagem
cognição e, 481
reabilitação, 481
dificuldades, 481
transtornos, 481
Arco(s)
dentário, 41*f*, 316, 301*f*
superior, 41*f*, 301*f*
caracterização morfológica do, 316

na FTIU, 316
comportamento do, 301*f*
contorno do, 41*f*
maxilares, 80*f*
primeiros meses de vida, 80*f*
ARV (Audiometria de Reforço Visual), 427*f*
Aspecto(s) Clínico(s)
da FLP, 127-141
anomalias relacionadas, 127-141
CS, 138
SR, 127
STC, 135
síndromes relacionadas, 127-141
de Apert, 139
de Crouzon, 138
SD22Q11, 133
SS, 132
SVCF, 133
Aspecto(s) da Reabilitação
cognitivos, 473-486
aprendizagem, 481
dificuldades de, 481
transtornos de, 481
avaliação neuropsicológica, 481
cognição, 481
neuropsicológica, 483
processo, 483
estratégias sociais, 483
psicossociais, 473-486
impacto das FLP, 473
enfrentamento, 473
repercussões, 478
nas fases do desenvolvimento, 478
Aspecto(s) Morfológico(s), 11-105
crescimento craniofacial, 39-102
fissuras orofaciais, 13-34
embriologia craniofacial das, 13-34
morfologia das, 13-34
Aspecto(s) Pediátrico(s), 107-169
FLP, 109-122, 127-141
aspectos clínicos, 127-141
das síndromes relacionadas, 127-141
crianças com, 109-122
aspectos clínicos das, 109-122
manejo das, 109-122
protocolos odontopediátricos, 145-167
Aspecto(s) Rinológico(s)
dos indivíduos com FLP, 223-241
anatomofisiologia nasal aplicada, 223
avaliação nas anomalias craniofaciais, 230
anatômica, 230
clínica otorrinolaringológica, 231*f*
funcional, 230
imagens 3D, 238
rinomanometria, 235
rinometria acústica, 233
tomografia computadorizada, 238
deformidades nasais, 224, 226*f*, 227, 228*f*
bilaterais, 227, 228*f*
unilaterais, 224, 226*f*
obstrução nasal, 229
rinosseptoplastia, 240
ASTM (Área de Secção Transversa Nasal Mínima)
valores normativos, 238*q*
Audiometria
tonal, 426*f*
condicionada, 427*f*

liminar, 426f
Avaliação
  clínica, 199, 231f
    da cavidade oral, 199
    otorrinolaringológica, 231f
      rotina de, 231f
  instrumental, 199, 380
    da DVF, 380
      nasofaringoscopia, 380
      nasometria, 386
      rinomanometria, 388
      técnica fluxo-pressão, 388
      videofluoroscopia, 382
    pela nasofaringoscopia, 199
      com endoscópio flexível, 199
  da fala, 369
    perceptivo-auditiva, 376
      novas abordagens, 377
        amostras de fala, 378
        calibração do ouvinte, 378
        estratégias de elicitação, 378
        instrumento de classificação, 379
        recursos tecnológicos, 378
        tipos de escala, 378
        transcrição fonética, 379
        treinamento do ouvinte, 378
    protocolo para, 369
      de rotina, 369
      perceptivo-auditiva, 370f-375f
  da FLP, 109
    inicial, 109
  neuropsicológica, 481
    na reabilitação, 481
  orofacial, 380
    miofuncional, 380
Avanço(s)
  maxilares, 290
    na FLP, 290
      considerações clínicas, 290

B

Bandeleta
  de Simonart, 30
Bulbo Faríngeo
  modelagem do, 419f
  obturador faríngeo e, 419
  redução do, 422
    programa de, 422

C

Caracterização
  facial, 318
    da FTIB, 318
    da FTIU, 318
  morfológica, 316, 318
    na FTIU, 316, 318
      da arcada dentária superior, 318
      do arco dentário superior, 316
Cárie Dentária
  fatores de risco, 145
  orientações preventivas, 145
  presença de, 145f
    e cavidades não tratadas, 145f
    por higiene inadequada, 146f
Cavidade Nasal
  imagens 3D da, 238
  tomografia computadorizada da, 238
Cavidade Oral
  anomalias da, 135
    na SVCF, 135
  avaliação da, 199
    clínica, 199
Célula(s)
  da crista neural, 13f
    migração de, 13f
      orientação de, 13f
Cirurgia(s)
  da fissura, 176, 179
    de lábio, 176, 179
      bilateral, 179
      unilateral, 176
        de reparo, 177
  ortognática, 259-296
    no indivíduo com FLP, 260, 277, 278
      comprometimento vascular da maxila, 282
      considerações estéticas na, 291
      controle da recidiva após, 285
      desafios clínicos na, 282
      fatores de risco na, 282q
      grandes avanços maxilares, 290
        considerações clínicas sobre, 290
      manejo das vias aéreas, 291
      osteotomias maxilomandibulares, 278
      planejamento da, 277
      princípios técnicos em, 279
      risco de IVF, 291
      segmentações maxilares na, 286
      sequência cirúrgica, 280
      tratamento ortodôntico-cirúrgico, 260
  primárias, 171-298
    complicações, 189
    EOA, 243-257
    indivíduos com FLP, 223-241
      aspectos rinológicos, 223-241
    palatoplastia, 173-189
    queiloplastia, 173-189
  secundárias, 171-298
    EOA, 243-257
    faringoplastia, 193-219
    veloplastia, 193-219
Cirurgia(s) Plástica(s)
  primárias, 40
    na morfologia facial, 40
      legado paradoxal das, 40
Cleft Palate-Craniofacial Journal
  determinação pelo, 17q
    dos tipos de fissuras, 17q
      abreviaturas, 17q
Codificação
  genética, 39
    fatores ambientais, 39
      quando ameaçam a, 39
Cognição
  e aprendizagem, 481
    reabilitação, 481
      dificuldades, 481
      transtornos, 481
Columela
  alongamento de, 184
    procedimentos cirúrgicos, 185f
  nasal, 184f
    anatomia morfológica da, 184f
      normal, 184f

Como Alimentar
  a criança com FLP, 110
    aleitamento materno, 110, 111*f*
Comprometimento
  vascular, 282
    da maxila, 282
      com fissura, 282
Configuração
  facial, 39
    determinismo genético na, 39
Conforto
  cuidados de, 109
    na criança com FLP, 109
Consideração(ões) Estética(s)
  na cirurgia ortognática, 291
    na FLP, 291
      adequação do perfil, 291
      alterações anatômicas, 292
        da linha do sorriso, 292
        do lábio superior, 292
        do nariz, 294
      altura facial, 291
      análise do sorriso, 291
      controle pós-operatório, 295
      determinação da linha média dentária, 294
        em relação à face, 294
      ortodontia pós-cirúrgica, 296
      relação interlabial, 294
Contexto
  do enfrentamento, 473
    do impacto das FLP, 473
      escolar, 475
      familiar, 473
      profissional, 476
Contorno
  do arco dentário, 41*f*
    superior, 41*f*
Convexidade Facial
  grau de, 82*f*
    avaliação, 82*f*
      escores para, 82*f*
Crescimento
  craniofacial, 39-102
    avaliação dos resultados, 97, 101
      do tratamento da FLP a longo prazo, 97
      reflexões sobre estudos de, 101
    codificação genética, 39
      fatores ambientais e, 39
    configuração facial, 39
      determinismo genético na, 39
    morfologia facial, 40
      cirurgias plásticas primárias na, 40
        legado paradoxal das, 40
    na FTIB, 83
    na FTIU, 51
    nas fissuras, 41, 46
      pós-forame incisivo, 46
      pré-forame incisivo, 41
    telerradiografia de, 44*f*, 49*f*
      pós-enxerto, 44*f*
      pré-enxerto, 44*f*
  físico, 116
    nas crianças com FLP, 116
      da estatura, 117*f*, 119*f*
      do peso, 117*f*, 118*f*
  periapicais, 44*f*
    telerradiografia de, 44*f*
      pós-enxerto, 44*f*
      pré-enxerto, 44*f*
Criança(s)
  com FLP, 109-122, 152
    aspectos clínicos das, 109-122
      avaliação inicial, 109
      crescimento físico, 116, 117*f*-119*f*
      impacto visual, 109
      infecções, 115, 116*q*
      sequência de Robin, 120
        problemas associados, 120
    manejo das, 109-122
      alimentação, 113
        alimentos complementares, 114q
        esquema de, 114q
        no pós-operatório, 113
        sugestões para, 114q
      como alimentar, 110
        aleitamento materno, 110
      cuidados, 109, 112
        de conforto, 109
        de higiene, 109
        pós-operatórios, 112
    protocolo de tratamento nas, 152
      analgesia no, 158
      anestesia geral no, 158
      área da fissura, 152, 153*f*
        anestesia local na, 152, 153f
        exodontia na, 155
      cirurgias reabilitadoras, 157
        preparo prévio, 157
      moldagem em bebês, 152
      placa de vedamento, 156
        confecção de, 156
      uso de isolamento absoluto, 154*f*
Crista Neural
  células da, 13*f*
    migração de, 13*f*
    orientação de, 13*f*
Crouzon
  síndrome de, 138
    FLP e, 138
      características clínicas, 138
      epidemiologia, 138
      genética, 138
      tratamento, 139
CS (Craniossinostoses Sindrômicas)
  FLP e, 138
CSAG (*Clinical Standard Advisory Group*)
  projeto, 98
Cuidado(s)
  da criança com FLP, 109
    de conforto, 109
    de higiene, 109
    pós-operatórios, 112

D

Dedo(s)
  sindactilia dos, 134*f*, 140*f*
    síndrome de Apert e, 140*f*
    SVCF e, 134*f*
Deformidade(s)
  nasais, 224, 226*f*, 227, 228*f*
    nas FLP, 224, 226*f*, 227, 228*f*
      bilaterais, 227, 228*f*
      unilaterais, 224, 226*f*
Dentadura(s)

decídua, 147
  alterações, 147
  características, 147
  dentes, 147
    natais, 147
    neonatais, 147
  irrupção, 147
    cronologia, 147
    ectópica, 147
    sequência de, 147
  particularidades, 147
mista, 147
  alterações, 147
  características, 147
  particularidades, 147
permanente, 82q
  padrão facial na, 82q
    escores por Ozawa et al., 82q
Dente(s)
  decíduos, 147f, 150f
    atraso de irrupção dos, 147f
      do segmento menor, 147f
    defeitos estruturais em, 150f
      de esmalte, 150f
    supranumerários, 151f
    em X, 151f
  natais, 147
  neonatais, 147
    irrompido, 147f
  permanentes, 150f
    defeitos estruturais em, 150f
      de esmalte, 150f
    supranumerários, 149
      presença de, 149f
Desconforto
  respiratório, 120
    por obstrução alta, 120
    SR e, 120
Desenvolvimento
  em humanos, 14f
    do lábio, 14f
    do palato, 14f
  motor, 464q, 465f
    manual de, 465f
    típico, 464q
    marcos do, 464q
Desordem(ns)
  esqueléticas, 301-328
    intervenções ortodônticas, 301-328
  oclusais, 301-328
    intervenções ortodônticas, 301-328
Determinismo
  genético, 39
    na configuração facial, 39
Diagnóstico
  e intervenções clínicas, 299-489
    multi e interdisciplinares, 299-489
      aspectos da reabilitação, 473-486
        cognitivos, 473-486
        psicossociais, 473-486
      da DVF, 367-391
        instrumental, 367-391
        perceptivo-auditivo, 367-391
      desordens, 301-328
        esqueléticas, 301-328
        oclusais, 301-328
      distúrbios da audição, 423-430

diagnóstico, 423-430
manejo, 423-430
distúrbios da fala, 395-410
  intervenção fonoaudiológica, 395-410
DRS, 433-456
  tratamento, 433-456
DVF, 413-422
  tratamento protético, 413-422
fisioterapêutica, 461-469
implantes osseointegrados, 331-347
  e FLP, 331-347
reabilitação oral, 349-363
Diagrama
  do desenvolvimento, 14f
    em humanos, 14f
      do lábio, 14f
      do palato, 14f
Disfagia
  SR e, 122
Displasia
  ectodérmica, 362
    na reabilitação oral, 362
Distúrbio(s) da Audição
  condições sindrômicas, 425
    alterações nas, 425
  diagnóstico, 423-430
  fissura do palato, 423
    alterações associadas à, 423
      audiológicas, 423
      otológicas, 423
  intervenção, 428
  malformações craniofaciais, 425
    complexas, 425
      alterações, 425
  manejo, 423-430
  protocolo de avaliação, 425
  sistema auditivo, 423
    anatomia do, 423
    fisiologia do, 423
Distúrbio(s) da Fala
  intervenção fonoaudiológica, 395-410
    após palatoplastia primária, 399
      correção dos erros não orais, 401
      funcionamento velofaríngeo, 406
        adequação do, 406
      precoce, 400
    aspecto preventivo, 396
      abordagem com bebês, 396
DRS (Desordens Respiratórias do Sono), 451
  diagnóstico, 433-456
  EEG, 434
    normal, 434
  sono, 433
    alterações fisiológicas pelo, 435
      NREM, 435
      REM, 435
    AOS, 437
      caracterização clínica da, 438
    estágios do, 434
    fases do, 435f
    fisiologia do, 433
    fisiopatologia do, 437
      estado normal, 437
      privação, 437
    padrão do, 435
    relacionadas com, 437
    teorias do, 436

mecanismos neurais e, 436
tratamento, 433-456
DVF (Disfunção Velofaríngea)
  diagnóstico de, 367-391
    instrumental, 367-391
      avaliação, 380
        miofuncional orofacial, 380
      mecanismo velofaríngeo, 367
    perceptivo-auditivo, 367-391
      avaliação da fala, 369, 376
        protocolo de rotina, 369
      características da fala, 368
      novas abordagens, 377
  tratamento protético, 413-422
    princípio da reabilitação, 413
    obturadores faríngeos, 414, 415
    avaliação odontológica, 415
      bulbo faríngeo, 419
      clínica, 415
      contraindicações, 414
      desvantagens, 421
      indicações, 414
      porção, 415, 417
        anterior, 415
        intermediária, 417
        posterior, 419
      vantagens, 421
    programa de redução, 422
      do bulbo faríngeo, 422

E

EEC (*Ectodermal Dysplasia and Clefting Syndrome*)
  na reabilitação oral, 362
Embriologia
  craniofacial, 13-34
    das fissuras orofaciais, 13-34
Enxerto(s)
  ósseos, 331
    para instalação, 331
      de implante, 331
EOA (Enxerto Ósseo Alveolar), 243-257
  arco dentário, 257
    manejo do espaço no, 257
  correção antes do, 94*f*
    da pré-maxila, 94*f*
  época, 243
  impacção do canino, 257
  o futuro, 257
  objetivos do, 243
  reposicionamento associado ao, 92*f*
    de pré-maxila, 92*f*
      cirúrgico, 92*f*
  resultados, 253
    avaliação dos, 253
  sucesso do, 254
    fatores que influenciam, 254
  técnica cirúrgica, 245
    área doadora, 247, 251*f*
    bioengenharia, 247
    morbidade, 247
  terminologia, 243
  tratamento ortodôntico, 244
    pós-enxerto, 244
    pré-enxerto, 244
EOE (Emissões Otoacústicas Evocadas), 427, 408*f*
Esfíncter Velofaríngeo
  aspectos do, 193
    anatômicos, 193
      anatomia básica, 194
        função na fala, 194
      funcionais, 193
    na nasofaringoscopia, 200*f*
Esfincteroplastia
  retalho faríngeo e, 218
    resultados, 218
      análise comparativa, 218
Estrutura(s)
  musculares, 194*f*
    da produção da fala normal, 194*f*
      anatomia das, 194*f*
  para compreensão, 15*f*
    dos tipos de FLP, 15*f*
      da maxila, 15*f*
      do forame incisivo, 15*f*
EUROCLEFT
  projeto, 97
    índice Goslon, 98*f*, 102*f*
      média do, 102*f*
      para FTIU, 98*f*

F

Fala
  avaliação da, 369
    perceptivo-auditiva, 376
      novas abordagens, 377
        amostras de fala, 378
        calibração do ouvinte, 378
        estratégias de elicitação, 378
        instrumento de classificação, 379
        recursos tecnológicos, 378
        tipos de escala, 378
        transcrição fonética, 379
        treinamento do ouvinte, 378
    protocolo para, 369
      de rotina, 369
      perceptivo-auditiva, 370*f*-375*f*
  de indivíduos com DVF, 368
    características da, 368
  distúrbios da, 395-410
    intervenção fonoaudiológica, 395-410
      aspecto preventivo, 396
        abordagem com bebês, 396
      após palatoplastia primária, 399
        precoce, 400
        correção dos erros não orais, 401
        funcionamento velofaríngeo, 406
Faringe
  hipodinâmica, 214*f*
Faringoplastia, 193-219
  diagnóstico, 199
    cirúrgico, 199
      nasofaringoscopia, 199
        com endoscópio flexível, 199
    clínico, 199
      avaliação da cavidade oral, 199
  esfíncter velofaríngeo, 193, 200*f*
    aspectos do, 193
      anatômicos, 193
      funcionais, 193
    na nasofaringoscopia, 200*f*
  fechamento velofaríngeo, 198
    mecanismos do, 198
      padrões básicos de, 198*f*
  IVF, 199

etiologia da, 199
  tratamento cirúrgico, 201
    protocolos de, 201
      técnicas cirúrgicas, 208
        análise comparativa, 218
        de Hynes, 215
        retalhos faríngeos, 210
Fator(es)
  na etiologia, 33
    das fissuras não sindrômicas, 33
      ambientais, 33
      genéticos, 33
Fator(es) Ambiental(is)
  quando ameaçam, 39
    a codificação genética, 39
Fechamento
  velofaríngeo, 197*f*, 198, 367*f*
    estruturas, 197*f*
      que interferem, 197*f*
      que participam, 197*f*
    mecanismos do, 198
      padrões básicos de, 198*f*
    padrão de, 368*f*
Fissura(s)
  alveolar, 318
  de lábio, 17
    bilaterais, 20
    e palato, 20
      bilaterais, 21
      medianas, 27
      unilaterais, 21
    medianas, 27
    unilaterais, 18
  de palato, 24, 133*f*
    SS e, 133*f*
  esquema gráfico das, 16*f*
    no lábio superior, 16*f*
    no palato, 16*f*
  maxila com, 282
    comprometimento vascular da, 282
  não sindrômicas, 33
    etiologia das, 33
      fatores na, 33
        ambientais, 33
        genéticos, 33
  pós-forame, 46, 51*f*
    completa, 46*f*
      processo reabilitador, 46*f*
    incisivo, 46
      crescimento facial nas, 46
    incompleta, 51*f*
      não operada, 51*f*
  pré-forame, 41, 43*f*
    incisivo, 41
      crescimento facial nas, 41
    unilateral completa, 43*f*
      processo reabilitador, 43*f*
  raras, 32
    da face, 32
  submucosa, 24
  tipos de, 17*q*, 28
    abreviaturas para determinação dos, 17*q*
      pelo *Cleft Palate-Craniofacial Journal*, 17*q*
    associações de, 28
  transforame, 39*f*, 40*f*, 229*f*
    unilateral, 39*f*, 40*f*, 229*f*
      aspectos em adultos, 40*f*
        dentários, 40f
        faciais, 40f
        sem tratamento prévio, 40*f*
Fissura(s) Orofacial(is)
  embriologia craniofacial das, 13-34
  epidemiologia das, 33
  etiologia das, 33
  morfologia das, 13-34
    caracterização morfológica, 15
    classificação, 15
  reabilitação, 34
    aspectos gerais, 34
FL+ P (Fissura de Lábio Associada à Fissura do Palato), 109
FLI (Fissura de Lábio Isolada), 109
FLP (Fissura Labiopalatina), 497
  aspectos clínicos, 127-141
    das síndromes relacionadas, 127-141
      de Apert, 139
      de Crouzon, 138
      SD22Q11, 133
      SS, 132
      SVCF, 133
    das anomalias relacionadas, 127-141
      CS, 138
      SR, 127
      STC, 135
  bilateral, 181*f*-183*f*
    queiloplastia na, 181*f*-183*f*
  cirurgia ortognática na, 259-296
    comprometimento vascular da maxila, 282
    considerações estéticas na, 291
    controle da recidiva após, 285
    desafios clínicos na, 282
    grandes avanços maxilares, 290
      considerações clínicas sobre, 290
    manejo das vias aéreas, 291
    osteotomias maxilomandibulares, 278
    planejamento da, 277
    princípios técnicos em, 279
    risco de IVF, 291
    segmentações maxilares na, 286
    sequência cirúrgica, 280
    tratamento ortodôntico-cirúrgico, 260
  classificação das, 17*q*
    pelas estruturas acometidas, 17*q*
      modificada por Silva Filho *et al.*, 17*q*
      proposta por Spina *et al.*, 17*q*
  crianças com, 109-122, 498
    aspectos clínicos das, 109-122
      avaliação inicial, 109
      crescimento físico, 116, 117*f*-119*f*
      impacto visual, 109
      infecções, 115, 116*q*
      sequência de Robin, 120
        problemas associados, 120
    assistência às, 498
      quanto ao desenvolvimento, 498
        órteses de posicionamento, 501
      telessaúde, 502
        avanços no uso da, 502
      terapeuta ocupacional, 502
        cuidados prestados pelo, 502
    manejo das, 109-122
      alimentação, 113
        alimentos complementares, 114q
        esquema de, 114q
        no pós-operatório, 113

sugestões para, 114q
como alimentar, 110
aleitamento materno, 110
cuidados, 109, 112
de conforto, 109
de higiene, 109
pós-operatórios, 112
impacto das, 473
enfrentamento, 473
contexto, 473, 475
escolar, 475
familiar, 473
profissional, 476
indivíduos com, 223-241
alterações morfológicas nasais, 225q, 227q
bilaterais, 227q
unilaterais, 225q
aspectos rinológicos dos, 223-241
anatomofisiologia nasal aplicada, 223
avaliação nas anomalias craniofaciais, 230
anatômica, 230
clínica otorrinolaringológica, 231f
funcional, 230
imagens 3D, 238
rinomanometria, 235
rinometria acústica, 233
tomografia computadorizada, 238
deformidades nasais, 224, 226f, 227, 228f
bilaterais, 227, 228f
unilaterais, 224, 226f
obstrução nasal, 229
rinosseptoplastia, 240
SR e, 127-132
classificação, 128
definição, 127
etiopatogenia, 128
fisiopatologia, 129
histórico, 127
manifestações clínicas, 131
morbidade, 131
mortalidade, 131
terminologia, 127
tratamento, 132
tipos de, 15f
estruturas para compreensão dos, 15f
da maxila, 15f
do forame incisivo, 15f
tratamento da, 97
avaliação dos resultados, 97, 101
a longo prazo, 97
reflexões sobre estudos de, 101
unilateral, 177f
queiloplastia, 177f
com rinoplastia, 177f
Fluxo Nasal
registrado, 237f
na respiração nasal, 23f
de repouso, 237f
Fluxo-Pressão
técnica, 388
na DVF, 388
amostra de fala, 389
instrumentação, 388
interpretação dos resultados, 389
limitações, 391
procedimento, 388
vantagens, 391

Forame Incisivo
estruturas do, 15f
para compreensão, 15f
dos tipos de FLP, 15f
Forame
fissuras pós-, 46
completa, 46f
processo reabilitador, 46f
incisivo, 46
crescimento facial, 46
fissuras pré-, 41, 43f
incisivo, 41, 43f
crescimento facial, 41
unilateral completa, 43f
processo reabilitador, 43f
Formação
dos processos faciais, 13f
FPI (Fissura de Palato Isolada), 109, 176f
FTIB (Fissura Transforame Incisivo Bilateral)
amostra de, 95f
índices bilaterais da, 95f
distribuição dos, 95f
caracterização na, 318
facial, 318
morfológica, 318
da arcada dentária superior, 318
crescimento facial na, 83
excessiva retroinclinação da pré-maxila, 93f
correção da, 93f
processo reabilitador de, 84f
compensatório, 84f
finalizado, 91f
ortodôntico finalizado, 87f
ortodôntico-cirúrgico, 88f
pré-cirurgia ortognática, 90f
pré-queiloplastia primária, 84f, 88f
radiografias periapicais, 86f
sem cirurgia ortognática, 84f
sequência clínica, 84f
telerradiografias, 86f
trespasse frequente, 92f
vertical excessivo, 92f
paciente com, 97f
evolução da maxila em, 97f
sagital, 97f
FTIU (Fissura Transforame Incisivo Unilateral)
caracterização na, 316, 318
facial, 318
morfológica, 316
do arco dentário superior, 316
crescimento facial na, 51
indicação na, 260f
de cirurgia ortognática, 260f
índice Goslon para, 101f
processo reabilitador de, 52f
Goslon 1, 52f
compensatório, 52f
fase pré-enxerto, 53f
finalizado, 54f
pós-palatoplastia, 52f
pós-queiloplastia, 52f
pré-cirúrgico, 52f
radiografia panorâmica, 55f
sem cirurgia ortognática, 52f
sequência clínica, 52f
telerradiografia, 55f

    Goslon 2, 55*f*
        compensatório, 55*f*
        fase pré-enxerto, 57*f*
        ortodôntico finalizado, 59*f*
        pós-queiloplastia primária, 55*f*
        pré-cirúrgico, 55*f*
        radiografias periapicais, 58*f*
        sem cirurgia ortognática, 55*f*
        sequência clínica, 55*f*
        telerradiografia, 58*f*
    Goslon 3, 60*f*, 65*f*
        compensatório, 60*f*
        fase pré-enxerto, 62
        finalizado, 64*f*, 68*f*
        ortodôntico-cirúrgico, 65*f*
        pós-queiloplastia primária, 60*f*
        pré-queiloplastia primária, 65*f*
        pré-cirurgia ortognática, 67*f*
        radiografias periapicais, 58*f*
        sem cirurgia ortognática, 60*f*
        sequência clínica, 60*f*, 65*f*
        telerradiografias, 63*f*, 67*f*
    Goslon 4, 69*f*
        finalizado, 73*f*
        ortodôntico-cirúrgico, 69*f*
        pós-queiloplastia primária, 69*f*
        pré-cirurgia ortognática, 71*f*
        pré-enxerto, 70*f*
        radiografias, 72*f*
        sequência clínica, 69*f*
        telerradiografias, 72*f*
    Goslon 5, 74*f*
        finalizado, 79*f*
        ortodôntico-cirúrgico, 74*f*
        pós-queiloplastia primária, 74*f*
        pré-cirurgia ortognática, 77*f*
        sequência clínica, 74*f*
        telerradiografias, 7*f*
Função
    velofaríngea, 379, 389*q*
        classificação da, 379, 389*q*
            critérios para, 389*q*
            novo instrumento de, 379
Funcionalidade
    e participação, 491-505
        abordagem da reabilitação, 493-505
            centrada na família, 493-505
                perspectiva do terapeuta ocupacional, 493-505
Furlow
    técnica de, 205, 206*f*
        descrição da, 206
        resultados da, 207

G

Gestação
    repercussão na, 478
        psicossocial, 478
            da FLP, 478
Goslon
    índice de, 52*f*, 101*f*
        média do, 102*f*
            AMERICLEFT, 102*f*
            EUROCLEFT, 102*f*
            SCANDCLEFT, 102*f*
        modelos representativos do, 52*f*
        para FTIU, 101*f*

    processo reabilitador de FTIU e, 52*f*
        1, 52*f*
            compensatório, 52*f*
            fase pré-enxerto, 53*f*
            finalizado, 54*f*
            pós-palatoplastia, 52*f*
            pós-queiloplastia, 52*f*
            pré-cirúrgico, 52*f*
            radiografia panorâmica, 55*f*
            sem cirurgia ortognática, 52*f*
            sequência clínica, 52*f*
            telerradiografia, 55*f*
        2, 55*f*
            compensatório, 55*f*
            fase pré-enxerto, 57*f*
            ortodôntico finalizado, 59*f*
            pós-queiloplastia primária, 55*f*
            pré-cirúrgico, 55*f*
            radiografias periapicais, 58*f*
            sem cirurgia ortognática, 55*f*
            sequência clínica, 55*f*
            telerradiografia, 58*f*
        3, 60*f*, 65*f*
            compensatório, 60*f*
            fase pré-enxerto, 62
            finalizado, 64*f*, 68*f*
            ortodôntico-cirúrgico, 65*f*
            pós-queiloplastia primária, 60*f*
            pré-queiloplastia primária, 65*f*
            pré-cirurgia ortognática, 67*f*
            radiografias periapicais, 58*f*
            sem cirurgia ortognática, 60*f*
            sequência clínica, 60*f*, 65*f*
            telerradiografias, 63*f*, 67*f*
        4, 69*f*
            finalizado, 73*f*
            ortodôntico-cirúrgico, 69*f*
            pós-queiloplastia primária, 69*f*
            pré-cirurgia ortognática, 71*f*
            pré-enxerto, 70*f*
            radiografias, 72*f*
            sequência clínica, 69*f*
            telerradiografias, 72*f*
        5, 74*f*
            finalizado, 79*f*
            ortodôntico-cirúrgico, 74*f*
            pós-queiloplastia primária, 74*f*
            pré-cirurgia ortognática, 77*f*
            sequência clínica, 74*f*
            telerradiografias, 7*f*

H

Higiene
    cuidados de, 109
        na criança, 109
            com FLP, 109
HRAC-USP (Hospital de Reabilitação de Anomalias Craniofaciais – USP), 81
    TO no, 493
Hynes
    técnica de, 215
        faringoplastia de, 216
            descrição da, 216
            visão nasoendoscópica, 217*f*
        resultados da, 217, 218
            análise comparativa dos, 218
                e técnica de Sommerland, 218

I

Idade Adulta
  repercussão na, 480
    psicossocial, 480
      da FLP, 480
Imagem(ns)
  3D, 238
    da cavidade nasal, 238
Imitância Acústica
  medidas da, 427*f*
Impacto
  das FLP, 473
    enfrentamento, 473
      contexto, 473, 475
        escolar, 475
        familiar, 473
        profissional, 476
    visual, 109
      da FLP, 109
Implante(s)
  osseointegrados, 331-347
    e FLP, 331-347
      enxertos ósseos para, 331
      manejo de tecido mole, 343
      múltiplos, 339
      unitários, 338
Índice
  Goslon, 52*f*, 101*f*
    média do, 102*f*
      AMERICLEFT, 102*f*
      EUROCLEFT, 102*f*
      SCANDCLEFT, 102*f*
    modelos representativos do, 52*f*
    para FTIU, 101*f*
Inervação
  dos músculos, 195
    do palato mole, 195
INF (Intubação Nasofaríngea), 120, 121*f*
Infância
  repercussão na, 478
    psicossocial, 478
      da FLP, 478
Infecção(ões)
  na criança, 115
    com FLP, 115
Intervenção(ões)
  ortodônticas, 301-328
    desordens, 301-328
      esqueléticas, 301-328
      oclusais, 301-328
Intervenção Fisioterapêutica, 461-469
  aspectos da fisioterapia, 461, 463
    motora, 463
    respiratória, 461
  cuidados no pós-operatório, 465
    cirurgias, 465, 467
      ortognática, 467
      plásticas, 465
Intervenção Fonoaudiológica
  nos distúrbios da fala, 395-410
    após palatoplastia primária, 399
      correção dos erros não orais, 401
      funcionamento velofaríngeo, 406
        adequação do, 406
      precoce, 400
    aspecto preventivo, 396
      abordagem com bebês, 396

Intervenções Clínicas
  multi e interdisciplinares, 299-489
    diagnóstico e, 299-489
      aspectos da reabilitação, 473-486
        cognitivos, 473-486
        psicossociais, 473-486
      da DVF, 367-391
        instrumental, 367-391
        perceptivo-auditivo, 367-391
      desordens, 301-328
        esqueléticas, 301-328
        oclusais, 301-328
      distúrbios da audição, 423-430
        manejo, 423-430
      distúrbios da fala, 395-410
        intervenção fonoaudiológica, 395-410
      DRS, 433-456
        tratamento, 433-456
      DVF, 413-422
        tratamento protético, 413-422
      fisioterapêutica, 461-469
      implantes osseointegrados, 331-347
        e FLP, 331-347
      reabilitação oral, 349-363
IVF (Insuficiência Velofaríngea), 193
  diagnóstico, 199
    cirúrgico, 199
      nasofaringoscopia, 199
        com endoscópio flexível, 199
    clínico, 199
      avaliação da cavidade oral, 199
  etiologia da, 199
  risco de, 291
    manejo das vias aéreas e, 291
      na cirurgia ortognática, 291
  tratamento cirúrgico, 201
    protocolos de, 201
      técnicas cirúrgicas, 208
        análise comparativa, 218
        de Hynes, 215
        retalhos faríngeos, 210

L

Lábio
  anatomia do, 173, 184*f*
    morfológica, 184*f*
    normal, 184*f*
  desenvolvimento do, 14*f*
    em humanos, 14*f*
  fissuras de, 17, 173*f*, 174, 176, 179
    bilateral, 20, 174*f*, 176*f*, 179
      cirurgias, 179
      completa, 174*f*
    características anatômicas, 174
      bilateral, 174
      unilateral, 17
    e palato, 20
      bilaterais, 21
      unilaterais, 21
    unilateral, 18, 173*f*, 174, 176
      cirurgias, 176
      completa, 173*f*
  não fissurado, 173*f*
  superior, 16*f*
    fissuras no, 16*f*
      esquema gráfico das, 16*f*

M

Mão(s)
  sindactilia dos dedos da, 134*f*, 140*f*
    síndrome de Apert e, 140*f*
    SVCF e, 134*f*
Marco(s)
  do desenvolvimento motor, 464*q*
    típico, 464*q*
Maxila
  com fissura, 282
    comprometimento vascular da, 282
  estruturas da, 15*f*
    para compreensão, 15*f*
      dos tipos de FLP, 15*f*
Mecanismo(s)
  do fechamento, 198
    velofaríngeo, 198
      padrões básicos, 198*f*
  velofaríngeo, 367
    aspectos, 367
      funcionais, 367
      morfológicos, 367
Medida(s)
  da imitância acústica, 427*f*
Migração
  de células, 13*f*
    da crista neural, 13*f*
    orientação de, 13*f*
Modelo(s)
  representativos do índice, 52*f*
    de Goslon, 52*f*
Morfologia
  das fissuras orofaciais, 13-34
    caracterização morfológica, 15
    classificação, 15
  facial, 40
    cirurgias plásticas primárias na, 40
      legado paradoxal das, 40
Musculatura
  da velofaringe, 196*f*, 197*f*
    normal, 196*f*
Músculo(s)
  da faringe, 196
    constritores superiores, 196
      adenoide, 196
      anel de Passavant, 196
  da velofaringe, 194
    do véu palatino, 194
      levantadores, 194
      tensores, 195
    palatofaríngeos, 194
    palatoglossos, 195
  do palato, 175*q*, 195
    mole, 195
      inervação dos, 195
    posterior, 175*q*

N

N_2O/O_2 (Óxido Nitroso e Oxigênio)
  analgesia com, 159
    inalatória, 159
  sedação com, 159, 160
    desvantagens da, 159
    equipamento de, 160
    técnica, 160
    vantagens da, 159
Nascimento
  repercussão no, 478
    psicossocial, 478
    da FLP, 478
Nasofaringoscopia
  com endoscópio flexível, 199
    avaliação instrumental pela, 199
  esfíncter velofaríngeo na, 200*f*
  equipamento de, 380*f*
  na DVF, 380
    amostra de fala, 381
    instrumentação, 380
    interpretação dos resultados, 381
    procedimento, 380
    técnica, 380
      limitações da, 382
      vantagens da, 382
Nasometria
  na DVF, 386
    amostra de fala, 387
    instrumentação, 387
    interpretação dos resultados, 387
    procedimento, 387
    técnica, 386
      limitações da, 388
      vantagens da, 388

O

Obstrução
  nasal, 229
    FLP e, 229
  respiratória, 120, 130*f*, 131*f*
    SR e, 120, 130*f*, 131*f*
      tratamento da, 120
Obturador(es)
  faríngeos, 414
    bulbo faríngeo, 419
      modelagem do, 419*f*
    contraindicações, 414
    desvantagens, 421
    indicações, 414
      pacientes, 414
        não operados, 414
        operados, 414
    porção, 415, 417
      anterior, 415, 416*f*
      intermediária, 417, 418*f*
      posterior, 419
    vantagens, 421
Orientação
  de migração, 13*f*
    de células, 13*f*
      da crista neural, 13*f*
Órtese(s)
  de posicionamento, 501
    na TO, 501
Ortodontia
  pós-enxerto, 319
  pré-enxerto, 319
Osteotomia(s)
  maxilomandibulares, 278
    considerações clínicas, 278
    histórico, 278

P

Padrão Facial
    caracterização dos escores por, 82*q*
        na dentadura permanente, 82*q*
            por Ozawa *et al.*, 82*q*
        perfis e, 82*q*
            correlação com, 82*q*
                amostras de pacientes e, 82*q*
Palato
    anatomia do, 173, 174, 175*f*
        músculo, 175*q*
            posterior, 175*q*
    anomalias do, 135
        na SVCF, 135
    desenvolvimento do, 14*f*
        em humanos, 14*f*
    fissuras de, 24, 133*f*, 176*f*
        bilateral, 176*f*
        cirurgias, 186
            de reparo, 187
        FPI, 176*f*
        medianas, 24
        SS e, 133*f*
        unilateral, 176*f*
    fissuras no, 16*f*
        esquema gráfico das, 16*f*
    lábios e, 20
        fissuras de, 20
            bilaterais, 21
            unilaterais, 21
    mole, 195
        músculos do, 195
            inervação dos, 195
Palatoplastia, 173-189
    anatomia, 173
        do palato, 173
    cirurgia primária, 189
        complicações da, 189
    principais técnicas, 187
        anterior, 187
        posterior, 187
        total, 188*f*
            com veloplastia intravelar, 188*f*
                radical, 188*f*
    tratamento cirúrgico, 189
        protocolos de, 189
            achados da literatura, 189
Participação
    funcionalidade e, 492-505
        abordagem da reabilitação, 493-505
            centrada na família, 493-505
                perspectiva do terapeuta ocupacional, 493-505
Pé(s)
    sindactilia dos dedos, 134*f*, 140*f*
        síndrome de Apert e, 140*f*
        SVCF e, 134*f*
PEATE (Potenciais Evocados Auditivos de Tronco Encefálico), 427, 428*f*
Planejamento
    da cirurgia ortognática, 277
        na FLP, 277
PPR (Prótese Parcial Removível)
    na reabilitação oral, 355
Pressão(ões)
    registradas, 237*f*
        na respiração nasal, 237*f*
            de repouso, 237*f*

Processo(s)
    de reabilitação, 483
        estratégias sociais, 483
            atividades de suporte, 485
            estudo social, 484
            políticas públicas de saúde, 483
            questão social, 483
            rede de suporte, 485
                comunitário, 485
                institucional, 485
                social, 485
    faciais, 13*f*
        formação dos, 13*f*
    reabilitador, 43*f*, 54*f*-47*f*, 52*f*
        de fissura pós-forame, 46*f*
            completa, 46*f*
                finalizado, 47*f*
                sequência clínica, 46f
        de fissura pré-forame, 43*f*
            unilateral completa, 43*f*
                finalizado, 45f
                sequência clínica, 43f
        de FTIU, 52*f*
            finalizado, 54*f*
            sequência clínica, 52*f*
Projeto
    AMERICLEFT, 99
        índice Colson, 99*f*
            média do, 102*f*
            para FTIU, 99*f*
    CSAG, 98
    EUROCLEFT, 97
        índice Goslon, 98*f*
            média do, 102*f*
            para FTIU, 98*f*
    SCANDCLEFT, 99, 100*f*
        diferentes tempos cirúrgicos, 99*q*, 100*f*
        respectivos índices oclusais, 99*q*
        índice Goslon, 100*f*
            média do, 102*f*
            para FTIU, 100*f*
Prótese
    na reabilitação oral, 353, 358
        displasia ectodérmica, 362
        EEC, 362
        overlay, 358
        parcial fixa, 353
        PPR, 355
        removível, 358
            de recobrimento, 358
        total, 360
Protocolo(s)
    odontopediátricos, 145-167
        alterações dentárias, 146
            em crianças com FLP, 146
        anomalias dentárias, 148
            de forma, 150
            de número, 148
                agenesia dentária, 148
                dentes supranumerários, 149
            de posição, 151
            estruturais, 149
        cárie dentária, 145
            fatores de risco, 145
            orientações preventivas, 145
        de tratamento, 152, 158
            nas crianças com FLP, 152, 158

analgesia, 158
anestesia geral, 158
dentaduras, 147
decídua, 147
mista, 147

Q

Queiloplastia, 173-189
  anatomia, 173
    do lábio, 173
  bilateral, 181f-183f
  cirurgia primária, 189
    complicações da, 189
  columela, 184
    alongamento de, 184
  fissura de lábio, 174
    características anatômicas, 174
      bilateral, 174
      unilateral, 174
  tratamento cirúrgico, 189
    protocolos de, 189
      achados da literatura, 189
  unilateral, 177f, 178f
    com rinoplastia, 177f, 178f

R

Reabilitação
  aspectos da, 473-486
    cognitivos, 473-486
      aprendizagem, 481
        dificuldades de, 481
        transtornos de, 481
      avaliação neuropsicológica, 481
      cognição, 481
    neuropsicológica, 483
      processo de, 483
        estratégias sociais, 483
    psicossociais, 473-486
      impacto das FLP, 473
        enfrentamento, 473
      repercussões, 478
        nas fases do desenvolvimento, 478
  protética, 413
    da DVF, 413
      princípio da, 413
Reabilitação Oral
  protocolos terapêuticos, 349-363
    aspectos gerais, 349
    displasia ectodérmica, 362
    EEC, 362
    PPR, 355
    prótese, 353, 358
      overlay, 358
      parcial fixa, 353
      removível de recobrimento, 358
      total, 360
Recreação
  brincar terapêutico, 494
    brinquedoteca, 496
    sala de espera cirúrgica, 498
Reparo
  da fissura de lábio, 177, 179
    cirurgia de, 177, 179
      bilateral, 179
      unilateral, 177

Repercussão(ões)
  psicossociais, 478
    nas fases do desenvolvimento, 478
      adolescência, 479
      gestação, 478
      idade adulta, 480
      infância, 478
      nascimento, 478
Respiração Nasal
  de repouso, 237f
    fluxo nasal registrados na, 237f
    pressões registradas na, 237f
Retalho(s)
  de pedículo superior, 209f, 212f
    faringoplastia com, 209f, 212f
      técnica de, 209f, 212f
      visão nasoendoscópica, 213f
  faríngeos, 210, 214
    contraindicações dos, 214
      absolutas, 214
      relativas, 214
    de pedículo superior, 210
      descrição da técnica, 210
    e esfincteroplastia, 218
      resultados, 218
        análise comparativa, 218
    faringoplastia com, 215
      complicações, 215
      cuidados em longo prazo, 215
      orientações médicas após, 215
Rinograma, 234f
Rinomanometria, 235
  na DVF, 388
    amostra de fala, 389
    instrumentação, 388
    interpretação dos resultados, 389
    procedimento, 388
    técnica, 388
      limitações da, 391
      vantagens da, 391
  posterior, 236f
  técnicas de, 235f
Rinometria
  acústica, 233
Rinoplastia
  queiloplastia com, 177f, 178f
    unilateral, 177f, 178f
Rinosseptoplastia
  cirurgias primárias e, 179f
    de lábio, 179f
    de palato, 179f
  idade ideal, 240
  momento ideal, 240
  para FLP, 240
    bilateral, 240
    unilateral, 240
Risco
  de IVF, 291
    manejo das vias aéreas e, 291
      na cirurgia ortognática, 291

S

SCANDCLEFT
  projeto, 99, 100f
    diferentes tempos cirúrgicos, 99q, 100f
      respectivos índices oclusais, 99q
    índice Goslon, 100f, 102f

média do, 102*f*
para FTIU, 100*f*
SD22Q11 (Síndrome da Deleção do 22Q11.2)
    FLP e, 133
        anomalias, 135
            do palato, 135
            da cavidade oral, 135
        definição, 133
        manifestações clínicas, 133
Sedação
    com N_2O/O_2, 159, 160
        desvantagens da, 159
        equipamento de, 160
        técnica, 160
        vantagens da, 159
    inalatória, 159
        uso da, 159
            contraindicações clínicas, 159
            indicações clínicas, 159
Segmentação(ões)
    maxilares, 286
        na ortognática, 286
        na FLP, 286
Segmento(s)
    maxilares, 80*f*
        alinhados, 80*f*
        colapsados, 80*f*
        desalinhados, 80*f*
Simonart
    bandeleta de, 30
Sindactilia
    de dedos, 134*f*, 140*f*
        síndrome de Apert e, 140*f*
        SVCF e, 134*f*
Síndrome(s)
    clínicas, 120*q*
        associadas a SR, 120*q*
    na internação, 498
        assistência às crianças com, 498
            quanto ao desenvolvimento, 498
    relacionadas a FLP, 127-141
        de Apert, 139
            características clínicas, 139
            epidemiologia, 139
            genética, 139
            manifestações clínicas, 140
            tratamento, 140
        de Crouzon, 138
            características clínicas, 138
            epidemiologia, 138
            genética, 138
            tratamento, 139
        SD22Q11, 133
            anomalias, 135
                da cavidade oral, 135
                do palato, 135
            definição, 133
            manifestações clínicas, 133
        SS, 132
            etiopatogenia, 132
            manifestações clínicas, 132
        SVCF, 133
            anomalias, 135
                da cavidade oral, 135
                do palato, 135
            definição, 133
            manifestações clínicas, 133

Sommerlad
    técnica de, 202, 203, 204*f*
        descrição da, 203
        re-reparo do palato, 202, 204*f*
        resultados da, 205
            análise comparativa, 218
                técnica de Hynes e, 218
Sono
    alterações fisiológicas pelo, 435
        NREM, 435
        REM, 435
    AOS, 437
        caracterização clínica da, 438
    DRS relacionadas com, 437
    estágios do, 434
    fases do, 435*f*
    fisiologia do, 433
    fisiopatologia do, 437
        estado normal, 437
        privação, 437
    padrão do, 435
    teorias do, 436
        mecanismos neurais e, 436
SR (Sequência de Robin), 127*f*
    e FLP, 127-132
        classificação, 128
        definição, 127
        etiopatogenia, 128
        fisiopatologia, 129
        histórico, 127
        manifestações clínicas, 131
        morbidade, 131
        mortalidade, 131
        terminologia, 127
        tratamento, 132
    fissuras palatinas associadas à, 120
        problemas pediátricos das, 120
            desconforto respiratório, 120
                por obstrução alta, 120
            disfagia, 122
            obstrução respiratória, 120, 130*f*, 131*f*
                tratamento da, 120
    síndromes clínicas associadas, 120*q*
        distribuição quanto à, 129*q*
        dos lactentes, 129*q*
SRI (Sequência de Robin Isolada), 120
    distribuição quanto à, 129*q*
    dos lactentes, 129*q*
SRS (Sequência de Robin Sindrômica), 120
SS (Síndrome de Stickler), 132*f*
    fissura de palato, 133*f*
    FLP e, 132
        etiopatogenia, 132
        manifestações clínicas, 132
STC (Síndrome de Treacher Collins), 136*f*
    FLP e, 135
        achados, 135
            auriculares, 136
            nas regiões, 136
                malar, 136
                mandibular, 136
                maxilar, 136
            oculares, 135
            outros, 137
            periorbitários, 135
        genética, 135
        manifestações clínicas, 137

patogênese, 135
diagnóstico, 137
tratamento, 137
características clínicas, 135
definição, 135
histórico, 135
SVCF (Síndrome Velocardiofacial)
FLP e, 133
anomalias, 135
da cavidade oral, 135
do palato, 135
definição, 133
manifestações clínicas, 133
sindactilia de dedos, 134*f*
das mãos, 134*f*
dos pés, 134*f*

T
Tecido Mole
manejo de, 343
implantes osseointegrados e, 343
Telerradiografia
de crescimento, 44*f*, 49*f*
craniofacial, 44*f*, 49*f*
pós-enxerto, 44*f*
pré-enxerto, 44*f*
periapicais, 44*f*
pós-enxerto, 44*f*
pré-enxerto, 44*f*
no processo reabilitador, 55*f*, 58*f*, 63*f*, 67*f*, 72*f*, 78*f*, 86*f*
da FTIU, 55*f*, 58*f*, 63*f*, 67*f*, 72*f*, 78*f*, 86*f*
após enxerto ósseo, 55*f*
após implante, 55*f*
na cirurgia ortognática, 67*f*, 72*f*, 78*f*
no tratamento ortodôntico, 58*f*, 63*f*, 86*f*
Terapeuta Ocupacional
perspectiva do, 493-505
abordagem centrada na família, 493-505
assistência às crianças, 498
com FLP, 498
com síndromes na internação, 498
recreação, 494
brincar terapêutico, 494
brinquedoteca, 496
sala de espera cirúrgica, 498
TO, 493
no contexto hospitalar, 493
no HRAC-USP, 493
TO (Terapia Ocupacional)
grupo de, 493*f*
na arte, 493*f*
no contexto, 493
hospitalar, 493
no HRAC-USP, 493
Tomografia
computadorizada, 238
da cavidade nasal, 238
Tratamento Ortodôntico-Cirúrgico
no indivíduo com FLP, 260
diagnóstico ortodôntico, 261
plano de, 261
pré-cirúrgico, 268
anamnese pré-operatória, 269

análise, 270, 272
da oclusão dentária, 277
da posição anteroposterior, 275
do pogônio mole, 275
dos incisivos, 275
dos lábios, 275
do perfil facial, 272
do sorriso, 272
dos modelos, 277
facial clínica, 270

V
Velofaringe
musculatura da, 196*f*
normal, 196*f*
músculos da, 194
levantadores, 194
do véu palatino, 194
palatofaríngeos, 194
Veloplastia, 193-219
diagnóstico, 199
cirúrgico, 199
nasofaringoscopia, 199
com endoscópio flexível, 199
clínico, 199
avaliação da cavidade oral, 199
esfíncter velofaríngeo, 193, 200*f*
aspectos do, 193
anatômicos, 193
funcionais, 193
na nasofaringoscopia, 200*f*
fechamento velofaríngeo, 198
mecanismos do, 198
padrões básicos de, 198*f*
intravelar, 188*f*
radical, 188*f*
palatoplastia total com, 188*f*
IVF, 199
etiologia da, 199
tratamento cirúrgico, 201
protocolos de, 201
técnicas cirúrgicas, 202
análise comparativa, 218
de Furlow, 205
de Sommerlad, 202
Véu Palatino
músculos do, 194
levantadores, 194
tensores, 195
Via(s) Aérea(s)
manejo das, 291
na cirurgia ortognática, 291
e risco de IVF, 291
Videofluoroscopia
na DVF, 382
amostra de fala, 384
instrumentação, 383
interpretação dos resultados, 384
procedimento, 383
técnica, 382
limitações da, 386
vantagens da, 386